T. Küttler

Pharmakologie und Toxikologie

Pharmakologie und Toxikologie

Kurzlehrbuch zum Gegenstandskatalog 2

mit Einarbeitung der wichtigen Prüfungsfakten

Thomas Küttler

17., überarbeitete Auflage

URBAN & FISCHER
München · Jena

Zuschriften und Kritik an:
Urban & Fischer, Lektorat Medizinstudenten, Dr. med. Marie Trendelenburg,
Karlstraße 45, 80333 München

Wichtiger Hinweis für den Benutzer

Die Erkenntnisse in der Medizin unterliegen laufendem Wandel durch Forschung und klinische Erfahrungen. Herausgeber und Autoren dieses Werkes haben große Sorgfalt darauf verwendet, daß die in diesem Werk gemachten therapeutischen Angaben (insbesondere hinsichtlich Indikation, Dosierung und unerwünschten Wirkungen) dem derzeitigen Wissensstand entsprechen. Das entbindet den Nutzer dieses Werkes aber nicht von der Verpflichtung, anhand der Beipackzettel zu verschreibender Präparate zu überprüfen, ob die dort gemachten Angaben von denen in diesem Buch abweichen und seine Verordnung in eigener Verantwortung zu treffen.

CIP erhältlich von der British Library
ISBN 3-437-41039-3

1. Auflage November 1978
16. Auflage Juni 1994
17., überarbeitete Auflage Oktober 1996

00 01 02 03 04 06 05 04 03 02

Um den Textfluß nicht zu stören, wurde bei Patienten und Berufsbezeichnungen die grammatikalisch maskuline Form gewählt. Selbstverständlich sind in diesen Fällen immer Frauen und Männer gemeint.

Satz: Medienkontor Lübeck
Druck und Bindung: Druckhaus Schwaben, Heilbronn-Böckingen
Umschlaggestaltung: prepress ulm GmbH, Ulm

Aktuelle Informationen finden Sie im Internet unter den Adressen:
Urban & Fischer: http://www.urbanfischer.de

Vorwort zur 17. Auflage

Auch in dieser Neuauflage wurden alle Kapitel gründlich überarbeitet und dem derzeit geltenden Stand von Wissenschaft und Praxis angepaßt.

Einige innovative Medikamente und Substanzklassen wurden neu aufgenommen. Nach dem Erfolg der sechzehnten Auflage konnte die Konzeption des Bandes beibehalten werden. Das Kurzlehrbuch orientiert sich wiederum an der Gliederung des aktuellen Gegenstandskatalogs.

Das bewährte Konzept, klinisch und pharmakologisch wichtige Medikamente auch über die Erwähnung im GK hinaus zu erörtern, wurde beibehalten.

Textabschnitte, die Gegenstand früherer Prüfungsfragen waren, sind durch einen roten Balken deutlich hervorgehoben. Die Prüfungsfragen bis einschließlich Herbst 1995 wurden eingearbeitet.

Im Juli 1996 Dr. med. Th. Küttler

Inhaltsverzeichnis

Allgemeine Pharmakologie und Toxikologie

Grundbegriffe

Pharmakon

Unter einem Pharmakon versteht man einen Stoff (Element, chem. Verbindung), der bei Zufuhr in fest vorgeschriebenen Dosen, in bestimmten Zeitabständen, auf gewissen Zufuhrwegen in einem biologischen System (Zelle, Organ, Organismus) zur Prophylaxe, Diagnose oder Therapie verwendbar ist.

Als Einschränkung für die Pharmakondefinition ist zu nennen: Die biologische Wirkung muß bewiesen sein, und unerwünschte Nebenwirkungen dürfen den Organismus nicht nachteilig beeinträchtigen. Bei der Definition wird vermieden, davon zu sprechen, daß ein Pharmakon zur Prophylaxe, Diagnose oder Therapie *bestimmter Krankheitszustände* geeignet ist. Würde die Definition nämlich so lauten, wäre ein hormonales Kontrazeptivum kein Pharmakon, da es weder zur Prophylaxe, noch zur Diagnose oder Therapie eines Krankheitszustandes dient (Schwangerschaft ist keine Krankheit).

Der Passus „in fest vorgeschriebenen Dosen, in bestimmten Zeitabständen, auf gewissen Zufuhrwegen" wird dadurch verständlich, daß bei falscher Applikationsart, zu niedriger oder zu hoher Dosis die biologische Wirkung nicht mehr garantiert ist. Z.B. ist Strophanthin oral verabreicht praktisch unwirksam, während es parenteral (intravenös) gegeben ein wirksames Pharmakon ist.

Arzneimittel

Nach der WHO ist ein Arzneimittel **(Drug)** jegliche Substanz oder jegliches Produkt, das benutzt wird oder beabsichtigt wird, gebraucht zu werden, um physiologische Systeme oder pathologische Zustände zum Wohle des Empfängers zu beeinflussen oder zu erforschen.

Im Gegensatz zum Pharmakon kann ein Arzneimittel nach der WHO-Definition ein Stoffgemisch darstellen. Bei dieser Definition genügt lediglich die Absicht, mit einem Stoffgemisch eine positive Wirkung auf den Empfänger auszuüben, um es als Arzneimittel zu kennzeichnen; die biologische Wirkung muß im Gegensatz zur Pharmakondefinition nicht bewiesen sein.

Gift

Ein Stoff (chemisches Element oder Verbindung) wird als Gift bezeichnet, wenn er bei Zufuhr in bestimmten Dosen, auf definierten Wegen, in bestimmten Zeitintervallen ein biologisches System schädigt.

Prinzipiell kann fast jedes Pharmakon in extrem hoher Dosis als Gift wirken, jedoch gibt es auch Stoffe, die in minimalen Konzentrationen Organismen schwer schädigen oder sogar töten können (☞ Botulinustoxin, 30.4.1).

Biologische Wirkung

Die biologische Wirkung eines Pharmakons oder Giftes ist eine qualitativ und quantitativ definierbare Änderung des Ausgangszustandes des biologischen Systems bedingt durch Art, Dosis und Applikationsform des Stoffes. Sie verlangt einen kausalen Zusammenhang zwischen Stoffzufuhr und Änderung im biologischen System. Dies bedeutet, daß evtl. auftretende, dosisunabhängige psychologische Effekte nach Gabe eines Stoffes per definitionem nicht als Wirkung eines Pharmakons oder Giftes angesehen werden können.

1 Allgemeine Prinzipien der Pharmakodynamik

Pharmakodynamik ist die Lehre von der Wirkung und der Giftigkeit eines Pharmakons.

Das Pharmakon tritt mit gewissen Strukturen des biologischen Systems in Beziehung **(Primärreaktion)** und verursacht dann eine bestimmte Funktionsänderung im biologischen System **(Sekundärreaktion)**.

Kurz gesagt beinhaltet die Pharmakodynamik all das, was das Pharmakon im Organismus bewirkt.

1.1 Wirkungsmechanismen

Spezifische Wirkung eines Pharmakons

Binden Pharmaka im Körper an Makromoleküle oder definierte Strukturen, lösen sie infolge dieser Bindung im Organismus eine spezifische Wirkung aus. Diese Vorstellung war Grundlage für die Rezeptortheorie. Strukturspezifische Pharmaka reagieren mit einer Anzahl ganz unterschiedlich aufgebauter Rezeptoren, z.B. Rezeptoren von Hormonen und Transmittern, Nukleinsäuren und Enzymen.

Unspezifische Wirkung eines Pharmakons

Pharmaka, die nicht mit definierten Rezeptoren in Verbindung treten, rufen eine strukturunspezifische Wirkung hervor. Diese Pharmaka führen zu einer Veränderung physikalisch-chemischer Eigenschaften von Körperflüssigkeiten oder Zellmembranen. Typische Beispiele sind die Antazida, die den pH-Wert des Magens verändern und die Inhalationsnarkotika, die durch ihren Einbau in die Zellmembran deren Leitfähigkeit verändern.

Rezeptorhypothese

Um die Wirkungsweise von Pharmaka zu erklären, hat man den Rezeptorbegriff eingeführt. Rezeptoren sind Makromoleküle des Organismus, die eine ganz spezifische Eigenschaft haben, um chemisch auf molekularer Ebene mit Giften oder Pharmaka zu reagieren (**Primärreaktion** = Bindung des Stoffes an den Rezeptor). Bei der Primärreaktion wird der Rezeptor so verändert, daß im Organismus ein Reiz ausgelöst wird, der eine Funktionsänderung des Gewebes nach sich zieht (Funktionsänderung = **Sekundärreaktion**).

Man kann sich den Rezeptor wie ein Schloß vorstellen, in das der Schlüssel, das Pharmakon, paßt. Da jedes Pharmakon eine andere Struktur besitzt, reagiert jedes mit einem anderen Rezeptor. Ähneln sich Pharmaka in ihrer Struktur, können sie an verschiedene Rezeptoren binden und verschiedene Reaktionen des Organismus hervorrufen.

Die Pharmaka werden bei der Primärreaktion durch folgende **Bindungsarten** an den Rezeptor gekoppelt: **kovalente Bindung, Ionen-Bindung, van der Waalssche Bindungskräfte** und **H-Brükkenbindungen.**

Für die Stärke des bei der Primärreaktion entstehenden Reizes ist nicht die Zahl der geknüpften Bindungen ausschlaggebend, sondern die pro Zeiteinheit geknüpften Bindungen.

Zelluläre Signaltransduktionssysteme

Zwischen der Kopplung des Pharmakons an den Rezeptor und dessen biologischer Wirkung sind normalerweise mehrere Zwischenreaktionen geschaltet. Meist bestehen diese Zwischenreaktionen in Aktivierung oder Hemmung von Enzymen, Membranpermeabilitätsänderung für Ionen (meist Ca^{2+}), endo- oder exozytotischen Prozessen und der Bildung sogenannter **Second-messenger-Moleküle**. Deshalb besteht zwischen Rezeptorbesetzung und Wirkungsstärke selten eine Proportionalität und fast nie eine lineare Beziehung. Auch kann die Pharmakonrezeptorwirkung durch den Körper selbst beeinflußt werden (Gewöhnung, Gegenregulation) → Wirkungsabschwächung.

Second-messenger-Konzepte

Die Ankopplung der meisten Pharmaka an ihre Rezeptoren löst den erzielten Effekt nicht unmittelbar aus, sondern bewirkt die Freisetzung oder Synthese eines **Mediators**.

Das bekannteste **Second-messenger-System** ist das der membranständigen **Adenylat-Zyklase.** Der erste Informationsüberträger **(first messenger)**, meist ein Hormon oder ein Pharmakon, bindet an einen Rezeptor der Zellmembran.

Durch eine Überträgereinheit oder teils auch durch direkte Wirkung wird der Stimulus auf das membrangebundene **Adenylat-Zyklase-System** übertragen.

An der Innenseite von Zellmembranen sind G-Proteine lokalisiert, die ein wichtiges Glied in der Signalkette zur Steuerung zellulärer Reaktionen darstellen. In der Regel ist das G-Protein Bestandteil der Überträgereinheit in der Zellmembran.

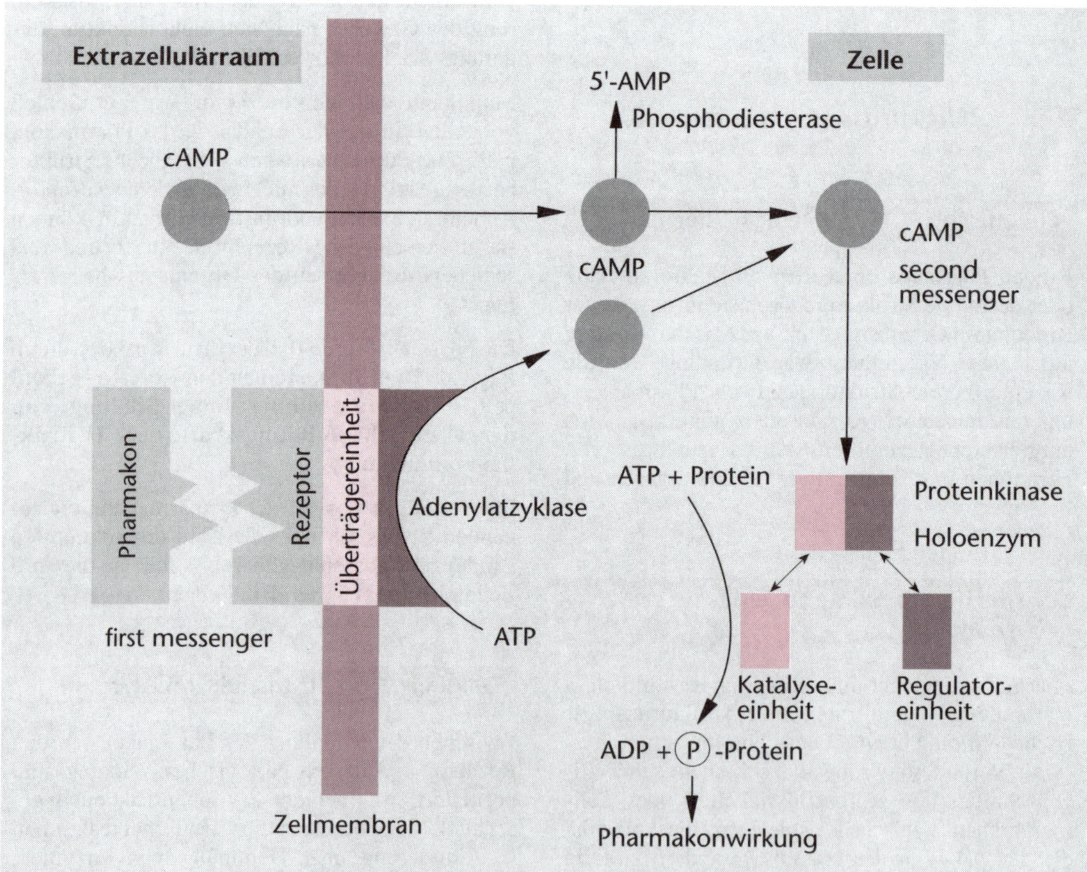

Abb. 1.1: Pharmakawirkung über den second messenger cAMP

Nach Interaktion eines Transmitters oder eines Pharmakons mit einem Rezeptor wird das G-Protein aktiviert und kann die intrazellulären second messenger beeinflussen.

Hier entsteht aus ATP der **second messenger cAMP** = cyclisches AMP, ein Nukleotid, welches als Mittler die Wirkung vieler Pharmaka und Hormone ins Zellinnere überträgt. cAMP erhöht beispielsweise den Einstrom von Kalziumionen, die kontraktionsfördernd wirken. Dieses Konzept erlaubt die Vorstellung, daß verschiedene Agonisten in der Zelle gleiche Wirkungen auslösen können.
Beispielsweise wird die Lipolyse im Fettgewebe über Vermittlung von cAMP durch ACTH, Katecholamine, TSH, STH, LH und Glukagon stimuliert.

Der second messenger ist meist ein Ion (Ca^{2+}) oder ein organisches Molekül wie das cAMP. Weitere second messenger sind das **cGMP** und **Inositolhexaphosphat**. Sie binden reversibel an ein intrazelluläres Makromolekül, das als **Effektorsystem** (ES) bezeichnet wird. Das ES gilt als Auslöser der meßbaren Wirkung.

Kalzium als intrazellulärer Botenstoff

Die Bedeutung von Ca^{2+} als intrazellulärer Mittler von Pharmakawirkungen erkennt man im muskulären System.

Digitalisglykoside wirken über drei verschiedene Mechanismen steigernd auf die intrazelluläre Ca^{2+}-Konzentration, die ihrerseits für die Aktivierung der Myofibrillen-ATPase, den Zusammenschluß kontraktiler Eiweißkörper (positiv inotrope Wirkung) und die Steigerung des Stoffwechsels energiereicher Phosphate (ökonomisierende Wirkung) verantwortlich sind.

Die drei Mechanismen, durch die Herzglykoside die intrazelluläre Ca^{2+}-Konzentration steigern

- ▲ Erhöhung des Ca^{2+}-Einstroms in die Zelle
- ▲ Hemmung der Ca^{2+}-Bindung in Vesikeln des endoplasmatischen Retikulums
- ▲ Hemmung der Membran-ATPase → Hemmung des Na^+/K^+-Transports durch die Zellmembran → Abnahme des intrazellulären K^+/Na^+-Quotienten.

Bedeutung chemischer und physikalisch-chemischer Eigenschaften eines Arzneistoffes für seine Wirkung

Beruht die Bindung eines Pharmakons auf einer Ionenbindung oder der Ausbildung von H-Brückenbindungen, spielt es eine große Rolle, ob das Pharmakon ionisiert ist oder nicht. Für die Resorption und Verteilung des Pharmakons im Organismus (☞ 2.2 und 2.3) spielt die chemische Beschaffenheit des Stoffes (lipophil, hydrophil, polar, unpolar, ebenso optische und geometrische Isomerieformen) eine wesentliche Rolle.

Hat beispielsweise ein Rezeptor an seiner Oberfläche elektronenreiche Bindungsstellen, würde ein ebenfalls elektronenreich substituierter first messenger wesentlich schlechter binden als ein unpolar oder gar elektronenarm substituiertes Molekül. Deshalb versuchen Pharmakologen über Substituentenveränderungen an Pharmaka die Bindung des Pharmakons an einen bestimmten Rezeptor zu optimieren.

Der Einfluß **optischer** und **geometrischer Isomerie** von Substanzen durch die Anordnung von Liganden an asymmetrischen C-Atomen wird durch Unterschiede in Bindung und Wirkung von Pharmaka ausgedrückt. Beispiel ist die Wirksamkeit von L-Dopa bei M. Parkinson, während R-Dopa effektlos bleibt. Ähnliches gilt für die geometrische Isomerie (cis-trans-Isomerie) oder Sessel- oder Wannenkonfigurationen in gesättigten Ringsystemen.

Agonisten und Antagonisten

Der Vorstellung, daß Agonist und Antagonist am selben Rezeptor wirken können, liegt die Theorie der **allosterischen Regulation** von Rezeptoren zugrunde. Diese besagt, daß der Rezeptor in mindestens zwei stabilen Konformationen vorliegt, einer aktiven und einer inaktiven, zwischen denen ein dynamisches Gleichgewicht besteht. Dieses Gleichgewicht liegt in Abwesenheit des physiologischen Transmitters weitgehend auf der inaktiven Seite (z.B. 90 % inaktiv, 10 % aktiv). Durch Bindung des physiologischen Transmitters verschiebt sich das Gleichgewicht in Richtung Aktivität (z.B. 90 % aktiv, 10 % inaktiv) → Auslösung eines Effekts.

Agonisten sind Pharmaka, die eine ähnliche Struktur wie der physiologische Transmitter besitzen und genau wie dieser den Rezeptor aktivieren können.

Antagonisten sind Pharmaka, die strukturell besser in die inaktive Konformation des Rezeptors passen und damit die Aktivierung durch den physiologischen Transmitter verhindern → Verschiebung des dynamischen Gleichgewichts zur inaktiven Seite, z.B. 100 % inaktiv.

Partielle Agonisten sind Pharmaka, deren Bindung nur zu einer geringen Verschiebung des Gleichgewichts in Richtung Aktivität führt (z.B. 50 % aktiv, 50 % inaktiv). Ihre Wirkung hängt vom Ausgangszustand des Systems ab. In Abwesenheit von physiologischem Transmitter wirken sie aktivierend (90 % inaktiv, 10 % aktiv → 50 % aktiv, 50 % inaktiv), in Anwesenheit von Transmittern (90 % aktiv) wird dieser zunehmend von partiellen Antagonisten verdrängt, so daß die Aktivitätslage auf etwa 50 % absinkt.

> Reine Agonisten besitzen im Vergleich zu partiellen Agonisten ein größeres Wirkungsmaximum und gegenüber anderen Agonisten mit entsprechender Wirkung einen ausschließlichen Synergismus.

Reversible und irreversible Reaktion

Eine Reaktion ist **reversibel**, wenn das Pharmakon im Organismus eine Bindung mit einem Rezeptor eingegangen ist, dort eine bestimmte Wirkung ausgelöst hat, nach einiger Zeit die Bindung zum Rezeptor gelöst wird, woraufhin auch die Wirkung wieder nachläßt.

Eine Reaktion ist **irreversibel**, d.h. nicht rückgängig, wenn die Änderung, die ein Pharmakon in einem biologischen System herbeigeführt hat, nicht mehr rückkehrbar ist.

Dies kann auf zwei Arten geschehen:

- ▲ **Erstens** wenn die Bindung des Pharmakons mit dem Rezeptor irreversibel ist. Dies bedeutet, daß das Pharmakon so lange im Organismus bleibt, bis der Rezeptor, den es blockiert hat, auf natürliche Weise abgebaut wird, z.B. bei E 605-Vergiftungen.
- ▲ Die **zweite** Möglichkeit einer irreversiblen Reaktion besteht in einer irreversiblen Wirkung bei reversibler Bindung des Pharmakons am Rezeptor. Erreicht bei solchen Stoffen das Produkt aus Konzentration und Wirkungsdauer eine bestimmte Grenze, können irreversible Schäden auftreten. Man nennt solche Verbindungen **„Konzentrations-Zeit-Gifte"** (c-t-Gift), z.B. die kanzerogenen aromatischen Kohlenwasserstoffe.

Hemmtypen

Kompetitive Hemmung: Ein Agonist und ein Antagonist passen beide in das „Schloß", den Rezeptor. Der Agonist löst dabei eine bestimmte Wirkung aus; der Antagonist besetzt zwar auch die Bindungsstelle, führt aber keine spezifische Wirkung herbei.

Da beide Substanzen eine reversible Bindung mit dem Rezeptor eingehen, verdrängt der Antagonist die Moleküle des Agonisten, so daß deren Wirkung verlorengeht. (Rezeptor ist mit unwirksamen Molekülen besetzt).

Führt man mehr Moleküle des Agonisten zu, kann die Wirkung des Antagonisten wieder aufgehoben werden.

Nicht kompetitive Hemmung: Unter diesem Begriff werden verschiedene Hemmechanismen zusammengefaßt. Ihnen ist gemeinsam, daß die Hemmwirkung nicht durch Erhöhung der Agonistenkonzentration aufgehoben werden kann.

Man unterscheidet folgende Typen:

> ▲ **Allosterischer Antagonismus:** Durch Anlagerung eines Stoffes an den Rezeptor wird die räumliche Struktur seiner Transmitterbindungsstelle verändert → der Agonist paßt nicht mehr an die Bindungsstelle → die Wirkungsstärke des Agonisten sinkt.

- ▲ **Eine irreversible Bindung** an den Rezeptor durch einen nicht kompetitiven Antagonisten kann ebenfalls die Wirkung des Agonisten stark beeinträchtigen.

- ▲ Ein Antagonist kann bei intakter Bindung des Agonisten am Rezeptor die Umwandlung vom Reiz zum Effekt unterbrechen.

- ▲ **Funktioneller Antagonismus** besteht zwischen zwei Verbindungen, die im Organismus gegensätzliche Funktionsänderungen hervorrufen, jedoch mit völlig verschiedenen Rezeptoren reagieren (z.B. sympathisches oder parasympathisches Nervensystem).

▲ **Chemischer Antagonismus** besteht, wenn der Hemmeffekt rein chemisch, d.h. auch außerhalb des Organismus in vitro durch eine chemische Reaktion ausgelöst werden kann.

1.2 Dosis- und Konzentrations-Wirkungsbeziehung

1.2.1 Grundbegriffe

Die **Affinität** (Bindungsstärke) ist definiert als die Stärke der Bindung an den Rezeptor.

Efficacy ist die maximale Wirkungsstärke eines Pharmakons; sie entspricht der 100 %-Marke in der Konzentrations-Wirkungskurve eines Pharmakons.

Ein wichtiger Begriff ist die **EC_{50}**. EC_{50} entspricht der Konzentration, bei der die halbmaximale Wirkung erreicht wird.

Der **pD_2-Wert** ist der negative dekadische Logarithmus der EC_{50}. Er ist ein Maß für die **Potenz (potency)** eines Pharmakons.

Pharmaka mit großer Potenz haben eine hohe Affinität zum Rezeptor und wirken deshalb bereits in sehr niedrigen Konzentrationen.

Intrinsic activity

Unter der intrinsic activity versteht man den Quotienten aus der maximalen individuellen Wirkung (miW) und der maximal möglichen Wirkung (mmW):

$$\text{intrinsic activity} = \frac{\text{miW}}{\text{mmW}}$$

Prinzipiell bedeutet dies: Unter intrinsic activity eines Pharmakons versteht man seine Fähigkeit, an einem Rezeptor einen Effekt auszulösen. Da im intakten Organismus die Konzentration des Wirkstoffes am Rezeptor nicht ermittelt werden kann, arbeitet man nicht mit Konzentrations-Wirkungsbeziehungen sondern in der Regel mit **Dosis-Wirkungsbeziehungen**, wobei die Dosis auf das Körpergewicht des Organismus bezogen wird. In diesem Modell wird aus der EC_{50} (s.o.) die ED_{50} (s.u.).

In der Regel besteht zwischen der Höhe der Dosis eines Pharmakons und der von ihm hervorgerufenen Wirkungsstärke eine Beziehung, die durch einen sigmoiden Kurvenverlauf charakterisiert ist. Meist ergibt sich diese Beziehung zwischen dem Logarithmus der Dosis und der Wirkungsstärke (Abb. 1.2), seltener zwischen Dosis und Wirkungsstärke (Abb. 1.3).

In den seltensten Fällen ist die Beziehung zwischen Dosis und Wirkung linear.

Erklären läßt sich dieser typische Kurvenverlauf dadurch, daß Pharmakon (P) und Rezeptor (R) in den meisten Fällen nach einer bimolekularen reversiblen Reaktion zu einem Pharmakon-Rezeptor-Komplex (RP) reagieren. Nach dem Massenwirkungsgesetz (MWG) in reziproker Form läßt sich dies wie folgt darstellen:

$$\frac{[RP]}{[R]\ [P]} = C$$

Unter der Voraussetzung, daß die Wirkung W proportional dem Quotienten aus der Teilmenge der besetzten Rezeptoren und der Gesamtmenge der Rezeptoren ist, ergibt sich

$$W = \text{const.} \ \frac{[RP]}{[R] + [RP]}$$

Ersetzt man in dieser Gleichung [RP] nach dem reziproken MWG, folgt

$$W = \text{const.} \ \frac{C \cdot [P]}{1 + C \cdot [P]}$$

Sind const. und C feste Werte, nimmt man verschiedene Werte für [P] und ermittelt nach obiger Formel W und log[P] nach der Logarithmentafel, erhält man einen sigmoiden Kurvenverlauf, wenn man die berechneten Werte W gegen das abgelesene log[P] aufträgt.

Die Dosis-Wirkungskurven haben ihren Wendepunkt bei einer Wirkungsstärke von 50 %.

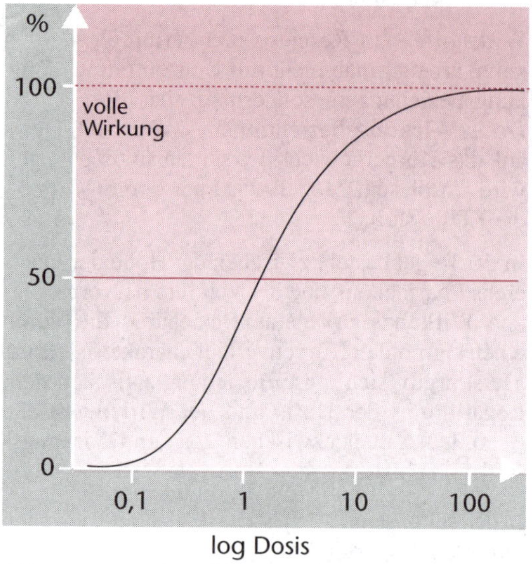

Abb. 1.2: Logarithmische Dosis-Wirkungskurve

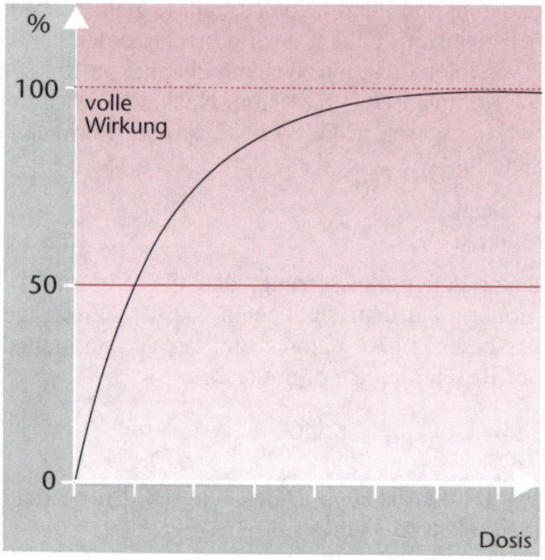

Abb. 1.3: Lineare Dosis-Wirkungskurve

Dosis-Wirkungsbeziehungen am Individuum und am Kollektiv

Behandelt man ein Kollektiv von Tieren mit steigenden Pharmakadosen, zeigen bei kleinen Dosen meist nur wenige Tiere Wirkungen, während mit steigender Dosis die Zahl der reagierenden Tiere zunimmt, bis schließlich bei allen Tieren eine Wirkung aufgetreten ist. Dies zeigt das individuelle Verhalten der Tiere eines Kollektivs gegenüber einem Pharmakon, dessen graphische Darstellung meist einer Normalverteilung entspricht.

Auch beim Menschen ist die individuelle Empfindlichkeit vor der ersten Dosis eines Pharmakons immer unbekannt. Dosis-Wirkungsbeziehungen werden an einem Kollektiv von Probanden erstellt und sind als Mittelwerte zu verstehen.

Am einzelnen Individuum kann die Relation der Dosis-Wirkungsbeziehung ganz anders verlaufen. So kann z.B. bei einem Patienten, dessen Eliminationsgeschwindigkeit für ein bestimmtes Pharmakon herabgesetzt ist, in wesentlich geringeren Konzentrationen als bei einer Normalperson die volle Wirkung erreicht werden.

Mittlere Wirkdosis ED_{50}

Am Wendepunkt der Dosis-Wirkungskurven ist die Steilheit der Kurve am größten (☞ Abb. 1.2 und 1.3). Hier genügen schon relativ kleine Abweichungen der Pharmakonmenge, um große Unterschiede in der Wirkung hervorzurufen. Diejenige Dosis, die 50 % der maximal erreichbaren Wirkung hervorruft oder bei der im Kollektiv 50 % der Individuen eine bestimmte Wirkung zeigen, nennt man mittlere Wirkungsdosis oder **ED_{50}**.

Bezieht man die mittlere Wirkungsdosis auf die tödliche Wirkung eines Pharmakons oder Giftes, bezeichnet man die entsprechende Dosis, die 50 % der Versuchstiere tötet, als Letaldosis 50 (**LD_{50}**).

Als **TD_{50}** definiert man die Dosis, bei welcher 50 % einer toxischen Wirkung auftreten oder im Kollektiv 50 % der Individuen eine toxische Wirkung zeigen.

Die **ED** ist die empirisch ermittelte, therapeutische Einzeldosis.

Die **TD** ist die empirisch ermittelte, therapeutische Tagesdosis.

Die **EMD** ist der vom Gesetzgeber im Deutschen Arzneibuch (DAB) festgelegte Maximalwert einer Einzeldosis.

Die **TMD** ist der entsprechend festgelegte Maximalwert einer Tagesdosis, der jedoch bei therapeutischer Notwendigkeit überschritten werden kann.

Die **therapeutische Breite** gibt den Abstand zwischen der therapeutisch wirksamen und der letalen Dosis wieder. Die therapeutische Breite ist definiert als $LD_{50} - ED_{50}$.

Da aber die Kurven der therapeutisch wirksamen und der letalen Dosen meist in einer logarithmischen Dosis-Wirkungsbeziehung vorliegen, hat man den therapeutischen Quotienten eingeführt.

Der **therapeutische Quotient** ist definiert als der Abstand zwischen $\log LD_{50}$ und $\log ED_{50}$:

$$\log LD_{50} - \log ED_{50} = \log \frac{LD_{50}}{ED_{50}}$$

Der Einfachheit halber ist der therapeutische Quotient definiert als:

$$\frac{LD_{50}}{ED_{50}}$$

Diese beiden Werte sind nur verwertbar, wenn die Dosis-Wirkungskurve parallel zur Dosis-Letalitätskurve läuft. Ist dies nicht der Fall, ergeben beide falsche Werte.

Deshalb hat man zusätzlich den **therapeutischen Index** eingeführt. Er ist definiert nach Brock als $LD_5 : ED_{95}$.

Da die Werte aber in diesen Kurvenbereichen sehr ungenau sind, ist es besser, sich auf einen Quotienten von $LD_{25} : ED_{75}$ zu einigen.

1.2.2 Beeinflussung von Konzentrations-Wirkungs-Beziehungen

(Antagonismus ☞ 1.1)

Pharmakodynamisch bedingte Interaktionen

Unter **Synergismus** zwischen zwei Pharmaka P_A und P_B versteht man die Verstärkung der Wirkung von P_A, wenn gleichzeitig P_B eingenommen wird oder umgekehrt.

Man unterscheidet zwei Arten von Synergismus

Additiver Synergismus

Man erhält mit einer definierten Menge des Arzneimittels A eine Wirkung der Stärke x; eine definierte Menge des Mittels B bewirkt ebenfalls diese Wirkung der Stärke x. Beim additiven Synergismus folgt, daß die Wirkung der Stärke x auch erzielt wird, wenn man jeweils die halbierte Menge von A und B gleichzeitig verabreicht.

Additiver Synergismus liegt ebenfalls vor, wenn man von A und B, die in jeweils definierter Dosis eine Wirkungsstärke x erzielen, bei prozentualer Dosiszuteilung (z.B. 40 % A + 60 % B) dieselbe Wirkungsstärke x erhält.

Überadditiver Synergismus

Man erhält mit einer definierten Menge des Arzneimittels A eine Wirkung der Stärke x, mit einer definierten Menge des Mittels B ebenfalls die Wirkung der Stärke x. Beim überadditiven Synergismus wird bei gleichzeitiger Gabe der halben Dosis von A und B eine stärkere Wirkung als x erreicht.

Überadditiver Synergismus liegt ebenfalls vor, wenn bei Kombination prozentualer Anteile zweier Pharmaka A und B, die allein in definierter Menge gegeben eine Wirkung der Stärke x hervorrufen, eine stärkere Wirkung als x erreicht wird.

Potenzierung liegt vor, wenn Medikament B die Wirkungsstärke von Medikament A erhöht.

Dabei gilt, daß Medikament B allein verabreicht überhaupt keine Wirkung zeigt.

Pharmakokinetisch bedingte Interaktionen

Arzneimittelwechselwirkungen können zwischen zwei Pharmaka auftreten und wirken sich im allgemeinen negativ aus.

Es gibt mehrere Formen der Wechselwirkungen durch Beeinflussung der Pharmakokinetik: Die **Resorption** eines Stoffes kann durch gleichzeitige Gabe eines anderen Stoffes behindert werden. So behindern Ca^{2+}-Ionen die Resorption von Tetrazyklinen, da sie mit diesen unlösliche, nicht resorbierbare Komplexe bilden.

Weiter kann der **Abbau** verzögert oder beschleunigt werden, siehe Enzyminduktion (☞ 2.4).

Die **Plasmaeiweißbindung** kann beeinflußt werden. Bei Gabe eines zweiten Medikaments, das eine höhere Plasmaeiweißbindung besitzt, wird ein großer Teil von Medikament 1 aus der Plasmaeiweißbindung verdrängt. Dies kann zur bedrohlichen Zunahme der Wirkstoffkonzentration im Plasma führen (☞ 2.3).

Man muß deshalb die Patienten, die mehrere Pharmaka gleichzeitig einnehmen müssen, sorgfältig einstellen und überwachen, damit es nicht zu lebensbedrohlichen Zwischenfällen kommt.

Besonders gefährdet sind Diabetiker und Patienten unter Antikoagulantien-Therapie. → Bei Verordnung von Pharmaka immer fragen, welche Medikamente der Patient sonst noch einnimmt!

Zudem können Wechselwirkungen in Form von **funktionellem Synergismus und Antagonismus** auftreten. Die Wirkung von Herzglykosiden kann durch Kalziumzufuhr verstärkt werden (Synergismus). Kaliumzufuhr setzt die Wirkung der Herzglykoside herab (Antagonismus), während eine Verminderung des Kaliumspiegels (bei Saluretikatherapie) die Glykosidwirkung verstärkt (Synergismus).

Wechselwirkungen bei der Ausscheidung ☞ 2.5

Toleranzentstehung

Unter Toleranzentwicklung versteht man: Um eine bestimmte Wirkungsstärke zu erhalten, müssen immer größere Dosen des Medikaments eingenommen werden, oder anders ausgedrückt, die Wirkungsstärke nimmt bei gleichbleibender Dosis immer mehr ab.

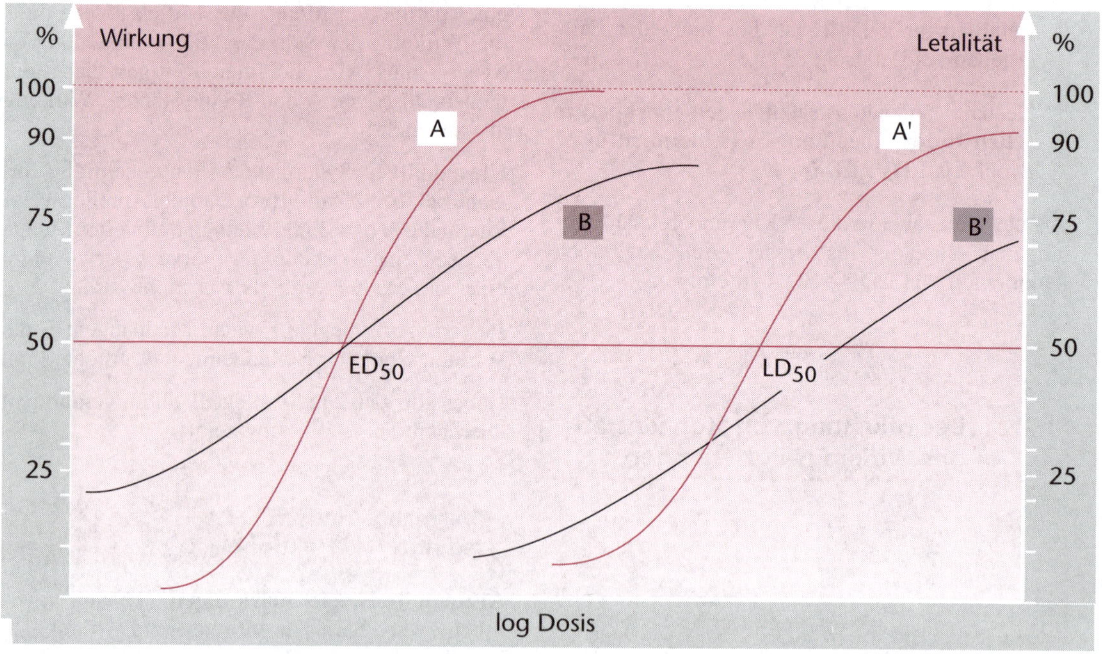

Abb. 1.4: Dosis-Wirkungs- und Dosis-Letalitätskurven
A: Dosis-Wirkungskurve für Pharmakon A, B: Dosis-Wirkungskurve für Pharmakon B
A': Dosis-Letalitätskurve für Pharmakon A, B': Dosis-Letalitätskurve für Pharmakon B

Die Entfernung der Kurve A zu A' respektive B zu B' ist die therapeutische Breite des Pharmakons A bzw. B.
Pharmakawirkung über den second messenger cAMP

Ursachen für eine Toleranzentstehung sind

Schlechtere Resorption, andere Umverteilung, schnellere Metabolisierung durch Enzyminduktion, z.B. bei Barbituraten.

Verminderung der Rezeptorzahl, schnellere Ausscheidung und geringere Empfindlichkeit des biologischen Systems gegenüber dem Pharmakon (pharmakodynamische Toleranz), z.B. beim Morphin. Hier scheint die Toleranz nicht am Rezeptor, sondern an nachgeordneten Systemen aufzutreten, evtl. am Adenylat-Zyklase-System. Auch sind nicht alle Morphinwirkungen gleichermaßen betroffen: Die Obstipation unterliegt der Toleranzentstehung kaum.

Eine Toleranzentwicklung kann sich auf andere Pharmaka ähnlicher Wirkung erstrecken und ist nach dem Absetzen des Pharmakons reversibel.

Kreuztoleranz zwischen zwei Pharmaka besteht, wenn der Organismus nach Toleranzentwicklung gegenüber Pharmakon 1 auch eine erhöhte Toleranz gegenüber Pharmakon 2 hat, auch wenn Pharmakon 2 zuvor nie verabreicht wurde.

Tachyphylaxie

Unter Tachyphylaxie versteht man das Phänomen, daß bei kurzfristig wiederholter Gabe eines Pharmakons beim zweiten Mal fast keine Wirkung mehr erzielt werden kann.

Wartet man jedoch eine bestimmte Zeit, ist die volle Wirkungsstärke wieder erreichbar. Deshalb ist es nicht korrekt, die Tachyphylaxie als eine Art schneller Toleranzentwicklung zu bezeichnen.

Typisches Beispiel für Tachyphylaxie ist das Ephedrin, ein indirektes Sympathomimetikum. Es wirkt durch Entleerung der Adrenalinspeicher sympathomimetisch.

Gibt man zweimal kurz nacheinander Ephedrin, sind die Speicher noch vom ersten Mal geleert → fast keine Wirkung. Wartet man eine gewisse Zeit, haben sich die Speicher wieder gefüllt und Ephedrin wirkt wieder.

2 Allgemeine Prinzipien der Pharmakokinetik

Pharmakokinetik ist die Lehre von der Resorption, Verteilung und Elimination von Pharmaka.

Auf einen Nenner gebracht beinhaltet die Pharmakokinetik all das, was der Organismus mit einem Pharmakon macht.

2.1 Permeation durch Membranen

Biologische Membranen bestehen aus zwei hydrophilen Außenschichten und einer lipophilen, doppeltgelagerten Innenschicht. Dazwischen liegen eingestreut Strukturproteine. Generell läßt sich sagen, daß unpolare, lipophile Stoffe die Membranen besser permeieren können als polare, hydrophile.

> Je höher der Ionisationsgrad, d.h. je dissoziierter ein Stoff ist, desto schwerer wird die Passage durch die Einheitsmembranen der Zelle.

Die Membranen der tierischen Zelle und deren Organellen werden wegen ihres einheitlichen Aufbaus **Einheitsmembran** (unit membrane) genannt. Die Einheitsmembran besteht aus einer Doppelschicht mit Lipiden aller Art, wobei der Cholesterinanteil besonders hoch ist. Die hydrophoben Enden der Lipide sind einander zugekehrt. In die Lipiddoppelschicht sind Eiweißmoleküle eingelagert, die als Carrier fungieren.

Ferner sind außen Kohlenhydratmoleküle angehängt. Sie stellen die antigene Komponente der Membran dar und werden in ihrer Gesamtheit **Glykokalix** genannt.

Die Membran besitzt eine Gesamtdicke von 70–100 Å.

> Die meisten gut lipidlöslichen Stoffe können sowohl vom Darm als auch von der Zelle durch **einfache Diffusion** aufgenommen werden. Bei der einfachen Diffusion wandern nur die gelösten Teilchen durch die Membran, es wird keine Energie benötigt. Die Diffusion strebt einem Konzentrationsausgleich zu.

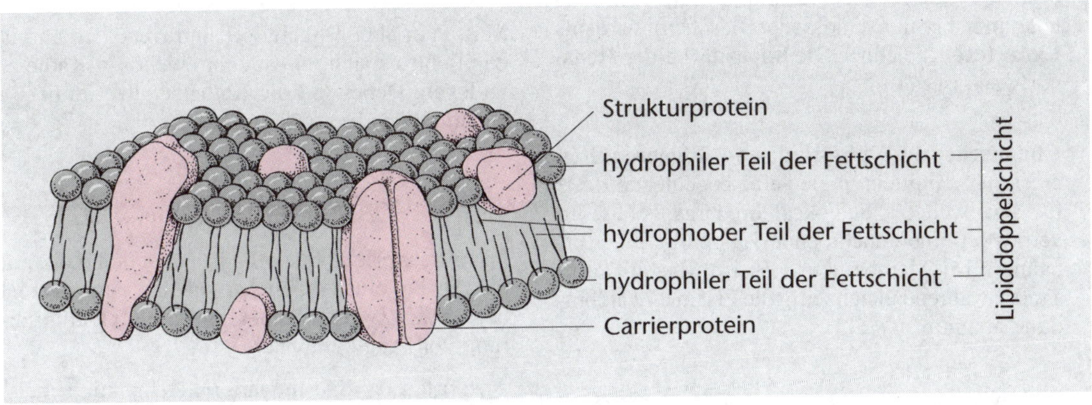

Abb. 2.1: Modell der Einheitsmembran

Im Gegensatz zur Diffusion passiert bei der **Filtration** auch das Lösungsmedium (und nicht nur die gelösten Teilchen) die Membran. Auch hier wird ein Konzentrationsausgleich angestrebt, soweit die Membranporen groß genug sind, damit die Teilchen frei passieren können.

Bei stark ionisierten Verbindungen ist zur Membranpassage ein membranständiger, lipophiler Träger nötig. Das ionisierte Pharmakon bindet an diesen Carrier, wird von ihm energielos durch die lipophile Membran geschleust und an der Innenseite wieder abgespalten. Dieser Vorgang ist seltener als die einfache Diffusion; man nennt ihn **erleichterte Diffusion**.

Durch **aktiven Transport** kann ein Pharmakon unabhängig von den Konzentrationsverhältnissen die Zellmembran passieren und von einem Kompartiment in ein anderes überwechseln. Ermöglicht wird der aktive Transport durch einen Carrier, der energieabhängig arbeitet. Aktiver Transport ist bei Pharmaka nicht häufig.

Pinozytose (Aufnahme von Flüssigkeit) und **Phagozytose** (Aufnahme von Festteilchen) nennt man die energieabhängige Aufnahme von Stoffen durch die Zellmembran. Membranteile schnüren sich zu Bläschen ab und bewegen sich ins Zellinnere. Dieser Vorgang der Stoffaufnahme heißt **Endozytose**.

Der entgegengesetzte Ablauf (die Sekretion zelleigener Produkte wie Transmitter oder Hormone über membranumschlossene Bläschen) wird als **Exozytose** bezeichnet. Die Kapazität beider Transportwege ist gering.

Chemische und physikalische Eigenschaften eines Arzneimittels spielen eine bedeutende Rolle für sein weiteres Schicksal im Organismus. So verbessert eine zunehmende Lipophilie die Aufnahme über Membranen (z.B. im Magen-Darm-Trakt), während gleichzeitig die Plasmaeiweißbindung abnimmt (☞ 2.3).

2.2 Aufnahme von Pharmaka

Injektionen (parenterale Zufuhr)

Intravenöse Zufuhr

Sie ist nicht risikoreicher als die subkutane oder intramuskuläre Injektion, jedoch tritt die Wirkung früher ein.

> Ebenso klingt die Wirkung aber nach intravenöser Injektion auch schneller ab.

Systemisch wirkende Substanzen mit starker lokaler Reizwirkung sollten i.v. verabreicht werden.

Bei falscher Injektionstechnik kann die Einspritzung von mehreren cm^3 Luft in die Vene zur Luftembolie führen.

> Werden ölige Lösungen, die eigentlich zur intramuskulären Injektion vorgesehen sind, i.v. verabreicht, kann es ebenso zur Embolie kommen.

Deshalb muß man sich immer nach den Angaben des Herstellers richten und sollte nur Lösungen intravenös injizieren, die ausdrücklich zur i.v.-Injektion vorgesehen sind.

Ferner muß darauf geachtet werden, daß manche Pharmaka sehr langsam gespritzt werden müssen, da es sonst durch die plötzliche Konzentrationszunahme des Wirkstoffes zu Zwischenfällen kommen kann.

Muß man über längere Zeit intravenös ernähren, empfiehlt es sich, einen zentralvenösen Katheter zu legen. Dabei soll die Katheterspitze immer in Richtung des Herzens zeigen.

Intraarterielle Injektion

Die intraarterielle Injektion ist nur selten indiziert, so z.B. bei einer möglichst auf das Tumorgebiet begrenzten Zytostatikatherapie oder zur Durchführung von Angiographien.

Ansonsten ist eine intraarterielle Injektion meist ein „Fehlschuß", bei dem versehentlich die Arterie statt der Vene getroffen wurde. Nach intraarterieller Injektion von Barbituraten oder Benzodiazepinen können sich schwere Nekrosen entwickeln, die zum Verlust der betreffenden Extremität führen können.

Intramuskuläre Injektion

Die intramuskuläre Injektion sollte am Oberarm oder in die Glutealmuskulatur durch raschen tiefen Stich erfolgen. Ein langsamer Einstich kann schmerzhaft sein.

Der **Vorteil** der i.m.-Injektion besteht darin, daß man sowohl gewebsirritierende Stoffe als auch die meist in öliger Lösung vorliegenden Depotpräparate zuführen kann.

Die **Nachteile** der i.m.-Injektion sind:
Bei schlechter Muskeldurchblutung gelangen die Stoffe schlecht ins Blut (deshalb nie im Schock i.m. injizieren), nur relativ wenig Injektionslösung ist i.m. applizierbar, und es kann zu Nekrosen und zum Abszeß kommen. Die i.m.-Applikation mancher Pharmaka (Antibiotika der Penicillinreihe) ist ziemlich schmerzhaft.

Subkutane Injektion

Die subkutane Injektion ist oft schmerzhaft, und die Resorption erfolgt langsamer als bei i.m.-Injektion. Sie ist Applikation der Wahl bei einer Reihe von Impfungen (Cholera, Gelbfieber etc.) und vor allem bei der Heparingabe zur Thromboseprophylaxe.

Intrakutane Injektion

Die intrakutane Injektion ist im Vergleich zu den anderen parenteralen Injektionswegen von nebensächlicher Bedeutung. Bei der früher gesetzlich geforderten Pockenschutzimpfung mußte der Impfstoff streng intrakutan mittels Ritzen in die Haut eingebracht werden.

Zufuhr über die Lungen

In der Lunge erfolgt die Gasaufnahme durch Diffusion. Die Menge des aufgenommenen Gases pro Zeiteinheit kann mit Hilfe des **Fickschen Gesetzes** errechnet werden.

$$\frac{\Delta V}{\Delta t} = D \cdot \frac{F \cdot \Delta c}{d}$$

D = Diffusionskonstante
d = Diffusionsstrecke (Alveolardicke)
F = Austauschfläche (abhängig von der beatmeten Lungengewebsfläche)

$\frac{\Delta V}{\Delta t}$ = pro Zeiteinheit aufgenommenes Volumen

Δc = Konzentrationsunterschied zwischen Alveolarluft und Blut, abhängig von der Durchblutungsgröße

Die Aufnahme von Stoffen über die Lunge erfolgt sehr schnell, jedoch langsamer als nach i.v.-Injektion.

Eine pharmakologische Bedeutung hat die Gasaufnahme über die Lunge bei den Inhalationsnarkotika und Giftgasen. Bei der Asthmatherapie werden β-Sympathomimetika und Kortikoide in Form von Aerosolen verabreicht, um die Bronchialmuskulatur zu erschlaffen und allergische Bronchialreaktionen zu unterdrücken.

Je feiner die Tröpfchen sind, desto tiefer im Bronchialsystem werden sie resorbiert und desto wirksamer ist die durchgeführte Therapie. Will man jedoch eine Laryngitis mit einem Aerosol behandeln, muß man die Tröpfchen möglichst groß lassen, damit sie im Larynx hängen bleiben.

Beim Einatmen von Stäuben werden die enthaltenen Festpartikel nicht ins Blut aufgenommen, sondern in der Lunge von spezifischen Abwehrzellen phagozytiert und eingelagert. Dies kann bei jahrelanger Exposition (z.B. bei Steinbrucharbeitern) zur Silikose führen.

Orale und rektale Zufuhr

Die Aufnahme von Pharmaka aus dem Gastrointestinaltrakt hängt zusätzlich zu den Gesetzmäßigkeiten der Diffusion (Membranpermeabilität und Stoffeigenschaften) auch vom pk_a-Wert des Pharmakons, dem pH-Wert des Darminhalts, der Bindung an Darminhalt, der Schnelligkeit der Magen-Darm-Passage, der Partikelgröße und bei manchen Stoffen von einer evtl. Ausscheidung über den enterohepatischen Kreislauf ab.

Resorption durch die Mundhöhle: siehe unter Haut und Schleimhäute.

Bei der **Resorption aus dem Magen-Darm-Trakt** gilt: Je weiter oral das Pharmakon normalerweise resorbiert wird, desto größer ist die Wahrscheinlichkeit, daß auch bei beschleunigter Darmpassage genügend Wirkstoff aufgenommen wird.

Je kürzer das resorbierende Darmstück ist und je unvollständiger die Resorption, desto schwerer fällt eine Beschleunigung (es wird wenig resorbiert) oder eine Verlangsamung (es wird viel resorbiert) der Darmpassage ins Gewicht.

Eine bedeutende Rolle für die Resorption im Magen-Darm-Trakt spielt die galenische Zubereitung der Pharmaka.

Ob ein Wirkstoff in Form eines Dragees, einer Tablette, einer Lösung oder eines Pulvers verabreicht wird, kann für den Resorptionsort und die Zeit, nach der ein Stoff resorbiert wird, von Bedeutung sein.

Die Resorptionsgeschwindigkeit ist der Partikelgröße umgekehrt proportional.

Bei der Passage der Darmzellmembranen gilt: undissoziierte Verbindungen werden leichter und schneller aufgenommen als dissoziierte.

Bei der Resorption im Darm muß die Substanz auch wasserlöslich sein, damit sie an die Zelloberfläche der Darmepithelien gebunden werden kann.

Zunehmende Lipophilie erhöht die Resorptionsquote.
Der **pH-Wert** des Magen-Darm-Traktes spielt bei der Resorption eines Stoffes eine Rolle, da er dafür verantwortlich ist, ob eine Verbindung undissoziiert oder dissoziiert vorliegt.

Schwache Säuren werden in den oberen Darmabschnitten besser resorbiert, da sie aufgrund des leicht sauren pH-Wertes in der undissoziierten Form vorliegen, damit unpolar sind und die Membran besser durchdringen können. Schwache Basen werden besser in den unteren Darmabschnitten resorbiert, da hier ein schwach alkalischer pH vorliegt. Das Prinzip ist das gleiche.

Die Resorption von manchen Pharmaka hängt von der gleichzeitig zugeführten Nahrung ab.

So bildet z.B. Tetrazyklin mit Kalzium oder Aluminiumsalzen (Vorkommen in Milch) oder Eisen nicht resorbierbare Komplexverbindungen.

Die Magenentleerungszeit (morgens kürzer als abends) bedingt, daß die Resorptionsgeschwindigkeit vieler Pharmaka im Tagesverlauf variiert (morgens schneller als abends).

Durch die Enzyme des Magen-Darm-Traktes können Pharmaka zerstört werden. Dies trifft für alle Proteohormone zu, die bei enteraler Gabe im Darm wie Eiweiße abgebaut werden.

Die Resorption mancher Stoffe (z.B. Eisen, Folsäure, Vitamin B_{12}) zeigt eine Sättigungscharakteristik, d.h. bei hohen Plasmaspiegeln wird bedeutend weniger resorbiert.

Maximale Plasmakonzentrationen werden nach oraler Gabe eines Pharmakons erreicht, wenn

- die Invasionsgeschwindigkeit hoch ist
- der präsystemische first pass-Metabolismus gering ist
- das Verteilungsvolumen klein ist
- die Verteilung in periphere Kompartimente langsam erfolgt
- die Eliminationsgeschwindigkeit klein ist.

Enterohepatischer Kreislauf

Manche Medikamente werden über die Galle in den Darm ausgeschieden und unterliegen dem enterohepatischen Kreislauf. Dies bedeutet, daß sie zusammen mit Gallensäuren und anderen Sterangerüsten reabsorbiert und der Leber erneut zugeführt werden.

Manche Pharmaka werden im Darm aus ihrer glucuronidierten Form abgespalten und als freier Wirkstoff im Darm rückresorbiert.

Unter dem **first pass-Effekt** versteht man die enzymatisch bedingte Veränderung der Struktur eines Pharmakons, oder dessen Abbau beim Durchtritt durch die Darmmukosa oder in der Leber.
Da Pharmaka in der Regel im oberen Gastrointestinaltrakt resorbiert werden, gelangen sie über den Pfortaderkreislauf in die Leber und werden dort zum Teil bei der ersten Passage erheblich metabolisiert oder zu einem großen Teil über die Galle wieder ausgeschieden, so daß im übrigen Organismus nur geringe Wirkstoffmengen verfügbar sind.

Bei der **rektalen Applikation** besteht der Vorteil in der Umgehung des Pfortaderkreislaufes, wodurch die Medikamente beim ersten Umlauf nicht über die Leber verstoffwechselt werden. Der Nachteil der rektalen Zufuhr besteht in der großen individuellen Streubreite der resorbierten Substanzmenge.

Deshalb sollte man Medikamente, bei denen es auf genaue Dosierung ankommt, nicht als Zäpfchen verabreichen.

Unter der **biologischen Verfügbarkeit** versteht man den Anteil an Wirkstoffen, der bei der Magen-Darm-Passage aus der galenischen Zubereitung freigesetzt wird und zur Resorption im Magen-Darm-Trakt aktuell zur Verfügung steht.

Damit gibt die biologische Verfügbarkeit die Wirkstoffmenge an, die tatsächlich ins Blut gelangt.

Die biologische Verfügbarkeit ist stark von der galenischen Zubereitungsform abhängig (Tablette, Pulver, Dragee, Kristall- bzw. Korngröße, Lösungsverhalten, Zerfallsgeschwindigkeit der Tablette etc.), weiterhin von der Geschwindigkeit der Magen-Darm-Passage, gleichzeitig gegebenen adsorbierenden Substanzen (z.B. Colestyramin) und dem Umfang des first pass-Effektes in der Darmmukosa oder Leber.

Resorption durch Haut und Schleimhäute

Bei der Resorption durch die Haut ist die Fettlöslichkeit des Wirkstoffes bedeutungsvoll, da einer der beiden wichtigen Resorptionswege in der Haut entlang der Haarfollikel und Talgdrüsen verläuft. Hier eignen sich besonders lipophile Pharmaka. Mit Hilfe von Keratolytika (z.B. Salicylsäure) und sog. Schleppersubstanzen (z.B. DMSO = Dimethylsulfoxid) kann man den zweiten Resorptionsweg, die direkte Resorption durch Epidermis und die darunterliegenden Schichten, verbessern.

Um von der Haut am besten resorbiert zu werden, muß ein Stoff eine geringe Wasserlöslichkeit und eine gute Fettlöslichkeit besitzen, da sowohl rein fettlösliche als auch rein wasserlösliche Substanzen schlecht oder gar nicht aufgenommen werden. Durch die Wahl einer geeigneten Salbengrundlage kann die Resorption beschleunigt werden, jedoch ist es nicht möglich, einen nicht resorbierbaren Stoff durch einen geeigneten Träger resorbierbar zu machen.

Die Wirkstoffe werden dabei meist in verschiedene Salbengrundlagen eingearbeitet.

- ▲ **Wasserabstoßende Salbengrundlagen:** Schmalz, Vaseline, Paraffine. Zweck: Abdecken der Haut.
- ▲ **Wasseraufnehmende Salbengrundlagen** (jedoch selbst wasserfrei): Eucerinum anhydricum mit Emulgatoren versetzt.
- ▲ **Wasser-Öl-Emulsionen:** Es gibt dabei Wasser in Öl- (Lanolin-Eucerin) und Öl in Wasser-Emulsionen (Unguentum lanetti). Vorteil: Die Wirkstoffe werden gut von der Haut resorbiert, die Emulsionen wirken kühlend und sind leicht abwaschbar.
- ▲ **Wasserlösliche Salbengrundlagen:** Polyäthylenglykole, Kolloide in Glycerinwasser.

Ebenso wie bei der i.m.-Injektion hängt die Resorption bei der Zufuhr über die Haut von der Durchblutung ab. Um diese lokal zu fördern, verwendet man Rubefacientien (z.B. Benzylnikotinat). Bei der Zufuhr über die Schleimhäute gelten im allgemeinen dieselben Voraussetzungen wie bei der Zufuhr über die Haut, nur daß die Resorption schneller erfolgt.

Die Resorption über die **Mundschleimhaut** macht man sich bei der Nitroglycerintherapie beim akuten Angina pectoris-Anfall zunutze. Die Resorption erfolgt erstens schnell (schneller als über den Magen-Darm-Trakt) und zweitens wird der Pfortaderkreislauf umgangen.

Über die **Nasenschleimhaut** kann man durch Schnupfen von Pharmaka eine Resorption erreichen (ADH bei Diabetes insipidus, ebenso Kokain). Bei Verstopfung der Nase verwendet man α-sympathomimetische Nasentropfen zur Abschwellung der Nasenschleimhaut.

Auch über die **Schleimhaut der Harnblase** können Stoffe resorbiert werden. Cave: systemische Wirkung von Lokalanästhetika bei diagnostischen und therapeutischen Eingriffen im Blasenbereich.

Über die **Vaginal- und Uterusschleimhaut** können ebenfalls Substanzen resorbiert werden. Dies hat früher bei Schwangerschaftsabbrüchen oft zu schweren Komplikationen geführt. Die zur Uterusspülung verwendete Seifenlösung wurde resorbiert und führte im Organismus zu Hämolyse, Schock und oft zum Tode.

Lokale Wirkung am Applikationsort

Die lokale Wirkung am Applikationsort wird in der Dermatologie gewünscht.

In Stichworten seien einige Anwendungsgebiete der lokalen Therapie mit den spezifischen Wirkstoffen genannt:

- ▲ Gegen **Juckreiz**: Salben mit Antihistaminika, Menthol in alkoholischer Lösung.
- ▲ **Keratolyse**: Salicylsäure (2–10 %).
- ▲ **Ätzung von Warzen**, **Granulationen** etc.: Metallsalze wie Silbernitrat (Höllenstein), ebenso starke Säuren wie Trichloressigsäure, Essigsäure, Milchsäure, Chromsäure.
- ▲ **Chronische Dermatosen**: Teersalben (Steinkohlenteer, Holzteer, Birkenteer; in dieser Reihenfolge fallende Wirkungsstärke, aber auch fallende Nebenwirkungen) sind entzündungshemmend, antiinfektiös und juckreizstillend.
- ▲ **Hyperämisierende** Wirkungen haben Nikotinsäureester und ätherische Öle wie Kampferoder Eukalyptusöl.
- ▲ Zur **Depigmentierung** stark pigmentierter Hautstellen: Hydrochinonsalbe (2 %ig).
- ▲ Zur **Depilierung** nimmt man Barium- oder Kalziumsulfid.
- ▲ **Antibiotisch** eignet sich Bacitracin und Neomycin, beide kombiniert als Nebacetin®, (☞ Kap. 27).

Die **Darmsterilisation** mit schwer resorbierbaren Antibiotika, z.B. Neomycin®, kann wegen mangelnder Resorption und fehlender systemischer Verfügbarkeit als lokale Therapie bezeichnet werden. Dies gilt auch für die orale Nystatin®- oder Amphotericin B®-Therapie bei Mykosen des Gastrointestinaltraktes.

Auch die **inhalative Glukokortikoidtherapie** bei obstruktiven Lungenfunktionsstörungen kann als lokale Therapie aufgefaßt werden, obwohl ein Teil des Glukokortikoids auch systemisch wirksam wird. Die Hauptwirkung erfolgt aber lokal am Applikationsort.

Präparate mit verzögerter Wirkstofffreigabe

Bei Wirkstoffen mit kurzer Halbwertzeit kann es zur Vermeidung zahlreicher Einzelgaben sinnvoll sein, eine Darreichungsform mit verlängerter Wirkungsdauer **(Retardform)** zu verabreichen.

Bei der Retardform muß eine ausreichende Wirkstoffmenge enthalten sein, um einen wirksamen Blutspiegel während der gewünschten Wirkungsdauer aufrecht zu erhalten.

Zur Vermeidung überschießender Wirkstoffkonzentrationen im Blut darf die gesamte Wirkstoffmenge nicht innerhalb kurzer Zeit freigesetzt werden, sondern muß während der gewünschten Wirkungsdauer kontinuierlich oder stufenweise freigesetzt werden → verlangsamter Anstieg der Plasmakonzentration.

Es muß gewährleistet sein, daß mit der Retardform der gewünschte Konzentrationsverlauf des Wirkstoffes im Blut erreicht wird.

Die verzögerten Freisetzungsprozesse werden durch die galenische Aufbereitung des Stoffes ermöglicht, wobei hauptsächlich die Partikelgröße des Wirkstoffes bzw. seine Bindung oder Einarbeitung in eine resorptionsverzögernde Matrix eine wesentliche Rolle spielen.

2.3 Bindung und Verteilung

Plasmaeiweißbindung

Von den Plasmaeiweißkörpern spielen die Albumine für die Arzneimittelbindung die größte Rolle. Die Menge des an Plasmaeiweiß gebundenen Pharmakons ist je nach Substanz verschieden.

> Manche Pharmaka besitzen eine hohe, andere eine niedrige Plasmaeiweißbindung. Manche Pharmaka können bereits in therapeutischen Konzentrationen die Plasmaeiweißbindungsstellen absättigen.

Je hydrophiler ein Stoff ist, desto geringer ist die Plasmaeiweißbindung.

Die Plasmaeiweißbindung zeigt eine Sättigungskinetik: Je mehr Pharmakon man zuführt, umso geringer wird prozentual der an Plasmaeiweiß gebundene Anteil der Gesamtmenge.

> Die Pharmaka werden unspezifisch an Plasmaeiweiß gebunden. Die Bindung ist reversibel. An Plasmaeiweiß gebundene Pharmaka sind unwirksam; sie können weder die Gefässe verlassen, ausgeschieden noch metabolisiert oder dialysiert werden.

Das Verhältnis von Plasmaeiweiß gebundenem zu freiem Pharmakon bleibt meist relativ konstant → ist die Konzentration an freiem Pharmakon gering, wird viel Arzneimittel aus der Plasmaeiweißbindung freigegeben.

Pharmaka mit stärkerer Plasmaeiweißbindung können solche mit schwächerer aus der Bindung verdrängen. Dadurch kann es zu gefährlichen Wirkungszunahmen der einzelnen Pharmaka kommen, weil plötzlich der Anteil der freien und damit wirksamen Form steigt (z.B. Phenylbutazon verdrängt Cumarinderivate aus der Plasmaeiweißbindung → Blutungsgefahr steigt).
Es stellt sich ein neuer steady-state-Zustand zwischen Plasmaeiweiß gebundenem und freiem Pharmakon ein (☞ 2.7).

> Bei Urämie kann die Plasmaproteinbindung von Pharmaka vermindert sein.

Gewebsproteinbindungen

Der Mechanismus ist ähnlich wie bei der Plasmaeiweißbindung, nur daß die Gewebsproteinbindung von der Durchblutung des jeweiligen Gewebes abhängt. So wie die Aufnahmegeschwindigkeit hängt auch die Speicherungsdauer eines Pharmakons in einem Gewebe von dessen Durchblutung ab. So sind in einem gering durchbluteten Gewebe nach langer Zeit noch relativ große Mengen eines Pharmakons vorhanden.

Ein typisches Beispiel für das Phänomen der **Rückverteilung** ist der Konzentrationsverlauf von Thiopental. Thiopental ist ein schwefelhaltiges Kurznarkotikum aus der Barbituratreihe mit einer hohen Lipidlöslichkeit. Aus diesem Grund gelangt Thiopental rasch in das lipidhaltige Gehirn, da dieses sehr viel besser durchblutet ist als das Fettgewebe und die Muskulatur. Die Narkose setzt sofort ein.
Nun kommt es zum Phänomen der Rückverteilung: da die Thiopentalkonzentration im Gehirn jetzt sehr viel größer ist als im Blut, dreht sich die Diffusionsrichtung um.

Thiopental wird nun wieder aus dem ZNS ins Blut abgegeben, von wo es in Muskulatur und Fettgewebe gelangt und dort angereichert wird, bis sich ein Gleichgewicht eingestellt hat. Sinkt die Thiopentalkonzentration im Gehirn unter einen bestimmten Wert ab, kann die Narkose nicht weiter aufrechterhalten werden. Bei einer evtl. Nachinjektion dauert die Narkose jedoch länger, da die anderen Gewebe schon abgesättigt sind.

In der folgenden Abbildung ist die Organdurchblutung in ml/min und pro kg Organgewicht dargestellt, wobei gesagt werden muß, daß die

Werte nur ungefähre Richtgrößen sind, da sehr differierende Größen angegeben werden.

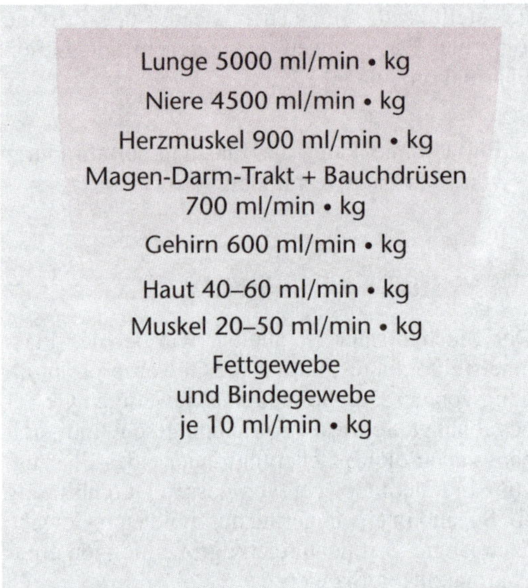

Abb. 2.2: Organdurchblutung

Blut-Liquor-Schranke

Im Gegensatz zu den Kapillaren des Körpers, die in ihrer Gefäßwand viele Poren von ungefähr 30 Å Größe haben, besitzen die Kapillaren im Gehirn eine dicht abschließende Schutzschicht aus Gliazellen, die als Blut-Liquor- oder Blut-Hirn-Schranke bezeichnet wird.

Diese Blut-Liquor-Schranke erschwert die Passage von geladenen Verbindungen erheblich.

Pharmaka, die ein quartäres Stickstoffatom besitzen, können nicht in das ZNS eindringen. Durch entsprechende Ergänzungen am Molekül können bestimmte Stoffe so verändert werden, daß sie nicht ins ZNS gelangen und dort zentrale Nebenwirkungen hervorrufen können (Beispiel: N-Methyl-Atropin, N-Butyl-Scopolamin).

Lipophile Substanzen können die Blut-Hirn-Schranke recht gut penetrieren; ebenso relativ kleine, wenig polare Verbindungen.
Große Moleküle (MW > 90, Molekülradius > 0,16 nm) können die Blut-Hirn-Schranke kaum passieren.

Plazentaschranke

Die **Plazentaschranke** ist fast für alle Pharmaka mühelos passierbar. Man sieht dies daran, daß sogar das große IgG der Mutter über die Plazenta in den Foet gelangt. Deshalb muß man bei der Verordnung von Pharmaka an Schwangere sehr vorsichtig sein. So sei nur als Beispiel erwähnt, daß bei der Verwendung von Tetrazyklinen bei Schwangeren der Foet Tetrazyklin als Ca^{2+}-Chelatkomplex in seine Knochen und Zähne einlagert. Dies führt zu einer Gelbfärbung der Zähne und zu reversiblen Wachstumsstörungen der Knochen. Zusätzlich steigt der intrakranielle Druck an.

Bei der Chloramphenicolbehandlung kann das gefürchtete **Grau-(Grey)-Syndrom** entstehen.

(Grey-Syndrom: Physiologische Unreife bei Früh- und Neugeborenen zur Entgiftung von Chloramphenicol durch Konjugation mit Glukuronsäure → Kumulation von Chloramphenicol. Symptome: blasse Zyanose, aufgetriebener Leib, evtl. tödlich verlaufendes Herz-Kreislauf-Versagen)

Muttermilch

In die **Muttermilch** treten vor allem Stoffe über, die gut lipidlöslich und nicht ionisiert sind. Ebenso können aber auch Alkohol und Nikotin in die Muttermilch übertreten. Auch größere Moleküle können die Lipidmembran mit Poren, die als Schranke zwischen Blut und Milch dient, passieren. Hydrophile Substanzen können schlecht permeieren. Lipophile Stoffe **(DDT)** können im Fett der Brustdrüse gespeichert und dann in die Muttermilch ausgeschieden werden.

2.4 Biotransformation

Alle Stoffe, auch Pharmaka, unterliegen im Körper nach einer bestimmten Zeit gewissen Umbauvorgängen. Die meisten Reaktionen finden in der Leber am endoplasmatischen Retikulum (Konjugationsreaktionen) und an den Lysosomen (Oxidation, Reduktion) statt. Lediglich die Esterasen kommen ubiquitär vor.

Man unterscheidet die Funktionalisierungsreaktionen des sogenannten **Phase-I-Stoffwechsels** von den Konjugationsreaktionen des **Phase-II-Stoffwechsels**.

Phase-I-Stoffwechsel

Oxidation

Der Hauptteil der Oxidation vollzieht sich an den eisenhaltigen Enzymen der Lysosomen und des endoplasmatischen Retikulums: Zytochromoxidase, Monoaminooxidase (kommt auch im Mitochondrium vor: Katecholaminabbau), Monooxigenasen, Dioxigenasen, Katalasen und Peroxidasen.

Durch diese Enzyme werden aliphatische und aromatische Verbindungen hydroxiliert → es entstehen besser wasserlösliche Alkohole. Ferner werden Äther und mehrwertige Amine unter Bildung der entsprechenden Aldehyde desalkyliert.

Oxidationsreaktionen

▲ **Aromatische Hydroxilierung**
z.B. Salicylsäure

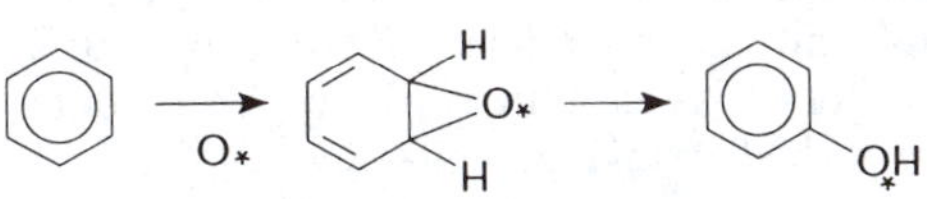

Formel 2.1: Aromatische Hydroxilierung von Salicylsäure

Hierbei entsteht als Zwischenprodukt ein flüchtiges Epoxid.

▲ Stabilere Epoxide entstehen bei der **Epoxidierung** aliphatischer Doppelbindungen

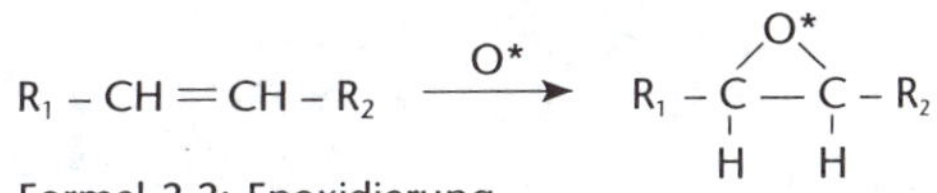

Formel 2.2: Epoxidierung

▲ **Aliphatische Hydroxilierung**
z.B. Pentobarbital

$$R-CH_3 \xrightarrow{O^*} R-CH_2-\overset{*}{O}H$$

Formel 2.3: Aliphatische Hydroxilierung

▲ **O-Desalkylierung**
z.B. Phenacetin

$$R-O-CH_3 \xrightarrow{O^*} R-O-CH_2\overset{*}{O}H \longrightarrow R-OH + HCHO^*$$

Formel 2.4: O-Desalkylierung

▲ **N-Desalkylierung**
z.B. Pethidin

$$R-NH-CH_3 \xrightarrow{O^*} R-NH-CH_2-\overset{*}{O}H \longrightarrow R-NH_2 + HCHO^*$$

Formel 2.5: N-Desalkylierung

▲ **Desaminierung**
z.B. Amphetamin

$$R-\underset{}{\overset{NH_2}{\overset{|}{C}H}}-CH_3 \xrightarrow{O^*} R-\underset{\underset{O\overset{*}{H}}{|}}{\overset{NH_2}{\overset{|}{C}}}-CH_3 \longrightarrow R-\overset{O^*}{\overset{||}{C}}-CH_3 + NH_3$$

Formel 2.6: Desaminierung

▲ **N-Oxidation**
z.B. Anilin

$$R-NH_2 \xrightarrow{O^*} R-NHO\overset{*}{H}$$

Formel 2.7: N-Oxidation

▲ **S-Oxidation**
z.B. Phenothiazine

$$R_1-S-R_2 \xrightarrow{O^*} R_1-\overset{O^*}{\overset{||}{S}}-R_2 \xrightarrow{O^*} R_1-\underset{\underset{O^*}{||}}{\overset{O^*}{\overset{||}{S}}}-R_2$$

Formel 2.8: S-Oxidation

▲ **Entschwefelung**
z.B. Parathion

$$S=C=S \xrightarrow{O^*} S{-}\overset{O^*}{\triangle}{-}C=S \longrightarrow O^*=C=S + S$$

Formel 2.9: Entschwefelung

▲ **Dehydrogenierung**
z.B. Alkohol, Aldehyddehydrogenasereaktion

$$R-CH_2-OH \xrightarrow[-H_2]{} R-C\begin{matrix} {=}O \\ {-}H \end{matrix} \xrightarrow{O^*} R-CO\overset{*}{O}H$$

Formel 2.10: Dehydrogenierung

▲ **Monoaminooxidasereaktion**
z.B. Noradrenalin

$$R-CH_2-NH_2 \xrightarrow[-NH_3]{O^*} R-CHO^* \xrightarrow{O^*} R-C\overset{*}{O}\overset{*}{O}H$$

Formel 2.11: Monoaminooxidasereaktion

> Die **Reduktion** ist im Vergleich zu den anderen Stoffwechselwegen beim Pharmakaabbau selten.

Nitrogruppen werden NADH- oder NADPH-abhängig zu Aminen reduziert (z.B. Chloramphenicol). Beteiligtes Enzym ist Cytochrom P_{450}.

Hydrolyse

> Hydrolasen und Esterasen sind die Enzyme der Hydrolyse.

Beide sind sowohl im Plasma als auch an bestimmte Gewebe gebunden vorhanden. Die Hydrolasen spalten Ester und Säureamide, die Esterasen nur Ester.

Phase-II-Reaktionen

Zu den **aufbauenden Reaktionen** des Fremdstoffmetabolismus zählen:

> Die **Glukuronidierung** ist die wichtigste Konjugationsreaktion des Körpers.

Sie findet am endoplasmatischen Retikulum in der Leber statt, wo mit Hilfe der Glukuronyltransferasen die durch UDP (Uridindiphosphat) aktivierte Glukuronsäure auf die reaktionsfähige Gruppe des auszuscheidenden Stoffes übertragen wird.

Folgende Gruppen können mit Glukuronsäure gekoppelt werden: Hydroxyl-Gruppen, Carboxyl-Gruppen, Amino- und Sulfhydryl-Gruppen.

> Bei der Glukuronidierung entstehen stets weniger toxische hydrophilere Verbindungen, die besser ausgeschieden werden können. Die Substanzwirkung wird beendet.

Beim Neugeborenen sind die membrangebundenen Glukuronyltransferasen noch nicht voll ausgeprägt → Vorsicht bei der Gabe von Medikamenten (z.B. Chloramphenicol).

Eine weitere Konjugationsreaktion ist die **Acetylierung.**

> Hierbei wird mit Hilfe von Acetyl-Co A und dem Enzym Acetyltransferase eine Acetylgruppe auf die Aminogruppe der zu acetylierenden Verbindung übertragen (z.B. Sulfonamide).

Die entstehenden Verbindungen können nicht weiter konjugiert werden. Durch die Acetylierung wird die Lipidlöslichkeit einer Verbindung nicht erhöht → Ausscheidungsfähigkeit nicht verbessert, jedoch veränderte Eigenschaft der funktionellen Gruppe → Wirkungsveränderung.

Bei der **Konjugation mit Glycin** wird Glycin an die Carboxylgruppe aromatischer Verbindungen angelagert.

Bei der **Methylierung** wird die Methylgruppe von S-Adenosyl-Methionin durch Methyltransferasen auf Hydroxylgruppen, Aminogruppen und Sulfhydrylgruppen anderer Verbindungen übertragen.

Bei der **Sulfatierung** wird die Sulfatgruppe von Sulfotransferasen vom aktivierten Sulfat auf Hydroxyl- und Aminogruppen übertragen. Durch diesen Stoffwechselschritt wird eine Verbindung gut wasserlöslich und nierengängig.

Die **Konjugation mit Glutathion** bedarf keiner vorherigen Aktivierungsreaktion. Es gibt im Körper mehrere Glutathion-S-Transferasen. Einige der entstehenden Konjugationsprodukte werden weiter verstoffwechselt.

Die Abbauprodukte der Pharmaka sind meist besser nierengängig als die Ursprungsverbindungen, da durch Konjugationsreaktionen und Oxidation besser wasserlösliche Gruppen in die Verbindung eingeführt werden.

Giftung und Entgiftung

Bei der Metabolisierung der zugeführten Pharmaka entstehen nicht immer harmlose und unwirksame Abbauprodukte.

Bedeutet metabolische Umwandlung des Medikaments einen Wirkungsverlust, spricht man von **Entgiftung**. Ist der entstandene Metabolit toxischer oder wirksamer, handelt es sich um eine **Giftung**.

Beispiele für Giftungen sind:

- ▲ Methanol → Formaldehyd → Ameisensäure
- ▲ Sulfonamid → acetyliertes Sulfonamid

Manche Pharmaka werden erst durch im Organismus stattfindende Stoffwechselprozesse in ihre wirksame Form überführt, z.B. Enalaprilhydrogenmaleat → Enalapril; Rizinusöl; Cyclophosphamid.

Pharmakogenetisch bedingte Wirkungen

Die Pharmakogenetik ist die Lehre von den verschiedenartigen Reaktionen der Organismen auf Pharmaka aufgrund genetischer Unterschiede. Genetisch bedingte Differenzen von der normalen Arzneimittelwirkung finden sich bei einer Vielzahl von Patienten und Pharmaka.

Verminderte Cholinesteraseaktivität (Häufigkeit 1:2500).
Bei einigen Patienten ist die Aktivität der Serumpseudocholinesterase erniedrigt, so daß bei der Gabe von Succinylbischolin (Muskelrelaxans in der Anästhesiologie) der Abbau stark verlängert ist → Wirkung hält stundenlang an und der Patient muß künstlich beatmet werden.

Verlangsamte Acetylierungsreaktion (Häufigkeit 1:1), bei INH, Hydralazin, Procainamid, Salazosulfapyridin.

Bei manchen Patienten besteht aufgrund eines genetischen Polymorphismus eine Schwäche der Enzyme der Acetylierungsreaktion, bei anderen wiederum läuft die Acetylierung schneller ab als bei der Normalbevölkerung. Dies spielt bei der Inaktivierung von Isonikotinsäurehydrazid und den erwähnten Substanzen eine Rolle. Man spricht von sogenannten **Langsaminaktivierern** (HWZ 2,5 h) und **Schnellinaktivierern** (HWZ 1 h).

Verlangsamte mikrosomale Oxidation (Häufigkeit 1:10) gibt es bei einigen β-Blockern (z.B. Alprenolol, Propranolol), Nortriptylin, Phenacetin, Phenytoin und Spartein.

Glukose–6–P–Dehydrogenasemangel (häufig in Mittelmeergebieten und Afrika, bis zu 35 % der Bevölkerung) → Hämolyse nach Sulfonamiden und Primaquin.

Methämoglobinreduktasemangel (Häufigkeit 1:100) → Methämoglobinämie nach Sulfonamiden.

Gestörte Häm-Synthese nach Barbituraten (Häufigkeit 1:10 000) → hepatische Porphyrie.

Durch eine **veränderte Ca^{2+}-Bindung** im Muskel kann es bei 1:20 000 Narkosen nach Narkotika und Suxamethonium zu einer malignen Hyperthermie kommen.

Bei **Hypoxanthin-Guanin-Phosphoribosyl-Transferasemangel** kann es bei ca. jedem 200. Patienten unter Purinantimetaboliten zu verminderter zytostatischer Wirkung und nach Allopurinol zu Xanthinsteinen kommen.

Diese Beispiele machen klar, daß die Unterschiede in der Verstoffwechselung nicht nur auf Enzymdefekten (Pseudocholinesterase) beruhen, sondern auch auf multifaktoriell vererbten Eigenschaften (Acetylierungsreaktion).

Unter **Idiosynkrasie** versteht man die Reaktion eines Organismus auf ein Pharmakon, die von der Normalreaktion anderer Individuen abweicht.

Als Beispiel dient der **Favismus**, bei dem es nach Genuß einer Bohnensorte zu schwerer Hämolyse kommen kann.

Ebenso können Phenacetin, Resochin und Sulfonamide zu Hämolyse führen.

Es handelt sich dabei um Unverträglichkeitsreaktionen; im vorliegenden Beispiel ist die Ursache ein Mangel an Glukose-6-phosphat-Dehydrogenase.

Das **Lebensalter**, die **Allgemeinverfassung** des Patienten sowie die **Gewöhnung** an das Medikament (z.B. Schmerzmittel) sind bedeutsam für die Wirkungsstärke eines Medikaments.

Neugeborene haben eine noch nicht voll ausgebildete Leberfunktion. So ist durch das noch unterentwickelte Glukuronidierungsvermögen die Gabe von Pharmaka, die in glukuronidierter Form ausgeschieden werden, gefährlich.

Bei Gabe von Chloramphenicol z.B. entsteht das gefürchtete **Grey-Syndrom** (☞ 2.3).

Ebenso ist das Neugeborene gegenüber Methämoglobinbildnern (z.B. Phenacetin) viel empfindlicher, da sein Reduktionsvermögen noch nicht voll ausgebildet ist.

Die Plasmaproteine können noch nicht so große Mengen Pharmaka binden wie beim Erwachsenen.

Dies hat zwei Gründe:
- ▲ Die Bindungsfähigkeit ist noch gering.
- ▲ Durch den physiologischen Neugeborenenikterus ist das Plasmaprotein mit Bilirubin gesättigt.

Bei Gabe von Pharmaka mit hoher Plasmaeiweißbindung (Sulfonamide, Phenylbutazon etc.) kann ein **Kernikterus** ausgelöst werden. Zudem wirken diese Pharmaka viel stärker.

Die glomeruläre Filtration und die tubuläre Sekretion sind noch nicht voll ausgebildet → Pharmaka, die über diese Mechanismen ausgeschieden werden, verweilen länger im Organismus.

Bei der Gabe von Sauerstoff (bei Frühgeburten im Brutkasten) kann durch retrolentale Fibroplasie Erblindung auftreten; bei Morphingabe entsteht Atemdepression, bei Phenytoin tritt manchmal irreversible cerebellare Ataxie auf.

Die sicherste Methode bei der Behandlung von Kindern ist, die Dosis des Pharmakons aufgrund von Erfahrungswerten, die in speziellen Dosierungstabellen gesammelt sind, zu bemessen.

Paradoxe Wirkungen von Pharmaka (sie bewirken das Gegenteil der üblichen Wirkungen) treten gehäuft bei Kindern und alten Menschen auf. Barbiturate wirken so beispielsweise erregend statt hypnotisch.

Bei alten Menschen nehmen die Eliminationsgeschwindigkeit und der Verteilungsraum verschiedener Pharmaka ab. Deshalb muß man im höheren Lebensalter die Pharmakadosen reduzieren. Verstärkt tritt dieser Effekt bei multimorbiden Patienten auf, die mit mehreren, um die gleichen Abbausysteme konkurrierenden Pharmaka behandelt werden. Oft ist die Nierenfunktion eingeschränkt → schlechtere Ausscheidung der Pharmaka.

Placeboeffekt

Unter einem Placeboeffekt versteht man eine von der chemischen Zusammensetzung unabhängige psychogene Wirkung, die durch die Einnahme einer wirkstofffreien Substanz ausgelöst wird. Der Erfolg des Placebos hängt sowohl von der Persönlichkeitsstruktur des Patienten als auch von der Suggestionskraft des Arztes ab.

Indikation für die Anwendung von Placebos
- ▲ Der Arzt erkennt keine Indikation für eine Pharmakotherapie.
- ▲ Der Arzt will eine Art Psychotherapie betreiben.

Durch Placebos können bei den Patienten auch Nebenwirkungen auftreten (Übelkeit, Kopfschmerz, Schläfrigkeit und Konzentrationsschwäche).

Placebos werden bei der Testung neuer Medikamente im **Doppelblindversuch** verwendet. Dabei weiß lediglich der Versuchsleiter, welches Testmedikament ein Placebo ist, während Arzt und Patient darüber nicht informiert sind.

Enzyminduktion und -hemmung

Enzyminduktion nennt man die Aktivitätszunahme eines bestimmten Enzymsystems durch regelmäßige oder über einen längeren Zeitraum dauernde Medikamenteneinnahme. Dabei können alle Stoffwechselschritte des Abbausystems für dieses Pharmakon betroffen sein. Je kürzer die Intervalle zwischen den Einnahmen sind, je lipidlöslicher das Pharmakon ist und je länger die Verstoffwechselung dauert, desto wahrscheinlicher wird eine Enzyminduktion.

Da die Enzyminduktion den Abbau des Medikaments beschleunigt, ist sie eine Erklärung für die **Toleranzentstehung** (Abbau schneller → Wirkung ↓ → Dosis ↑).

Oft sind die induzierten Enzyme nicht spezifisch für den Abbau des die Enzyminduktion hervorrufenden Pharmakons, so daß es leicht zu Veränderungen im Abbau anderer Pharmaka kommen kann. Auch körpereigene Substanzen werden schneller metabolisiert.

So bewirkt z.B. Phenobarbital eine Beschleunigung des Abbaus von Bilirubin, Östradiol, Digitoxin, Salicylaten, Antikoagulantien der Cumarinreihe und Phenytoin.

Phenytoin beschleunigt den Abbau von Vitamin D und Kortisol.

Es kann aber auch vorübergehend bei gleichzeitiger Gabe mehrerer Medikamente zu einer **kompetitiven Hemmung** kommen, wenn die Pharmaka von demselben Enzymsystem abgebaut werden. Nimmt man jedoch die Pharmaka länger ein, und führen diese zur Enzyminduktion, kann die ursprüngliche Abbauverzögerung in eine Abbaubeschleunigung umschlagen. Dies ist der Fall, wenn Phenobarbital und Phenytoin gleichzeitig gegeben werden.

2.5 Ausscheidung

Ausscheidung über die Niere

Der Großteil der über die Niere ausgeschiedenen Stoffe wird **glomerulär filtriert**. Die glomeruläre Filtration ist bis zu einem Molekulargewicht von etwa 70 000 D (Dalton) möglich. Bei größeren Molekülen ist die Filtration in Abhängigkeit von der Molekülform und Ladung eingeschränkt.

Je wasserlöslicher ein Stoff ist, desto besser wird er glomerulär filtriert.

Ist eine Substanz an Plasmaeiweiß gebunden, kann sie nicht filtriert werden, da das Molekulargewicht der Plasmaeiweiße zu hoch ist. Voraussetzung für eine ausreichende glomeruläre Filtration ist eine intakte Nierenfunktion.

Die **Sekretion** findet hauptsächlich im proximalen Tubulus statt. Es existieren zwei Systeme: eines für Basen- und eines für Säureausscheidung.

Das säuresezernierende System ist durch Probenecid hemmbar. Der tubulären Sekretion dient eine gute Glukuronidierbarkeit der Verbindungen, da die Glukuronsäure als COO^--Träger vom säuresezernierenden System in die Tubulusflüssigkeit ausgeschieden wird.

Penicillin, Sulfonamide, Thiazid-Derivate, Salicylate und Glukuronide werden z.B. tubulär sezerniert.

Der **tubulären Rückresorption** unterliegen außer den aktiv rückresorbierten Ionen die schlecht ionisierten, gut lipidlöslichen Stoffe mittels einfacher Rückdiffusion.

Die renale Ausscheidung ist auf mehreren Ebenen beeinflußbar. Sie ist abhängig von einer guten Diurese. Will man bei einer Vergiftung die Ausscheidung fördern, forciert man die Diurese mit Diuretika und Flüssigkeitsinfusionen.

Weiterhin ist bekannt, daß ein hoher Ionisationsgrad, schlechte Lipidlöslichkeit und eine niedrige Plasmaeiweißbindung die Ausscheidung fördern.

Diese Tatsache macht man sich bei Vergiftungen zunutze: Da Barbiturate in saurem Urin in nicht dissoziierter Form vorliegen (gut rückresorbierbar), versucht man durch Alkalisierung des Harns die Barbituratausscheidung zu steigern. In alkalischem Milieu liegen die Barbiturate dissoziiert vor und können schlecht reabsorbiert werden.

Durch Sekretionshemmung kann man die Ausscheidung eines Stoffes verhindern. Um die Ausscheidung von Penicillin zu verzögern, gibt man Probenecid, das von demselben System wie Penicillin sezerniert wird. → Penicillin wird vom ausscheidenden System verdrängt.

> Die renale tubuläre Elimination organischer Säuren und Basen unterliegt wie die biliäre Elimination von Pharmaka einer Sättigung.

Eine **Einschränkung der Nierenfunktion** führt immer zu einer verminderten Ausscheidung renal eliminierter Pharmaka → überhöhte Plasmaspiegel. Deshalb ist es wichtig, die Dosis solcher Pharmaka bei Nierenkranken und bei alten Patienten (eingeschränkte Nierenfunktion) zu reduzieren. Anhaltspunkt für die Dosierung ist die glomeruläre Filtrationsrate (GFR). Es gibt Tabellen, wie weit man bei eingeschränkter GFR die Dosis der Pharmaka reduzieren muß.

Extrarenale Ausscheidung

In die **Faeces** werden die Stoffe entweder mit der Gallenflüssigkeit oder direkt durch Ausscheidung über die Darmepithelien abgesondert.

Die direkte Ausscheidung in den Darm ist bei Schwermetallen, Herzglykosiden, quarternären Ammoniumbasen und schwachen Säuren nachgewiesen.

Die **biliäre Ausscheidung** spielt eine wesentlich größere Rolle als die Direktausscheidung in den Darm. Biliär ausscheidbare Stoffe müssen ausreichend polar, groß genug und von bestimmter Molekülbeschaffenheit sein.

> Solche Stoffe können in der Gallenflüssigkeit mehrhundertfach konzentriert werden. Dies spricht ebenso für einen aktiven Transportmechanismus wie die Tatsache, daß die biliäre Ausscheidung von Pharmaka einem Sättigungsprozeß unterliegt. Man postuliert verschiedene Carriersysteme.

Kleinere Moleküle können durch Kopplung an Glutathion in die Gallenflüssigkeit ausgeschieden werden.

Hohe Östrogenspiegel behindern die biliäre Ausscheidung von Pharmaka.

Andere Ausscheidungsmechanismen

Exhalation: Vor allem gasförmige oder leicht flüchtige Substanzen werden über die Lunge ausgeschieden (Narkotika).

Geringe Mengen von Pharmaka werden über den Speichel, Tränen, Schweiß und die Muttermilch ausgeschieden. Ansonsten existieren keine quantitativ bedeutenden Ausscheidungsmechanismen.

2.6 Unerwünschte Wirkungen

Pharmaka können im Organismus sowohl allergische als auch toxische Reaktionen auslösen. Erstere sind in der Regel dosisunabhängig, während toxische Reaktionen von der verabreichten Menge abhängen. Die toxischen Reaktionen sind meist nach Absetzen oder Verminderung der Dosis reversibel. Sehr selten kommt es durch toxische Wirkung zu bleibenden Schäden.

Allergische Wirkungen

Viele Arzneimittel können aufgrund ihres hohen Molekulargewichtes als direkte Antigene fungieren, z.B. das Proteohormon Insulin (Rinder- oder Schweineinsulin).

> Die meisten zu allergischen Reaktionen führenden Arzneimittel sind jedoch wegen ihres relativ geringen Molekulargewichtes keine Vollantigene, sondern Teilantigene = **Haptene**.

Diese Haptene können sich im Körper mit körpereigenen Proteinen über bestimmte Aminosäuren, z.B. Lys, His, Tyr verbinden und dadurch zu Vollantigenen werden. Daraufhin bildet das hu-

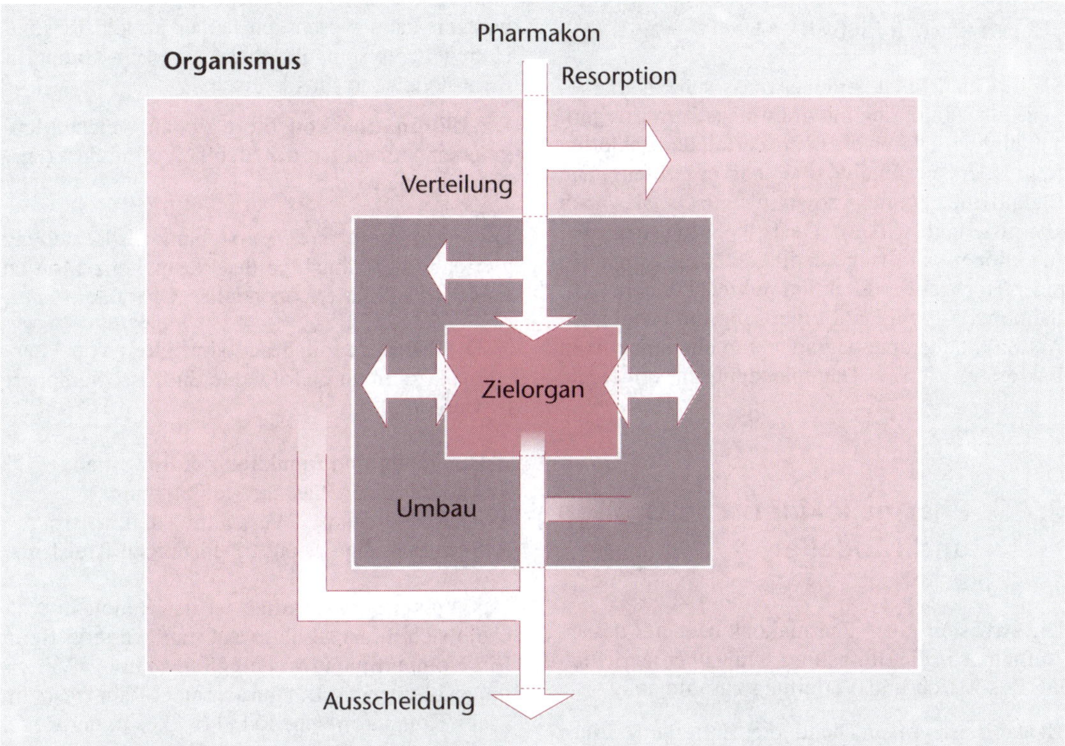

Abb. 2.3: Verdeutlichung pharmakokinetischer Begriffe

morale Abwehrsystem spezifische Antikörper gegen das Hapten. Es tritt eine Antigen-Antikörper-Reaktion vom Soforttyp auf **(Typ I-Reaktion).**

Hervorgerufen wird diese Reaktion durch den Kontakt des Antigens mit dem IgE, das auf Mastzellen sitzt.

Die Mastzellen sezernieren nach dem Kontakt des IgE mit dem Antigen sog. Mediatoren: Kinine, Histamin, Heparin und slow reacting substance (SRS). Diese Reaktion kann so heftig sein, daß sie einen anaphylaktischen Schock auslöst und zum Tode führt.

Antikörper der IgM- und IgG-Klasse können das Antigen abfangen und dessen Kontakt mit dem IgE verhindern. Man verwendet deshalb IgG und IgM zur Desensibilisierung bei Allergikern.

Neben der allergischen Reaktion vom Soforttyp gibt es die zellgebundene verzögerte Reaktion vom Tuberkulintyp, **(Typ IV-Reaktion),** die oft erst nach 10 Tagen auftritt.

Zu den Folgen der Allergie bzw. ihren Erscheinungsformen zählen: Hauterscheinungen (Rötung, Quaddeln, Jucken), Hämolyse, Agranulozytose, Leukopenie, Thrombozytopenie, Fieber, Arthritis, Asthma bronchiale und anaphylaktischer Schock.

Die Sensibilisierung gegen einen Stoff entsteht vornehmlich bei lokaler Applikation auf Haut und Schleimhaut. Deshalb nie Penicillin auf die Haut auftragen! Die Stärke der allergischen Reaktion ist bei oraler Applikationsart geringer als bei parenteraler.

Substanzen, die oft zu allergischen Reaktionen führen, sind: Penicilline, Acetylsalicylsäure, Phenacetin, Phenytoin, α-Methyl-Dopa, Chinidin, Chinin, Barbiturate, Sulfonamide, Benzothiadiazine, Lokalanästhetika und nicht-humanes Insulin.

Ist einmal eine Sensibilisierung gegen einen Stoff eingetreten, können bei einer wiederholten Gabe geringste Mengen genügen, um eine allergische Reaktion auszulösen.

Herxheimer-Reaktion

Sie tritt manchmal bei einer massiven Chemotherapie einer Infektion mit gram-negativen Erregern auf, und wird durch die beim Zerfall der Bakterien freiwerdenden Endotoxine hervorgerufen. Die Endotoxine können sowohl toxisch als auch allergisierend wirken. Deshalb sollte man bei Infektionen mit Erregern, die erfahrungsgemäß zu einer Herxheimer-Reaktion führen können (z.B. Salmonella typhi), mit einer langsam steigenden Antibiotikatherapie beginnen, um einen massiven Bakterienzerfall bei Therapiebeginn zu vermeiden.

2.7 Pharmakokinetische Größen und Modelle

Die **Invasion** eines Pharmakons bedeutet dessen Aufnahme in die Blutbahn. Sie faßt überbegrifflich die Resorption und Verteilung zusammen.

Evasion ist entsprechend die Entfernung eines Pharmakons aus dem Verteilungsvolumen (meist Blutbahn). Sie ist Überbegriff für die Verstoffwechselung und Ausscheidung des Pharmakons. Die Evasion ist praktisch gleichbedeutend mit dem Begriff der Elimination.

Zwischen Invasion und Evasion wird das Pharmakon an Eiweiße gebunden und in Kompartimente verteilt.

Die **Plasmahalbwertzeit** (t) gibt die Zeit an, nach der die Plasmakonzentration eines Stoffes auf die Hälfte des anfänglichen Maximalwertes gesunken ist.

Die Halbwertzeit ist nicht bei jedem Menschen gleich, da sie von Alter sowie Herz-, Leber- und Nierenfunktion abhängt.

Um bei konstanter Infusionsgeschwindigkeit eine Arzneimittelkonzentration von ca. 90 % der Gleichgewichtskonzentration zu erhalten, muß das Medikament 3–4 **Eliminationshalbwertzeiten** lang infundiert werden.

Unter der **biologischen Halbwertzeit** versteht man die Zeit, bis die Hälfte einer Substanz aus dem Körper verschwunden ist. Die biologische Halbwertzeit kann wesentlich länger als die Plasma-Halbwertzeit sein, ist aber beim Ein-Kompartimentmodell mit ihr identisch.

Die **Eliminationskonstante** gibt an, welche Menge einer Substanz pro Zeiteinheit eliminiert (ausgeschieden) wird.

Die lineare graphische Darstellung der Beziehung zwischen der Abnahme der Plasmakonzentration und der Zeit hat exponentiellen Charakter.

Die **Eliminationsgeschwindigkeit** von Pharmaka kann durch folgende Einflüsse verändert werden:

- Hemmung und Induktion von Enzymen
- Änderung der Plasmaeiweißbindung
- Änderung des pH-Wertes im Tubulusharn
- Beeinflussung des enterohepatischen Kreislaufs.

Das **Verteilungsvolumen** ist der Raum, in welchem sich die zugeführte Substanz verteilt. Beim Ein-Kompartiment-Modell gibt es nur ein Verteilungsvolumen (z.B. intravasaler Raum), beim Mehr-Kompartiment-Modell (wie es in der Regel vorliegt) gibt es mehrere Verteilungsvolumina (z.B. Intravasalraum, Intrazellularraum, Knochen, Fettgewebe etc.). Im Ein-Kompartiment-Modell errechnet sich die Größe des Verteilungsvolumens nach der Mischungsregel: je größer das Verteilungsvolumen (V) bei definierter Fremdstoffmenge (D), desto kleiner die Fremdstoffkonzentration (c). Es besteht eine umgekehrte Proportionalität.

$$V = \frac{D}{c}$$

Da sich ein Pharmakon nicht nur in der wäßrigen Phase des Organismus verteilt, sondern sich auch in peripheren Kompartimenten durch Bindung oder Speicherung anreichern kann, kann das Verteilungsvolumen theoretisch das Volumen des Körperwasserraumes übersteigen. Man spricht dann besser von **„scheinbarem Verteilungsvolumen“.**

Das scheinbare Verteilungsvolumen ist eine fiktive Größe. Es entspricht dem Volumen, das von der Gesamtmenge des Pharmakons eingenommen würde, wenn das Pharmakon im Gesamtorganismus in gleich hoher Konzentration wie im Plasma vorläge.

Beim Verteilungsvolumen wird das Körpervolumen mit 100 % = 1 zugrunde gelegt. Hiervon beträgt das intravasale Volumen 6 % = 0,06. Hat eine Substanz ein Verteilungsvolumen von 0,06 (Heparin), bedeutet das, daß das Pharmakon lediglich im Intravasalraum verteilt ist. Je größer das Verteilungsvolumen ist, desto stärker reichert sich eine Substanz im Gewebe an. Pharmaka, die im Fettgewebe gespeichert werden, besitzen besonders große Verteilungsvolumina (> 10).

Die dem Organismus zugeführten Pharmaka erreichen in bestimmten Geweben, Gewebsteilen oder Flüssigkeitsräumen maximale Konzentrationen. Man hat diese Verteilungsräume **Kompartimente** genannt.

Ob ein Pharmakon in das eine oder andere Kompartiment gelangt, hängt von seiner chemischen Zusammensetzung ab. Im **Kompartimentmodell** unterscheidet man mehrere Kompartimente

- **Eingangskompartiment** ($Komp_E$), z.B. Magen-Darm-Trakt
- **Zentrales Kompartiment** ($Komp_C$), z.B. Intravasalraum
- **Peripheres Kompartiment** ($Komp_P$), z.B. Extravasalraum
- **Tiefes Kompartiment** ($Komp_T$), z.B. Fettgewebe (Speicherräume)
- **Ausgangskompartiment** ($Komp_A$), z.B. Harn.

An diesem Schema erkennt man die Komplexität der Verteilungsvorgänge eines Pharmakons im Körper. Die Pfeile geben die Geschwindigkeitskonstanten einer Substanz beim Übertritt von einem zum anderen Kompartiment an.

Beispiele für Kompartimente

- Die **Plasmaeiweißkörper** bilden die erste Auffangstation für Pharmaka, da sie frei im Blut zirkulieren und von keiner Membran umgeben sind.
- Das **Fettgewebe** nimmt lipophile Substanzen auf und speichert sie sehr lange. In den Fettdepots können bestimmte Stoffe oft jahrelang lagern (z.B. DDT).
- Ähnlich wie das Fettgewebe verhält sich das **Nervengewebe** (ZNS). Es ist aber zusätzlich von den anderen Kompartimenten durch eine spezielle Membranbarriere getrennt.
- Der **Knochen** speichert Schwermetalle und Tetrazyklin.

Die **Eliminationskonstante** K_2 gibt an, wieviel von der im Verteilungsvolumen vorhandenen Substanz pro Zeiteinheit umgesetzt wird.

$$\text{Eliminationskonstante} \quad K_2 = \frac{\ln 2}{t_{1/2}}$$

Ist die Eliminationskonstante $K_2 = 1$, wird pro Zeiteinheit die gesamte Substanzmenge umgesetzt oder eliminiert.

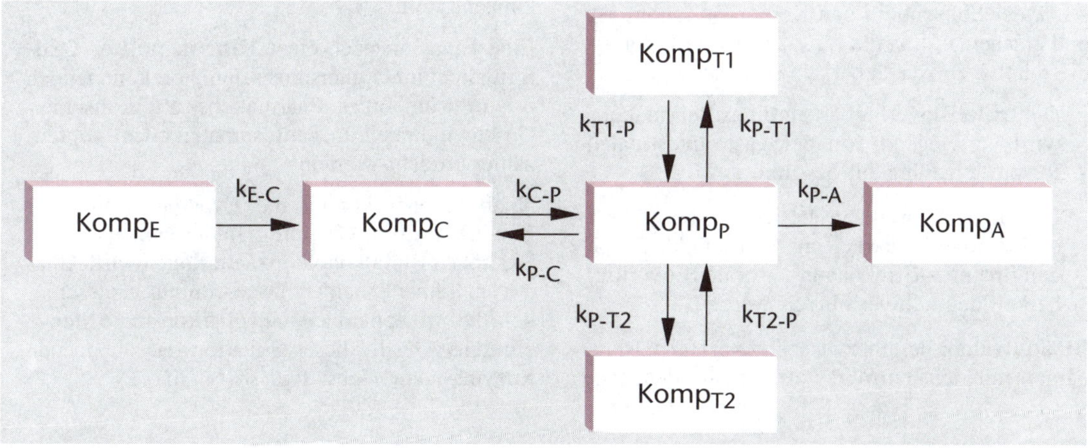

Abb. 2.4: Schematische Darstellung der Verteilung eines Pharmakons im Mehrkompartimentmodell.

Je größer die Eliminationskonstante ist, desto kürzer ist die **Eliminationshalbwertzeit**, die Zeit, in der die Hälfte der zugeführten Substanz aus dem Verteilungsvolumen entfernt ist (Bsp. $t_{1/2}$ = 40 min → nach 40 min sind 50 % des Pharmakons eliminiert, nach 80 min 75 %).

Die **Totale Clearance** (Gesamtclearance) entspricht einem gedachten Volumen, welches pro Zeiteinheit von einer bestimmten Substanz geklärt wird.

Man kann die Gesamtclearance durch Multiplikation des Verteilungsvolumens mit der Eliminationskonstante errechnen. Die Dimension beträgt Volumen pro Zeit.

Die **Verweilzeit** eines Pharmakons hängt von seinen physikalisch-chemischen Eigenschaften, dem Organismus und den pharmakokinetischen Parametern ab.

Die **Bioverfügbarkeit** gibt an, in welchem Umfang und mit welcher Geschwindigkeit ein Pharmakon nach seiner Verabreichung im Blut oder (je nach Definition) an einem anderen Wirkort erscheint.

Bei der **absoluten Bioverfügbarkeit** benutzt man die i.v.-Injektion als Vergleichsgröße (=100 % der AUC). Unter AUC versteht man die Fläche unter der Plasmaspiegelkurve.

Als **relative Bioverfügbarkeit** bezeichnet man den Vergleich der Resorption eines Pharmakons in verschiedenen Zubereitungsformen (z.B. Dragee, Kapsel, Tablette). Werden beispielsweise 80 % der Substanz in den Körper aufgenommen und erscheinen im Blut oder am Wirkort, beträgt die relative Bioverfügbarkeit 80 % oder 0,8.

Die orale Bioverfügbarkeit eines Pharmakons wird vorwiegend von der gastrointestinalen Resorptionsfähigkeit bestimmt.

Lipophile Substanzen besitzen eine höhere orale Bioverfügbarkeit als hydrophile. Durch den first pass-Effekt kann die orale Bioverfügbarkeit deutlich vermindert werden.

Bioäquivalenz besteht zwischen zwei Handelspräparaten mit gleichem Wirkstoff, die eine identische Bioverfügbarkeit besitzen (wichtige Größe bei der Verordnungsentscheidung zwischen Originalpräparat und Generikum, siehe Festpreisverordnung!).

Zeitliche Änderung der Arzneistoffkonzentration im Blut

Im Organismus laufen Invasion und Elimination gleichzeitig ab, d.h. die Elimination eines Pharmakons beginnt mit seiner Invasion. Die Konzentration eines Pharmakons im Blut wird daher jederzeit von Invasion und Elimination bestimmt, wobei die Kinetik beider Vorgänge wesentliche Bedeutung besitzt.
Hierbei spielen zwei Verlaufsweisen eine wichtige Rolle.

Kinetik nullter Ordnung

Bei der Kinetik nullter Ordnung werden pro Zeiteinheit identische Mengen eines Pharmakons aufgenommen oder ausgeschieden, wobei die Höhe der Ausgangskonzentration keine Rolle spielt. Man kann die Kinetik nullter Ordnung mathematisch für Invasion und Evasion darstellen.

Invasion: $C = k_1 \cdot t$
Evasion: $C = C_0 - k_2 \cdot t$

C = Konzentration zur Zeit t, k_1 = Invasionskonstante, k_2 = Evasionskonstante, C_0 = Ausgangskonzentration.

Eine **Invasion** nach einer **Kinetik nullter Ordnung** liegt im Organismus selten vor, kann jedoch bei Infusion eines Pharmakons mit konstanter Geschwindigkeit über Infusomaten oder Tropfenzähler erreicht werden.

Noch seltener kommt die **Evasion** nach einer **Kinetik nullter Ordnung** im Organismus vor. Bei hohen Blutalkoholkonzentrationen wird Äthanol nach einer Kinetik nullter Ordnung ausgeschieden, d.h. pro Zeiteinheit wird eine konstante Menge eliminiert, da in dieser Situation das abbauende Enzymsystem abgesättigt ist (☞ 30.6.1).

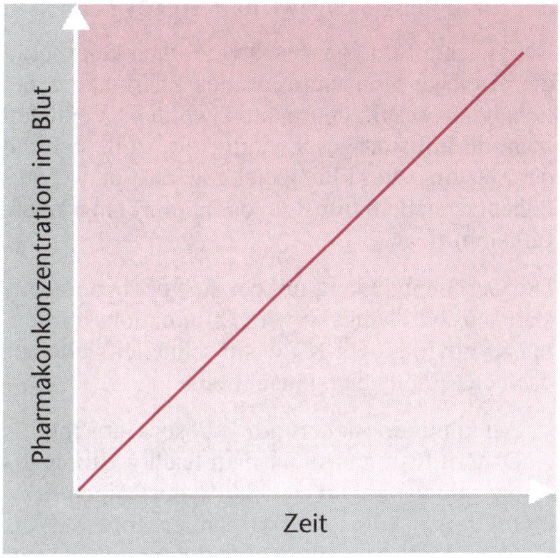

Abb. 2.5: Invasion nach Kinetik nullter Ordnung

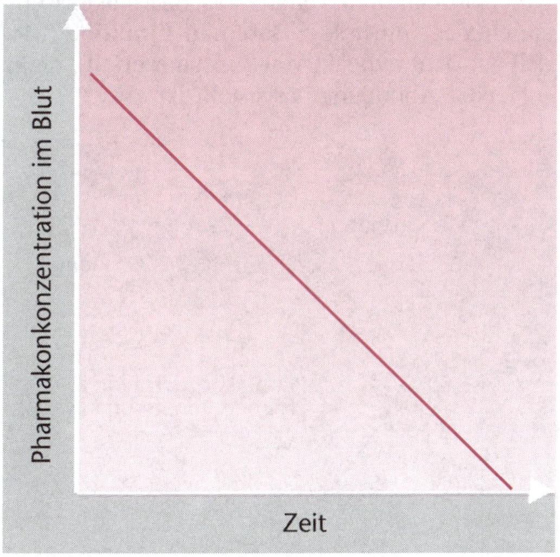

Abb. 2.6: Evasion nach Kinetik nullter Ordnung

Kinetik 1. Ordnung

Bei einer **Kinetik 1. Ordnung** verläuft die Invasion oder Evasion eines Pharmakons konzentrationsabhängig. Bei einer Evasion eines Pharmakons nach einer Kinetik 1. Ordnung sinkt der eliminierte Anteil des Pharmakons mit fallender Konzentration.

Die Resorption und Elimination der meisten Pharmaka verläuft annähernd nach einer Kinetik 1. Ordnung.

Die Kinetik 1. Ordnung läßt sich durch eine Exponentialfunktion darstellen.

Invasion: $C = a\,(1 - e^{-k_1 t})$

Evasion: $C = C_0 \cdot e^{-k_2 t}$

C = Konzentration zur Zeit t, a = Konzentration nach Einstellung des Verteilungsgleichgewichts, k_1 = Invasionskonstante, k_2 = Evasionskonstante, C_0 = Ausgangskonzentration.

Wie aus der Abbildung 2.7 zu ersehen ist, kann bei der Evasion nach einer Kinetik 1. Ordnung wegen des asymptotischen Kurvenverlaufes nicht exakt ermittelt werden, wann ein Pharmakon ausgeschieden ist. Deshalb wurde die **Halbwertzeit** (☞ s.o.) eingeführt. Da meist die im Plasma bestimmten Konzentrationen zugrunde liegen, wird oft die **Plasmahalbwertzeit** (= Zeit, in der die Pharmakonkonzentration im Plasma auf die Hälfte des Ausgangswertes abgesunken ist) angegeben.

Manchmal wird auch die **Eliminationshalbwertzeit** angegeben, die Zeit, in der die Hälfte des im Körper vorhandenen Stoffes wieder ausgeschieden wurde.

Eliminationshalbwertzeit und Plasmahalbwertzeit unterscheiden sich oft erheblich, ebenso kann die Halbwertzeit der Wirkung von beiden Werten deutlich differieren.

Bei einer intravenösen Dauerinfusion (**Kinetik nullter Ordnung**) und einer nach einer **Kinetik 1. Ordnung** verlaufenden Evasion ergibt sich folgende Darstellung (Abb. 2.8): Je schneller die Infusion erfolgt, desto steiler verlaufen die Kurven.

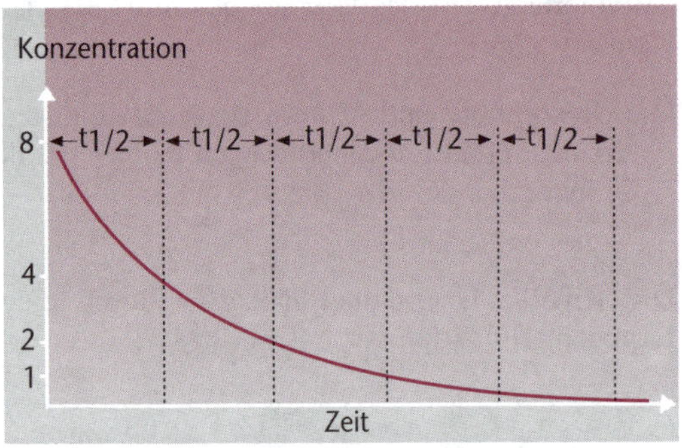

Abb. 2.7: Elimination nach einer Kinetik 1. Ordnung

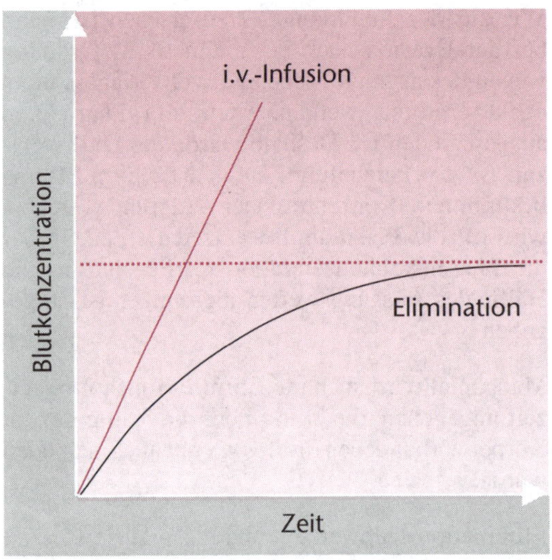

Abb. 2.8: Konzentrationsverlauf im Blut bei i.v.-Infusion und Elimination 1. Ordnung

Da die Elimination proportional zur Konzentration verläuft, steigt der Anteil, der ausgeschieden wird, mit der Zeit stärker an, bis ein Gleichgewicht zwischen Zufuhr und Elimination erreicht wird, das sog. **Fließgleichgewicht = steady state**.

Bei gleicher Infusionsgeschwindigkeit kann somit die erreichte Konzentration des Pharmakons beliebig lange aufrechterhalten werden. Verändert man die Infusionsgeschwindigkeit, stellt sich mit der Zeit ein neues Fließgleichgewicht ein, welches höher (schnellere Infusion) oder tiefer (langsamere Infusion) liegt.

Die Geschwindigkeit, mit der sich der neue steady state einstellt, hängt von der Eliminationskonstanten K_2 ab: je größer K_2, desto schneller stellt sich das neue Fließgleichgewicht ein.

> Bei kontinuierlicher intravenöser Gabe mittels Dauerinfusion erreicht man nach 4 Eliminationshalbwertzeiten ca. 93,7 % derjenigen Konzentration, die mit konstanter Infusion als Grenzwert erreicht werden kann. Dies entspricht einem etwa konstanten Plasmaspiegel.

Sind Invasion und Evasion eines Pharmakons im Organismus Vorgänge, die jeweils nach einer Kinetik 1. Ordnung verlaufen (z.B. bei oraler, s.c.- oder i.m.-Gabe), ist das obige Modell nicht mehr gültig.

Der Konzentrationsverlauf des Pharmakons entspricht dann einer sog. **Bateman-Funktion** (Modell aus dem radioaktiven Substanzzerfall), die in folgender Abbildung dargestellt ist.

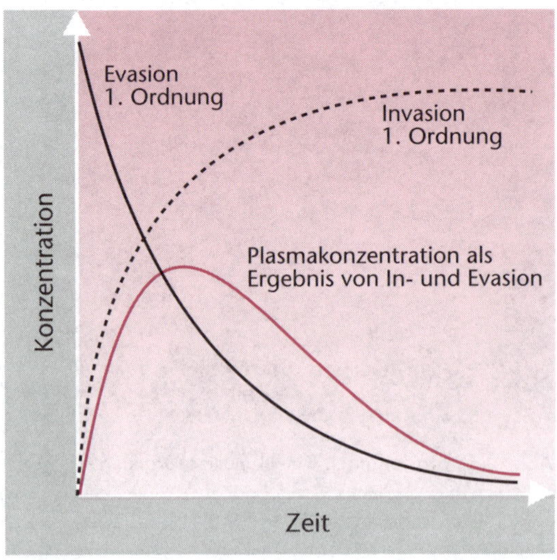

Abb. 2.9: Bateman-Funktion

Ein-Kompartiment-Modell

Der einfachste Fall zur Darstellung eines Konzentrationsverlaufs ist das **Ein-Kompartiment-Modell**.

Eine im Körper nicht metabolisierbare Substanz wird intravenös verabreicht und verteilt sich ausschließlich im Kompartiment „Intravasalraum". Wird die Substanz streng konzentrationsabhängig in der Niere eliminiert, ergeben sich exponentiell verlaufende Kurven, die je nach Eliminationskonstante verschieden steil sind (☞ s.o.).

Die pharmakokinetischen Vorgänge im Organismus stellen sich in der Regel als Summe mehrerer sich überlagernder Abläufe dar. Dies ist v.a. dadurch begründet, daß sich das Pharmakon in mehr als einem Kompartiment verteilt.

Zwei-Kompartiment-Modell

Das **Zwei-Kompartiment-Modell** ist ein mathematisches Modell, um die Verteilung und Verschiebung von Pharmaka zwischen zwei virtuellen Räumen im Organismus zu erklären.

Beim Zwei-Kompartiment-Modell kann eine intravenös gegebene Substanz den Intravasalraum verlassen und in ein zweites Kompartiment eindringen. Es stellt sich ein Gleichgewicht zwischen der Konzentration im Intravasalraum und der im zweiten Kompartiment ein (steady-state).

Bei Mehr-Kompartiment-Modellen mit zusätzlicher Metabolisierung des Pharmakons sind die Konzentrationsverläufe kaum darstellbar. Allerdings verlaufen die Einzelvorgänge meist ähnlich einer Kinetik 1. Ordnung, die als das typische Beispiel für Konzentrationsveränderungen im Organismus gilt.

Einfluß von Höhe der Dosis und Dosierungsintervall

Ziel der Pharmakotherapie ist, einen bestimmten Wirkspiegel über einen bestimmten Zeitraum aufrecht zu erhalten. Dies ist über die Veränderung zweier Variablen möglich: Höhe der Dosis und Dosierungsintervall.

Die untere Grenze des Wirkstoffspiegels ist durch die **minimale therapeutisch wirksame Konzentration** (= Konzentration, bei der gerade die therapeutische Wirkung auftritt) gegeben. Die obere Grenze ist durch die minimale toxisch wirksame Konzentration determiniert.

Gibt man eine zweite Dosis eines Pharmakons, solange die erste Dosis noch nicht vollständig

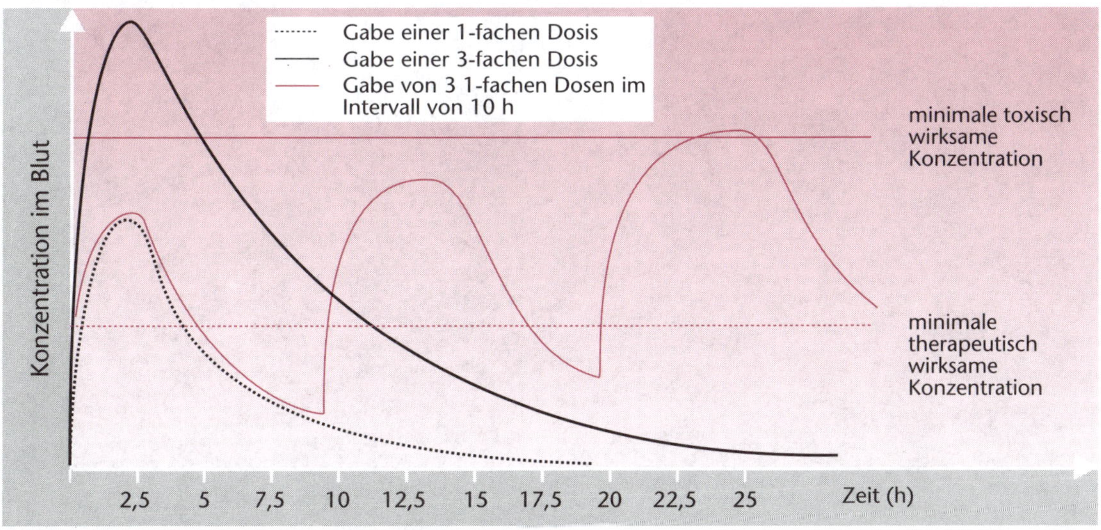

Abb. 2.10: Konzentrationsverlauf bei verschiedenen Dosierschemata

ausgeschieden ist, pfropft sich die zweite Dosis auf eine Restmenge der ersten Dosis auf. Will man bei einer Dauertherapie einen bestimmten Wirkstoffspiegel über eine gewisse Zeit erhalten, muß man die Dosismenge und die Intervalle zwischen den einzelnen Dosen nach der Halbwertzeit des Pharmakons und seiner Eliminationskonstante abwägen. Erfolgt die Gabe der Dosen in so kurzem Intervall, daß von der vorigen Dosis noch nicht genug ausgeschieden wurde, häuft sich immer mehr Wirkstoff im Organismus an.

Die verschiedenen Möglichkeiten des Konzentrationsverlaufs eines Pharmakons mit einer Halbwertzeit ($t_{1/2}$) von 5 h bei unterschiedlichen Dosierungsintervallen sind in der folgenden Abbildung dargestellt.

Die Abbildung verdeutlicht, daß bei einmaliger Gabe der Normaldosis keine toxischen Wirkspiegel erreicht werden, allerdings der therapeutische Spiegel schnell wieder in nicht wirksame Konzentrationsbereiche abfällt. Verdreifacht man die Einzeldosis, erreicht man schnell toxische Konzentrationsbereiche, während der Wirkspiegel ebenfalls relativ rasch wieder abfällt.

Weiter geht aus der Abbildung hervor, daß der Halbwertzeit angepaßte Dosierungsschemata mit mehreren täglichen Dosisgaben die sinnvollste Lösung darstellen. Je kleiner das Dosierungsintervall, desto geringer sind die Schwankungen der Plasmakonzentration, wobei allerdings eine Gesamttagesdosis nicht überschritten werden darf, da es sonst zur Kumulation des Pharmakons kommt.

Ein vernünftiger Mittelweg zwischen Praktikabilität (Akzeptanz des Patienten) und wirksamen Plasmaspiegeln ist die Verteilung der Pharmadosen auf 1–4malige Einnahme pro Tag, abhängig von der Halbwertzeit des Medikaments.

Unter **Kumulation** versteht man die Zunahme der Gewebskonzentration eines Stoffes bei regelmäßiger Zufuhr in festgesetzten Zeitabständen. Jeder Stoff kann kumulieren, wenn die Stoffzufuhr pro Zeiteinheit größer als die Elimination ist.

In der Medizin spielt die Kumulation bei Medikamenten eine Rolle, die bei täglich 1–2maliger Gabe kumulieren, z.B. Barbital, Digitoxin und Bromide.

3 Eingriffe in das sympathische Nervensystem

Das **sympathische System** bereitet bei seiner Aktivierung den Organismus zur Flucht- oder Kampfsituation vor → äußerste Anspannung und Aufmerksamkeit, Körper erfüllt Voraussetzung für Höchstleistung.

Die **natürlichen Überträgerstoffe** des sympathischen Systems sind die **Katecholamine** Dopamin, Adrenalin und Noradrenalin. Beim Phenylalaninabbau entstehen über Tyrosin und Dopa Dopamin, Noradrenalin und Adrenalin.

3.1 Sympathomimetika

Dopamin, Noradrenalin und Adrenalin, die physiologischen Transmitter, werden in Granula der präsynaptischen Membran gespeichert. Auf einen bestimmten Nervenreiz hin werden die Transmitter aus den Speichergranula freigegeben, diffundieren durch den synaptischen Spalt zur postsynaptischen Membran und reagieren dort mit spezifischen Membranrezeptoren (α- oder β-Rezeptor).

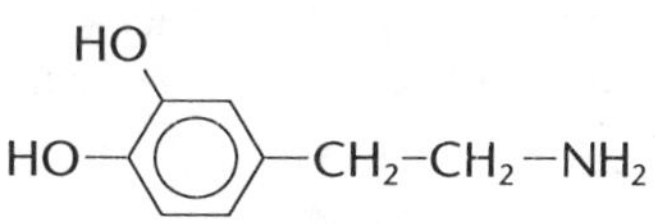

Formel 3.1: Dopamin

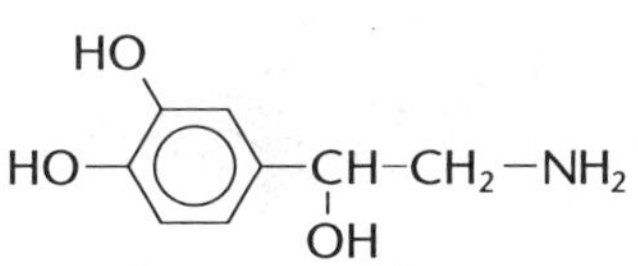

Formel 3.2: Noradrenalin

Die Wirkung wird durch Lösen der Bindung zwischen Rezeptor und Transmitter beendet. Der Großteil des Transmitters diffundiert zurück ins präsynaptische Neuron und wird dort wieder in die Granula aufgenommen. Der Rest (etwa 5 %) wird im synaptischen Spalt abgebaut.

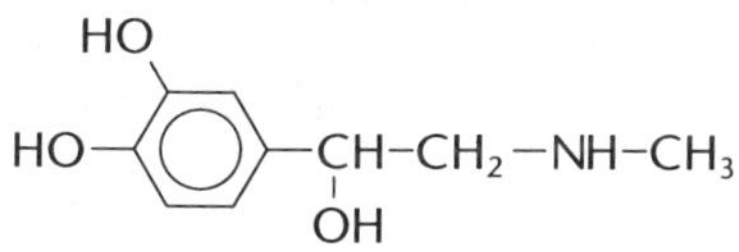

Formel 3.3: Adrenalin

Folgende Enzyme sind am Abbau beteiligt:

Die **Katechol-O-Methyl-Transferase (COMT)** überträgt eine Methylgruppe auf eine der Hydroxylgruppen des Phenylringes, wodurch die Katecholaminverbindung bereits inaktiviert wird.

Bei Noradrenalin entsteht Normetanephrin, bei Adrenalin Metanephrin.
Anschließend erfolgt durch die **Monoaminooxidase (MAO)** die oxidative Desaminierung zu Vanillinmandelsäure. Beim intraneuralen Abbau wird zuerst desaminiert und dann methyliert.

3.1.1 Allgemeine Wirkungscharakteristik und typische Wirkstoffe

Es existieren vier adrenerge Rezeptoren, die α_1-, α_2-, β_1- und β_2-Rezeptoren. Diese Adrenozeptoren sind hochmolekulare Eiweißkörper mit einem Molekulargewicht zwischen 50 000 und 80 000. Sie sind in der Zellmembran lokalisiert.

α-Rezeptoren sind durch Adrenalin und Noradrenalin erregbar. Man unterscheidet α_1– **und** α_2**–Rezeptoren.**

- ▲ β_1**-Rezeptoren** sind durch Adrenalin erregbar, minimal durch Noradrenalin.
- ▲ β_2**-Rezeptoren** sind durch Adrenalin erregbar.

Dopamin

Dopamin hat neben seiner zentralen Wirkung auch periphere Wirkungen, die durch eine milde Stimulation der α-, β_1- und β_2-Rezeptoren erklärlich sind. Zusätzlich existieren spezielle **dopaminerge Rezeptoren.**

Man unterscheidet zwei Dopaminrezeptoren, den D_1– und D_2–Rezeptor. Die D_1**–Rezeptoren** befinden sich in der Niere (→ Vasodilatation bei Erregung des Rezeptors) und im Splanchnikusgebiet. Die D_2**–Rezeptoren** kommen hauptsächlich im Gehirn in mesolimbischen und mesokortikalen Systemen vor und werden durch Neuroleptika beeinflußt.

Dopamin reguliert auch die neuroendokrinen Funktionen des Hypophysenvorderlappens (Hemmung der Prolaktinfreisetzung). Erregung der D_2–Rezeptoren in der Area postrema ruft Übelkeit hervor.

Präsynaptische und postsynaptische Wirkungen (Signalübertragung)

Bei der α_1**–Adrenozeptorstimulation** wird nach Kontakt des Transmitters in der Arteriolenmuskulatur über G-Proteine die Phospholipase C aktiviert, die die Bildung der second-messenger Inositoltriphosphat und Diacylglycerin anregt. **Inositoltriphosphat** aktiviert eine Guanylatzyklase, die aus GTP cGMP synthetisiert (s. Abb. 3.1). Dies führt zu einer Freisetzung von Kalzium aus dem endoplasmatischen Retikulum. Die α_2**–Sympathomimetika** stimulieren den Ca^{2+}-Einstrom in die Zelle durch Öffnung langsamer Ca^{2+}-Kanäle. Der Mechanismus ist nicht ganz geklärt.

Der sympathische Reiz wird von den β-Rezeptoren an der Zelloberfläche mit Hilfe des „second messengers" cAMP ins Zellinnere übertragen. Die sympathischen Transmitter aktivieren das membranständige Enzym **Adenylatzyklase**, das unter Phosphatabspaltung aus ATP **cAMP** synthetisiert.

cAMP aktiviert im Zellinneren die Proteinkinasen, welche die spezifischen Enzyme durch Phosphorylierung regulieren. Manche Enzyme sind in der phosphorylierten Form aktiv, manche inaktiv.

Für das Zustandekommen β_1-adrenerger Reaktionen am Herzen sind folgende Strukturen von Bedeutung: Rezeptor, Guanylnukleotid-bindende Proteine, die Adenylatzyklase und Ca^{2+}-Kanäle. Dabei steigt das intrazelluläre cAMP an.

cAMP aktiviert Proteinkinasen, die durch Phosphorylierung andere Enzyme aktivieren.

Die Adenylatzyklase kann durch α_2–Rezeptorenstimulation oder m-Cholinrezeptorenstimulation gehemmt werden (negative feed-back-Regulation über postsynaptische Mechanismen).

Die Stimulation von β_1-Adrenozeptoren steigert den Einstrom von Ca^{2+} in die Zelle → zytosolische Ca^{2+}-Konzentration ↑ → positiv inotrope, chronotrope und dromotrope Wirkung der β_1-Stimulatoren (s. Abb. 3.2).

Der **positiv inotrope Effekt** am Herzen beruht auf einer Aktivierung der Adenylatzyklase und einer Hemmung der cAMP-Phosphodiesterase und der membrangebundenen Na/K-ATPase.

Die Stimulierung der β_2-Adrenozeptoren senkt die zytosolische Ca^{2+}-Konzentration → Erschlaffung der glatten Muskulatur.

Die **metabolische Wirkung** der β-Mimetika wird durch eine erhöhte intrazelluläre Energiebereitstellung gewährleistet.

Die Methylxanthine hemmen den cAMP-Abbau durch Phosphodiesterasenblockade → Verstärkung der Wirkung von β-Sympathomimetika.

Prä- und postsynaptische Wirkungen

Die Verteilung und jeweilige Wirkung der einzelnen Rezeptoren wird in folgender Tabelle erklärt.

Tab. 3.1: Wirkungsweise präsynaptischer Rezeptoren

Ort und Wirkung	α-Rezeptoren	β-Rezeptoren
Noradrenerge Nervenendigung Noradrenalinfreisetzung	α_2 –	$\beta_2 > \beta_1$ +
Parasympathische Nervenendigung Acetylcholinfreisetzung	α_2 –	∅

+: Steigerung, –: Hemmung, ∅: keine Wirkung

Dauerstimulation führt zu einer Abnahme der Rezeptorenzahl.

Die Tabelle 3.2 zeigt, daß α- und β-Sympathomimetika an vielen Organen antagonistisch wirken.

Adrenalinumkehr

Normalerweise führt Adrenalin durch seine α-sympathomimetische Komponente an den Gefäßen zu Vasokonstriktion und damit zu RR-Anstieg. Blockiert man die α-Rezeptoren durch α-Sympatholytika (z.B. Phentolamin), bewirkt Adrenalin einen Blutdruckabfall mit Vasodilatation. Dies wird durch Wirkung auf die β-Rezeptoren hervorgerufen. Man nennt diesen Vorgang Adrenalinumkehr.

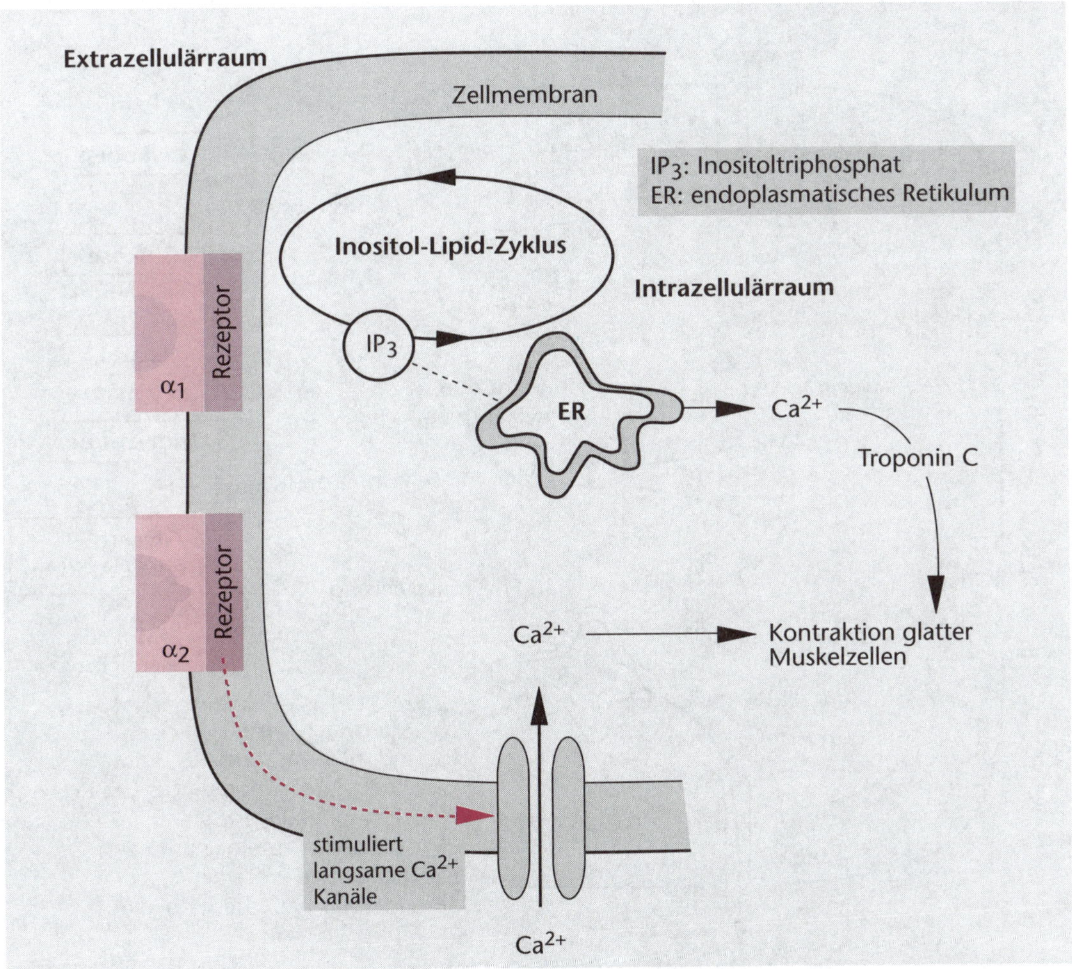

Abb. 3.1: Vereinfachte Darstellung der über α-Rezeptorenstimulation vermittelten Reaktion einer glatten Muskelzelle

Auch die hydrierten Mutterkornalkaloide (☞ 15.4) blockieren die α-Rezeptoren.

Die **direkten Sympathomimetika** ähneln in ihrer Struktur den natürlichen Transmittern (Adrenalin und Noradrenalin) so stark, daß sie deren Wirkung am Rezeptor direkt, also selbst, hervorrufen können.

Die **indirekten Sympathomimetika** wirken nicht durch Nachahmung der physiologischen Transmitter, sondern durch Freisetzung des physiologischen Transmitters aus seinen Speichergranula.

Voraussetzung für die Wirkung indirekter Sympathomimetika ist die Intaktheit des sympathischen Neurons.

So können die indirekten Sympathomimetika nur wirken, wenn in den Speichergranula noch eine gewisse Restmenge des Transmitters enthalten ist.

Die indirekten Sympathomimetika wie z.B. Ephedrin sind typische Beispiele für **Tachyphylaxie** (☞ 1.2.2). Sie können bei zweimaliger Anwendung in kurzen Abständen nicht mehr wirken, da die Speicher dann leer sind. Am chronisch denervierten Organ wirken sie nicht; ebenso nach Vorbehandlung mit Reserpin.

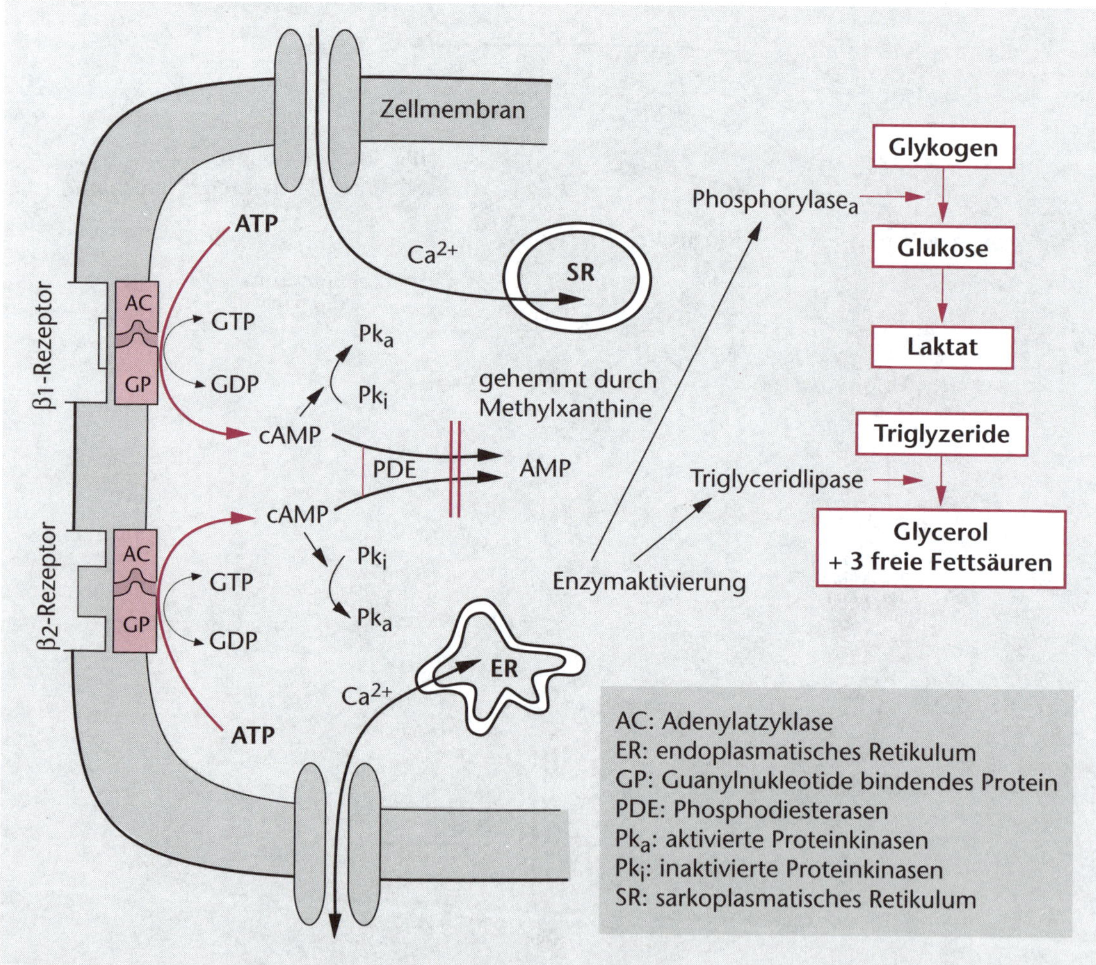

Abb. 3.2: Vereinfachte schematische Darstellung intrazellulärer Reaktionen nach β-Rezeptorstimulation

Tab. 3.2: Wirkungsweise postsynaptischer Rezeptoren

Ort/Organ	Rezeptoren und Wirkung	
Herzmuskel	α_1 Kontraktilität + β_1 > > β_2 Kontraktilität +, Frequenz +, Überleitungszeit +	
Skelettmuskel	β_2 > β_1 Glykogenolyse +, Tremor +, K^+-Aufnahme +	
Glatte Muskulatur		
Gefäße (Arteriolen)	α_1 + α_2 Kontraktion	β_2 > β_1 Erschlaffung
Uterus	α_1 Kontraktion	β_2 > β_1 Erschlaffung
Bronchiolen	α_1 Kontraktion	β_2 > β_1 Erschlaffung
Niere Reninfreisetzung aus juxtaglomerulären Zellen	∅	β_1 > > β_2
Magen-Darm-Trakt		
Längsmuskulatur	α_1 Kontraktion, α_2 Erschlaffung	β_2 > β_1 Erschlaffung
Sphinkteren	α_1 Kontraktion	β_2 > β_1 Erschlaffung
Urogenitaltrakt	α_1 Kontraktion	β_2 > β_1 Erschlaffung
M. dilatator pupillae	α_1 Kontraktion → Mydriasis	
M. erector pili	α_1 Kontraktion → Aufstellen der Haare	
Leber	α_1 und β_2 > β_1 Glykogenolyse → Blutzucker ↑	
Fettgewebe	α_2 Lipolyse –	β_2 > β_1 Lipolyse +
Pankreas	α_2 Insulinfreisetzung –	β_2 > β_1 Insulinfreisetzung +
Speicheldrüsen	α_1 K^+- und H_2O-Sekretion +	β_1 Amylasesekretion +
Thrombozyten	α_2 Aggregationssteigerung	
Mastzelldegranulation	α_2 +	β_2 > β_1 –
Barorezeptorenreflex der Medulla oblongata	α_2 Sensibilisierung	∅

+: Steigerung –: Hemmung, ∅: keine Wirkung

Bedeutung der chemischen Struktur für den Wirkungsmechanismus

Die meisten Sympathomimetika besitzen die Phenylethylamingruppierung.

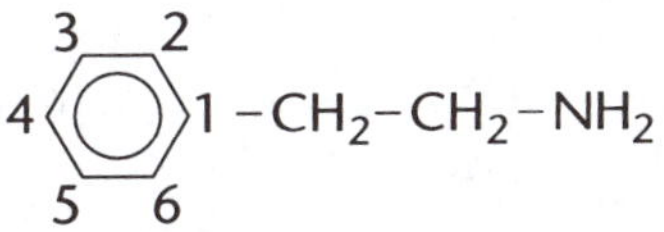

Formel 3.4: Phenylethylamingruppierung

Meist sind in Position 3 und 4 des aromatischen Ringes und in Position 1 der aliphatischen Kette je eine Hydroxylgruppe vorhanden. Die Aminogruppe kann mit verschiedenen Substituenten besetzt sein, wodurch die Wirkungsspezifität verändert werden kann.

Die α-mimetische Wirkung wird durch Hydroxylgruppen in Position 3 und 4 des Ringes und in Position 1 der Kette gefördert; weiter fördernd wirkt eine CH_3–Gruppe an der Aminogruppe.

Die β-mimetische Wirkung benötigt ebenfalls die drei Hydroxylgruppen der α-mimetischen Wirkung. Durch Vergrößerung des Substituenten an der Aminogruppe läßt die α-mimetische Wirkung immer stärker nach, so daß am Schluß nur noch β-mimetische Wirkung bleibt.

Je größer der Substituent an der Aminogruppe wird, desto mehr verschiebt sich das Gleichgewicht von der β_1- zur β_2-Mimetik.

Die antagonistische Wirkung der α- und β-Blocker beruht auf der kompetitiven Verdrängung des natürlichen Transmitters vom Rezeptor, wobei die Sympatholytika eine höhere Affinität zum Rezeptor besitzen, ohne intrinsische Aktivität zu entfalten.

Die **α-Blocker** sind meist Imidazolinderivate (Phentolamin) oder N-haltige Ringsysteme mit komplexerer Struktur als die β-Blocker.

Die **β-Blocker** sind meist N-alkylierte Phenoxypropanolamin-Derivate, denen jedoch die für die Wirkung notwendige Katechol-Struktur fehlt.

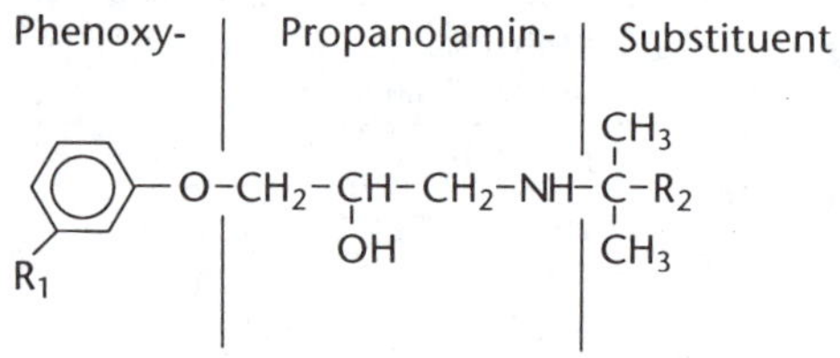

Formel 3.5: Phenoxy-Propanolamin-Substituent

Pharmakokinetik

Um enteral resorbierbar zu sein, muß die Hydroxylgruppe in Position 3 des Ringes beseitigt werden. Günstig für die Resorption wirkt sich aus, wenn die Hydroxylgruppe aus Position 4 des Ringes nach Position 5 verschoben wird.

Substitution mit einer CH_3–Gruppe in Position 2 der Seitenkette des Phenylethylamingerüstes behindert die Monoaminooxidase sterisch und verlängert somit die Wirkungsdauer der Verbindung.

Für die zentrale Wirkung ist eine gute Lipidlöslichkeit wichtig → möglichst wenig Hydroxylgruppen, höchstens eine OH-Gruppe am Ring.

In Position 1 der Seitenkette darf keine Hydroxylgruppe und in Position 2 sollte möglichst mindestens eine CH_3-Gruppe stehen.

α- und β-Sympathomimetika

Noradrenalin (Arterenol®)

Noradrenalin ist nur parenteral applizierbar, da es im Darm methyliert und somit inaktiviert wird. Die Resorptionsquote beträgt 60 %, die biologische Verfügbarkeit 3 % und die Halbwertzeit 2–3 min.

Wirkungen

Durch α-Wirkung nimmt der periphere Widerstand zu, der systolische und der diastolische Blutdruck steigen an.
Trotz geringer $β_1$-stimulierender Wirkung sinkt die Herzfrequenz reflektorisch (Bradykardie) durch Vaguswirkung ab.

Indikation

Als Vasokonstriktor zur Resorptionsverzögerung in Injektionslösungen, besonders als Zusatz von Lokalanästhetika, die jedoch nicht an den Akren angewendet werden dürfen.

Nebenwirkungen

- ▲ Uteruskontraktionen in der Schwangerschaft
- ▲ Verstärkung der Hypokaliämie- und Hyperkalzämiewirkung am Herzen
- ▲ Verschlechterung des Sauerstoffangebots bei erhöhtem Sauerstoffbedarf am Herzen.

Kontraindikationen

Hypertonie, Cor pulmonale, Arteriosklerose, da es durch RR ↑ zu Gefäßrupturen kommen kann.

Nicht bei Halothannarkosen, da es durch Sensibilisierung des Herzens durch Halothan bei Noradrenalingaben zu Arrhythmien kommen kann. Nicht in Akren injizieren, Gefahr von Nekrosen.

Adrenalin (Suprarenin®)

Adrenalin kann aus dem gleichen Grunde wie Noradrenalin nur parenteral verabreicht werden.

Wirkung siehe Tab. 3.2

Adrenalin wirkt sowohl an α-, wie an $β_1$- und $β_2$-Rezeptoren.

- ▲ **Stoffwechsel:** Glykogenolyse (→ Blutzucker ↑) und Lipolyse nehmen zu (β-Rezeptoren).
- ▲ **Herz:** positiv chronotrop, pos. bathmotrop, pos. inotrop, pos. dromotrop über Erregung der $β_1$-Rezeptoren.

- ▲ **Gefäße:** die Gefäßwirkung von Adrenalin ist nicht einheitlich, da es sowohl die dilatierenden β_2-Rezeptoren als auch die konstringierenden α-Rezeptoren erregt. Bei Infusion großer Mengen Adrenalin überwiegt die α_1–Wirkung → Vasokonstriktion.
- ▲ **Koronargefäße:** hier überwiegt die vasodilatatorische Wirkung.
- ▲ **Haut-, Muskel- und Nierengefäße:** es überwiegt die vasokonstriktorische Wirkung (α-Rezeptor) → erhöhte Reninfreisetzung aus dem juxtaglomerulären Apparat.
- ▲ **Mesenterialgefäße:** Überwiegen der vasodilatatorischen β-Wirkung.
- ▲ **Bronchialmuskeln:** durch Wirkung auf β_2-Rezeptoren broncholytisch.

Indikationen

Bei Herzstillstand, zur Verbesserung der Überleitungsgeschwindigkeit am Herzen (AV-Block), bei Asthma bronchiale.

Erstmaßnahme bei schwerem anaphylaktischem Schock.

Es gelten die Indikationen von Noradrenalin.

Nebenwirkungen

Wie bei Noradrenalin. Verschlechterung des Wirkungsgrades der Herzarbeit, Arrhythmien, Extrasystolen.

Kontraindikationen

Wie bei Noradrenalin. Hyperthyreose (wegen der Verschlechterung des Wirkungsgrades der Herzarbeit), Herzinsuffizienz, dekompensierter Diabetes mellitus wegen der glykogenolytischen Wirkung von Adrenalin.

3.1.2 Wirkungen an α-Adrenozeptoren (☞ Tab. 3.2)

Durch Wirkung auf die α_1–Rezeptoren werden die Gefäße in Muskeln, Haut, Herz, Niere, Milz, Leber und Darm enggestellt. Deshalb werden die α-mimetischen Verbindungen den Lokalanästhetika zugesetzt (Vasokonstriktion im Anwendungsgebiet). An den glattmuskulären Sphinkteren in Magen, Darm, Blase und Gallenblase bewirkt der Sympathikus durch seine Wirkung an α_1–Rezeptoren eine Kontraktion.

Am Auge führt der Sympathikus über die Erregung der α_1-Rezeptoren zur Kontraktion des Musculus dilatator pupillae → Mydriasis.

Erregung der α_1-Rezeptoren bewirkt Schleimhautabschwellung → Anwendung als Nasenspray.

α-Sympathomimetika bewirken durch Gefäßkontraktion und erhöhte Ca^{2+}-Konzentration in der Leberzelle einen verstärkten Glykogenabbau. Die Insulinausschüttung der B-Zellen des Pankreas wird durch α_2-sympathomimetischen Effekt gehemmt.

Erregung der α_2-Rezeptoren führt zu einer gesteigerten Thrombozytenaggregation.

Norfenefrin (Novadral®)

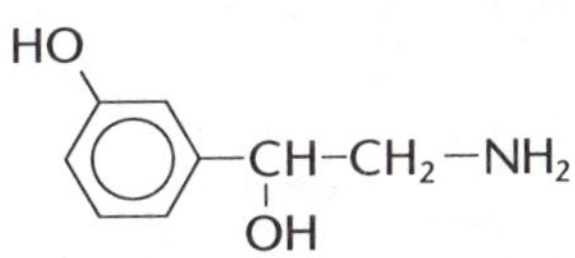

Formel 3.6: Norfenefrin

Es hat dasselbe Wirkungsspektrum wie Noradrenalin, wirkt aber länger. Norfenefrin ist enteral und parenteral applizierbar.

Indikationen, Nebenwirkungen, Kontraindikationen: ☞ Noradrenalin.

Etilefrin (Effortil®)

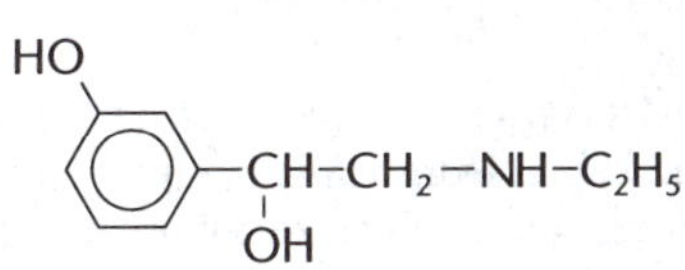

Formel 3.7: Etilefrin

Etilefrin wird auch nach oraler Gabe in therapeutisch ausreichenden Mengen resorbiert. Es wirkt wie Adrenalin α- und β-mimetisch.

Hauptindikation: Hypotonie.

Wirkungen, Indikationen, Nebenwirkungen und Kontraindikationen ☞ Adrenalin.

Phenylephrin (Neo-Synephrine®-Augentropfen), Synephrin (Sympatol®)

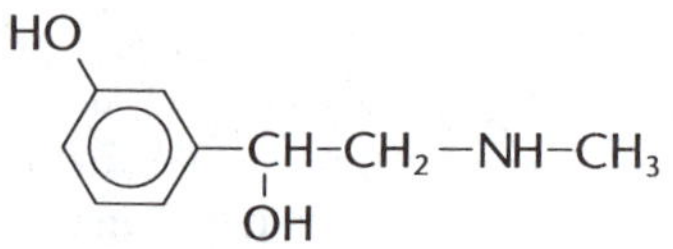

Formel 3.8: Phenylephrin

Beide Substanzen haben außer einer minimalen β_1-Wirkung am Herzen fast nur α-mimetische Wirkungen. → Sie werden fast nur zur lokalen Vasokonstriktion und als Mydriatika in der Ophthalmologie verwendet. Sympathomimetika beeinflussen den M. ciliaris nicht → keine Akkommodationsstörungen.

Sonstiges ☞ Noradrenalin.

Tab. 3.3: Pharmakokinetische Daten einiger Sympathomimetika

	Resorptionsquote	Biol. Verfügbarkeit	Plasmahalbwertzeit
Norfenefrin	100 %	20 %	210 min
Etilefrin	100 %	35 %	150 min
Synephrin	100 %	10 %	150 min

Imidazolin-Derivate

Die **Imidazolin-Derivate** wirken schwächer als Noradrenalin und haben lediglich α-sympathomimetische Wirkung. Zum Einsatz kommen die Substanzen in der lokalen Therapie. Sie haben ein sehr ähnliches Wirkungsspektrum.

- ▲ Oxymetazolin (Nasivin®)
- ▲ Naphazolin (Privin®)
- ▲ Tetryzolin (Tyzine®)
- ▲ Xylometazolin (Otriven®)

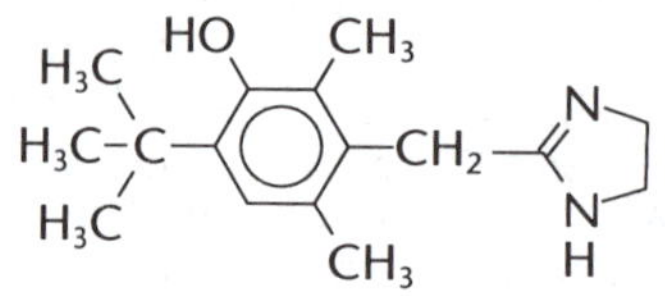

Formel 3.9: Oxymetazolin

Indikationen

Lokale Vasokonstriktion, Abschwellung der Nasen-, Rachenschleimhäute. Die Applikation erfolgt meist als Spray, Tropfen oder Salbe.

Nebenwirkungen

Zentral treten Atemstörungen und Koma bes. bei Klein- und Kleinstkindern auf. Peripher kommt es zu Schleimhautschäden und -atrophie bei langdauerndem Gebrauch.

Kontraindikationen: Rhinitis sicca, Glaukom.

3.1.3 Wirkungen an β-Adrenozeptoren (☞ Tab. 3.2)

Die Sympathikuswirkung am **Herz** wird durch die β_1-Rezeptoren vermittelt. Am Sinusknoten nimmt die Automatie zu, es resultiert eine Tachykardie (positiv chronotrope Wirkung).

Am gesamten Herzen wird die Erregbarkeit durch Senkung der Reizschwelle gesteigert (positiv bathmotrope Wirkung).

Am **Vorhof** wird die Leitungsgeschwindigkeit und Kontraktionskraft erhöht (positiv inotrope Wirkung).

Am **AV-Knoten** wird die Überleitungsgeschwindigkeit ebenfalls erhöht (positiv dromotrope Wirkung).

Im **Reizleitungssystem** des Ventrikels nimmt wie im Vorhof die Leitungsgeschwindigkeit und die Kontraktionskraft zu (positiv inotrope Wirkung).

Am **Darm** wird durch β_1-Rezeptoren die Motilität gehemmt.

In der **Niere** wird hauptsächlich durch β_1-Rezeptorenstimulation die Freisetzung von Renin aus den juxtaglomerulären Zellen erhöht.

Die β_2-Rezeptoren bewirken an der **Bronchialmuskulatur** eine Relaxation, am **Uterus** wird durch Erregung der β_2-Rezeptoren ebenfalls eine Erschlaffung (Wehenhemmung = Tokolyse) bewirkt.

Die **Gefäße** von Muskel, Herz, Niere, Milz, Leber und Darm werden durch die Wirkung der β_2-Rezeptoren erweitert.

Die **metabolischen Wirkungen** der β-Mimetika werden stärker durch β_2- als durch β_1-Rezeptoren-Stimulation übermittelt.

In **Leber** und **Skelettmuskel** wird durch Erregung der β_2-Rezeptoren die Glykogenolyse gesteigert → BZ-Anstieg. Die Erregung der α_1-Rezeptoren steigert die Glykogenolyse in der Leber, nicht aber im Muskel.

Im **Fettgewebe** bewirkt die Erregung der β-Rezeptoren ($\beta_2 > \beta_1$) eine gesteigerte Lipolyse → freie Fettsäuren im Blut ↑, während die Erregung der α_2–Rezeptoren die Lipolyse hemmt.

Pankreas: Insulinfreisetzung → BZ-Abfall

Die **Speichelsekretion** wird sowohl durch α_1– als auch durch β_1-Rezeptor-Stimulation gesteigert.

β-Sympathomimetika

Isoprenalin = Isoproterenol (Aludrin®)

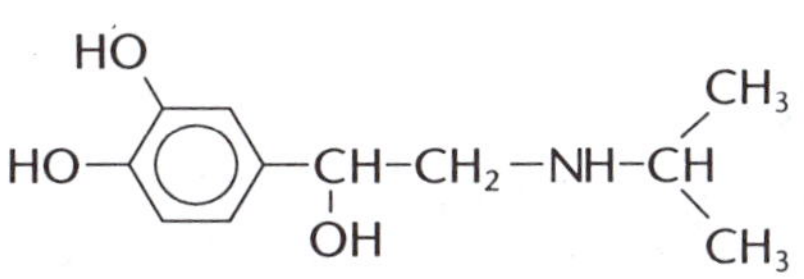

Formel 3.10: Isoprenalin

Isoprenalin ist bei oraler Applikation unwirksam. Es kann parenteral und als Aerosol appliziert werden.

Wirkungen

Isoprenalin erregt sowohl die β_1- als auch die β_2-Rezeptoren.

Relaxation der Bronchialmuskulatur (β_2-Rezeptoren).

Am Herzen durch β_1-Rezeptorwirkung: positiv chronotrop, inotrop, bathmotrop und dromotrop.

Durch die generelle β-Wirkung werden die Gefäße dilatiert → RR diast. ↓, der systolische RR wird durch die Herzwirkung geringfügig erhöht.

Die β-Sympathomimetika behindern die Freisetzung von Mediatorsubstanzen bei allergischen Geschehen.

Indikationen

Asthma bronchiale, Herzstillstand und AV-Block (Verbesserung der Überleitung).

Nebenwirkungen

Der Wirkungsgrad der Herzarbeit

$$= \frac{\text{geleistete Arbeit}}{\text{verbrauchte Energie}}$$

wird verschlechtert; es kann zu Extrasystolie und pectanginösen Beschwerden kommen. Die arrhythmiefördernde Wirkung wird durch Schilddrüsenhormon, trizyklische Antidepressiva und Halothan gesteigert. Es kann zu feinschlägigem Tremor kommen.

Kontraindikationen

Herzinsuffizienz, Hyperkalzämie, Tachykardie, Hyperthyreose, dekompensierter Diabetes mellitus, möglichst nicht zusammen mit Digitalispräparaten geben.

Orciprenalin (Alupent®)

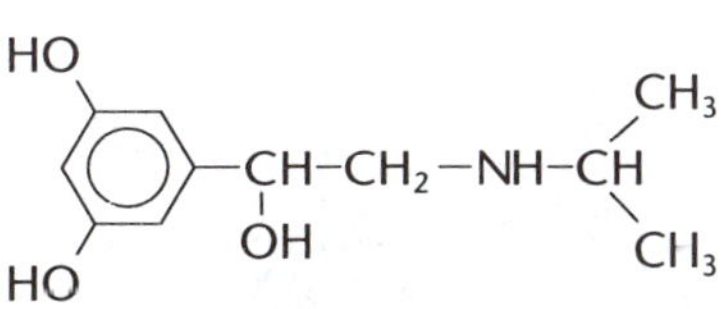

Formel 3.11: Orciprenalin

Orciprenalin kann im Gegensatz zu Isoprenalin enteral zu 40 % resorbiert werden. Es wirkt stärker und länger als Isoprenalin auf die β_2-Rezeptoren. Die biologische Verfügbarkeit beträgt 10 %, die Halbwertzeit 1,5 h. Ansonsten gelten die gleichen Angaben wie bei Isoprenalin.

β_2-Sympathomimetika

Buphenin (Dilatol®, Tocodilydrin®) und **Isoxsuprin** (Duvadilan®) haben fast nur β_2-mimetische Wirkung. Sie sind beide enteral resorbierbar und dienen zur Vasodilatation und zur Uterusrelaxation in der Frauenheilkunde. Ansonsten gelten die Angaben von Isoprenalin, wobei lediglich die β_1-Wirkungen schwächer ausgeprägt sind.

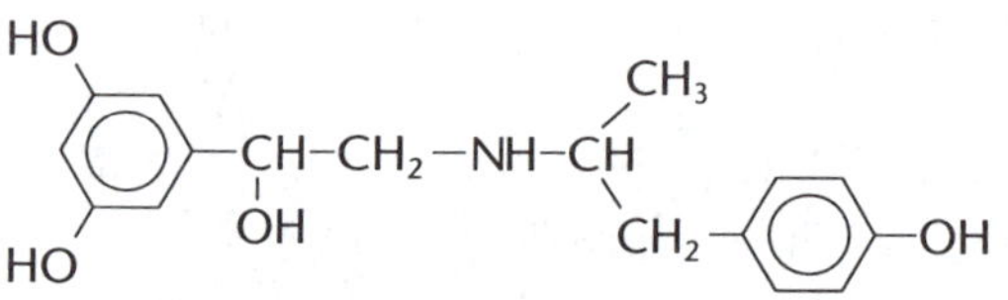

Formel 3.12: Fenoterol

Fenoterol (Berotec®), **Terbutalin** (Bricanyl®), **Bambuterol** (Bambec®), **Hexoprenalin** (Etoscol®), **Bamethan** (Vasculat®) sind β_2-Sympathomimetika mit hoher β_2-Selektivität. Eine β_1-Stimulation erfolgt erst bei sehr hoher Dosierung.

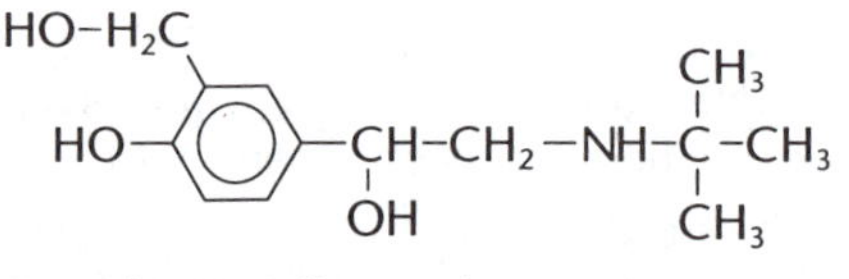

Formel 3.13: Salbutamol

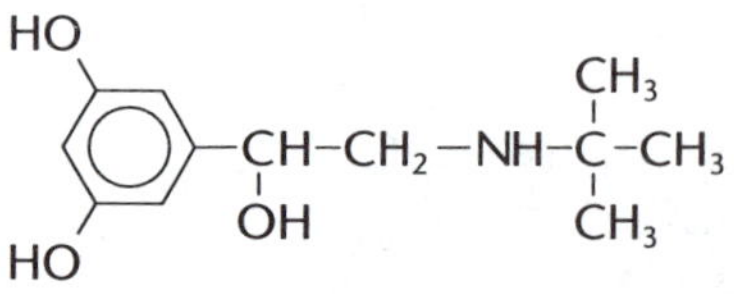

Formel 3.14: Terbutalin

Bambuterol ist ein Prodrug und wird im Körper durch Hydrolyse und Oxydation zu Terbutalin, dem aktiven Metaboliten umgebaut. Die Halbwertzeit von Bambuterol beträgt ~ 10 h. Die aus verzögerter Resorption und enzymatischer Freisetzung resultierende Wirkhalbwertzeit des freiwerdenden Terbutalins beträgt ~ 20 h. Gibt man Terbutalin direkt, ist die Wirkhalbwertzeit wesentlich kürzer. Die Ausscheidung erfolgt vorwiegend über die Niere. Die Plasmaeiweißbindung beträgt ~ 25 %.

Alle Substanzen werden nach enteraler Zufuhr resorbiert, sind als Aerosol oder intravenös applizierbar.

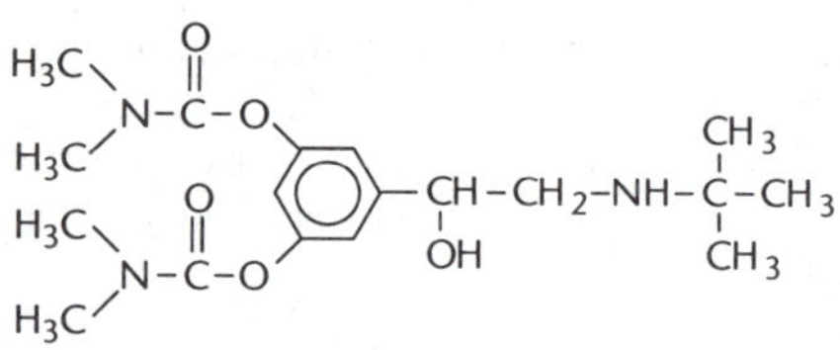

Formel 3.15: Bambuterol

Wirkungsweise

Die oben genannten Substanzen wirken fast ausschließlich auf die β_2-Rezeptoren.

Alle oben genannten Sympathomimetika sind **direkte Sympathomimetika**. Sie entfalten ihre Wirkung durch Strukturähnlichkeit mit dem physiologischen Transmitter.

Es resultiert eine Erschlaffung der glatten Muskulatur in Bronchien und Blutgefäßen. Die Freisetzung von Mediatorsubstanzen aus den Mastzellen wird unterdrückt (antientzündliche Wirkung) und die mukoziliäre Clearance im Bronchialsystem wird gesteigert. In höherer Dosierung kommt es zu einer Relaxation der Uterusmuskulatur.

Indikationen

Behandlung des Asthma bronchiale, Tokolyse (Wehenhemmung) in der Frauenheilkunde durch Uterusrelaxation.

Kontraindikationen

Cor pulmonale, Hyperthyreose.

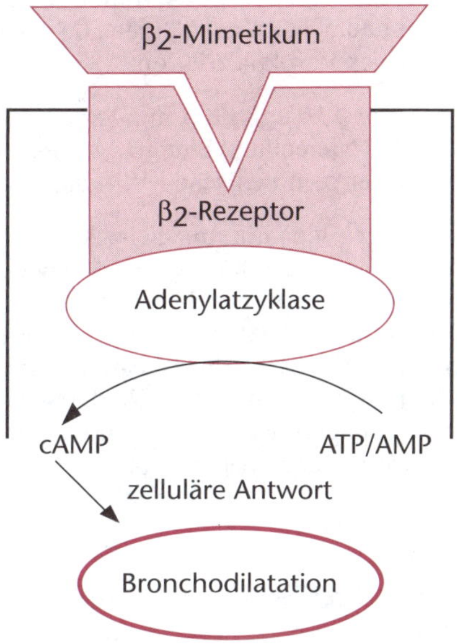

Abb. 3.3: Schematischer Wirkungsmechanismus der β_2-Sympathomimetika

Indirekte Sympathomimetika

Tyramin

Indirektes Sympathomimetikum, das nur zu Forschungszwecken verwendet wird. Wirkungsverstärkung durch MAO-Hemmer.

Verantwortlich für das Auftreten einer **Tachyphylaxie** bei wiederholter Gabe ist die Abnahme der Transmitterkonzentration in den Speichervesikeln und damit verminderte Transmitterausschüttung durch Tyramin.

Ephedrin

Ephedrin (Ephetonin®) wirkt teilweise direkt und teilweise indirekt sympathomimetisch. Es ist gut enteral resorbierbar.

Wirkung

Ephedrin führt zur Entleerung der sympathischen Speichergranula und hat nebenbei noch direkt erregende Wirkung auf die β_2-Rezeptoren (Relaxation der Bronchialmuskulatur.)

Lokal appliziert bewirkt Ephedrin eine Schleimhautabschwellung.

Tab. 3.4: Sympathomimetika

Internationaler Freiname	Handelsname	Symp. Wirkung	Wirkort/ Rezeptor
Adrenalin	Suprarenin®	direkt	α, β_1, β_2
Amphetamin	Benzedrin®, Elaston®	indirekt	ZNS
Bambuterol	Bambec®	direkt	β_2
Bamethan	Vasculat®	direkt	β_2
Buphenin	Dilatol®	direkt	β_2 (β_1)
Ephedrin	Ephetonin®	direkt, indirekt	β_2, (ZNS), α
Etilefrin	Effortil®	direkt	α, β_1
Fenoterol	Berotec®, Partusisten®	direkt	β_2
Hexoprenalin	Etoscol®	direkt	β_2
Isoprenalin	Isoprenalin®, Aludrin®	direkt	β_1 , β_2
Isoxsuprin	Duvadilan®, Vasoplex®	direkt	(β_1), β_2
Methamphetamin	Pervitin®	indirekt	ZNS
Naphazolin	Privin®	direkt	α
Noradrenalin	Arterenol®	direkt	α, (β_1)
Norfenefrin	Novadral®	direkt	α, (β_1)
Orciprenalin	Alupent®	direkt	β_1, β_2
Oxymetazolin	Nasivin®	direkt	α
Phenylephrin	Visadron®	direkt	α, (β)
Pholedrin	Veritol®	indirekt	α, β
Salbutamol	Sultanol®, Ventolin®	direkt	β_2
Synephrin	Sympatol®	direkt	α, (β_1)
Terbutalin	Bricanyl®	direkt	β_2
Tetryzolin	Tyzine®	direkt	α
Xylometazolin	Otriven®	direkt	α

Indikation: Zusatz von Hustensäften.

Nebenwirkungen

Schlafstörungen durch zentrale Stimulation, das Atemzentrum wird gehemmt (nur in hoher Dosierung).

Amphetamin und **Methamphetamin** sind ebenfalls indirekte Sympathomimetika (☞ 3.1.5).

3.1.4 Wirkungen an Dopaminrezeptoren (☞ 3.1)

Dopamin erregt die **D_1–Dopaminrezeptoren** des Splanchnikusgebietes und der Nierengefäße, wodurch diese dilatieren. Im Gehirn hat Dopamin über Stimulation der **D_2–Rezeptoren** hemmende Funktionen auf das Extrapyramidalsystem. Es fungiert als Neurotransmitter im Corpus striatum. Bromocriptin und Apomorphin lösen über die Stimulation von Dopaminrezeptoren im ZNS Übelkeit und Erbrechen aus.

Dopamin hemmt die Prolaktinsekretion aus dem Hypophysenvorderlappen.

Dopamin (Dopamin-Nattermann®)

Dopamin hat neben seiner zentralen Wirkung auch periphere Wirkungen, die über eine Stimulation der α_1-, β_1- und β_2-Rezeptoren erklärbar sind.

In niedriger Dosierung (≥ 3 µg/kgKG/min) erregt Dopamin relativ selektiv Dopaminrezeptoren im Bereich der Nieren- und Splanchnikusgefäße, wodurch es zu einer Erweiterung der Arteriolen kommt → Anstieg der Nierendurchblutung und des Harnvolumens.

Ab einer Dosierung von mehr als 10 µg/kg KG/min überwiegen die α- und β-sympathomimetischen Wirkungen, die durch indirekte sympathomimetische Wirkung (Noradrenalinfreisetzung) hervorgerufen werden. Im niederen Dosisbereich ist Dopamin ein direktes Sympathomimetikum.

Durch β_1-Wirkung werden das Herzminutenvolumen (HMV) und die Arrhythmieneigung gesteigert, die positiv chronotrope Wirkung erhöht den myokardialen O_2-Bedarf. Durch α-sympathomimetische Wirkung sinkt die Durchblutung peripherer Organe (Muskulatur) infolge der Vasokonstriktion.

Bei Dosen > 10 µg/kgKG/min vermindert sich auch die Nierendurchblutung wieder (Überwiegen der α-mimetischen Wirkung).

Gibt man Dopamin im Schock, steigt der Blutdruck u.a. durch periphere Vasokonstriktion. Zur Therapie wird Dopamin parenteral verabreicht und kann keine zentralen Wirkungen entfalten, da es die Blut-Liquorschranke nicht passieren kann. Die Wirkung beginnt etwa 5 min nach Infusionsbeginn und endet etwa 15 min nach deren Ende.

Indikationen

Peripheres Kreislaufversagen, Schockzustände jeglicher Genese.

Nebenwirkungen

Kopfschmerz, Herzfrequenzanstieg, Herzrhythmusstörungen, pectanginöse Beschwerden, Übelkeit, Erbrechen.

Wechselwirkungen

Neuroleptika vom Butyrophenontyp heben die Wirkung an den Dopaminrezeptoren auf. MAO-Hemmer und Guanethidin verstärken die Dopaminwirkung.

Kontraindikationen

Schilddrüsenüberfunktion, Phäochromozytom, Engwinkelglaukom, Asthma bronchiale und Sulfitallergie.

Dobutamin (Dobutrex®)

Dobutamin ist ein Abkömmling des Dopamins ohne dopaminerge Wirkungen.

Es wirkt hauptsächlich auf die kardialen β_1-Rezeptoren und hat kaum vasokonstriktorische Wirkung.

Wegen der Steigerung des HMV wird es beim kardiogenen Schock eingesetzt.

3.1.5 Zentrale Wirkungen

Die zentral wirksamen Sympathomimetika beseitigen Müdigkeit. Durch die psychische Stimulation haben diese Verbindungen Bedeutung in der Drogenszene erhalten.

Bei kurzfristiger Anwendung haben die zentral wirkenden Sympathomimetika vor allem im psychomotorischen Bereich eine steigernde Wirkung auf die Leistungsbereitschaft. Im Sport ist dies als **Doping** bekannt. Problematisch ist dabei, daß die gedopten Sportler ihre Leistungsgrenzen bis zur totalen Erschöpfung hinausschieben können, und somit erhebliche gesundheitliche Schäden riskieren.

Die zentral wirksamen Sympathomimetika stimulieren die Atmung und können zu Erregungszuständen führen. Gleichzeitig treten Schlafstörungen auf.

Durch Einfluß auf das „Freßzentrum“ im Hypothalamus wirken die Sympathomimetika der Amphetamingruppe appetitzügelnd, was sie bei Übergewichtigen beliebt gemacht hat.

Bei längerdauernder Einnahme als Anorektikum (Appetitzügler) können die zentral wirkenden Sympathomimetika eine pulmonale Hypertonie durch Lungenfibrose verursachen. Deshalb gibt man sie heute nicht länger als 3 Wochen.

Viele Übergewichtige sind durch lange Einnahme abhängig geworden. Die Abhängigkeit ist aber nur psychischer Natur, so daß beim Entzug außer einer tiefen und langen Schlafperiode keine gefährlichen physischen Symptome auftreten.

Im Fall der bei Drogensüchtigen ab und zu vorkommenden **Vergiftung** muß man folgende Maßnahmen ergreifen: β-Blocker gegen Tachykardie, direkte Vasodilatatoren bei extremen Blutdruckwerten, Hypnotika bei Erregungszuständen, Blasenkatheter (der Sphinktertonus steigt bei der Vergiftung).

Zur Verbesserung der Ausscheidung der Amphetamine gibt man Ammoniumchlorid, das den Urin ansäuert. Amphetamin wird unverändert renal ausgeschieden.

Substanzen

Amphetamin (Benzedrin®), **Methamphetamin** (Pervitin®), **Ephedrin** (Ephetonin®), **Methylphenidat** (Ritalin®), **Phentermin** (Netto loncaps®), **Fenfluramin** (Ponderax®).

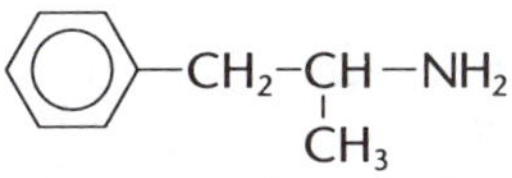

Formel 3.16: Amphetamin

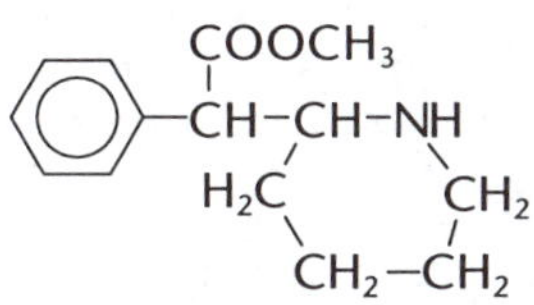

Formel 3.17: Methylphenidat

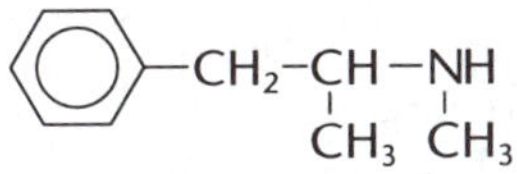

Formel 3.18: Methamphetamin

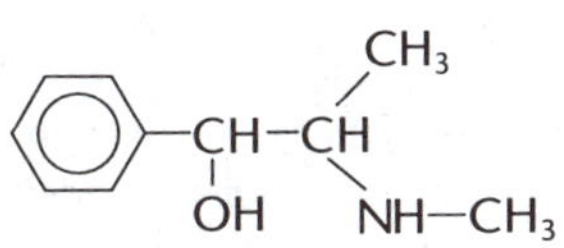

Formel 3.19: Ephedrin

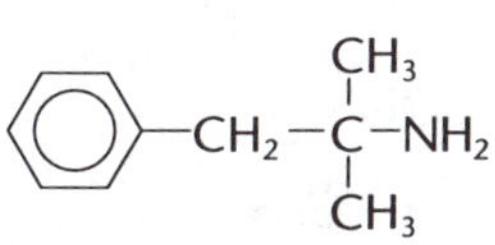

Formel 3.20: Phentermin

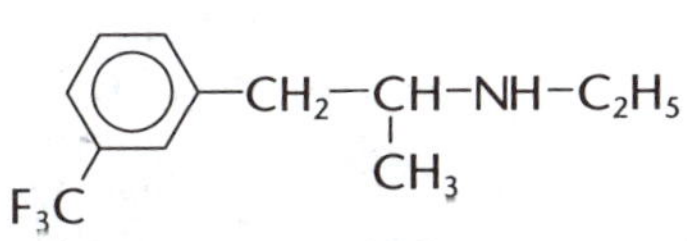

Formel 3.21: Fenfluramin

3.1.6 Beeinflussung der Wirkungen

Sympathomimetische Wirkungen können durch Hemmung der inaktivierenden Enzyme COMT und MAO (☞ 3.1) verstärkt werden.

Die Enzyme können durch Substitutionen an der Verbindung sterisch so behindert werden, daß der Abbau verzögert wird. Ebenso können die Enzyme durch spezifische Hemmstoffe behindert werden.

Die **Monoaminooxidase** ist durch MAO-Hemmer **(Tranylcypromin)** hemmbar, jedoch kann es bei gleichzeitiger Gabe vom Sympathomimetika zu gefährlicher Übererregung des sympathischen Systems kommen.

Die sympathomimetische Wirkung kann durch Hemmung der Wiederaufnahme des ausgeschütteten Transmitterstoffes verstärkt werden (z.B. Imipramin, Kokain).

Schilddrüsenhormone und Halothan steigern die Erregbarkeit kardialer β-Rezeptoren → verstärkte Arrhythmieneigung bei gleichzeitiger Gabe von β-Sympathomimetika.

Die sympathische Wirkung wird durch das Phänomen der **Tachyphylaxie** (bei indirekten Sympathomimetika ☞ 1.2.2) abgeschwächt. Abschwächung ist auch durch spezifische Rezeptorblockade möglich (☞ 3.2).

Der Turnover der sympathischen Rezeptoren wird durch die Konzentration von Überträgerstoff im Extrazellulärraum reguliert. Dies bedeutet, daß eine langdauernde, erhöhte Transmitterkonzentration den Rezeptor herunterreguliert **(down-regulation)** = **Tachyphylaxie** = Desensibilisierung. → Die Rezeptordichte oder die Effektivität des nachgeordneten Überträgersystems nehmen ab → System weniger stimulierbar.

Entsprechend kann ein länger dauernder Mangel von Transmitterstoff (Therapie mit Sympatholytika, Degeneration sympathischer Neurone) zu einer Sensibilisierung des Systems **(up-regulation)** führen → Zunahme der Rezeptorendichte mit erhöhter Transmitterempfindlichkeit des Systems.

Die Sympatholytika hemmen die Wirkung von Sympathomimetika durch Blockade der synaptischen Membran.

3.2 α-Adrenozeptorantagonisten

Die **α_1–Rezeptoren** sind postsynaptische Rezeptoren am Erfolgsorgan (z.B. Gefäßwand, Leber), die auf präsynaptische Ausschüttung von Katecholaminen reagieren.

Die **α_2–Rezeptoren** kommen unter anderem an den präsynaptischen sympathischen Nervenendigungen vor. Die Bindung von Katecholaminen am α_2-Rezeptor führt zu einer Hemmung weiterer Neurotransmitterfreisetzung (negatives feed-back).

Dies ist die Ursache, warum die älteren α-Blocker (Phentolamin, Phenoxybenzamin) keine RR-Senkung bewirken. Sie hemmen beide Rezeptortypen (α_1 und α_2).

Nach Hemmung der α_1-Rezeptoren erfolgt eine Erschlaffung der Gefäßmuskulatur → Gefäßwiderstand sinkt → reflektorische Sympathikusaktivierung über Baro-Rezeptoren-Reflex → erhöhte Katecholaminfreisetzung (Noradrenalin).

Dieses kann zwar nicht die α_1–Rezeptoren stimulieren (blockiert), kann aber auch nicht die weitere Noradrenalinausschüttung durch Bindung am α_2–Rezeptor unterbinden, da auch diese Rezeptoren blockiert sind.

Die vermehrt zirkulierenden Katecholamine steigern die Wirkung am kardialen β-Rezeptor (geringe intrinsic activity) → Steigerung der Herzfrequenz → HMV ↑ → blutdrucksenkende Wirkung des α-Blockers egalisiert.

3.2.1 α_1–Adrenozeptorblockade

Die neu entwickelten **selektiven α_1–Rezeptorblocker** hemmen nur den postsynaptischen α_1–Rezeptor.

Der negative Rückkopplungsmechanismus am α_2–Rezeptor bleibt erhalten → die blutdrucksenkende Wirkung setzt sich durch.

Prazosin (Minipress®), **Doxazosin** (Cardular®, Diblocin®), **Terazosin** (Heitrin®), **Urapidil** (Ebrantil®). Urapidil wirkt nicht so selektiv wie Prazosin und Doxazosin.

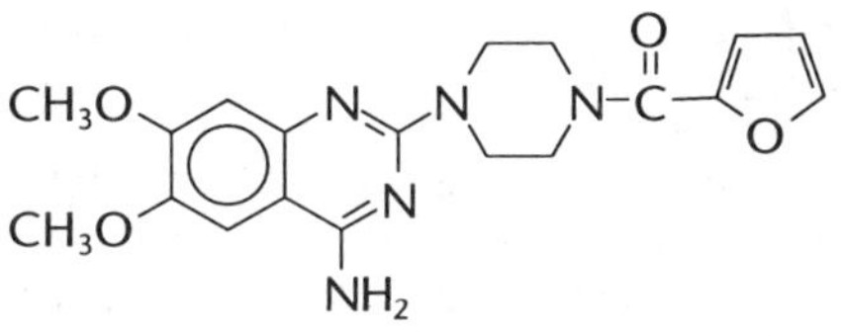

Formel 3.22: Prazosin

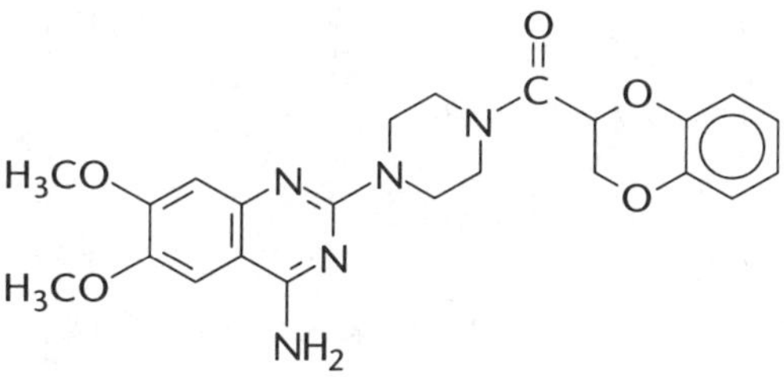

Formel 3.23: Doxazosin

Wirkung

α_1–Rezeptorenblocker gehören zu den Vasodilatatoren. Die α_1–Rezeptorenblockade an den Gefäßmuskelzellen führt zu einer Dilatation der Arteriolen und auch der Venolen → **peripherer Gefäßwiderstand** ↓ und damit Senkung des Blutdrucks.

> Der diastolische Druck wird dabei stärker gesenkt als der systolische. Durch die Senkung des peripheren Gefäßwiderstandes wird das kardiale **afterload** (Nachlast) gesenkt. Auch das kardiale **preload** (Vorlast) wird gesenkt.

Der venöse Rückstrom sinkt und die Venolenweite steigt → venöses Pooling. Der enddiastolische Füllungsdruck des Herzens sinkt ebenfalls. Beide Mechanismen führen zur kardialen Entlastung bei Herzinsuffizienz. Im Verlauf der Behandlung nimmt die **Linksherzhypertrophie** ab.

> Im Gegensatz zu den unselektiven α-Rezeptorenblockern (z.B. Phentolamin) wirken die α_1–Rezeptorantagonisten nicht präsynaptisch, können aber auch zu einer Adrenalinumkehr führen.

Die unkontrollierte Noradrenalinfreisetzung der unspezifischen α-Blocker unterbleibt bei intaktem Regelkreis über den nicht gehemmten α_2-Rezeptor → Tachykardie entfällt.

Eine bestehende **Hyperinsulinämie** wird günstig beeinflußt; der Harnsäurespiegel wird nicht beeinflußt.

Die α_1–Rezeptorenblocker führen zu einer Senkung der **Triglyzerid**- und **Cholesterinspiegel**; das LDL-Cholesterin sinkt, das HDL-Cholesterin steigt an. Die Thrombozytenaggregationsfähigkeit sinkt. Blockade der α_1–Adrenozeptoren führt zu einer Entspannung des prostatischen Muskeltonus und vermindert die Symptome der **benignen Prostatahyperplasie**. Nykturie, Pollakisurie und Urinfluß werden deutlich verbessert.

Sympathisches Nervensystem

Pharmakokinetik

Doxazosin wird nach oraler Gabe gut resorbiert, die orale Bioverfügbarkeit beträgt ca. 65 %. Plasmaspitzenkonzentrationen werden nach 2 h erreicht. Die Plasmaeiweißbindung beträgt 98 %. Das Wirkmaximum wird 2–6 h nach Tabletteneinnahme erreicht. Die Erhaltungsdosis liegt zwischen 2 und 4 mg. Die terminale Halbwertzeit beträgt 22 h, deshalb kann die Dosierung auf 1x täglich beschränkt werden. Der größte Teil der Substanz wird metabolisiert, weniger als 5 % werden unverändert ausgeschieden.

Prazosin wird nach oraler Gabe gut resorbiert. Die Toleranzentwicklung bei längerer Therapie ist umstritten. Die Plasmahalbwertzeit beträgt 2,5 bis 4 h. Prazosin wird in der Leber metabolisiert.

Terazosin wird nach oraler Gabe gut resorbiert und erreicht höchste Plasmaspiegel innerhalb von 30–90 min. Die Plasmaeiweißbindung liegt zwischen 80 und 90 %. Die Eliminationshalbwertzeit schwankt zwischen 8,5 und 13,5 h, die Bioverfügbarkeit nach oraler Gabe liegt etwa bei 80 %. Eliminiert wird Terazosin zu 56 % fäkal und zu ~ 40 % renal, wobei hier 10 % unverändert im Urin erscheinen. Insgesamt existieren sieben Metabolite (hauptsächlich Hydrolyse einer Amidbindung, O-Demethylierung, N-Desalkylierung und Piperazinringspaltung).

Indikation

Hypertonie aller Schweregrade; als Zusatzmedikation bei Herzinsuffizienz (Vorsicht bei Behandlungsbeginn wegen möglicher passagerer Senkung der Herzauswurfleistung, besonders bei Kombinationstherapie mit Diuretika oder β-Blockern).

Doxazosin wird neuerdings auch zur Behandlung der benignen Prostatahypertrophie eingesetzt.

Unerwünschte Wirkungen

Viele der genannten Nebenwirkungen treten bei Therapiebeginn auf und verschwinden im weiteren Behandlungsverlauf: Orthostasebeschwerden, Müdigkeit, Schwäche, Schwindel, Herzklopfen, Gastrointestinalbeschwerden (Übelkeit), Kopfschmerzen.

Seltener werden Ödeme, Hautreaktionen, Stimmungsschwankungen, Libido- und Potenzstörungen beobachtet. Die Reaktionsfähigkeit kann beeinträchtigt werden, besonders bei gleichzeitigem Alkoholgenuß.

Am bedrohlichsten ist die selten bei erster Gabe auftretende sog. first dose Synkope, die durch Einnahme im Sitzen oder Liegen vermieden werden kann. Die orthostatischen Regulationsstörungen sind bei Doxazosin schwächer ausgeprägt.

Kontraindikationen

- Mechanisch bedingte Herzinsuffizienz bei Klappenfehlern und Perikarditiden
- Lungenembolie und Leberinsuffizienz
- Überempfindlichkeit, Schwangerschaft und Stillzeit, obwohl es keine Anhaltspunkte für die Entstehung von Mißbildungen gibt. Vorsicht bei Kindern!

Wechselwirkungen

Wirkungsverstärkung in Kombination mit anderen Antihypertensiva (β-Blocker, Diuretika, Vasodilatatoren). Interaktionen mit anderen Pharmaka sind bisher nicht bekannt.

3.2.2 Unselektive α-Adrenozeptorblockade

Phentolamin (Regitin®) und **Phenoxybenzamin** (Dibenzyran®) sind unselektive α-Rezeptorenblocker mit zusätzlicher direkt relaxierenden Wirkung auf die glatte Muskulatur. Der Imidazolabkömmling Phentolamin ist ein kompetitiver und reversibler Antagonist an α_1-und α_2-Rezeptoren (antagonisiert die Noradrenalinwirkung).

Phenoxybenzamin ist ein irreversibler α-Blokker, der nach Abspaltung des Cl-Atoms eine kovalente Bindung mit dem α-Adrenozeptor eingeht (Alkylierung). Die Phenoxybenzaminwirkung kann nur durch Neusynthese der Rezeptoren aufgehoben werden.

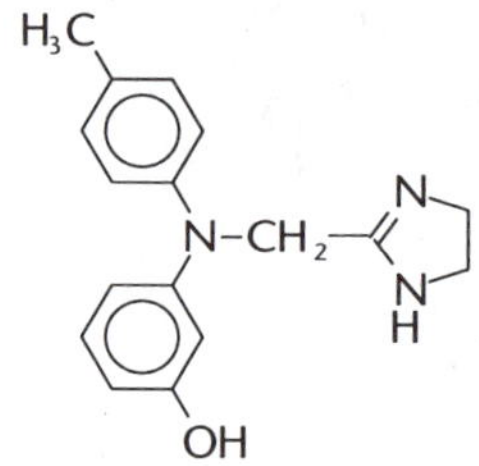

Formel 3.24: Phentolamin

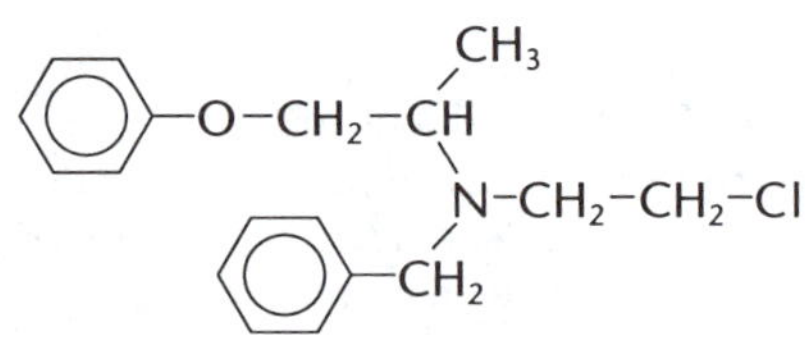

Formel 3.25: Phenoxybenzamin

Die Wirkung von Phentolamin dauert zwischen 1 h und 2 h an. Phenoxybenzamin wird nach oraler Gabe gut resorbiert, und hat eine lange Wirkungsdauer. Die Dosierung wird einschleichend gesteigert. In der Behandlung des phäochromozytombedingten Hochdrucks sind oft hohe Dosen notwendig. Bei therapiebedingter Hypotonie darf Adrenalin nicht als Antidot gegeben werden (Adrenalinumkehr ☞ 3.1). Man gibt Angiotensin oder Noradrenalin.

Wirkungen

Pharmaka mit Phentolaminwirkung erweitern die Gefäße durch α-Sympatholyse und direkt relaxierende Einflüsse. Die Herzfrequenz steigt kompensatorisch an. *Phenoxybenzamin* wirkt besonders relaxierend auf die glatte Muskulatur der Gefäße (→ Gefäßerweiterung) und der ableitenden Harnwege und Prostata (→ Verbesserung der Blasenentleerung).

Indikation

Für Phentolamin: Behandlung peripherer Durchblutungsstörungen, intraoperativ bei Phäochromozytomoperationen, um die vasokonstriktorische Wirkung von Adrenalin zu blocken; als antiadrenerge Notfalltherapie bei überschießender Katecholaminfreisetzung.

Die Hauptindikation für Phenoxybenzamin sind Blasenentleerungsstörungen durch erhöhten α-adrenergen Blasensphinktertonus (z.B. Querschnittslähmung, Prostatahypertrophie und nach gynäkologischen Operationen).

Wegen der starken orthostatischen Regulationsstörungen in Verbindung mit Tachykardien sollte Phenoxybenzamin bei Hypertonie und Herzinsuffizienz (Senkung des afterload, RR ↓ → Herzarbeit ↓) zurückhaltend eingesetzt werden.

Unerwünschte Wirkungen

Tachykardie und Herzrhythmusstörungen durch reflektorisch verstärkte Noradrenalinfreisetzung, Angina pectoris-Anfälle, Bauchschmerz, Erbrechen, Diarrhoe, Orthostasebeschwerden, Schwindel, RR-Abfälle, Menstruations- und Ejakulationsstörungen. Bei starker Überdosierung kann es zu starkem Schwindel, Schwäche, Schläfrigkeit und Schockzuständen kommen. Phentolamin führt durch vermehrte Reninfreisetzung zu Natrium- und H_2O-Retention.

Kontraindikationen

Koronarinsuffizienz, Hypotonie, Magen-Darm-Ulzera. Darf nicht zur Diagnose eines Phäochromozytoms verwendet werden, da die Gefahr eines tödlichen Schocks besteht. Vorsicht bei Zerebralsklerose!

> Bestimmte Imidazolderivate wie **Talazolin** (Priscol®) wirken rein α-sympatholytisch.

Daneben besitzen sie eine histaminartige Wirkung; sie können zur Steigerung der HCl-Produktion im Magen führen, Gefahr der Ulkusentstehung! Ansonsten gelten die gleichen Angaben wie für Phentolamin.

Hydrierte **Mutterkornalkaloide** wie Dihydroergotoxin (Hydergin®) wirken direkt α-sympatholytisch. Die Alkaloidderivate besitzen neben ihrer α-sympatholytischen Wirkung noch eine direkt erregende Wirkung auf die glatte Muskulatur der Gefäße → Zunahme des Venentonus (☞ 15.4).

3.2.3 Substanzen mit α- und β-Rezeptor-blockierender Wirkung

Labelatol

Labetalol war das erste eingesetzte Medikament mit α- und β-blockierender Wirkung. Das Verhältnis von α- zu β-Blockade beträgt 1:3; Labetalol ist nicht kardioselektiv und besitzt keine ISA (☞ 3.3). Die Substanz führt sowohl nach peroraler als auch nach parenteraler Gabe zur schnellen Blutdrucksenkung (α-Blockade → Gefäßtonus ↓, Vasodilatation, peripherer Widerstand ↓). Die gleichzeitige β-blockierende Wirkung verhindert die reflektorische Tachykardie. Herzfrequenz und HMV werden nicht oder nur geringfügig verringert. Wegen starker Nebenwirkungen (Orthostasereaktionen) war die Substanz nur kurz im klinischen Einsatz.

Carvedilol (Dilatrend®/Querto®)

Carvedilol ist ein razemisches Phenoxyäthylderivat, dessen S(–)-Enantiomer β-blockierende Wirkung zeigt.

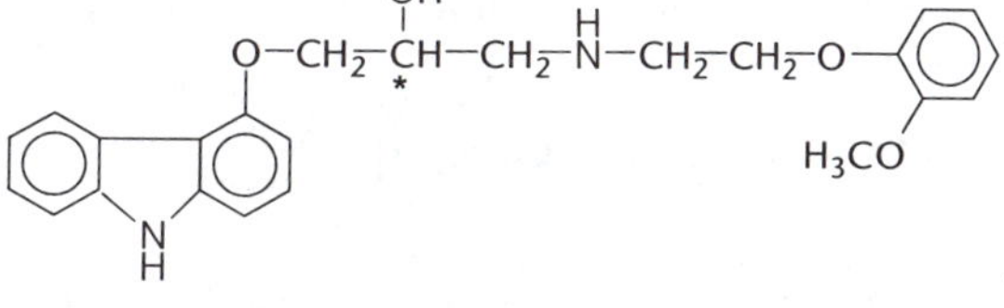

Formel 3.26 Carvedilol

Wirkungsweise

Carvedilol ist ein nicht selektiv wirkender β-Blocker ohne ISA. Gleichzeitig besitzt es durch Blockade der postsynaptischen α_1–Adrenozeptoren eine vasodilatierende Eigenschaft → peripherer Gefäßwiderstand ↓ → arterielle >> venöse Dilatation. Durch Zusammenwirken beider Mechanismen kommt es zu einer ausgeprägten Blutdrucksenkung.

Durch Hemmung des stimulierenden Katecholamineffektes nehmen die Herzfrequenz und die Erregungsleitung im AV-Knoten ab. Die Noradrenalinkonzentration im Plasma nimmt zu, während das Plasmarenin absinkt. Der renovaskuläre Widerstand sinkt, GFR und renaler Plasmafluß bleiben unverändert. Endsystolisches und enddiastolisches Volumen sowie der pulmonale Gefäßwiderstand bleiben in Ruhe unverändert. Das Schlagvolumen nimmt in Ruhe gering zu, während es bei Belastung absinkt. Der kardiale O_2-Verbrauch sinkt.

Carvedilol hat zusätzlich eine geringe kalziumantagonisierende Wirkung.

Pharmakokinetik

Carvedilol wird nach oraler Gabe schnell resorbiert, maximale Serumkonzentrationen werden nach ~ 1 h erreicht. Es besteht ein ausgeprägter first pass-Metabolismus (60–75 %), so daß die absolute Bioverfügbarkeit nur etwa 25 % beträgt. Bei Leberfunktionsstörungen kann die Bioverfügbarkeit jedoch auf 80 % steigen.

Die Plasmaproteinbindung beträgt 95 %, die Halbwertzeit 6–7 h nach oraler Gabe. Der Abbau erfolgt hepatisch durch Demethylierung und Hydroxilierung am Phenolring → wasserlösliche Metabolite, die noch β-blockierende Wirkung, jedoch keine α-Blockade mehr besitzen. 15 % der Substanz werden als Metabolite renal ausgeschieden, der Hauptteil biliär, wobei ein enterohepatischer Kreislauf von Metaboliten vermutet wird.

Indikation: Essentielle Hypertonie.

Unerwünschte Wirkungen

Schwindel, Kopfschmerz, Müdigkeit, grippeähnliche Symptome, Magen-Darm-Beschwerden, Nausea, Erbrechen treten als leichtere Beschwerden teilweise zu Beginn der Behandlung auf. Orthostatische Dysregulation, Bronchospasmen und schwere Bradykardie sowie AV-Blockierungen können auftreten.

Selten treten anginöse Beschwerden und periphere Durchblutungsstörungen auf. Die Blutzuckergegenregulation wird beeinträchtigt → es kann eine Verschlechterung der diabetischen Stoffwechsellage auftreten.

Selten sind allergische Hautreaktionen, Thrombozyto- und Leukozytopenie, Schlafstörungen, Parästhesien, Gliederschmerzen, Potenzstörungen, Visusbeeinträchtigungen, Transaminasenanstiege und Verschlechterung einer bestehenden Herzinsuffizienz beobachtet worden.

Kontraindikationen

Obstruktive Atemwegserkrankungen, z.B. Asthma bronchiale, Cor pulmonale, SA- und höhergradige AV-Blockierungen, Bradykardie < 55/min, frischer Myokardinfarkt, metabolische Azidose, Leberinsuffizienz und Therapie mit MAO-Hemmern. Vorsicht bei Herzinsuffizienz NYHA III-IV, Niereninsuffizienz (Krea > 1,8 mg/dl), peripheren Durchblutungsstörungen, Orthostasereaktionen und gleichzeitiger Therapie mit Herzglykosiden und α_1–Blockern.

Wechselwirkungen

- ▲ Wirkungsverstärkung anderer antihypertensiv wirkender Medikamente z.B. von Reserpin, Methyldopa, Clonidin, Guanethidin und Kalziumantagonisten.
- ▲ **Herzglykoside:** Erhöhung der Digoxinplasmaspiegel, Verstärkung des Herzfrequenzabfalls und der leitungsverzögernden Wirkung.
- ▲ **Insulin und orale Antidiabetika:** Verstärkung der blutzuckersenkenden Wirkung → Hypoglykämien mit maskierter Symptomatik möglich.
- ▲ **Rifampicin:** vermindert die Bioverfügbarkeit von Carvedilol. Alkohol und zentral wirkende Pharmaka können die blutdrucksenkende Wirkung verstärken.
- ▲ **Narkotika:** verstärken eine geringe negativ inotrope Wirkung von Carvedilol.

3.3 β-Adrenozeptorantagonisten

Auf Grund ihrer Strukturähnlichkeit mit den β-Sympathomimetika sind die β-Rezeptorenblocker kompetitive Hemmstoffe.

Unter dem Begriff der **ISA** (intrinsische sympathomimetische Aktivität) versteht man eine sympathomimetische Restwirkung des β-Blockers.

Die β-Blocker sind kompetitive Hemmstoffe der β-adrenergen körpereigenen Überträgerstoffe, und verdrängen die natürlichen Transmitter (Adrenalin und Noradrenalin) an der Synapse.

β-Blocker ohne ISA besetzen den Rezeptor und führen dort zu keinerlei Reaktion. Substanzen mit ISA besitzen eine geringe adrenerge Wirkpotenz und rufen eine gewisse sympathische Restwirkung hervor. Klinisch ist die ISA ohne größere Relevanz. β-Blocker mit ISA können beispielsweise bei niederer Ruheherzfrequenz zu einem geringen Frequenzanstieg führen. Bei hohen Herzfrequenzen wirken sie wie β-Blocker ohne ISA. Dies kann in einigen Fällen therapeutische Vorteile bringen.

Der Begriff **Kardioselektivität** hat sich zwar eingebürgert, ist aber pharmakologisch nicht richtig. Auch die „rein kardioselektiv wirkenden" β_1-Rezeptorblocker wie Acebutolol, Atenolol, Metoprolol und Metipranol wirken in anderen Organen (z.B. geringe Bronchokonstriktion).

Unter Kardioselektivität sollte man verstehen, daß derart bezeichnete β-Blocker im mittleren therapeutischen Wirkbereich hauptsächlich auf das Herz wirken. In höheren Dosierungen läßt sich auch bei den „kardioselektiven" Substanzen ein Effekt auf die β_2-Rezeptoren nachweisen.

Die Wirkungsstärke der β-Blocker hängt von ihrer Affinität zum β-Adrenozeptor ab. → Sie bestimmt zusammen mit den pharmakokinetischen Eigenschaften die Dosierungsmodalitäten.

3.3.1 Typische Wirkstoffe

Die β-Blocker sind N-alkylierte Phenoxypropanolaminderivate, die wegen der fehlenden Katechol-Struktur keine sympathomimetische Wirkung besitzen.

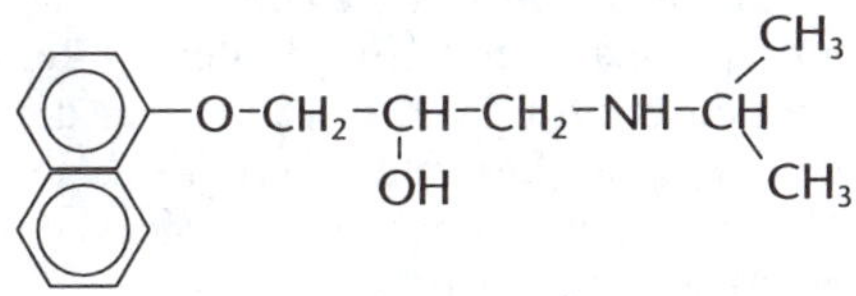

Formel 3.27: Propranolol

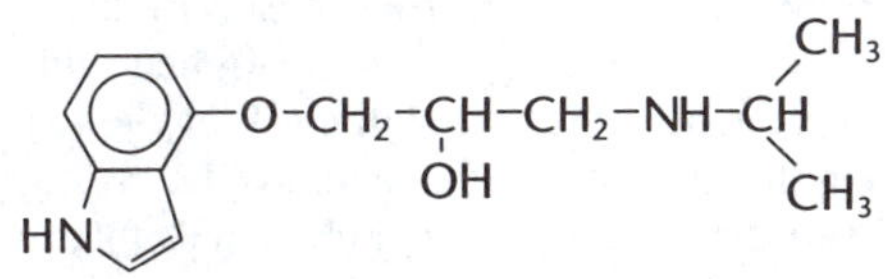

Formel 3.28: Pindolol

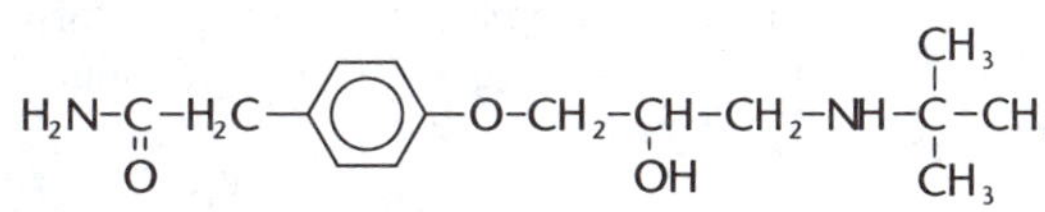

Formel 3.29: Atenolol

3.3.2 Wirkungen

Die **Wirkung** der β-Blocker wird am Herzen durch Blockade der β_1-Rezeptoren vermittelt. (Näheres zur Verteilung der β_2-β_1-Rezeptoren ☞ Tab. 3.2). Sie hemmen dadurch die Wirkung von Adrenalin, Noradrenalin und Dopamin.

Im Sinusknoten und allen anderen Erregungsbildungszentren wird die Frequenz erniedrigt (negativ chronotrop), die Erregungsleitung wird verlangsamt (insbesondere am AV-Knoten, negativ dromotrope Wirkung).

Durch Blockade der β_1-Rezeptoren wird die Kontraktionskraft des Arbeitsmyokards und die Kontraktionsgeschwindigkeit gesenkt (negativ inotrope Wirkung). Zusätzlich wird durch einen anderen Mechanismus der Sauerstoffverbrauch des Myokards gesenkt, wodurch der Wirkungsgrad der Herzarbeit

$$= \frac{\text{geleistete Arbeit}}{\text{verbrauchte Energie}} \quad \text{verbessert wird.}$$

In der **Niere** wird durch β-Rezeptorenblockade ($\beta_1 > \beta_2$) die Reninfreisetzung aus dem juxtaglomerulären Apparat gehemmt.

An den **Gefäßen und Bronchien** wirken die β-Sympatholytika über Blockade der β_2-Rezeptoren konstriktorisch. Dadurch nimmt die Durchblutung der gesamten Peripherie ab. Diese Wirkung wird durch die β_1-Blockade am Herzen noch begünstigt.

Die **Koronardurchblutung** nimmt ebenfalls ab, was aber von geringer Bedeutung ist, da das Herz durch Verbesserung des Wirkungsgrades sowieso weniger Sauerstoff benötigt. Durch die generelle Engerstellung aller Gefäße werden lokal auftretende, azidotische Stoffwechselprodukte, die zu einer lokalen Gefäßerweiterung führen, wirksamer.

Dieser Mechanismus ist für generell ischämische Gebiete im Herzen von Vorteil, da sie aufgrund ihrer lokal höheren Konzentration saurer Stoffwechselprodukte prozentual besser durchblutet werden.

Die bronchokonstriktorische Wirkung der β-Blocker ist eine unangenehme Nebenerscheinung.

Deshalb hat die Pharma-Industrie versucht, β_1-spezifische Verbindungen zu suchen, welche keine so starke Bronchokonstriktion mehr auslösen.

Über die Hemmung der β-Rezeptoren an **Darm** und **Uterus** werden beide Organe zu vermehrter Kontraktion angeregt. Dies führt am Uterus zur Wehenzunahme in der Schwangerschaft und am Darm zu Bauchschmerz und Diarrhoe.

Die **metabolischen Wirkungen** der β-Blocker führen durch Hemmung der sympathischen Wirkung zu einer Hemmung der Glykogenolyse und Lipolyse. Es kann dadurch zu hypoglykämischen Zuständen kommen.

Nicht-selektive β-Blocker ohne intrinsische sympathomimetische Aktivität können das Lipidprofil von Hypertonikern ungünstig beeinflussen (Anstieg des LDL-Cholesterins und der Triglyzeride).

An **zentralnervösen Wirkungen** der β-Blocker sind Müdigkeit und eine gewisse angst- und spannungslösende Wirkung zu nennen. Die β-Blocker beeinflussen jegliche Art von Tremor günstig, so daß sie zur Tremortherapie eingesetzt werden. Unerwünschte zentrale Wirkungen sind Kopfschmerz und Orthostasebeschwerden.

Bei der **Hypertoniebehandlung** haben sich die β-Blocker sehr bewährt. Man vermutet, daß außer der Reduktion des Herzminutenvolumen eine noch unbekannte zentrale Wirkung dafür verantwortlich ist.

Indikationen

Prophylaxe und Therapie der Angina pectoris und des Myokardinfarktes, supraventrikuläre und ventrikuläre Tachyarrhythmien, paroxysmale Tachykardien (hyperkinetisches Herzsyndrom), Hypertonie, Phäochromozytom, Hyperthyreose, Thyreotoxikose, Pfortaderhochdruck, blutende Ösophagusvarizen, essentieller Tremor, Erregungstremor, Migräneprophylaxe, Alkoholentzugssyndrom und bei iatrogener β-Sympathomimetikaüberdosierung.

Eine spezielle Indikation für den β-Blocker Timolol (Chibro-Timoptol®) ist die lokale Anwendung am Auge beim Glaukom. Timolol reduziert über einen unbekannten Mechanismus die Kammerwasserproduktion → akute Senkung des Augeninnendrucks.

Nebenwirkungen

Bronchokonstriktion, Libido- und Potenzstörungen, Durchblutungsstörungen, Raynaud-Phänomen in den Akren, Diarrhöen, Kopfschmerz, Schwindel, Alpträume, Antriebslosigkeit, Müdigkeit, Depressionen, Spontanhypoglykämien.

Kontraindikationen

Herzinsuffizienz und Herzinfarkt (bei insuffizientem Herzen) mit Einschränkungen (siehe neuere Studien), AV-Block, Bradykardie, Asthma bronchiale, Gravidität (wegen der wehenverstärkenden Wirkung), Diabetes mellitus, Hypothyreose, allergische Erkrankungen.

In der Zeit vor der Thrombolysebehandlung des akuten Herzinfarktes hatte sich die β-Blockerbehandlung von Patienten mit akutem Infarkt als günstig in Hinblick auf die Überlebensrate gezeigt.

Hierdurch konnte vor allem die Reinfarktrate sowie das Auftreten von Kammerflimmern gesenkt werden.

Neuere Studien, die eine Behandlungsstrategie aus Thrombolyse zusammen mit im akuten Stadium des Herzinfarktes gegebenen β-Blockern propagieren, scheinen ebenfalls die Mortalität und das Auftreten von Arrhythmien und Ischämierezidiven im Vergleich zur Thrombolysegruppe ohne β-Blocker zu senken (GISSI-II-Studie). Diese Ergebnisse zeigen, daß bei fehlenden Kontraindikationen β-Blocker beim akuten Myokardinfarkt gegeben werden können.

Neue β-Blockerstudien aus den USA haben gezeigt, daß einige β-Blocker bei Patienten mit Herzinsuffizienz zu einer Verbesserung der Auswurffraktion des linken Ventrikels und zu einer Morbiditäts- und Mortalitätssenkung der Patienten führen können.

Die MDC-Studie zeigte, daß bei Patienten mit dilatativer Kardiomyopathie, die mit Metoprolol behandelt wurden, die Progression der Herzinsuffizienz gebremst werden konnte und die Zahl der Hospitalisierungen abnahm.

Die 1994 abgeschlossene CIBIS-Studie mit Bisoprolol zeigte ähnliche Ergebnisse, insbesondere auch einen Trend zu einer niedrigeren Sterblichkeitsrate.

Die überraschendsten Ergebnisse brachte eine in den USA durchgeführte groß angelegte Studie mit **Carvedilol**, bei denen der β-Blocker Carvedilol bei Herzinsuffizienz zusätzlich zur Standardbehandlung mit Digitalis, Diuretika und ACE-Hemmern gegeben wurde.

Neben einer unter der β-Blockertherapie erhöhten Auswurffraktion gab es weitere, zum Teil äußerst überraschende Ergebnisse. So war in der Carvedilolgruppe die Sterblichkeit von Patienten aller Schweregrade der Herzinsuffizienz hoch signifikant (um 67 %) niedriger als in der Standardbehandlungsgruppe.

Die Häufigkeit kardiovaskulärer Ereignisse war in der Carvedilolgruppe um 35 % niedriger, die Herzinsuffizienzprogression war ebenfalls signifikant niedriger. Der Effekt war so eindrucksvoll, daß zwei der Studien abgebrochen werden mußten, um den Patienten ebenfalls die Möglichkeit zu geben, mit Carvedilol behandelt zu werden.

Diese Studien werden durch eine andere Untersuchung aus Neuseeland bei Patienten mit ischämisch bedingter Herzinsuffizienz bestätigt, bei denen unter β-Blockerbehandlung die Auswurffraktion nach 6 Monaten um 5 % stieg und die Sterblichkeitsrate nach 18 Monaten um 41 % niedriger lag als in der Placebogruppe. Wie die β-Blocker im einzelnen diese Wirkung hervorrufen ist noch nicht bekannt.

Neben der bekannten Hemmung der hämodynamischen und biochemischen Auswirkungen des bei Herzinsuffizienz stärker aktivierten sympathischen Systems hemmen sie die Wirkung zu hoher Katecholaminspiegel. Dies reicht jedoch zur Erklärung nicht aus, insbesondere nicht für das nicht-selektive Carvedilol, das einen gefäßerweiternden Effekt und eine α-rezeptorblockierende Wirkung hat.

Zusätzlich hat Carvedilol noch antioxidative Effekte, die möglicherweise die Progression der Herzinsuffizienz bremsen können. Bei der Behandlung der Herzinsuffizienz mit β-Blockern muß einschleichend und sehr vorsichtig mit der Therapie begonnen werden, da es den Patienten in der Regel in den ersten Tagen schlechter geht. Nach einigen Tagen kommt es zu einer Erholung und führt in einer späteren Phase zu einer Verbesserung des Allgemeinbefindens mit einer Zunahme der Auswurffraktion des linken Ventrikels.

Man nimmt an, daß in dieser Zeit die Kontraktilität der Myozyten verbessert wird. Das krankhaft vergrößerte Herz beginnt, sich von der funktional ineffizienteren Kugelform wieder in die effizientere elliptische Form umzuwandeln und zu verkleinern.

3.3.3 Pharmakokinetik

Alle gebräuchlichen β-Blocker werden aus dem Magen-Darm-Trakt nach oraler Einnahme gut resorbiert und meist renal ausgeschieden. Die Plasmahalbwertzeit ist weniger wichtig, da die Wirkung länger anhält, als man in Anbetracht der Halbwertzeit meinen könnte.

Tab. 3.5: Kardioselektivität, ISA und pharmakokinetische Daten von β-Blockern

Präparat	„Kardioselektiv"	ISA	Halbwertzeit in h	*Renale Ausscheidung in %	Aktive Metaboliten
Acebutolol (Neptal®, Prent®)	+	+	7–13	35	+
Alprenolol (Aptin®)	–	(+)	2,5	~90	+
Atenolol (Tenormin®)	+	+	6–9	~40	–
Betaxolol (Kerlone®)	+	–	16–22	70	+
Bisoprolol (Concor®)	+	–	10–12	50	–
Bunitrolol (Stresson®)	+	+	6	50–60	+
Bupranolol (betadrenol®)	–	–	1–2	50–60	+
Carazolol (Conducton®)	–	–	1–2	50–90	+
Carteolol (Endak®)	–	+	4–8	~75	+
Metipranolol (Disorat®)	(+)	–	3–4	~95	+
Metoprolol (Beloc®, Lopresor®)	+	–	3–4	95	+
Nadolol (Solgol®)	–	–	14–24	~30	–
Oxprenolol (Trasicor®)	–	+	1–2	~90	–
Penbutolol (Betapressin®)	–	(+)	20	70–80	+
Pindolol (Visken®)	–	+	3–4	95	–
Propranolol (Dociton®)	–	–	2–3	95	+
Sotalol (Sotalex®)	–	–	5–6	~90	–
Timolol (Temserin®)	–	–	4–5	~65	–

*Diese Zahlen beziehen sich auf den Gesamtanteil des renal ausgeschiedenen Pharmakons (unverändert und nach Metabolisierung) , andere Tabellen geben meist nur den unverändert ausgeschiedenen Anteil wieder.

Einige Substanzen werden in der Leber zu noch aktiven Metaboliten abgebaut. Bei Acebutolol, Bupranolol und Propranolol existiert ein stark schwankender first pass-Effekt mit sehr unterschiedlicher Metabolisierungsrate.

Die Resorption und Bindung an Plasmaeiweiß sowie die Verteilung im Organismus wird durch die Lipophilie einer Verbindung bestimmt. So werden die lipophilen β-Blocker wie Alprenolol, Propranolol und Oxprenolol sehr gut, das schwach lipophile Atenolol nur unvollständig resorbiert. Weitere Einzelheiten ☞ Tab. 3.5.

3.4 Zentral wirksame α_2-Adrenozeptorantagonisten

3.4.1 Typische Wirkstoffe

Clonidin (Catapresan®)

Clonidin ist eine den Imidazolinabkömmlingen nahestehende Substanz.

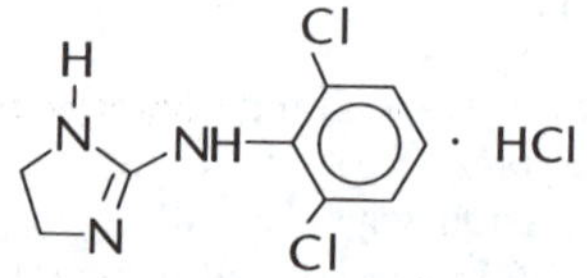

Formel 3.30: Clonidin-Hydrochlorid

Guanfacin (Estulic®)

Guanfacin ist ein Phenylacetylguanidinderivat, dessen Affinität zu den α_2–Adrenozeptoren 10 x größer als die von Clonidin ist. Der Wirkungsmechanismus und die pharmakologischen Wirkungen beider Substanzen sind nahezu identisch.

3.4.2 Wirkungsmechanismus

Clonidin stimuliert G-Protein-gekoppelte **präsynaptische α_2–Adrenozeptoren** → Hemmung der Noradrenalinfreisetzung. Die Impulsfrequenz in sympathischen Neuronen wird herabgesetzt.

Die Wirkung von Clonidin wird zentral entfaltet. Der Sympathotonus wird gesenkt. Dies geschieht hauptsächlich durch Erregung zentraler postsynaptischer **α_2–Rezeptoren**, die normalerweise von den peripheren Barorezeptoren erregt werden.

Dadurch entsteht im Gehirn der Eindruck, es bestünde eine periphere Hypertonie. → Es werden sämtliche Mechanismen in Gang gesetzt, um den Blutdruck zu senken. Der Noradrenalinspiegel im Plasma sinkt ab.

Clonidin hemmt in geringem Maße die Reninfreisetzung → verminderte Angiotensinkonzentration und Herabsetzung der Aldosteronbildung.

3.4.3 Wirkungen

Durch parasympathische Erregung entsteht Bradykardie, die zu einer Herabsetzung des HMV führt; geringe Abnahme des peripheren Widerstandes durch Vasodilatation.

Peripher wirkt Clonidin α-mimetisch. Deshalb kommt es bei Therapiebeginn besonders nach i.v.-Gabe zu einer vorübergehenden Blutdrucksteigerung durch Vasokonstriktion (α_1– und α_2–Rezeptorstimulation).

Indikationen

Hypertonie, Intervallbehandlung der Migräne (Clonidin senkt die Anfallshäufigkeit).

Clonidin mildert beim **Opiatentzug** symptomatisch die Abstinenzbeschwerden und wird deshalb beim Opiatentzug therapeutisch eingesetzt. Verantwortlich für diese Wirkung ist die durch Stimulation zentraler präsynaptischer α_2–Adrenozeptoren bedingte Hemmung der Noradrenalinfreisetzung.

3.4.4 Pharmakokinetik

Guanfacin wird nach oraler Gabe rascher und vollständiger als Clonidin resorbiert, das jedoch auch noch in ausreichendem Maße aufgenommen wird.

Da Clonidin sehr lipophil ist, passiert es schnell die Blut-Hirn-Schranke. Es wird vorwiegend renal ausgeschieden.

	Clonidin	Guanfacin
Plasmahalbwertzeit	8–11 h	18–20 h
Antihypertensive Wirkdauer	8–10 h	24 h

3.4.5 Unerwünschte Wirkungen

Wegen der teilweise unangenehmen Nebenwirkungen ist Clonidin ein Antihypertensivum der 2. Wahl.

Zentrale Symptome sind Müdigkeit, Sedation, Abschwächung von Libido und Potenz. Es bestehen Interaktionen mit Alkohol und zentral wirksamen Pharmaka.

Peripher beobachtet man Symptome, die durch die Hemmung der Acetylcholinfreisetzung durch die clonidinabhängige Stimulierung von präsynaptischen α_2–Adrenozeptoren an cholinergen Nerven hervorgerufen werden:

Mundtrockenheit, Verminderung der Magensaftsekretion und Obstipation.

Trotz der Verminderung der Aldosteronfreisetzung führt Clonidin zu einer geringen Natrium- und Wasserretention.

Clonidinentzugssyndrom

Bei plötzlicher Therapiebeendigung kann es infolge reaktiv erhöhter Noradrenalinplasmaspiegel zu hypertonen Blutdruckkrisen kommen.

Clonidinvergiftungen

Bei **Clonidinvergiftungen** (besonders bei Kindern) beobachtet man starke Sedation, Bradykardie, Blutdruckabfälle oder Blutdrucksteigerungen. **Therapie**: symptomatisch mit Atropin und Dopamin.

Kontraindikation

Sick sinus-Syndrom.

3.4.6 Imidazolrezeptoragonisten

Clonidin zählt zu den zentralen Antihypertensiva der 1. Generation. Durch Aktivierung zentraler α_2–Adrenozeptoren in der ventrolateralen Medulla oblongata wird der Sympathikotonus über hemmende Neurone gedämpft und damit der Blutdruck gesenkt.

Ursprünglich ging man davon aus, daß die Wirkung über die Bindung an die *α_2–Adrenozeptoren* der Medulla oblongata hervorgerufen wird. Inzwischen hat man entdeckt, daß an gleicher Stelle zusätzlich *Imidazolrezeptoren* existieren, die in erster Linie für die Blutdruckregulation verantwortlich sind. Clonidin aktiviert beide Rezeptortypen, während die neueren Substanzen, sogenannte zentrale Antihypertensiva der 2. Generation, überwiegend die für die Blutdruckregulierung verantwortlichen Imidazolrezeptoren stimulieren. Durch geringere Bindung an die α_2–Adrenozeptoren verursachen diese Substanzen weniger Nebenwirkungen (hauptsächlich Mundtrockenheit und Sedation).

Moxonidin (Physiotens®, Cynt®) ist ein solcher Imidazolrezeptoragonist.

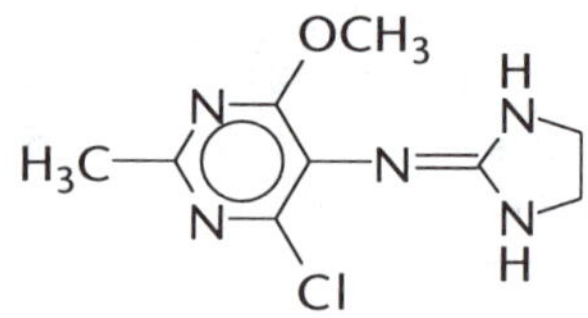

Formel 3.31: Moxonidin

Wirkungsweise

Moxonidin reagiert hauptsächlich mit den für die Blutdruckregulation verantwortlichen Imidazolrezeptoren und kaum mit den α_2–Adrenozeptoren. Dadurch kommt es zu einer Senkung der zentralen Sympathikusaktivität. Moxonidin setzt den systolischen und diastolischen Blutdruck gleichmäßig herab, wobei die Blutdruckanpassung an Belastungen erhalten bleibt. Der Gefäßwiderstand sinkt, ohne daß Herzfrequenz und Herzminutenvolumen nennenswert vermindert werden (Unterschied zu Clonidin).

In der Niere existieren ebenfalls Imidazolrezeptoren, die an der Regulation der tubulären Natriumresorption beteiligt sind. Moxonidin hemmt durch Bindung an diese Rezeptoren die tubuläre Natriumresorption, deshalb tritt unter Therapie keine Natrium- und Wasserretention auf.

Die zentralen Antihypertensiva hemmen neben der zentralen Noradrenalinfreisetzung auch die Noradrenalinfreisetzung im peripheren Neuron an der präsynaptischen Membran, wo neben α_2–Rezeptoren inzwischen auch Imidazolrezeptoren nachgewiesen wurden. Dies führt zu einer Senkung der Serumspiegel von Noradrenalin. Auch die Serumspiegel von Renin und Aldosteron sinken ab.

Wirkungen

Die Imidazolrezeptoragonisten senken den systemischen Gefäßwiderstand ohne HMV und Herzfrequenz signifikant zu beeinflussen.

Eine bestehende hypertoniebedingte Linksherzhypertrophie bildet sich unter der Behandlung zurück. Die Nachlast wird gesenkt und die linksventrikuläre Auswurffraktion verbessert. Obwohl derzeit eine Kontraindikation bei Herzinsuffizienz und schwerer KHK besteht, gibt es Hinweise, daß die Substanz auch hier günstige Effekte zeigt.

Die Imidazolrezeptoragonisten sind stoffwechselneutral, d.h. es besteht keinerlei Einfluß auf Cholesterin-, Triglyzerid- und Harnsäurespiegel. Auch der Glukosestoffwechsel wird nicht beeinträchtigt.

Indikation

Arterielle Hypertonie.

Pharmakokinetik

- ▲ Moxonidin wird nahezu vollständig (90 % nach oraler Gabe) unabhängig von der Nahrungsaufnahme resorbiert. Es existiert kein first-pass-Effekt.
- ▲ Absolute Bioverfügbarkeit 88 %
- ▲ Plasmahalbwertzeit 2–3 h
  (bei GFR < 30 ml/min) 6,9 h
- ▲ 60 % der Substanz werden unverändert innerhalb 24 h renal eliminiert. Der restliche Anteil wird zu zwei nahezu inaktiven Metaboliten abgebaut.

Unerwünschte Wirkungen

Im Vergleich zu Clonidin sind die Nebenwirkungen gering. Mundtrockenheit, Müdigkeit, Kopfschmerzen, Schwindel, Schlafstörungen und Schwäche in den Beinen wurden berichtet. Schwerwiegende Nebenwirkungen sind bisher nicht beobachtet worden.

Kontraindikationen

Sick sinus-Syndrom, AV-Block II. und III. Grades, schwere KHK, Herzinsuffizienz NYHA IV, maligne Arrhythmien, schwere Lebererkrankungen. Wegen fehlender Erfahrung nicht bei Schwangeren, Stillenden, Depressionen, Epilepsie, Morbus Parkinson und Glaukom einsetzen.

3.5 α-Methyl-Dopa

α-Methyl-Dopa (Presinol®, Sembrina®) ist wegen seines Nebenwirkungsspektrums ein Antihypertensivum der 2. oder 3. Wahl.

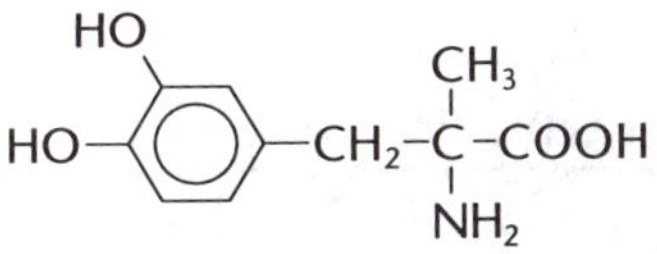

Formel 3.32: α-Methyl-Dopa

3.5.1 Wirkungsmechanismus

α-Methyl-Dopa stört die Noradrenalin- und Adrenalinbiosynthese. α-Methyl-Dopa wird wie Dopa durch die Dopadecarboxylase decarboxiliert und durch die Dopaminhydroxylase hydroxiliert.

Dabei entsteht zu etwa 10 % der applizierten Dosis α-Methylnoradrenalin, ein „falscher Neurotransmitter", der wie Noradrenalin gespeichert, freigesetzt und wiederaufgenommen wird. α-Methylnoradrenalin wird aber durch die MAO nicht desaminiert und hat eine höhere Affinität zum α_2–Rezeptor als Noradrenalin.

Im ZNS entstandenes α-Methylnoradrenalin (kann die Blut-Hirn-Schranke nicht passieren) stimuliert α_2–Rezeptoren im ZNS.

→ Sensibilisierung des Barorezeptorenreflexes wie bei Clonidin → Senkung des peripheren Widerstandes und weniger des HMV. Die frühere Wirkungshypothese, α-Methylnoradrenalin wirke schwächer als Noradrenalin und hemme die Dopadecarboxilase, ist falsch.

3.5.2 Wirkungen

Der periphere Widerstand sinkt durch Erweiterung der Widerstandsgefäße. Das HMV nimmt ab.

Indikation: Hypertonie.

Sympathisches Nervensystem

3.5.3 Pharmakokinetik

α-Methyl-Dopa wird bei peroraler Applikation etwa zur Hälfte resorbiert. Es passiert die Blut-Liquor-Schranke und ist zentral wirksam. Nach etwa 6 h entfaltet es seine Hauptwirkung; die Ausscheidung erfolgt hauptsächlich renal.

3.5.4 Unerwünschte Wirkungen

- ▲ Sedation, die geistige Leistungsfähigkeit sinkt, Depressionen, Psychosen
- ▲ Durch Wechselwirkung mit dem Dopaminhaushalt: Parkinsonismus
- ▲ Vermehrte Ausschüttung von Prolaktin (Galaktorrhoe), Potenzstörungen
- ▲ Herzinsuffizienz
- ▲ Salz- und Wasserretention
- ▲ Nicht selten treten immunologisch bedingte Hautreaktionen, Arzneimittelfieber und Leberschädigungen durch Chinonbildung (durch Umbau von Cytochrom P_{450}-abhängigen Enzymen) auf. Manchmal zwingt eine Autoimmunreaktion mit hämolytischer Anämie, Thrombozytopenie und Granulozytopenie zur Absetzung des Medikaments.
- ▲ Eine relative Kontraindikation ist ein bestehender Parkinsonismus.

3.6 Reserpin

Reserpin (Serpasil®) ist ein Alkaloid aus einer südasiatischen Kletterpflanze (Rauwolfia serpentina). Es wird enteral resorbiert und kumuliert, da die Ausscheidung sehr langsam erfolgt. Reserpin ist gut liquorgängig.

Reserpin ist wegen seines Nebenwirkungsprofils heute ein Antihypertensivum 2. oder 3. Wahl, war aber früher v. a. in Kombinationen der führende Wirkstoff.

3.6.1 Wirkungsmechanismen

Reserpin bindet sehr fest an die Membranen der Noradrenalin speichernden Vesikel in noradrenergen Nervenendigungen und hemmt die membranständige Mg^{2+}-abhängige ATPase, die für die Rückresorption und Speicherung von Katecholaminen verantwortlich ist → Hemmung der Aufnahme von neu synthetisiertem Dopamin und der Rückresorption von Noradrenalin in die Speichergranula. Durch die Verhinderung der Rückresorption kann das im Plasma vorliegende Noradrenalin von COMT und MAO abgebaut werden.

In hohen Dosen kann Reserpin auch die Noradrenalinspeicher entleeren. Dies führt zu kurzfristigen Blutdrucksteigerungen. Neben den sympathischen Speichergranula werden auch die Serotoninspeicher entleert.

Nach Reserpinbehandlung wirken indirekte Sympathomimetika nicht mehr.

3.6.2 Wirkungen

Durch verminderte Katecholaminfreisetzung erfolgt ein Blutdruckabfall, der sowohl durch die Senkung des peripheren Widerstandes als auch durch Senkung des HMV bedingt ist (Bradykardie).

Indikationen

Hypertonie, chronisch paranoide Schizophrenie.

3.6.3 Unerwünschte Wirkungen

Nasenverstopfung, Miosis, Ptosis, Diarrhoe, Bradykardie, Depression → Suizidgefahr, Parkinsonismus bei hoher Dosierung, Gefahr der Ulkusentstehung durch Überwiegen des Parasympathikus, Hemmung der TSH-Ausschüttung, Steigerung der Prolaktinbildung, Natrium- und Wasserretention.

Kontraindikationen

Depressionen, Epilepsie, Elektroschockbehandlung, Ulcus ventriculi et duodeni. Gefährliche Wechselwirkung durch Wirkungsverstärkung von Alkohol, Hypnotika, Sedativa, Psychopharmaka, MAO-Hemmern, Morphin, Antihistaminika und Analgetika.

Trotz seiner sedativen und hypnotischen Wirkung darf Reserpin nicht als Schlafmittel verwendet werden!

3.7 Guanethidin

Guanethidin ((Ismelin®) ist ein Neuronenblocker, der zu einer peripheren Katecholaminentspeicherung führt. Guanethidin ist nur für die Kombinationstherapie schwerster Hypertonien geeignet.

Guanethidin wird etwa zur Hälfte enteral resorbiert. Es kann die Blut-Liquor-Schranke nicht passieren.

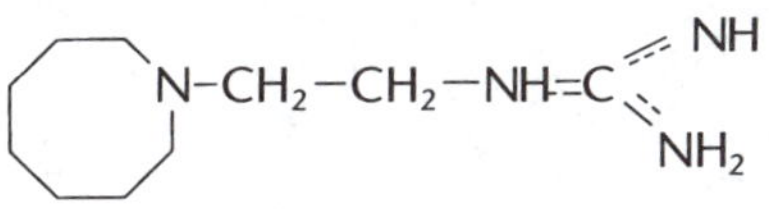

Formel 3.33: Guanethidin

3.7.1 Wirkungsmechanismus

Guanethidin wirkt auf drei Ebenen:

Bei Therapiebeginn hemmt es wahrscheinlich die Erregungsausbreitung im sympathischen Neuron, so daß trotz normalen Noradrenalingehalts der Speichergranula wesentlich weniger Transmittersubstanz ausgeschieden wird.

Im Laufe einer Langzeittherapie spielt dieser Mechanismus jedoch keine Rolle mehr. Guanethidin behindert die Rückresorption von Noradrenalin aus dem synaptischen Spalt → mehr Noradrenalin wird abgebaut → weniger Noradrenalin in den Speichergranula.

Der dritte Wirkungsmechanismus von Guanethidin ist durch eine Entleerung der granulären und mobilen Speicher von Noradrenalin zu erklären. Guanethidin wird in die postganglionäre sympathische Nervenendigung aufgenommen und entleert die Speicher. Dieser Mechanismus beginnt spät zu wirken, überdauert aber die Guanethidinzufuhr lange Zeit.

Im Nebennierenmark wirkt es nicht. Durch verschiedene Pharmaka (Imipramin, Methamphetamin, Kokain) wird die Aufnahme von Guanethidin und Katecholaminen in die Granula verzögert; daraus resultiert eine Wirkungsminderung.

3.7.2 Wirkungen

Das HMV nimmt stark ab, der periphere Widerstand sinkt.

Indikation

Schwere Fälle von Hypertonie.

3.7.3 Unerwünschte Wirkungen

Bei plötzlicher Erregung des Patienten kann es durch folgende Mechanismen zu Blutdrucksteigerungen kommen: Der zentrale Sympathotonus wird von Guanethidin nicht beeinflußt → das ZNS reagiert normal. Die Nebenniere schüttet die normale Adrenalinmenge aus, da sie ebenfalls nicht beeinflußt wird.

Wegen der peripheren Übererregbarkeit, die durch den Entzug der normalen Reize bedingt ist, besteht eine erhöhte Wirksamkeit des ausgeschütteten Adrenalin.

Die Blutdruckregulation wird stark beeinträchtigt → starke orthostatische Beschwerden. Durch die Ausschaltung des peripheren Sympathikus ist die Ejakulationsfähigkeit gestört. Die hauptsächlich durch den Parasympathikus bedingte Erektion ist aber voll erhalten.

Kontraindikationen

Phäochromozytom, Kombination mit MAO-Hemmern.

4 Eingriffe in das parasympathische Nervensystem

4.1 Allgemeine Wirkungscharakteristik

4.1.1 Transmitter

Das parasympathische System besitzt im Gegensatz zum Sympathikus nur einen physiologischen Transmitter, das Acetylcholin, eine quarternäre Ammoniumverbindung.

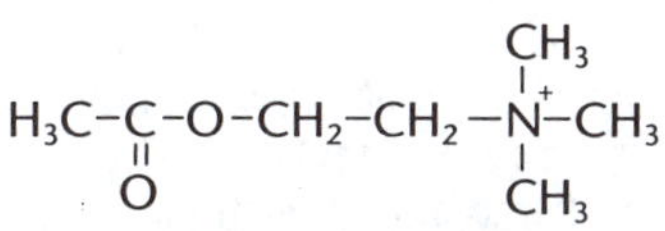

Formel 4.1: Acetylcholin

Acetylcholin ist Überträgersubstanz der präganglionären sympathischen sowie der prä- und postganglionären parasympathischen Neurone. Ferner ist es Überträgerstoff der Motoneurone und im ZNS.

Acetylcholin wird durch das Ferment Cholinacetyltransferase im Körper aus Acetat und Cholin im terminalen Neuron synthetisiert.

$$\text{Cholin} + \text{Acetyl-Coenzym A} \xrightarrow{\textit{Cholinacetyltransferase}} \text{Acetylcholin}$$

Acetylcholin wird in der präsynaptischen Membran gespeichert und auf neuronalen Reiz hin ausgeschüttet. Nach Entfaltung seiner spezifischen Wirkung an der postsynaptischen Membran wird Acetylcholin entweder durch die substratspezifische Acetylcholinesterase oder durch die unspezifische Pseudocholinesterase im synaptischen Spalt in Acetat und Cholin gespalten.

$$\text{Acetylcholin} + H_2O \xrightarrow[\textit{Esterasen im Blut}]{\textit{Acetylcholinesterase}} \text{Cholin} + CH_3\text{–}COOH$$

4.1.2 Rezeptoren und Wirkungsmechanismus

Die Rezeptoren werden in **muscarinartige (m-Rezeptoren)** und **nikotinartige (n-Rezeptoren)** eingeteilt. Gemeinsam besitzen beide Rezeptortypen eine anionische Bindungsstelle für das N^+ des Acetylcholins und eine esterophile Bindungsstelle für die Estergruppierung des Acetylcholins.

Muscarinartige Rezeptoren

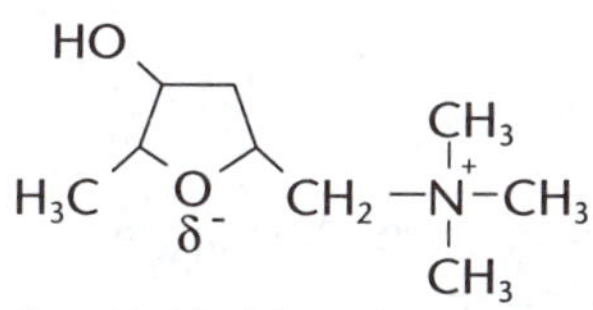

Formel 4.2: Muscarin

- ▲ Rezeptorerregung durch Muscarin und Acetylcholin
- ▲ Vorkommen: ZNS und 2. parasympathisches Neuron
- ▲ Hemmbar durch: Atropin und Verwandte.

Die Hemmung von muscarinartigen Rezeptoren bessert die akuten Dyskinesien im Rahmen von Parkinsonoiden nach Pharmaka.
Bei der Alkylphosphatvergiftung werden einige Symptome durch Stimulation der muscarinartigen Rezeptoren hervorgerufen.

Nikotinartige Rezeptoren

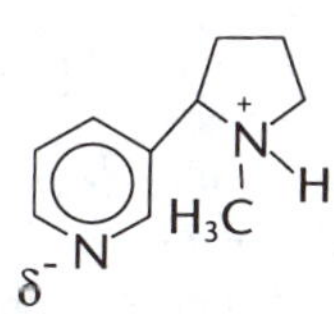

Formel 4.3: Nikotin

- Rezeptorerregung durch Nikotin und Acetylcholin
  - Vorkommen: ZNS, neuromuskuläre Synapse, präganglionäres Neuron bei Sympathikus und Parasympathikus.
  - Hemmbar durch: Ganglienblocker + Muskelrelaxantien.

Wirkungsmechanismus

Acetylcholin erhöht die Membranpermeabilität für Na^+ und K^+; überwiegt die Permeabilitätszunahme für Na^+ → Depolarisation, überwiegt die K^+-Permeabilitätszunahme → Hyperpolarisation. Zusätzlich wird die Membranpermeabilität für Ca^{2+} erhöht.

Je lipidlöslicher eine Verbindung ist, desto besser wird sie resorbiert und desto besser kann sie die Membran passieren. Quarternäre Stickstoffverbindungen können im Gegensatz zu den tertiären die Blut-Liquor-Schranke nicht passieren.

4.1.3 Pharmakologische Wirkungen von Acetylcholin

- Am **Herz** bewirkt Acetylcholin eine Frequenzabnahme am Erregungsbildungssystem. Am AV-Knoten wird die Überleitungszeit verzögert (Polarisationseffekt).
- Am **Gastrointestinaltrakt** nimmt die Motilität zu. Die Sphinkteren der **Harnblase** werden geöffnet (Erschlaffung) und die Sekretion der Drüsen nimmt zu.
- In der **Lunge** kontrahieren sich die Bronchialmuskeln, die Sekretion der Bronchialdrüsen nimmt zu.
- Am **Auge** kontrahiert sich der Musculus sphincter iridis (Miosis). Ebenso kontrahiert sich der M. ciliaris → Akkommodationsstörungen.
- Die **Gefäßmuskulatur** wird durch die Acetylcholinwirkung etwas dilatiert.
- An den **Speichel-, Schweiß-** und **Schleimhautdrüsen** nimmt die Sekretion zu.
- In den **Ganglien** ist Acetylcholin Überträgerstoff.
- An der **Skelettmuskulatur** dient Acetylcholin als Überträgerstoff der neuromuskulären Endplatte. Dadurch wird die Muskelkontraktion aufrechterhalten.

Tab. 4.1: Parasympathische Wirkungen

Organ	Wirkung
Herz	Bradykardie, AV-Block
Kreislauf	RR ↓, Vasodilatation
Bronchialsystem	Spastik, Sekretionssteigerung
Magen-Darm-Trakt	Speichel-, Magensäure- und Magensaftsekretion ↑, Kontraktion der glatten Muskulatur und des Sphinkter Oddi, Sphinktererschlaffung
Harnblase	Kontraktion des M. detrusor
Schweißdrüsen	Sekretionssteigerung
Auge	Kontraktion des M. ciliaris und des M. sphincter iridis

Wegen der auch nach i.v.-Gabe nur Sekunden anhaltenden Wirkung von Acetylcholin ist es für die medikamentöse Therapie nicht geeignet. Deshalb hat man versucht, länger wirkende Substanzen zu synthetisieren. Ihre Wirkung beruht auf der strukturellen Ähnlichkeit zu Acetylcholin.

4.2 M-Cholinozeptorenagonisten (direkt wirkende Parasympathomimetika)

4.2.1 Carbachol (Doryl®)

Chemisch gesehen handelt es sich um Carbaminoylcholin. Die Substanz soll wegen starker systemischer Wirkung nicht intravenös gegeben werden. Meist wird Carbachol subkutan gespritzt. Bei der Anwendung am Auge soll es in Tropfenform appliziert werden.

Da Carbachol durch die Acetylcholinesterase langsamer abgebaut wird, wirkt es länger als Acetylcholin.

Es kann Acetylcholin aus cholinergen Nervenendigungen freisetzen. Carbachol kann wie Acetylcholin die Blut-Liquor-Schranke nicht passieren (quartärer Stickstoff).

Wirkungsmechanismus

Durch Strukturähnlichkeit wirkt Carbachol wie Acetylcholin (☞ 4.1.3). Die erregende Wirkung auf die Darm- und Blasenmuskulatur ist stärker, die gefäßerweiternde Wirkung schwächer als bei Acetylcholin.

Indikationen

Glaukom (durch Miosis und Erweiterung des Kammerwinkels im Auge wird der Kammerwasserabfluß verbessert → der Augeninnendruck sinkt), supraventrikuläre Tachykardie, postoperative Darmatonien, Blasenatonien.

Nebenwirkungen

Durch zu starke parasympathische Wirkung am muscarinartigen Rezeptor entstehen Bradykardie, profuse Schweißausbrüche, gesteigerter Speichelfluß, Diarrhoe, Nausea, Erbrechen, Akkommodationskrampf, Bronchokonstriktion und Kreislaufkollaps.

Die über den nikotinartigen Rezeptor vermittelten Nebenwirkungen treten hauptsächlich am Skelettmuskel auf: Muskelfaszikulationen, Spasmen und Lähmungen.

Kontraindikationen

Hyperthyreose, Herzinsuffizienz, Bradykardie, Myokardinfarkt, Hypotonie, Asthma bronchiale, Spasmen im Bereich von Blase und Magen-Darm-Trakt.

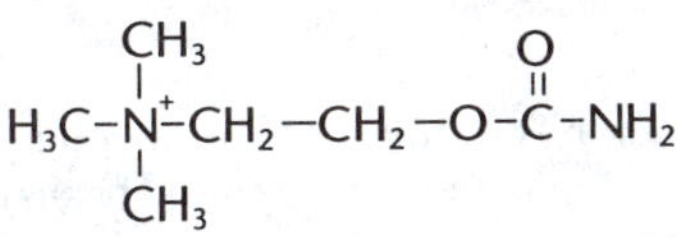

Formel 4.4: Carbachol

4.2.2 Methacholin

Methacholin ist in Deutschland nicht im Handel, jedoch in den USA zugelassen. Es wirkt sehr stark gefäßerweiternd, hat nur geringe Wirkung auf Darm und Blase und nur geringe nikotinähnliche Eigenschaften. Der Abbau durch die Acetylcholinesterase erfolgt sehr langsam, während er durch die unspezifischen Cholinesterasen nicht möglich ist.

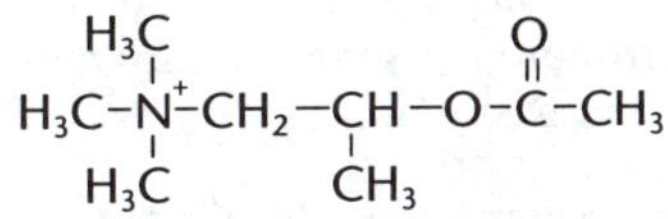

Formel 4.5: Methacholin

4.2.3 Pilocarpin

Da Pilocarpin sehr stark auf die kardialen Funktionen wirkt und es durch Fehlen eines quartären Stickstoffatoms liquorgängig ist, kann es nur lokal beim Glaukom eingesetzt werden.

Es wird als Tropfenlösung in Konzentrationen von 1–3 % verwendet. Ansonsten gilt für Pilocarpin dassselbe wie für Carbachol.

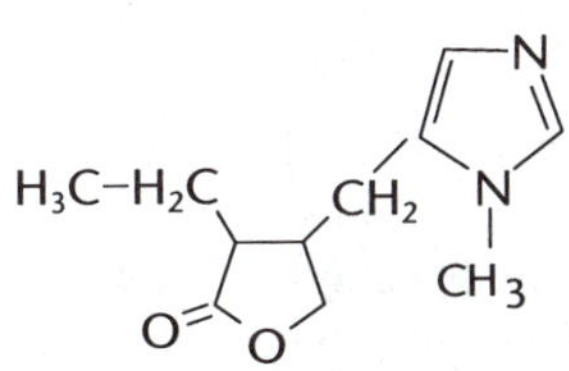

Formel 4.6: Pilocarpin

4.3 Cholinesterasehemmstoffe

(Indirekt wirkende Parasympathomimetika ☞ 30.9.2 und 30.9.3)

4.3.1 Reversible Hemmstoffe der Cholinesterase

Bei diesen Verbindungen handelt es sich meist um Ester der Carbaminsäure. Die Verbindungen heißen Physostigmin (Eserin), Neostigmin, Pyridostigmin und Distigmin.

Der **Wirkungsmechanismus** der Carbaminsäureester besteht in einer reversiblen Hemmung der Acetylcholinesterase. Die Hemmwirkung der verschiedenen Substanzen hält unterschiedlich lange an. Durch die Hemmung der Acetylcholinesterase wird die Konzentration des Acetylcholins an der Synapse erhöht und dadurch die parasympathische Wirkung gesteigert.

Die Verbindungen mit tertiärem Stickstoffatom, z.B. Physostigmin können die Blut-Liquor-Schranke passieren, die mit quartärem nicht.

Physostigmin = Eserin

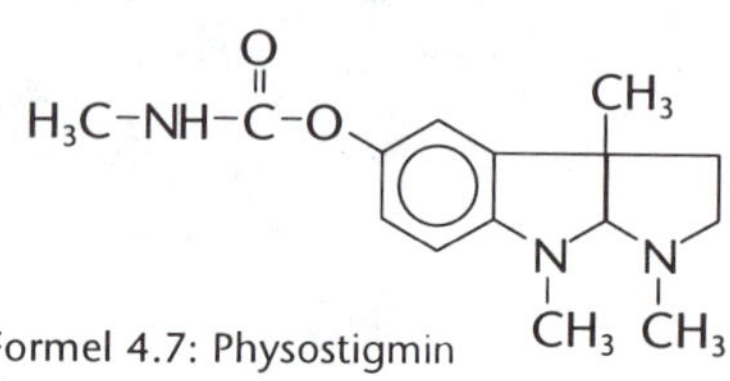

Formel 4.7: Physostigmin

Physostigmin ist liquorgängig. Durch starke systemische Wirkung, v.a. durch starke Hemmung der Herzfunktion und Erregung des Darmes ist Physostigmin nur zur lokalen Therapie des Glaukoms und bei Atropinvergiftung indiziert.

Neostigmin (Prostigmin®)

Neostigmin wirkt kaum im ZNS, da es schlecht liquorgängig ist (quarternäres Stickstoffatom). Neostigmin ist enteral resorbierbar.

Neostigmin und Pyridostigmin wirken schwächer als Physostigmin am Herzen, jedoch wesentlich stärker erregend auf die Darmmuskulatur.

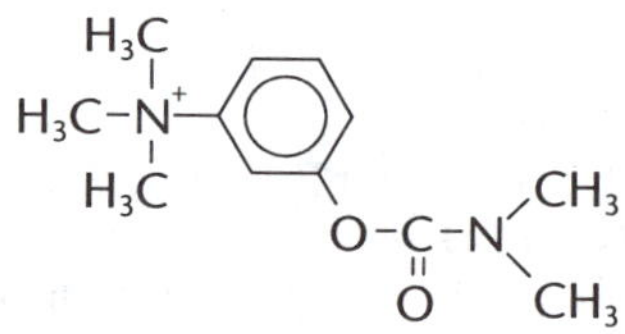

Formel 4.8: Neostigmin

Indikationen

In der Anästhesie zur Abkürzung der Wirkung polarisierender Muskelrelaxantien, bei Myasthenia gravis pseudoparalytica → Muskelkraft ↑, bei Darm- und Blasenatonien, beim Glaukom.

Bei der Myasthenie wird die Zahl der Acetylcholinrezeptoren durch Autoantikörper erheblich reduziert. Durch Gabe der Acetylcholinesterasehemmer werden die Symptome der Myasthenie sofort gebessert.

Nebenwirkungen und Kontraindikationen entsprechen denen des Carbachols.

Pyridostigmin (Mestinon®)

Es hat einen späten Wirkungsbeginn, aber lang anhaltende Wirkung. Pyridostigmin besitzt ebenfalls ein quarternäres Stickstoffatom.

Indikationen, Nebenwirkungen und Wirkungsmechanismus ☞ Neostigmin.

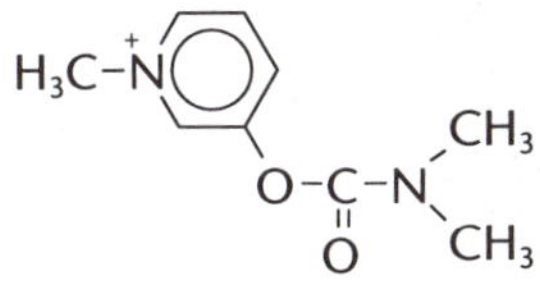

Formel 4.9: Pyridostigmin

Distigmin (Ubretid®)

Distigmin besteht aus 2 Pyridostigminmolekülen, die über sechs CH_3–Gruppen miteinander verbunden sind.

Es wird wie Neostigmin bei postoperativen Darm- und Blasenatonien eingesetzt.

Die Wirkung setzt aber sehr langsam ein und hält sehr lange an → gut geeignet für Dauerbehandlung.

Ein weiteres Parasympathomimetikum, das **Bethanechol**, wird zur Therapie der Refluxösophagitis eingesetzt. Die Wirkung beruht auf der Tonuserhöhung des unteren Ösophagussphinkters, wodurch der die Schleimhautentzündung unterhaltende Rückfluß von Magen- und Gallensekret behindert wird.

Weitere Indikationen für die Parasympathomimetika sind tachykarde Rhythmusstörungen des Herzens, Skelettmuskellähmungen, Ozaena und Atropinvergiftungen. Umgekehrt kann Atropin bei Überdosierung der Parasympathomimetika gegeben werden.

4.3.2 Irreversible Hemmstoffe der Cholinesterase (☞ 30.9.2)

Die Organophosphate blockieren wie die Carbamate beide Haftstellen der Acetylcholinesterase. Im Gegensatz zu den Carbamaten ist die Blockade jedoch irreversibel.

Die Alkylphosphate werden medizinisch in der Augenheilkunde (Fluostigmin) und bei Myasthenia gravis pseudoparalytica (Tetrastigmin) verwendet, ansonsten haben sie hauptsächlich Bedeutung als **Insektizide** und **Kampfstoffe.**

Nitrostigmin (= Parathion = E 605), Diisopropylfluorphosphat und Paraoxon binden über das Phosphoratom an die Hydroxylgruppe eines Serins der Cholinesterase und blockieren das Enzym.

Die Wirkung der Alkylphosphate ist irreversibel, d.h. die Enzymfunktion ist nicht mehr wiederherstellbar.

Die Resorption erfolgt sehr schnell sowohl peroral als auch bei Inhalation und Benetzung über die Haut. Die Vergiftungssymptome setzen innerhalb weniger Minuten ein.

Die Organophosphate sind liquorgängig, d.h. sie wirken am ZNS. Durch Metabolismus wird die weniger giftige P = S-Bindung von Parathion in die giftigere Verbindung Paraoxon-P = O umgewandelt; z.B. bei der Desulfurierung von Nitrostigmin.

Die an Cholinesterase gebundenen Organophosphate können nicht metabolisiert werden, während die freien Organophosphate hydrolytisch gespalten werden. Die Wirkungen auf den Organismus entsprechen denen des Acetylcholins.

4.4 M-Cholinozeptorantagonisten (Parasympatholytika)

Alle verwendeten Pharmaka sind kompetitive Antagonisten des Acetylcholins am muscarinartigen Rezeptor.

Man unterscheidet vier verschiedene Wirkstoffgruppen:
- ▲ Alkaloide
- ▲ Synthetische Parasympatholytika
- ▲ Quarternäre Ammoniumverbindungen mit ganglienblockierender Wirkung
- ▲ Verbindungen mit spasmolytischer Wirkung an glatter Muskulatur.

4.4.1 Tertiäre N-Verbindungen

Atropin (Ester der Tropasäure mit Tropin), Scopolamin (Ester der Tropasäure mit Scopin), Homatropin (Ester der Mandelsäure mit Tropin), Tropicamid.

Pharmakokinetik

Alle Verbindungen werden gut oral resorbiert, der Wirkstoff kann sogar nach lokaler Applikation ins Blut gelangen. Alle Verbindungen mit tertiärem Stickstoff sind gut liquorgängig und können die Plazentaschranke passieren (Scopolamin schneller als Atropin).

Die Ausscheidung erfolgt zum Teil nach Spaltung der Esterbindung, z.T. auch unverändert über die Niere. Durch Alkalisierung des Harns kann die tubuläre Rückresorption in der Niere gefördert werden.

Atropin wird bis zu 50 % unverändert renal ausgeschieden und teilweise in der Leber metabolisiert. Auf Grund genetischer Unterschiede in der Metabolisierungsrate schwankt die Eliminationshalbwertzeit bei einzelnen Individuen zwischen 10 und 40 h.

Scopolamin wird stärker metabolisiert und nur zu ~ 1 % unverändert ausgeschieden.

Homatropin wirkt bei lokaler Gabe am Auge etwa 20–40 h, während Tropicamid nur 1–2 h wirkt.

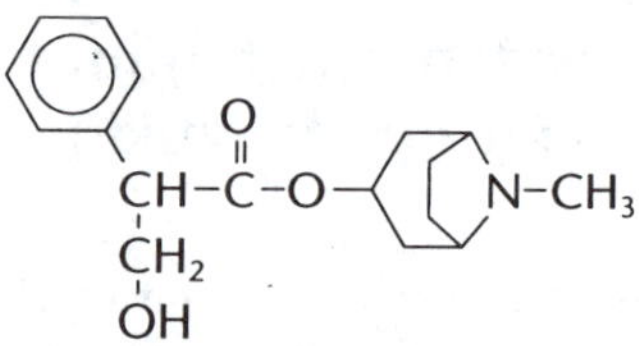

Formel 4.10: Atropin

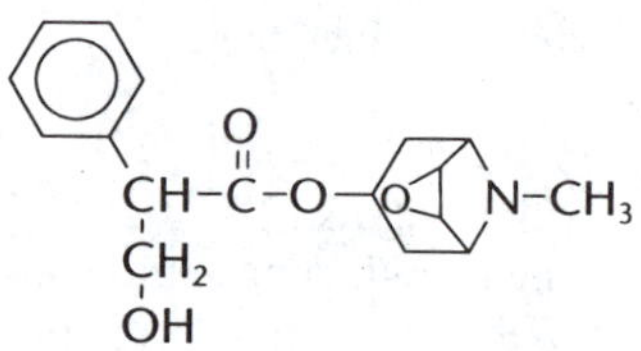

Formel 4.11: Scopolamin

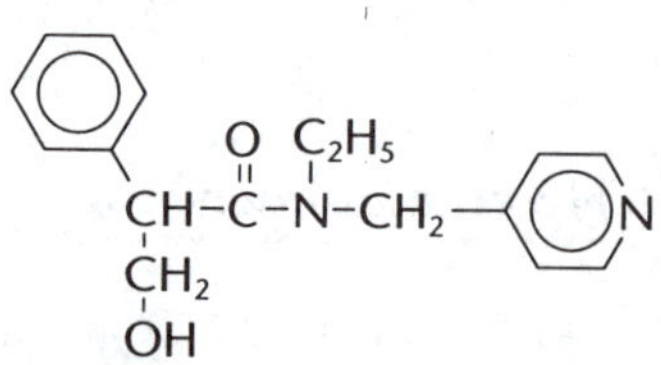

Formel 4.12: Tropicamid

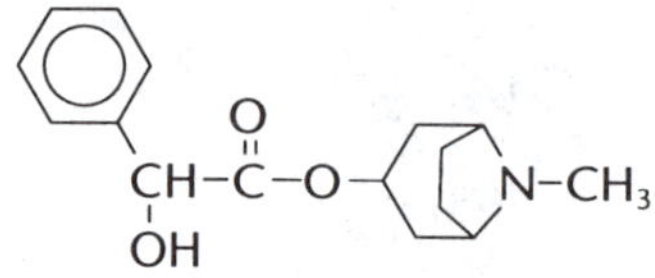

Formel 4.13: Homatropin

4.4.2 Quarternäre Stickstoffverbindungen

Methylscopolamin (Holopon®), N-Butyl-Scopolamin (Buscopan®), N-Methyl-Atropin (Eumydrin®), Ipratropiumbromid (Itrop®, Atrovent®).

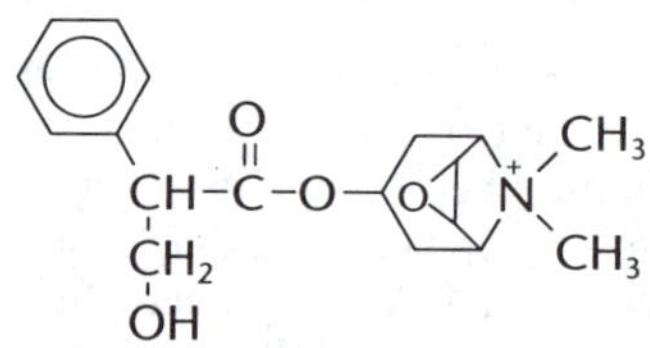

Formel 4.14: Methylscopolamin

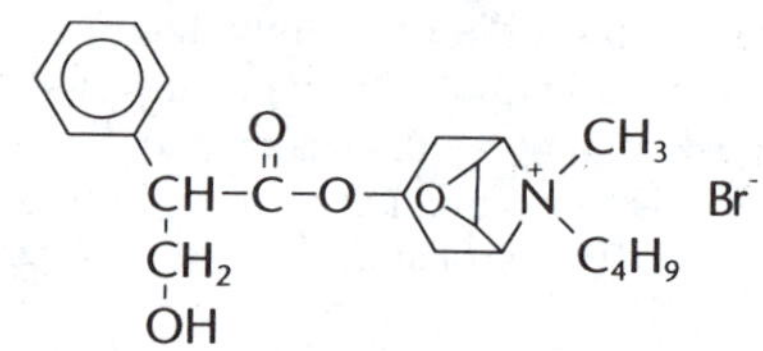

Formel 4.15: N-Butylscopolaminbromid

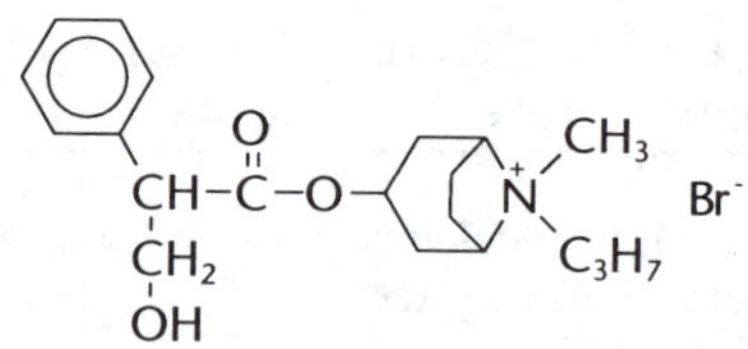

Formel 4.16: Ipratropiumbromid

Durch den quarternären Stickstoff sind die Verbindungen besser ionisiert → schlechtere Resorption nach oraler Zufuhr und kaum noch Passage durch die Blut-Liquor-Schranke.

Die Wirkungsdauer ist gegenüber den Verbindungen mit tertiärem Stickstoff verkürzt.

Neben den parasympatholytischen Wirkungen haben diese Substanzen einen hemmenden Effekt auf Ganglien. An parasympathisch innervierten Organen führt dies zu einem additiven Effekt → verstärkte Dämpfung des parasympathischen Tonus und verbesserte spasmolytische Wirkung.

4.4.3 Wirkungsmechanismen

Atropin und die anderen Parasympatholytika verdrängen Acetylcholin und andere direkte Parasympathomimetika kompetitiv an den muscarinartigen Rezeptoren. Da die Acetylcholinwirkung an den nikotinartigen Rezeptoren unbeeinflußt bleibt, wird die neuromuskuläre Übertragung nicht beeinträchtigt.

4.4.4 Wirkungen und unerwünschte Wirkungen

Periphere Organe

- Am **Herz** wird die Erregungsbildung und die Überleitung im AV-Knoten durch Behinderung der parasympathischen Einflüsse beschleunigt → Tachykardie möglich.
- Am **Magen-Darm-Trakt** erfolgt eine Senkung des Tonus und der Motilität, die Magenentleerungszeit wird verlängert. Der Tonus der Gallenwege, der Blasenmuskulatur und des Ureters wird gesenkt.
- Die **Bronchialmuskulatur** wird kaum beeinflußt, es erfolgt mäßige Relaxation, die jedoch therapeutisch bei Asthma bronchiale nicht verwertbar ist.
- Die **Gefäßmuskulatur** wird bis auf die der Hautgefäße nicht beeinflußt, so daß lediglich die Hautgefäße dilatieren → Hautrötung. Der Uterus zeigt keine Wirkung auf Atropin.
- Am **Auge** rufen die Parasympatholytika durch Lähmung des M. sphincter iridis eine Mydriasis hervor → Photophobie. Der Ciliarmuskel wird ebenfalls blockiert und die Akkommodationsfähigkeit eingeschränkt. Achtung bei Glaukom, da intraokulärer Druck ↑.
- Die **Schweiß-**, **Speichel-** und **Schleimhautdrüsen** werden in ihrer Sekretionsfähigkeit stark eingeschränkt. Durch die Blockade der Schweißdrüsen entsteht Hyperthermie.
- Durch die Parasympatholytika sind Spasmen im Magen-Darm-Trakt gut therapierbar. Im Magen wird die Sekretion gehemmt, während in Pankreas, Gallenblase und Brustdrüse die Sekretion nicht beeinflußt wird. Trotz der Sekretionshemmung im Magen bleibt der pH-Wert praktisch unverändert oder sinkt.

Zentralnervensystem

Im ZNS wirken Verbindungen mit quarternärem Stickstoff nicht, da sie die Blut-Liquor-Schranke nicht penetrieren können. Die Wirkung von Atropin und Scopolamin ist im ZNS etwas unterschiedlich.

Atropin

Atropin wirkt in therapeutischen Dosen zentral erregend, führt zu Schlafstörungen und wirkt leicht antiemetisch. In toxischen Dosen führt es zu maniformen Erscheinungsbildern, zu Halluzinationen, zur Lähmung des Atemzentrums und anderen Funktionsausfällen.

Bei Atropingabe kommt es schon nach lokaler Applikation am Auge zu einer Beschleunigung der AV-Überleitung. In höheren Dosen wird die Speichelsekretion gehemmt, während eine Beeinflussung des Bewußtseins erst in sehr hoher Dosierung auftritt.

Scopolamin

Scopolamin wirkt zentral sedierend und stark antiemetisch. Es ist bei M. Parkinson therapeutisch verwendbar.

Tab. 4.2: Zusammenfassung der Wirkungen der Parasympatholytika

Organ	Wirkung
Herz	Frequenzzunahme, Verkürzung der AV-Überleitungszeit
Gefäße	Erweiterung der Hautgefäße
Bronchien	Bronchiolenerweiterung, Bronchialsekretion ↓, Aktivität des Flimmerepithels ↓
Magen-Darm-Trakt, Gallenblase	Speichel- und Magensaftsekretion ↓, Motilität ↓, Spasmolyse, Beseitigung eines Pylorospasmus und eines Spasmus des Sphincter Oddi, Erschlaffung der Gallenblasenmuskulatur
Harnblase	Erschlaffung
Schweißdrüsen	Sekretionshemmung → Hyperthermie
Augen	Erschlaffung des M. ciliaris und des M. sphincter pupillae, Akkommodationslähmung, intraokulärer Druck ↑
ZNS	Teils motorische Erregung, teils Hemmung, Halluzinationen, Delirien, zentrale Hyperthermie, antiemetische Wirkung

Atropinvergiftung und Vergiftungen mit Anticholinergika

Atropinvergiftungen kommen meist bei Kindern vor, die im Wald versehentlich Tollkirschen essen und bei Erwachsenen, die atropinhaltige Pilze essen. Eine weitere Ursache der Atropinvergiftung ist die iatrogene Überdosierung.

Man beobachtet folgende Symptome

Am Auge Mydriasis und Akkommodationsstörungen, am Herzen Tachykardie. Am ZNS Erregungszustände mit Halluzinationen. Im Hypothalamus wird das Temperaturregulationszentrum beeinträchtigt → zentrale Hyperthermie. Die Hyperthermie wird durch Hemmung der peripheren Schweißdrüsen verstärkt → Hautrötung. Zusätzlich bestehen trockene Haut und Mundtrockenheit.

Therapie

Versuch der Resorptionsverhinderung durch Magenspülungen mit einer 1:1000 verdünnten Kaliumpermanganatlösung. Man gibt Kohle peroral, um Atropin daran zu binden. Um die Tachykardie zu antagonisieren, verabfolgt man β-Blocker.

Wegen der Wirkung von Atropin am Auge muß der Patient in abgedunkelten Räumen behandelt werden. Die Hyperthermie versucht man mit Eisbeuteln zu bekämpfen.

Um die Ausscheidung der Atropinmetabolite zu beschleunigen, gibt man Diuretika. Man darf den Harn nicht alkalisieren, da sonst die tubuläre Rückresorption von Atropin verbessert wird. Atropin ist theoretisch dialysabel; es bestehen aber keine klinischen Erfahrungen.

Ein wirksames Antidot ist Physostigmin, das je nach Schwere der Vergiftung dosiert werden muß. Da die Wirkung von Physostigmin wegen des raschen Abbaus nur kurz dauert, muß Physostigmin alle 2 –3 Stunden nachgegeben werden.

4.4.5 Typische Wirkstoffe und ihre klinische Anwendung

Atropin

Indikationen

Bei Spasmen im Magen-Darm-Trakt, bei Ulkus duodeni, als Prämedikation vor Operationen, bei Iritis und Iridozyklitis in der Ophthalmologie, als Antidot bei Pilz- und Alkylphosphatvergiftungen. Bei bradykarden Rhythmusstörungen, Reisekrankheit, Übelkeit, Enuresis nocturna, Nachtschweiß und vegetativen Störungen.

Homatropin: Zur Diagnostik in der Ophthalmologie. **Scopolamin:** Bei Morbus Parkinson (☞ 17.6), als Antiemetikum.

N-Butyl-Scopolamin (Buscopan®)

Indikationen

Spasmen in Magen-Darm-Trakt, Gallenblase und Harnwegen; Pylorospasmus, Gastritiden, Hyperazidität des Magens.

Kontraindikationen

Glaukom, Tachykardie, Hyperthyreose, Miktionsstörungen, Prostatahypertrophie, Darmstenosen, Obstipationen.

Ipratropiumbromid (Itrop®, Atrovent®)

Ipratropiumbromid kann enteral und parenteral gegeben werden. Die Resorption nach oraler Gabe beträgt zwischen 10 und 30 %. Die Halbwertzeit beträgt 2–4 h, die Elimination erfolgt zu ~ 70 % renal, der Rest mit dem Stuhl. Als quartäre Ammoniumverbindung passiert es die Blut-Liquor-Schranke nicht.

- ▲ Ipratropiumbromid führt zu einer Frequenzbeschleunigung, einer Verkürzung der Sinusknotenerholungszeit und der AV-Überleitungszeit. Die Überleitungszeit im His-Bündel und im Ventrikel bleibt unbeeinflußt.
- ▲ HMV, Schlagvolumen und linksventrikulärer Druck nehmen geringgradig ab, während die Koronardurchblutung etwas gesteigert wird.
- ▲ Ipratropiumbromid wirkt bronchodilatatorisch.

Indikationen

Vagal bedingte Sinusbradykardien, Bradyarrhythmien mit SA-Blockierungen, AV-Block II. Grades Typ Wenckebach und bradykardes Vorhofflimmern, als Dosieraerosol (Atrovent®) in der Therapie obstruktiver Ventilationsstörungen.

Nebenwirkungen

Mundtrockenheit, Hautrötung, Schweißsekretion ↓, Wärmestau, Völlegefühl, Appetitlosigkeit, Obstipation, Akkommodationsstörungen, Glaukomanfall, Miktionsstörungen, supraventrikuläre und ventrikuläre Extrasystolen und Tachykardien, selten bis zum Kammerflimmern. Der Vorteil gegenüber Atropin ist, daß Ipratropiumbromid als quarternäre Stickstoffverbindung nicht ins ZNS gelangt und somit keine zentralnervösen Nebenwirkungen auftreten.

Die Wirkung von Ipratropiumbromid kann durch Chinidin, trizyklische Antidepressiva und Anti-Parkinsonmittel verstärkt werden.

Kontraindikationen

Glaukom, Prostatahypertrophie, Stenosen im Magen-Darm-Trakt, Megakolon, Tachykardien. Vorsicht in der Schwangerschaft (v.a. im 1. Trimenon!).

Pirenzepin (Gastrozepin®) ist ebenfalls ein Parasympatholytikum und wird hauptsächlich bei Ulcera ventriculi et duodeni eingesetzt (☞ 16.1).

4.5 Papaverin

Papaverin ist ein Alkaloid, das im Opium vorkommt. Papaverin wirkt unabhängig von der Innervation, wenig selektiv und direkt erschlaffend auf die glatte Muskulatur. Alle Gefäßmuskeln sowie die Bronchialmuskulatur, die Darmmuskulatur und die Muskeln der abführenden Gallen- und Harnwege erschlaffen. Eine parasympatholytische Wirkung besteht nicht.

Papaverin ist enteral resorbierbar, jedoch wird es meist langsam intravenös injiziert oder rektal appliziert.

Indikationen

Spasmen im Bereich des Magen-Darm-Traktes, der Gallenwege, des abführenden Harnsystems, der Bronchien und des Uterus.

Nebenwirkungen

Am Herz kommt es zu Arrhythmien, Herabsetzung der Leitungsgeschwindigkeit und Verlängerung der Refraktärperiode. Bei chronischer Papaverinzufuhr kann es zu Leberschäden kommen. Die Vasodilatation führt zur Blutdrucksenkung.

Moxaverin (Eupaverin®)

Ein Derivat des Papaverins, das besser resorbiert wird, eine längere Halbwertzeit und eine 2 1/2fach stärkere Wirkung als Papaverin besitzt.

5 Eingriffe in das motorische Nervensystem und an vegetativen Ganglien

5.1 Nicht depolarisierende Muskelrelaxantien

5.1.1 Typische Wirkstoffe

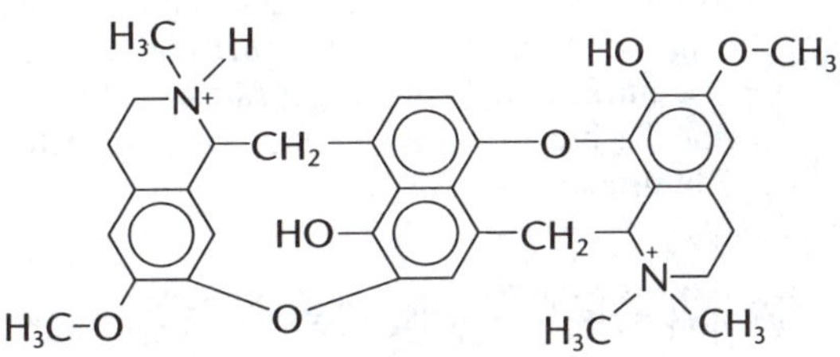

Formel 5.1: (+) -Tubocurarin

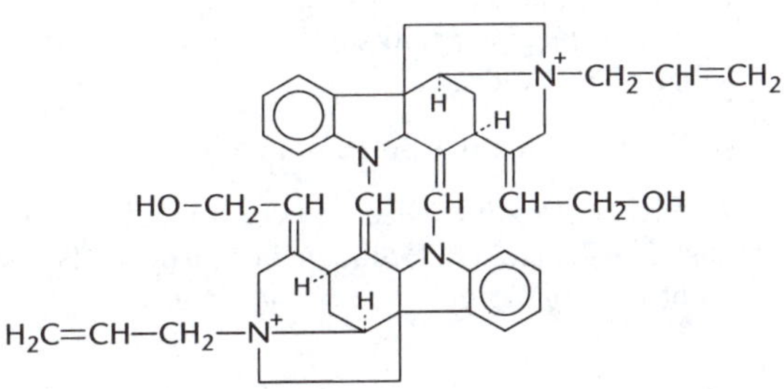

Formel 5.2: Alcuronium

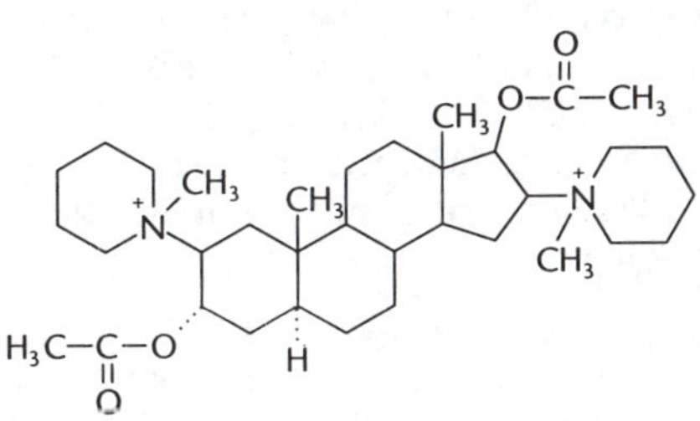

Formel 5.3: Pancuronium

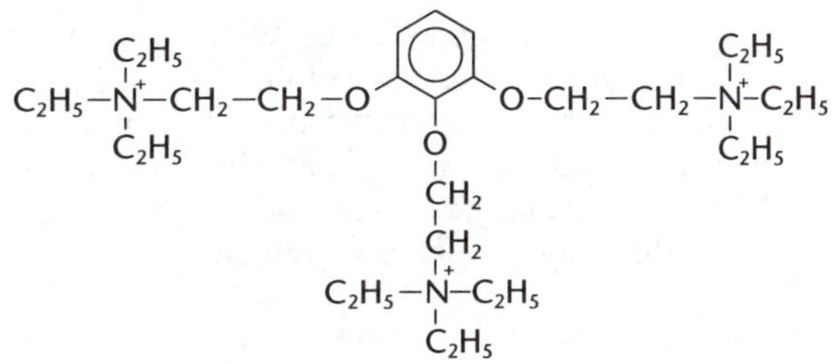

Formel 5.4: Gallamin

5.1.2 Wirkungsmechanismus

Alle nicht depolarisierenden Muskelrelaxantien (= polarisierende Muskelrelaxantien) verdrängen Acetylcholin kompetitiv von den nikotinartigen Rezeptoren. (+) -Tubocurarin besitzt ein quartäres und ein tertiäres Stickstoffatom, die weniger als 14 Å auseinanderliegen. Früher dachte man, zwei quartäre N-Atome im Abstand von 14 Å seien für die Wirkung erforderlich. Durch diese zwei Stickstoffatome sind die Substanzen nicht liquorgängig.

5.1.3 Wirkungen

Die nicht depolarisierenden Muskelrelaxantien werden zur Muskelruhigstellung bei operativen Eingriffen eingesetzt. Neben dieser Wirkung werden die postsynaptischen Ionenflüsse beeinflußt. Um die Acetylcholinwirkung an den muscarinartigen Rezeptoren auszuschalten, gibt man in der Prämedikation Atropin.

Reihenfolge des Ausfalls von Muskelgruppen:

Äußere Augenmuskeln, übrige von Hirnnerven innervierte Muskeln, schnelle Extremitätenmuskeln, Rumpf- und Nackenmuskulatur, Interkostalmuskeln und zuletzt das Zwerchfell.

5.1.4 Einzelne Wirkstoffe und unerwünschte Wirkungen

(+)-Tubocurarin (Curarin Asta®, Curarin HAF®)

(+) -Tubocurarin (früher d-Tubocurarin) wirkt nur nach parenteraler Zufuhr. Es wird nach oraler Gabe langsamer resorbiert als metabolisiert und eliminiert. Deshalb können die südamerikanischen Indios ihre mit Curarepfeilgift erlegte Beute verzehren.

Das (+)-Tubocurarin wirkt als rechtsdrehendes Isomer etwa 50–fach stärker als das linksdrehende. Tubocurarin wird zum größten Teil verstoffwechselt und zusammen mit unverwandeltem Tubocurarin renal ausgeschieden. Es wirkt individuell unterschiedlich lang, da die Wirkungsdauer sowohl von der Abbaugeschwindigkeit als auch von der Eliminationsgeschwindigkeit (Nierenfunktion) abhängt. Die Blut-Hirn-Schranke wird nicht passiert → nach i.v.-Gabe treten keine zentralen Nebenwirkungen auf.

Eine übliche Dosis wirkt normalerweise 20–40 min relaxierend. Einfluß auf die Wirkungsdauer hat auch die Umverteilung in andere Körperkompartimente, da die Eliminationshalbwertzeit von Tubocurarin ~ 2–3 h beträgt. Die Plasmaeiweißbindung beträgt ~ 40 %. Der Hauptteil der Substanz wird verstoffwechselt. Etwa 40 % werden z.T. unverändert renal ausgeschieden.

Nebenwirkungen

Unerwünschte Histaminfreisetzung (kann sehr ausgeprägt sein), Ganglioplegie (Blockade der Ganglien), Senkung des venösen Rückstroms und dadurch Senkung des Blutdrucks. Zusätzlich Bronchokonstriktion und Laryngospasmus. Durch geringe parasympatholytische Wirkung steigen die Herzfrequenz und der Augeninnendruck.

Dimethyltubocurarin wirkt wie (+) -Tubocurarin, wird lediglich schneller eliminiert.

Pancuroniumbromid (Pavulon®, Pancuronium-Organon®)

Die Wirkung tritt im Vergleich zu (+) -Tubocurarin schneller ein, hält jedoch genauso lange an.

Es verdrängt wie Tubocurarin Acetylcholin kompetitiv vom nikotinartigen Rezeptor. Es gehört zu den am häufigsten eingesetzten Muskelrelaxantien.

Pancuronium ist etwa fünfmal stärker wirksam als (+) -Tubocurarin. Es wird unverändert renal ausgeschieden.

Die Wirkung von Pancuroniumbromid ist mit Tubocurarin vergleichbar, es bewirkt aber keine Histaminausschüttung und eine geringere Ganglioplegie.

Pancuroniumbromid ist bei Schwangeren nicht verwendbar, da es gut die Plazentaschranke passieren kann. Es bewirkt im Gegensatz zu Tubocurarin eine Tachykardie und einen geringen Anstieg des Blutdrucks.

Alcuroniumbromid (Alloferin®)

Alcuroniumbromid wirkt bis auf folgende Unterschiede wie Tubocurarin: geringere Wirkungsdauer, keine Histaminfreisetzung, kaum ganglioplegisch wirksam → geringer Einfluß auf den Blutdruck.

Kein Anstieg des Augeninnendrucks.

Alcuroniumbromid wird heute dem Tubocurarin aus den genannten Gründen vorgezogen. Es ist nicht liquorgängig.

Gallamin (Flaxedil®)

Gallamin ist etwa fünfmal schwächer wirksam als Tubocurarin. Seine Wirkung klingt schneller ab. Der Vorteil von Gallamin besteht in der fehlenden Histaminfreisetzung. Zudem fehlt die ganglioplege Wirkung, allerdings hat es eine parasympatholytische Wirkung.

Gallamin passiert die Blut-Liqour- und Plazentaschranke → nicht bei der Entbindung anwenden. Die Substanz wird unverändert renal ausgeschieden.

Nachteil von Gallamin: Auslösen einer Sinustachykardie.

5.1.5 Antagonisten

Cholinesterasehemmer wie **Neostigmin** und **Pyridostigmin** und direkte Parasympathomimetika wirken antagonistisch und können die Curarewirkung aufheben.

Jedoch muß darauf geachtet werden, daß nach Abflauen der Wirkung der Cholinesterasehemmer nicht erneut die Curarewirkung überwiegt (sog. Recurarisierung). Die Substanzen wirken über eine vermehrte Bereitstellung von Acetylcholin an der muskulären Endplatte. Eine ähnliche, aber schwächere Wirkung üben **Adrenalin** und **Noradrenalin** aus, die wahrscheinlich zu einer erhöhten Acetylcholinfreisetzung an der muskulären Endplatte führen.

5.1.6 Synergisten

Die **Anästhetika** Halothan, Stickoxydul, Äther und Barbiturate wirken synergistisch → Verstärkung der relaxierenden Wirkung von Curarin.

Benzodiazepine, Chinidin und Nifedipin können die Wirkung nicht depolarisierender Muskelrelaxantien verstärken.

Einige **Antibiotika** (Tetrazykline, Aminoglykosidantibiotika, Polymyxine und Lincomycin), Botulinustoxin, Lokalanästhetika, Kalziummangel und Magnesiumüberschuß verursachen über die Hemmung der Acetylcholinfreisetzung eine erhebliche Wirkungsverstärkung der nicht depolarisierenden Muskelrelaxantien (Hemmung der Erregungsübertragung an der muskulären Endplatte).

Diäthylaminoäthanol und Triäthylcholin hemmen die Acetylcholinsynthese → Verstärkung der Curarewirkung.

5.2 Depolarisierende Muskelrelaxantien

Die depolarisierenden Muskelrelaxantien reagieren genau wie Acetylcholin mit dem Rezeptor an der Muskelzelle.

Durch die Interaktion mit dem Rezeptor werden Ionenkanäle in der Plasmamembran geöffnet.

Dies verursacht eine Dauerdepolarisation, so daß eine Muskelkontraktion nicht mehr möglich ist.

Acetylcholin kann die Rezeptoren nicht mehr erregen, da die neuromuskuläre Synapse durch den depolarisierenden Hemmstoff belegt ist.

5.2.1 Typischer Wirkstoff: Suxamethonium

Suxamethonium = Succinylbischolin (Succinyl-Asta®, Pantolax®, Lysthenon®)

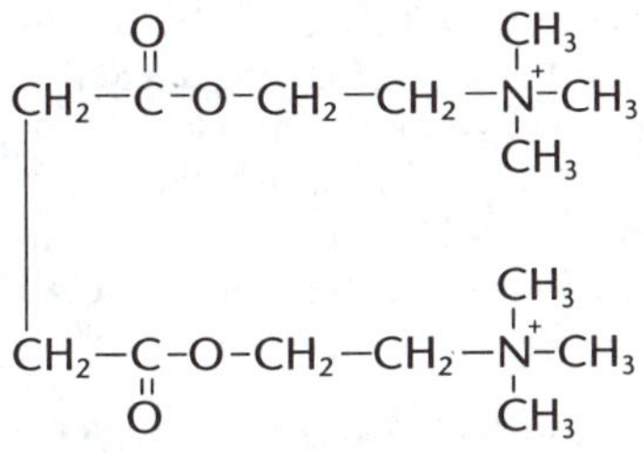

Formel 5.5: Succinylbischolin

5.2.2 Wirkungsmechanismus

Succinylbischolin wirkt durch Dauerdepolarisation relaxierend. Bei der ersten Applikation kann es zu vereinzelten Muskelzuckungen kommen ☞ auch Kap. 7.2.

5.2.3 Pharmakokinetik

Succinylbischolin wird intravenös gegeben und hat von allen Muskelrelaxantien die kürzeste Halbwertzeit.

Es wirkt etwa 10 min und wird sehr schnell durch die im Serum vorkommende unspezifische Cholinesterase hydrolytisch gespalten. Dabei entsteht das etwa 10fach schwächer wirksame Succinylmonocholin, das weiter zu Cholin und Bernsteinsäure hydrolysiert wird.

Liegt bei einem Patienten ein genetisch bedingter oder erworbener Mangel der Cholinesterase vor, kann die Wirkung von Succinylbischolin mehrere Stunden andauern, so daß der Patient künstlich beatmet werden muß.

Neuerdings kann Cholinesterase injiziert werden, wodurch die Wirkung von Succinylbischolin verkürzt wird. Normalerweise dauert die Depolarisierung 5–8 min.

5.2.4 Unerwünschte Wirkungen

Es können Herzrhythmusstörungen auftreten (Bradykardie, die in Tachykardie umschlagen kann). Bei der Suxamethoniumgabe kann es zu einem Anstieg des Serumkaliumspiegels kommen. Diese Hyperkaliämie tritt besonders bei Patienten mit ZNS-Verletzungen, Sepsis und Hautverbrennungen auf. Die Ursache ist nicht ganz geklärt (Vermehrung von Acetylcholinrezeptoren?). Nach der Narkose klagen viele Patienten über Muskelkater, der etwa 2–3 Tage anhält.

Bronchospasmen und Hautreaktionen wurden beobachtet, wobei die Histaminausschüttung geringer als bei (+) -Tubocurarin ist.

Bei Augenoperationen sollte Succinylbischolin nicht angewendet werden, da es zur Kontraktion der äußeren Augenmuskulatur kommen kann. Vorsicht bei Glaukom!

Sehr selten (1 von 50 000 Suxamethoniumnarkosen) kann es zum Auftreten einer **malignen Hyperthermie** kommen, als deren Ursache ein Defekt der intrazellulären Kalzium-Speicherung mit massivem Anstieg des freien intrazellulären Ca^{2+} angesehen wird.

Symptome dieser oft letal endenden Nebenwirkung sind: Temperaturen bis 43 °C, stark erhöhter Skelettmuskeltonus, Tachypnoe, Kreislaufstörungen, Arrhythmien und Zyanose.

5.2.5 Andere Wirkstoffe

Hexacarbacholin (Imbetril®)

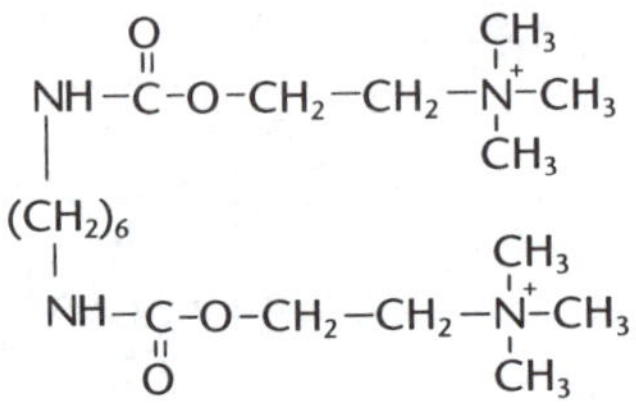

Formel 5.6: Hexacarbacholin

Es wirkt sehr lange und wird zur Dauerrelaxation bei Tetanus verwendet. Die Wirkung ist zuerst depolarisierend, später entsteht eine neuromuskuläre Blockade, wie sie bei Tubocurarin auftritt.

Decamethonium (Synacur®)

Decamethonium ist ein potentes Muskelrelaxans, das unverändert nach einer Wirkungsdauer von 10–15 min ausgeschieden wird. Es gibt kein Antidot. Zur vollständigen Relaxation benötigt man nur ein Fünftel der Tubocurarinmenge. In Deutschland ist Decamethonium aus dem Handel genommen worden.

Muskelrelaxantien mit zentr. Angriff

Aus der Gruppe der Tranquilizer wirken einige Benzodiazepinderivate und Meprobamat relaxierend ☞ 17.2.8.

Wirkungen

Diese Substanzen hemmen die polysynaptischen Reflexe im Rückenmark und Hirnstamm, die für die Aufrechterhaltung des Muskeltonus verantwortlich sind. Dadurch bewirken sie eine Relaxation der Muskulatur, die jedoch nicht so ausgeprägt wie bei den Muskelrelaxantien unter 5.2 und 5.1 ist.

Die Benzodiazepine **Diazepam** und **Chlordiazepoxid** fördern die mit GABA arbeitenden hemmenden Neurone.

Baclofen wirkt nur am GABA-β-Rezeptor hemmend auf die Rückenmarksbahnen.

Dantrolen hat zusätzlich zur zentralen Hemmung noch einen peripheren Effekt jenseits der motorischen Endplatte, wahrscheinlich durch Hemmung der Ca^{2+}-Freisetzung aus dem sarkoplasmatischen Retikulum.

Indikationen sind spinale und zerebrale Spastiken und lokale Muskelkrämpfe. Dantrolen wird bei maligner Hyperthermie, z.B. nach Suxamethoniumgabe, eingesetzt.

Ganglionär wirksame Substanzen

Da **Acetylcholin** präganglionärer Überträgerstoff in sämtlichen Ganglien ist (sowohl parasympathisch als auch sympathisch), kann durch eine Blockade der nikotinartigen Rezeptoren die Tätigkeit aller Ganglien ausgeschaltet werden.

Ganglienblocker

Zur besseren Übersicht werden die ganglionär blockierenden Substanzen getrennt behandelt.

Während **Tetramethylammonium** die Ganglien erregt, wirken **Tetraethylammonium, Pentamethonium** und **Hexamethonium** ganglienblockierend. Tetraäthylammonium wirkt sehr kurz, Penta- und Hexamethonium deutlich länger. Die Substanzen werden nicht in der Pharmakotherapie eingesetzt. Cholinesterasehemmstoffe wie Neostigmin sind spezifische Antagonisten der Ganglienblocker.

Wirkungen

Generelle Tonusabnahme im Gastrointestinal- und dem Urogenitaltrakt. Dies kann am Darm zu atonischer Obstipation, ja sogar zum paralytischen Ileus führen, während am Urogenitalsystem Miktionsstörungen und Impotenz beobachtet werden.

Durch die Blockade sympathischer Ganglien wird die Durchblutung verbessert.

Die Schweiß- und Speichelsekretion wird gedrosselt.

Am Auge kommt es zu Mydriasis und Akkommodationsstörungen.

5.3 Nikotin

Nikotin aus dem Tabak und **Cytisin** aus dem Goldregen erregen die Ganglien. Beide Stoffe sind auf allen denkbaren Zufuhrwegen resorbierbar. Sie sind plazenta-, milch- und liquorgängig.

Einfache Verbindungen mit einem quarternären Stickstoffatom zeigen gleiche Wirkungen wie Nikotin. Zu diesen zählen das **Tetramethylammonium** und das **Dimethylphenylpiperazin**, die beide nicht ins ZNS penetrieren können (quarternäres N-Atom).

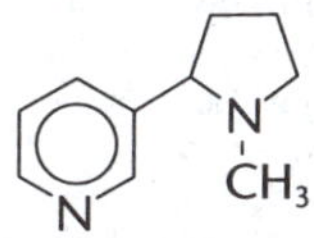

Formel 5.7: Nikotin

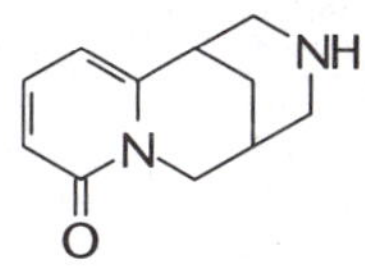

Formel 5.8: Cytisin

5.3.1 Wirkungsmechanismus

Nikotin hat je nach Dosis und Dauer der Einwirkung auf die vegetativen Ganglien erregende (niedrige Dosen) oder hemmende Wirkung.

Nikotin depolarisiert wie Acetylcholin die postsynaptische Membran → ganglionäre Erregung. Bei längerer Einwirkung kommt es zu einer anhaltenden Depolarisation → Blockade der ganglionären Erregungsübertragung.

5.3.2 Wirkungen und unerwünschte Wirkungen

Primär führt Nikotin zu Bradykardie und Hypotonie durch Erregung vagaler Ganglien.

Die Blutdrucksenkung geht kurzzeitig durch die von Nikotin ausgelöste Freisetzung von Katecholaminen aus dem Nebennierenmark in eine RR-Anhebung über.

Danach kommt es durch Lähmung sympathischer Ganglien zu einer vasalen Tonusabnahme. Am

Darm werden primär parasympathische Ganglien erregt → Tonuszunahme, die später durch Lähmung derselben Ganglien in eine Atonie übergeht.

Nikotin erhöht die Herzarbeit durch Zunahme von Frequenz und Kontraktionskraft.

Die Haut- und Muskeldurchblutung nimmt wegen des vasokonstriktorischen Effektes ab. Die Magensäureproduktion nimmt zu.

Da nicht absehbar ist, in welchen Dosen Nikotin steigernd oder hemmend wirkt, ist ein therapeutischer Einsatz nicht möglich.

Tab. 5.1: Wirkungen von Nikotin

Herz-Kreislaufsystem	Primär Bradykardie und RR ↓ durch Erregung parasympathischer Ganglien, sekundär RR ↑ durch Erregung sympathischer Ganglien und Katecholaminfreisetzung, Verminderung der Hautdurchblutung, schließlich resultiert durch die Blockade sympathischer Ganglien eine RR-Senkung und Bradykardie.
Gastrointestinal- und Urogenitaltrakt	Primär Tonisierung, später Atonie durch primäre Erregung und spätere Lähmung parasympathischer Ganglien.
ZNS	Krämpfe und Atemlähmung

Nikotinvergiftung

Akute Nikotinvergiftung

Die tödliche Dosis für den Menschen beträgt ~ 1 mg/kg KG, dies entspricht etwa dem Teeaufguß von 4–6 Zigaretten oder einer Zigarre.

Symptome sind: initial Anstieg, später Abfall des Blutdrucks, Muskelkrämpfe, Kreislaufkollaps und Schweißausbrüche.

Am Gastrointestinaltrakt beobachtet man Übelkeit, Erbrechen und Diarrhoe. Bei fortgeschrittenem Stadium der Vergiftung wird das Atemzentrum in der Medulla gelähmt, so daß es zum Tod durch Ersticken kommt.

Cholinesterasehemmstoffe wie Edrophonium und Carbaryl, das als Insektizid verwendet wird, können die gleichen Symptome hervorrufen.

Die **Therapie** der akuten Nikotinvergiftung besteht in induziertem Erbrechen, Magenspülung und forcierter Diurese, symptomatischer Kreislaufbehandlung und Beatmung sowie Gabe von Diazepam bei Krämpfen.

Chronische Nikotinvergiftung

Labilität des vegetativen Nervensystems und des Kreislaufs, Orthostasestörungen, Gefäßobliterationen (Koronarien) durch erhöhten sympathischen Tonus, Vasopressinausschüttung und direkte Erregung der Gefäßmuskulatur. Auch die freien Fettsäuren und der Cholesterinspiegel im Blut sind erhöht. Zusätzlich können Diarrhö oder Obstipation und eine verminderte Diurese sowie ein RR-Anstieg infolge erhöhter Vasopressinausschüttung auftreten.

5.3.3 Pharmakokinetik

Der Nikotingehalt einer Zigarette beträgt ~ 1 % (Zigarettengewicht 1 g, Nikotingehalt ~ 10 mg).

Nikotin kann über die Alveolen nach Inhalation, über die Nasenschleimhaut (Schnupfen) und über die Mund- und Magenschleimhaut (Kautabak) resorbiert werden.

Während die Resorption über Nasen- und Mundschleimhäute langsam und unvollständig verläuft, werden beim Inhalationsrauchen nahezu 100 % des Nikotins resorbiert. Nikotin gelangt unter Umgehung der Leber direkt in Herz und Gehirn, so daß die Herz- und Kreislaufwirkungen sofort auftreten.

Die Halbwertzeit von Nikotin beträgt etwa 2 h. Nikotin wird oxidativ abgebaut. Nur etwa 10 % werden unverändert renal eliminiert. Bei chronischer Nikotinzufuhr kann der oxidative Abbau um bis zu 100 % beschleunigt werden; es werden dann allerdings auch andere Stoffe vermehrt abgebaut.

6 Eingriffe in das sensible Nervensystem

6.1 Lokalanästhetika

6.1.1 Typische Wirkstoffe/Chemische Merkmale

Lokalanästhetika führen bei lokaler Applikation zu einer reversiblen Ausschaltung der Nervenbahnen. Die meisten Substanzen gehören zu den **Ester-** oder **Säureamidverbindungen** und sind vom Kokain abgeleitet.

Verwendet werden: **Kokain** (☞ 17.8.3), **Ethoform** (Anästhesin®), **Procain** (Novocain®), **Tetracain** (Pantocain®), **Lidocain** (Xylocain®), **Prilocain** (Xylonest®), **Mepivacain** (Carbacain®), **Bupivacain** (Marcain®) und **Etidocain** (Duranest®).

Für die Wirkungsentfaltung sind eine Carboxylgruppe (die C = O-Gruppe der Ester- oder Säureamidkonfiguration) und eine tertiäre Stickstoffgruppe, die durch ein bis zwei C-Atome voneinander getrennt sind, nötig.

■ Strukturformeln einiger wichtiger Lokalanästhetika

Estertyp

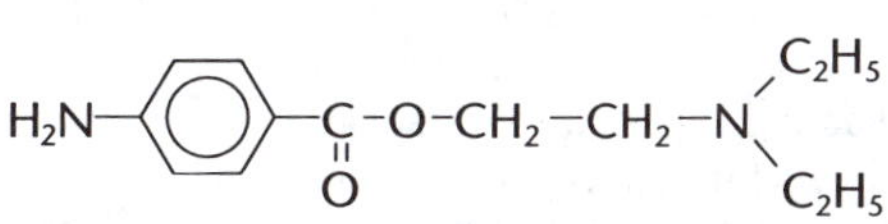

Formel 6.1: Procain(amid)

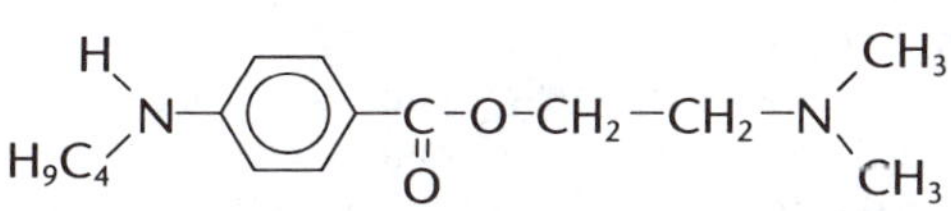

Formel 6.2: Tetracain

Amidtyp

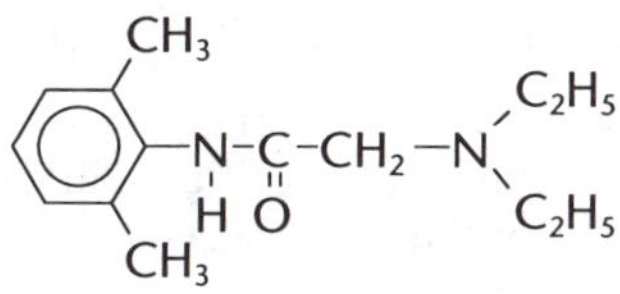

Formel 6.3: Lidocain

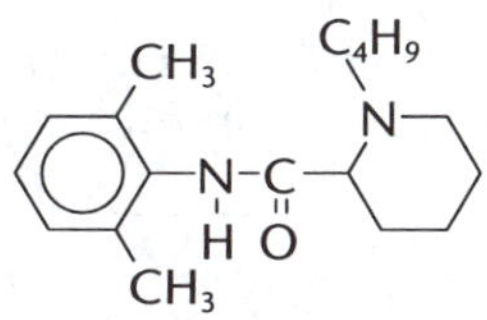

Formel 6.4: Bupivacain

■ Unterschiede der Wirkung einzelner Substanzen

Ethoform

Gute Lipidlöslichkeit → gute Resorption. Es wirkt relativ lang, systemische Vergiftungen sind selten, Allergiefälle häufiger, Methämoglobinbildung als Nebenwirkung.

Procain

Es wirkt nur kurz und ist nicht zur Oberflächenanästhesie verwendbar, da es schneller abgebaut als resorbiert wird. Selten systemische Nebenwirkungen.

Tetracain

Da Tetracain sowohl zehnmal stärker als Procain wirkt, als auch langsamer abgebaut wird (→ hohe systemische Wirkung), sollte es nur als Oberflächenanästhetikum verwendet werden. Adrenalinzusatz ist indiziert.

Lidocain

Wirkt schneller und länger als Procain. Einsatz für Oberflächen- und Infiltrationsanästhesie, ebenso für Leitungsanästhesie. Durch Adrenalinzusatz kann die Dosis reduziert werden.

Die Lokalanästhetika vom Lidocaintyp sind tertiäre Amine, die im basischen pH-Bereich in der undissoziierten Form vorliegen. Die undissoziierte Form kann im Vergleich zur dissoziierten Form lipidhaltige Nervenmembranen besser passieren → bessere Wirksamkeit als im sauren pH-Bereich.

Zur Behandlung von Herzrhythmusstörungen wird Lidocain i.v. verabreicht, nie aber in seiner Eigenschaft als Lokalanästhetikum.

Mepivacain

Wirkt ähnlich, aber länger als Lidocain. Es ist für alle Lokalanästhesieformen verwendbar. Adrenalinzusatz ist nicht nötig.

Bupivacain

Wirkt wie Mepivacain, nur länger.

6.1.2 Wirkungsmechanismus

Blockade der Nervenleitung

Die Lokalanästhetika setzen die **Membranleitfähigkeit für Na^+-Ionen** herab.

Dadurch wird die Entstehung eines Aktionspotentials an der Zelle erschwert oder verhindert. Die Reizleitung wird unterbrochen, da die ankommende Erregung die Nervenmembran an der Wirkstelle der Lokalanästhetika nicht mehr depolarisieren kann.

Die Lokalanästhetika blockieren ähnlich wie das Gift der japanischen Kugelfische, das Tetrodotoxin, den **spannungsabhängigen Na^+-Kanal** in der Zellmembran. In toxischen Konzentrationen werden auch die K^+-Kanäle blockiert.

Die Lokalanästhetika können diese Wirkung jedoch nur hervorrufen, wenn sie, in der nicht ionisierten Form vorliegend, in die lipophile Nervenmembran eingebaut werden können.

Nach der Lokalanästhetikaapplikation fallen die Nervenfunktionen in Abhängigkeit von der Nervendicke aus. Dünne Nervenfasern fallen vor dicken Nervenfasern aus und bleiben länger als diese blockiert.

Daraus ergibt sich folgende Reihenfolge des Funktionsausfalls: zuerst Schmerz, dann Temperatur (Wärme, Kälte), Berührung, Druck und Motorik.

6.1.3 Indikationen

Die Indikationen für Lokalanästhetika bestehen in ambulanten Eingriffen der kleinen Chirurgie und bei größeren Eingriffen, bei denen der Zustand des Patienten (pulmonale Erkrankungen, Herzerkrankungen, Rauschzustände oder auf Wunsch des Patienten) die Verwendung eines Inhalationsnarkotikums verbietet.

Man unterscheidet 5 Anwendungsformen der Lokalanästhesie:

- **Oberflächenanästhesie:** Das Lokalanästhetikum wird auf die Oberfläche aufgetragen, diffundiert zu Nervenendigungen und entfaltet seine Wirkung (z.B. Benzocain, Cocain, Lidocain, Tetracain).
- **Leitungsanästhesie:** Das Lokalanästhetikum wird in die Nähe des Nervenstranges injiziert und blockiert dort die Reizleitung. Ein Sonderfall der Leitungsanästhesie ist die Spinal- bzw. Lumbalanästhesie (z.B. Procain, Lidocain).
- **Infiltrationsanästhesie:** Hierbei wird das Lokalanästhetikum in das Gewebe injiziert und diffundiert zu den Nervenendigungen (z.B. Bupivacain, Lidocain, Procain).
- **Spinalanästhesie:** Injektion des Lokalanästhetikums in den Subarachnoidalraum (an die Spinalwurzeln). Häufiges Verfahren in der Gynäkologie, Geburtshilfe, Urologie und Chirurgie (z.B. Lidocain, Tetracain).
- **Epiduralanästhesie:** Injektion des Lokalanästhetikums in den Epiduralraum; Indikation wie Spinalanästhesie. (z.B. Bupivacain, Lidocain, Prilocain).

6.1.4 Pharmakokinetik

Resorption und Wirkung

Die Aufnahme über die intakte Haut ist nicht möglich.

Ebenso kann ein Lokalanästhetikum nicht peroral appliziert werden, da es durch Amidasen und Esterasen des Magen-Darm-Traktes hydrolysiert wird. Die geeignete Applikationsform ist das Auftragen auf die Schleimhaut **(Oberflächenanästhesie)** und die Injektion in Gewebe **(Infiltrationsanästhesie)** bzw. die Injektion an den Hauptnervenstamm **(Leitungsanästhesie).**

Procain kann die Blut-Liquor-Schranke passieren.

Bei der Resorption durch die Schleimhäute ist es günstig, wenn möglichst wenig Lokalanästhetikum in dissoziierter Form vorliegt, da nur undissoziiertes Lokalanästhetikum die Membran passieren kann.

Zur Wirkungsentfaltung ist jedoch die dissoziierte Form notwendig, in der die meisten Lokalanästhetika beim physiologischen pH von 7,4 vorliegen. Der pKa-Wert der gebräuchlichsten Lokalanästhetika liegt zwischen 7,7 und 9. Man nimmt nun an, daß die Lokalanästhetika in ihrer nicht dissoziierten Form mit ihrem lipophilen Teil in die Membran eingelagert werden, während der hydrophile Teil in den Na^+-Kanal hineinragt und dort die Wirkung entfaltet.

Der pH-Wert des Gewebes spielt bei der Resorption eine bedeutende Rolle. Bei niedrigem pH-Wert liegt das Lokalanästhetikum hauptsächlich in der ionischen (protonierten) Form vor, wodurch die Resorption behindert wird. Lokalanästhetika dürfen daher nicht in entzündete Gebiete injiziert werden, da dort ein saurer pH-Wert vorliegt und die Resorption schlecht ist.

Bei der Hydrolyse der Lokalanästhetika entsteht p-Aminobenzoesäure, die als Bakterienwuchsstoff fungiert und die Wirkung von Sulfonamiden behindert.

Wirkungsdauer

Die Wirkungsdauer der Lokalanästhetika wird durch die hydrolytische Spaltung am Applikationsort begrenzt.

Die undissoziierten Lokalanästhetika diffundieren schnell vom Ort der Applikation in die Blutgefäße (Konzentrationsausgleich). Dieser Prozeß wird durch die gefäßerweiternde Wirkung der Lokalanästhetika beschleunigt.

Im Blut werden die **Lokalanästhetika vom Estertyp** durch die Serumcholinesterasen relativ schnell gespalten. Die entstehenden Abbauprodukte sind lokalanästhetisch unwirksam und nicht toxisch.

Die **Lokalanästhetika vom Amidtyp** werden in der Leber durch Monooxigenasen oxidativ desalkyliert bzw. hydroxyliert und durch die Carboxylesterase des endoplasmatischen Retikulums enzymatisch hydrolysiert.

Der Abbau der Amidtyp-Lokalanästhetika dauert viel länger als der der Estertyp-Lokalanästhetika.

Da die meisten Lokalanästhetika vasodilatatorisch wirken, werden sie durch die erhöhte Durchblutung schneller vom Applikationsort ausgeschwemmt. Dies verkürzt die Wirkungsdauer und begünstigt das Auftreten systemischer Nebenwirkungen.

Deshalb setzt man den Lokalanästhetika **vasokonstriktorische Substanzen** wie Adrenalin, Noradrenalin und antidiuretisches Hormon bei. Dies setzt die lokale Durchblutung herab, verzögert die Resorption aus dem lokalen Depot und vermindert die Ausschwemmung in den Kreislauf → verlängerte Wirkdauer und verminderte systemische Nebenwirkungen.

Bei Verwendung von Lokalanästhetika in den Akren (Finger, Zehen, Ohren) ist der Zusatz von Vasokonstriktoren kontraindiziert. In diesen Gebieten besteht die Gefahr einer Nekroseentstehung bei Katecholaminzusatz.

Die Konzentration der zugesetzten Katecholamine liegt zwischen 1:50 000 bis 1:500 000, wobei insgesamt bei der Lokalanästhesie nicht mehr als 0,25 mg Katecholamine verabreicht werden dürfen.

6.1.5 Unerwünschte Wirkungen

Am Applikationsort

Es kann zu einer unerwünschten Gefäßerweiterung kommen. Nach Daueranwendung können lokale Gewebsschäden auftreten. Am Auge ist die Verwendung von Lokalanästhetika besonders gefährlich, da die Schutzreflexe ausgeschaltet werden und Gewebsschäden entstehen können.

Systemische Nebenwirkungen

Wenn Lokalanästhetika bei zu schneller Resorption ins Blutgefäßsystem gelangen, kann es zu verschiedenartigen unerwünschten Nebenwirkungen kommen.

Lokalanästhetika dürfen nie intravenös gegeben werden!

Herz

Die Erregungsleitung und -ausbreitung wird gehemmt, es kann zu totalem AV-Block mit Kammerstillstand kommen. Die Kontraktionskraft nimmt ab.

ZNS

Hier bewirken die Lokalanästhetika eine Hemmung der inhibitorischen Neuronenverbände. Prodromi einer toxischen Wirkung auf das ZNS sind: Übelkeit, Erbrechen, Logorrhoe, Euphorie, Angst, Unruhe, Schwindel, Desorientiertheit und Erregungen.

In leichten Fällen können Tremor, Angst und Ruhelosigkeit auftreten, in schweren Fällen entstehen klonische Krämpfe und Atemlähmung → zentrale Anoxiegefahr und Koma.

Gefäßsystem

Durch Vasodilatation sinkt der Blutdruck. Da die Ausschüttung der Katecholamine ebenfalls behindert wird, kann es zu keiner Gegenregulation kommen → zusammen mit den unerwünschten Wirkungen auf das Herz kann Kreislaufversagen auftreten.

Allergische Reaktionen

Durch die lokale Anwendung auf Schleimhäute ist die Sensibilisierungsgefahr besonders hoch. Bei einer zweiten Anwendung des Lokalanästhetikums können allergische Reaktionen auftreten, die in ihrer Schwere zwischen Hautrötung und anaphylaktischem Schock liegen.

Procain wirkt stärker allergisierend als Lidocain.

Man kann auch gegen Lokalanästhetika allergisch sein, ohne je eine Lokalanästhesie durchgemacht zu haben, da Lokalanästhetika häufig Zusatz von Penicillindepotpräparaten sind.

Neben prophylaktischen Maßnahmen zur Verhinderung von Zwischenfällen beim Einsatz von Lokalanästhetika (Bereithalten von O_2, Maske und Intubationsbesteck) gibt man beim Auftreten von Krämpfen Suxamethonium, Diazepam oder ein kurzwirksames Barbiturat.

Kontraindikationen

Bekannte Allergie, Epilepsie, Polyneuritis, Schock und Antikoagulantientherapie.

7 Antiarrhythmika

7.1 Prinzipien antiarrhythmischer Effekte

Die antiarrhythmische Therapie hat sich seit der **Cast-Studie** und ähnlichen Langzeittherapiebeobachtungen einschneidend geändert. Diese Studien haben gezeigt, daß die Häufigkeit tödlich verlaufender Herzrhythmusstörungen (z.B. Kammerflimmern) bei vielen Indikationsstellungen unter antiarrhythmischer Therapie im Vergleich zu Plazebo nicht signifikant gesenkt werden konnte. Antiarrhythmika wirken potentiell arrhythmogen. In den behandelten Patientengruppen wurden z.T. erhebliche Nebenwirkungen festgestellt → engmaschige Kontrollen notwendig. Die Kardiologen therapieren deshalb nach diesen Erkenntnissen **ventrikuläre Extrasystolien (VES)** meist erst **ab Stadium Lown III b** mit klinischen Beschwerden.

Tab. 7.1: Einteilung der VES nach Lown und Wolf

0	keine VES
I	< 30 VES/h
II	> 30 VES/h
IIIa	polytope VES
IIIb	VES im Bigeminus
IVa	Couplets
IVb	Salven
V	R auf T Extrasystolen

Akute Rhythmusstörungen bei akuten Herzerkrankungen (Myokardinfarkt, Myokarditis) werden aggressiver antiarrhythmisch behandelt.

Eine antiarrhythmische Therapie bei **supraventrikulärer Extrasystolie** ist in der Regel nicht notwendig.

Bei **Arrhythmia absoluta** wird weiterhin mit allen Mitteln versucht, eine Rhythmisierung zu erreichen.

Neue Erkenntnisse bei der Pathogenese von Arrhythmien

Die Erregungsausbreitung im Herzen läuft nicht linear, sondern in Form mehrerer nebeneinander entstehender Erregungsfronten ab. Diese Erregungsfronten breiten sich unterschiedlich schnell aus, so daß es zu einem Durcheinander von Erregungen kommt (sog. Chaos-Theorie). Die Erregung wird über Zellkontakte weitergeleitet.

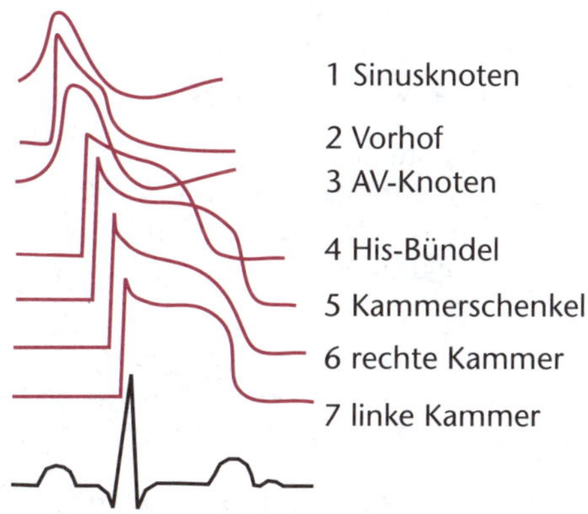

Abb. 7.1:
Typische Ruhe- und Aktionspotentiale verschiedener Myokardabschnitte in zeitlicher Beziehung zum EKG

Dabei spielen transmembranöse Ionenkanäle, Ionenpotentiale, Botenstoffe im Zusammenwirken mit zellinternen second messengern und Rezeptoren, deren Dichte im Myokard variiert und die up- und down-reguliert werden können, eine bedeutende Rolle.

Myokardschädigungen können Membranlecks verursachen und Zell-Kontakte zerreißen → Erregungsausbreitungstörungen.

Auch die Kalziumüberladung des Zytoplasmas durch die Öffnung transmembranöser Kalziumkanäle können zu Zellschädigungen führen. Allerdings sind diese Erkenntnisse derzeit keine Hilfe bei der Therapie von Rhythmusstörungen.

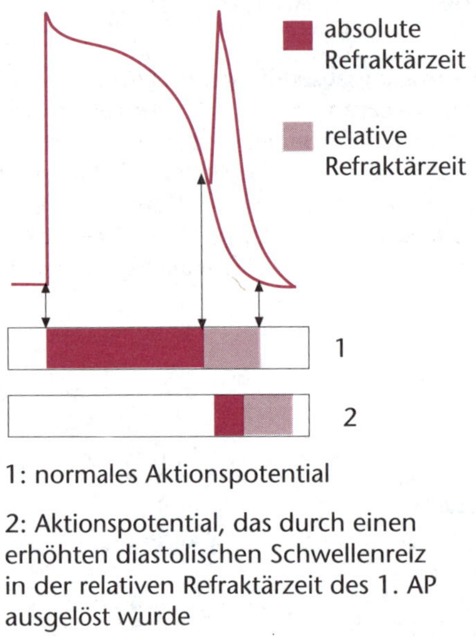

Abb. 7.2: Absolute und relative Refraktärzeit Zeitverhältnis am Aktionspotential

Störungen der Erregungsbildung

Normalerweise ist die Erregungsbildungsfrequenz im Sinusknotengewebe am höchsten, so daß andere Reizbildungsmechanismen nicht wirksam werden können. Bei Depression der Sinusknotenfunktion können Ersatzschrittmacher als normale ektope Automatie auftreten. Bei abnormalen Automatien entwickeln Myokardfasern bei erniedrigtem Membranpotential eine gegenüber der Norm erhöhte Depolarisationsgeschwindigkeit. Abhängig vom erhöhten Ruhepotential kann die Depolarisation über den schnellen Natriumeinstrom oder über langsam einströmende Kalziumionen erfolgen.

Störungen der Erregungsleitung

Sie können Ursache bradykarder und tachykarder Rhythmusstörungen sein, wobei bei bradykarden Rhythmusstörungen intermittierende oder permanente Leitungsblockierungen zugrunde liegen. Tachykarde Rhythmusstörungen können als Folge kreisender Erregungen auftreten. Diese entstehen, wenn benachbarte Myokardfasern unterschiedliche Leitungsgeschwindigkeiten besitzen und die Wiedererregbarkeit der verlangsamt leitenden Faser verzögert ist.

Hier können Extrasystolen infolge der durch sie weiter verzögerten Wiedererregbarkeit lokale unidirektionale Blockierungen provozieren und somit zu einem kontinuierlichen Stromfluß führen. Kreisende Erregungen sind meist durch organische Erkrankungen des Herzens bedingt, können aber auch ohne Vorschädigungen auftreten.

Substanzen

Zu den Antiarrhythmika gehören die β-Sympathomimetika, da sie die Überleitung verbessern (Indikation: AV-Block). Die β-Sympatholytika wirken ebenfalls antiarrhythmisch, weil sie die Adrenalinwirkung am Herzen antagonisieren. (Die Erregungsbildung wird eingeschränkt, die Leitungsgeschwindigkeit nimmt ab, der Einfluß ektopischer Erregungsbildungszentren wird herabgesetzt ☞ Kap.3.)

Parasympatholytika wie Atropin werden bei vagal bedingter Bradykardie eingesetzt ☞ 4.4.5.

Auch Herzglykoside können durch Herabsetzung der Überleitungsgeschwindigkeit bei Vorhofflimmern mit absoluter Arrhythmie antiarrhythmisch wirken ☞ 8.1.2.

Antihistaminika und Lokalanästhetika (s.u.) verstärken die Wirkung antifibrillatorischer Substanzen ☞ 6.1.5, 15.1.1.

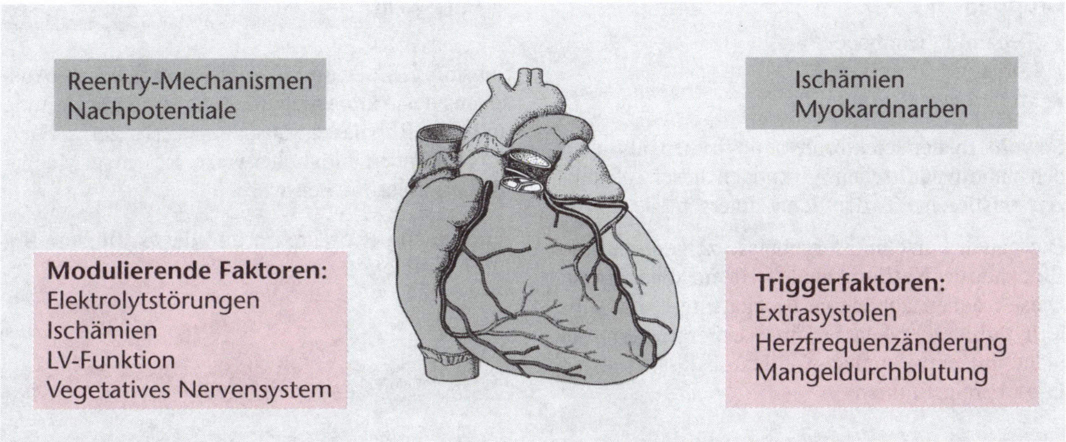

Abb. 7.3: Faktoren, die eine Rolle bei der Entstehung von Arrhythmien und plötzlichem Herztod spielen.

Einteilung nach Vaughan-Williams

Die elektrophysiologisch-pharmakologisch ausgerichtete Einteilung der Antiarrhythmika nach **Vaughan-Williams** in 4 Klassen hat nach über 20 Jahren immer noch Gültigkeit.

Klasse I – Antiarrhythmika blockieren die Natriumkanäle

Klasse II – Antiarrhythmika blockieren die β-Rezeptoren

Klasse III – Antiarrhythmika blockieren die Kaliumkanäle

Klasse IV-Substanzen blockieren die Kalziumkanäle.

Besonders seit der Cast-Studie hat sich gezeigt, daß die Vaughan-Williams-Einteilung keine eindeutige Aussagen zur anti- oder proarrhythmischen Wirkung von Antiarrhythmika erlaubt. Eine direkte klinische Relevanz kann daher aus der Einteilung nicht abgeleitet werden.

Gruppe I (a, b, c) – Natriumkanalblocker mit direktem Membraneffekt

Substanzen mit direktem Membraneffekt (Beeinflussung des schnellen Na-Stromes) ohne Einwirkung auf den für den Na-K-Transport notwendigen Metabolismus. Folge ist die Abnahme der Depolarisationsgeschwindigkeit (Überleitungsgeschwindigkeit ↓, Frequenz ↓), die lokalanästhetische Wirkung ist relativ schwach. Es kommt zu einer Verminderung der Anstiegsgeschwindigkeit des Aktionspotentials (Parameter der Erregungsleitungsgeschwindigkeit), der diastolischen Repolarisation und zu einer Refraktärzeitverlängerung → Frequenzabnahme und Suppression ektopischer Foci. Auch Re-entry-Tachykardien können behandelt werden, wenn die Refraktärperiode stärker als die Erregungsleitungsgeschwindigkeit beeinflußt wird.

Gruppe Ia

- ▲ Chinidin (Chinidin-Duriles®)
- ▲ Procainamid (Novocamid®)
- ▲ Disopyramid (Diso-Duriles®)
- ▲ Ajmalin (Gilurytmal®)
- ▲ Prajmaliumbitartrat (Neo-Gilurytmal®)
- ▲ Spartein (Depasan®).

Gruppe Ib

- ▲ Aprinidin (Amidonal®)
- ▲ Lidocain (Xylocain®)
- ▲ Mexiletin (Mexitil®)
- ▲ Phenytoin (Phenhydan®, Epanutin®)
- ▲ Tocainid (Xylotocan®).

Gruppe Ic

- ▲ Flecainid (Tambocor®)
- ▲ Lorcainid (Remivox®)
- ▲ Propafenon (Rytmonorm®).

Sowohl in den elektrophysiologischen als auch den hämodynamischen Wirkungen dieser Substanzen existieren z.T. deutliche Unterschiede.

Die neuen Forschungsergebnisse zeigen, daß die Blockade der Natriumkanäle frequenzabhängig ist. Diese frequenzabhängige Blockade teilt die Antiarrhythmika der Klasse I in 3 Untergruppen, die nicht mit der Vaughan-Williams-Klassifizierung Ia-c übereinstimmen.

Gruppe II

Substanzen mit sympatholytischer Wirkung, die in der Regel als kompetitive Hemmstoffe am β-Rezeptor wirken. Sie behindern die arrhythmiefördernde Wirkung der Katecholamine an der Membran und haben eine unspezifische direkte Membranwirkung am Arbeitsmyokard sowie am Reizbildungs- und Reizleitungssystem (wie Chinidin).

β-Blocker: Propranolol (Dociton®), Alprenolol (Aptin®), Acebutolol (Prent®), Oxprenolol (Trasicor®), Penbutolol (Betapressin®).

Gruppe III

Substanzen, die durch Verzögerung des K-Ausstroms das Aktionspotential, die Erregungsleitung und die Repolarisationsdauer verlängern. Hierdurch können möglicherweise Re-entry Mechanismen unterbrochen werden.

Amiodaron (Cordarex®) und der **β-Blocker Sotalol** (Sotalex®).

Gruppe IV

Substanzen, die den langsamen Kalziumeinstrom während der Plateauphase hemmen. Sie unterdrücken langsam kreisende Erregungen und oszillatorische Aktivitäten in der Plateauphase. Die Substanzen haben einen kardiodepressiven Effekt.

> **Kalziumantagonisten:** Verapamil (Isoptin®), Nifedipin (Adalat®), Diltiazem (Dilzem®).

Ist zur antiarrhythmischen Behandlung der Einsatz mehrerer Antiarrhythmika notwendig, sollten Substanzen innerhalb einer Wirkstoffgruppe nicht kombiniert werden. Sehr ungünstige Kombinationen sind z.B. Disopyramid und Chinidin, aber auch Chinidin und Amiodaron.

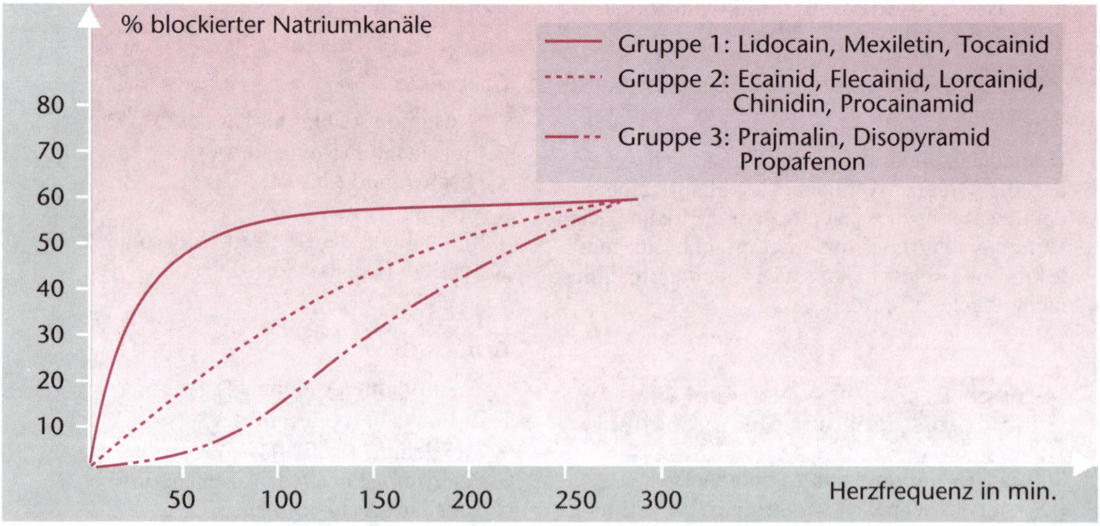

Abb. 7.4: Frequenzabhängige Blockade der Natriumkanäle

Gut miteinander kombinierbar sind Substanzen der Klassen Ia und Ib, z.B. Chinidin und Mexitil, aber auch β-Blocker und Mexitil oder Sotalol und Tocainid.

Tab. 7.2: Einfluß von Antiarrhythmika auf das EKG

Klasse	Sinus-frequenz	PQ-Zeit	QRS-Dauer	QT-Zeit
Ia	(+)	0	+ +	+
Ib	0	0	0	0
Ic	0	+ +	+ +	(+)
II	– –	+ +	0	0
III	–	+ +	0	+++
IV	–	+ +	0	0

Zunahme: (+) möglich; + bis +++ verschieden starke Zunahme; *Abnahme:* – bis – – verschieden starke Abnahme; *O:* keine Änderung

7.2 Natriumkanalblocker (Klasse I)

7.2.1 Indikationen

Die Antiarrhythmika der Klasse I werden bei Erregungsbildungs- und Erregungsleitungsstörungen eingesetzt.

Ursachen von Erregungsbildungsstörungen

- ▲ Erniedrigte Geschwindigkeit der diastolischen Depolarisation
- ▲ Veränderte Schwelle für die Entstehung eines Aktionspotentials.

Erregungsleitungsstörungen werden durch Veränderungen in der Membranleitfähigkeit für Na^+- und K^+-Ionen hervorgerufen. Bei Überleitungsstörungen ohne Erregungskreisung liegt eine Leitungsstörung in einer Richtung in einem Hauptzweig oder eine Leitungsstörung in beiden Richtungen in einem Nebenzweig des Erregungsleitungssystems vor. Bei Überleitungsstörungen mit Erregungskreisung handelt es sich um Überleitungsstörungen in einer Richtung in einem Seitenzweig des Erregungssystems.

7.2.2 Gruppe Ia – Antiarrhythmika

Die Antiarrhythmika vom Chinidintyp hemmen die Depolarisation und verzögern die Repolarisation und Wiedererregbarkeit durch eine dosisabhängige Hemmung des schnellen Na-Einstroms durch direkte **Blockierung von Na^+-Kanälen**.

Dies bewirkt:

- ▲ Eine **Geschwindigkeitsabnahme** des Aktionspotentialanstiegs und der Erregungsausbreitung (besonders in den Purkinjefasern)
- ▲ Eine **Abnahme der Erregbarkeit** durch Anhebung des Schwellenpotentials
  - ▲ Eine Verlängerung der **Aktionspotentialdauer** durch Verzögerung der Repolarisation
- ▲ Eine **Verlängerung der effektiven Refraktärzeit** durch die verzögerte Regenerierung des Natriumeinstromsystems
- ▲ Eine **geringere Steilheit** der **diastolischen Depolarisation** der Purkinjezellen
  - ▲ Eine **Hemmung des Ca^{2+}-Einstroms** in höherer Dosierung → AP verkürzt, negativ inotrope Wirkung.

Die Substanzwirkung der Gruppe I-Antiarrhythmika ist frequenzabhängig, d.h. bei höherer Herzfrequenz wirken sie stärker.

Neben der beschriebenen Membranwirkung haben die Gruppe I-Antiarrhythmika eine **anticholinerge** (parasympatholytische) und α-sympatholytische Wirkung.

Chinidin (Chinidin-Duriles®)

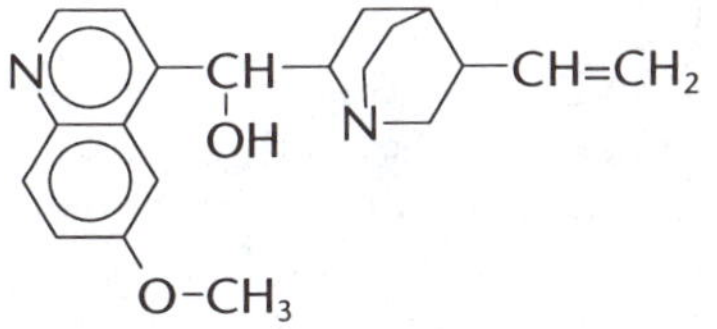

Formel 7.1: Chinidin

Chinidin wird aus der Rinde des Chinabaumes isoliert. Das Alkaloid wird gut oral resorbiert und kumuliert in geringem Maße. Es wirkt gegen Malaria (☞ Kap. 27.13.1).

Antiarrhythmika

Wirkungen

Chinidin verzögert die diastolische Depolarisation und erhöht die Schwelle für die Entstehung eines Aktionspotentials → Verminderung der Herzfrequenz durch Hemmung der Erregungsbildung (negativ chronotrope Wirkung). Durch Abnahme der Natriumpermeabilität nimmt die Leitungsgeschwindigkeit ab, die Refraktärzeit jedoch zu (negativ dromotrope Wirkung).

Am Arbeitsmyokard wird die Schlagkraft vermindert (negativ inotrope Wirkung). Wie am Reizleitungssystem nimmt auch hier die Erregbarkeit ab.

Im EKG sieht man den Chinidineffekt an einer hauptsächlich durch die Reduktion der Leitungsgeschwindigkeit bedingten Verlängerung des P-Q-Intervalls und einer Verbreiterung des QRS-Komplexes.

Paradoxe Chinidinwirkung

Am AV-Knoten heben sich die parasympatholytische und die direkte Membranwirkung von Chinidin gegenseitig auf. Chinidin kann hier zu einer Verkürzung der Refraktärzeit führen → mehr Impulse pro Zeiteinheit passieren den AV-Knoten.

Bei der Anwendung von Chinidin bei Vorhofflimmern besteht daher die grundsätzliche Gefahr, daß der AV-Knoten infolge der verkürzten Refraktärzeit trotz herabgesetzter Flimmerfrequenz mehr Impulse auf die Kammer überleitet (paradoxe Chinidinwirkung).

Pharmakokinetik

- ▲ Chinidin wird zu 80–100 % nach oraler Gabe resorbiert und hat eine Plasmaeiweißbindung von ~ 80 %. Da der Abbau in der Leber durch Ringhydroxylierung erfolgt, ist die Halbwertzeit bei Patienten mit Leberzirrhose um den Faktor 7 verlängert (normal 6–7 h).
- ▲ 10–50 % des Chinidins werden unverändert renal ausgeschieden.
- ▲ Der therapeutische Plasmaspiegel beträgt 2–6 µg/ml. Die Gewebskonzentrationen sind höher als die Plasmakonzentration.

Indikationen

Lebensbedrohliche ventrikuläre Arrhythmien (da die Erregungsbildung sinkt) und Vorhofflimmern mit absoluter Arrhythmie (da ektopische Schrittmacher ausgeschaltet werden).

Nebenwirkungen

Chinidin wirkt parasympatholytisch und sollte deshalb bei Sinustachykardie nicht angewandt werden. Durch allergische Reaktionen kann es zu einer Thrombozytopenie und sogar zu Panmyelopathie kommen. Es kann Nausea, Schwindel und Ohrensausen auftreten. Nach i.v.-Gabe wird Blutdruckabfall beobachtet.

Wechselwirkungen

Phenobarbital und Phenytoin verkürzen die Chinidinhalbwertzeit durch Induktion der Monooxigenasen. Chinidin führt zu einer Erhöhung der Digoxinkonzentration im Blut.

Kontraindikationen

- ▲ Herzinsuffizienz wegen der negativ inotropen Wirkung.
- ▲ Totaler AV-Block, da Chinidin den Automatiemechanismus der Ventrikel bei unterbrochener Erregungsleitung ausschalten kann.
- ▲ Reiner AV-Rhythmus, da Chinidin die Erregungsbildung im AV-Knoten unterdrückt.
- ▲ Sinustachykardie, da Chinidin stärker parasympatholytisch wirkt als es die Sinustachykardie unterdrückt.
- ▲ Beim partiellen und anfallsweise auftretenden AV-Block sollte man Chinidin nicht verwenden, da es den partiellen in einen totalen AV-Block umwandelt. Dies wäre normalerweise wünschenswert, da das autonome Kammererregungssystem als letzter Schrittmacher einsetzt.
  - ▲ Bei der Chinidinbehandlung kann es jedoch durch totalen AV-Block zum Herzstillstand kommen. Bei herzglykosid-bedingten Arrhythmien ist Chinidin kontraindiziert, da die Herzglykoside einen partiellen AV-Block auslösen können.

Ajmalin (Arytmal®, Gilurytmal®), Prajmaliumbitartrat (Neogilurytmal®)

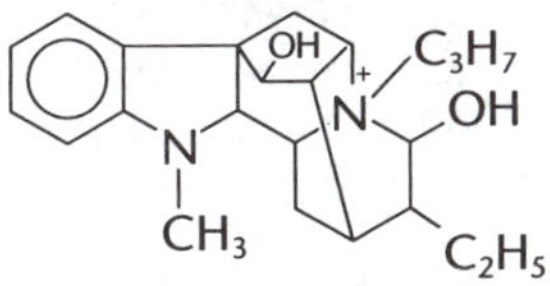

Formel 7.2: Prajmaliumbitartrat

Beide Substanzen können parenteral gegeben werden (langsame i.v.-Injektion). Ajmalin kann nicht resorbiert werden. Durch N-Propylierung des Ajmalin entsteht Prajmaliumbitartrat, das nach oraler Gabe zu 80 % resorbiert wird.
Die Halbwertzeit von Ajmalin beträgt nur ~ 10–15 min, die von Prajmaliumbitartrat 5 h. Beide Substanzen werden in der Leber abgebaut.

Wirkungsmechanismus und Kontraindikationen: Wie Chinidin, die parasympatholytische Wirkung fehlt.

Indikationen: Paroxysmale Tachykardie, Extrasystolie.

Nebenwirkungen: Arzneimittelikterus, am Herz treten dieselben Nebenwirkungen wie bei Chinidin auf.

Procainamid (Novocamid®)

(Formel ☞ 6.1.1)

Procainamid wird am besten intramuskulär appliziert, da es bei oraler Applikation zu Übelkeit, Erbrechen und Diarrhoe führen kann. 80 % werden nach oraler Gabe resorbiert, die Halbwertzeit beträgt 4 h, die Plasmaeiweißbindung 20 %.

Der Abbau erfolgt in der Leber durch N-Acetylierung.

Der **Wirkungsmechanismus** entspricht dem des Chinidins, jedoch ist bei Procainamid die Abnahme der Leitungsgeschwindigkeit stärker und die Behinderung der Überleitung im AV-Knoten geringer. Die parasympatholytische Wirkung ist schwächer als bei Chinidin und die α-Sympatholyse fehlt.

Indikationen sind Extrasystolie mit ektopischen Erregungszentren und ventrikuläre Tachykardie.

Nebenwirkungen: Allergie vom Typ der Lokalanästhetika; Fieber, Myalgien, Vaskulitis, Agranulozytose und ein dem disseminierten Lupus erythematodes ähnliches Krankheitsbild (nach Absetzen reversibel); zentrale Krämpfe bei Überdosierung.

Kontraindikationen: wie Chinidin.

Disopyramid (Rythmodul®, Diso-Duriles®)

Die Substanz wird im Darm zu 70–90 % schnell resorbiert. Die Ausscheidung erfolgt hauptsächlich renal, wobei ungefähr 70 % unverändert ausgeschieden werden. Nur geringe Mengen werden biliär in den Darm ausgeschieden, wobei nur etwa 1/3 der Substanz unverändert im Stuhl erscheint. Die Plasmahalbwertzeit beträgt etwa 7 h. Die Plasmaeiweißbindung beträgt 30–40 %.

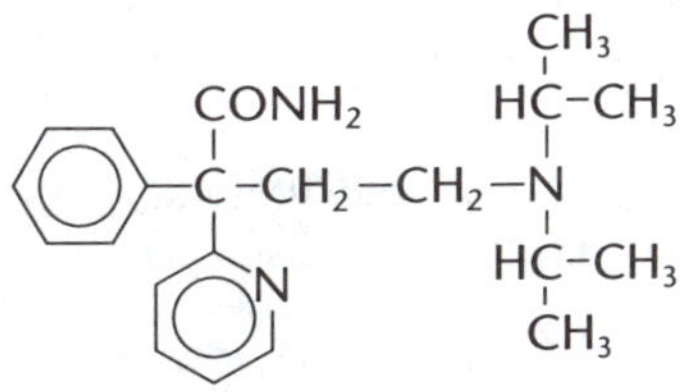

Formel 7.3: Disopyramid

Wirkungsweise

Disopyramid verlängert die Refraktärzeit in Vorhöfen und Kammern und das Aktionspotential der Purkinjefasern. Es scheint eine geringe hemmende Wirkung auf den AV-Knoten und eine geringe anticholinerge Wirkung zu bestehen. Das His-Purkinjesystem, die AV-Überleitungszeit und die Sinusknotenfrequenz bleiben unbeeinflußt, die Sinusknotenerholungszeit wird etwas verkürzt. Das diastolische Depolarisationspotential wird vermindert → Automatieneigung ↓, Erregbarkeit ↓.

Sowohl supraventrikuläre als auch ventrikuläre Re-entry-Mechanismen und Ektopien werden unterbrochen.

Am insuffizienten Herzen nimmt das HMV ab (neg. inotrop), während der linksventrikuläre Füllungsdruck zunimmt → bei Herzinsuffizienz vor Therapiebeginn digitalisieren!

Indikation

Vorhofflimmern, Vorhofflattern, Vorhof- und Kammerextrasystolie, paroxysmale supraventrikuläre und ventrikuläre Tachykardien, WPW-Syndrom, Herzrhythmusstörungen bei Herzkatheterismus, Herz- und Thoraxoperationen.

Nebenwirkungen

Gastrointestinale Störungen, Mundtrockenheit, Schwindel, Kopfschmerzen, Sedierung, Parästhesien, Miktionsbeschwerden, Akkommodationsstörungen sowie Erregungsrückbildungsstörungen im EKG und Blutdrucksenkung sind beschrieben worden.

Sehr selten sind allergische Reaktionen (Hautrötung), cholestatischer Ikterus und Psychosen.

Kontraindikationen

Dekompensierte Herzinsuffizienz, AV-Block II. und III. Grades, schwere Leber- und Niereninsuffizienz.

Relative Kontraindikationen sind Prostatahypertrophie, Engwinkelglaukom, Myasthenie und Schwangerschaft.

Wechselwirkungen

Disopyramid führt nicht zu Enzyminduktion. Bei Kombination mit anderen Antiarrhythmika und β-Blockern erfolgt eine Wirkungsverstärkung. Rifampicin und Phenylhydantoin beschleunigen den Abbau von Disopyramid.

7.2.3 Natriumkanalblocker der Klasse Ib (Lidocaintyp)

Die Substanzen dieser Klasse (☞ 7.1) hemmen die Depolarisation und Wiedererregbarkeit und beschleunigen die Repolarisation.

Wirkungsmechanismus

- ▲ **Frequenzabhängige Blockade des schnellen Natriumeinstroms** (je höher die Herzfrequenz, desto mehr Kanäle sind blockiert). Bei niedrigem Ruhepotential ist die Blockade verstärkt → verminderte Steilheit des Aktionspotentialanstiegs (im Purkinjesystem) und verminderte Erregungsleitungsgeschwindigkeit. Abnahme der Aktionspotentialdauer und der effektiven Refraktärzeit in den Purkinjefasern.
- ▲ **Anstieg des K-Ausstroms** während der AP-Dauer. Die erhöhte Kaliumleitfähigkeit führt zu einer erhöhten diastolischen Reizstromschwelle.

Beide Effekte wirken am His-Purkinjesystem und lassen Vorhöfe und AV-Knoten weitgehend unbeeinflußt.

Insgesamt werden heterotope Schrittmacher und Tachyarrhythmien aufgrund kreisender Erregungen unterdrückt.

Lidocain (Xylocain®, Lignocain®)

(Formel ☞ 6.1.1)

> Lidocain sollte nur intravenös gegeben werden, da es bei der ersten Leberpassage zu ~ 50 % inaktiviert wird.

Zur besseren Steuerbarkeit wird Lidocain meist infundiert. Die Halbwertzeit beträgt ~ 0,5–1 h, die Plasmaeiweißbindung 65 %. Der Abbau erfolgt in den Mikrosomen der Leber durch N- Desalkylierung, Hydrolyse und Oxidation.

> Die Wirkungen differieren von denen des Chinidins.

> Ebenso wie Chinidin verzögert Lidocain die diastolische Depolarisation → die Automatie nimmt ab.

Im Gegensatz zu Chinidin wird die Leitungsgeschwindigkeit nur geringfügig beeinflußt, die Refraktärzeit nimmt ab. Die Aktionspotentialdauer der Purkinjefasern nimmt ebenfalls ab. Lidocain wirkt kardiodepressiv.

Indikationen

Lidocain wird hauptsächlich bei ventrikulären Rhythmusstörungen eingesetzt.

> Operative Eingriffe am Herzen, Herzinfarkt, zur Behandlung ventrikulärer Erregungsbildungs- und Leitungsstörungen.

Nebenwirkungen

Bradykardie, RR ↓, Allergie, Schwindel, Sedation, Nausea, Erbrechen, Krämpfe.

Kontraindikationen

Herzinsuffizienz, AV-Block, Hypotonie, Niereninsuffizienz.

Phenytoin (Zentropil®, Phenhydan®, Epanutin®)

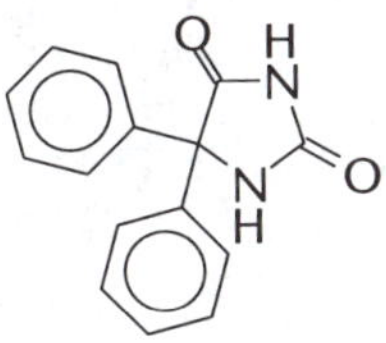

Formel 7.4: Phenytoin

Phenytoin wird zu 100 % oral resorbiert, führt jedoch zu einer Verminderung der Kalziumresorption. Es hat eine Plasmaeiweißbindung von 80–90 % und passiert sowohl die Blut-Liquor-Schranke als auch die Plazentaschranke (teratogene Effekte). Der therapeutische Plasmaspiegel beträgt 10–20 µg/ml.

Der Großteil des Phenytoins wird in der Leber hydroxyliert und konjugiert. Es kommt zu Wechselwirkungen im Abbau von Phenobarbital, Primidon, Kortisol, Vitamin D und Östrogen.

Phenytoin bewirkt eine Enzyminduktion. Die Phenytoinausscheidung selbst kann durch andere Pharmaka über eine Induktion des oxidativen Stoffwechsels beschleunigt werden (Cytochrom P450).

Die Elimination von Glukokortikoiden, Cumarinderivaten, Ovulationshemmern und Antibiotika (Doxycyclin) wird beschleunigt.

Die Metabolisierung von Phenytoin wird durch Trimethoprim und Sulfamethoxazol gehemmt (Hemmung mikrosomaler Enzyme) → Wirkungsverstärkung und -verlängerung von Phenytoin und Vergiftungsgefahr.

Phenytoin wirkt zusätzlich antiepileptisch bei Grand mal, Focalepilepsie und im Status epilepticus.

Wirkung am Herz

Die Automatie nimmt durch Verzögerung der Depolarisation ab. Anders als bei Chinidin wird die Leitungsgeschwindigkeit kaum beeinflußt, am AV-Knoten nimmt sie sogar zu. Die Refraktärzeit nimmt ab.

Indikationen

Phenytoin ist besonders zur Therapie der durch Digitalisvergiftung hervorgerufenen Extrasystolie geeignet, da die AV-Überleitungszeit nicht beeinflußt wird.

Nebenwirkungen

Gingivahyperplasie, Hypertrichose, Hirsutismus, Hyperkeratose, Osteomalazie, allergische Reaktionen, teratogene Wirkungen, Polyneuropathie, Depression, Verwirrtheitszustände und zerebellare Ataxie. Es reduziert die Wirksamkeit der hormonellen Kontrazeptiva durch Induktion des Fremdstoffmetabolismus.

Kontraindikation: Schwangerschaft.

Mexiletin (Mexitil®)

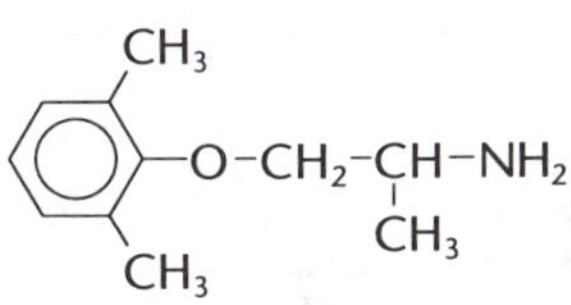

Formel 7.5: Mexiletin

Mexiletin ist chemisch dem Lidocain und Lorcainid verwandt. Nach oraler Gabe wird es fast vollständig resorbiert. Höchste Plasmaspiegel werden 2–4 h nach oraler Gabe erreicht; die Halbwertzeit beträgt 10–17 h. Mexiletin wird in der Leber metabolisiert. Die Ausscheidung erfolgt renal, hauptsächlich durch aktive tubuläre Sekretion. Diese ist abhängig vom Urin-pH.

Die Plasmaeiweißbindung beträgt 70 %, der therapeutische Plasmaspiegel liegt bei 0,5–2 µg/ml.

Wirkungsweise

Mexiletin verringert den langsamen Na-Einstrom in der systolischen Depolarisation. Automatie,

Antiarrhythmika

Frequenz, Hämodynamik, HMV und Sinusknotenerholungszeit werden kaum beeinflußt, da es hauptsächlich im Kammerbereich wirkt. Die relative Refraktärperiode im His-Purkinje-System wird verlängert.

Indikationen: Lebensbedrohliche ventrikuläre Arrhythmien, Re-entry-Tachykardien.

Nebenwirkungen

Im Vordergrund stehen zentralnervöse Nebenwirkungen wie Brechreiz, Schwindel, Sehstörungen, Nystagmen, Verwirrungszustände, ferner gastrointestinale Beschwerden wie Übelkeit, Erbrechen und Appetitlosigkeit. Nach Dosisreduktion tritt meist Besserung ein.

Kontraindikationen: AV-Blockierungen und Schenkelblockbilder höheren Grades, Vorsicht bei Bradykardien < 50/min; Erkrankungen des ZNS.

Aprinidin (Amidonal®) und **Tocainid** (Xylotocan®) wirken ähnlich wie **Mexiletin** (Mexitil®).

7.2.4 Antiarrhythmika der Gruppe Ic (Lokalanästhetika mit ausgeprägt antiarrhythmischer Wirkung)

Wirkungsmechanismus

Frequenzabhängige Blockade des schnellen Natriumeinstroms. Die Aktionspotentialdauer und die effektive Refraktärzeit in den Purkinjefasern wird kaum beeinflußt.

Flecainid (Tambocor®)

Flecainid wird nach oraler Gabe gut resorbiert, auch die parenterale Gabe ist möglich. Die Wirkung beginnt schnell und dauert lange an.

Wirkungsweise

Flecainid verlängert die Refraktärzeit und die Erregungsleitung. Besonders ausgeprägt ist die Wirkung auf die intraventrikuläre Erregungsleitung. Deshalb wirkt es gut bei ventrikulären Rhythmusstörungen im Rahmen von Re-entry-Mechanismen.

Indikation

Ventrikuläre Rhythmusstörungen, AV-Re-entry-Tachykardien, WPW-Syndrom, paroxysmale supraventrikuläre und ventrikuläre Tachykardien.

Vor Beginn der Flecainidtherapie muß eine bestehende Herzinsuffizienz mit Herzglykosiden kompensiert werden, und der Elektrolythaushalt muß im Normbereich liegen.

Nachdem bei der Cast-Studie im April 1989 in der Flecainidgruppe mehr Todesfälle durch Herzstillstand als in der Plazebogruppe aufgetreten waren, wurde die klinische Studie abgebrochen.

Seither ist Flecainid nach Anraten der FDA und des BGA nur noch bei **lebensbedrohlichen Herzrhythmusstörungen** indiziert.

Nebenwirkungen

Schwindel, Druckgefühl im Kopf oder Kopfschmerzen, Übelkeit und Doppelbilder verschwinden meist innerhalb von 2–3 Tagen unter Fortsetzung der Therapie spontan oder bei Dosisreduktion. Sehr selten beobachtet man Nervosität, Müdigkeit, Angst- und Verwirrtheitszustände, Fieber, Flush, Mundtrockenheit, Geschmacksstörungen, Potenzstörungen und Muskelzucken.

> In hoher Dosierung bestehen arrhythmische Effekte: ventrikuläre Tachykardie, Kammerflimmern, QRS-Verbreitung, Schenkel- und AV-Blöcke, Bradykardie, Manifestation einer Herzinsuffizienz. Bei QRS-Verbreiterung > 25 % unbedingt Dosis reduzieren oder absetzen!

Sehr selten kann es unter der Therapie zu einer Leberenzymerhöhung bis hin zum cholestatischen Ikterus kommen. Bei schneller i.v.-Gabe kann eine hypotone Kreislaufreaktion auftreten.

Kontraindikationen

Dekompensierte Herzinsuffizienz, SA- und AV-Blockierungen höheren Grades, Sick-Sinus-Syndrom, Bradykardie, manifeste Elektrolytstörungen.

In Schwangerschaft und Stillzeit sollte Flecainid nur bei strengster Indikation eingesetzt werden. Dosisreduktion bei Leber- und Niereninsuffizienz! Vorsicht bei Patienten mit nicht programmierbarem Schrittmacher, da evtl. die endokardiale Reizschwelle erhöht wird → nicht mehr als 2 x 100 mg per os pro Tag geben.

Wechselwirkungen

Cimetidin verlangsamt die Ausscheidung von Flecainid. Die negativ inotrope Wirkung von β-Blockern und Verapamil wird verstärkt, die Wirkung von Disopyramid verlängert.

Propafenon (Rytmonorm®)

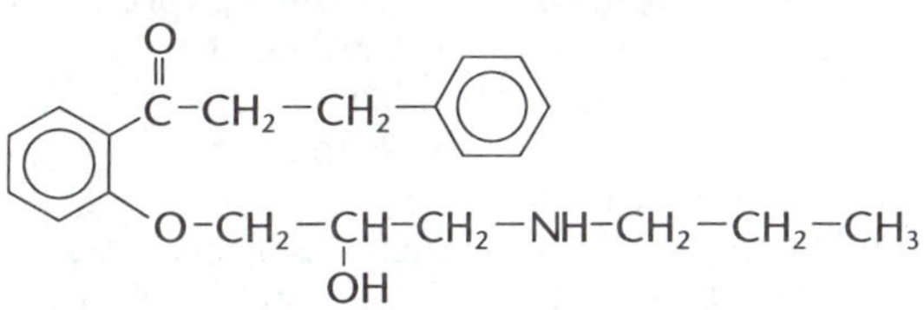

Formel 7.6: Propafenon

Propafenon wird nach oraler Gabe gut resorbiert, die Halbwertzeit liegt bei etwa 4 h.

Wirkungsweise

Propafenon hat eine direkte Membranwirkung; die systolische Depolarisation nimmt ab, die Überleitung wird verlängert, die Automatie nimmt ab. Die Herzfrequenz wird kaum verändert.

Tab. 7.3: Wirkungen von Propafenon

	AP	Refraktärität	Überleitung	Ektopie
Vorhof	+	+	+	+
AV-Knoten		+	+	
His-Bündel			+	
Kammer	+	+	+	+

+ = Zunahme

Indikationen: Supraventrikuläre und ventrikuläre Arrhythmien, paroxysmale Tachykardien.

Nebenwirkungen

Mundtrockenheit, Taubheitsgefühl im Mund, Kopfschmerzen, Schwindel, Flimmern vor den Augen, Übelkeit, Erbrechen, Obstipation, AV-Blockierungen, Hypotonie, selten Potenz- und Spermiogenesestörungen sowie cholestatische Hepatitiden.

Kontraindikationen

Manifeste Herzinsuffizienz, schwere Bradykardien, Sick-Sinus-Syndrom, obstruktive Ventilationsstörungen, Hypotonie.

7.3 β-Adrenozeptorenblocker (Klasse II)

Die β-Blocker sind unter Kapitel 3.3 schon besprochen worden. Ihr Einsatz in der Rhythmustherapie beruht auf ihrer antagonisierenden Wirkung zu den Katecholaminen. Katecholamine verstärken die Automatie heterogener Schrittmacher und begünstigen die Entstehung tachykarder Rhythmusstörungen.

β-Blocker werden bei Extrasystolie, tachykarden Vorhofrhythmusstörungen (Vorhofflattern und -flimmern), Sinustachykardien und bei Rhythmusstörungen nach Defibrillationen eingesetzt.

Wirkungsweise

- **Sinusknoten:** Herabsetzung der Entladungsfrequenz und Verlangsamung der diastolischen Depolarisation.
- **AV-Knoten:** Unterdrückung der Automatie, Verlängerung der Überleitung und der effektiven Refraktärzeit.
- **Purkinjefasern:** Herabsetzung der Automatie, Verkürzung des Aktionspotentials durch erhöhte Kaliumpermeabilität.
- **Vorhofmyokard:** Verkürzung des Aktionspotentials und der effektiven Refraktärzeit durch erhöhte Kaliumpermeabilität.
- **Ventrikelmyokard:** negativ inotrope Wirkung (verminderter Kalziumeinstrom).

7.4 Amiodaron (Klasse III)

Zur Klasse III der Antiarrhythmika gehören neben **Amiodaron** (Cordarex®) der Betablocker **Sotalol** (Sotalex®) und Bretylium. Sie verlängern spezifisch die AP-Dauer und die effektive Refraktärzeit vor allem im Purkinjesystem.

Wirkungsmechanismus

Amiodaron (-hydrochlorid; Cordarex®) ist eines der potentesten Antiarrhythmika, sollte aber wegen der z.T. bedrohlichen Nebenwirkungen ein Mittel der letzten Wahl sein.

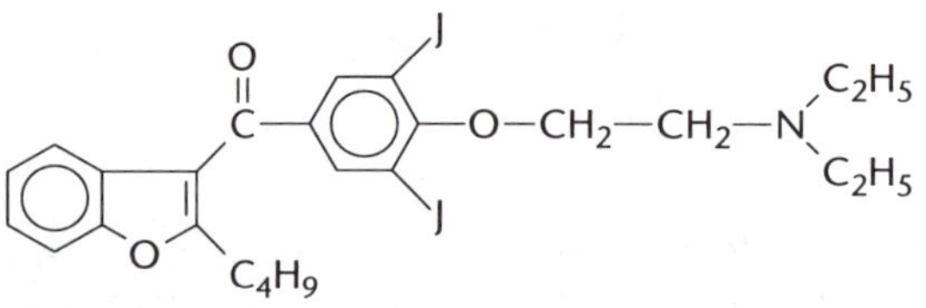

Formel 7.7: Amiodaron

Amiodaron bewirkt eine Zunahme der Aktionspotentialdauer. Der Sinusknoten wird direkt gebremst.

Die Refraktärperiode im Vorhof, AV-Knoten und im His-Purkinje-System wird verlängert. Die AV-Überleitung wird verlängert, Re-entry-Mechanismen im AV-Knoten, His-Bündel und Ventrikel nehmen ab.

Die Wirkung wird über eine dämpfende Wirkung auf den myokardialen Stoffwechsel erklärt.

Indikationen

Bedrohliche oder stark beeinträchtigende supraventrikuläre Rhythmusstörungen, die auf andere Antiarrhythmika nicht ansprechen (z.B. Vorhofflimmern, Vorhofflattern), supraventrikuläre und ventrikuläre Tachyarrhythmien, WPW-Syndrom, Re-entry-Tachykardien, Prophylaxe nach Konversion von Vorhofflimmern – jeweils wenn andere Mittel nicht zum Erfolg führen.

Anfänglich wurde Amiodaron als Koronartherapeutikum bei Angina pectoris als nicht kompetitiver α- und β-Rezeptorenblocker eingesetzt.

Pharmakokinetik

Amiodaron wird nach enteraler Gabe langsam resorbiert. Es liegt zur parenteralen und oralen Therapie vor. Die volle Wirksamkeit setzt verzögert nach 4–6 Tagen ein. Die Halbwertzeit ist sehr lange. Bis zu 40 Tage nach Absetzen der Therapie ist noch eine Wirkung vorhanden → die Substanz ist sehr schlecht steuerbar, die therapeutische Breite wird als groß eingeschätzt.

Unerwünschte Wirkungen

- **Mikroablagerungen** in der **Korneavorderseite**, die Sehstörungen auslösen können (Schleiersehen, Farbhöfe um Lichtquellen), die aber meist ~ 1 Jahr nach Therapieende wieder verschwunden sind.
- **Photosensibilität** (Rötung, Sonnenbrandneigung) und selten Hyperpigmentierungen an belichteten Stellen (schwarz-violett bis schiefergrau). Diese Pseudozyanose bildet sich 1–4 Jahre nach Absetzen des Präparates voll zurück.
- Ein Erythema nodosum kann auftreten.
- Da Amiodaron 37 % Jod enthält, sollte die **Schilddrüsenfunktion** anhand von T_3-, T_4-Bestimmung und evtl. TRH-Test überprüft werden. Klinisch wurden sowohl Hyper- als auch Hypothyreosen beobachtet.
- **Interstitielle Lungenerkrankungen** (Alveolitiden, Fibrose) können unter der Therapie auftreten. Treten Atembeschwerden auf, muß sofort geröntgt werden. Beim Nachweis von Infiltraten das Präparat sofort absetzen und Kortison geben. Während der Therapie muß die Lungenfunktion häufig kontrolliert werden.
- Selten treten Übelkeit, Erbrechen, Völlegefühl, Obstipation, Geschmacksstörungen und reversibler Haarausfall auf. Es kann zu einem reversiblen Anstieg der Transaminasen kommen; vereinzelt kommt es zu Hepatitiden.
- An **neurologischen Nebenwirkungen** werden beobachtet: Kopfschmerzen, Schlafstörungen, Alpträume, Schwindel, Muskelschwäche, Tremor, Parästhesien, periphere Neuropathien und Ataxie.
- Im **EKG** beobachtet man Deformierung der T-Welle, Auftreten einer U-Welle sowie QT- und PQ-Verlängerungen.

Kontraindikationen

Sick-Sinus-Syndrom, höhergradige SA- und AV-Blockierungen, Bradykardie, Schilddrüsenerkrankungen, schwere Lungenerkrankungen, Jod-Allergie. Nicht bei Frauen im gebärfähigen Alter und bei gleichzeitiger Therapie mit MAO-Hemmern indiziert.

Wechselwirkungen

- ▲ Amiodaron verstärkt die negativ inotrope und negativ chronotrope Wirkung anderer Antiarrhythmika, β-Blocker und Kalziumantagonisten.
- ▲ Kalziumantagonisten vom Verapamiltyp und β-Blocker sollten nicht mit Amiodaron kombiniert werden.
- ▲ Amiodaron kann den Herzglykosidspiegel erhöhen.
- ▲ Die Wirkung von Vitamin K-Antagonisten wird verstärkt → häufigere Quickkontrollen bei gleichzeitiger antikoagulatorischer Therapie.

7.5 Kalziumkanalblocker (Verapamiltyp, Klasse IV)

Verapamil (Isoptin®) und **Diltiazem** (Dilzem®) hemmen den Ca^{2+}- und Na^{+}-Einstrom durch den langsamen Kanal → an Sinus-, AV-Knoten und pathologisch veränderten Purkinjezellen wird die Depolarisationsgeschwindigkeit vermindert, die effektive Refraktärzeit verlängert und die AP-Dauer der Herzmuskelzellen verkürzt → indiziert bei Vorhofflimmern und -flattern, par-oxysmalen supraventrikulären Tachyarrhythmien.

Näheres ☞ 10.6.

Antiarrhythmika

8 Positiv inotrope Substanzen

Tab. 8.1 Überblick über die Herzglykoside

Pharmakol. Name	Strophanthin	Digitoxin	Digoxin	β-Acetyl-Digoxin	β-Methyl-Digoxin	Lanatosid C
Handelspräparat	Kombetin®	Digimerck®	Lanicor®	Novodigal®	Lanitop®	Cedilanid®
Resorptionsquote	0–4 %	90–100 %	70 %	80 %	75–100 %	40–60 %
Abklingquote	40 %	7 %	20 %	15 %	20 %	20 %
Initialdosen in mg 1. Tag 2. Tag 3. Tag	 0,75–1,0 0,25 0,25	 0,4 0,4 0,2	 0,75 0,75 0,35	 0,6 0,6 0,2	 0,4 0,4 0,2	 1,0 1,0 0,75
Erhaltungsdosis in mg	0,25	0,07–0,1	0,25–0,37	0,2–0,3	0,1–0,2	0,75
Wirkungsdauer einer Vollwirkdosis in Tagen	1	10–20	~7	~7	4–8	~5
Wirkungseintritt nach i.v.-Gabe	3–10 min	30–120 min	5–20 min	30 min	1–4 min	10–30 min
Wirkungsmaximum nach h	1/2–2 (i.v.)	7–10 (i.v.)	2–3 (i.v.)	4–6 (p.o.)	1/2 (i.v.)	2 1/2–4 (i.v.)
Halbwertzeit in h nierengesund (anurisch)	18 (67)	120 (224)	52 (83)	52 (83)	63 (97)	62 (?)
Plasmaeiweißbindung	4 %	95 %	20–40 %	25–40 %	20–30 %	25 %
Enterohepatischer Kreislauf	–	25 %	10 %	10 %	10 %	–
Renale Elimination	90 %	60 %	70–80 %	70–80 %	70–80 %	70 % ?

8.1 Herzwirksame Glykoside

8.1.1 Typische Wirkstoffe

Strophanthin, Digitoxin, Digoxin, β-Methyldigoxin, β-Acetyldigoxin, Lanatosid C.

Chemische Merkmale

Herzglykoside werden aus Pflanzen isoliert, so z.B. aus dem Fingerhut (Digitalis lanata, Digitalis purpurea).

Die Grundstruktur ist ein substituiertes Steroidgerüst, das sogenannte Genin oder Aglykon, das für die Wirkung verantwortlich ist.

Die Substituenten am Steroidgerüst (Hydroxylgruppen) und die Zucker, die über eine OH-Gruppe in Position 3 am Steroidgerüst hängen, sind für die Pharmakokinetik verantwortlich.

Meist sind zwischen einem und vier Zuckermoleküle gebunden. Um herzwirksam zu sein, müssen folgende Bedingungen erfüllt sein: Die Ringe A und B, sowie C und D müssen cis, der Ring B mit C trans verknüpft sein.

Struktur

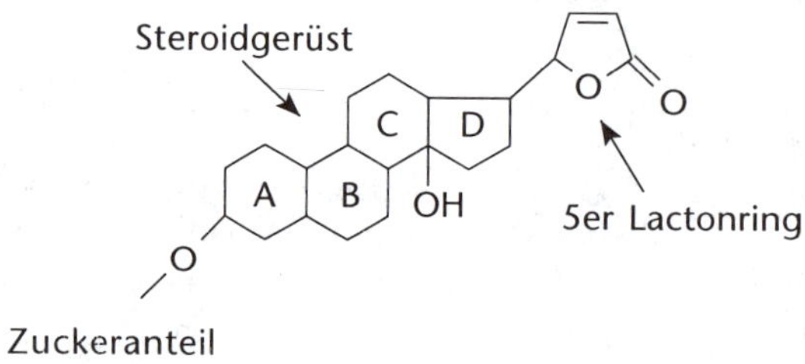

Formel 8.1: Grundstruktur der Herzglykoside

Der ungesättigte Lactonring muß in Stellung 17 β angehängt sein. Handelt es sich um einen 5er Ring, spricht man von **Cardenoliden**, bei einem 6er Ring von **Bufadienoliden.** Die verwendeten Herzglykoside gehören alle zu den Cardenoliden.

8.1.2, 8.1.3
Wirkungen und Wirkungsmechanismus

Bei der physiologischen Erregung der Herzmuskelzelle wird auf die durch das Aktionspotential hervorgerufene Membranpotentialänderung aus dem sarkoplasmatischen Retikulum Kalzium freigesetzt. Daraufhin steigt die Kalziumkonzentration etwa um den Faktor 1000 an.

Der Kalziumkonzentrationsanstieg ist Voraussetzung für eine normale Muskelkontraktion. **Ca^{2+}** bindet dabei an **Troponin** und ermöglicht die Freigabe von **Aktin** und **Myosin.**

Nach abgelaufener Kontraktion wird das Ca^{2+} aus dem Intrazellularraum mit Hilfe der membranständigen Na^+-K^+-ATPase wieder energieabhängig in das sarkoplasmatische Retikulum zurückgepumpt. In diesen Mechanismus greifen die Herzglykoside ein.

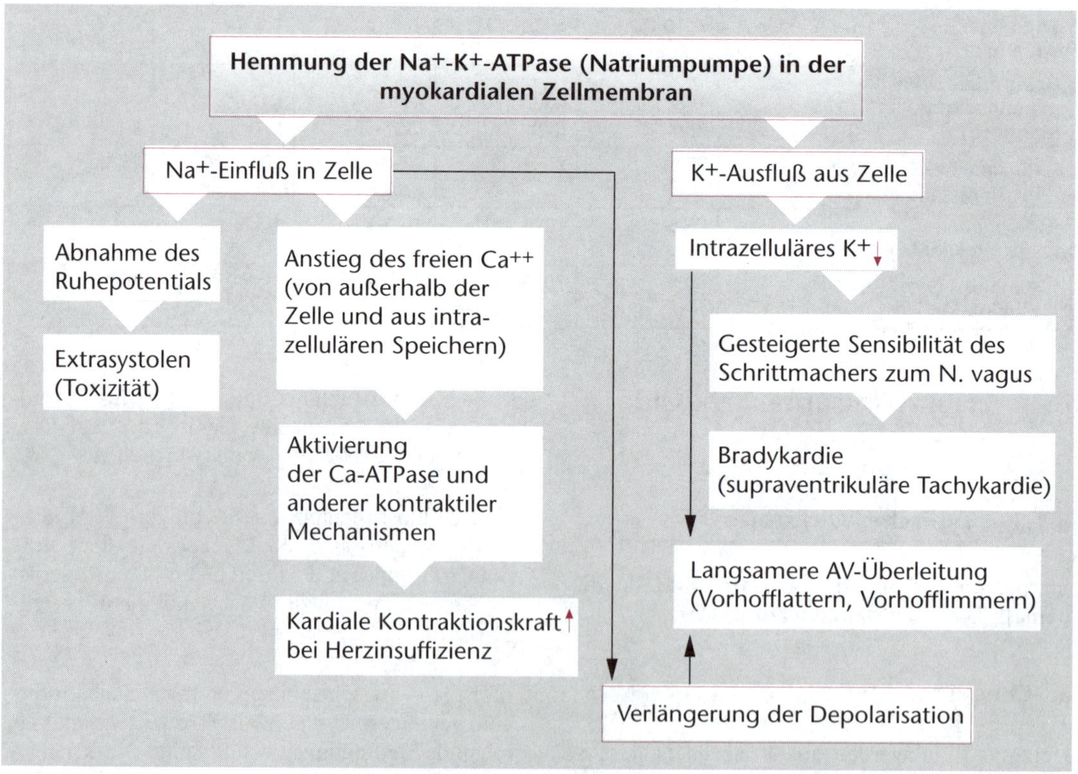

Abb. 8.1: Glykosidwirkungsmechanismus

Man unterscheidet die Digitaliswirkung am insuffizienten und am gesunden Herzen. Am insuffizienten Herzen wird der **Wirkungsgrad der Herzarbeit verbessert**, v.a. auch bei insuffizienter Koronardurchblutung. Das Schlagvolumen nimmt zu.

Am gesunden Herzen wird im Gegensatz zum insuffizienten Herzen der Wirkungsgrad verschlechtert, d.h. das Herz benötigt mehr Energie. Die Kontraktionsgeschwindigkeit nimmt zu, das Schlagvolumen u.U. sogar ab.

Positiv inotrope Wirkung

Die Herzglykoside bewirken einerseits eine vermehrte Ca^{2+}-Ausschüttung, so daß zur Kontraktion mehr Ca^{2+} zur Verfügung steht. Andererseits, und viel wichtiger, wird die ATPase durch Bindung des Herzglykosids an das Enzym strukturell verändert und damit inaktiviert.

Die Kalziumbindungskapazität wird erhöht, die Bindungsstärke des Ca^{2+} an die Membran erniedrigt. → Pro Aktionspotential wird mehr Ca^{2+} frei → elektromechanische Kopplung wird besser

→ **positiv inotrope Wirkung**. Sie besteht in einer **Zunahme** der **Kontraktionsgeschwindigkeit** und der **Kontraktionskraft**. Das Schlagvolumen und das HMV steigen an. Durch diese Effekte nehmen das endsystolische Volumen und der enddiastolische Druck ab.

Ein dilatiertes Herz wird wieder kleiner.

Durch das gesteigerte HMV nimmt die Durchblutung zu. Der venöse und arterielle Gefäßtonus steigen an. In den **Koronargefäßen** nimmt die **Durchblutung** ebenfalls **zu**, der Blutdruck bleibt jedoch konstant.

Negativ chronotrope und negativ dromotrope Wirkung

Abnahme der Herzfrequenz durch

- Abnahme des zentralen Venendrucks
- parasympathische Stimulation
- Abnahme der Reizleitungsgeschwindigkeit.

Trotz der negativ chronotropen und negativ dromotropen Effekte wird das HMV durch die positiv inotrope Wirkung am insuffizienten Herzen gesteigert.

Die Erregungsleitungsgeschwindigkeit nimmt im Vorhof, AV-Knoten und im His-Bündel ab. Im Vorhof- und im Ventrikelmyokard nimmt die Refraktärzeit durch direkte Wirkung auf die Zellmembran ab. Die Erregungsbildung im Purkinje-System nimmt zu. Insgesamt wird die Systole verkürzt und die Diastole verlängert.

Im AV-Knoten nimmt die Refraktärzeit unter Digitaliswirkung zu.

Weitere Auswirkungen

Durch die Verbesserung der Herztätigkeit können kardial bedingte **Ödeme ausgeschwemmt** werden. Die Natriurese steigt. Die Ursache für die bessere Ausscheidung liegt in der Verbesserung der Nierendurchblutung nach Digitalistherapie. Der im Laufe der Herzinsuffizienz entstandene sekundäre Hyperaldosteronismus kann zu massiven K^+-Verlusten führen, was unter Umständen die Toxizität der Herzglykoside erhöht. Über den Mechanismus des K^+-Verlustes läßt sich auch die arrhythmieverstärkende Wirkung von Diuretika unter Herzglykosidtherapie erklären. Unter Digitalistherapie bildet sich der sekundäre Hyperaldosteronismus zurück.

Der Augeninnendruck nimmt ab und das Erythrozytenvolumen sinkt.

Indikationen

- Herzinsuffizienz, vor allem bei gleichzeitiger Tachyarrhythmie und Vorhofflimmern ohne Insuffizienz.
- Herzinsuffizienz bei Aorten- und Mitralstenose.

Die therapeutische Bedeutung von Herzglykosiden hat in den letzten Jahren rapide abgenommen, sie wurden durch vor- und nachlastsenkende Medikamente verdrängt.

8.1.4 Pharmakokinetik

Erläuterung wichtiger Begriffe in der Glykosidtherapie

- **Resorptionsquote:** Glykosidanteil, der nach oraler Applikation in die Blutbahn gelangt.
- **Eliminationsquote:** Glykosidanteil, der pro Tag aus dem Körper eliminiert wird.
- **Abklingquote:** Pro Tag auftretender Wirkungsverlust des Glykosids am Herzen.
- **Vollwirkdosis:** Zur Kompensation einer Herzinsuffizienz benötigte Glykosidmenge.
- **Erhaltungsdosis:** Täglich zuzuführende Glykosidmenge. Sie muß zugeführt werden, um den Wirkungsverlust durch Elimination auszugleichen.

Nach neuesten Erkenntnissen beträgt die Vollwirkdosis für alle Digitalisglykoside 1 mg!

Die orale Resorptionsquote variiert von Substanz zu Substanz, von Mensch zu Mensch und ist von der galenischen Zubereitung abhängig. Deshalb sollte man ein Digitalispräparat nicht wechseln, wenn der Patient auf ein bestimmtes Medikament eingestellt ist. Die Herzglykoside werden passiv im Dünndarm resorbiert. Sie verteilen sich gleichmäßig im Organismus. Je hydrophiler ein Herzglykosid ist, desto schneller wird es wieder eliminiert.

g- oder k-Strophanthin (Purostrophan®, Kombetin®)

Es wird enteral kaum resorbiert (0,4–4 %). Daher sollte Strophanthin nur intravenös verwendet werden. Die Wirkung beginnt nach 3–10 min, das Maximum ist nach etwa 1 h erreicht. Die Vollwirkdosis ist bei 0,6 mg i.v. erreicht. Die Plasmaeiweißbindung beträgt etwa 1,5 %.

Strophanthin wird praktisch unverändert renal ausgeschieden. Deshalb besteht wie bei allen Herzglykosiden bei Niereninsuffizienz erhebliche Kumulationsgefahr. Die Abklingquote beträgt 40 %, die Eliminationsquote 50–90 %.

Digitoxin (Digimerck®)

Digitoxin wird nach oraler Zufuhr praktisch zu 100 % resorbiert, die Vollwirkdosis beträgt 1 mg. Nach intravenöser Injektion tritt die Wirkung nach 30–60 min ein, das Wirkungsmaximum ist nach etwa 8 h erreicht. Die Plasmaeiweißbindung beträgt etwa 95 %. Von Digitoxin werden die Zucker (Digitoxose) abgespalten.

Etwa 70 % wird renal ausgeschieden, meist unverändert oder glukuronidiert, wobei die nicht glukuronidierten Digitoxinabbauprodukte tubulär rückresorbiert werden. Die restlichen 30 % werden über die Galle in den Darm ausgeschieden. Davon sind etwa 60 % unverändert oder an Glukuronsäure gebunden, während der Rest als Bis- bzw. Monodigitoxoside vorliegen. Digitoxin unterliegt dem enterohepatischen Kreislauf, d.h. ein Teil wird rückresorbiert. Die Eliminations- und Abklingquoten betragen für Digitoxin etwa 7 %. Es hat die längste Halbwertzeit.

Nach Gabe einer therapeutisch wirksamen Menge ist die Digitoxinkonzentration in der Plasmaeiweißfraktion am höchsten. Digitoxin ist lipophiler als Digoxin.

Phenobarbital beschleunigt durch Stimulation mischfunktioneller Oxidasen der Leberzelle die Metabolisierung von Digitoxin in Digoxin (Hydroxylierung am C_{12}). Dadurch wird die Halbwertzeit erheblich verkürzt, was mit einem Wirkungsverlust einhergehen kann.

Digoxin (Lanicor®)

Digoxin wird je nach galenischer Zubereitung zu 50–85 % resorbiert.

Die Vollwirkdosis beträgt etwa 1–2 mg. Die Wirkung tritt bei i.v.-Injektion nach 5–20 min ein, das Wirkungsmaximum ist nach 3 h erreicht. Die Plasmaeiweißbindung beträgt etwa 35 %.

Digoxin wird entweder als Glukuronid oder frei renal ausgeschieden.

Wegen seiner schlechten Lipidlöslichkeit wird es tubulär nicht rückresorbiert. Ein Teil wird über die Galle in den Darm ausgeschieden. Die Abklingquote beträgt etwa 20 %, die Eliminationsquote ca. 30 %.

β-Methyldigoxin (Lanitop®)

β-Methyldigoxin wird zu etwa 75 % enteral resorbiert. Die Wirkung setzt bei i.v.-Injektion nach einer Latenz von 3 min ein.

β-Methyldigoxin wird in der Leber demethyliert und dann wie Digoxin verstoffwechselt.

Die Abklingquote und die Eliminationsquote betragen 20 %.

β-Acetyldigoxin (Novodigal®)

Es wird als β-Acetyldigoxin in die Darmmucosazellen aufgenommen, dort desacetyliert, und gelangt als Digoxin in den Organismus. Resorbiert werden 60–80 %.

Der Abbau entspricht damit dem des Digoxins.

8.1.5 Unerwünschte Wirkungen

Die Toxizität der Herzglykoside ist im Alter und bei eingeschränkter Nierenfunktion erhöht.

Durch die Reduktion der Erregungsleitungsgeschwindigkeit und die Zunahme der Refraktärzeit im AV-Knoten bei gleichzeitiger Abnahme der Refraktärzeit im Arbeitsmyokard kann es zu **Herzrhythmusstörungen** durch ektopische Schrittmacher kommen (ventrikuläre Extrasystolen). Pulsus bigeminus, Pulsus trigeminus, AV-Block und Kammerautomatie können die Folge sein.

EKG-Veränderungen

Die Abnahme der Leitungsgeschwindigkeit ist im Vorhof und AV-Knoten durch eine Verlängerung des P-Q-Intervalls sichtbar. Durch die Abnahme der Refraktärzeit im Arbeitsmyokard ist die QT-Strecke verkürzt. Durch Verschiebung der Elektrolytkonzentrationen und durch ein verändertes Sauerstoffangebot wird die ST-Strecke gesenkt.

Am **Magen-Darm-Trakt** werden Oberbauchbeschwerden und Diarrhoe beobachtet. Die relativ häufig beobachteten Symptome Nausea, Erbrechen und Anorexie werden durch die zentral erregende Wirkung der Herzglykoside auf die Chemorezeptoren-Triggerzone in der Area postrema des vierten Ventrikels ausgelöst.

Kontraindikationen

AV-Block II. Grades, Sick-Sinus-Syndrom, WPW-Syndrom, lebensbedrohliche Kammerrhythmusstörungen, Pericarditis constrictiva und Subaortenstenose.

Herzglykosidvergiftung

Durch die relativ geringe therapeutische Breite der Herzglykoside treten schon bei Überschreitung der therapeutischen Dosis um das 1,5 bis 3–fache toxische Wirkungen auf.

Diese äußern sich vor allem **am Herzen** in den oben beschriebenen Nebenwirkungen. Es kommt zu meist ventrikulär bedingter schwerer Extrasystolie, AV-Blockierungen und Kammertachykardie. Tritt der Tod durch Digitalisüberdosierung ein, ist die Todesursache meist Kammerflimmern.

Im **ZNS** macht sich eine Digitalisüberdosierung durch Sehstörungen (gelbe Farbeindrücke), Benommenheit, Nausea, Kopfschmerz und Neuralgien bemerkbar.

Liegt eine schwere Intoxikation vor, beobachtet man Verwirrtheitszustände mit Halluzinationen, Delirien und Krämpfen.

Therapie der Herzglykosidvergiftung

Zur **Therapie** der Herzglykosidvergiftung wird das Digitalispräparat sofort abgesetzt sowie Kalium zur Stabilisierung der elektrischen Verhältnisse an den Membranen und zur Unterdrückung der ektopischen Reizbildung infundiert.

Bei digitalisbedingten bradykarden Herzrhythmusstörungen kann ein Therapieversuch mit Atropin unternommen werden. Kalium antagonisiert die Digitaliswirkung, verschlechtert aber selbst die AV-Überleitung. Zur Unterdrückung der Extrasystolie gibt man die antifibrillatorisch wirksamen Substanzen Diphenylhydantoin (**Phenytoin**) und **Lidocain**. Beide verlangsamen die AV-Überleitungszeit nicht.

Hat sich ein totaler AV-Block entwickelt, sollte man Phenytoin nicht mehr geben. Umstritten ist die Gabe von Na^+-EDTA, das als Komplexbildner Kalziumionen bindet. Manchmal muß bei hochgradigen AV-Blockierungen ein passagerer Herzschrittmacher gelegt werden.

Colestyramin, ein unresorbierbares basisches Ionenaustauschharz, bindet Gallensäure im Darm → Unterbrechung des enterohepatischen Kreislaufs → Digitoxin wird nicht mehr rückresorbiert.

Digitalis-Antitoxin

Seit 1984 ist ein **Digitalis-Antitoxin** (Digitalis-Antidot BM®) im Handel. Es handelt sich dabei um aus Schafserum gewonnene FAB (fragment antigen binding) -Antikörperfragmente, die frei im Serum zirkulierende Digitalisglykoside (Digoxin + Digitoxin) binden. Dabei entstehen unwirksame Antigen-Antikörper-Komplexe.

Das Präparat wird per infusionem appliziert, wobei D-Mannit als Stabilisator dient. Nach Angaben der Herstellerfirma werden lebensbedrohliche Herzrhythmusstörungen innerhalb von Minuten bis wenigen Stunden beseitigt.

Indikation: Lebensbedrohliche Digitalisvergiftungen.

Nebenwirkungen: Bisher nicht bekannt. Da es sich um Fremdeiweiß (Schaf) handelt, besteht die Möglichkeit der Sensibilisierung und Allergieentstehung bis hin zum anaphylaktischen Schock. Deshalb muß vor einer Infusion ein Allergietest (intrakutan + Konjunktivaltest) durchgeführt werden.

Kontraindikation: Bekannte Schafglobulinallergie.

8.1.6 Interaktionen

Die Pharmakokinetik und -dynamik der Herzglykoside wird durch viele Substanzen beeinflußt.

- ▲ **Abführmittel, Antazida** und **Antidiarrhoika** vermindern die Herzglykosidresorption.
- ▲ **Abführmittel, Diuretika, Glukokortikoide** und **Insulin** können zu Hypokaliämie führen → gesteigerte Herzglykosidtoxizität.
- ▲ **Aldosteronantagonisten** und **K-sparende Diuretika** verringern die Herzglykosidwirkung durch Hyperkaliämie.
- ▲ **Sympathomimetika, Methylxanthine, Reserpin** und **Veratrum Alkaloide** erhöhen die Gefahr des Auftretens von Herzrhythmusstörungen.
- ▲ Unter **Thyroxintherapie** ist der Glykosidbedarf anfänglich erhöht, später besteht die Gefahr erhöhter Glykosidtoxizität.
- ▲ **Chinidin** steigert die Digoxinkonzentration im Blut → erhöhte Toxizität.
- ▲ **Phenylbutazon** verdrängt Digitoxin aus der Plasmaeiweißbindung → Konzentrationsanstieg. Durch phenylbutazonbedingte Enzyminduktion wird der Herzglykosidmetabolismus gesteigert.
- ▲ **Kaliumionen** wirken antagonistisch zu Digitalis, die Digitaliswirkung wird durch Kalium abgeschwächt.

- ▲ **Kalziumantagonisten** (Verapamil, Nifedipin) können die Digitaliswirkung am AV-Knoten verstärken.

Kalziumionen wirken synergetisch zur **Digitaliswirkung** und verstärken die positiv inotrope Wirkung. Bei Injektion von Ca^{2+} unter Digitalistherapie wird die Digitaliswirkung und -toxizität erheblich verstärkt. → Es kann zu Todesfällen kommen.

8.2 Sympathomimetika (☞ 3.1)

8.2.1 Typische Wirkstoffe

- ▲ **Dopamin** (Dopamin-Nattermann®)
- ▲ **Dobutamin** (Dobutrex®)

8.2.2 Wirkungsmechanismus

Dopamin wirkt über eine Stimulation der α_1-, β_1- und β_2-Rezeptoren. In niedriger Dosierung ist Dopamin ein direktes Sympathomimetikum und erregt relativ selektiv Dopaminrezeptoren im Bereich der Nieren- und Splanchnikusgefäße → arterioläre Gefäßerweiterung → Anstieg der Nierendurchblutung und des Harnvolumens. In höherer Dosierung überwiegen die α- und β-sympathomimetischen Wirkungen, die ab einer Dosis von > 10 μg/kg/min durch indirekte sympathomimetische Wirkung (Noradrenalinfreisetzung) hervorgerufen werden. Durch Überwiegen vasokonstriktorischer Einflüsse wird die Nierendurchblutung vermindert.

> Über die β_1-Wirkung wird das HMV und die Arrhythmieneigung gesteigert.

Bei positiv chronotroper Wirkung ist der myokardiale O_2-Bedarf gesteigert. Die α-sympathomimetische Wirkung senkt die Durchblutung peripherer Organe (z.B. der Muskulatur) infolge Vasokonstriktion. Dopamin steigert den Blutdruck.

Dobutamin ist ein als Racemat vorliegendes Hydroxyphenylisobutylderivat des Dopamins. Es steigert über das Schlagvolumen das HMV. (+)-Dobutamin ist ein schwach wirkendes unselektives β-Mimetikum während (–)-Dobutamin ein schwaches α-Sympathomimetikum ist. Dabei antagonisieren sich vasokonstriktorische und vasodilatatorische Wirkungen.

> Daraus resultiert eine scheinbar selektive β_1-mimetische Wirkung.

8.2.3 Wirkungen ☞ Abb. 8.2

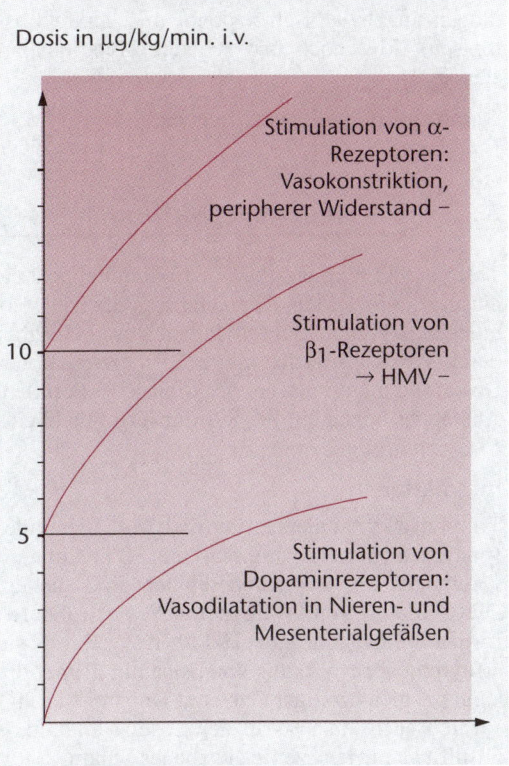

Abb. 8.2: Dopaminwirkung in Abhängigkeit von der Dosierung

8.2.4 Pharmakokinetik

Dopamin wird als Infusion über Perfusor verabreicht; die Dosierung liegt bei 2,5–5 μg/kg/min. Bei höheren Dosen als 5 μg/kg/min überwiegt die α-Rezeptorstimulation. In der Klinik werden in Einzelfällen bis 25 μg/kg/min eingesetzt. Die Wirkung setzt etwa 5 min nach Infusionsbeginn ein und endet ~ 15 min nach deren Ende. Dopamin kann die Blut-Liquor-Schranke nicht passieren. Als Antioxidans ist der Lösung Kaliumdisulfit beigesetzt.

Indikationen

Dopamin: Schockzustände jeglicher Genese (kardiogen, anaphylaktisch, hypovolämisch, infektiös-toxisch), Präschock und schwere Hypotoniezustände.

Dobutamin: kardiogener Schock.

8.2.5 Unerwünschte Wirkungen

Tachykardie, Extrasystolie, Arrhythmien, pektanginöse Beschwerden, Kopfschmerz, Übelkeit, Erbrechen, Dyspnoe. Bei sehr hohen Dosen Gangrän durch Vasokonstriktion möglich. In extrem hoher Dosierung mydriatische, reaktionslose Pupillen. Akuter Asthmaanfall bei Sulfitunverträglichkeit.

Interaktionen

Trizyklische Antidepressiva und MAO-Hemmer verstärken die Dopaminwirkung. Phentolamin verhindert den dopaminbedingten RR-Anstieg. Die Wirkung von Antihypertensiva wird durch Dopamin antagonisiert. Halothan verstärkt die arrhythmogene Wirkung von Dopamin. Cimetidin kann bei gleichzeitiger Gabe mit Dopamin Tachykardien auslösen. Das in der Lösung enthaltene Disulfit kann gleichzeitig gegebenes Thiamin (Vit. B_1) abbauen.

Kontraindikationen

Tachykardien, ventrikuläres Fibrillieren, Schilddrüsenüberfunktion, Phäochromozytom und Engwinkelglaukom.

8.3 Phosphodiesterasehemmstoffe

8.3.1 Typische Wirkstoffe

Amrinon (Wincoram®), **Enoximon, Milrinon**

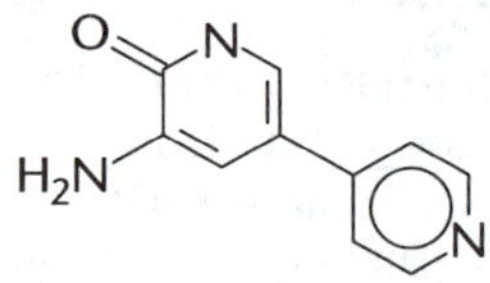

Formel 8.2: Amrinon

8.3.2 Wirkungsmechanismus

Die Substanzen hemmen die Phosphodiesterase, die als Enzym beim cAMP-Abbau notwendig ist. Hieraus resultiert ein Anstieg der intrazellulären cAMP-Konzentration, der für die positiv inotrope Wirkung verantwortlich ist.

8.3.3 Wirkungen

Neben einer Zunahme des Schlag- und Minutenvolumens des Herzens, einer Abnahme des linksventrikulären enddiastolischen Volumens und einer positiv chronotropen Wirkung, besitzt Amrinon auch eine dilatatorische Eigenwirkung auf Gefäß- und Bronchialmuskulatur.

Amrinon erhöht die Schlagleistung des Herzens, senkt den peripheren Widerstand, verringert die Vorlast und den Pulmonalarteriendruck.

Obwohl Amrinon auch nach oraler Gabe resorbiert wird, ist die Substanz nur zur parenteralen Anwendung im Handel. Die anfänglich sehr optimistisch eingeschätzte orale Dauertherapie therapierefraktärer Herzinsuffizienzen hat die Erwartungen nicht erfüllt und wurde wieder verlassen.

Indikation

Kurzfristige Behandlung der Herzinsuffizienz (NYHA Klasse IV), die gegen Herzglykoside, Diuretika und ACE-Hemmer refraktär ist.

8.3.4 Unerwünschte Wirkungen

Erhöhung von GOT, AP und LDH, evtl. Cholestase, Übelkeit, Erbrechen, Bauchschmerzen, Hypotonie, Tachykardie, supraventrikuläre und ventrikuläre Rhythmusstörungen, Thrombozytopenie, Fieber, Myalgien, Myositiden, Geschmacksstörungen, schuppende Haut, Gelbfärbung der Nägel, Splenomegalie, Lungeninfiltration, Vaskulitis und Polyserositis.

Wechselwirkungen

Die Substanz sollte nur in NaCl-Lösung infundiert werden. Sie ist nicht kompatibel mit Dextrose, Dobutamin und Furosemid.

Kontraindikationen

Schwere Hypovolämie, absolute Arrhythmie ohne vorherige Glykosidbehandlung, Niereninsuffizienz, Thrombozytopenie und Schwangerschaft.

9 Bronchodilatatoren

9.1 Methylxanthine

Die Methylxanthine sind Purinderivate, deren Muttersubstanz das Xanthin darstellt.

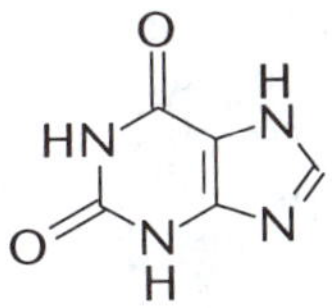

Formel 9.1: Xanthin

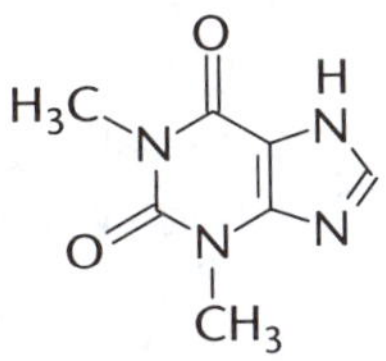

Formel 9.2: Theophyllin

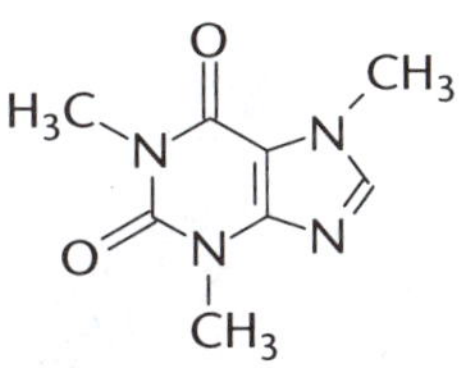

Formel 9.3: Coffein

9.1.1 Typische Wirkstoffe

- ▲ **Theophyllin (1,3–Dimethyl-Xanthin)** Vorkommen im Tee. Aminophyllin® besteht aus Theophyllin und Äthylendiamin, das zur Verbesserung der Löslichkeit zugesetzt wird.
- ▲ **Coffein (1,3,7–Trimethyl-Xanthin)** Vorkommen in Kaffee, Tee, Kakao und Cola.

Präparate: Theophillin-Äthylendiamin (Aminophyllin®, Euphyllin®), Oxyäthyltheophyllin (Cordalin®).

9.1.2 Wirkungsmechanismus

Die Methylxanthine **hemmen** kompetitiv erregende und hemmende **Adenosinrezeptoren** an der Zellmembranaußenseite in fast allen Geweben.

Adenosinrezeptoren regulieren im Gehirn die Durchblutung und hemmen die Freisetzung erregender Transmitter. Am Herzen steuern sie die Durchblutung und peripher modulieren sie die Noradrenalinfreisetzung und die Aktivität der hormonsensitiven Lipase.

In hohen Konzentrationen **hemmen** die Methylxanthine die **Phosphodiesterase**, die intrazellulär für den cAMP-Abbau zuständig ist → cAMP-Konzentration ↑.

Direkt und indirekt beeinflussen die Methylxanthine den transmembranären Ca^{2+}-Ioneneinstrom und die Ca^{2+}-Fluktuation des intrazellulären Speichers.

9.1.3 Wirkungen

Tab. 9.1 Methylxanthinwirkungen

ZNS	erregende Wirkungen
Herz und Kreislauf	positiv inotrope, positiv chronotrope und dromotrope Wirkung
Niere	Steigerung der Diurese
Glatte Muskulatur	Dilatation der Bronchien und Gefäße
Magen	HCl-Produktion ↑
Nebenniere	Katecholaminfreisetzung ↑

Theophyllin wirkt durch direkten Angriff v.a. erschlaffend auf die **glatte Muskulatur**.

Wegen der resultierenden Bronchodilatation kann es erfolgreich beim Asthma bronchiale angewendet werden. Ebenso ist es bei Gallenkoliken und Spasmen der abführenden Gallen- und Harnwege indiziert.

Außer an zerebralen Gefäßen bewirken die Methylxanthine durch direkten Angriff an der Gefäßmuskulatur eine Vasodilatation → Blutdrucksenkung.

In hohen Dosen kommt es durch zentrale Wirkung (Tonuszunahme) zu Gefäßverengungen → Blutdruckerhöhung.

Am ZNS führen die Methylxanthine, besonders das Genußgift Coffein zu folgenden Wirkungen:

Coffein beseitigt Müdigkeit, erhöht die Vigilanz, das Aufnahme- und Merkvermögen.

Bei den meisten Menschen verursacht es Einschlaf- bzw. Durchschlafstörungen. Es gibt jedoch auch Individuen, bei denen durch Methylxanthine der Schlaf gefördert wird. In hohen Dosen kommt es zu Nervosität, Konzentrationsstörungen, Ruhelosigkeit und Tremor.

Durch direkte Stimulation an der Medulla wird das **Atemzentrum** erregt. Außerdem können rauschartige Zustände auftreten. Die zerebrale Krampfschwelle wird gesenkt. Da Coffein die Wirkung von Salicylaten verstärkt, wird es gern analgetischen Mischpräparaten zugesetzt.

Weitere Wirkungen

- ▲ An der **Niere** nimmt durch die gesteigerte renale Durchblutung die Diurese zu. Die tubuläre Rückresorption wird gehemmt.
- ▲ Am **Herz** haben die Methylxanthine einen positiv inotropen Effekt (Kontraktionskraft ↑). Positiv chronotrope Wirkung. Der Sauerstoffverbrauch und die Herzfrequenz nehmen zu. Bei Überdosierung kann die Tachykardie durch zentrale Parasympathikuserregung in Bradykardie umschlagen.
- ▲ Herzrhythmusstörungen werden nach Methylxanthinen beobachtet. Die Koronardurchblutung wird gesteigert.
- ▲ Am **Magen** kann es durch Stimulation der Sekretion zu Störungen des Wohlbefindens kommen. Die Methylxanthine steigern die Glykogenolyse und Lipolyse.

Kontraindikationen

Bei Herzkrankheit, Ulcus duodeni, Ulcus ventriculi und Hyperurikämie sollte der Kaffeegenuß zumindest eingeschränkt werden. Für die pharmakologische Zufuhr der Methylxanthine stellen diese Krankheiten eine Kontraindikation dar.

9.1.4 Pharmakokinetik

Die orale Resorption ist unbefriedigend und inkonstant. Man kann die Resorption durch Zusatz von Lösungsvermittlern (z.B. Äthylendiamin) verbessern, jedoch werden die Substanzen bevorzugt i.m. oder i.v. injiziert. Sie werden in der Leber zum Teil demethyliert und oxidiert und renal als Monomethylxanthine oder Methylharnsäure ausgeschieden.

Bei Rauchern wird Theophyllin beschleunigt eliminiert → etwas höhere Dosierung notwendig. Theophyllin hat eine geringere therapeutische Breite.

Die Plasmahalbwertzeit von Theophyllin beträgt ~ 5–9 h.

9.1.5 Wechselwirkungen

Furosemid und β-Sympathomimetika wirken synergistisch zu Methylxanthinderivaten. Ephedrin kann die Haupt- und Nebenwirkungen der Methylxanthine verstärken.

Die Theophyllinclearance ist erhöht bei Rauchern, gleichzeitiger Gabe von Phenobarbital, Rifampicin, Isoniacid, Phenytoin, Carbamazepin und Sulfinpyrazon → evtl. Theophyllindosis erhöhen.

Verringert wird die Theophyllinclearance durch Makrolidantibiotika, Lincomycin, Allopurinol, β-Blocker, Cimetidin, Isoprenalin und orale Kontrazeptiva → Dosis evtl. reduzieren.

Die Wirkung von β-Blockern und Lithiumcarbonat kann durch gleichzeitige Theophyllingabe abgeschwächt werden.

9.2 ß-Adrenozeptoragonisten ☞ 3.1.3

9.3 Expektorantien und Mucolytika

Unter den Expektorantien versteht man Pharmaka, die Sekret aus dem Respirationstrakt entfernen können. Man unterscheidet **Sekretolytika** (verbessern die Schleimlöslichkeit oder wirken broncholytisch) und **Sekretomotorika** (verbessern den Flimmerschlag des Epithels, wirken broncholytisch, erhöhen die Lungendurchblutung und erregen das Atemzentrum).

N-Acetyl-Cystein (Mucolyticum Lappe®, Fluimucil®)

N-Acetyl-Cystein spaltet Disulfidbrücken, die die großen Schleimmoleküle zusammenhalten. Es verringert durch die Molekülverkleinerung die Schleimviskosität. Zusätzliche reichliche Flüssigkeitszufuhr unterstützt die Mukolyse.

Als unerwünschte Wirkungen werden selten Übelkeit, Erbrechen, Diarrhoe und Sodbrennen beobachtet.

Ambroxol (Mucosolvan®)

Ambroxol führt zur Produktion eines dünnflüssigen und leicht abhustbaren Schleims. Wesentliche Nebenwirkungen sind nicht bekannt.

Bromhexidin (Bisolvon®)

Bromhexidin wirkt über reflektorische parasympathische Erregungssteigerung fördernd auf die Bronchialsekretion. Bromhexidin fördert auch durch direkten Angriff an den Bronchien die Sekretion eines dünnen Schleimes. Die Sekretverflüssigung erfolgt wahrscheinlich durch Depolymerisation der Mukoproteide. Zusätzlich hat Bromhexidin eine antitussive Komponente. Als Nebenwirkungen werden Übelkeit und Erbrechen beobachtet.

Ätherische Öle

Z.B. Eukalyptusöl, Menthol und Terpentin verflüssigen das Sekret und führen zur Broncholyse. Sie wirken lokal antibakteriell und haben damit noch eine wünschenswerte Nebenwirkung.

Da bei Säuglingen Vergiftungen auftreten können, sollten mentholhaltige Präparate bei Kleinstkindern nur auf die äußere Haut aufgetragen werden (auch hierbei sind resorptive Vergiftungen beschrieben).

10 Relaxantien glatter Gefäßmuskulatur einschließlich Konversionsenzymhemmstoffe

10.1 Organische Nitrate, Molsidomin

Glyceryltrinitrat (Nitroglycerin), Isosorbiddi- und Isosorbidmononitrat, Pentaerythrityltetranitrat und Amylnitrit

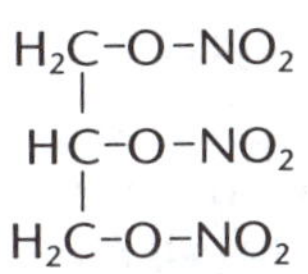

Formel 10.1: Nitroglycerin

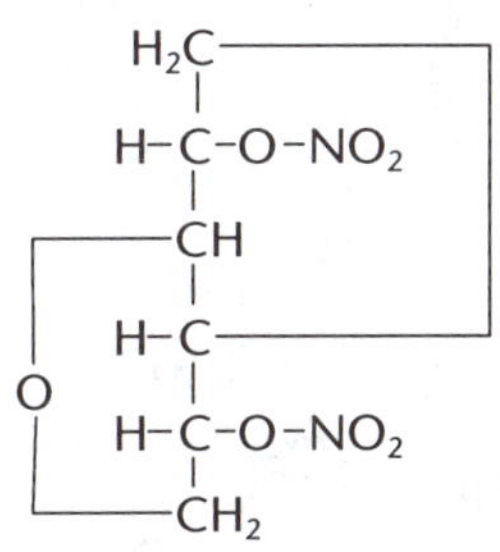

Formel 10.2: Isosorbiddinitrat

Einige Präparate

- ▲ Nitroglycerin: Nitrolingual®
- ▲ Nitroglycerin depot: Nitro Mack® ret., Nitrolingual® ret.
- ▲ Isosorbiddinitrat: Isoket®, Maycor®, Iso-Mack®, Rifloc®
- ▲ 5–Isosorbidmononitrat: Ismo®, Elantan®.

Molsidomin (Corvaton®)

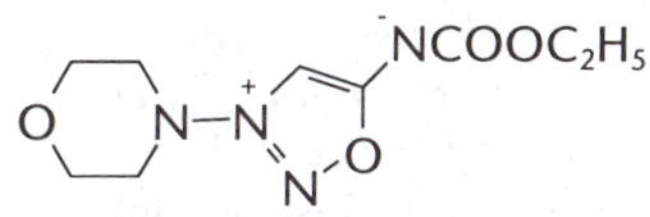

Formel 10.3: Molsidomin

10.1.1 Wirkungsmechanismus

Die Hauptwirkung der Nitrite und organischen Nitrate besteht in der Erschlaffung der glatten Muskulatur.

Der zelluläre Wirkungsmechanismus beruht auf einer G-Protein-vermittelten Aktivierung der zytoplasmatischen Guanylatzyklase durch S-Nitrosothiole. Die instabilen S-Nitrosothiole entstehen durch reduktive Abspaltung von NO aus den Nitraten, welches sich mit SH-Gruppen verbindet. Man spricht vom endothelium derived relaxing factor (EDRF).

Die Wirkung der organischen Nitrate ist an das Vorhandensein von SH-Gruppen (reduziertes Glutathion) gebunden. Durch die Aktivierung der zytoplasmatischen Guanylatzyklase steigt die intrazelluläre cGMP-Konzentration, die für die muskelrelaxierende Wirkung verantwortlich zu sein scheint. cGMP aktiviert eine membrangebundene Phosphokinase, wodurch die ATPase in der Membran durch Phosphorylierung aktiviert wird → Ca^{2+} wird nach außen gepumpt, die intrazelluläre Ca^{2+}-Konzentration nimmt ab.

Molsidomin wirkt ähnlich wie die Nitrate, jedoch auch ohne Vorhandensein von SH-Gruppen stimulierend auf die Guanylatzyklase. Zusätzlich ist eine thrombozytenaggregationshemmende Wirkung nachgewiesen.

10.1.2 Wirkungen

Die Wirkung auf die glatte Muskulatur wird über spezifische Nitratrezeptoren vermittelt. Die großen zuleitenden Koronargefäße werden erweitert, die endständigen Gefäßabschnitte nicht. Durch Reduktion des Muskeltonus der Arterien und Venen sinkt der enddiastolische Füllungsdruck am Herzen. Dadurch werden die Herzarbeit und der Sauerstoffverbrauch des Herzens reduziert (Wirkungsmechanismus des Glyceryltrinitrats bei Angina pectoris). Die Herzvorbelastung wird gesenkt = preload ↓. Die Kapazitätsgefäße werden erweitert.

Die subendokardiale Durchblutung wird verbessert.

Nitroglycerin senkt den Blutdruck (afterload ↓) durch Reduktion des peripheren Gefäßwiderstandes. An den glattmuskulären Sphinkteren bewirkt Nitroglycerin eine Relaxation.

Tab. 10.1: Nitratwirkungen

Organ	Wirkung
Kardiovaskuläres System	Vasodilatation (postkapillär >> arteriolär), systolischer RR ↓, venöser Rückstrom ↓, ZVD ↓, diastolische Ventrikelfüllung
Gefäße	• Hautgefäßerweiterung → Röte • Meningealgefäßerweiterung → intrakranieller Druck ↑, Kopfschmerz • Koronargefäßerweiterung → verbesserte Herzdurchblutung • Pulmonalgefäßerweiterung → Pulmonaldruck ↓, Druck im linken Vorhof ↓
Herz	• reflektorischer Anstieg der Herzfrequenz • venöser Rückstrom ↓, Vorhofdruck ↓, enddiastolischer Ventrikeldruck ↓, Kammerfüllung ↓, HMV ↓, Herzarbeit ↓ und O2-Bedarf ↓
Bronchien	kurze Bronchodilatation
Magen-Darm-Trakt, Gallenwege	Dilatation

Indikationen

Bei Angina pectoris im akuten Anfall und zur Anfallsprophylaxe, pulmonale Hypertonie, Lungenödem, arterielle Hypertonie, Spasmen glattmuskulärer Sphinkteren (z.B. Gallenkolik).

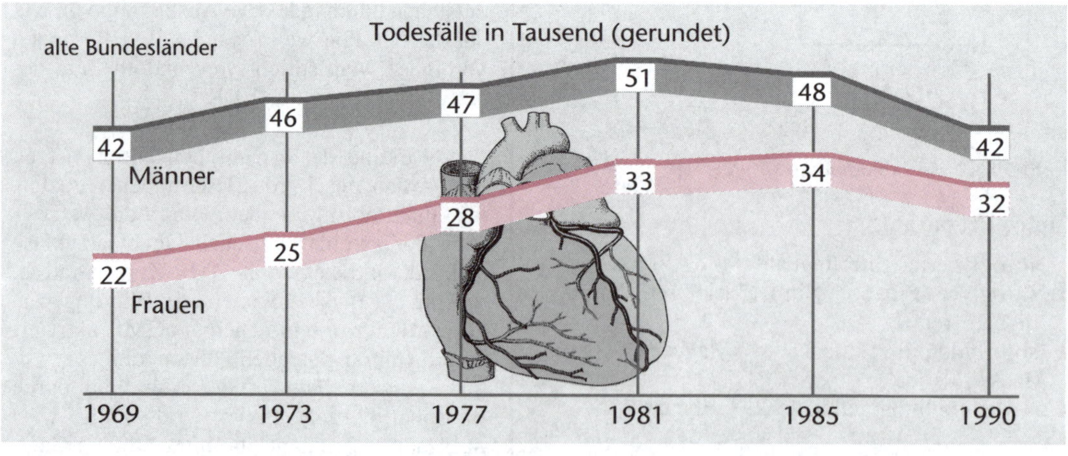

Abb. 10.1: Darstellung der Todesfallzahlen an Myokardinfarkten in der Bundesrepublik Deutschland

Molsidomin ist in Fällen indiziert, in denen mit Nitraten keine befriedigende Wirkung erzielt werden kann.

10.1.3 Pharmakokinetik

Die Resorption der einzelnen Substanzen ist sehr unterschiedlich.

Isosorbiddinitrat wird in einem first-pass-Metabolismus zu Isosorbid-2- und -5-mononitrat gespalten.

Als Depotpräparate haben sich Isosorbiddinitrate und Nitroglycerin in Retardform durchgesetzt. Vor einigen Jahren waren die Langzeitnitrate wegen schlechter Resorption und kurzer Halbwertzeit sehr umstritten. Mittlerweile haben sie sich durchgesetzt.

Glyceryltrinitrat wird v.a. sublingual als Spray oder Zerbeißkapseln, die nicht geschluckt werden dürfen, appliziert. Der Wirkungseintritt nach perlingualer Applikation beginnt etwa 1–5 min und dauert bis etwa 30 min an. Durch Inhalation oder rektale Applikation können ebenfalls wirksame Mengen von Glyceryltrinitrat resorbiert werden.

Gelangt Glyceryltrinitrat in den Magen-Darm-Trakt, werden nach der Resorption in der Leber NO_2-Gruppen durch die Nitratreduktase reduziert (first-pass-Metabolismus). Der Wirkungseintritt und die Wirkungsdauer hängen von der Applikationsweise und der Substitution der Substanz ab. Die Resorption der Langzeitnitroverbindungen erfolgt perlingual und im Magen-Darm-Trakt.

Bei der Nitroglycerintherapie kann es zu **Tachyphylaxie** und Toleranzentwicklung kommen, die bei Molsidomin nicht beobachtet wurden.

Neben den Nitropräparaten in Form von Zerbeißkapseln und Dosieraerosolen (zur Therapie des akuten Angina pectoris-Anfalls) und der Tablettenform der Langzeitnitrate gibt es mit Nitraten getränkte Klebepflaster und Salben.

Auch bei dieser Applikationsform werden meßbare Wirkstoffspiegel im Blut erreicht (z.B. Nitroderm®-Pflaster), da Nitrate durch die intakte Haut resorbiert werden können.

10.1.4 Unerwünschte Wirkungen

Durch Erweiterung der Meningealgefäße entsteht Kopfschmerz, der sich oft im Laufe der Therapie zurückbildet. Durch starke Wirkung auf den Blutdruck kann es zu Orthostasebeschwerden kommen, dabei kann eine reflektorische Tachykardie auftreten. Selten kann es bei Überempfindlichkeit zu Kreislaufkollaps und Ohnmacht kommen.

Durch die reduzierenden Eigenschaften von Nitraten kann es zu Methämoglobinbildung kommen.

Durch Enzyminduktion der Nitratreduktase wird bei wiederholter Applikation Tachyphylaxie beobachtet → Toleranzentwicklung.

Bei obstruktiver Kardiomyopathie sollen Nitrate nicht eingesetzt werden. Bei lokaler Anwendung auf der Haut können Allergien entstehen.

Durch Gefäßerweiterung entstehen Hautrötungen.

Bei schweren Vergiftungen durch Überdosierung: starke Hautrötungen, RR-Abfall, Bradykardie durch zentrale Vaguserregung, Erbrechen. Zyanose, Atem- und Kreislauflähmung, Bewußtlosigkeit.

Molsidomin war kurzzeitig wegen einer im Tierversuch unter hohen Dosen aufgetretenen gehäuften Tumorentstehung in der Diskussion. Beim Menschen wurde keine Tumorhäufung beobachtet.

10.2 Trapidil (Rocornal®)

Trapidil gehört einer neuen Substanzklasse, den Triazolopyrimidinen, an.

Wirkungsmechanismus

Trapidil hemmt die Phosphodiesterase unspezifisch → Hemmung des Abbaus von cAMP, das als second messenger viele intrazelluläre Vorgänge beeinflußt.

- ▲ **Herzmuskelzelle:** Durch Steigerung des langsamen Ca^{2+}-Einstroms wird die Kontraktilität verbessert und durch schnellere Wiederaufnahme des Ca^{2+} in die intrazellulären Speicher wird die myokardiale Erschlaffung beschleunigt.
- ▲ **Glatte Gefäßmuskelzellen:** Senkung der intrazellulären Ca^{2+}-Konzentration durch gesteigerten Ca^{2+}-Abtransport in der Zelle → Vasodilatation, Senkung von pre- und afterload. Besonders ausgeprägt sind diese Wirkungen an den extramuralen Koronarien und den Pulmonalgefäßen. Der systemische Gefäßwiderstand wird nur leicht erniedrigt.
- ▲ **Thrombozyten:** Die Hemmung der thrombozytären Phosphodiesterase führt zu einem Absinken des intrazellulären Ca^{2+}-Spiegels → Reduktion der Thrombozytenreaktivität und -aggregationsneigung. Weiterhin hemmt Trapidil im Arachidonsäurestoffwechsel die Thromboxansynthetase (Thromboxan führt zu starker Vasokonstriktion und regt Thrombozyten zur Aggregation an). Im Gegensatz zu Acetylsalicylsäure, die irreversibel die Cyclooxygenase hemmt, kommt es unter Trapidil zu keiner Hemmung der Prostazyklinproduktion (PGJe). Prostazyklin wirkt vasodilatatorisch und thrombozytenaggregationshemmend.

Im Vergleich zu den Phosphodiesterasehemmern vom Amrinontyp und den Methylxanthinen hat Trapidil keine nennenswerten chronotropen Effekte und wirkt kaum arrhythmogen.

Als Nebeneffekt wird die Lipidkonstellation günstig beeinflußt. Gesamtcholesterin und Triglyzeride sinken, während das gefäßprotektive HDL-Cholesterin ansteigt. Ursache für diese Wirkung ist ein gesteigerter Katabolismus und eine erhöhte Cholesterinexkretion.

Wirkung

Verringerung des myokardialen Sauerstoffbedarfs durch ausgeprägte Vorlast- und mäßige Nachlastsenkung.

Verbesserung des myokardialen Sauerstoffangebots durch verbesserte Koronardurchblutung. Hemmung der Thrombozytenaggregation. Mäßige positive Inotropie. Senkung der Lipidwerte, HDL-Anstieg.

Indikation: Akut- und Langzeittherapie der KHK.

Pharmakokinetik

Die Substanz wird nach peroraler Gabe nahezu vollständig resorbiert, die absolute Bioverfügbarkeit beträgt 95,5 %, die Halbwertzeit 2–4 h. Die Plasmaeiweißbindung beträgt ~ 80 %.

Trapidil wird in der Leber zu inaktiven Metaboliten abgebaut. Die Stoffwechselprodukte werden fast vollständig renal eliminiert.

Unerwünschte Wirkungen

Magen-Darm-Störungen: Übelkeit, Brechreiz, Appetitmangel, Völlegefühl, Kopfschmerzen, reversible Transaminasenerhöhung, Schwindel, allergische Hautreaktionen.

Generell sind die Nebenwirkungen selten, treten oft nur zu Therapiebeginn auf und sind meist reversibel.

Nach schneller Injektion kann es vorübergehend zu akuter RR-Senkung, Tachykardie, evtl. auch zu Flush und orthostatischer Dysregulation kommen.

Kontraindikationen: Akutes Kreislaufversagen, Schock, Kollaps, Vorsicht bei Blutungsneigung.

Interaktionen: Verstärkung der blutdrucksenkenden und gerinnungshemmenden Wirkung anderer Pharmaka.

10.3 „Koronardilatatoren"

Typische Wirkstoffe

- ▲ **Dipyridamol** (Persantin®)
- ▲ **Carbochromen** (Intensain®)

Die Koronardilatatoren werden aus historischen Gründen abgehandelt, und weil Dipyridamol und Carbochromen trotz aller pharmakologischer Bedenken in der freien Praxis noch oft verordnet werden.

Wirkungen

Die sogenannten Koronardilatatoren sollen die Durchblutung des Herzens fördern, jedoch ist dieser Effekt stark umstritten. Sie stellen die Koronargefäße generell etwas weiter, wodurch der Blutstrom anders verteilt wird. Läßt man nämlich die Koronardurchblutung unbeeinflußt, werden geschädigte Herzmuskelgebiete durch die dort lokal anfallenden sauren Stoffwechselprodukte maximal durchblutet.

Gibt man Koronardilatatoren, werden die Gefäße in gesunden Muskelbezirken erweitert, während in den ischämischen Bezirken eine weitere Vasodilatation nicht mehr möglich ist. Somit werden die ischämischen Gebiete nun relativ weniger durchblutet („steal-Phänomen"). Deshalb ist die Gabe der Koronardilatatoren sehr fraglich. Im Tierversuch bei hoher Dosierung sollen manche dieser Substanzen die Bildung von Kollateralen begünstigen. Ob dieser Befund auch für den Menschen zutrifft, ist nicht bewiesen.

Von malignen Koronardilatatoren spricht man, wenn zwar die Koronargefäße dilatiert werden, jedoch der Sauerstoffverbrauch des Herzmuskels stärker ist als das durch die Gefäßerweiterung erhöhte Sauerstoffangebot. Adrenalin ist ein solcher maligner Koronardilatator.

Dipyridamol

Dipyridamol erhöht die Koronardurchblutung und läßt in niedriger Dosierung den Blutdruck unbeeinflußt.

In höherer Dosierung wird der Blutdruck gesenkt. Am Herzmuskel hat es positiv inotrope Wirkungen und kann deshalb bei Koronarinsuffizienz einen Angina pectoris-Anfall auslösen.

Der von der Herstellerfirma angeführte Effekt auf die Ausbildung von Kollateralen ist umstritten. Der Behandlungseffekt bei Angina pectoris ist unbefriedigend. Es reduziert die Wirksamkeit hormoneller Kontrazeptiva.

Dipyridamol wird gut nach oraler Gabe resorbiert. Dipyridamol wirkt thrombozytenaggregationshemmend durch Hemmung der Thrombozytenphosphodiesterase und durch Verstärkung der aggregationshemmenden Wirkung von Adenosin und Prostaglandin E_1.

Die Wirkung von Acetylsalicylsäure auf die Thrombozytenhemmung wird additiv verstärkt (Kombinationspräparat Asasantin®).

Unerwünschte Wirkungen

Generelle Gefäßerweiterung → Kollapsneigung, Übelkeit, Kopfschmerz.

Für **Carbochromen** gilt dasselbe.

10.4 Nitroprussid-Natrium

Nitroprussidnatrium (Nitropruss®) ist ein komplexes Eisen-Natriumsalz mit der Formel $[Fe(CN)_5NO]Na_2$.

10.4.1 Wirkungsmechanismus

Der zelluläre Wirkungsmechanismus von Nitroprussidnatrium erklärt sich wie bei den Nitraten über eine Aktivierung der zytoplasmatischen Guanylatzyklase. Aus Nitroprussidnatrium wird das NO abgespalten, welches mit SH-Gruppen unter Bildung instabiler S-Nitrosothiole reagiert. Unter Einwirkung der Guanylatzyklase entsteht cGMP. cGMP aktiviert eine membrangebundene Phosphokinase, welche die membranständige ATPase durch Phosphorylierung aktiviert. Dadurch wird Kalzium aus der glatten Muskelzelle nach außen gepumpt, was als wesentlicher Mechanismus der relaxierenden Wirkung des Nitroprussidnatriums angesehen wird.

10.4.2 Wirkungen

Nitroprussidnatrium senkt den Blutdruck durch direkten Angriff an der Gefäßmuskulatur von Arteriolen und Venolen (Vasodilatation) und zeichnet sich als Vor- und Nachlastsenker aus. Peripherer Widerstand und ZVD sinken. Die Wirkungsstärke wird über die Infusionsgeschwindigkeit bestimmt.

Indikation: Intravenöse Therapie akuter Hochdruckkrisen.

10.4.3 Pharmakokinetik

Nitroprussidnatrium muß jeweils vor der Gabe in 5 %iger Glukoselösung gelöst werden. Die Lösung ist lichtempfindlich. Die Plasmahalbwertzeit beträgt nur wenige Minuten.

Eine orale Therapie ist wegen der Instabilität der Substanz nicht möglich.

10.4.4 Nebenwirkungen

Schwächegefühl, Müdigkeit, Nausea, Erbrechen, Muskelzuckungen, Schweißausbrüche, Tachypnoe, Tachykardie.

Wegen der enzymatisch bedingten möglichen Freisetzung von Cyanidionen ist die Dosis auf 125–250 mg/Tag limitiert. Cyanidintoxikationen sind vereinzelt beschrieben worden.

10.5 Dihydralazin (Nepresol®)

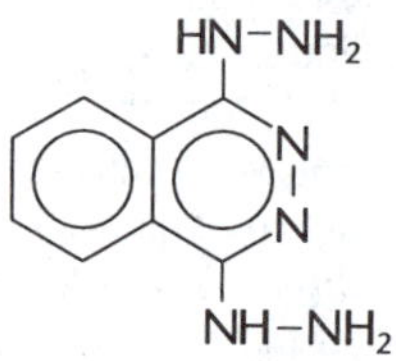

Formel 10.4: Dihydralazin

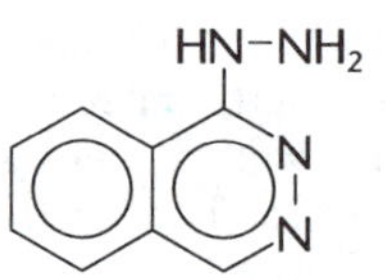

Formel 10.5: Hydralazin

10.5.1 Wirkungen

Dihydralazin ist ein Nachlastsenker. Es wirkt direkt relaxierend auf die Gefäßmuskulatur, besonders in Skelettmuskel und Haut. Der periphere Gefäßwiderstand sinkt deutlich. Die Dämpfung des zentralen Sympathotonus ist schwach.

Dihydralazin führt über den Barorezeptorenreflex zu einer ausgeprägten Gegenregulation mit Reflextachykardie, gesteigertem HMV und erhöhter Reninausschüttung → Verminderung der blutdrucksenkenden Wirkung und über den Renin-Aldosteron-Mechanismus vermehrte Na^+- und H_2O-Retention.

Deshalb wird Dihydralazin gerne mit β-Blockern und Diuretika gegeben.

Hydralazin (Apresolin®) wirkt nahezu identisch wie Dihydralazin.

Indikation

Hypertonie in Kombinationstherapie bevorzugt mit β-Blockern, Diuretika (und Reserpin).

10.5.2 Pharmakokinetik

Dihydralazin wird nach peroraler Gabe gut resorbiert. Maximale Blutspiegel sind 3–4 h nach Einnahme erreicht, die Plasmahalbwertzeit beträgt 1/2–2 h, die Wirkung dauert etwa 7 h an. Der Abbau erfolgt durch Ringoxidation und Glukuronidierung sowie N-Acetylierung in der Leber.

Durch diesen hohen first-pass-Metabolismus erreichen nach oraler Gabe bei „Schnellinaktivierern" nur ~ 17 %, bei „Langsaminaktivierern" etwa 35 % den Blutkreislauf.

Durch diese genetisch determinierte Variante bedingt, erklären sich z.T. starke individuelle Unterschiede im Dihydralazinmetabolismus.

Etwa 80 % werden renal ausgeschieden, 10 % über den Stuhl.

Unerwünschte Wirkungen

Tachykardie, Flush, Kopfschmerzen, Na^+- und Wasserretention, Zunahme der Nierendurchblutung. Durch Vaguserregung Gefahr der Ulkusbildung, Diarrhoe, Nausea, Erbrechen. Orthostasebeschwerden, lokalisierte Ödeme, allergische Reaktionen. Bei 10 % der Patienten tritt nach längerer Therapiedauer ein **Lupus erythematodes** oder rheumatoide Arthritis auf, die beide jedoch nach Absetzen von Dihydralazin und Therapie mit Kortisolderivaten wieder voll ausgeheilt werden können. Durch Inaktivierung von Vit. B_6 kann es zu Neuritiden und Parästhesien kommen, die durch Vit. B_6-Gabe gebessert werden können. Durch die Dosisverminderung bei Kombinationstherapie können die meisten Nebenwirkungen vermieden werden.

Kontraindikationen: Ulcus ventriculi, Ulcus duodeni.

10.6 Kalziumkanalblocker

Die Kalziumantagonisten der ersten und zweiten Generation hemmen den spannungsabhängigen L-Typ-Kalziumkanal, der als langzeitig aktivierter Kanal bezeichnet werden kann. Bei diesen Substanzen unterscheidet man die selektiven Kalziumkanalblocker, die den langsamen Kalziumeinfluß in der Zellmembran hemmen.

1. Verapamil-Typ (Gallopamil)
2. Nifedipin-Typ
3. Diltiazem-Typ

Von diesen selektiven unterscheidet man die nicht-selektiven Kalziumkanalblocker.

4. Flunarizin ähnliche Substanzen
5. Prenylamin-Typ
6. Caroverin-Typ u.a.

10.6.1 Nifedipin (Adalat®, Adalat ret.®)

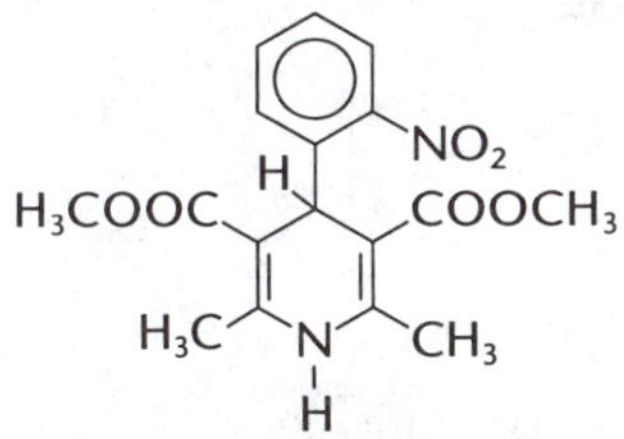

Formel 10.6: Nifedipin

Wirkungsmechanismus/Wirkungen

Nifedipin wirkt erschlaffend auf die Gefäßmuskulatur → Vasodilatation sowohl im arteriellen (→ RR ↓ → Senkung des afterloads, der Nachlast des Herzens) als auch im venösen Gefäßsystem (→ venöses Pooling → Senkung des Blutrückstroms zum Herzen → preload ↓). Durch die Blutdrucksenkung erklärt sich die manchmal auftretende Reflextachykardie.

Die antihypertensive Wirkung nimmt mit steigendem Blutdruck zu.

Beide Mechanismen führen zur Verminderung der Herzarbeit. Der Nifedipineffekt an den Gefäßen erfolgt durch verminderte Ca^{2+}-Bereitstellung in den Muskelzellen über Blockade der spannungsabhängigen L-Typ-Ca^{2+}-Kanäle → verminderte Kontraktilität der Muskeln (hauptsächlich in den Arteriolen) → Dilatation.

Durch die Reduktion des Kalziumeinstroms über den spannungsabhängigen Kalziumkanal in die Zelle wird der Sauerstoffbedarf des Herzens bei gleichzeitiger Verbesserung des O_2-Angebots gesenkt.

Die Koronararterien werden erweitert → verbesserte koronare Durchblutung. Die Kalziumantagonisierende Wirkung führt zu einem leicht negativ inotropen Effekt am Herzen. Zusätzlich nimmt die Herzfrequenz ab, die Neigung zu Ektopien wird unterdrückt, und die Überleitungszeiten im Herzen werden verlängert.

Diese Effekte sind jedoch deutlich geringer als bei Verapamil.

Indikationen

Koronare Herzkrankheit zur Anfallsprophylaxe, primäre und sekundäre Hypertonieformen aller Schweregrade. Perlinguale Gabe bei Hochdruckkrisen und bei drohendem Angina pectoris-Anfall. Kardioprotektive Wirkung bei Operationen am offenen Herzen.

Pharmakokinetik

Nifedipin wird zu ~ 90 % nach oraler Gabe resorbiert. Besonders schnell erfolgt der Wirkungs-

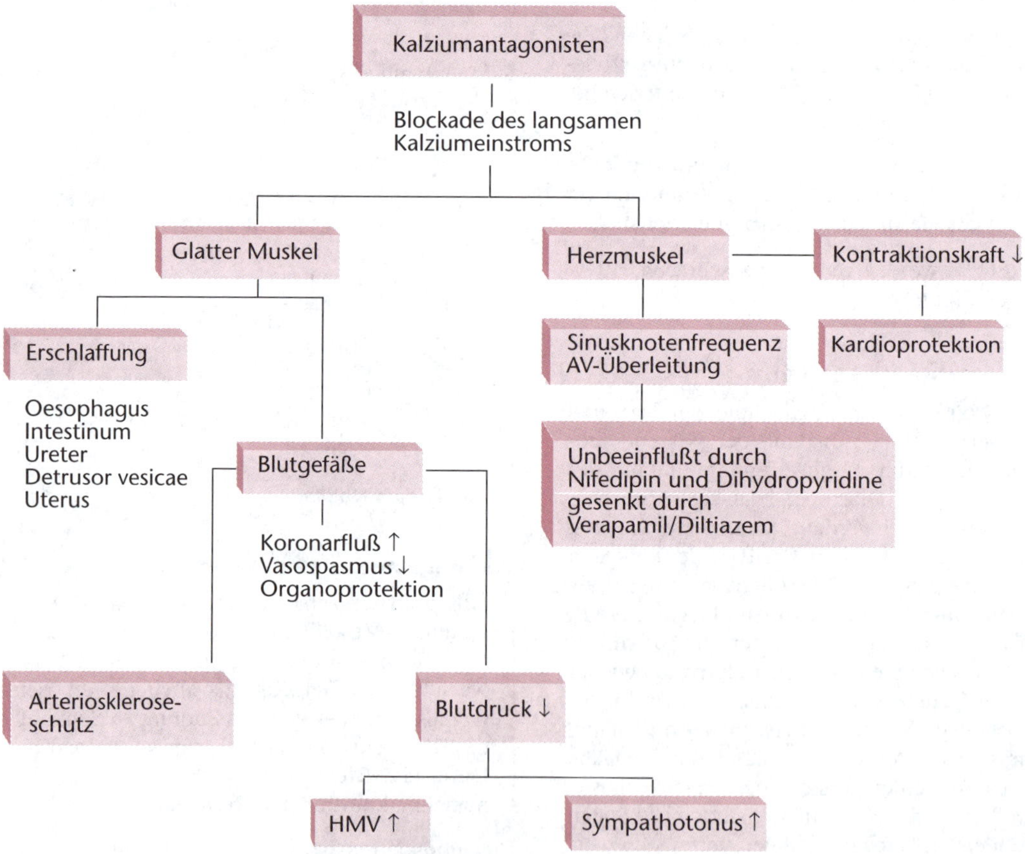

Abb. 10.2: Wirkungsweise der Kaliziumantagonisten

eintritt nach perlingualer Applikation (Aussaugen einer Kapsel des Präparates). Die Bioverfügbarkeit liegt aber wegen einer Metabolisierung in der Leber nur bei ~ 65 %. Die Halbwertzeit beträgt etwa 2 h. Beim Retardpräparat hält die Wirkung etwa 12 h an. Die Plasmaeiweißbindung ist hoch (~ 80 %). Nifedipin wird verstoffwechselt und hauptsächlich in Form zweier Metabolite renal ausgeschieden. Die Ausscheidung über die Galle ist minimal. Nifedipin ist lichtempfindlich.

Unerwünschte Wirkungen

Begleiterscheinungen sind relativ selten und treten oft zu Behandlungsbeginn auf. Sie können sich im Laufe der Therapie zurückbilden. Beobachtet werden: Druckgefühl im Kopf, Wärmegefühl und Rötungen im Gesicht, seltener Beinödeme (durch Vasodilatation), Reflextachykardie, Übelkeit, Müdigkeit, Schwindel und Hautreaktionen.

Ab und zu treten nach Einnahme Schmerzen im Bereich der Brust auf. Das Reaktionsvermögen kann beeinträchtigt werden, vor allem bei gleichzeitigem Alkoholgenuß; Anstieg des Blutzuckers.

Wechselwirkungen

Die antihypertensive Wirkung von Saluretika und β-Blockern kann durch Nifedipin additiv verstärkt werden. Die Digitaliswirkung wird verstärkt.

Kontraindikationen

Schwangerschaft; Vorsicht bei manifester Herzinsuffizienz, z.B. im Rahmen eines frischen Myokardinfarktes (nicht ohne gleichzeitige Gabe eines Herzglykosids), instabile Angina pectoris.

Kurz wirksame Kalziumantagonisten vom Nifedipin-Typ und insbesondere die kurz wirksamen Substanzen aus der Dihydropyridin-Klasse sind aufgrund von Meta-Analysen wegen einer angeblich erhöhten Sterblichkeitsrate bei Hochdruck- und KHK-Patienten seit 1995 in die Diskussion gekommen. Hier müssen weitere wissenschaftlich fundierte Studienergebnisse zu einer endgültigen Beurteilung abgewartet werden.

10.6.2 Verapamil (Isoptin®)

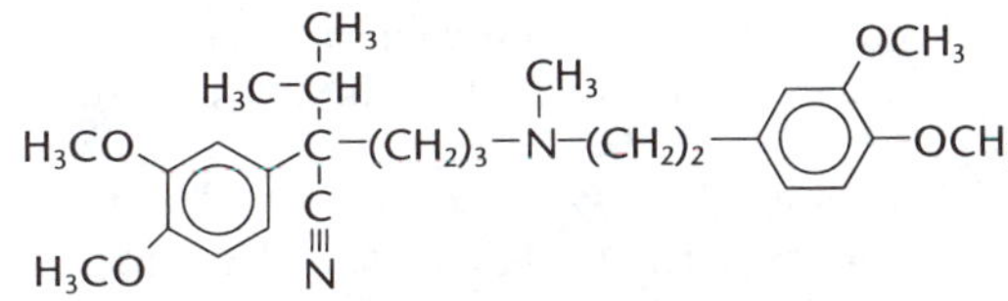

Formel 10.7: Verapamil

Wirkungsmechanismus und Wirkung

Verapamil hemmt durch Blockade der spannungsabhängigen L-Typ-Kalziumkanäle den Kalziumeinstrom aus dem Extrazellulärraum in die Zelle ohne Beeinflussung der Kalziumspeicherung des sarkoplasmatischen Retikulums. Dadurch wird der Sauerstoffverbrauch des Herzens (ATP-Umsetzung ↓) gesenkt. Die dilatierende Wirkung auf die Gefäße und auch auf die Koronarien wird ebenfalls durch Hemmung des transmembranären Kalziumflusses (→ Gefäßtonus ↓) erklärt.

Durch Hemmung des langsamen Kalziumeinstroms in die Herzmuskelzelle wird die Reizschwelle erhöht, das Aktionspotential verzögert und die Refraktärperiode verlängert → Erregbarkeit ↓, Überleitung im Vorhof und AV-Knoten verlängert, Unterbrechung von Re-entry-Mechanismen im AV-Knoten und His-Bündel, Automatie ↓.

Verapamil führt zu einer Abnahme der Herzfrequenz und einer geringen Reduktion der Inotropie. Trotzdem nimmt das kardiale Auswurfvolumen in der Regel (Ausnahme: schwere Herzinsuffizienz) wegen Senkung des Gefäßwiderstandes (= Nachlastsenkung) nicht ab.

Der negativ inotrope Effekt von Verapamil ist stärker als der von Nifedipin.

Der Koronarfluß wird auch in poststenotischen Bezirken erhöht.

Indikationen

▲ **Supraventrikuläre tachykarde Herzrhythmusstörungen:** paroxysmale supraventrikuläre Tachykardien, Vorhofflimmern mit Tachyarrhythmien (auch glykosidbedingt), Vorhofflattern mit schneller Überleitung. Nicht jedoch bei manifester Herzinsuffizienz.

- **Tachykarde Rhythmusstörungen** bei Herzkatheteruntersuchungen. Manchmal sprechen ventrikuläre Extrasystolen nach Infarkt auf Verapamil an.
- Eine weitere Indikation für Verapamil ist die **Koronarinsuffizienz**, besonders Koronarspasmen (Prinzmetal-Angina). Verapamil senkt den Verbrauch an Nitrokörpern.
- **Hypertonie.**

Pharmakokinetik

Verapamil wird nach oraler Gabe zu ~ 90 % resorbiert und erreicht max. Plasmakonzentrationen nach 20–30 min.

Die Bioverfügbarkeit beträgt durch einen intensiven first-pass-Metabolismus in der Leber 10–20 %.

Die Substanz wird in der Leber fast vollständig verstoffwechselt (N-Dealkylierung, N-, O-Demethylierung). Bei Leberinsuffizienz steigt die Bioverfügbarkeit von Verapamil deutlich an.

Ausgeschieden werden Verapamil und seine Metabolite zu 70 % renal und zu 16 % mit den Faeces. Die Plasmaeiweißbindung beträgt etwa 90 %.

Unerwünschte Wirkungen

Verschlechterung der AV-Überleitung.

Bei zu schneller i.v.-Injektion kann es zum Herzstillstand kommen (sehr selten); Blutdrucksenkung bis zur hypotonen Krise (nach i.v.-Gabe), Schwindel, Hitzegefühl, Magenunverträglichkeit und Obstipation.

Kontraindikationen

Rhythmusstörungen mit gleichzeitigem Schenkelblock, totaler AV-Block mit langsamer Kammerfrequenz, Sick-sinus-Syndrom, WPW-Syndrom, kardiogener Schock. Herzinsuffizienz ohne gleichzeitige Herzglykosidbehandlung.

Verapamil darf nicht i.v. gespritzt werden, wenn ein Patient mit β-Blockern behandelt wird. Verapamil kann die blutdrucksenkende Wirkung von Antihypertensiva verstärken. Bei anderen Antiarrhythmika treten synergistische Effekte auf. Die Herzglykosidwirkung wird verstärkt.

Verapamil verstärkt die negativ inotrope Wirkung von β-Blockern.

10.6.3 Diltiazem (Dilzem®)

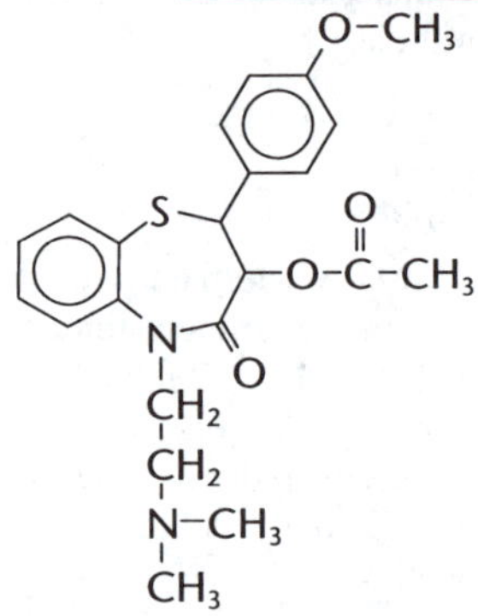

Formel 10.8: Diltiazem

Diltiazem ist ein Benzodiazepinabkömmling.

Wirkungsmechanismus und Wirkungen

Diltiazem wirkt durch Beeinflussung der spannungsabhängigen L-Typ-Kalziumkanäle dilatierend auf die glatte Gefäßmuskulatur.

Die koronare und renale Durchblutung wird gesteigert. Die antiarrhythmische Wirkung entspricht der der Kalziumantagonisten (mehr dem Nifedipin als Verapamil). Herzfrequenz und arterieller Blutdruck nehmen geringfügig ab. Die Kontraktilität bleibt kaum beeinflußt. Ein zusätzliches venöses Pooling wird diskutiert (Erweiterung der Kapazitätsgefäße).

Indikationen

Angina pectoris, supraventrikuläre Arrhythmien, Hypertonie.

Pharmakokinetik

Diltiazem wird nach oraler Gabe zu 80–90 % aus dem Gastrointestinaltrakt resorbiert. Die Bioverfügbarkeit beträgt wegen einer hohen Abbaurate in der Leber nur 50 %, die Plasmaeiweißbindung

80–90 % und die Halbwertzeit ~ 4–5 h. Es wird metabolisiert und in Stuhl und Urin ausgeschieden.

Unerwünschte Wirkungen

AV-Blockierungen bis hin zum totalen AV-Block und (extrem selten) bis zur Asystolie. Bradykardie und evtl. unerwünschte Blutdrucksenkung. Allergische Erscheinungen wie Hautausschläge, Petechien, Urtikaria, Pruritus und Bronchospasmen. Auch die Transaminasen und die alkalische Phosphatase können ansteigen. Weiterhin beobachtet man Übelkeit, Schwindel, Kopfschmerz, Müdigkeit und Knöchelödeme. Das Reaktionsvermögen kann herabgesetzt werden.

Vorsicht bei Kombination mit β-Blockern. Einem Patienten, der Diltiazem einnimmt, sollte kein β-Blocker i.v. injiziert werden. Diltiazem und β-Blocker verstärken sich in ihrer die AV-Überleitungszeit verzögernden Wirkung.

Wechselwirkungen

Diltiazem erhöht den Plasmaspiegel und damit die Wirkung folgender Pharmaka: Herzglykoside, Ciclosporin und Carbamazepin. Der RR-senkende Effekt von Antihypertensiva wird verstärkt.

Kontraindikationen

Schwangerschaft, Frauen im gebärfähigen Alter.

10.6.4 Kalziumantagonisten der „2. Generation"

- ▲ Amlodipin (Norvasc®)
- ▲ Felodipin (Modip®, Munobal®)
- ▲ Isradipin (Lomir®, Vascal®)
- ▲ Nicardipinhydrochlorid (Antagonil®)
- ▲ Nisoldipin (Baymycard®)
- ▲ Nitrendipin (Bayotensin®).

Tab. 10.2: Kalziumantagonisten der 2. Generation

Substanz	Handelsname	Indikation	Tagesdosis (mg)	Bioverfügbarkeit
Amlodipin	Norvasc®	KHK, Hypertonie	5	60–80 %
Felodipin retard	Modip®, Munobal®	Hypertonie	2,5–5	< 30 %
Isradipin retard	Lomir® Vascal®	Hypertonie	2,5–5	< 30 %
Nicardipin	Antagonil®	KHK, Hypertonie	3 x 20–30	< 30 %
Nilvadipin	Escor®	Hypertonie	8 x 16	< 30 %
Nisoldipin	Baymycard®	KHK	2 x 5–10	< 30 %
Nitrendipin	Bayotensin®	Hypertonie	1–2 x 20	< 30 %
Nimodipin	Nimotop®	Hirnorgan. Leistungsstörung	3 x 30	< 30 %

Diese Dihydropyridinderivate leiten sich vom Nifedipin ab. Sie besitzen eine größere Affinität zu Ca-Kanälen der glatten Muskulatur als zu denen des Myokards.

Daraus resultiert eine relativ selektive Wirkung auf die glatte Gefäßmuskulatur mit der Folge einer Vasodilatation. Dies kann eine Reflextachykardie auslösen. Die Wirkung erfolgt über eine Hemmung des transmembranären Kalziumeinstroms in die Muskelzelle.

Die Substanzen haben keinen Einfluß auf die AV-Überleitung im Herzen. Isradipin hemmt den Sinusknoten selektiv (→ hemmende Wirkung auf Reflextachykardie), während Nicardipin den Sinusknoten nicht beeinflußt.

Nicardipin verkürzt geringfügig die Refraktärperiode des His-Bündels und verbessert die sinuatriale Überleitung. Eine negativ inotrope Wirkung wird bei beiden Substanzen in therapeutischer Dosierung nicht beobachtet.

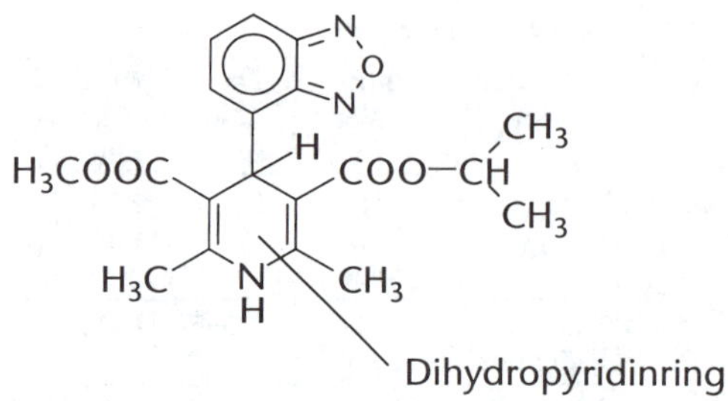

Formel 10.9: Isradipin

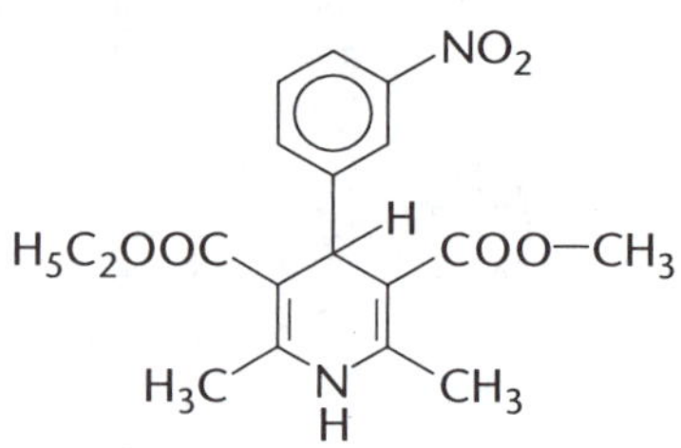

Formel 10.10: Nitrendipin

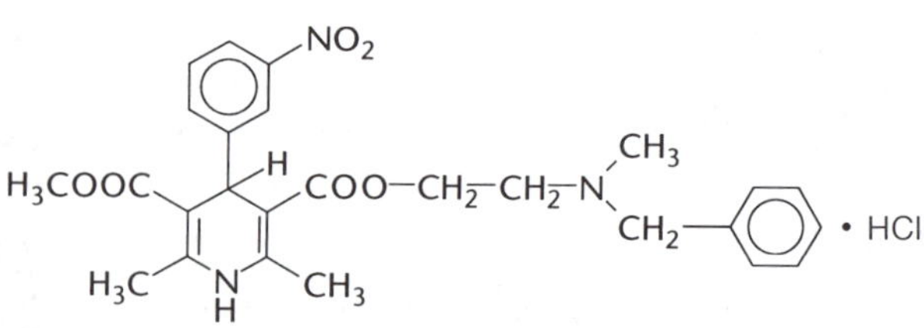

Formel 10.11: Nicardipin

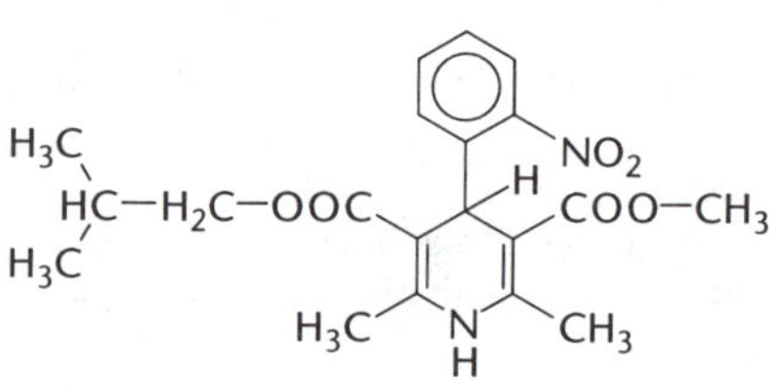

Formel 10.12: Nisoldipin

Pharmakokinetik

Die Substanzen unterliegen einem ausgeprägten first-pass-Effekt.

In der Leber erfolgt ein ausgeprägter Metabolismus (oxidative und hydrolytische Reaktionen, die keiner Enzyminduktion unterliegen). Bei Nieren- und Leberinsuffizienz erhöht sich die Bioverfügbarkeit der Substanzen → Dosisreduktion auf ~ 1/2 Dosis (Ausnahme Amlodipin).

Tab. 10.3: Pharmakokinetik

	Isradipin	Nicardipin
Therapeutische Dosis	2 x 2,5 mg (bis 2 x 5 mg)	3 x 20 mg (bis 3 x 30 mg)
Bioverfügbarkeit	16–18 %	25–35 %
Max. Plasmakonzentr. nach oraler Einnahme	nach 120 min	nach 30–60 min
Plasmaeiweißbindung	95 %	98 %
Halbwertzeit	~ 8 h	~ 8 h
Renale Ausscheidung	~ 60–65 %	~ 60 %
Fäkale Ausscheidung	25–30 %	~ 35 %

Amlodipin (Norvasc®) zeigt im Vergleich zu den anderen Kalziumantagonisten der 2. Generation die günstigsten pharmakokinetischen Eigenschaften (☞ Tabelle). Durch die lange Halbwertzeit werden bei der KHK insbesondere die Myokardischämien am frühen Morgen verhindert. Die hohe Bioverfügbarkeit, die fehlende Beeinflussung durch Nahrungsaufnahme und geringe Beeinflussung durch die Begleitmedikation ermöglicht relativ konstante und ausgewogene Plasmaspiegel. Durch eine langsame Wirkstoffanflutung besteht eine gute Verträglichkeit. Die maximalen Plasmakonzentrationen werden nach oraler Gabe erst nach 6–12 Stunden erreicht, wodurch sich die niedriger liegende Nebenwirkungsrate der Substanz erklärt. Insbesondere Flush- und Reflextachykardien sind deutlich geringer ausgeprägt als nach Gabe anderer Präparate.

Indikationen

- Isradipin, Nitrendipin: arterielle Hypertonie
- Nicardipin, Nisoldipin: arterielle Hypertonie, chronisch stabile Angina pectoris.

Unerwünschte Wirkungen

Sie treten generell seltener als bei den Präparaten der 1. Generation auf, sind dosisabhängig und klingen oft bei Weiterführen der Therapie wieder ab. Kopfschmerzen, Flush, Wärmegefühl, lokalisierte periphere Ödeme, Tachykardie, Palpitationen, Benommenheit und Muskelschwäche.

Seltener werden beobachtet: Übelkeit, Erbrechen, Magen-Darmstörungen, Gewichtszunahme, allergische Hauterscheinungen, Muskel- und Gelenkschmerzen, Parästhesien, Tremor, Anstieg von Transaminasen und alkalischer Phosphatase, Hyperglykämie (besonders bei Diabetikern) und Verschlechterung der Nierenfunktion.

Sehr selten sind Gingivahyperplasien, Gynäkomastie, Potenzstörungen und Blutbildveränderungen (Anämie, Leukopenie und Thrombozytopenie). Bei plötzlichem Absetzen kann es zu einer hypertensiven Krise oder einer myokardialen Ischämiereaktion kommen (Rebound-Phänomen).

Kontraindikationen

- ▲ Herz-Kreislauf-Schock, Patienten mit akutem Myokardinfarkt und dialysepflichtiger Niereninsuffizienz (fehlende Erfahrung), Kinder, Schwangerschaft und Stillzeit (fehlende Erfahrung).
- ▲ Hochgradige Leber- und Niereninsuffizienz.
- ▲ Vorsicht bei Sick-sinus-Syndrom, hochgradiger Aortenstenose und schwerer Hypotonie.

Wechselwirkungen mit anderen Pharmaka

- ▲ **Antihypertensiva, trizyklische Antidepressiva:** verstärkte Blutdrucksenkung
- ▲ **β-Blocker:** erhöhte Bioverfügbarkeit des β-Blockers
- ▲ **Chinidin, Amiodaron:** verstärkte negativ inotrope Wirkung dieser Substanzen
- ▲ **Cimetidin:** erhöhter Plasmaspiegel von Isradipin und Nicardipin
- ▲ **Digoxin:** erhöhter Digoxinplasmaspiegel
- ▲ **Fentanyl** und strukturverwandte Kurznarkotika: verstärkte Blutdrucksenkung
- ▲ **Ciclosporin, Theophyllin:** erhöhte Plasmaspiegel dieser Substanzen.

■ Nimodipin (Nimotop®)

Nimodipin ist ein Kalziumantagonist vom 1,4–Dihydropyridintyp mit hoher Affinität und Selektivität zu Kalziumkanälen von L-Typ im Hippocampus und der Hirnrinde. Man postuliert, daß Nimodipin den pathologisch erhöhten Kalziumeinstrom in Nervenzellen bei zerebralen Ischämien hemmt und damit die zerebralen Funktionen verbessert. Die zerebralen Gefäße werden erweitert und die Durchblutung wird verbessert.

Indikationen

Behandlung hirnorganisch bedingter zerebraler Leistungsstörungen wie Gedächtnis-, Antriebs- und Konzentrationsstörungen. Intravenös wird es in der Klinik bei Subarachnoidalblutungen gegeben.

Abgesehen von einer Halbwertzeit von 1,5 h und einer sehr hohen Lipophilie (dadurch gute Passage der Blut-Liquor-Schranke) sind die pharmakokinetischen Eigenschaften denen der anderen Kalziumantagonisten vergleichbar. Auch die unerwünschten Wirkungen, Kontraindikationen und Wechselwirkungen entsprechen denen der anderen Präparate.

T-Typ-Kalziumkanalblocker

Ein völlig neuer Typ der Kalziumantagonisten ist mit dem **Mibefradil** (Posicor®), einem Tetralin-Derivat, gefunden worden.

Im Gegensatz zu den bisher eingesetzten Kalziumantagonisten, die alle auf die Kalziumkanäle vom L-Typ gewirkt haben, wirkt Mibefradil auf Kalziumkanäle vom T-Typ (transient = kurzzeitig aktivierte Kalziumkanäle).

> Die T-Kanäle werden bei negativerem Membranspannungspotential aktiviert und inaktiviert als die L-Kanäle.

Die herkömmlichen Kalziumantagonisten benötigen für eine T-Kanalblockade eine 1000 x höhere Dosis als zur Blockade eines L-Kanals.

Welche Funktion der T-Kanal besitzt, ist bisher noch nicht endgültig geklärt. Eine Bedeutung des T-Kanals für die Herzkontraktion ist jedoch eher unwahrscheinlich, da im Arbeitsmyokard nur wenige T-Kanäle vorhanden sind. Allerdings sind T-Kanäle im Reizleitungssystem des Herzens häufiger. In fetalem Gewebe sind T-Kanäle ebenfalls recht häufig.

Die Substanz ist in Deutschland derzeit noch nicht im Handel. Die Tagesdosierung beträgt zwischen

50 und 100 mg oral, wobei eine Einmalgabe ausreichend ist, um den Blutdruck über 24 h effektiv zu senken. Bisherige Ergebnisse lassen eine gute Wirksamkeit bei essentieller Hypertonie, Herzinsuffizienz und stummer Myokardischämie vermuten. Die elektrophysiologischen Wirkungen von Mibefradil sind im Vergleich zu Verapamil und Diltiazem geringer ausgeprägt, jedoch stärker als bei den Dihydropyridin-Derivaten.

Eine negativ inotrope Wirkung oder eine Reflextachykardie treten nicht auf, die Herzfrequenz wird dosisabhängig geringfügig gesenkt.

10.7 Konversionsenzymhemmstoffe (ACE Hemmer)

Renin-Angiotensin-System (RAS)

Das Renin-Angiotensin-System ist ein komplexes, gemischt enzymatisch-hormonelles System, welches die Elektrolytbalance, das Flüssigkeitsvolumen und den systemischen Blutdruck kontrolliert. Renin wird ursprünglich als Prezymogen (Preprorenin) durch die juxtaglomerulären Zellen, modifizierte glattmuskuläre Zellen der afferenten glomerulären Arteriolen, synthetisiert. Das Preprorenin wird durch mehrere proteolytische Spaltungen und Glykosilierungen über Prorenin zu Renin umgebaut.

Die Reninfreisetzung wird durch eine Minderdurchblutung im juxtaglomerulären Apparat der Niere und/oder eine Verkleinerung des Natrium-Kalium-Quotienten, durch β-Rezeptorstimulation, Parathormon, Glukagon und vasoaktive intestinale Peptide stimuliert. Angiotensin, natriuretischer Faktor und Somatostatin hemmen die Reninfreisetzung.

Renin wandelt im Blutplasma das in der Leber produzierte Angiotensinogen zu dem inaktiven Dekapeptid Angiotensin I um. Durch Abspaltung von zwei Aminosäuren wird mit Hilfe des angiotensin-converting-enzyme (ACE) das Peptid Angiotensin I in Angiotensin II umgewandelt. Neben dem ACE sind noch weitere Enzyme zur Umwandlung von Angiotensin I in Angiotensin II fähig (☞ Abb. 10.3).

Angiotensin II wird zu Angiotensin III und verschiedenen inaktiven Peptiden abgebaut. Angiotensin II ist die stärkste blutdrucksteigernde Substanz im Organismus.

In jüngster Zeit haben sich Hinweise darauf vermehrt, daß neben dem klassischen zirkulierenden Enzym-Hormonsystem mit Nieren und Leber als Enzym-, bzw. Substratquellen auch lokale Renin-Angiotensin-Systeme in verschiedenen Organsystemen wie Herz, Gefäßwand, Niere, Nebenniere und Gehirn existieren.

Angiotensin II wirkt dabei über verschiedene Mechanismen in unterschiedlichen Zielorganen, wobei die Wirkungen meist in direktem oder indirektem Zusammenhang mit der Blutdruckregulation und der Volumen- bzw. Elektrolythomöostase in Zusammenhang stehen.

Durch direkte Wirkung an den Rezeptoren **glattmuskulärer Gefäßzellen** von Blutgefäßen wirkt Angiotensin II über eine intrazelluläre Kalziumerhöhung und Aktivierung der Proteinkinase C vasokonstriktorisch. Die pressorische Wirkung von Angiotensin II wird durch Salzbelastung erhöht und durch Salzverarmung erniedrigt.

In der **Nebenniere** stimuliert Angiotensin II in der Zona glomerulosa die Sekretion von **Aldosteron**, welches in der Niere Natrium und Wasser retiniert und damit zu einer Erhöhung des intravasalen Volumens und einem Blutdruckanstieg führt. Der Natrium-Kalium-Quotient wird gesteigert und dadurch das Renin-Angiotensin-Aldosteronsystem wieder inaktiviert.

In der **Niere** beeinflußt Angiotensin II die Flüssigkeitsbalance durch Veränderungen der tubulären Natriumreabsorption und durch Kontraktion der efferenten Arteriolen und der glomerulären Mesangiumzellen. Der Effekt auf das glomeruläre Mesangium beeinflußt die Regulation des renalen Blutflusses und die glomeruläre Filtration, wodurch die Reninfreisetzung unterdrückt wird. Angiotensin II induziert eine Potenzierung der über das sympathische Nervensystem vermittelten Vasokonstriktion, wobei die **Katecholaminfreisetzung** durch Angiotensin II im Nebennierenmark stimuliert wird. Weiterhin erleichtert Angiotensin II die neurosynaptische Transmission und stimuliert autonome Ganglien, wobei eine Erleichterung der Noradrenalinfreisetzung am sympathischen

Nervenende, eine Hemmung der Wiederaufnahme von Noradrenalin im synaptischen Spalt sowie eine Verstärkung der postsynaptischen Wirkung des freigesetzten Transmitters als Mechanismen diskutiert werden.

Am **Gehirn** wirkt Angiotensin II auf Rezeptorstrukturen, die außerhalb der Blut-Hirn-Schranke liegen, beispielsweise die Area postrema oder das Organum vasculorum laminae terminalis. Hierdurch wird ein Blutdruckanstieg, eine Appetit- und Durststeigerung sowie die Ausschüttung der Hypophysenhormone Vasopressin, Oxytocin, ACTH und LH stimuliert.

Im Gehirn gebildetes lokales Angiotensin II kann Effekte im Rahmen der zentralen Herz-Kreislauf- und Osmokontrolle ausüben, die jedoch von denen des peripheren Angiotensin II oft verschieden sind. Zum Beispiel löst eine zentrale Applikation von Angiotensin II eine Natriurese aus, während peripher zirkulierendes Angiotensin II zu einer Natriumretention führt.

Angiotensin II kann weiterhin als Wachstumsmodulator oder -faktor fungieren. Zahlreiche Studien weisen darauf hin, daß Angiotensin II bei der hypertoniebedingten Linksherzhypertrophie und der Hypertrophie von Gefäßen sowie bei der Neointimabildung nach Ballondilatation von Gefäßen und Umbauprozessen des Herzmuskels nach Myokardinfarkt eine Schlüsselrolle übernimmt.

Auch im Herzen geht man von einer endokrinen Angiotensin II-Bildung aus, die zusätzlich zum systemischen Renin-Angiotensin-System besteht. Im linken Ventrikel wurden zwei Angiotensin II bildende Enzyme, das ACE (angiotensin-converting-enzyme), das einen 10%igen Anteil an der angiotensinbildenden Aktivität besitzt, und die humane Herzchymase, eine chymotrypsinähnliche Serinproteinase isoliert, die 80 % der Angiotensin II-bildenden Aktivität besitzt. Die humane

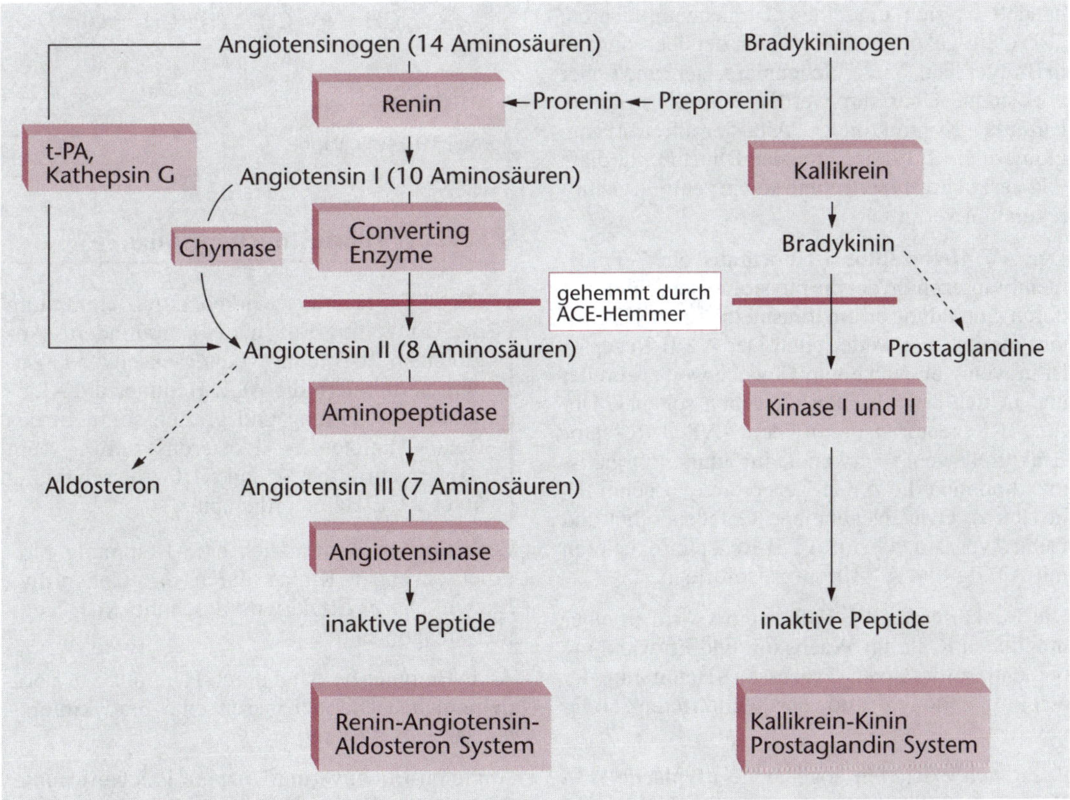

Abb.10.3: Angiotensinbildung

Herzchymase ist das wirksamste und spezifischste Angiotensin II bildende Enzym, das im Gegensatz zu ACE Bradykinin, Encephalin oder Substanz P nicht abbauen kann. Diese Erkenntnisse weisen darauf hin, daß durch die ACE-Hemmer nur 10 % der gewebsgebundenen Angiotensin-bildenden Aktivitäten im Herzen blockiert werden können.

Wirkungsweise von Angiotensin II

Angiotensin II übt seine Effekte durch Anbindung an einen spezifischen Rezeptor in der Plasmamembran verschiedener Gewebe aus. Die durch Angiotensin II in verschiedenen Geweben hervorgerufenen unterschiedlichen Effekte lassen verschiedene Angiotensin II-Rezeptoren vermuten. Inzwischen sind der **Angiotensinrezeptor (AT I)** mit den Isoformen Ia und Ib isoliert worden, wobei zwischen den Subtypen Ia und Ib bisher keine Unterschiede bezüglich Regulation und Signaltransduktion bekannt sind. Beim AT I-Rezeptor handelt es sich um einen 7-transmembranären, G-Protein-gekoppelten Rezeptor, der überwiegend in Blutgefäßen, Niere, Nebenniere, Herz und Leber vorkommt. Über ihn werden Vasokonstriktion, kardiale Kontraktilität, Aldosteronfreisetzung, glomeruläre Filtration, renaler Blutfluß, kardiale und vaskuläre Hypertrophie sowie zentrale Osmoregulation vermittelt.

Der **AT II-Rezeptor** ist ebenfalls ein 7-Transmembranrezeptor, der die physiologische Funktion durch Anbindung an ein transmembranäres G-Protein in die Zelle weiterleitet. Der AT II-Rezeptor ist in wenig entwickeltem Gewebe weit verbreitet und in den erwachsenen Geweben seltener. Der AT II-Rezeptor ist mit dem AT I-Rezeptor strukturell wenig verwandt. Im adulten Organismus kommen die AT II-Rezeptoren vornehmlich in Uterus, Ovar, Nebenniere, Gefäßendothel und Gehirn vor. Auch beim AT II-Rezeptor existieren mit AT IIa und AT IIb zwei Isoformen.

Die Funktion des AT II-Rezeptors wird in einer möglichen Rolle im Wachstum und Entwicklung bei antiproliferativen Prozessen, Hemmung der Neointimabildung und der Zelldifferenzierung gesehen.

Zusätzlich existieren sogenannte **atypische AT-Rezeptoren**, die bisher nur in Amphibien und Zellkulturen nachgewiesen werden konnten.

10.7.1 Typische Wirkstoffe

Benzazepril (Cibacen®), **Captopril** (Lopirin®, Tensobon®), **Cilazapril** (Dynorm®), **Enalapril (hydrogenmaleat)** (Xanef®, Pres®), **Fosinopril** (Fosinorm®), **Lisinopril** (Coric®, Acerbon®), **Perindopril** (Coversum®), **Quinalapril (hydrochlorid)** (Accupro®), **Ramipril** (Delix®, Vesdil®), **Trandolapril** (Gopten®, Udrik®).

Durch Spaltung des markierten Äthylesters wird Enalapril in das aktive Enalaprilat umgewandelt.

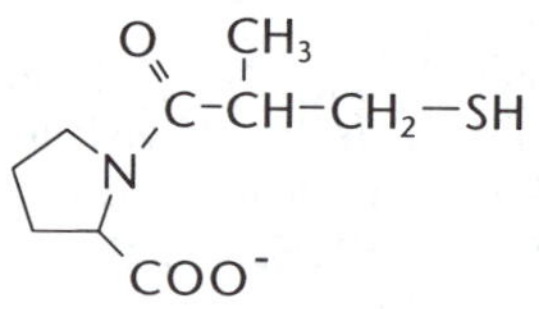

Formel 10.13: Captopril

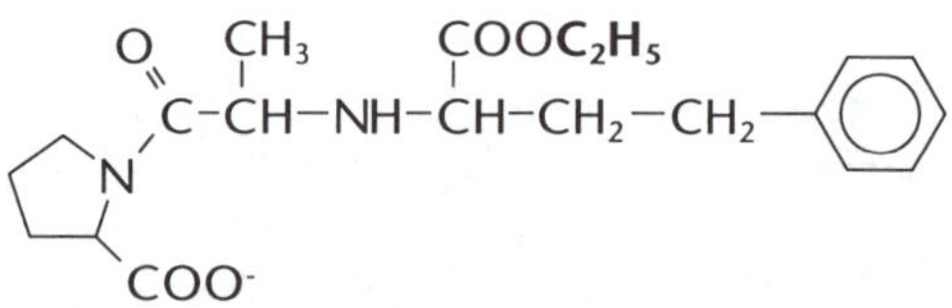

Formel 10.14: Enalapril

10.7.2 Wirkungsmechanismus

> Die ACE-Hemmer wirken durch Hemmung des Converting-Enzyms (→ verminderte Angiotensin II-Bildung) blutdrucksenkend. Zudem vermindern die ACE-Hemmer die Aldosteronausschüttung und greifen somit in das Renin-Angiotensin-Aldosteronsystem ein → vermehrte Na^+- und H_2O-Ausscheidung unter ACE-Hemmertherapie.

Diskutiert wird zusätzlich eine Hemmung blutdrucksenkender Kinine durch das Converting-Enzym. Dieser Effekt wird durch die ACE-Hemmer antagonisiert.

ACE-Hemmer besitzen durch Hemmung der bradykininabbauenden Kinasen eine bradykininpotenzierende Wirkung.

Angiotensin converting enzyme ist ebenso unter dem Namen Kinase II bekannt. Die Kinase II ist aktiv als abbauendes Enzym bei Bradykinin,

Substanz P und anderen biologisch aktiven Peptiden im Kallikrein-Kinin-Prostaglandinsystem.

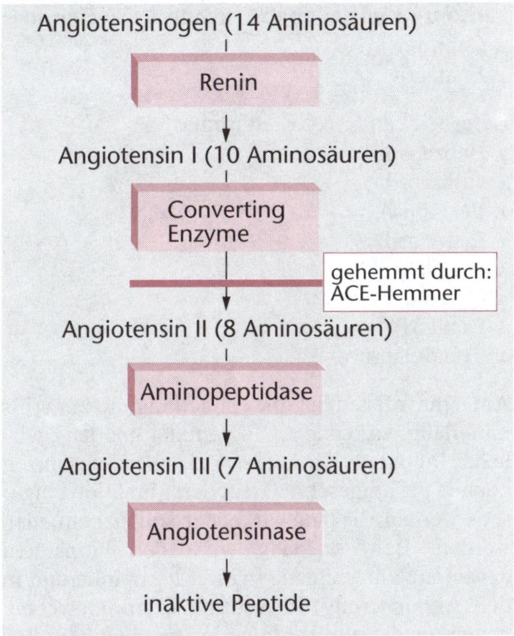

Abb. 10.4: Schema zum Wirkungsmechanismus des Renin-Angiotensin-Aldosteronsystems

ACE-Hemmer vermindern die Noradrenalinfreisetzung aus synaptischen Neuronen und dem Nebennierenmark.

10.7.3 Wirkungen

Neben ihrer Verwendung als Antihypertensiva werden die ACE-Hemmer auch bei Herzinsuffizienz therapeutisch eingesetzt. Ihre Wirkung beruht auf einer Entlastung des Herzens durch die Blutdrucksenkung (afterload ↓).

ACE-Hemmer verbessern die systolische und diastolische linksventrikuläre Funktion.

Das HMV nimmt zu, der systemische Gefäßwiderstand wird gesenkt.

Die ACE-Hemmer führen zu einer nachweisbaren Verminderung der linksventrikulären Muskelmasse und können die linksventrikuläre Hypertrophie (LVH) wieder zurückbilden. Damit verbessert sich die ventrikuläre Kontraktilität und Füllung, die Zahl ventrikulärer Arrhythmien sinkt, und die myokardiale Durchblutung steigt.

Tab. 10.4: Pharmakokinetische Daten der ACE-Hemmer

	Captopril	Enalapril	Lisinopril	Ramipril	Cilazapril	Fosinopril
Verabreichung als aktive Wirksubstanz	ja	nein	ja	nein	nein	nein
Resorptionsquote (%)	70	61	16–25	60	76	36
Bioverfügbarkeit (%)*	60–70	40	16–25	28	60	29
Resorptionsquote = Bioverfügbarkeit*	ja	nein	ja	nein	nein	nein
verminderte Resorption bei gleichzeitiger Nahrungsaufnahme	ja	nein	nein	nein	ja	ja
Lebermetabolisierung	ja	ja	nein (< 1 %)	ja	ja	ja
Plasmaeiweißbindung (%)*	25–30	< 50	3–10	56	25–30	≥95
Max. Plasmaspiegel* nach Stunden (t_{max})	0,5–1,5	3–4	6–8	3	2	3
Plasmahalbwertzeit (h) *	1,9	11	12,6	13–17**	9	ca. 11,5
Dialysierbarkeit (bei Intoxikationen)	ja	ja	ja	gering	gering	gering
Einnahmehäufigkeit	1–2 x	1 x	1 x	1 x	1 x	1 x

* der aktiven Substanz
** Dies gilt bei Dosierungen von 5–10 mg/Tag. Bei Dosierungen von 1,25–2,5 mg/Tag Ramipril ist die effektive Halbwertzeit verlängert.

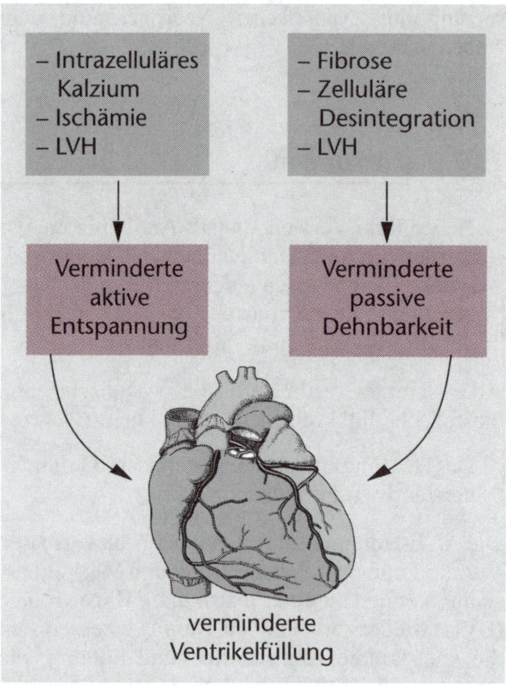

Abb. 10.5: Auswirkungen von Hypertonie und LVH bei der Einschränkung der Ventrikelfunktion.

Außer bei Fällen mit Mineralokortikoidüberproduktion führen ACE-Hemmer zu einer starken Blutdrucksenkung. Die blutdrucksenkende Wirkung von ACE-Hemmern ist umso stärker, je höher die Reninaktivität ist → gute Wirkung bei renovaskulärem Hypertonus. Bei etwa 20 % der Patienten mit essentiellem Hypertonus wirken ACE-Hemmer nur ungenügend.

Ein Vorteil der ACE-Hemmer in der Hypertoniebehandlung besteht in dem günstigen Einfluß der Substanzen auf das **Hyperinsulinämiesyndrom**. Sie erhöhen weder den Harnsäurespiegel, noch beeinflussen sie den Cholesterinspiegel ungünstig.

Indikationen

Schwere Formen der Hypertonie, besonders auch bei renal parenchymatösem Hochdruck. Herzinsuffizienz.

10.7.4 Pharmakokinetik (☞ Tab. 10.4)

Kurz- und mittellang wirkende ACE-Hemmer

- Captopril
- Enalapril

Lang wirkende ACE-Hemmer

- Benzazepril
- Cilazapril
- Fosinopril
- Lisinopril
- Perindopril
- Quinalapril
- Ramipril
- Trandolapril

Am sinnvollsten ist die Einteilung in kurz bis mittellang wirkende ACE-Hemmer und lang wirkende Präparate. Die kürzer wirkenden Substanzen können bei eingeschränkter Nierenfunktion eingesetzt werden, die lang wirkenden sollten gemieden werden. Bei den lang wirkenden Präparaten existieren Unterschiede in ihrer Lipophilie und in der Anreicherung in verschiedenen Geweben, wobei die erzielte Wirkung letztendlich bei allen Präparaten vergleichbar ist.

10.7.5 Unerwünschte Wirkungen

Allergische Hautreaktionen (Jucken, Rötung), teils fieberhaft, teils mit Schwellungen einhergehend. Die Hautveränderungen können zur nekrotisierenden Vaskulitis führen. Wegen ihres oft verspäteten Auftretens diskutiert man eine phototoxische Komponente. Geschmacksstörungen und Übelkeit werden beobachtet.

Die am häufigsten beobachtete Nebenwirkung ist ein **Reizhusten**. Der durch ACE-Hemmer hervorgerufene Reizhusten scheint durch eine erhöhte bronchiale Reaktivität durch den ACE-vermittelten verminderten Abbau entzündlicher Mediatoren wie Bradykinin und Substanz P hervorgerufen zu sein und somit eine allergische Genese zu haben. Zusätzlich wird diskutiert, ob ein direkt Histamin ausschüttender Effekt auf Mastzellen und basophile Granulozyten durch ACE-Hemmer, der zu einer Atemwegsentzündung führt, zugrunde liegt. H_1-Antihistaminika führen häufig zu einer Besserung des Hustens. Ab und zu tritt Heiserkeit, trockener Mund und Rachen und selten ein allergisches **Glottisödem** auf.

Ein überschießend hypotensiver Effekt mit **Orthostasestörungen** tritt relativ oft bei Erstgabe der ACE-Hemmer auf, besonders wenn die Patienten zusätzlich mit Diuretika oder anderen Antihypertensiva behandelt werden (Salz- und H_2O-Mangel). Es ist ratsam, die antihypertensive Therapie am Vorabend des Therapiebeginns mit ACE-Hemmern abzusetzen.

Eine schwerwiegende, jedoch seltene Nebenwirkung sind **Leukopenien** bis hin zur **Agranulozytose**.

Besonders gefährdet sind hierfür Patienten mit Niereninsuffizienz, Kollagenosen und Zytostatikatherapie → engmaschige Blutbildkontrolle.

Auch kann es zu einer Proteinurie bis hin zum **nephrotischen Syndrom** kommen, wobei ebenfalls Patienten mit schon eingeschränkter Nierenfunktion stärker gefährdet sind (Kreatinin und Harnstoff können ansteigen). Bei Auftreten der beiden letztgenannten Nebenwirkungen sollte die Therapie abgesetzt werden. Andererseits verlangsamen ACE-Hemmer das Fortschreiten der Niereninsuffizienz bei Hypertonikern, insbesondere bei Diabetikern mit diabetischer Nephropathie, wobei häufig ein bestehendes nephrotisches Syndrom deutlich gebessert wird.

Durch Hemmung der Aldosteronbildung kann es selten einmal zur Ausbildung einer **Hyperkaliämie** kommen (v.a. in Kombination mit kaliumsparenden Diuretika).

Unter ACE-Hemmern kommt es bei Diabetikern häufiger zu Hypoglykämien, wobei das Risiko für Patienten unter oralen Antidiabetika größer zu sein scheint, als bei insulinpflichtigen Patienten.

10.7.6 Kontraindikationen

- ▲ Schwangerschaft – vor Therapiebeginn muß das Vorliegen einer Schwangerschaft ausgeschlossen werden. Da ACE-Hemmer in die Muttermilch übertreten, darf unter der Therapie nicht gestillt werden.
- ▲ Primärer Hyperaldosteronismus, da hier die Plasmaspiegel renin- und angiotensinunabhängig erhöht sind.
- ▲ Aortenstenosen
- ▲ Vorsicht bei beidseitiger Nierenarterienstenose (Niereninsuffizienzgefahr), bestehender Niereninsuffizienz, Autoimmunerkrankungen, Zytostatika- und Steroidtherapie (wegen Leukopenien!).

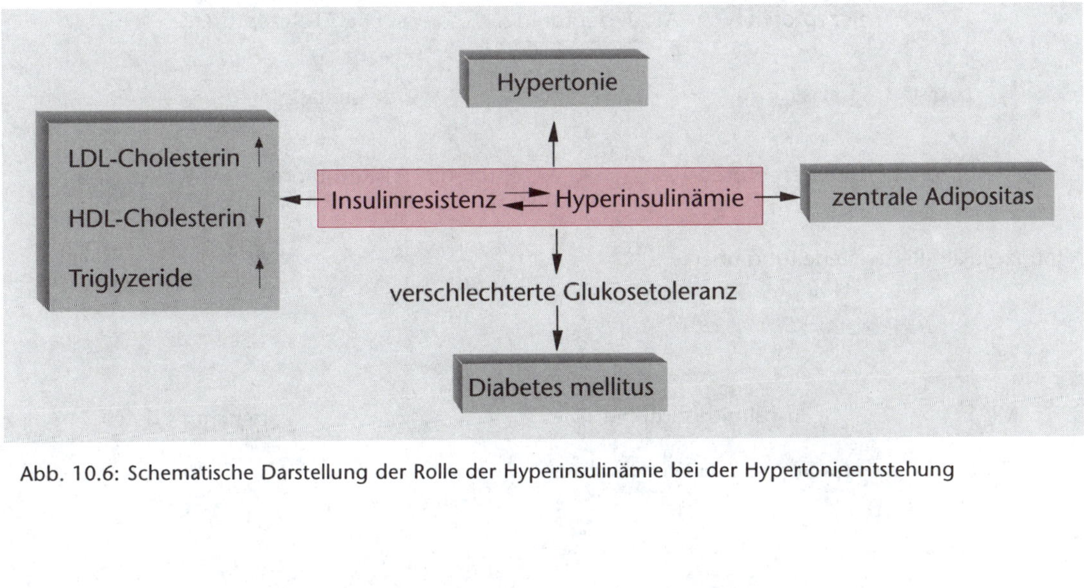

Abb. 10.6: Schematische Darstellung der Rolle der Hyperinsulinämie bei der Hypertonieentstehung

10.7.7 Wechselwirkungen

Wirkungsverstärkung durch Diuretika und hypotensionsfördernde Narkosemittel. Vorsicht bei Kombination mit kaliumsparenden Diuretika und Kalziumantagonisten. Antipyretika und Antiphlogistika (Salicylate, Phenylbutazon, Indometacin) können die Wirkung der ACE-Hemmer vermindern. Die Wirkung von Alkohol wird verstärkt (Achtung Autofahrer).

Captopril kann eine falsch positive Acetonreaktion im Urin verursachen.

Selektive Angiotensin II-Antagonisten

AT I-Antagonisten

Die Einführung der ACE-Hemmer war ein deutlicher Fortschritt in der Medizin, insbesondere bei der Behandlung der Hypertonie. Die intensive Beschäftigung mit dem Renin-Angiotensin-System hat jedoch auch gezeigt, daß die ACE-Hemmer die Angiotensin-II-Wirkungen nicht spezifisch (zusätzlicher Eingriff in das Bradykinin abbauende System) und vollständig hemmen. So existieren in menschlichen Geweben beispielsweise im Herzen die **humane H-Chymase**, in der Gefäßadventitia, das Enzym **CAGE** (chymostatinsensitives Angiotensin-II-generierendes Enzym) sowie Möglichkeiten der direkten Bildung von Angiotensin II aus Angiotensinogen, beispielsweise durch die **t-PA** in einem bestimmten Gefäßareal bei der Blutgerinnung oder durch Kathepsin G in Leukozyten. Alle diese Bildungswege von Angiotensin-II können durch ACE-Hemmer nicht blockiert werden, so daß man in der Forschung einen spezifischeren Angiotensin II-Hemmstoff gesucht hat.

Der erste spezifische Angiotensin-II-Antagonist war das Peptid **Saralasin**, welches wegen seiner kurzen Halbwertzeit, seiner signifikanten agonistischen Eigenschaften und fehlender oraler Bioverfügbarkeit für den klinischen Einsatz ungeeignet war.

Erst die benzylsubstituierten Imidazole brachten den Durchbruch zu klinisch einsetzbaren selektiven AT I-Rezeptorhemmern.

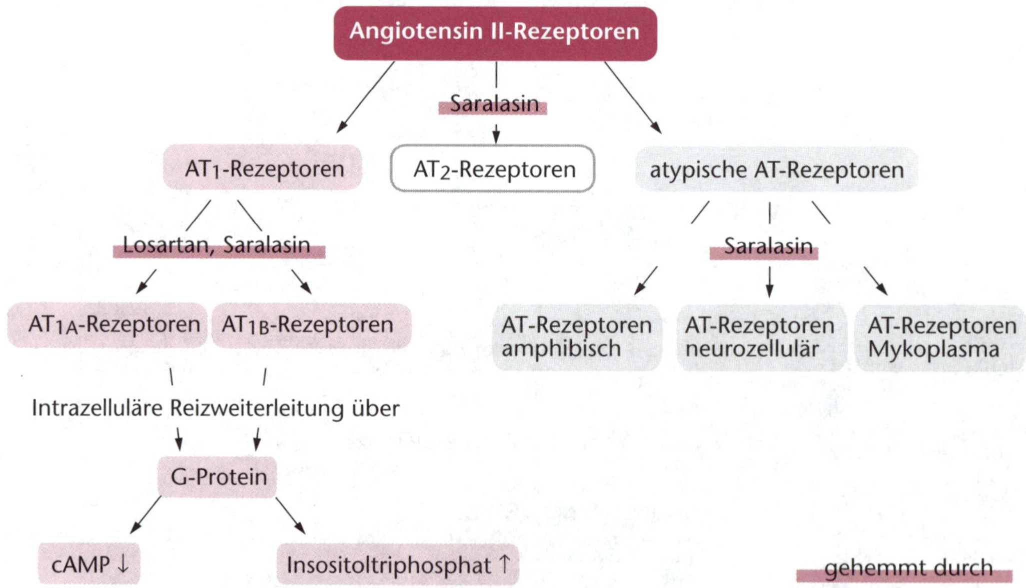

Abb.10.7: Angiotensinrezeptoren, -blockade und -wirkung

Losartan (Lorzaar®)

Losartan ist ein seit Oktober 1995 in Deutschland zugelassener Imidazolabkömmling, der selektiv den AT I-Angiotensin II Rezeptor hemmt, jedoch keine Wirkung auf den AT II-Rezeptortyp ausübt. Die Hemmung ist selektiv und vollständig. Die Angiotensin II-vermittelte Wirkung auf Blutdruckanstieg, Aldosteron- und Vasopressinausschüttung sowie die Katecholaminfreisetzung, Durstentstehung und die kardiovaskuläre Hypertrophie werden antagonisiert. Das negative Feed back von Angiotensin II auf die Reninausschüttung wird unterdrückt → Anstieg der Plasmareninaktivität, die jedoch durch effektive Angiotensin II Rezeptorblockade ohne Effekt auf den Blutdruck bleibt.

Losartan zeigt eine natriuretische Wirkung, die unter salzarmer Diät ausgeprägter ist. Die Harnsäureausscheidung steigt zumindest vorübergehend an. Weiterhin bestehen Hinweise, daß eine Proteinurie günstig beeinflußt wird. Die AT I-Rezeptorantagonisten schützen im Tierversuch vor der diabetischen Glomerulopathie, hemmen eine Neointimaproliferation und die Ausbildung der kardiovaskulären Hypertrophie. Weiterhin mindern sie die durch die Aktivierung des Renin-Angiotensin-Systems bedingte Herzinsuffizienz oder verhindern diese sogar.

Unbeeinflußt bleiben unter der Therapie die Aktivität des ACE (= Kinease II), die renale Prostaglandinsynthese sowie die systemische Prostazyklinsynthese.

Indikation

Essentielle arterielle Hypertonie.

Pharmakokinetik

Losartan wird nach oraler Gabe resorbiert, die systemische Bioverfügbarkeit beträgt ca. 33 %. Die Substanz unterliegt einem first-pass Metabolismus und wird zu einem aktiven Carboxylsäuremetabolit und weiteren inaktiven Metabolien umgewandelt. Die Halbwertzeit von Losartan beträgt ca. 2,2 h, die des aktiven Metaboliten 6,7 h. Die Wirkdauer ist nicht mit der Plasmahalbwertzeit identisch und beträgt mehr als 24 h. Die Plasmaeiweißbindung sowohl von Losartan als auch des aktiven Metaboliten liegt über 99 %, primär an Albumin. Die Ausscheidung von Losartan und seinem aktiven Metaboliten erfolgt biliär und renal, wobei zwischen 50 und 58 % über den Stuhl, 35–43 % renal ausgeschieden werden.

Eine Dosisreduktion bei Niereninsuffizienz ist nicht notwendig, die Substanz ist nicht hämodialysabel. Losartan und seine aktiven Metabolite gehen in die Muttermilch über.

Der maximale blutdrucksenkende Effekt wird nach einer Therapie von 3–6 Wochen erreicht, die Dosis beträgt in der Regel 50 mg 1 x täglich.

Unerwünschte Wirkungen

Unerwünschte Wirkungen sind aufgrund der bisher vorliegenden Behandlungsergebnisse überwiegend leichter und vorübergehender Natur. Gelegentlich wurde Schwindel beobachtet, seltener Hautausschlag oder dosisabhängige Orthostasereaktionen.

Selten beobachtet wurden Angina pectoris, Somnolenz, Schwindel, Obstipation, Schwächegefühl, Müdigkeit, Ödeme, Bauchschmerzen, Kopfschmerzen, Diarrhoe, Schlaflosigkeit, wobei diese Angaben aus Vergleichsstudien stammen und in ihrer Häufigkeit der Placeborate entsprechen.

Überempfindlichkeitsreaktionen mit Angioödemen wurden berichtet.

Bei einigen Patienten kam es zum Auftreten einer Hyperkaliämie, selten zu einem Anstieg des Serumkreatinins sowie einer Erhöhung der GPT. Fetotoxische Effekte wurden im Tierversuch nachgewiesen.

Kontraindikationen

Nierenarterienstenose, primärer Hyperaldosteronismus, Aorten- oder Mitralklappenstenose, hypertrophische Kardiomyopathie, Leberinsuffizienz, Schwangerschaft und Stillzeit. Bei Kindern sollte das Präparat ebenfalls nicht angewandt werden.

10.8 Kaliumkanalöffner

10.8.1 Typische Wirkstoffe

■ Diazoxid (Hypertonalum®)

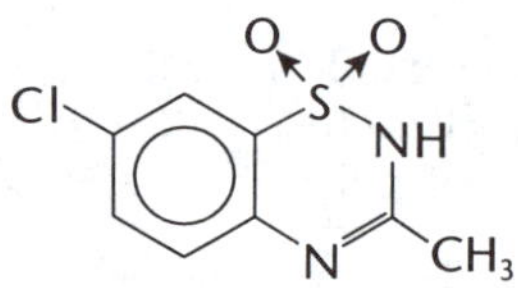

Formel 10.15: Diazoxid

Diazoxid ist ein dem Chlorothiazid ähnliches Molekül ohne Sulfonamidgruppierung → Verlust der diuretischen Wirkung, sogar antidiuretische Wirkweise.

■ Minoxidil (Lonolox®)

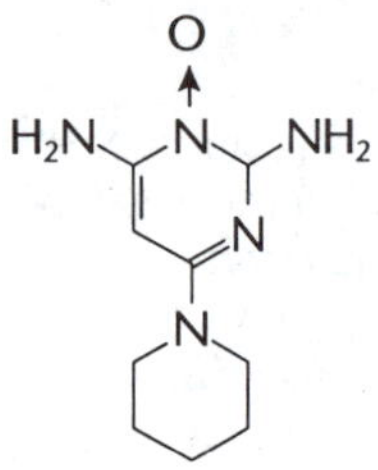

Formel 10.16: Minoxidil

Das Piperidino-Pyrimidinderivat Minoxidil ist ein relativ neues Antihypertensivum, das wesentlich stärker als Dihydralazin wirkt.

10.8.2, 10.8.3 Wirkungsmechanismus und Wirkungen

Die Wirkung wird durch Öffnung der Kaliumkanäle an den glatten Muskelzellen hervorgerufen → Dilatation der Arteriolen mit Verminderung des peripheren Widerstandes.

Dies ruft eine ausgeprägte sympathische Gegenregulation (☞ 3.1.2, 3.1.3) hervor. Wie beim Dihydralazin wird auch vermehrt Renin freigesetzt. Als Nebeneffekt hemmt Diazoxid die Freisetzung von Insulin aus den B-Zellen des Pankreas → Hyperglykämie.

Durch direkte Wirkung an den Muskeln der Arterien und besonders der Arteriolen senken Diazoxid und Minoxidil den Blutdruck.

Indikationen

Diazoxid: Bei Hochdruckkrisen, zur symptomatischen Behandlung von Hypoglykämien, z.B. bei Insulinomen.

Minoxidil: Schwere Hypertonie, die mit anderen Kombinationen nicht beherrschbar ist. Wegen der starken sympathischen Gegenregulation sollte Minoxidil mit einem β-Blocker und einem Diuretikum kombiniert werden.

10.8.4 Pharmakokinetik

Zur oralen antihypertensiven Therapie ist **Diazoxid** wegen seiner hyperglykämiefördernden Wirkung nicht geeignet.

Intravenös injiziert wirkt Diazoxid innerhalb von 2–3 min und senkt den Blutdruck stark über 12–24 h. Durch die hohe Plasmaeiweißbindung muß mit Interferenzen mit anderen Pharmaka gerechnet werden.

Die orale Resorption von **Minoxidil** ist zufriedenstellend, die Halbwertzeit beträgt 3–4 h, die blutdrucksenkende Wirkung jedoch 24–72 (!) Stunden.

10.8.5 Unerwünschte Wirkungen

▲ **Diazoxid**

Na^+- und Wasserretention, Reflextachykardien, Hyperurikämie, Hyperglykämie durch Hemmung der Insulinsekretion, Anstieg der Amylase, selten Hypertrichosis.

Relative Kontraindikationen: Diabetes mellitus und Niereninsuffizienz.

▲ **Minoxidil**

Neben den üblichen Nebenwirkungen der Vasodilatatoren können gelegentlich Perikardergüsse und harmlose T-Wellenveränderungen im EKG auftreten.

Durch Minoxidil wird der Haarwuchs nach etwa 3–6 Wochen Therapie deutlich intensiviert → Beginn am Kopf, später Hypertrichose an Nacken und Extremitäten. Der Haarwuchs ist etwa 2–6 Monate nach Therapieende wieder rückgebildet.
In Frankreich ist Minoxidil zur externen Anwendung als Haarwuchsmittel zugelassen (Regaine®).

11 Diuretika und Antidiuretika

Allgemeiner Wirkungsmechanismus

In den Nierentubuli existieren verschiedene Transportsysteme, die für die Rückresorption und Sekretion einzelner Ionen verantwortlich sind. Mit den einzelnen Diuretika lassen sich verschiedene Systeme beeinflussen. Dadurch resultiert entweder eine vermehrte oder verminderte Ausscheidung bestimmter Ionen. Die Wasserdurchlässigkeit der Sammelrohre kann ebenfalls moduliert werden → Steigerung oder Verringerung der renalen H_2O-Ausscheidung.

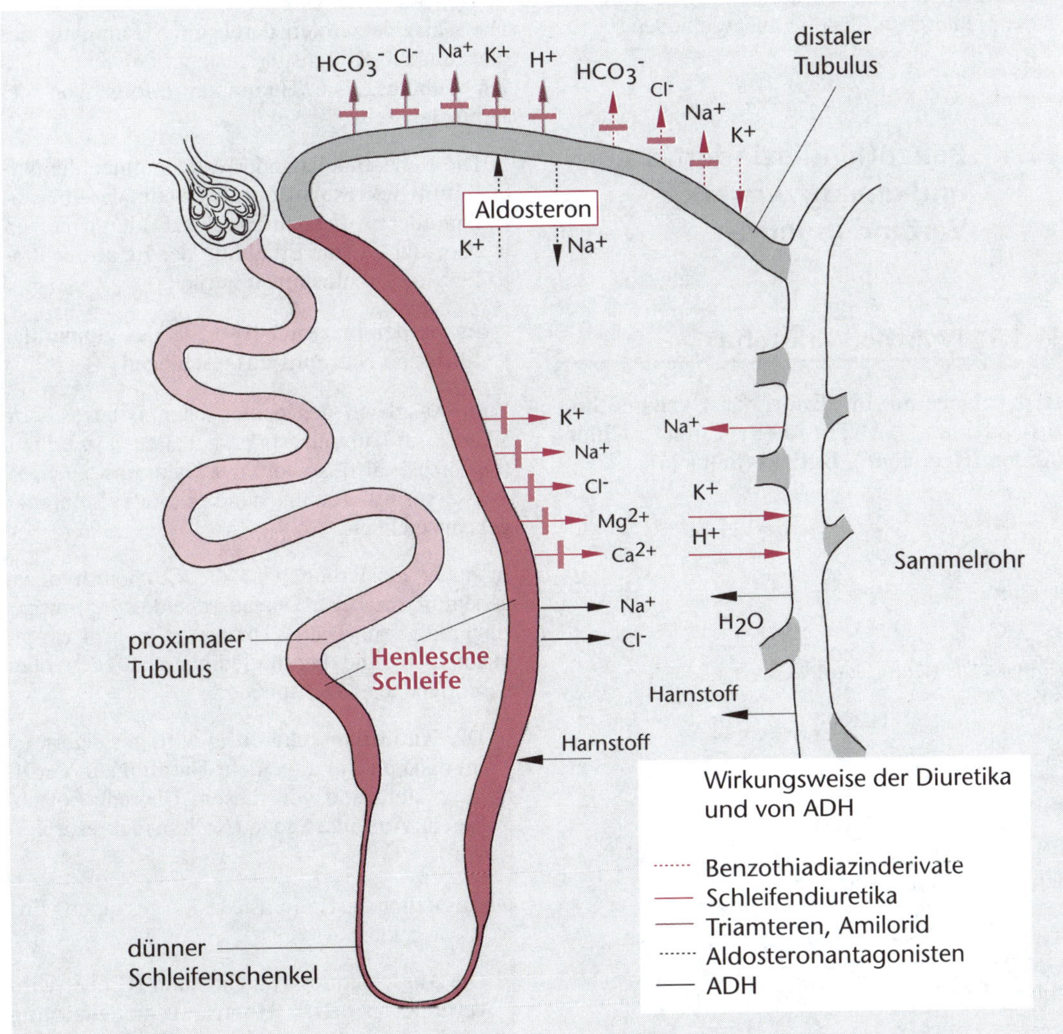

Abb. 11.1: Austauschvorgänge im Nephron

- Im **proximalen Tubulus** werden Na^+, Cl^-, H_2O, K^+, Ca^{2+}, Phosphat, Glukose, Aminosäuren, Harnstoff, Bicarbonat und H^+-Ionen resorbiert, NH_3, H^+-Ionen, organische Säuren und Bicarbonat sezerniert.
- In der **Henleschen Schleife** werden Wasser, Na^+ und Cl^- rückresorbiert, Mg^{2+} und Harnstoff sezerniert.
- Im **distalen Tubulus** wird K^+ sezerniert, Na^+, K^+, Cl^-, H_2O und HCO_3^- rückresorbiert.
- Im **Sammelrohr** werden Wasser und Na^+ rückresorbiert, während H^+ und NH_3 sezerniert werden. Harnstoff wird im Sammelrohr rückresorbiert und in den aufsteigenden Schenkel der Henleschen Schleife ausgeschieden.

11.1 Benzothiadiazinderivate und analog wirkende Verbindungen

11.1.1 Typische Wirkstoffe

Hydrochlorothiazid (Esidrix®), **Cyclopenthiazid** (Navidrex®), **Mefrusid** (Baycaron®), **Chlortalidon** (Hygroton®), **Butizid** (Saltucin®).

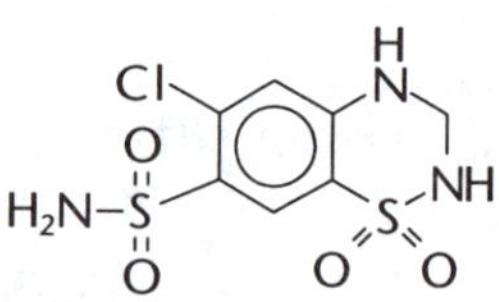

Formel 11.1: Hydrochlorothiazid

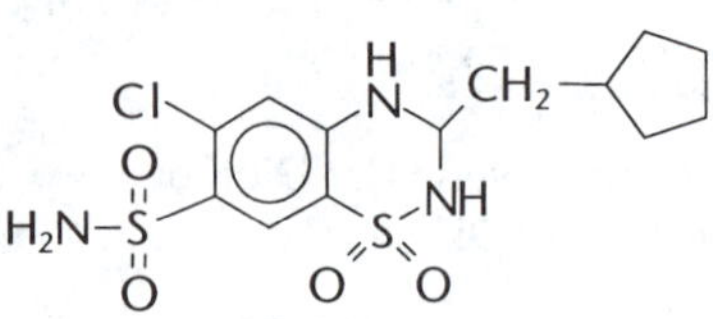

Formel 11.2: Cyclopenthiazid

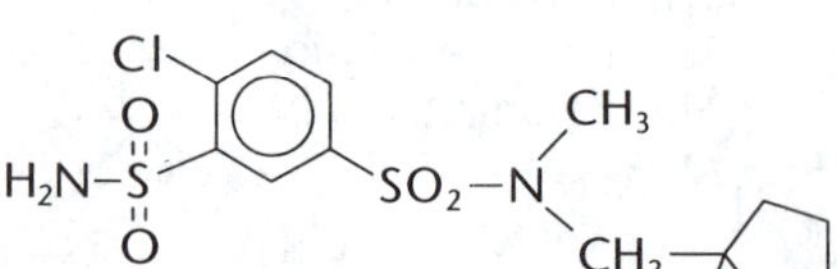

Formel 11.3: Mefrusid

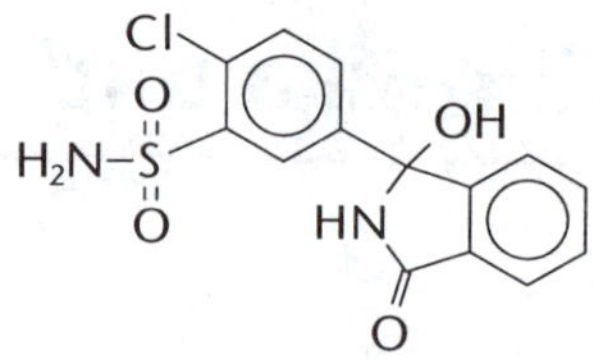

Formel 11.4: Chlortalidon

11.1.2 Wirkungsmechanismus und Wirkungen

Die Thiazide wirken durch eine Hemmung des Na^+- und Cl^--Kotransports hauptsächlich im distalen Tubulus. Die Hemmung erfolgt von der luminalen Seite.

Die Benzothiadiazinderivate hemmen die **Natriumrückresorption** im proximalen, besonders aber im distalen Tubulus. Dadurch bleiben Na^+ und Cl^- zur Erhaltung der Elektroneutralität im Tubuluslumen zurück.

Es werden maximal 10–15 % des glomerulär filtrierten Natriums ausgeschieden.

Zum Ausgleich des osmotischen Druckes wird Wasser im Tubulus zurückgehalten. Da Benzothiadiazine also sowohl zu Salz- als auch zu Wasserverlust führen, sind sie als Saluretika gekennzeichnet.

In hoher Dosierung wird die **Carboanhydrase** gehemmt, die Bicarbonatausscheidung nimmt geringgradig zu. Die Wirkung ist vom Urin-pH unabhängig und beruht lediglich auf den oben beschriebenen Mechanismen.

Die **Kaliumausscheidung** wird gesteigert, da im distalen Tubulus mehr Natrium zur Verfügung steht und von diesem Überangebot ein Teil im Austausch gegen Kalium rückresorbiert wird.

Ob zusätzlich die Kaliumsekretion gesteigert wird, ist nicht geklärt.

Die Ausscheidung von Ca^{2+} und HPO_4^{2-} wird vermindert. Die **Harnsäureausscheidung** wird vermindert → Serumharnsäure ↑. Die glomeruläre Filtrationsrate nimmt ab.

Tab. 11.1: Pharmakokinetische Daten der Thiazide

	Bioverfügbarkeit nach oraler Gabe	Plasma-eiweiß-bindung	Wirkungs-dauer in h	Ausscheidung unveränderter Substanz über die Niere	Halbwert-zeit in h
Chlorothiazid	8,5 ± 4 %	95 %	6–12	92 ± 5 %	1,5 ± 0,2
Hydrochloro-thiazid	70 ± 15 %	64 %	> 12	> 95 %	2,5 ± 0,2
Cyclopenthiazid	60 ± 10 %	95 %	12–24		
Chlortalidon	65 ± 10 %	75 %	> 48	65 ± 10	44 (± 10)
Mefrusid	> 70 %	65 %	12–24	< 5 %	~ 8

Die maximale diuretische Wirkung der verschiedenen Benzothiadiazinderivate ist in etwa gleich.

Die Benzothiadiazine wirken direkt relaxierend auf die Muskulatur der Arteriolen. Sie senken den Blutdruck neben ihrer volumenverringernden Wirkung durch direkte Wirkung auf die Gefäße.

11.1.3 Indikationen

Ausschwemmung kardial bedingter Ödeme, zur Förderung der Natriurese. Kombinationstherapie bei Hypertonus.

Beim Diabetes insipidus wirken die Benzothiadiazine ebenfalls günstig: Reduktion der Harn- und Trinkmengen. Ob dieser Effekt durch die Verminderung der GFR herbeigeführt wird, ist nicht sicher.

Weil Thiazide die Ca^+-Ausscheidung reduzieren, werden sie zur Therapie Ca-haltiger Nierensteine gegeben.

11.1.4 Pharmakokinetik

Die orale Resorptionsfähigkeit der Thiazide ist gut. Der **Wirkungseintritt** erfolgt schnell, die Wirkungsdauer beträgt im allgemeinen zwischen 6 und 24 h, ist aber beim Chlortalidon erheblich länger (bis 2 Tage) → Kumulationsgefahr.

Die Ausscheidung der Benzothiadiazine erfolgt über die Niere. Sie werden glomerulär filtriert, proximal sezerniert und distal rückresorbiert. Durch die Strukturverwandtschaft mit den Sulfonamiden ist zwischen Benzothiadiazinen und Sulfonamiden mit einer Kreuzallergie zu rechnen.

11.1.5 Unerwünschte Wirkungen

Durch die Steigerung der Kaliumausscheidung kann es zu bedrohlichen **hypokaliämischen Zuständen** kommen. Diese sind während einer Herzglykosidtherapie besonders unerwünscht, da Kaliumverlust die Digitalistoxizität verstärkt.

Durch gesteigerte Magnesiumausscheidung kann eine Hypomagnesiämie auftreten.

Wie bei allen anderen Diuretika kann eine **Exsikkose** entstehen, bei der es durch erhöhte Hämokonzentration zu einer Verschlechterung der Herz-Kreislaufsituation und zu einem erhöhten Thromboserisiko kommen kann → Aldosteronbildung ↑.

Da die Saluretika zu einer Verminderung des Körperwassers und -natriums führen, aktivieren sie das Renin-Angiotensin-Aldosteronsystem.

Die Insulinausschüttung wird vermindert, die **Glukosetoleranz herabgesetzt** → hyperglykämische Zustände. Die Thiazide verdrängen die Harnsäure vom tubulären Sekretionssystem. Dadurch wird die Harnsäureausscheidung vermindert und der Harnsäurespiegel im Blut steigt.

Nach längerer Thiazidgabe können die Serumtriglyzerid- und -cholesterinspiegel ansteigen. Das LDL-Cholesterin steigt an, während HDL-Cholesterin unverändert bleibt oder absinkt.

Da die Benzothiadiazine die GFR senken, sind sie bei Niereninsuffizienz kontraindiziert. Bei anurischen Zuständen darf auf keinen Fall ein Benzothiadiazin gegeben werden.

Auf einen bekannten Diabetes mellitus muß therapeutisch Rücksicht genommen werden.

Folgende Nebenwirkungen treten ab und zu auf:

Gastrointestinalbeschwerden, Nausea, Erbrechen, Pankreatitis, Hyperparathyreoidismus und (wahrscheinlich allergisch bedingte) Thrombozytopenie.

11.2 Schleifendiuretika

11.2.1 Typische Wirkstoffe

Furosemid (Lasix®), **Etacrynsäure** (Hydromedin®, Edecrin®), **Piretanid** (Arelix®), **Bumetanid** (Fordiuran®).

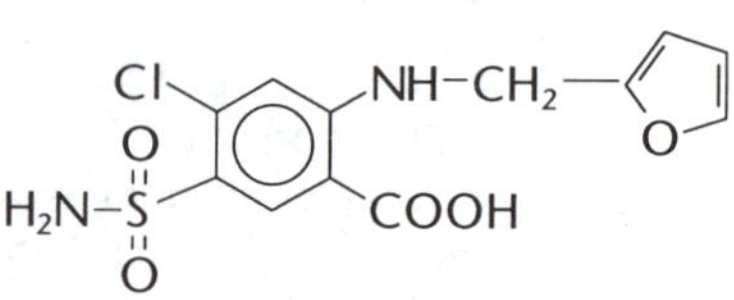

Formel 11.5: Furosemid

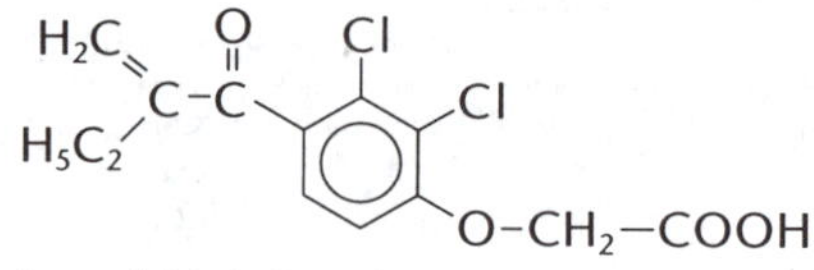

Formel 11.6: Etacrynsäure

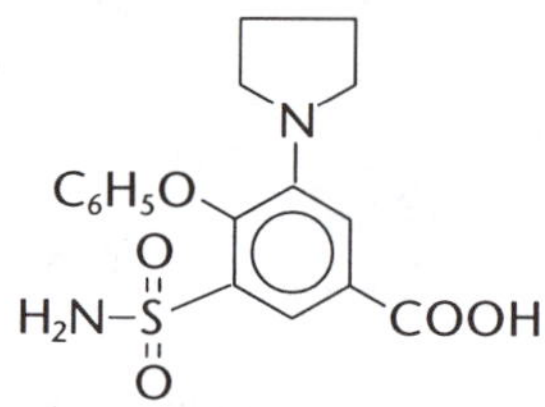

Formel 11.7: Piretanid

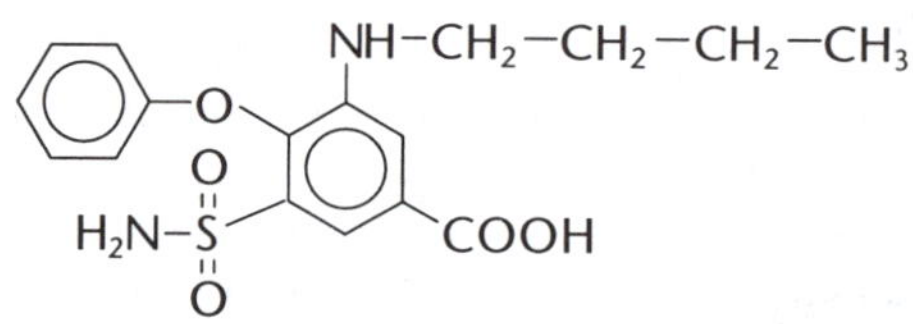

Formel 11.8: Bumetanid

11.2.2 Wirkungsmechanismus

Schleifendiuretika wirken auf alle Tubulusabschnitte, aber hauptsächlich auf den aufsteigenden Schenkel der Henleschen Schleife.

Hier wird Chlorid aktiv aus dem Tubuluslumen resorbiert und ins Interstitium gepumpt. Na^+ folgt aus Gründen der Elektroneutralität.

Tab.11.2 Vergleich der Diuretika

Diuretikum	Wirkungsstärke	Wirkungseintritt	Ausscheidung von					Bemerkung
			Na^+	K^+	Ca^{2+}	H^+	Harnsäure	
Schleifendiuretika	+++	sofort	↑	↑	↑	↑	↓	Glukosetoleranz ↓
Benzothiadiazine	+	1–6 h	↑	↑	↓	↑	↓	Glukosetoleranz ↓
Osmotische Diuretika	+	sofort	(↑)	(↑)	(↑)	(↑)	–	salzarmer Urin
Kaliumsparende Diuretika	+	2–6 h	↑	↓	–	↓	↑	Hyperkaliämie
Aldosteronantagonisten	+	2–3 Tage	↑	↓	–	↓	↓	Gynäkomastie

Die Schleifendiuretika vom Furosemidtyp hemmen von der luminalen Seite her das Na^+-Cl^--K^+-Kotransportsystem durch Blockade der Chloridbindungsstellen.

Die Furosemidwirkung ist abhängig von der tubulären Sekretion von Furosemid in das Lumen, da die Wirkung eine hohe Furosemidkonzentration im Tubuluslumen voraussetzt. Infolgedessen sinkt der ATP-Umsatz durch die in der lumenabgewandten Zellmembran lokalisierte Na^+-K^+-ATPase, und das lumenpositive Kaliumdiffusionspotential verschwindet.

11.2.3 Wirkungen

Furosemid hemmt die Chloridresorption → Na^+ und auch K^+, sowie H^+ bleiben zur Erhaltung der Elektroneutralität im Tubulus. Um das osmotische Gleichgewicht zum Interstitium aufrechtzuerhalten, bleibt eine große Flüssigkeitsmenge im Tubulus zurück. Das im Tubulus verbliebene Na^+ und Wasser kann im distalen Tubulus nicht vollständig rückresorbiert werden. → Eine große Na^+- und Wassermenge wird ausgeschieden.

Bei den kurzwirksamen Schleifendiuretika kommt es in der postdiuretischen Phase nach einer primär natriuretischen Wirkung zu einer Rebound-Natriumretention.

Die Schleifendiuretika können zu einer Ausscheidung von 30 % des Glomerulumfiltrats führen → Harnmengen von 30–40 ml/min sind möglich. Dies macht man sich beim Einsatz von Schleifendiuretika zur Verhinderung des akuten Nierenversagens zunutze. Solange noch ein Glomerulumfiltrat gebildet wird, kann man durch Schleifendiuretika die bei Absinken des Tubulusharnflusses unter eine kritische Grenze auftretende Tubulusobliteration durch Zelldetritus und ausfallende Salze verhindern. Dabei wird Furosemid sehr hoch dosiert (bis 4 mg/min im Perfusor).

Durch die starke Wasser- und Salzretention im Tubulus ist es möglich, die Nierentätigkeit bei drohender Anurie wieder in Gang zu setzen.

Furosemid und Etacrynsäure sind die am stärksten wirksamen Diuretika. Ihre Wirkung ist vom aktuellen Urin-pH unabhängig.

Durch die gesteigerte Ausscheidung von K^+- und H^+-Ionen können Hypokaliämie und Alkalose entstehen.

Sowohl Ca^{2+}, als auch Mg^{2+} werden durch aktive Resorption in der Henleschen Schleife aus der Tubulusflüssigkeit entfernt. Furosemid und Etacrynsäure behindern diese Rückresorption und führen zu einer erhöhten Ausscheidung beider Ionen.

Der Wirkungsmechanismus ist unbekannt. Man versucht, lebensbedrohliche hyperkalzämische Zustände mit Furosemid zu behandeln.

Durch direkt relaxierende Wirkung auf die Gefäßmuskulatur dilatiert Furosemid die Gefäße. Die Nierendurchblutung wird merklich verbessert. Dies rechtfertigt den Einsatz von Furosemid und Etacrynsäure beim Herzversagen, beim akuten Lungenödem, beim Herzinfarkt und bei drohender Anurie.

Teilt man die Diuretika nach ihrer natriuretischen Wirkung ein, stehen die Schleifendiuretika weit vor den Thiaziddiuretika und Aldosteronantagonisten.

Die gleiche Reihenfolge gilt auch für die Wirkungsstärke in Bezug auf die Wasserdiurese, ausgedrückt im Volumenverhältnis Endharn zu Primärharn.

Indikationen

Akute Ödeme in Lunge und Gehirn, Herzversagen, drohende Anurie, forcierte Diurese bei Vergiftungen, starke Salzausschwemmung bei Ödemen, Hyperkaliämie, Hyperkalzämie.

11.2.4 Pharmakokinetik

Die Pharmakokinetik der verschiedenen Schleifendiuretika ist ungefähr gleich. Sie werden nach oraler Aufnahme gut resorbiert, wirken schnell und flauen in ihrer Wirkung schnell wieder ab. Die Wirkung setzt nach i.v.-Gabe sofort, bei oraler

Gabe nach 30–60 min ein und erreicht nach weiteren 30–60 min ihr Maximum.

Ihre Ausscheidung erfolgt zu ~ 60 % unverändert über die Niere durch glomeruläre Filtration und tubuläre Sekretion. Probenecid hemmt die tubuläre Ausscheidung von Furosemid. Die restlichen 40 % werden über die Galle mit dem Stuhl ausgeschieden.

Tab. 11.3: Pharmakologische Daten von Furosemid

Bioverfügbarkeit nach oraler Gabe	60 %
Plasmahalbwertzeit	30–60 min
Plasmaeiweißbindung	95 %
Totale Clearance	2,2 ml/kgKG/min

11.2.5 Unerwünschte Wirkungen

- ▲ Durch den Kaliumverlust und den H^+-Ionenverlust kann es zu Hypokaliämie und Alkalose kommen. Durch massiven Wasserverlust kann der Patient exsikkieren → Hämokonzentration mit Störungen des Herz-Kreislaufsystems.
- ▲ Furosemid und Etacrynsäure vermindern die Insulinausschüttung und setzen die Glukosetoleranz herab → Hyperglykämie.
- ▲ Der Harnsäurespiegel steigt an, weil die Harnsäureausscheidung vermindert ist.
- ▲ In der Schwangerschaft und bei manifester Niereninsuffizienz sollten Furosemid und Etacrynsäure nicht gegeben werden. Bei hoher Dosierung kann Taubheit auftreten.

Torasemid (Unat®, Torem®)

Torasemid ist ein neueres Schleifendiuretikum, welches sich von den übrigen Schleifendiuretika vom Furosemidtyp durch eine längere Wirkdauer unterscheidet. Diese kommt dadurch zustande, daß Torasemid in der Leber zu teilweise aktiven Metaboliten verstoffwechselt wird, die ebenfalls diuretisch wirksam sind.

Die Substanz kumuliert bei Niereninsuffizienz nicht, da nur etwa ein Viertel der Muttersubstanz und der Metabolite renal ausgeschieden werden.

Wegen der längeren Wirksamkeit kann das Präparat auch in der Hochdruckbehandlung eingesetzt werden, wobei die antihypertensive Wirkung in der Langzeittherapie nicht durch die diureseinduzierte Volumendeletion, sondern durch eine Senkung des Gefäßwiderstandes vermittelt wird.

Ansonsten bestehen die bei den übrigen Schleifendiuretika bekannten Wirkungen, Nebenwirkungen und Kontraindikationen.

11.3 Kaliumsparende Diuretika und Aldosteronantagonisten

11.3.1 Typische Wirkstoffe

Amilorid (Arumil®), **Triamteren** (Jatropur®), **Spironolacton** (Aldactone®, Osyrol®).

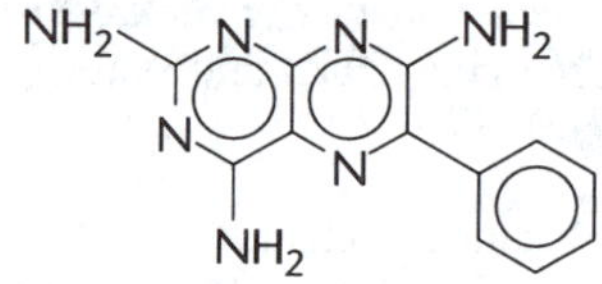

Formel 11.9: Triamteren

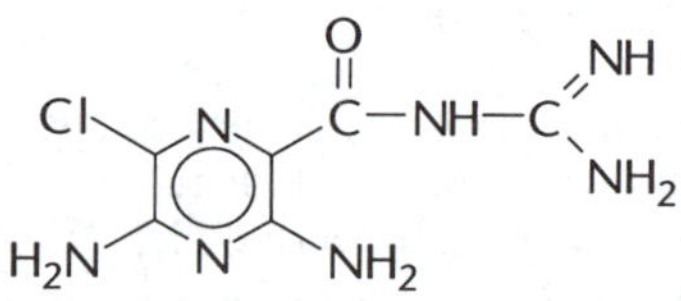

Formel 11.10: Amilorid

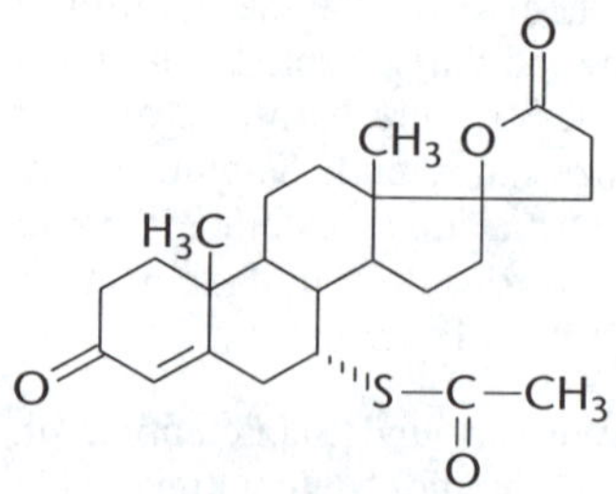

Formel 11.11: Spironolacton

11.3.2 Wirkungsmechanismus

Beim Natriumrücktransport im distalen Tubulus wird Natrium im Austausch gegen Kalium rückresorbiert.

Triamteren **und Amilorid** wirken in etwa gleich, indem sie diesen Rücktransport von Natrium behindern. Sie sind keine Aldosteronantagonisten.

Spironolacton hat eine strukturelle Ähnlichkeit zu Aldosteron und verdrängt als Aldosteronantagonist dieses kompetitiv vom Rezeptor am distalen Tubulus.

Hier wird durch Aldosteronwirkung Natrium im Austausch gegen Kalium rückresorbiert. Dieser Mechanismus wird durch Spironolacton gehemmt. Die Wirkung von Spironolacton ist von der Höhe des Aldosteronspiegels abhängig, da zur Wirkungsentfaltung Spironolacton etwa 10^4 mal höher am Rezeptor konzentriert sein muß als Aldosteron.

11.3.3 Wirkungen

Die Natriumausscheidung der kaliumsparenden Diuretika ist gut, jedoch schwächer als bei den Thiaziden und Schleifendiuretika.

Gibt man die kaliumsparenden Substanzen allein, rufen sie u.U. eine erhebliche Kaliumretention hervor. Ebenso werden in geringem Maße H^+-Ionen zurückgehalten. Die Harnsäureausscheidung nimmt leicht zu.

Meist gibt man die kaliumsparenden Diuretika in Kombination mit anderen Saluretika. Man will auf diese Weise den Kaliumverlust, der durch die Saluretika vom Benzothiadiazintyp und Furosemid hervorgerufen wird, verringern.

Beispiele einiger bekannter Handelspräparate

- ▲ Diucomb®: Bemetizid 25 mg, Triamteren 50 mg
- ▲ Dytide H®: Hydrochlorothiazid 25 mg, Triamteren 50 mg
- ▲ Moduretik®: Amilorid-HCl 5 mg, Hydrochlorothiazid 50 mg
- ▲ turfa®: Triamteren 50 mg, Hydrochlorothiazid 25 mg.

Spironolacton führt zu einer guten Natriurese, zu einer Reduktion der K^+-Ionenausscheidung und zu einer leichten Reduktion der H^+-Ausscheidung. → Entstehung einer Azidose ist möglich.

Am Herzen hat Spironolacton einen leicht positiv inotropen Effekt.

Indikationen

Bei Leberzirrhose zur Ausschwemmung des Aszites. In Kombination mit anderen Saluretika, wobei sich die natriuretischen Wirkungen addieren, die kaliuretische Wirkung sich mit der kaliumretinierenden aber aufhebt, z.B. Aldactone® 50–Saltucin® (50 mg Spironolacton, 5 mg Butizid) und Osyrol®-Lasix® (20 mg Furosemid und 50 oder 100 mg Spironolacton).
Beim nephrotischen Syndrom mit anderen Diuretika oder Glukokortikoiden.

11.3.4 Pharmakokinetik

Triamteren und **Amilorid** werden nach peroraler Gabe gut resorbiert. Die orale Verfügbarkeit des Triamterens schwankt zwischen 30 und 70 %, die Plasmaeiweißbindung beträgt 50 % und die Halbwertzeit 2,8 h. Triamteren wird in der Leber hydroxyliert und sulfatiert und danach glomerulär sowie durch tubuläre Sekretion renal ausgeschieden. Amilorid hat eine Halbwertzeit von ~ 6 h und wird zu ~ 50 % renal ausgeschieden.

Spironolacton wird nach oraler Gabe gut resorbiert.

Die Wirkung setzt erst nach 2–3 Tagen ein.

Spironolacton wird über die Niere ausgeschieden, glomerulär filtriert, z.T. auch aktiv im proximalen Tubulus sezerniert und im distalen Tubulus teilweise rückresorbiert.

Für die intravenöse Gabe steht **Kaliumcanrenoat** zur Verfügung, das sich vom Spironolacton durch das Fehlen der $SCOCH_3$–Seitenkette unterscheidet.

Beide Stoffe werden im Organismus zu Canrenon, einem aktiven Metaboliten, umgewandelt, das eine Halbwertzeit von ~ 20 h besitzt.

11.3.5 Unerwünschte Wirkungen

Bei alleiniger Gabe kann eine Hyperkaliämie und leichte Azidose entstehen. Die Hyperkaliämie kann bei Niereninsuffizienz besonders schnell auftreten.

An sonstigen Nebenwirkungen beobachtet man: Nausea, Erbrechen, Diarrhoe, zusätzlich Megaloblastenanämie durch Tetrahydrofolsäuremangel (Triamteren), allgemeines Krankheitsgefühl, Muskelspasmen und vorübergehende Sehstörungen (Amilorid).

Auf keinen Fall bei eingeschränkter Nierenfunktion geben!

Spironolacton: Durch starke Natriurese tritt ab und zu Hyponatriämie auf. Häufig kommt es bei Männern zur Ausbildung einer Gynäkomastie und einer Impotentia coeundi, bei Frauen tritt Amenorrhoe und Hirsutismus auf. Sedation und allergische Reaktionen werden ebenfalls beobachtet. Wie bei allen Diuretika kann es zur Exsikkose kommen. Übelkeit und Stimmveränderungen (Heiserkeit, geänderte Stimmlage) treten seltener auf.

11.4 Osmotische Diuretika

11.4.1 Typische Wirkstoffe: Mannit (Osmofundin®), Sorbit.

11.4.2 Wirkungsmechanismus

Die osmotischen Diuretika bleiben nach der glomerulären Filtration im proximalen Tubulus zurück und binden osmotisch Wasser.

Es bleibt eine natriumarme aber durch Mannit isotone Flüssigkeit im Tubulus zurück, die im Zusammenwirken mit einer gesteigerten Markdurchblutung zur Ausscheidung recht großer Flüssigkeitsmengen führt.

11.4.3 Wirkungen

Durch die Infusion hypertoner Lösungen osmotischer Diuretika kann Ödemflüssigkeit mobilisiert und ausgeschieden werden. Die Elektrolytausscheidung wird kaum berührt, sie kann höchstens durch große Harnmengen gesteigert werden, da unter osmotischen Diuretika ein relativ Na^+-armer Harn ausgeschieden wird.

11.4.4 Indikationen

Hirnödem, forcierte Diurese bei Vergiftungen, als Laxans (☞ 16.5.1).

Zur Behandlung des akuten Nierenversagens im Schock können bis zu 2 Liter 10 %ige Mannitlösung in 6 h infundiert werden. Vorsicht! Es darf noch nicht zur Anurie gekommen sein.

11.4.5 Pharmakokinetik

Der sechswertige Alkohol Mannit wird intravenös infundiert. Er wirkt schnell und führt innerhalb kurzer Zeit zur Ausscheidung einer großen Menge elektrolytarmen Harns (kein Saluretikum).

Bei oraler Gabe werden Mannit und Sorbit kaum resorbiert und wirken als osmotische Laxantien.

Beide Stoffe werden renal eliminiert, indem sie glomerulär filtriert, aber nicht tubulär rückresorbiert werden. Die Eliminationshalbwertzeit bei normaler GFR beträgt ~ 6 h. Der Metabolismus verläuft sehr langsam.

Um den osmotischen Druck im Tubulusinneren an das Interstitium anzugleichen, muß ein großes Wasservolumen in der Tubulusflüssigkeit zurückbleiben.

11.4.6 Unerwünschte Wirkungen

In Abhängigkeit von der Dosierung kann es zu starker Kreislaufbelastung kommen. Kontraindiziert sind die osmotischen Diuretika bei kardial bedingten Ödemen, da sie das Herz zusätzlich volumenmäßig belasten (Lungenödem), ebenso dürfen sie nicht bei der Anurie verwendet werden.

Der Elektrolythaushalt wird eigentlich weniger gestört, da sie nur eine äußerst schwache Salurese auslösen. Bei hoher Dosierung der osmotischen Diuretika exsikkiert der Patient häufig, dabei kommt es dann auch oft zu Salzverlust.

11.5 Carboanhydrasehemmstoffe

Chemisch gesehen gehören die Carboanhydrasehemmstoffe zu den Sulfonamiden. Wichtigster Vertreter ist das **Acetazolamid** (Diamox®).

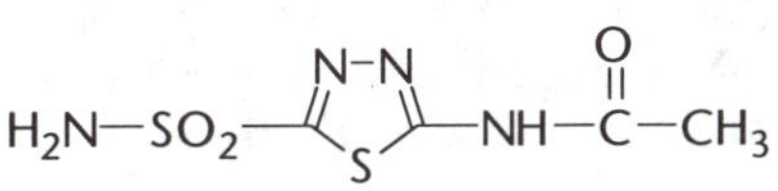

Formel 11.12: Acetazolamid

Wirkung

Sie hemmen die Carboanhydrase, die in der Tubuluszelle CO_2 und H_2O zu H_2CO_3 aufbaut.

Dadurch ist nicht mehr genug H_2CO_3 in der Tubuluszelle vorhanden, das in HCO_3^- und H^+ zerfallen kann. Es wird der physiologische Austausch von H^+ aus dem Zellinnern gegen Na^+ aus dem Tubuluslumen gehemmt. Durch die Wirkung der Carboanhydrasehemmer kommt es zu einer Zunahme der Na^+-Konzentration im Tubuluslumen. Um die Elektrolytneutralität zu erhalten, muß HCO_3^- im Tubuluslumen zurückbleiben, ebenso Wasser.

Es resultiert eine erhöhte Ausscheidung von Natriumbicarbonat und Wasser. Durch die Bicarbonatausscheidung entsteht eine Azidose, die die Wirkung der Carboanhydrasehemmer beschränkt.

Die Wirkung ist umso stärker, je alkalotischer die Stoffwechsellage des Organismus ist. Wie bei allen Saluretika (außer den kaliumsparenden) wird durch das erhöhte Natriumangebot im distalen Tubulus mehr Kalium ausgetauscht und ausgeschieden. Als Nebenwirkung kann daher Hypokaliämie auftreten.

Als Diuretika sind die Carboanhydrasehemmer heute obsolet, sie werden aber bei der Glaukombehandlung in der Ophthalmologie zur Reduktion der Kammerwasserproduktion verwendet.

11.6 Antidiuretika

11.6.1 Typische Wirkstoffe

■ Vasopressin = ADH (antidiuretisches Hormon) = Adiuretin

Das beim Menschen physiologisch vorkommende ADH ist das 8–Argininvasopressin (Pitressin), das im Hypothalamus (Nucleus supraopticus und paraventricularis) gebildet und über Neurosekretion in den Hypophysenhinterlappen ausgeschieden wird. Hier wird ADH gespeichert. Es gibt keinen Releasing-Faktor für ADH.

Eine Desaminierung in Position 1 verstärkt die antidiuretische Wirkung. Wird in Position 8 das L-Arginin durch D-Arginin ersetzt, geht die vasokonstriktorische Wirkung verloren = **Desmopressin** (Minirin®). Ersetzt man Arginin durch Ornithin, entsteht eine stark vasokonstriktorische Verbindung, das POR-8-Sandoz®. Ein weiteres Vasopressinderivat ist **Terlipressin** (Glycylpres-

H—Cys(1)—Tyr(2)—Phe(3)—Glu(NH_2)(4)—Asp(NH_2)(5)—Cys(6)—Pro(7)—Arg(8)—Gly(9)—NH_2 (Cys 1 und Cys 6 verbunden)

Formel 11.13: Vasopressin

sin®), das wie POR-8 bei Ösophagusvarizenblutung eingesetzt wird.

11.6.2 Wirkungsmechanismus

Die ADH-Ausschüttung wird bei einer Zunahme der Plasmaosmolarität durch Aktivierung hypothalamischer Osmorezeptoren gesteigert. Bei Verminderung des zirkulierenden Blutvolumens, Druckabfall im linken Vorhof und den Pulmonalvenen wird die ADH-Freisetzung über Aktivierung von Mechanorezeptoren stimuliert.

Alkohol, Glukokortikoide, Phenylhydantoin, Chlorpromazin und Reserpin hemmen, Parasympathomimetika, Morphin, Barbiturate, Clofibrat und trizyklische Antidepressiva steigern die ADH-Freisetzung.

Die Wirkungsübertragung erfolgt durch Beeinflussung des Adenylatzyklasesystems und der Phospholipase C. Unter Vasopressinwirkung steigt das intrazelluläre cAMP an.

11.6.3 Wirkungen

ADH erhöht die H_2O-Rückresorption am distalen Tubulus und Sammelrohr, indem es die Permeabilität für Wasser stark steigert. Liegt ADH-Mangel vor, entsteht Diabetes insipidus.

An den glatten Muskeln des Uterus und der Gallenblase führt ADH zu Kontraktionen, am Darm wird die Peristaltik erhöht. In physiologischer Dosierung wirkt ADH nur antidiuretisch.

Die erhöhte Muskelkontraktilität unter Vasopressin und den entsprechenden Derivaten beruht auf einer direkten Wirkung an den kontraktilen Elementen. Durch Denervation oder Gabe adrenerger Rezeptorenblocker ist dieser Effekt nicht aufzuheben. Gibt man ADH in hoher Dosierung, ruft es durch Vasokonstriktion (daher der Name Vasopressin) eine Blutdrucksteigerung hervor.

Eine unangenehme Nebenwirkung der ADH-Therapie bei Diabetes insipidus ist die Verengung der Koronargefäße.

Die Hautdurchblutung wird vermindert. Über einen unbekannten Mechanismus stimuliert ADH die Synthese von Gerinnungsfaktor VIII. Es kann die ACTH-Sekretion stimulieren.

11.6.4 Pharmakokinetik

Die Halbwertzeit von natürlichem ADH beträgt ~ 1–2 min. Eine gesteigerte ADH-Sekretion führt zu hypotoner Hyperhydratation.

Nach oraler Zufuhr wird ADH als Peptidhormon im Darm proteolytisch durch Trypsin gespalten. Appliziert wird ADH entweder durch i.m.-Injektion oder als Schnupfpulver. Die Inaktivierung erfolgt vorwiegend in Leber und Niere, lediglich 5–20 % werden (an ein Protein gebunden) renal ausgeschieden. Die Wirkungsdauer ist abhängig von Präparat, Applikationsweise und pharmakologischer Zubereitung und schwankt zwischen 1 und 48 h.

Indikationen

Diabetes insipidus, Ösophagusvarizenblutungen, ausgedehnte Blutungen im Abdomen und Nasen-Rachenraum, sowie Hämophilie, Morbus v. Willebrand (Faktor VIII-Mangel).

Unerwünschte Wirkungen

Bei Überdosierung verstärkte Flüssigkeitsretention, evtl. Kopfschmerz. Bei blutdrucksteigernden Präparaten → RR ↑, kardiale Ischämien, Uteruskrämpfe, Menorrhagien und gesteigerte Darmperistaltik.

Kontraindikationen für die blutdrucksteigernden Substanzen sind KHK und Hypertonie.

12 Volumensubstitution und Elektrolytkorrektur

12.1 Volumenersatzmittel

Beim Volumenersatz kommt es darauf an, Blutverlust auszugleichen. Es ist nicht sinnvoll, bei einem Volumenmangelzustand isotone Kochsalzlösung zu infundieren, da die Verweildauer im Gefäßsystem zu kurz ist. Der optimale Ersatz ist Vollblut, jedoch verfügt man nicht immer über die nötigen Konserven. Zudem besteht die Gefahr von Transfusionshepatitis (Hepatitis B, Hepatitis non A non B) und AIDS.

Bei der Transfusion großer Blutmengen kommt es durch das in der Konserve enthaltene Citrat zusätzlich zu einer Erniedrigung des Serumkalziums und durch Schädigung der transfundierten Erythrozyten bei der Lagerung zu einer Erhöhung des Kaliums. Beides erhöht die Gefahr kardialer Rhythmusstörungen.

Bei Volumenmangel und bei Blutverlust bis zu 1,5 l gibt man die sogenannten Plasmaexpander. Bei größerem Blutverlust substituiert man mit Erythrozytenkonzentrat und *Plasmaexpandern.*

Bei den Plasmaexpandern handelt es sich um kolloidale Lösungen, die den kolloidosmotischen Druck im Plasma erhöhen.

Sie verbleiben solange im Gefäßsystem bis sie auf natürlichem Wege verstoffwechselt werden. Sie binden Wasser und halten es im Gefäß zurück → Anstieg des zirkulierenden Blutvolumens → Schlagvolumen ↑, ZVD ↑.

Verwendete Substanzen

- ▲ **Dextrane** (Dextran 75, Dextran 60 = Macrodex®, Dextran 40 = Rheomacrodex®)
- ▲ **Hydroxyethylstärken** (Plasmasteril®)
- ▲ **Gelatinepräparate** (Haemaccel®).

12.1.1 Dextrane

Dextran 60

Dextran 60 ist ein Polysaccharid aus Glukosemolekülen, die über C_1–C_6–glykosidische Bindungen miteinander verknüpft sind. Das Molekulargewicht beträgt im Mittel 60 000 Dalton, schwankt aber zwischen 25 000 Dalton und 110 000 Dalton. Ist das Molekulargewicht zu groß, kann der Stoff nicht renal eliminiert werden, ist es zu klein, wird die Substanz zu schnell eliminiert.

Macrodex® liegt 6 %ig mit 0,9 %iger Natriumchloridlösung zur Infusion vor.

Somit ist die handelsübliche Form leicht hyperosmotisch gegenüber dem Extravasalraum → Wasser wird im Gefäßsystem zurückgehalten (isoosmotisch mit dem Extravasalraum wäre eine 3,5 %ige Lösung von Dextran).

Zur Herstellung der Isotonie wird der Lösung 0,9 %ige Kochsalzlösung zugesetzt. Die Wirkung dauert etwa 8 Stunden. Die Hälfte des Dextrans wird innerhalb 24 Stunden über die Niere ausgeschieden, der Rest wird abgebaut.

Nebenwirkungen

An **Nebenwirkungen** wurden allergische Reaktionen bekannt, die in letzter Zeit durch bessere Reinigung des Polysaccharids reduziert werden konnten. Dextran wird von Bakterien gebildet. Obwohl die Erythrozytenaggregationsneigung zunimmt, wird die Blutungsneigung wegen einer Hemmung der Thrombozytenaggregation und der Hemmung von Gerinnungsfaktoren erhöht.

Nach Dextraninfusionen läßt sich die Kreuzprobe nicht mehr sicher ablesen → bei gleichzeitigen Bluttransfusionen Kreuzprobe vor Dextraninfusionen abnehmen. Dextrane können bei vorgeschädigten Nieren ein akutes Nierenversagen auslösen.

Symptome der Unverträglichkeitsreaktionen sind je nach Schwere des Falles:

Übelkeit, Rückenschmerzen, Flush, Urtikaria, Tachykardie, RR ↓, Darmspasmen, Defäkation, Bronchospasmus, Dyspnoe, Schock, Herz- und Atemstillstand.

Kontraindikationen für Dextrane sind bekannte Allergie, schwere Herzfehler, Nierenschäden und Hypervolämie.

Durch eine Vorinjektion von **Promit**® (Dextran mit MW von 1000, Dextran 1) lassen sich gegen Dextran gerichtete Antikörper abfangen und somit anaphylaktische Reaktionen auf das hochmolekulare Dextran vermeiden.

Dextran 40 (Rheomacrodex®)

Dextran 40 hat ein Molekulargewicht von rund 40 000 (15 000–70 000) und ist wie Dextran 60 über C_1–C_6–Bindungen glykosidisch verknüpft. Diese ungewöhnliche Bindung (normal C_1–C_4) erschwert den Abbau durch körpereigene Enzyme → längere Halbwertzeit.

Die isoonkotische Lösung von Dextran 40 (4 %ig) hat durch schnellere Ausscheidung über die Niere als Volumenersatzmittel keine Vorteile gegenüber Dextran 60.
Man verwendet Dextran 40 in geringen Mengen als 10 %ige hyperonkotische Lösungen im Schock zur Prophylaxe der disseminierten intravasalen Gerinnung. Dextran 40 verhindert durch starke Wasserbindung in den Kapillaren die Bildung von Erythro- und Thrombozytenaggregaten. Es verbessert die Organperfusion und Mikrozirkulation. Ein Teil des Dextran 40 wird durch körpereigene Enzyme abgebaut. Nebenwirkungen wie bei Dextran 60.

12.1.2 Hydroxyethylstärke (HAES-steril®; Plasmasteril®)

Die **Hydroxyethylstärken** sind Polysaccharide aus 1–4 glykosidisch verbundenen Glukosemolekülen, die in Position 2 eine C_2H_4OH-Gruppe tragen. Dieses Kolloid hat auf Grund seiner starken Verzweigung ein Molekulargewicht von 450 000. Intravasal wird es durch die Amylase in nierengängige Bruchstücke gespalten. Die Häufigkeit allergischer Reaktionen ist bei HAES-steril® geringer als bei den Dextranen.

12.1.3 Gelatinepräparate

- ▲ **Harnstoff-Gelatine Polymerisat** (Haemaccel®) ist 3,5 %iges HGP in NaCl-Lösung.
- ▲ **Modifizierte flüssige Gelatine** (Plasmagel®) ist 3 %ige MFG in Elektrolytlösung.
- ▲ **Oxypolygelatine** (Gelifundol®) ist 5 %ige OPG in 0,9 %iger NaCl-Lösung.

Die **Gelatinepräparate** entstehen beim Abbau von Kollagen. Sie haben ein Molekulargewicht von etwa 35 000 und verweilen im Vergleich zu Dextran 60 kürzer im Gefäßsystem. Sie werden ebenfalls renal ausgeschieden.

Durch den hohen Kalziumgehalt der Gelatinepräparate besteht bei digitalisierten Patienten die Gefahr der Wirkungsverstärkung von Digitalis. Gelatinepräparate erhöhen die Blutviskosität, steigern die Blutgerinnungsgeschwindigkeit und begünstigen die Erythrozytenaggregation.

An **Nebenwirkungen** können allergische Reaktionen und Histaminfreisetzung auftreten, allerdings wesentlich seltener als bei den Dextranen.

12.1.4 Polyvinylpyrrolidon (Periston®)

Polyvinylpyrrolidon ist ein synthetisches Polymerisat mit einem Molekulargewicht von 30 000. Man kann es 4 %ig mit 0,9 %iger NaCl-Lösung als Plasmaexpander verwenden. Der Vorteil von Polyvinylpyrrolidon besteht darin, daß es keine Allergien verursacht.

Der Nachteil ist, daß Polyvinylpyrrolidon im Körper nicht verstoffwechselt werden kann.

Der nicht über die Nieren ausgeschiedene Teil wird von Makrophagen des RES (retikuloendotheliales System) in der Leber gespeichert. Ob dies zu Schäden führt, ist bis heute nicht bekannt. Man diskutiert eine Kanzerogenität des N-Vinylpyrrolidonmonomers.

Alle Plasmaexpander verlängern die Gerinnungszeit, da das Volumen des Blutes vergrößert wird, während die zellulären Bestandteile nicht vermehrt werden. Ist man auf die Zufuhr von Gerinnungsfaktoren bei der Infusion angewiesen, muß man Plasmapräparate oder die Gerinnungsfaktoren selbst infundieren.

12.1.5 Weitere Volumenersatzmittel

Albuminlösung kann ebenfalls als Plasmaersatzmittel gegeben werden. Allerdings ist das sehr kostspielig. Albuminlösung wird teilweise bei Blutdruckabfällen unter der Dialyse bei terminal niereninsuffizienten Patienten gegeben. Eine Infusion von 50 ml stabilisiert die Kreislaufverhältnisse recht gut. Als positiver Nebeneffekt wird der in der Regel bei Dialysepatienten bestehende Eiweißmangel etwas gebessert.

Zur kurzfristigen Volumensubstitution und bei parenteraler Ernährung verwendet man heute in der Klinik **physiologische Kochsalzlösung** als Flüssigkeitsträger. Kalorien werden am sinnvollsten mit **hochprozentigen Glukoselösungen** (bis zu 50%ig), die beim Diabetiker mit Insulin abgedeckt werden, zugeführt. Zusätzlich verwendet man bei der parenteralen Ernährung **Aminosäure- und Fettsäurelösungen**. Wegen der schlechten Gefäßverträglichkeit müssen sie über einen zentralen Venenkatheter infundiert werden.

Die früher oft bei Diabetikern eingesetzten **Laevulose- und Fruktoselösungen** sollen nicht mehr gegeben werden. Die typische Fruktoseunverträglichkeitsreaktion ruft Leber- und Nierenfunktionsstörungen hervor. Es kann zu Laktazidose, Erbrechen, Tachykardie und zum Präkoma kommen.

12.2 Kalium

Verwendete Substanzen: Kaliumchlorid, Kaliumhydrogencarbonat, organische Kaliumsalze.

12.2.1 Hyperkaliämie

Bei der **Hyperkaliämie** ist das **Serumkalium > 5,5 mmol/l**; bei Werten > 7 mmol/l besteht Lebensgefahr.

Ursachen

Tab. 12.1: Ursachen der Hyperkaliämie

Vermehrte Zufuhr	Überdosierte parenterale Zufuhr Diätfehler bei Niereninsuffizienz (Obst bei Dialysepatienten)
Verminderte Ausscheidung primär renal	• bei Nierenerkrankungen mit eingeschränkter GFR oder Tubulusfunktionsstörungen • Verlusthyponatriämie • Hepatorenales Syndrom
primär hormonell	• NNR-Insuffizienz (M. Addison) • Adrenogenitales Syndrom • Therapie mit Aldosteron-antagonisten
Transmineralisation	Coma diabeticum, metabolische Azidose, Schock und Crush-Syndrom, massiver Zellschaden, Hämolyse, hyperkaliämische periodischeMuskellähmung

Symptomatik

- **Neuromuskuläre – zentralnervöse Symptome:** Parästhesien, Pelzigwerden und Kribbeln perioral und auf der Zunge, Muskelzuckungen, aufsteigende Paralysen, Müdigkeit, Verwirrtheitszustände.
- **Kardiovaskuläre Symptome:** Herzinsuffizienz, Arrhythmien (Bradykardie, Extrasystolie), Kammerflimmern, Herzstillstand.
- Im **EKG** hohe, zeltdachartige T-Welle (besonders in V_2–V_4), später treten die Zeichen der Erregungsausbreitungshemmung auf (schenkelblockartig verbreiteter QRS-Komplex, AV-Block, ventrikuläre Extrasystolen).

Volumensubstitution und Elektrolytkorrektur

- **Gastrointestinale Symptome:** Erbrechen, Diarrhoe, Magen-Darmspasmen.
- **Renale Symptome:** Oligurie, Anurie.
- **Labor:** Serumkaliumwert über 5,5 mval/l, manchmal azidotische Stoffwechsellage.

Therapie

Bei ausreichender Nierenfunktion gibt man mehrmals 20 ml einer 10 %igen **NaCl-Lösung** oder 10 ml einer 20 %igen **Kalziumlösung** i.v. (cave: Hyperkalzämie bei Digitalis). Bei gleichzeitiger Azidose hat sich die Gabe von 20 ml 8,4 %iger **Bicarbonatlösung** mehrmals täglich bewährt. Alkalose, anabole Vorgänge und Natriumüberschuß führen zu einem Abfall des Serumkaliums. Auch 20 %ige **Mannitlösung** und Diuretika senken den Kaliumspiegel.

Furosemid kann intravenös in einer Dosierung zwischen 20 mg und 1000 mg je nach Ausprägung von Hyperkaliämie und Niereninsuffizienz gegeben werden. Bei relativ guter Nierenfunktion werden zusätzlich 3–4 l NaCl-Lösung (0,9 %ig) infundiert.

Eine andere Möglichkeit, den Kaliumspiegel schnell zu senken, ist die Infusion einer **Insulin-Glukose-Lösung**. Insulin transportiert Kalium zusammen mit der Glukose ins Zellinnere. Man verwendet 50 %ige Glukoselösung, wobei je 4 g Glukose 1 I.E. Altinsulin zugesetzt wird.

Durch die Gabe von **Kationenaustauschern**, z.B. Poly(styroldivinylbenzol)sulfonsäuresalze (Antikalium®, Resonium A®), bis zu 4 x täglich 40 g per os oder als Einlauf kann der Kaliumspiegel gesenkt werden. Sie werden hauptsächlich bei chronischer Niereninsuffizienz eingesetzt.

Bei iatrogen verursachten Hyperkaliämien durch kaliumsparende Diuretika und kaliumhaltige Lösungen bzw. Medikamente genügt in der Regel das Absetzen der Medikamente.

Bei fortgeschrittener Niereninsuffizienz, **Serumkaliumspiegeln > 8 mmol/l**, schweren **EKG-Veränderungen** und klinisch ausgeprägter Kaliumintoxikation besteht eine absolute **Indikation zur Hämo- oder Peritonealdialyse** (anfangs Konzentrat mit 4 mmol/l Kalium, später Reduktion bis 2 mmol/l).

12.2.2 Hypokaliämie

Bei der Hypokaliämie ist der Kaliumspiegel < 3,5 mmol/l. Es resultiert eine Erhöhung des Quotienten

$$\frac{K^+ \text{ intrazellulär}}{K^+ \text{ extrazellulär}}$$

Dies verursacht eine Erhöhung des zellulären Ruhepotentials und eine Abnahme der muskulären Erregbarkeit. Im Gegensatz zu der oft lebensbedrohlichen Hyperkaliämie wird die Hypokaliämie bei langsamer Entwicklung recht gut toleriert.

Ursachen

Tab. 12.2: Ursachen der Hypokaliämie

Mangelnde Zufuhr < 30–40 mmol/24 h	Hunger, Stenosen des oberen Gastrointestinaltraktes, Anorexie, parenterale Zufuhr kaliumfreier oder -armer Lösungen, Ernährung mit kaliumarmen Produkten
Erhöhter Verlust	
Primär renal	chron. Pyelonephritis, Schrumpfnieren, Tubulopathien, osmotische Diurese, Diuretikatherapie
Primär hormonell	NNR-Überfunktion (Tumor, Stress, nach Traumen, Cushing-Syndrom, Kortikoid- und ACTH-Therapie), Hyperaldosteronismus (primär und sekundär), Langzeittherapie mit Carbenoxolon
Gastrointestinal	Erbrechen, Fisteln, Drainagen, Diarrhoen, Magenspülungen, Peritonitiden, Ileus, Steatorrhoe, Laxantienabusus und Kationenaustauscher
Transmineralisation	Insulintherapie beim diab. Koma, Glukoseinfusionen, metabolische Alkalose, familiäre paroxysmale Muskellähmung

Symptomatik

- **Klinik:** Die Ausprägung der Kaliummangelsymptome korreliert häufig nicht mit den gemessenen Serumkaliumkonzentrationen.
- **Neuromuskulär-zentralnervös:** allgemeine Muskelschwäche mit Beginn in den Beinen, Muskellähmungen, Tonusverlust, Kurzatmigkeit durch Schwäche der Atemmuskulatur.

Reflexabschwächung, Apathie, Adynamie, Verwirrtheitszustände, Kopfschmerzen.

- ▲ Da die neuromuskulären Störungen auch auf die glatte Muskulatur übergreifen, können **Darmatonien** mit Obstipation und ein paralytischer Ileus auftreten.
- ▲ Am **Herzen** kommt es zu einer Verstärkung der Herzglykosidwirkung mit Neigung zu tachykarden Herzrhythmusstörungen (AV-Block, ventrikuläre Extrasystolen bis zum Kammerflimmern).
- ▲ Im **EKG** findet man: Abflachung der T-Welle; ST-Senkung; Auftreten einer U-Welle, die mit der T-Welle verschmelzen kann, Verlängerung des QT-Intervalls.
- ▲ Durch den Kaliummangel kann es an der **Niere** zur kaliopenischen Nephropathie kommen. Die Symptome sind Isosthenurie, Polydipsie und Polyurie, Proteinurie, Zylindrurie sowie Blasenlähmung.
- ▲ Erbrechen, mangelnde Magensäureproduktion
- ▲ Bei der Hypokaliämie besteht häufig eine metabolische Alkalose, die zu einer Verminderung des ionisierten Kalziums führt.
- ▲ **Labor:** Kalium < 3,5 mmol/l.

■ Therapie

Kaliumsubstitution unter Berücksichtigung des pH-Wertes. Bei oraler Kaliumsubstitution besteht keine Überdosierungsgefahr. Da Kalium schlecht schleimhautverträglich ist, können Ulzera und Gastritiden auftreten.

Verwendet werden Kaliumchlorid (Rekawan®, 1000 mg = 13,4 mmol K, Kalinor®). Bei intravenöser Gabe von Kalium sollten keine Lösungen verwendet werden, die eine höhere Konzentration als 50 mval/l besitzen, da die Gefahr einer Hyperkaliämie mit Herzstillstand besteht. Mehr als 20 mval K sollten parenteral/h nicht gegeben werden → auf Nierenfunktion achten!

Die parenterale Kaliumsubstitution soll so früh wie möglich auf eine orale Substitution umgestellt werden. Bei Alkalose setzt man Kaliumchloridlösung (1 molar = 7,45 %ig), bei Azidose Kaliumbicarbonatlösung (1 molar = 10 %ig) einer Basislösung bei.

Das Kaliumdefizit kann man grob schätzen, indem man den Realwert vom Sollwert des Serumkaliumspiegels abzieht, den erhaltenen Wert mit dem Körpergewicht multipliziert und das Ergebnis durch fünf dividiert.

Beispiel: Sollwert: $[K^+]$ = 4,5 mmol/l;
aktueller Wert: 2,5 mmol/l;
Gewicht: 70 kg
benötigte Menge:
((4,5–2,5) x 70) : 5 = 28 (mmol).

Der wahrscheinliche Kalium-Bedarf pro mmol Serum-K^+-Defizit beträgt ~ 200–400 mmol bei Kaliumwerten < 3 mmol/l und 100–200 mmol bei Kaliumwerten > 3 mmol/l.

12.2.3 Pharmakokinetik

Die Kaliumionen befinden sich hauptsächlich intrazellulär; hier beträgt die Konzentration ~ 140 mmol/l. Das extrazelluläre Kalium (~ 4 mmol/l) stellt nur einen Bruchteil des Gesamtkörperkaliums dar.

Der Säure-Basen-Haushalt beeinflußt die Verteilung des Kaliums im Organismus. Bei einer Azidose kommt es zu einer Verschiebung von Kalium in den Extrazellularraum, da der Körper versucht, H^+-Ionen aus dem Serum im Austausch gegen Kalium ins Zellinnere zu verschieben → Hyperkaliämie.

Der umgekehrte Prozeß läuft bei der Alkalose ab: H^+-Ionen werden aus dem Zellinneren im Austausch gegen K^+-Ionen in den Extrazellularraum verschoben → Hypokaliämie.

12.2.4 Interaktionen

Der Kaliumhaushalt wird durch Diuretika, Laxantien, Insulin und Gluko- bzw. Mineralokortikoide beeinflußt.

Therapeutische Beeinflussung erhöhter und erniedrigter Kaliumspiegel ☞ 12.2.1, 12.2.2.

Kaliumionen wirken funktionell antagonistisch zu Kalziumionen ☞ 8.1.2, 8.1.6.

12.3 Magnesium

Verwendete Substanzen: Magnesiumsulfat (Magnesium-Diasporal forte®), Magnesiumoxid (Magnetrans forte®), organische Magnesiumsalze, z.B. Mg-L-Aspartat (Magnesiocard®), Mg-Ascorbat (Magnorbin®).

12.3.1 Wirkungen

Magnesiumionen hemmen die Acetylcholinfreisetzung an der präsynaptischen Membran; dadurch wird die motorische Endplatte gehemmt → Muskelrelaxation. Deshalb kommt es bei hohen Konzentrationen (> 5 mmol/l) zu einer schlaffen Lähmung der Skelettmuskulatur, der sog. Magnesiumnarkose, bei der die Patienten jedoch bei vollem Bewußtsein sind. Die Wirkung läßt sich durch Gabe von Ca^{2+}-Ionen antagonisieren.

Sinkt die Mg^{2+}-Konzentration unter den Normbereich von 0,7–1,1 mmol/l ab, kommt es zu gesteigerter Erregbarkeit des ZNS, evtl. zu Krämpfen, Desorientiertheit und psychischen Veränderungen.

Schwer resorbierbare Magnesiumverbindungen wie $Mg(OH)_2$, die als Antazida eingesetzt werden, haben eine laxierende Wirkung → Diarrhoe.

12.3.2 Hyper- und Hypomagnesiämie

Hypermagnesiämie

Mg-Serumspiegel > 1,3 mmol/l. Vergiftungserscheinungen ab 3 mmol/l.

Pathogenese: Akute oder chronische Niereninsuffizienz, große Flüssigkeitsverluste, gesteigerte Zufuhr magnesiumhaltiger Infusionen. Magnesiumgabe bei Niereninsuffizienz, metabolische Azidose, Hypothyreose, M. Addison.

Klinik: Muskel- und Reflexschwäche durch herabgesetzte neuromuskuläre Erregbarkeit, Somnolenz, Koma, Herzrhythmusstörungen.

Therapie: Gabe von Kalziumgluconicum 10 %ig (20 ml i.v., zusätzliche Gabe von Furosemid i.v. oder osmotischen Diuretika (Osmosteril®). Bei schweren Fällen Hämodialyse.

Hypomagnesiämie

Mg-Serumspiegel < 0,7 mmol/l.

Pathogenese: Gesteigerte renale Magnesiumausscheidung bei Polyurie und unter Diuretika, Leberzirrhose, ungenügende Magnesiumaufnahme, konsumierende Erkrankungen, erhöhte enterale Verluste bei Diarrhoe, Pankreatitis, Hypothyreose, Hyperparathyreoidismus, M. Conn, M. Cushing, hormonelle Kontrazeption, Alkoholismus.

Klinik: Gesteigerte neuromuskuläre Erregbarkeit mit generalisierten Muskelkrämpfen, Somnolenz, Schwindel, Druckgefühl im Kopf, Fallneigung, Reizbarkeit, Diarrhoe, Übelkeit, Erbrechen, Stenokardien, Herzrhythmusstörungen.

Therapie: Magnorbin® 20 %ig (5 ml) i.v. oder Infusion von Tromcardin®.

12.3.3 Pharmakokinetik

Der Mg^{2+}-Bestand des Körpers beträgt ~ 24 g, wovon 50 % im Knochen abgelagert sind. ~ 45 % sind intrazellulär (~ 10–60 mmol/l, Konzentration je nach Gewebe), 5 % befinden sich im Plasma (0,7–1,1 mmol/l), wobei 2/3 ionisiert und 1/3 an Plasmaproteine gebunden sind.

Magnesium wird aus löslichen Salzen teilweise im Darm resorbiert. Zur parenteralen Applikation eignet sich Magnesiumchlorid und Magnesiumascorbinat. Die Ausscheidung von Magnesium erfolgt über die Niere. Bei Niereninsuffizienz kann es leicht zu Hypermagnesiämien kommen, wenn die Patienten unkontrolliert Mg^{2+}-haltige Präparate, z.B. Antazida, einnehmen.

12.4 Kalzium ☞ Kap 26

12.5 Natrium

12.5.1 Verwendete Substanzen: Natriumchlorid (NaCl) und Natriumhydrogencarbonat ($NaHCO_3$).

Normalwert der Serumnatriumkonzentration: 137–145 mmol/l.

12.5.2 Pharmakokinetik

Der Hauptverteilungsraum von Natriumchlorid ist der Extrazellularraum. Natriumbicarbonat verteilt sich zuerst auch im Extrazellularraum, gelangt aber später in den Intrazellularraum.

Natrium wird pro Tag in einer Höhe von 100–150 mmol/24 h renal eliminiert. Natriumchlorid wird in der Medizin als physiologische Kochsalzlösung (0,9 %ig) verwendet.

12.5.3 Wirkungen

Die Rolle, die das Na^+-Ion in der Elektrophysiologie spielt, soll hier nicht erwähnt werden. Natrium und Chlorid haben den größten Anteil an der Zusammensetzung des Ionenmilieus im Extrazellularraum.

Sie sind für die Aufrechterhaltung des osmotischen Drucks verantwortlich. Sie halten Wasser im Extrazellularraum zurück. Ist die Natriumkonzentration in der Extrazellularflüssigkeit zu hoch, wird zu viel Wasser retiniert und es entstehen Ödeme. Deshalb soll man bei Nierenschäden die Kochsalzzufuhr reduzieren.

12.5.4 Hyponatriämie

Eine klinisch bedeutsame **Hyponatriämie** besteht bei Serumnatriumwerten **unter 132 mval/l.** Es kommt zur **Hypoosmolarität des EZV** und sekundär auch des IZV bei **Vermehrung des freien Wassers**. Man kann jedoch aus einer Hyponatriämie nicht zwangsläufig folgern, daß es sich um eine Dehydratation mit Überwiegen des Salzverlustes handelt, da auch eine hypotone Hyperhydratation bestehen kann.

Ursachen

Gastrointestinale und renale Flüssigkeitsverluste. Flüssigkeits- und Salzverluste über die Haut bei Verbrennungen, großen Wunden und Schwitzen, Hypokaliämie.

Wasserüberschuß bei extremem Salzentzug, exogener Überwässerung, verminderter Wasserausscheidung (Herz-, Nieren-, Nebennieren- und Leberinsuffizienz), vermehrter ADH-Sekretion und vermehrtem EZV durch erhöhte Glukose- und Sorbitkonzentrationen, bei Zufuhr von hypotonen Lösungen nach Extrazellulärflüssigkeitsverlusten und beim sick-cell-Syndrom. Dieses Syndrom tritt bei schweren Hypoxien und Hypothermien, bei Hypothyreose und bei Intoxikationen auf. Es kommt dabei zum Übertritt von Natrium aus dem EZV ins IZV.

Klinik

Durch Natriummangel des EZV tritt Wasser vermehrt in die Zellen über. Klinische Zeichen dieser Hydratisierung sind Benommenheit, Kopfschmerz, erst gesteigerte, später abgeschwächte Reflexe, Koma und Krämpfe („intrazelluläres Hirnödem"), Übelkeit, Erbrechen, Abdominalkrämpfe, Durchfälle, Oligurie bis Anurie, Hypotonie, gesteigerter Tränen- und Speichelfluß.

Labor

Na < 130 mmol/l; bei intakter Niere verminderte NaCl-Ausscheidung im Urin, bei renalem Salzverlust erhöhte NaCl-Ausscheidung.

Therapie

Therapeutisch infundiert man bei Dehydratationszuständen isotone NaCl-Lösung. Bei Hyperhydratation und gesteigerter ADH-Sekretion wird die Flüssigkeitszufuhr beschränkt. Bei klinisch bedrohlichen Fällen infundiert man hypertone NaCl-Lösung und führt eine osmotische Diurese durch.

12.5.5 Hypernatriämie

Bei der Hypernatriämie ist das Serumnatrium > 150 mmol/l → erhöhte Osmolalität der Extrazellulärflüssigkeit mit einem Defizit an freiem Wasser.

Ursachen

- ▲ **Hypertone Dehydratation** (Wassermangel) bei mangelnder Zufuhr oder gesteigerten Wasserverlusten über Haut, Lunge, Darm und Niere.
- ▲ **Hypertone Hydratation** bei Zufuhr hyper- und isotoner NaCl-Lösung (iatrogen) sowie Cushing- und Conn-Syndrom und unter Steroidtherapie (iatrogen).
- ▲ **Verschiebung von Körperwasser** aus dem EZV in das IZV, z.B. bei Krampfanfällen.

Symptome

Durst, Exsikkose, stehende Hautfalten, gerötete Haut, trockene Schleimhäute, Rückgang von Tränen-, Speichel- und Urinproduktion (hoch konzentriert). Volumenmangelbedingter RR-Abfall mit kompensatorischer Tachykardie; Fieber, Erregung, Krämpfe.

Therapie

Orale Flüssigkeitszufuhr, Infusion hypoosmolarer Lösungen (5 %ige Glukose).

12.6 Mittel zur Korrektur einer Azidose

12.6.1 Verwendete Substanzen

Natriumhydrogencarbonat, organische Natriumsalze, **Trometamol** (Tris-Puffer).

12.6.2 Wirkungen

Der Wirkungsmechanismus der Substanzen zur Korrektur einer Azidose beruht auf ihrer Fähigkeit, H^+-Ionen zu binden. Wo die einzelnen Substanzen wirken, ist unten erklärt. Durch die Zufuhr von Natriumsalzen wird der Organismus mit Natriumionen belastet.

> Bei schneller Infusion von Na-Bicarbonat sinkt die Kaliumkonzentration im Blut, weil die Zellen H^+-Ionen im Austausch gegen K^+-Ionen ans Blut abgeben.

Die Natriumausscheidung ist an eine gute Nierenfunktion gebunden, daher sollte man die Niere unterstützen. Die Tris-Puffer beseitigen zuerst die intrazelluläre Azidose. Da dies auch in den Zellen des Atemzentrums in der Medulla oblongata geschieht, wird die atemsteigernde Wirkung der zellulären Azidose noch vor Beseitigung der peripheren Azidose aufgehoben. Tris-Puffer bewirken bei noch bestehender Azidose eine Senkung des Atemantriebs.

Bei Einatmung von CO_2 kommt es im Blut zu einer Verschiebung des pH-Wertes zu azidotischen Werten → respiratorische Azidose.

12.6.3 Pharmakokinetik

Natriumhydrogencarbonat kann peroral oder parenteral appliziert werden. Es wirkt schnell, jedoch hauptsächlich im Extrazellularraum, da Bicarbonat langsam in die Zelle eintritt. Trotzdem kann auch durch Na-Bicarbonatzufuhr eine intrazelluläre Azidose gemindert werden. Deshalb muß gelegentlich das aus dem Extrazellulär-Volumen errechnete Bicarbonatdefizit bei der Substitution überschritten werden.

Ausscheidung als CO_2 über die Lunge, der Rest wird renal ausgeschieden. Natriumlaktat als Vertreter organischer Natriumsalze wirkt relativ langsam, da es erst in der Zelle oxidiert werden muß. Es wirkt vornehmlich bei intrazellulärer Azidose. Ausscheidung über die Niere.

Tris-Puffer wirken schnell, besonders intrazellulär, da sie gut in die Zelle eindringen können. Sie werden renal eliminiert.

12.7 Mittel zur Korrektur einer Alkalose

12.7.1 Verwendete Substanzen

Argininhydrochlorid, **Kaliumchlorid**, **Ammoniumchlorid**.

12.7.2 Wirkungen

Bei der Harnstoffbildung aus NH_4^+ werden H^+-Ionen frei, die mit den im Überschuß (bei der Alkalose) vorhandenen Bicarbonationen zu H_2CO_3 reagieren. Das entstandene H_2CO_3 zerfällt in H_2O (Ausscheidung über die Niere) und CO_2 (Abatmung über die Lunge).

Kaliumchlorid beseitigt die bei der Alkalose oft bestehende Hypokaliämie. Außerdem wird zugeführtes Kalium im Austausch gegen H^+ in die Zelle transportiert → Vermehrung der H^+-Ionen im Gefäßlumen.

12.7.3 Pharmakokinetik

Meist appliziert man die Substanzen per infusionem. Die NH_4^+–Gruppe von Ammoniumchlorid wird in der Leber in den Harnstoffzyklus eingebracht und dort zu Harnstoff aufgebaut. Ebenso wird das Arginin in den Harnstoffzyklus eingeschleust.

13 Eingriffe in das blutbildende System

13.1 Eisensalze

Der Eisenbedarf des Erwachsenen beträgt täglich etwa 1–2 mg.

Ein erhöhter Bedarf besteht in der Schwangerschaft, während der Laktation, bei der Monatsblutung und anderen chronischen Blutverlusten, sowie bei konsumierenden Krankheiten, in der Pubertät und nach akuten Blutverlusten.

Eisen wird im Organismus zur Bildung von Hämoglobin, Myoglobin und den eisenhaltigen Enzymen der Oxidation benötigt. Der Gesamtbestand an Eisen beträgt im Organismus etwa 3–5 g, wovon 50 % in Hb eingebaut sind.

13.1.1 Typische Wirkstoffe

Die zweiwertigen Eisenverbindungen werden am besten aus dem Magen-Darm-Trakt resorbiert. Am preisgünstigsten ist $FeSO_4$. Diese Präparate werden **oral** gegeben.

- $FeSO_4$ + Ascorbinsäure + $NaHCO_3$ (Eryfer®)
- $FeSO_4$ + Bernsteinsäure (Resoferix®)
- Fe(II) – Fumarsäure (Ferrokapsul®)
- Fe(II) – Glycin-Sulfat-Komplex (Ferro-Sanol®)

Die **parenteral** verabreichten Eisenverbindungen enthalten dreiwertiges Eisen.

- Fe(III) – Sorbit-Citrat-Komplex (Jectofer®)
- Fe(III) – Hydroxid-Dextrin-Komplex (Ferrum-Hausmann®)
- Fe(III) – Saccharat (Ferrophor®).

13.1.2 Wirkungen

Die übliche Eisentherapie sollte per os durchgeführt werden, da bei parenteraler Gabe die Nebenwirkungen erheblich sein können (s.u.).

Indikation für die Eisentherapie ist der echte Eisenmangel nach Blutverlusten, in der Schwangerschaft und bei Resorptionsstörungen. Oberhalb eines Hb-Wertes von 12 g/dl ist eine Therapie nicht indiziert.

Als Faustregel für die benötigte Eisenmenge bei Frauen gilt folgendes:

[(Hb-Sollwert) – (Hb-Istwert)] x 0,255
= Eisenmangel in g.

Da Fe bei Mangelzuständen nur zu 40–50 % resorbiert wird, muß man etwa die doppelte bis 2,5-fache Menge des errechneten Fe-Fehlbestandes substituieren.

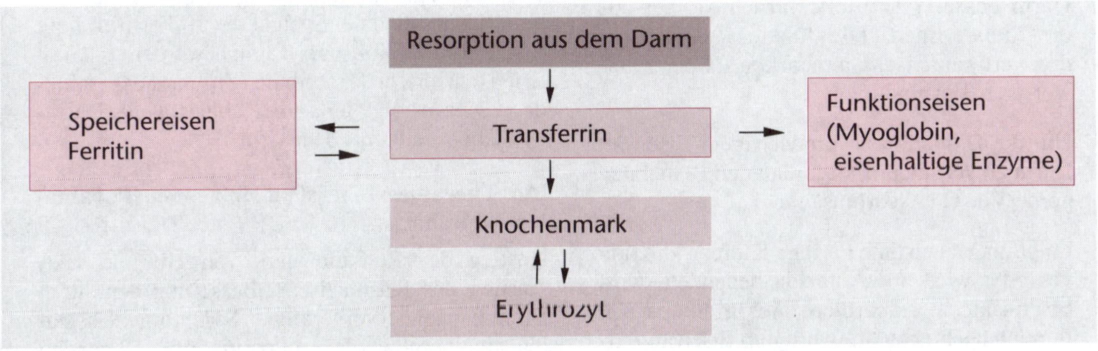

Abb. 13.1: Schematisierte Darstellung des Eisenstoffwechsels

Beispiel

Hb-Soll = 14 g/dl, Hb-Ist = 8 g/dl.
(14–8) x 0,255 = 1,53 g Fe-Mangel
→ Fe-Substitution von 3–3,8 g nötig.

13.1.3 Pharmakokinetik

Die **Mukosablocktheorie** für die Eisenresorption ist nicht mehr aktuell. Nach heutigen Erkenntnissen wird Eisen nicht in der Ionenform in die Mukosazelle aufgenommen. Eisen wird vornehmlich in Duodenum und oberem Jejunum resorbiert. Es wird ein Fe^{2+}-Chelatkomplex gebildet, der zum Großteil unverändert die Mukosazelle durchwandert und im Blutplasma gespalten wird. Das freigesetzte Fe^{2+} wird durch die Ferrioxidase zu Fe^{3+} oxidiert. Fe^{3+} reagiert mit Apotransferrin zum Fe^{3+}-Transferrin. Nach der neuen Theorie wird nur ein geringer Teil des Eisenchelatkomplexes gespalten. Das Fe^{2+} wird dann, wie bei der Mukosablocktheorie postuliert, zu Fe^{3+} oxidiert, an Apoferritin gebunden und als Ferritin abgelagert. Ferritin stellt lediglich eine Depotform in der Mukosazelle dar und liegt außerhalb des Hauptresorptionsweges.

Da bei normalem Eisengehalt des Organismus nur etwa 5–10 % des zugeführten Eisens resorbiert werden, muß man bei Eisenmangelanämie täglich bis zu 200 mg Eisen zuführen. Der Eisenmenge sind durch die lokalen Nebenwirkungen Grenzen gesetzt.

Bei der peroralen Eisentherapie eignen sich am besten zwei-wertige Eisenpräparate, die im Darm besser resorbiert werden können als die dreiwertigen. Die lokale Reizwirkung dreiwertigen Eisens ist stärker als bei zweiwertigen Verbindungen.

Um die Oxidation zu dreiwertigem Eisen im Darm zu verhindern, fügt man den Präparaten gerne Vit. C (Ascorbinsäure) zu.

Liegt im Magen eine geringe Säureproduktion vor oder wird mit Antazida behandelt, wird Eisen schlechter resorbiert, da es im alkalischen Bereich leichter zu dreiwertigem Eisen aufoxidiert wird.

Deshalb ist bei Hypazidität oder Achylie die parenterale Eisentherapie der enteralen vorzuziehen. Tetrazykline behindern die Eisenresorption.

Dies gilt auch bei Verlust größerer Dünndarmstrecken nach Operation und bei Resorptionsstörungen.

Die orale Eisentherapie sollte bei der Eisenmangelanämie mit normaler Eisenresorptionsfähigkeit der parenteralen vorgezogen werden, da es bei parenteraler Zufuhr zu folgenden Nebenwirkungen kommen kann:

- ▲ Schlechte Verträglichkeit nach Injektion
- ▲ Blutdruckabfall durch direkte Wirkung des Eisens auf die Gefäßmuskulatur
- ▲ Allergiegefahr
- ▲ Größere Gefahr der Überdosierung als bei oraler Zufuhr
- ▲ Gefäßwandschäden und Thrombophlebitisgefahr.

Wenn man aufgrund der lokalen Nebenwirkungen die Eisenzufuhr nicht so hoch wie nötig wählen kann, muß man die Substitutionstherapie entsprechend länger durchführen. Bei schwerem Eisenmangel ist bis zu 1/2 Jahr Therapiedauer nötig.

Nach der Zufuhr wird das Eisen hauptsächlich in die Speicher des RES in Knochen, Leber und Milz befördert, da das Eisenbindungsvermögen von Transferrin im Plasma nicht sehr hoch ist (1 l Plasma kann maximal 4 mg Eisen binden).

Bei der Bindung an Transferrin und an die retikuloendotheliale Speicherform Ferritin liegt Eisen als Fe^{3+}-Ion vor. Täglich werden 1–2 mg Eisen (entspricht der normalen Zufuhr) ausgeschieden. Dies erfolgt teils über abgestoßene Darmepithelien, teils mit dem Urin.

Ein Therapieerfolg ist an folgenden Parametern ablesbar:

Anstieg der Retikulozyten, von Hb und Hkt, Anstieg des Plasmaeisens. Besserung der durch Eisenmangel hervorgerufenen Symptome: Gastrointestinalbeschwerden, Glossitis und Rhagaden bilden sich zurück.

13.1.4 Unerwünschte Wirkungen

Bei der oralen Eisentherapie kann es zu Dyspepsie, Obstipation oder Diarrhoe kommen. Im allgemeinen führen diese Beschwerden zum selbständigen Absetzen des Präparates durch den Patienten. Die unerwünschten Nebenwirkungen der parenteralen Eisentherapie sind oben beschrieben. Bei der Eisentherapie ist mit dunkel gefärbtem Stuhl zu rechnen. Die intramuskuläre Verabreichung von Eisen-Dextranverbindungen hat bei Mäusen Sarkome ausgelöst.

13.1.5 Überdosierung und Vergiftung

Durch zu große parenteral zugeführte Mengen oder häufig durch versehentliche Aufnahme zu hoher Dosen oral verabreichbarer Eisenverbindungen (Kinder) kann es zur Eisenvergiftung kommen. Die ersten Vergiftungssymptome sind Kopfschmerz und Hitzegefühl, die nach einigen Stunden auftreten. Durch lokale Reizwirkung kann ein schwerer Schock entstehen. Nach Übelkeit kommt es zum Erbrechen hämorrhagischer Flüssigkeit und zu hämorrhagischem Durchfall. In dieser Vergiftungsphase stirbt etwa ein Viertel der Patienten.

Nach 24 Stunden kommt es zu erneutem Blutdruckabfall; toxische Hepatitis und Krämpfe mit Atemlähmungen bestimmen das klinische Bild.

Tab. 13.1: Symptome der Fe-Vergiftung

Bis 6 h nach Ingestion	Erbrechen, Diarrhoe, gastrointestinale Blutungen, Schock, Koma
6–24 h nach Ingestion	Fieber, Leukozytose, Leber- und Nierenschäden, metabolische Azidose, Gerinnungsstörungen
Dauerschäden	Vernarbung im Gastrointestinaltrakt, ileusartige Beschwerden

Therapeutisch versucht man, mit Magenspülungen eine weitere Resorption zu verhindern. Als spezifisches Antidot gibt man **Desferrioxamin** (Desferal®), einen basischen Komplexbildner, der mit Eisen einen ausscheidbaren Komplex bildet. Symptomatisch wird eine Schockbehandlung durchgeführt.

Eisen ist zwar dialysabel, jedoch sind die Erfahrungen mit der Dialyse gering und widersprüchlich. Der Fe-Chelatkomplex ist schlecht dialysabel. Die Dialysebehandlung wird deshalb nur als ultima ratio eingesetzt (meist bei akutem Nierenversagen).

Bei chronischer Eisenüberladung oder pathologischer Eisenspeicherung entsteht eine Hämochromatose.

Durch eine orale Eisensubstitutionstherapie entsteht auch nach Erreichen normaler Hb-Werte keine Hämosiderose.

Auch hier ist Desferrioxamin das Mittel der Wahl, da es wegen der hohen Affinität zu Eisen dieses sogar aus der Bindung an Ferritin (Speicherform) und Hämosiderin herauslöst.

13.2 Corrinoide (Vitamin B_{12})

13.2.1 Typische Wirkstoffe

Hydroxycobalamin und **Cyanocobalamin**.

13.2.2 Wirkungen

Eine **Vit. B_{12}**-Mangelanämie entsteht bei atrophischer Gastritis (Fehlen der Bildung von intrinsic factor und HCl), nach Magenresektion und bei Antikörperbildung gegen die Bindungsstelle des intrinsic factor.

Auch Bandwurmbefall kann eine Avitaminose verursachen.

Da Vit. B_{12} zur Methioninbildung und zur Bildung von Succinyl-CoA aus Methylmalonyl-CoA beim Aufbau von Fettsäuren mit ungeraden Zahlen von C-Atomen, sowie im Acetatstoffwechsel als Coenzym benötigt wird, hat das Fehlen von Vit. B_{12} auf den Stoffwechsel proliferierender Zellen negative Einflüsse. Am schlimmsten betroffen sind Gewebe mit hohem Zellumsatz.

Es entstehen eine **makrocytäre, hyperchrome Anämie**, eine Anisozytose, Thrombozytopenie und Leukozytopenie. An der Zunge beobachtet man die Huntersche Glossitis, die mit Zungenbrennen und einer himbeerroten Farbe einhergeht. Zusätzlich bestehen Darmstörungen, Abgeschlagenheit, Appetitlosigkeit und neurologische Symptome, die einer Polyneuritis entsprechen.

Die Vit. B_{12}-Therapie bessert sowohl die Anämie als auch die funikuläre Myelose (Nervenstörung).

13.2.3 Pharmakokinetik

Das von Mikroorganismen hergestellte Vitamin B_{12} wird im unteren Dünndarm resorbiert. Für die Resorption von Vit. B_{12} (**extrinsic factor**) ist die Bildung eines **intrinsic factors** in den Parietalzellen des Magens erforderlich. Resorptionsfähig ist nur der aus extrinsic und intrinsic factor bestehende Komplex.

Die empfohlene tägliche Zufuhr schwankt zwischen 1–2 µg beim Säugling und 8–12 µg bei der Schwangeren oder in der Stillzeit.

Erwachsene sollten 5–8 µg Vit. B_{12} täglich zu sich nehmen.

Da Cobalaminmangel meist auf Fehlen des intrinsic factors (perniziöse Anämie) beruht, kann oral gegebenes Vit. B_{12} nicht aufgenommen werden. Man müßte bei oraler Gabe von Vit. B_{12} den intrinsic factor zufügen.

Dies hat sich aber aufgrund von Antikörperbildung gegen den intrinsic factor vom Schwein und der geringen resorbierten Menge nicht bewährt. Zur Therapie der perniziösen Anämie werden anfänglich hohe Dosen Vit. B_{12} i.m. verabreicht. Man gibt 0,05–0,2 mg mehrere Tage lang, um die Speicher wieder aufzufüllen.

Vit. B_{12} wird hauptsächlich in der Leber, zu geringen Teilen aber auch in der Niere gespeichert. Nach etwa einer Woche sind die Speicher wieder gefüllt. Man verabreicht dann einmal monatlich eine Dosis von 0,05–0,1 mg i.m.

13.3 Folsäure

Folsäure ist als Tetrahydrofolsäure ein wichtiges Coenzym im Stoffwechsel der C_1–Körper.

Ist eine von gleichen somatischen Symptomen begleitete makrozytäre, hyperchrome Anämie therapieresistent gegenüber der Gabe von Vit. B_{12}, kann ein Folsäuremangel vorliegen.

Ursachen eines Folsäuremangels

Sprue, Colitis, Mangelernährung, Alkoholismus, Leberschäden, Schwangerschaft, Zytostatika- und Antiepileptikatherapie.

13.3.1 Wirkungen

Durch das Fehlen der Folsäure wird der Thymidinaufbau gestört und damit wird die zur Zellteilung notwendige DNS-Synthese behindert. Es entsteht eine makrozytäre, hyperchrome Anämie, Leukozytopenie und Thrombozytopenie.

Die Therapie besteht in mehreren Folsäuregaben i.m. Als „Dauertherapie" eignet sich eine gemüse- und fruchthaltige Mischkost.

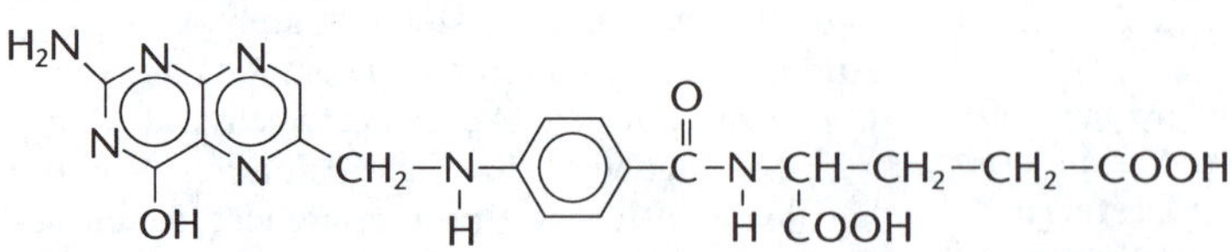

Formel 13.1: Folsäure

13.3.2 Interaktionen

Trimethoprim und Pyrimethamin hemmen die Dihydrofolatreduktase und verhindern somit die Entstehung der wirksamen Tetrahydrofolsäure ☞ 27.9.5 und 27.13.1.

Methotrexat und Aminopterin (☞ 28.3.1) ähneln in ihrer Struktur der Tetrahydrofolsäure. Sie verdrängen die Dihydrofolsäure von der Dihydrofolatreduktase und hemmen das Enzym.

Tetrahydrofolsäure kann als Antidot bei Überdosierungen von Folsäureantagonisten (z.B. Methotrexat) eingesetzt werden.

Bei Leukämien ist die Gabe von Folsäure kontraindiziert.

13.4 Erythropoetin

Erythropoetin (Erypo®) ist ein Glykoproteinhormon aus 165 Aminosäuren mit einem ~ 40 %igen Anteil an Kohlenhydratseitenketten. Hauptproduktionsort ist die Niere; 10–15 % werden in der Leber gebildet.

Durch Rekombination ist es gentechnologisch gelungen, Erythropoetin in Zellkulturen herzustellen.

13.4.1 Wirkungen

Erythropoetin stimuliert die Bildung von Erythrozyten und führt damit zu einem Anstieg des Hämatokrits und Hb-Wertes.

■ Indikation

Schwere renale Anämie bei chronischen Dialysepatienten.

Renale Anämie

Chronische Dialysepatienten sowie Patienten mit einer deutlichen Nierenfunktionseinschränkung (Kreatinin > 4 mg/dl) entwickeln in schwerwiegenden Fällen eine Anämie bis zu Hb-Werten unter 7 g/dl .

Ursachen hierfür sind eine verminderte Erythropoetinbildung in der geschädigten Niere, eine verkürzte Erythrozytenüberlebenszeit, die durch zirkulierende Hemmstoffe und Schadstoffe verminderte Erythropoese und ein Vitamin- und Eisenmangel.

Therapieziel ist die Stabilisierung des Hb-Wertes bei ~ 10 g/dl. Initial dosiert man 50 I.E./kgKG 3 x wöchentlich am Ende der Dialyse. Steigt der Hb-Wert innerhalb vier Wochen nicht ausreichend an, kann die Dosis bis max. 200 I.E./kg KG erhöht werden.

Die Erhaltungstherapie liegt meist bei einer Dosis von 50–100 I.E./kgKG 1 x wöchentlich. Setzt man das Präparat ab, sinkt der Hb-Wert um ~ 0,5 g/dl in der Woche.

Da bei gesteigerter Erythropoese ein erhöhter Eisenbedarf besteht, muß darauf geachtet werden, daß die Eisenversorgung des Patienten ausreicht. Evtl. Eisensubstitution.

13.4.2 Pharmakokinetik

Erythropoetin liegt zur i.v.-Applikation vor. Die subkutane Darreichung wird derzeit geprüft. Die Plasmahalbwertzeit liegt zwischen 4 und 7 h.

13.4.3 Unerwünschte Wirkungen

Hypertonie und thrombotischer Shuntverschluß durch die Steigerung des Hämatokrits.

Knochenschmerzen bei rascher Injektion, selten Lidödeme, epileptische Anfälle, Hautjucken, grippeähnliche Symptome, Kopfschmerz, Juckreiz und allergische Erscheinungen.

Wechselwirkungen: Nicht zusammen mit anderen Injektionslösungen injizieren, nicht als Infusion geben.

Kontraindikationen: Schwangerschaft, bei Kindern, Tumorleiden. Vorsicht bei bestehender Hypertonie.

14 Eingriffe in das Gerinnungssystem

Eigennamen der Blutgerinnungsfaktoren

- ▲ Faktor I = Fibrinogen
- ▲ Faktor II = Prothrombin
- ▲ Faktor III = Gewebsthromboplastin
- ▲ Faktor IV = Kalzium
- ▲ Faktor V = Accelerin
- ▲ Faktor VII = Proconvertin
- ▲ Faktor VIII = Antihämophiler Faktor A
- ▲ Faktor IX = Christmas-Faktor
- ▲ Faktor X = Stuart Prower Faktor
- ▲ Faktor XI = Plasma-Thromboplastinantecedent
- ▲ Faktor XII = Hagemann Faktor
- ▲ Faktor XIII = Fibrinstabilisierender Faktor.

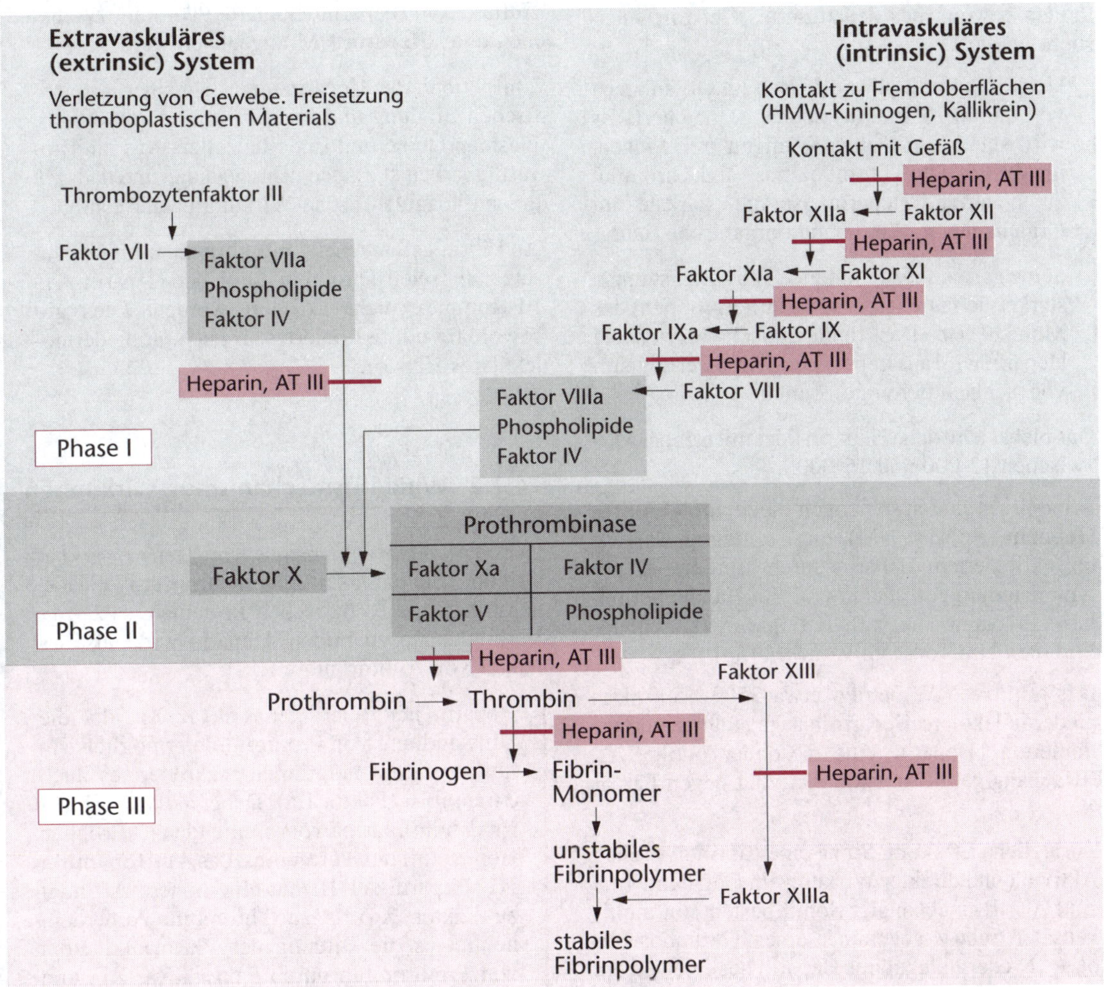

Abb. 14.1: Blutgerinnungsschema

14.1 Heparine

14.1.1 Typische Wirkstoffe

Heparin ist ein Mukopolysaccharid mit einem Molekulargewicht von 20 000, wobei die Moleküllänge und damit das MW zwischen 3000 und 30 000 schwankt. Es besteht aus β-D-Glukuronsäure, sulfatiertem Glukosamin und α-L-Iduronsäure.

Die chemische Struktur ist nicht genau bekannt, da bisher nur durch verschiedene Extraktionsmethoden gewonnenes denaturiertes Heparin untersucht wurde.

Heparin kommt physiologisch im Organismus vor und wird in Mastzellen gespeichert. Es wird ständig in kleinen Mengen freigegeben, um freigesetzte Thrombokinase und Thrombin zu hemmen. Heparin ist die stärkste im Organismus vorkommende organische Säure.

Seine gerinnungshemmende Wirkung ist umso stärker, je saurer (d.h. viele Sulfatgruppen) das Molekül ist. Das therapeutisch verwendete Heparin wird aus Leber, Lunge und Peritoneum von Schlachttieren gewonnen.

Das bisher käufliche Heparin liegt mit seinem MW zwischen 12 000 und 15 000.

Seit einigen Jahren steht auch **niedermolekulares Heparin** (Heparin NM) zur Verfügung, das aus unfraktioniertem Heparin durch limitierte Depolymerisierung gewonnen wird. Im Handel befindliche Präparate sind z.B. Fraxiparin® 0,3, Mono-Embolex NM® oder Clivarin® 1750).

Das mittlere MW beträgt etwa 3500–4500. Das niedermolekulare Heparin hat gegenüber unfraktioniertem Heparin eine besonders hohe AT III-abhängige, hemmende Aktivität gegen Faktor Xa.

Zusätzliche Effekt im Sinne einer fibrinolytischen Aktivität und direkter Wirkung am Gefäßendothel sind AT III-unabhängig. Somit besteht ein multikausaler Schutz gegenüber einer Thrombosebildung. Niedermolekulares Heparin hat eine längere Halbwertzeit als herkömmliches Heparin und ist bei einmaliger täglicher Gabe genauso wirksam wie zweimal täglich gegebenes herkömmliches Heparin. Die Bioverfügbarkeit des Heparins NM liegt bei > 95 %, die des unfraktionierten Heparins bei ungefähr 30 %. Niedermolekulares Heparin wird bei der peri- und postoperativen Primärprophylaxe von Thrombosen und Embolien bei niedrigem und mittlerem Thromboserisiko eingesetzt.

Genau wie herkömmliches Heparin kann niedermolekulares Heparin nicht die Plazentaschranke überwinden.

Die **unerwünschten Wirkungen** entsprechen denen des herkömmlichen Heparins, wobei ein geringeres Osteoporoserisiko und ein selteneres Auftreten von heparininduzierten Thrombozytopenien unter Heparin NM angegeben werden.

Unfraktioniertes Heparin unterliegt einer unspezifischen Bindung und Inaktivierung durch diverse Plasmaproteine und Endothelzellen, was die Bioverfügbarkeit stark beeinflussen kann und dadurch die antikoagulatorische Wirkung beeinträchtigt.

An Fibrin gebundenes Thrombin kann im Gegensatz zum freien Thrombin durch den Heparin-AT-III-Komplex nicht aktiviert werden. Dies gilt sowohl für unfraktioniertes als auch für niedermolekulares Heparin.

14.1.2 Wirkungsmechanismus/Wirkungen

Der Wirkungsmechanismus von Heparin erklärt sich über die Fähigkeit, mit elektropositiv geladenen Stoffen, z.B. basischen Proteinen, salzartige Verbindungen zu bilden. Heparin wirkt als Ko-Faktor von Antithrombin III.

Heparin inaktiviert den **Faktor Xa**, der die Umwandlung von Prothrombin ermöglicht. In höheren Konzentrationen inaktiviert es auch **Thrombin** (Faktor IIa). Dabei aktiviert Heparin den im Plasma vorkommenden natürlichen Hemmstoff des Thrombins, das **Antithrombin III**. Heparin-AT III hat eine höhere Affinität zu Faktor Xa als zu Thrombin. Außerdem hemmt es die Bildung des Plasmaaktivators von Prothrombin durch Faktor IXa, XIa und XIIa.

Antithrombin III inaktiviert Thrombin.

Die Fibrinbildung und Fibrinpolymerisierung (Faktor XIII wird nicht aktiviert) wird gehemmt. Faktor V und das vermindert auftretende Thrombin werden nicht mehr ausreichend aktiviert.

In einer für die Gerinnungshemmung nicht wirksamen Konzentration aktiviert Heparin die **Lipoproteinlipasen** des Plasma.

Dieser Effekt wird zur Therapie der essentiellen Hyperlipidämie ausgenutzt. Diese Wirkung tritt in vitro nicht auf. Dabei werden Chylomikronen aufgelöst, Triglyzeride aus dem Blut entfernt und die entstehenden freien Fettsäuren im Gewebe aufgenommen.

Indikationen

Thromboseprophylaxe, bei eingetretenen Thrombosen, Embolien, Herzinfarktprophylaxe, beim Schock zur Verhütung des DIC-Syndroms (disseminierte intravasale Gerinnung).

14.1.3 Pharmakokinetik

Weder das langkettige Heparin noch die niedermolekularen Heparine können nach oraler Zufuhr resorbiert werden.

Bei lokaler Applikation auf die Haut wird Heparin in geringem Maße aus den heparinhaltigen Salben resorbiert.

Die Applikation der Wahl ist intravenös als Infusion oder subkutan in Bauchdecke oder Oberschenkel gespritzt.

Heparin steht auch als Depotpräparat zur Verfügung. Man dosiert Heparin nach internationalen Einheiten.

Heparin ist nicht plazentagängig (wegen des hohen Molekulargewichtes). → Es ist in der Schwangerschaft verwendbar. Es geht nicht in die Muttermilch über. Das meiste Heparin wird durch Bindung an für die Gerinnung unwichtige Proteine inaktiviert.

Heparin wird relativ schnell durch Depolymerasen in der Leber mittels Hydrolyse depolymerisiert. Weitere am Heparinabbau beteiligte Enzyme sind die Heparinase und Heparinsulfamidase, die in Leber, Lymphe und Plasma vorkommen.

Die Ausscheidung von Heparin und seinen Abbauprodukten erfolgt hauptsächlich über die Nieren. → Dosisreduktion bei Niereninsuffizienz.

Die Halbwertzeit von Heparin beträgt ~ 1–2 h, ist jedoch dosisabhängig.

Man gibt zur postoperativen Thromboseprophylaxe 3 x täglich 5000 I.U., bei eingetretener Thrombose oder zur Therapie der Eklampsie bis zu 5 x täglich bis 15 000 I.U. pro Dosis.

Heparin wirkt auch in vitro.

14.1.4 Unerwünschte Wirkungen

- ▲ Bei Überdosierungen kann es zu **Blutungen** kommen.
- ▲ **Allergieerscheinungen** (Urtikaria, Tränenfluß, Rhinitis, Bronchospasmen, RR-Abfall, Fieber und selten Schock) wurden beobachtet.
- ▲ Bei einigen Patienten wird **Haarausfall** beobachtet, der jedoch meist nach Absetzen von Heparin reversibel ist.
- ▲ Nach langer Therapiedauer können **Osteoporosen** entstehen.
- ▲ Die Wundheilung kann gestört werden.
- ▲ Transitorische **Transaminasenanstiege** (GOT, GPT) sind beschrieben.
- ▲ **Thrombozytopenien** innerhalb der ersten Behandlungstage werden teils durch die plättchenaggregierende Wirkung, teils durch allergische Prozesse erklärt.

Kontraindikationen

Ulzera, Hypertonie, große Wundflächen, Uterusblutungen, Operationen am ZNS, hohes Alter des Patienten. Vorsicht bei Leber- und Nierenschäden!

Interaktionen

Die gerinnungshemmende Wirkung von Heparin wird durch Thrombozytenaggregationshemmer (Acetylsalicylsäure) und andere Cyclooxygenasehemmer erheblich gesteigert. → Äußerste Vorsicht! Gleiches gilt für die Zeit des überlappenden Therapiewechsels von Heparin zu Vitamin K-Antagonisten. Auch Dextran 40 verstärkt die Heparinwirkung.

14.1.5 Antidot

Das Antidot der Wahl bei Heparinüberdosierung ist das basische **Protaminsulfat** (Protaminsulfat Novo®), das sofort die Heparinwirkung aufhebt (chemische Inaktivierung durch Salzbildung). Der hemmende Effekt von Protaminsulfat ist reversibel.

In der Klinik verwendet man meist **Protaminchlorid** (Protamin Roche®), da Protaminchlorid zu einer irreversiblen Neutralisation von Heparin führt.

Protamin muß stets parenteral gegeben werden. Bei der Protamingabe müssen stets äquivalente Dosen zum Heparin gegeben werden, da Protamin alleine ebenfalls antikoagulatorisch wirkt.

Unerwünschte Wirkungen

Nach zu schneller i.v.-Injektion oder intraarterieller Gabe: Blutdruckabfall, Bradykardie und Dyspnoe, Histaminfreisetzung, Flush und Wärmegefühl.

Antithrombin III (Kybernin®)

Antithrombin III (AT III) ist der wichtigste physiologische Blutgerinnungshemmer. Es inaktiviert vor allem Thrombin, aber auch andere Gerinnungsfaktoren (☞ Abb. 14.1). AT III wird durch Heparin stark aktiviert.

Bei AT III-Mangel kommt es zu erhöhter lokaler und generalisierter Thromboseneigung.

Im Handel ist AT III als Konzentrat (Kybernin®) erhältlich. Es wird von HB_SAg-negativen gesunden Spendern gewonnen.

Kybernin® wird i.v. injiziert, die Halbwertzeit beträgt ~ 60 h, beim akuten Verbrauch (DIC) nur einige Stunden. Dosierung: 1 Einheit AT III/kg Körpergewicht erhöht den AT-III-Spiegel um ~ 1 % der Norm (16 mg/dl Plasma).

Indikationen

Erblicher AT III-Mangel, Prophylaxe thromboembolischer Komplikationen, erworbener AT III-Mangel bei akutem Leberversagen, Verbrauchskoagulopathie und Hämodialyse.

Unerwünschte Wirkungen

Allergische Reaktionen sind denkbar. Bei gleichzeitiger Gabe von Heparin können massive Blutungen auftreten. → Thrombinzeit häufig kontrollieren, Heparindosis < 500 I.E./h halten.

Hirudin

Hirudin ist eine Polypeptid, das aus dem Speichel des Blutegels Hirudo medicinalis isoliert wurde, und heute mit Hilfe der rekombinanten DNA-Technik gentechnisch hergestellt werden kann. Hirudin hemmt Thrombin direkt und spezifisch und ohne Benötigung eines Cofaktors. Es hemmt sowohl die durch Thrombin induzierte Fibrinbildung als auch die durch diese Protease stimulierte Blättchenaktivierung.

Im Gegensatz zu Heparin kann Hirudin außer freiem auch fibringebundenes Thrombin inaktivieren. Andere Gerinnungsfaktoren werden durch Hirudin nicht gehemmt. Hierdurch erreicht man eine stabilere Antikoagulation als unter Heparin. Mehrere Phase-II-Pilotstudien an Patienten mit akutem Myokardinfarkt, instabiler Angina pectoris und nach PTCA, wurden inzwischen erfolgreich mit Hirudin als Adjuvans zur Thrombolyse durchgeführt, wobei im Vergleich zu Heparin günstigere Ergebnisse erreicht werden konnten. Das Präparat ist derzeit noch in der Phase der klinischen Erprobung.

14.2 Cumarine

14.2.1 Typische Wirkstoffe

Cumarin ist in vielen Pflanzen als Glykosid enthalten. Aus faulendem Süßklee entsteht das Bishydroxycumarin, das Dicumarol.
Therapeutische Bedeutung haben **Phenprocoumon** (Marcumar®), **Warfarin** (Coumadin®) und **Acenocoumarol** (Sintrom®).

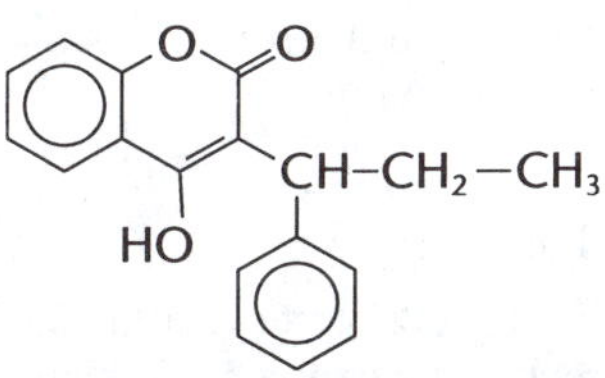

Formel 14.1: Phenprocoumon

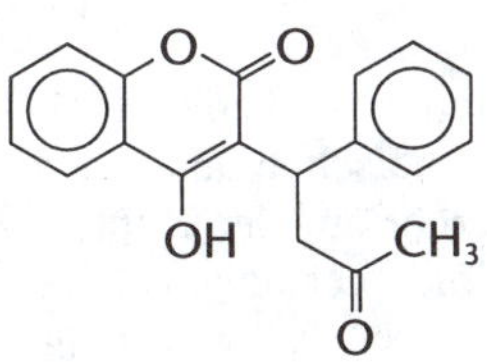

Formel 14.2: Warfarin

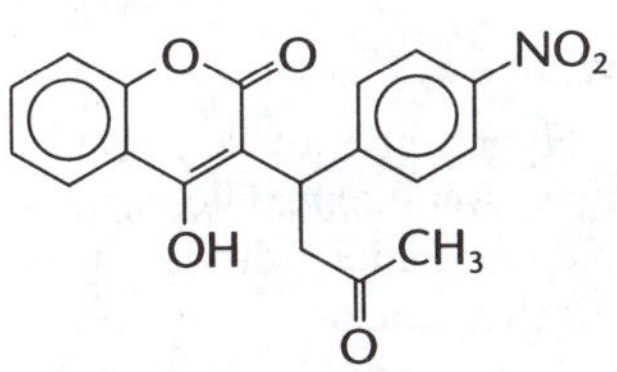

Formel 14.3: Acenocoumarol

Da die Cumarine nicht direkt, sondern erst nach Eingriff in den Gerinnungsfaktorenstoffwechsel wirken, werden sie oft als indirekte Antikoagulantien bezeichnet.

14.2.2 Wirkungsmechanismus

Die Cumarinderivate sind dem Vit. K chemisch verwandt. Ihre Wirkung beruht auf der **kompetitiven Verdrängung von Vit. K** bei der Synthese der Gerinnungsfaktoren II, VII, IX und X. Die Cumarinderivate behindern somit die Synthese dieser Faktoren, was zu einer Gerinnungshemmung führt. Im einzelnen wird die Vit. K-abhängige γ-Carboxylierung von Glutaminsäure kompetitiv gehemmt. Bei dieser Reaktion werden die Phyllochinone NAD/NADH-abhängig zu einem Epoxid oxidiert. Diesen für die γ-Carboxylierung notwendigen Schritt hemmen die Cumarinderivate. In Gegenwart der Cumarinderivate werden inkomplette, nur minimal gerinnungsaktive Vorstufen der Faktoren des Prothrombinkomplexes (PIVKA) gebildet. Die Wirkung setzt nach ~ 6 h ein, erreicht ihre volle Stärke aber erst nach 2–3 Tagen, da es so lange dauert, bis die vorher gebildeten Gerinnungsfaktoren abgebaut sind.

Cumarinderivate wirken nicht in vitro.

Die **Indikation** für eine Cumarinbehandlung besteht in der Thrombose- und Emboliebehandlung, sowie in der Prophylaxe des Herzinfarktes.

Der **Therapieerfolg** ist durch Kontrolle des **Quickwertes** überprüfbar. Der Quickwert (syn. Prothrombin- oder Thromboplastinzeit) sollte bei 20 % liegen.

14.2.3 Pharmakokinetik

Dicumarolderivate werden nach oraler Gabe individuell unterschiedlich resorbiert. Die Resorptionsquote hängt von der Nahrungszusammensetzung ab.

Jeder Patient muß also auf eine individuelle Dosis eingestellt werden. Man kann die Dicumarinderivate auch injizieren, jedoch können dabei große Hämatome entstehen. Da die Dicumarinderivate plazentagängig sind, sollen sie in der Schwangerschaft nicht gegeben werden. Cumarinderivate gehen in die Muttermilch über.

Wegen ihrer hohen Plasmaeiweißbindung (etwa 90 %) bestehen Wechselwirkungen mit anderen Pharmaka (☞ 14.2.4).

Metabolisiert werden die Dicumarolderivate in der Leber durch Hydroxylierung. Nach Glukuronidierung und Sulfatierung werden die Metabolite hauptsächlich renal ausgeschieden. Alle Cumarine kumulieren, Phenprocoumon am stärksten.

14.2.4 Interaktionen

Die Wechselwirkungen im Cumarinstoffwechsel mit anderen Pharmaka werden durch Induktion oder Hemmung des Cytochrom-P_{450}–Systems verursacht.

Synergistisch zu den Cumarinderivaten wirken durch Hemmung ihres Abbaus: Chloramphenicol, Chinidin, Disulfiram, Paracetamol, Methylphenidat, Allopurinol.

H_2-Antagonisten (Cimetidin) verstärken die Wirkung eines Cumarinderivates, des Warfarins, durch Hemmung mikrosomaler, am Warfarinabbau beteiligter Enzyme (Cytochrom P_{450}).

Antagonistisch wirken: Barbiturate, Glutethimid, Griseofulvin und Rifampicin.

Sie bewirken durch Enzyminduktion einen beschleunigten Abbau der Cumarinderivate. → Wirkungsabschwächung.

Durch Substanzen wie Phenylbutazon, Salicylate, Phenytoin und Sulfonylharnstoffderivate werden die Cumarinderivate aus der Plasmaeiweißbindung verdrängt. → Wirkungsanstieg der Cumarinderivate.

Die Cumarinderivate ihrerseits verdrängen die Sulfonylharnstoffderivate und die Sulfonamide aus der Plasmaeiweißbindung. Acetylsalicylsäure verstärkt die Wirkung der Cumarine durch die Hemmung der Thrombozytenaggregation und der Thrombinbildung.

14.2.5 Unerwünschte Wirkungen

Die schwerwiegendsten Nebenwirkungen ergeben sich aus zu hoher Dosierung. Es kann zu multiplen **Blutungen** kommen, die wegen der therapeutisch gewünschten Herabsetzung der Gerinnung nicht mehr stillbar sind. Blutungsquellen sind der Magen-Darm-Trakt, die Harnblase, das Unterhautgewebe und, besonders gefürchtet, das ZNS.

Zu einer Überdosierung kann es durch Verdrängung der Cumarinderivate aus der Plasmaeiweißbindung durch andere Pharmaka kommen. Wegen der schwerwiegenden Vorfälle bei Überdosierung sollten die Cumarinderivate nur unter ständiger Laborkontrolle verabreicht werden.

Ist eine Blutung eingetreten, sollten sofort **Prothrombinkonzentrat** (PPSB®) und andere Faktoren zugeführt werden.

Vit. K kann man bei einer Cumarinüberdosierung als Antidot geben, wenn noch keine Blutung aufgetreten ist. Bei einer Blutung hilft Vit. K nicht, da es einige Tage dauert, bis in der Leber neue Gerinnungsfaktoren in ausreichender Menge gebildet werden.

Sonstige Nebenwirkungen

Allergie, Haarausfall, verzögerte Kallusbildung, Nausea, Erbrechen, Diarrhoe. Im Trichogramm (Haarwurzelstatus) ist die Telogenrate deutlich erhöht.

Allergische Vaskulitiden und arzneibedingte Hepatitiden können auftreten. Die selten auftretende kutane Cumarinnekrose beruht auf der Kapillartoxizität der Cumarine. Infolge der hohen Dosierung zu Therapiebeginn kann es zu hämorrhagischen Hautnekrosen kommen.

Kontraindikationen

Schwangerschaft, Hypertonie über 200/120 mmHg, Aneurysmata, Apoplexie, Ulcera ventriculi et duodeni, Sepsis, Endokarditiden, Tbc, Nieren- und Leberinsuffizienz.

14.3 Hemmstoffe der Thrombozytenaggregation

14.3.1 Typische Wirkstoffe

Dextran 40, **Dextran 60** (☞ 12.1.1), **HAES** (☞ 12.1.2), **Acetylsalicylsäure** (☞ 19.1.2), **Sulfinpyrazon** (☞ 20.3.1), **Dipyridamol** (☞ 10.3), **Trapidil** (☞ 10.2).

14.3.2 Wirkungsmechanismus

Beeinflussung der Mikrozirkulation durch Dextran 40, Dextran 60 und HAES

Da Blut wegen seiner zellulären Bestandteile und seinem Plasmaanteil eine inhomogene Flüssigkeit ist, kommt es aufgrund physikalischer Gegebenheiten an sehr engen Verzweigungsstellen des Gefäßsystems zu einer Entmischung des Blutes. Es entstehen Stellen mit hoher Zellzahl (Hämokonzentration), an denen sich die zellulären Bestandteile zusammenlagern, sog. **Sludge-Phänomen**. Dieses wird durch die Dextrane verhindert, die einerseits die Blutviskosität vermindern, andererseits durch Oberflächenbindung an den Erythrozyten deren Suspensionseigenschaften verändern → Verbesserung der rheologischen Eigenschaften des Blutes.

Beeinflussung der Thrombozytenaggregationsfähigkeit

Ursache für die Verminderung der Thrombozytenaggregationsfähigkeit ist ein Eingriff in die Prostaglandinsynthese → Hemmung der Cyclooxygenase.

Die Hemmung der Cyclooxygenase führt zu einer verminderten Bildung von Thromboxan und Prostazyklin. Thromboxan ist ein Vasokonstriktor und führt zu gesteigerter Thrombozytenaggregation, Prostazyklin ist ein Vasodilatator und hemmt die Thrombozytenaggregation. Bei der Hemmung beider Substanzen überwiegt die Hemmung der Thromboxanwirkung → Hemmung der Thrombozytenaggregation.

Dieser Wirkungsmechanismus gilt für **Acetylsalicylsäure** (☞ 19.1.2) und **Sulfinpyrazon** (☞ 20.3.1).

14.3.3 Interaktionen

Durch die Thrombozytenaggregationshemmer wird die gerinnungshemmende Wirkung anderer Antikoagulantien verstärkt → erhöhte Blutungsneigung.

Die **unerwünschten Wirkungen** der Thrombozytenaggregationshemmer sind unter den einzelnen Substanzen abgehandelt.

Trapidil

Trapidil (☞ 10.2) hemmt die Thromboxanbildung einen Syntheseschritt nach der Cyclooxygenase auf Höhe der Thromboxansynthetase. → Die Prostazyklinsynthese bleibt unbeeinflußt. Durch die alleinige Thromboxanhemmung sinkt die Thrombozytenaggregationsfähigkeit.

Dipyridamol

Dipyridamol (☞ 10.3) hemmt die Thrombozytenphosphodiesterase → Anstieg von cAMP in den Thrombozyten → Aggregationshemmung.

Zusätzlich verstärkt Dipyridamol die aggregationshemmende Wirkung von Adenosin und Prostaglandin E_1.

Ticlopidin (Tiklyd®)

Ticlopidin ist ein Thrombozytenaggregationshemmer, der zur Prophylaxe thrombotischer Hirninfarkte nach TIA, PRIND oder nach thrombotischem Hirninfarkt, bei Hämodialysepatienten mit Shunt-Kompliationen oder nach PTCA mit Stent-Einlage (Coronargefäßsprengung) eingesetzt wird, wenn ASS wegen Kontraindikationen oder schlechter Verträglichkeit nicht gegeben werden kann. Die Dosierung beträgt zweimal täglich 250 mg. Die Substanz ist nicht dialysierbar.

Unerwünschte Wirkungen

Gelegentlich Blutbildveränderungen, Neutropenie oder Agranulozytose, selten Thrombozytopenie und sehr selten Panzytopepie und medulläre Aplasien, deshalb häufiger Blutbildkontrollen.

Wegen der Möglichkeit der Leukozytopenie auf Halsentzündungen oder Mundgeschwüre achten, wegen der Thrombozytopenie auf Blutungsneigungen oder Hämatombildungen achten.

Diarrhoen, Übelkeit und seltener allergische Reaktionen (Hautausschlag, Juckreiz), in Einzelfällen allergische Vaskulitis und Lupus erythematodes. Leberfunktionsstörungen, sowie eine Erhöhung von Cholesterin und Triglyceriden im Serum um etwa 8–10 %. Das Reaktionsvermögen wird beeinträchtigt. Gelegentlich Schwindel, Kopfschmerzen, Schwäche, Appetitlosigkeit, Unwohlsein, Ohrensausen, Herzklopfen, Schlaflosigkeit und depressive Verstimmungszustände.

Kontraindikationen

Bekannte Blutbildveränderungen, hämorrhagische Diathese, akute Magen-Darmblutungen, Schwangerschaft und Stillzeit, nicht bei Kindern.

Wechselwirkungen

Verstärkung der Blutungsneigung anderer, die Blutgerinnungsfähigkeit vermindernder Präparate. Antazida senken die Konzentration von Ticlopidin im Blut um 20–30 %. Cimetidin erhöht die Konzentration von Ticlopidin. Bei gleichzeitiger Einnahme von Digoxin wird die Digoxinkonzentration im Blut um etwa 15 % gesenkt. Die Halbwertzeit von Substanzen, die über das Cytochrom P_{450}-System in der Leber abgebaut werden, wird durch Ticlopidin verlängert. Dies betrifft zum Beispiel Sedativa und Hypnotika. Die Eliminationshalbwertzeit von Theophyllin wird verlängert. Auch die Plasmaspiegel von Phenytoin werden beeinflußt.

Desmopressin oder Thrombozytentransfusionen können zur Aufhebung des Effekts von Ticlopidin bei Blutungen beitragen.

14.4 Fibrinolytika

Unter den Fibrinolytika faßt man Stoffe zusammen, die entweder selbst oder durch Aktivierung fibrinspaltender Enzyme Fibrin spalten.

Plasmin ist das physiologische, fibrinspaltende Enzym, das daneben noch einige andere Gerinnungsfaktoren und Proteine spaltet.

Es entsteht durch Aktivierung von Urokinase, Lysokinasen, Faktor XIIa und durch lokale Ischämie aus Plasminogen. Die Halbwertzeit ist sehr kurz. Plasmin ist als gereinigtes Humanplasmin im Handel. Bei wiederholter Gabe kann eine allergische Reaktion auftreten.

14.4.1 Streptokinase (Streptase®)

Streptokinase wird aus β-hämolysierenden Streptokokken gewonnen. Es beschleunigt die Umwandlung von Plasminogen in Plasmin durch Aktivierung eines eiweißabspaltenden Ferments.

Außerdem aktiviert Streptokinase direkt mehrere fibrinolytische Enzyme. Man appliziert Streptokinase nach internationalen Einheiten intravenös. Die maximale Wirkung tritt nach 6 h ein. Streptokinase dient zur **Auflösung frischer Thromben**. Ist der Thrombus schon organisiert, ist die Streptokinasetherapie sinnlos.

APSAC (Eminase®) ist ein acetylierter Plasminogen-Streptokinase-Aktivator-Komplex mit ähnlicher Wirkung wie Streptokinase.

Indikation

Therapie frischer Thrombosen und Embolien, z.B. bei Verschlüssen peripherer Gefäße, beim Myokardinfarkt und tiefen Venenthrombosen.

Unerwünschte Wirkungen

Durch Streptokinase kann es zu **Blutungen** aus Ulzera und anderen Wunden kommen (z.B. Operationswunden), die durch noch nicht organisiertes Fibrin verschlossen sind. Eine weitere Gefahr besteht in der Loslösung größerer Thrombenteile, die im Blut fortgeschwemmt werden können, und zu Embolien führen.

Da Streptokinase ein Bakterientoxin ist, kann es **allergische Reaktionen** verursachen: Fieber, Schüttelfrost, Nausea, Erbrechen, Krankheitsgefühl und Gelenkschmerz. Es induziert **Antikörperbildung**. Man versucht, diese Nebenwirkungen durch gleichzeitige Glukokortikoidgabe abzuschwächen.

Bei der Dosierung von Streptokinase ist darauf zu achten, daß ein hoher Antistreptolysintiter, wie er nach Streptokokkeninfektionen auftritt, zur Abschwächung der Wirkung führt.

Auch bei wiederholter Gabe kann es durch diese Antikörperbildung zu einer Wirkungsabschwächung (Tachyphylaxie) kommen.

Bei Streptokinaseüberdosierung verabreicht man als spezifisches Antidot **ε-Aminocapronsäure**, ein Antifibrinolytikum.

Kontraindikationen

Schwangerschaft, Blutungsneigung, bekannte Blutungsquellen wie Ulcera duodeni et ventriculi, kurzzeitig zurückliegende Operationen, Verletzungen oder Apoplexie, Aneurysmata, diabetische Retinopathie und Glaskörperblutungen, Leberzirrhose.

Relative Kontraindikationen sind hohes Lebensalter (> 80), RR > 200/100 mmHg, hochgradige Herz- und Niereninsuffizienz.

14.4.2 Urokinase (Actosolv®, Ukidan®)

Urokinase spaltet als proteolytisches Enzym Plasminogen in Plasmin. Das Molekulargewicht beträgt ~ 54 000.

Ursprünglich wurde Urokinase aus menschlichem Urin gewonnen, derzeit erfolgt die Herstellung über gentechnologische Methoden aus Bakterien oder aus menschlichen Nierenzellkulturen. Die unerwünschten Wirkungen entsprechen denen von Streptokinase, aber da Urokinase ein menschliches Enzym ist, sind die allergischen Nebenwirkungen deutlich seltener.

In letzter Zeit wird mit der Ein-Strang (= **single chain**) **Urokinase (SC-U)** gearbeitet. Hierbei handelt es sich um sehr kleine Einheiten aus dem Urokinasemolekül, die dem aktiven Enzymzentrum entsprechen. Die SC-U kann am Thrombin Plasminogen zu Plasmin aktivieren. Man vermutet, daß durch das entstehende Plasmin die Einzelstrang-Urokinase im Plasma zur normalen Doppelstrang-Urokinase aufgebaut wird und dann durch die plasmatischen Urokinaseinhibitoren neutralisiert wird.

Pro-Urokinase (SCU-PA) wirkt wie Urokinase und single chain Urokinase.

14.4.3 Plasminogen-Aktivator (Actilyse®)

Der Gewebe-Plasminogen-Aktivator ist der wichtigste physiologische Aktivator der Fibrinolyse.

Er besitzt eine hohe Affinität zu Plasminogen, wirkt aber nur bei Anwesenheit von Fibrin. → Die fibrinolytische Aktivität wird am Ort des thrombotischen Geschehens frei, während frei zirkulierende Gerinnungsfaktoren kaum angegriffen werden. → Hohe Lyseraten akuter Thromben bei nur geringer Blutungsneigung.

Der Plasminogen-Aktivator = **recombinant tissue plasminogen activator (rt-PA)** wird gentechnologisch in Zellkulturen hergestellt. Die Substanz wird intravenös zugeführt und hat eine Halbwertzeit von 3–5 min.

Indikation

Fibrinolytische Therapie bei akutem Myokardinfarkt innerhalb der ersten 6 h.

Die Akut- und Langzeitletalität werden gesenkt, die Infarktgröße wird verringert und die Ventrikelfunktion verbessert. Die Gesamtdosis beträgt ~ 70–100 mg Actilyse®, davon 10 mg als Bolus, ~ 50 mg als Infusion über 60 min und ggf. nochmals 30 mg über 30 min. Die Substanz sollte nur über einen gesonderten Zugang infundiert und nur mit Aqua ad injec. vermischt werden, um Aktivitätsminderungen zu vermeiden.

Unerwünschte Wirkungen

Blutungen an der Injektionsstelle, seltener Magen-Darm-Blutungen und Blutungen in anderen Geweben. Temperaturanstieg und RR-Abfälle sind selten. Eine Therapie mit oralen Antikoagulantien verstärkt den fibrinolytischen Effekt.

Kontraindikationen

Lebensalter > 70 Jahre, orale Antikoagulantientherapie, nachgewiesene Ulcera ventriculi oder duodeni, RR > 200/100 mmHg, Z. n. Apoplex innerhalb 6 Monaten, Aortenaneurysmata, Ösophagusvarizen, Traumata oder Operationen innerhalb der letzten 14 Tage, Schwangerschaft.

Gegenmaßnahmen sind wegen der kurzen Halbwertzeit nur bei massiver Überdosierung notwendig, wenn der Fibrinogenspiegel abgefallen ist. Es bieten sich Fibrinolysehemmstoffe wie ε-Aminocapronsäure etc. an.

14.5 Antifibrinolytika

14.5.1 Typische Wirkstoffe

$$H_2N-CH_2-CH_2-CH_2-CH_2-CH_2-COOH$$

Formel 14.4: ε-Aminocapronsäure

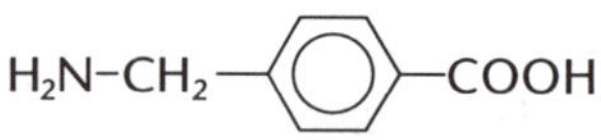

Formel 14.5: p-Aminomethylbenzoesäure

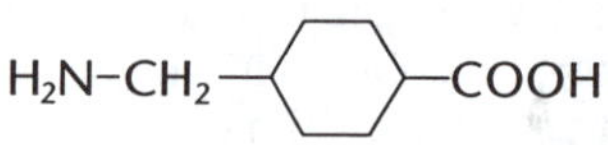

Formel 14.6: Tranexamsäure

ε-Aminocapronsäure (Epsicapron®), **p-Aminomethylbenzoesäure** (Gumbix®) und **Tranexamsäure** (Anvitoff®) sind indirekt wirkende Hemmstoffe der Fibrinolyse. **Aprotinin** (Trasylol®) ist ein direkt wirkender Fibrinolysehemmer (☞ 14.5.3).

14.5.2 Wirkungen und unerwünschte Wirkungen

Die Antifibrinolytika hemmen die Enzyme, die Plasminogen in Plasmin verwandeln.

Bei der Umwandlung von Plasminogen in Plasmin wird eine Bindung zwischen den Aminosäuren Arginin und Lysin gespalten. Die Antifibrinolytika haben alle eine Lysingruppierung und verdrängen Plasminogen vom Enzym. Dadurch wird das Enzym blockiert und Plasminogen kann nicht mehr in Plasmin umgewandelt werden.

Die Antifibrinolytika sind oral resorbierbar, die Halbwertzeit beträgt 4–6 Stunden. Die Substanzen werden großteils renal ausgeschieden.

Indikationen: Pneumonien mit gesteigerter fibrinolytischer Aktivität, Operationen an Prostata, Leber, Pankreas und Uterus, bei denen fibrinolytische Aktivitäten frei werden. Antidot von Streptokinase und Urokinase.

Nebenwirkungen: Durch Einfluß auf das fibrinolytische System kann es zu Thrombosen, vor allem in den Nieren kommen.

14.5.3 Aprotinin (Trasylol®)

Aprotinin ist ein Polypeptid aus 58 Aminosäuren.

Es hemmt Proteinasen und Enteroproteinasen wie Trypsin und Chymotrypsin, Kallikreine, Plasmin, Plasminogenaktivator, Fibrinolysin und die im endogenen Gerinnungssystem wichtigen Prothrombinaktivatoren, Faktor VIIIa, IXa und XIIa.

Physiologisch wichtig ist die Hemmung des Kallikrein. Durch diese Hemmwirkung auf Kallikrein und die schockauslösenden Kinine wird Aprotinin zur Schockbekämpfung eingesetzt. Die Aktivitätshalbwertzeit von Aprotinin im Plasma beträgt 1/2 bis 1 h, inaktiviertes Aprotinin wird über die Niere etwa 2 h nach i.v.-Gabe ausgeschieden.

Der früher häufige Einsatz bei der akuten Pankreatitis als Hemmstoff der Pankreasenzyme ist umstritten. Die Aprotiningabe bei der disseminierten intravasalen Gerinnung zur Unterdrückung der Fibrinolyse ist ebenfalls wissenschaftlich umstritten.

Neuerdings wird Aprotinin nach herzchirurgischen Eingriffen in der postoperativen Therapie gegeben, da die Nachblutungsrate und der Verbrauch an Blutkonserven hierdurch gesenkt werden konnte.

15 Gewebshormone und ihre Antagonisten

Kinine

Kallidin und **Bradykinin** sind Oligopeptide, wobei Kallidin aus 10 und Bradykinin aus 9 Aminosäuren besteht. Beide Substanzen kommen als inaktive Vorstufe in der α-Globulinfraktion des Blutplasmas vor. Sie sind Komponenten des Wespen- und Quallengiftes.

Im Organismus wird über den Hagemann-Faktor Kallikrein aktiviert, das dann Kallidin und Bradykinin freisetzt. Kinine werden bei anaphylaktischen und entzündlichen Reaktionen, nach Traumen und Verbrennungen freigesetzt.

Sie bewirken Bronchokonstriktion, Vasodilatation, Blutdruckabfall, Gefäßpermeabilitätssteigerung, Ödementstehung, Schmerz und Steigerung der Motilität des Gastrointestinaltraktes.

Abgebaut werden die Kinine durch proteolytische Enzyme des Blutes und der Lunge. Die Kininfreisetzung ist durch den Proteinaseninhibitor **Aprotinin** (Trasylol®) hemmbar.

15.1 Histamin

Das durch Decarboxylierung aus **Histidin** entstehende biogene Amin **Histamin** kommt in relativ hohen Konzentrationen in der Haut, im Magen-Darm-Trakt und in den Lungen vor. Es wird in den basophilen Granulozyten und den Mastzellen gespeichert. In den Mastzellen ist es an Heparin gebunden.

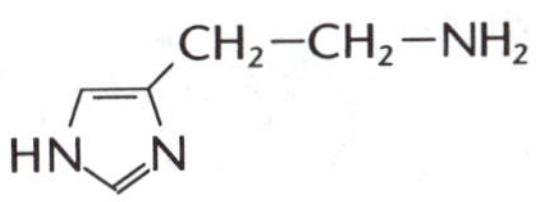

Formel 15.1: Histamin

Histamin spielt eine große Rolle bei allergischen und anaphylaktischen Reaktionen. Es wird auf allergische Reize hin ausgeschüttet. Histamin aktiviert die Adenylatzyklase und führt zu einer intrazellulären cAMP-Erhöhung. Die Membranpermeabilität für Na^+, K^+ und Ca^{2+} wird erhöht.

Es gibt zwei verschiedene Rezeptortypen für Histamin, den H_1-Rezeptor und den H_2-Rezeptor.

Wirkungen, die durch Reaktionen mit dem H_1-Rezeptor hervorgerufen werden:

Dilatation der Arterien und Venolen → Blutdruckabfall. Permeabilitätserhöhung der Gefäße → Hautrötung, Juckreiz, Schmerz, Freisetzung von Kalium. An der Bronchialmuskulatur wird eine Bronchokonstriktion ausgelöst.

Durch **Wirkung von Histamin am H_2-Rezeptor** wird die Magensaftproduktion gesteigert. Erregung der im Herzen vorkommenden H_2-Rezeptoren führt zu Frequenzzunahme. Der Blutdruck wird durch H_2-Rezeptorstimulation gesenkt.

Früher wurde Histamin zur Magensaftstimulation bei der Prüfung der maximal stimulierbaren Säuresekretion verwendet. Heute nimmt man dafür Pentagastrin.

Die Histaminausschüttung **wird durch folgende Pharmaka gefördert:**
Tubocurarin, Morphin, Propanidid, Lysolecithin, Compound 48/80 und in geringerem Maße Succinylbischolin.

15.1.1 H_1-Rezeptorantagonisten

Den Antihistaminika ist die $-CH_2-CH_2-NRR-$ Gruppierung gemeinsam (☞ Histamin).

Sie wirken durch ihre Strukturähnlichkeit als **kompetitive Antagonisten** des Histamins, d.h. sie verdrängen Histamin kompetitiv vom Rezeptor. Die Bildung oder Freisetzung von Histamin wird durch die typischen Antihistaminika nicht beeinflußt.

H_2-Rezeptorantagonisten ☞ *16.2.*

Wirkstoffe

- ▲ **Äthanolaminverbindungen**: Diphenhydramin (Benadryl®, Sekundal®), Clemastin (Tavegil®), Chlorphenoxamin (Systral®)
- ▲ **Äthylendiaminverbindungen**: Meclozin (Bonamine®)
- ▲ **Alkylaminverbindungen**: Promethazin (Atosil®), Chlorpromazin (Megaphen®), Pheniramin (Avil®), Dimetinden (Fenistil®), Mebhydrolin (Omeril®).

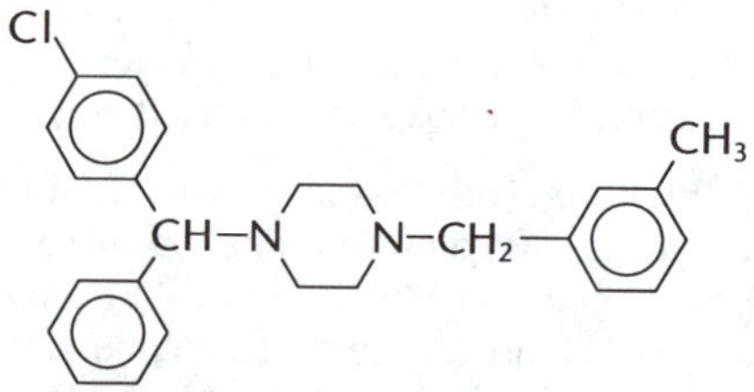

Formel 15.2: Meclozin

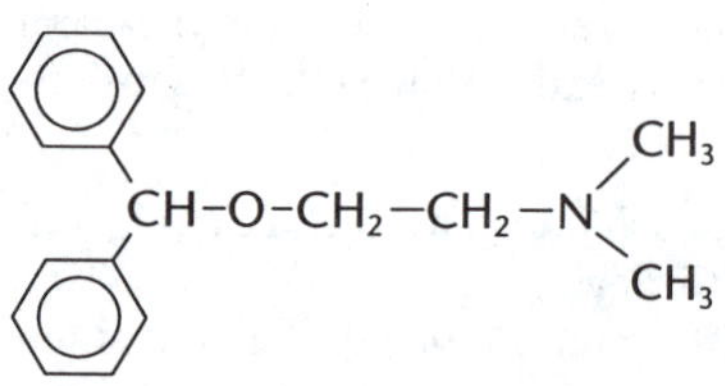

Formel 15.3: Diphenhydramin

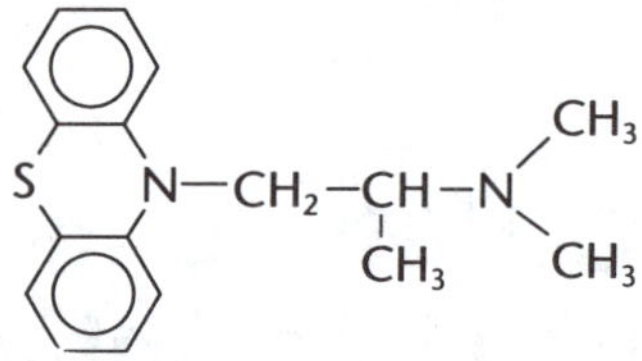

Formel 15.4: Promethazin

Wirkungen der H_1-Rezeptorblocker

Merke: H_1-Rezeptorenblocker haben keine Wirkung auf H_2-Rezeptoren!

Durch Hemmung der H_1-Rezeptoren werden die Histaminwirkungen auf die Gefäße antagonisiert → **Indikationen** für die H_1-Rezeptoren-Antihistaminika sind allergisch bedingte Hautrötung, Urtikaria, angioneurotische Ödeme, Arzneimittelallergie, Heuschnupfen und Serumkrankheit.

Bei der Behandlung des anaphylaktischen Schocks spielen sie keine Rolle.

Die Antihistaminika bewirken durch Verdrängung des Histamins vom H_1-Rezeptor an den Bronchien eine geringfügige Bronchodilatation.

Bei allergisch bedingtem Asthma bronchiale ist der therapeutische Effekt zumindest bei der Akutbehandlung eher gering.

Der antipruriginöse Effekt von Antihistaminika ist gut.

Die H_1-Antihistaminika wirken am Herzen chinidinartig, d.h. sie führen zur Reduktion der Leitungsgeschwindigkeit, zur Kontraktionskraftabnahme und zur Zunahme der Refraktärzeit.

Die atropinartige, anticholinergische Wirkung führt manchmal zu unangenehmen Nebenwirkungen wie Mydriasis mit Steigerung des Augeninnendrucks. Cave Glaukom!

Durch Sekretionshemmung der Schleimhautdrüsen tritt Mundtrockenheit auf. Bei Prostatikern kommt es zu Miktionsstörungen.

Bei der Applikation von Antihistaminika als Salbe auf die Haut kann es zur Sensibilisierung und später zu Allergien kommen.

Zusätzlich wurden stenokardische Beschwerden, Nausea und Appetitlosigkeit beobachtet.

Zentrale Wirkungen

Bei den meisten Antihistaminika, die gegen H_1-Rezeptoren wirken, treten zentral sedierende Wirkungen auf. Diese zentral dämpfenden Effekte sind bei Diphenhydramin und Promethazin besonders stark.

Es gibt einige Antihistaminika, die zentral gering sedativ wirksam sind (Mebhydrolin und Clemastin), jedoch ist generell bei Antihistaminika darauf hinzuweisen, daß Aufmerksamkeit und Reaktionsvermögen herabgesetzt sind (Autofahrer!).

Die **neueren Antihistaminika Terfenadin** (Teldane®), **Cetirizin** (Zyrtec®) und **Astemizol** (Hismanal®) passieren kaum die Blut-Liquor-Schranke und rufen somit keine zentralen Wirkungen wie Müdigkeit hervor.

Durch Alkohol wird die sedierende Wirkung verstärkt.

Bei Kindern kann es zu paradoxen Erregungserscheinungen kommen.

Viele Antihistaminika wirken wahrscheinlich durch zentrale Dämpfung des Parasympathotonus **antiemetisch**.

Dieser Effekt wird besonders bei **Meclozin** (Bonamine®) und **Dimenhydrinat** (Vomex A®) zur Therapie und Prophylaxe von Kinetosen (Reisekrankheiten) genutzt.

Zur Behandlung der Hyperemesis gravidarum haben sich **Promethazin** und **Chlorpromazin** bewährt.

Meclozin ruft im Tierversuch Mißbildungen hervor; beim Menschen kann es evtl. zu einem erhöhten Auftreten einer Lippen-Kiefer-Gaumenspalte kommen. Sonstige Mißbildungen sind nicht bekannt.

Einige Antihistaminika wirken auch gegen Parkinsonismus durch zentral anticholinergen Effekt, der bei Profenamin, Metixen und Clotenetamin besonders stark ausgeprägt ist.

Bei **Antihistaminikavergiftungen** (meist Suizidversuche) kommt es zu zentraler Erregung mit Krämpfen. Am Auge besteht durch atropinartige Wirkung Mydriasis.

15.1.2 Cromoglycat

Zur Behandlung von Allergien (Heuschnupfen, allergisches Asthma, etc.) wird **Cromoglycat** (Intal®, Lomupren®) als Dosieraerosol, Pulver und Lösung zur Inhalation angewendet. Cromoglycat verhindert die Freisetzung von Histamin aus den Mastzellen durch Stabilisierung der Zellmembran. Dadurch wird die Entstehung der allergischen Reaktionsfolgen verhindert.

Cromoglycat ist per definitionem kein Antihistaminikum. Es eignet sich gut zur Dauermedikation.

15.2 5-Hydroxytryptamin (5-HT, Serotonin)

Das biogene Amin **Serotonin** entsteht bei der Decarboxylierung von 5–Hydroxytryptophan durch die 5–HTP-Decarboxylase, die mit der Dopadecarboxylase identisch ist. Im Körper kommt Serotonin in den Thrombozyten, in Kerngebieten des Gehirns und vor allem in den enterochromaffinen Zellen des Darmes vor (etwa 90 % des Serotonins).

Man unterscheidet inzwischen 4 Gruppen von Serotoninrezeptoren.

■ $5\text{-}HT_1$-like-Rezeptoren

Diese Rezeptoren stellen eine heterogene Gruppe mit verschiedenen funktionellen Eigenschaften dar. Sie sind besonders in den kranialen Gefäßen lokalisiert, wobei eine Aktivierung des $5\text{–}HT_{1A}$-Rezeptors zur Verhaltensänderung und zentral evozierten Hypotension führt. Weitere 5 HT-Rezeptoren ($5\text{–}HT_{1B}$, $5\text{–}HT_{1C}$, $5\text{–}HT_{1x}$ und $5\text{–}HT_{1y}$-Rezeptoren) sind noch in der Erforschung und im Moment von geringerer Bedeutung.

Die Aktivierung des 5–HT_{1D}-Rezeptors führt zur Kontraktion von Blutgefäßen des Kopfes, arteriovenösen Anastomosen im Bereich der Dura mater und meningealer Gefäße sowie zu einer Reduktion der Noradrenalinfreisetzung. Insgesamt sind die 5–HT_1–Rezeptoren bisher nicht ausreichend durch selektive Antagonisten und Agonisten charakterisiert.

5–Hydroxytryptamin kann reserpininduzierten Kopfschmerz und Migränekopfschmerzen koupieren, wird aber wegen der Wirkung auf den Gesamtorganismus und der damit verbundenen unerwünschten Wirkungen nicht als Migränemedikament eingesetzt.

5–HT_2–Rezeptor (D-Rezeptor)

Über die 5–HT_2–Rezeptoren wird die Serotonin-übermittelte Kontraktion der Gefäße, die Plättchenaggregation und die Kontraktion glatter Bronchialmuskeln sowie die Endorphinfreisetzung gesteuert. Die in der Migränetherapie verwendeten Serotoninantagonisten Methysergid, Pizotifen, Cyproheptadin und Mianserin sind 5–HT_2–Antagonisten, die sich in der Prophylaxe der Migräne als erfolgreich erwiesen haben. Neben der Blockierung der 5–HT_2–Rezeptoren wird eine Blockade der 5–HT_{1c}-Rezeptoren postuliert, denen ebenfalls eine Rolle bei der Migränepathogenese zugeschrieben wird.

5–HT_3–Rezeptoren (M-Rezeptor)

Die 5–HT_3–Rezeptoren besitzen eine Mediatorwirkung bei der serotonergen Vermittlung von Schmerz, Erbrechen und Übelkeit. Sie sind im ZNS und in peripheren C-Fasern lokalisiert.

5–HT_4–Rezeptor

Die 5–HT_4–Rezeptoren wirken an der Darmmuskulatur kontraktionssteigernd und stimulieren das Myokard.

Die 5–HT_2–Rezeptoren (D-Rezeptoren) sind durch Phenoxybenzamin, die 5–HT_3–Rezeptoren (M-Rezeptoren) durch Morphin hemmbar.

Wirkungen des Serotonins

- **Kreislauf:** Vasokonstriktion in den Pulmonalgefäßen → Widerstand + Druck im Lungenkreislauf steigen an, das HMV nimmt ab. Starke Vasokonstriktion in Nierengefäßen. Im Skelettmuskel kommt es zu einer Vasodilatation; die Kapillarpermeabilität wird beim Menschen kaum gesteigert.
  Die Serotoninwirkung auf den Blutdruck ist widersprüchlich: Hohe Dosen steigern den systolischen und diastolischen Druck, niedere Dosen senken bei Hypertonikern den Druck.
- **Darmmuskulatur:** gesteigerte rhythmische Dünndarmkontraktionen, Verminderung von Tonus und Spontanbewegungen im Magen und Dickdarm.
- **Bronchialmuskulatur:** mäßige Bronchokonstriktion.
- **ZNS:** Serotonin dient im Gehirn als Überträgersubstanz. Die Serotoninwirkungen sind noch nicht völlig geklärt. Man nimmt an, daß Serotonin Einfluß auf die Körpertemperatur, den Schlaf-Wach-Zyklus, das Sexualzentrum sowie auf intellektuelle Fähigkeiten hat.

Physiologie und Pathophysiologie des Serotonins

Serotonin führt am Darm zu Hyperperistaltik, Hypersekretion und Diarrhoe (Karzinoid). Diese Serotoninwirkung ist durch Methysergid hemmbar, während sich Flush und Bronchokonstriktion nicht beeinflussen lassen (anderer Rezeptor?).

Mediatorfunktion von Serotonin beim Dumping-Syndrom; postulierte Rolle bei der Hypertonieentstehung.

15.2.1 5–HT-Rezeptorantagonisten

Neben **Methysergid** stehen als therapeutisch einsetzbare 5–HT_2-Serotoninantagonisten **Pizotifen** (Sandomigran®) und **Cyproheptadin** (Periactinol®) zur Verfügung.

Cyproheptadin wird als Nuran® zur Appetitanregung gegeben.

Methysergid (Deseril®)

Methysergid ist ein Secale-Alkaloid mit chemischer Strukturähnlichkeit zur Lysergsäure (wie LSD), jedoch ohne halluzinatorische Wirkung.

Indikation ist die Migränetherapie, Karzinoidsyndrome, postoperatives Dumping-Syndrom.

Nebenwirkungen: Nausea, Erbrechen, Ödeme und bei langer Anwendung die Entwicklung einer Retroperitonealfibrose.

Sumatriptan (Imigran®)

Sumatriptan ist ein selektiver 5-HT_1-Rezeptorantagonist, der speziell für die Therapie der akuten Migräneattacke entwickelt wurde. Die Wirksamkeit ist einerseits auf vasokonstriktorische Eigenschaften zurückzuführen, andererseits blockiert Sumatriptan im akuten Migräneanfall selektiv die neurogene Entzündung der Dura mater durch Hemmung vasodilatierender Neuropeptide aus trigeminovaskulären Fasern. Möglicherweise aktiviert Sumatriptan die serotoninergen inhibitorischen Interneurone im Hirnstamm.

Die Substanz ist sowohl oral als auch parenteral (subcutane Injektion) applizierbar.

Indikation

Akute Behandlung von Migräneanfällen, als s.c.-Injektion beim Cluster-Kopfschmerz.

Die Dosierung beträgt 6 mg subcutan oder 100 mg peroral, wobei innerhalb 24 h nicht mehr als 12 mg subcutan, bzw. 300 mg peroral aufgenommen werden sollten.

Unerwünschte Wirkungen

Vorübergehend können Kribbeln, Schmerzen, Hitze-, Schwere-, Druck- und Engegefühl in verschicdenen Körperteilen, auch in der Brust und im Halsbereich auftreten. Ein kurzzeitiger Blutdruckanstieg sowie Gefäßspasmen, die klinisch auch zu einer pectanginösen Symptomatik führen, können auftreten. Muskelschmerzen, Gesichtsrötung, Benommenheit, bzw. Schwindel, Schwächegefühl, Müdigkeit und Schläfrigkeit wurden beobachtet. Sämtliche Wirkungen sind vorübergehend und meist geringgradig ausgeprägt. Gelegentlich werden Übelkeit und Erbrechen und vorübergehende Veränderung der Leberwerte beobachtet.

Kontraindikationen

Patienten mit Angina pectoris-Symptomatik, Bluthochdruck und M. Raynaud.

Wegen mangelnder Erfahrungen sollte das Präparat nicht bei Kindern und in Schwangerschaft und Stillzeit angewendet werden.

Imigran und ergotaminhaltige Arzneimittel dürfen nicht gleichzeitig angewendet werden.

Ondansetron (Zofran®)

Ondansetron ist ein hochselektiver 5–HT_3–Rezeptorantagonist.

Es wird als hochwirksames Antiemetikum bei zytostatikainduziertem Erbrechen eingesetzt. Die Wirkung ist wesentlich stärker als beispielsweise bei Metoclopramid.

Durch die Serotoninhemmung im Corpus amygdaloideum hat Ondansetron eine anxiolytische Wirkung, die vergleichbar der Wirkung von Diazepam ist. Derzeit wird Ondansetron in der Psychiatrie bei Entzugssyndromen, insbesondere bei Alkoholabhängigkeit sowie in der Schizophreniebehandlung getestet, wobei erste Studien positive Ergebnisse erkennen lassen.

Indikation

Brechreiz und Erbrechen bei Zytostatikatherapie. Die Substanz kann sowohl oral als auch parenteral appliziert werden.

Unerwünschte Wirkungen

Kopfschmerzen, Wärmegefühl im Kopf und Abdomen, Flush. Gelegentlich Transaminasenerhöhung, Obstipation, sehr selten Überempfindlichkeitsreaktionen vom Soforttyp, manchmal lokale Irritationen an der Injektionsstelle.

15.3 Migränetherapie

Im Anfall gibt man Acetylsalicylsäure (0,5–3 g), Paracetamol (0,5–1 g) oder Ergotamin (1–2 mg, maximal 6 mg/Tag). Morphinartig wirkende Substanzen sind nicht indiziert.

Im Intervall setzt man Substanzen ein, mit denen die Häufigkeit von Migräneanfällen gesenkt werden kann. Hierzu zählen Propranolol, Clonidin, Amitriptylin, Methysergid, Lisurid, Pizotifen, Oxeteron und Cyproheptadin.

Verabreicht man Mutterkornalkaloide zusammen mit β-Blockern, erhöht sich das Risiko der Entstehung des Ergotismus (ignis sacer).

15.4 Secale-Alkaloide

Die Secale-Alkaloide (Mutterkornalkaloide) werden von einem Pilz namens Claviceps purpurea gebildet. Er wächst auf Getreide. Durch Genuß des von Claviceps purpurea befallenen Getreides kam es im Mittelalter zu dem weit verbreiteten Krankheitsbild des ignis sacer (heiliges Feuer), bei dem sich durch die Wirkung der Mutterkornalkaloide die Arteriolen kontrahieren. Durch die Dauerkontraktion entsteht in den Akren ein brennendes Gefühl; es kommt zu Nekrosen.

Die Alkaloide leiten sich von der Grundstruktur der Lysergsäure ab. In der Ringstruktur sind die Formeln von Noradrenalin, Dopamin und Serotonin enthalten.

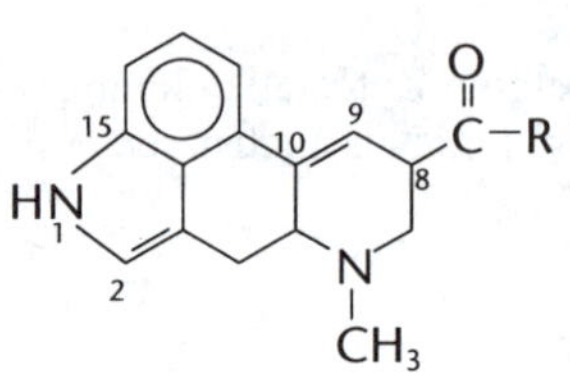

Formel 15.5: Grundgerüst der Mutterkornalkaloide

Typische Wirkstoffe

Ergotamin (Gynergen®), **Ergometrin** (Ergobasin®), **Methylergometrin** (Methergin®), **Dihydroergotoxin** (Hydergin®), **Dihydroergotamin** (Dihydergot®), **Methysergid** (Deseril®) ☞ 15.2, **Bromocriptin** (Pravidel®) ☞ 17.6.2.

15.4.1 Allgemeine Wirkungen

Die Secale-Alkaloide sind 5–HT_1–Serotonin-Rezeptor-Antagonisten ohne selektive Wirkung auf bestimmte Rezeptoren.

Schon geringfügige Änderungen der chemischen Grundstruktur führen zu deutlichen Wirkungsveränderungen.

- ▲ Hydrierung des Ringes in Pos. 9–10 → α-sympatholytische Wirkung ↑.
- ▲ Bromsubstitution am Ring → Affinität zu Dopaminrezeptoren im ZNS ↑.

Wirkungsqualitäten

- ▲ **α-sympatholytische Wirkung** → Erschlaffung kontrahierter Gefäßmuskulatur, z.B. bei Dihydroergotamin und Dihydroergotoxin.
- ▲ **α-sympathomimetische Wirkung** im Kapazitätsgefäßsystem und in dilatierten Arteriolen, am stärksten wirksam ist Ergotamin.

Somit wirken Mutterkornalkaloide partiell agonistisch und antagonistisch an α-Rezeptoren, abhängig vom Tonus der Muskulatur.

Am Uterus führen Ergotamin, Ergometrin und Methylergometrin durch direkte Stimulierung der Muskulatur zur Kontraktion. Deshalb werden sie bei postpartalen Blutungen mit Uterusatonie zur Erreichung der Blutstillung verwendet. Die Ansprechbarkeit des Uterus auf die Secale-Alkaloide ist in der Schwangerschaft höher als sonst.

Erregung der Dopaminrezeptoren in der Area postrema → löst Nausea und Erbrechen aus.

Erregung der Dopaminrezeptoren in der Eminentia mediana der Hypophyse hemmt die Freisetzung von Prolaktin und fördert die Freisetzung von Wachstumshormonen (Bromocriptin). Trotzdem hemmt Bromocriptin eine pathologisch erhöhte Wachstumshormonfreisetzung wie z.B. bei Akromegalie.

Die Erregung der D_2–Dopaminrezeptoren im Neo-Striatum ist die Grundlage der Bromocriptinanwendung bei M. Parkinson.

Alle dopaminergen Wirkungen der Secale-Alkaloide lassen sich durch Haloperidol und Metoclopramid antagonisieren.

15.4.2 Wirkungen einzelner Substanzen

Ergotamin

Direkt erregende Wirkung auf die **Uterusmuskulatur** → Tonuserhöhung.

An den Gefäßen: direkte Erregung der Muskulatur an Arteriolen und Venolen. An den Gefäßen besteht ein α-sympatholytischer Effekt, der von der direkten Gefäßwirkung überlagert wird → Verminderung der Hautdurchblutung.

Ergotamin kann zur Beseitigung des Schmerzstadiums in der **Migränetherapie** verwendet werden. Durch seinen vasokonstriktorischen Effekt beseitigt Ergotamin die dem Schmerz zugrundeliegende Vasodilatation.

Ergometrin

Uterus: direkte Erregung der glatten Muskulatur → rhythmische Kontraktion in niedriger Dosierung, Dauerkontraktur bei höherer Dosis.

Gefäße: keine direkte Wirkung auf die glatte Muskulatur, keine α-sympatholytische Wirkung.

Dihydroergotoxin

Uterus: nur schwache direkt erregende Wirkung auf die Muskulatur.

Gefäße: Erhöhung des venösen Gefäßtonus, kaum Wirkung auf die Arteriolen.

α-sympatholytische Wirkung und Reduktion des zentralen Sympathotonus (☞ Kap. 3.2.2). → Indikation bei Hypertonie und Orthostasebeschwerden.

15.4.3 Pharmakokinetik

Die Bioverfügbarkeit und Plasmahalbwertzeit von Mutterkornalkaloiden sind nicht vollständig bekannt.

Ergometrin ist nach oraler Gabe gut resorbierbar, Ergotamin dagegen schlecht. Ergotamin wirkt länger als Ergometrin.

Generelle Nebenwirkungen der Secale-Alkaloide sind Nausea, Erbrechen, Diarrhoe.

Kontraindikationen für die Gabe hydrierter Secale-Alkaloide sind: Gravidität, Laktation, Hypertonus (gilt nicht für Dihydroergotoxin), Durchblutungsstörungen, Angina pectoris, Glaukom und schwere Leber- und Nierenerkrankungen.

Tab. 15.1: Pharmakokinetische Daten von Secale-Alkaloiden

Substanz	Bioverfügbarkeit nach peroraler Gabe	Halbwertzeit (h)
Dihydroergotamin	< 2 %	1,5–2
Ergotamintartrat	< 5 % (nach i.m. 30–60 %)	1,5–2,5
Dihydroergotoxin	5–12 %	2–4
Bromocriptin	sehr niedriger Wert	4–5
Methysergid	60 % ?	~ 1

15.4.4 Vergiftung

Bei der Vergiftung durch zu hohe therapeutische Dosen in der Langzeitmigränetherapie kann es bei Ergotamin zu erheblichen Durchblutungsstörungen im akralen Bereich (ignis sacer) kommen. Durch verminderte Empfindlichkeit des Atemzentrums gegen CO_2 kommt es zur Atemnot. Schwindel, Hemiplegie und Verwirrtheitszustände werden beobachtet.

Tab. 15.2: Wirkungen einzelner Prostaglandine

Wirkort	Thromboxan TXA_2	PGD_2	PGE_1	PGE_2	$PGF_{2\alpha}$	Prostazyklin PGI_2
Magen-Darm-Trakt			Säure-sekre-tion ↓	Säuresekretion ↓ Mukussekretion ↑ Enteropooling ↑ Kontraktion Längs-muskulatur	Enteropooling ↑ Kontraktion von Längs- und Ringmuskulatur Diarrhöen Übelkeit	Säuresekretion ↓ Mukussekretion ↑ Kontraktion der Ringmuskulatur
Respira-tionstrakt	Konstriktion	Kon-striktion	Rela-xation	Relaxation	Konstriktion	Relaxation
Niere				Filtration ↑ Durchblutung ↑ Diurese ↑		Filtration ↑ Durchblutung ↑ Diurese ↑
Uterus				Relaxation Kontraktion (Gravidität)	Kontraktion	
Gefäße	Konstriktion Permeabilität ↑	Kon-striktion	Dilata-tion	Dilatation Permeabilität ↑	Konstriktion	Dilatation Permeabilität ↑
Thrombo-zyten	Aggregation ↑			Aggregation ↓		Aggregation ↓
Schmerz-rezeptoren				Sensibilisierung ↑ Schmerzschwelle ↓		Sensibilisierung ↑ Schmerzschwelle ↓

15.5 Eicosanoide

15.5.1 Typische Wirkstoffe

Die **Prostaglandine** sind wie Histamin, Serotonin und die Kinine Mittlersubstanzen des Schmerzes. Prostaglandine erhöhen die Schmerzempfindlichkeit der Rezeptoren. Sie sind am Entzündungsgeschehen beteiligt und haben eine kurze Halbwertzeit.

Bei der Fieberentstehung wirken die Prostaglandine als endogene Pyrogene, die auf Reiz exogener Pyrogene (aus Bakterien) am Wärmezentrum im Hypothalamus den Sollwert für die Körpertemperatur heraufsetzen. Die thrombozytenaggregationshemmende Wirkung von Prostazyklin wird über eine G-Protein-vermittelte Aktivierung der Adenylatzyklase vermittelt. Auch die Aktivierung der Phospholipase A_2, die die Bildung des vasodilatierenden Prostaglandins PGE_2 aus Arachidonsäure ermöglicht, erfolgt über G-Proteine.

Die **Leukotriene** sind nach ihrem Erstnachweis aus weißen Blutzellen und den 3 vorhandenen Doppelbindungen benannt.

Die Leukotriene entstehen wie die Prostaglandine aus Arachidonsäure, allerdings durch Metabolismus über die 5–Lipoxygenase, während die Prostaglandine durch Umbau über die Cyclooxygenase entstehen.

Die bekannte slow-reacting substance A ist eine Mischung aus Leukotrienen C_4 und D_4. Die Buchstaben A-D werden entsprechend der Reihenfolge der entstehenden Verbindungen zugeteilt.

15.5.2 Wirkungen

Wirkung der Leukotriene

- Leukotrien LTB_4: starke chemotaktische Wirkung auf Leukozyten, Freisetzung von Leukozytenenzymen, Bildung von O_2-Radikalen.
- Leukotrien LTC_4 und LTD_4: Mediatoren beim allergischen Asthma, starke spasmogene Wirkung auf die Bronchialmuskulatur, Schleimsekretion.
- Leukotrien LTD_4 und LTE_4: Die Cysteinleukotriene spielen eine maßgebliche Rolle beim Endotoxinschock.

16 Eingriffe in die Magen-Darm-Funktion

16.1 M-Cholinozeptor-antagonisten

(☞ 4.3)

Pirenzepin (Gastrozepin®, Ulcoprotect®)

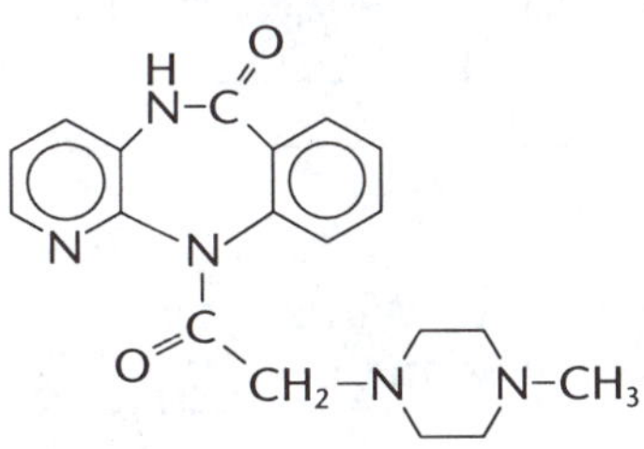

Formel 16.1: Pirenzepin

Pirenzepin ist eine trizyklische Verbindung, die über anticholinerge Wirkmechanismen die Magensekretion und insbesondere die HCl-Sekretion hemmt.

Dadurch werden einerseits die Schmerzen bei Ulzera und Magenschleimhautläsionen gelindert, andererseits wird der Heilungsprozeß beschleunigt.

Die Substanz kann peroral, i.v. und i.m. verabreicht werden. Die Resorption nach oraler Gabe beträgt ~ 20 %, die Plasmaeiweißbindung 10 %. Nur 10 % des Pirenzepins werden metabolisiert, die restlichen 90 % werden unverändert über Nieren und Galle ausgeschieden. Die Halbwertzeit beträgt etwa 12 h. Die normale Dosierung liegt bei 100–150 mg/Tag. Eine Kombination mit H_2-Blockern ist aufgrund der verschiedenen Wirkungsmechanismen sinnvoll.

Indikationen

Akute und chronische Magen- und Duodenalulzera, Rezidivprophylaxe bei Ulkuskrankheit, Prophylaxe streßbedingter Schleimhautläsionen im Magen und Duodenum, Zollinger-Ellison-Syndrom.

Unerwünschte Wirkungen

Mundtrockenheit, Akkommodationsstörungen, Müdigkeit, Appetitzunahme, selten Diarrhoen, Tachykardien, Libidoverlust, Glaukomanfall, Pylorospasmus, in Einzelfällen reversible Agranulozytose. Bei Überdosierung Verwirrtheit, Halluzinationen, Fieber und Dysarthrie.

Interaktionen: Durch Verlangsamung der Magenentleerung wird die Resorption anderer Pharmaka verzögert.

Kontraindikationen: Prostatahypertrophie mit Blasenentleerungsstörungen, Glaukom.

16.2 Histamin-H_2-Rezeptor-antagonisten

16.2.1 Typische Wirkstoffe

Cimetidin (Tagamet®), **Ranitidin** (Sostril®, Zantic®), **Famotidin** (Pepdul®, Ganor®), **Nizatidin** (Gastrax®, Nizax®) und **Roxatidin** (Roxit®). **Burimamid** hat nur noch historisches Interesse (Forschungspräparat der „1. Generation").

Cimetidin ist ein Imidazol-, Ranitidin ein Furan- und Famotidin ein Thiazolderivat.

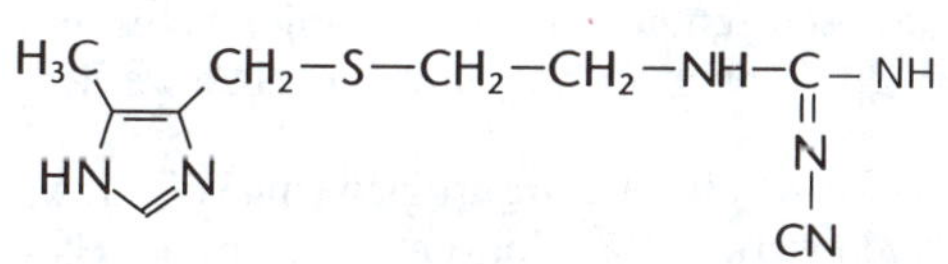

Formel 16.2: Cimetidin

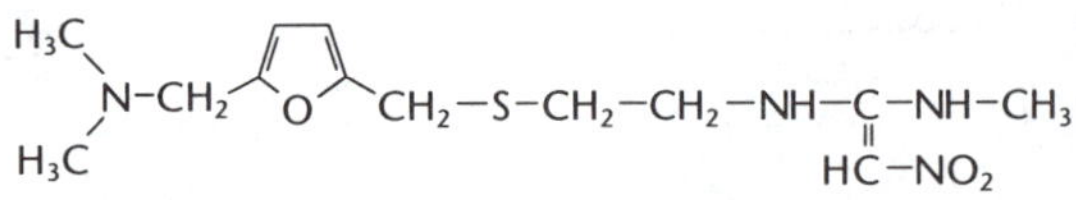

Formel 16.3: Ranitidin

16.2.2 Wirkungen

Die H_2-Rezeptorenblocker hemmen die durch Histamin, Pentagastrin und Insulin stimulierte Magensäuresekretion. Neben der HCl-Produktion sinkt die Pepsinsekretion. Vor allem durch die Reduktion der nächtlichen und der nahrungsstimulierten Säureproduktion schwächen die H_2-Blocker ein wesentliches aggressives Element in der Pathogenese von Ulzera und verschieben das Gleichgewicht zugunsten der defensiven Faktoren. Die Ulkusheilung wird beschleunigt, der Schmerz rasch gelindert und die Ulkusrezidivhäufigkeit deutlich gesenkt.

Indikationen

Akut- und Langzeitbehandlung von Ulcera duodeni und ventriculi, Refluxösophagitis, Streßulzera und schwere dyspeptische Beschwerden.

Durch Einführung der Protonenpumpenblocker zu Anfang der 90er Jahre hat die klinische Bedeutung der H_2-Blocker, die die Ulkusbehandlung in den 80er Jahren revolutioniert hatten, abgenommen.

16.2.3 Pharmakokinetik

Alle Substanzen werden nach oraler Gabe gut resorbiert, können aber auch i.v. gegeben werden.

Im Alter und bei Niereninsuffizienz muß die Dosis verringert werden. Ranitidin unterliegt in der Leber z.T. einem first pass-Metabolismus.

Tab. 16.1 H_2-Blocker-Pharmakokinetik

	Cimetidin Tagamet®	Ranitidin Sostril®, Zantic®	Famotidin Pepdul®, Ganor®
Bioverfügbarkeit	60–70 %	60–80 %	40–45 %
Plasmaeiweißbindung	~ 20 %	~ 15 %	~ 20 %
Plasmahalbwertzeit	2–3 h	2–3 h	3 h
Renale Elimination	50–60 %	50 %	65–70 %
Dosis bei akuter Therapie	3 x 200 mg + 400 mg*	2 x150 mg oder 300 mg*	40 mg*
Langzeitbehandlung	400 mg*	150 mg*	20 mg*

* Gabe vor dem Einschlafen

16.2.4 Unerwünschte Wirkungen, Kontraindikationen

Diarrhoe, Obstipation, Übelkeit, Erbrechen, Kopfschmerz, Schwindel, Müdigkeit, Schlafstörungen, selten Apathie; Halluzinationen und Desorientiertheit; Muskelkrämpfe und reversible Sehstörungen (Schleiersehen) können auftreten.

Überempfindlichkeitsreaktionen sind beschrieben: Jucken, Hautausschlag, Blutbildveränderungen (reversibel), extrem selten Agranulozytose.

Kreatinin- und Transaminasenanstiege können zu Therapiebeginn auftreten, normalisieren sich jedoch meist im weiteren Verlauf. Cholestatischer Ikterus, Arzneihepatitiden und interstitielle Nephritiden sind beschrieben.

Wegen Beeinflussung der **kardialen H_2-Rezeptoren** können Tachy- und Bradykardien sowie Rhythmusstörungen auftreten.

Endokrine Störungen werden hauptsächlich nach Cimetidin beobachtet: Gynäkomastie, Libido- und Potenzstörungen, Haarausfall, Zyklusstörungen, Prolaktin- und Gastrinspiegelerhöhungen. Ranitidin tritt in die Muttermilch über → Vorsicht in Schwangerschaft und Stillzeit.

Durch Hemmung der gastralen Säureproduktion kommt es zu vermehrter Keimbesiedelung des

Magens, hauptsächlich durch Campylobacter (Helicobacter pylori). Dies kann durch Gabe von Ampicillin verhindert werden.

Kontraindikation: Bekannte Allergie.

16.2.5 Wechselwirkungen

Antazida behindern die Resorption von Cimetidin und Ranitidin. Cimetidin bindet an Cytochrom P450 und behindert dadurch den Abbau vieler Pharmaka, z.B. Carbamazepin, Chinidin, Clomethiazol, Cumarinderivate, Morphinderivate, Phenytoin, Propranolol, Theophyllin, Lidocain, Nifedipin → Wirkungsverstärkung dieser Pharmaka.

Cimetidin und weniger stark auch Ranitidin verringern die renale Clearance organischer Säuren durch Verdrängung am proximalen Tubulus. → V.a. bei eingeschränkter Nierenfunktion wird die Halbwertzeit von Metformin, Flecainid, Procainamid und Triamteren verlängert → niedriger dosieren, besonders Antiarrhythmika.

16.3 Hemmstoffe der Protonenpumpe

16.3.1 Typische Wirkstoffe

Omeprazol (Antra®, Losec®), **Lansoprazol** (Agopton®), **Pantoprazol** (Pantozol®, Rifun®)

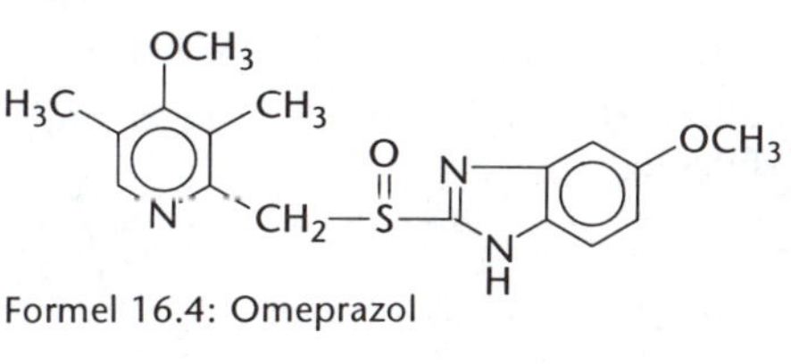

Formel 16.4: Omeprazol

16.3.2, 16.3.3 Wirkungsmechanismus/ Wirkungen

Omeprazol ist ein hochspezifischer Magensäuresekretionshemmer. Der Wirkung liegt die **irreversible Hemmung der Protonenpumpe** (H^+/K^+-ATPase) im Magen zugrunde, die die Magensäure in den Magen pumpt. Dadurch wird die gesamte Magensäureproduktion gehemmt. Die säurestimulierende Wirkung von Histamin, Pentagastrin, Gastrin, Insulin und Acetylcholin wird blockiert. Omeprazol reduziert neben der Säuremenge auch die Säurekonzentration. Bei hohen Wirkstoffkonzentrationen kommt die Säurebildung völlig zum Erliegen. Lansoprazol wirkt wie Omeprazol.

16.3.4 Pharmakokinetik

Omeprazol ist ein Prodrug und wird erst am Wirkort, der Magenzelle, bei einem bestimmten pH-Wert in die wirksame Form überführt. Omeprazol wird gut nach oraler Gabe resorbiert. Die Bioverfügbarkeit beträgt 35–60 %, die Plasmahalbwertzeit 40 min und die Proteinbindung 85 %. Auch die i.v.-Gabe ist möglich. Da die Halbwertzeit in der Zelle 15 bis 18 h beträgt, genügt eine einmalige Gabe pro Tag. Omeprazol ist feuchtigkeitsempfindlich. Es wird in der Leber hydroxyliert und sulfatiert und zu 80 % renal und zu 20 % fäkal ausgeschieden.

Indikationen

Ulcus ventriculi et duodeni, Refluxösophagitis und Zollinger-Ellison-Syndrom.

16.3.5 Unerwünschte Wirkungen

Selten werden Schwindel, Kopfschmerzen, Diarrhoe, Obstipation und Meteorismus beobachtet. Hautveränderungen sind bei wenigen Patienten aufgetreten. In Einzelfällen wurde über Blutbildveränderungen, Pankreatitiden und psychotische Reaktionen berichtet.

Kontraindikation: Schwangerschaft.

Wechselwirkungen

Omeprazol verzögert die Ausscheidung von Benzodiazepinen und Phenytoin. Auch eine Wechselwirkung mit Cumarinderivaten ist möglich. Alle Substanzen, die durch Cytochrom P_{450}–abhängige Oxigenasen in der Leber abgebaut werden, können in ihrem Metabolismus beeinträchtigt werden.

Eradikationsbehandlung von Helicobacter pylori

Bei einem Helicobacter pylori assoziierten Ulcus pepticum sollte nach neuester allgemeiner Lehrmeinung eine **Eradikationsbehandlung** des Keimes erfolgen, da hierdurch die Rezidivrate von Ulkuserkrankungen und chronischen Gastritiden deutlich gesenkt werden kann. Zusätzlich zeigen neuere Untersuchungen, daß H. pylori-infizierte Menschen gegenüber nicht infizierten ein etwa neunfach erhöhtes Risiko besitzen, an einem Magenkarzinom zu erkranken, wobei als Schrittmacher die zu den präkanzerösen Stadien zählende intestinale Metaplasie oder chronische Atrophie der Magenschleimhaut zählen. Diese Veränderungen können sich nach erfolgter H.-pylori-Eradikation zurückbilden.

Die Eradikation ist definiert als negativer Keimbefund vier Wochen nach Ende einer antibiotischen Therapie. Das Problem der Antibiotikagabe ist, daß die Wirksamkeit von Antibiotika durch den sauren pH-Wert des Magens deutlich herabgesetzt wird, und unter üblichen Bedingungen im Magenschleim keine antibiotisch wirksamen Konzentrationen erreicht werden.

Einzige Ausnahme ist das Clarithromycin, das auch im sauren Bereich wirkt. Um dieses Problem zu beseitigen, kombiniert man die Antibiotikagabe mit einer zweimaligen täglichen Gabe eines Protonenpumpenblockers oder eines H_2-Antagonisten. Als sogenannter **Goldstandard** gilt derzeit die Kombination von Clarithromycin 2 x 500 mg + Amoxicillin 2 x 1000 mg + Omeprazol 2 x 20 mg.

Das Amoxicillin kann durch 2 x 400 mg Metronidazol, das Omeprazol durch andere Protonenpumpenblocker, respektiver H_2-Rezeptorblocker in ausreichender Dosierung ersetzt werden. Diese sogenannte **Tripeltherapie** führt in der Regel zu Eradikationsraten > 90 %.

Die vorher eingesetzte **Dualtherapie** aus Protonenpumpenblocker/H_2-Rezeptorantagonist plus 2 x 1000 mg oder 3 x 750 mg Amoxicillin erreichte bei einer 14tägigen Therapie niedrigere Eradikationsraten. Bei den zur Zeit in großer Zahl angewandten Schemata werden die Protonenpumpenblocker/H_2-Rezeptorblocker zweimal täglich in voller therapeutischer Dosis gegeben und mit folgenden Antibiotika kombiniert: Amoxicillin 500–2000 mg Tagesdosis, Metronidazol 800–1000 mg Tagesdosis, Clarithromycin 500–1500 mg Tagesdosis oder Tinidazol 600–1000 mg Tagesdosis.

16.4 Antazida

Antazida sind Pharmaka, die übermäßig produzierte Magensäure binden.

Sie sollen den pH-Wert des Magensaftes auf einen Wert über pH 3,5 stabilisieren. Meist sind sie Salze schwacher Säuren oder schwache Basen.

Die Wirkung der Antazida erfolgt durch Neutralisation der Säure. Sie können Pepsin ausfällen und haben adstringierende Wirkung. Antazida lindern die Beschwerden. Ob sie die Heilung beschleunigen, ist umstritten.

Die Säureproduktion wird durch Antazida nicht gesenkt. Die Antazida können durch Alkalisieren des Darminhaltes zu einer Resorptionsverzögerung oder -verminderung einiger Pharmaka führen. Betroffen davon sind beispielsweise Tetrazykline, Eisenverbindungen und H_2-Blocker. Ebenso kann die Ausscheidung anderer Pharmaka (z.B. Barbiturate) durch Einfluß auf den Urin-pH verändert werden.

Indikation: Hypersekretion des Magens mit Ulkusbildung.

16.4.1 Aluminiumhaltige Antazida

Z.B. Aludrox®, Gelusil®, Kompensan®, **mit anderen Bestandteilen** in Gastropulgit®, Gaviscon®, Gelusil Lac®, Maalox 70®, Maaloxan®, Solugastril®, Talcid®, Tepilta® u.v.m.

Aluminiumhydroxid wirkt langsam und andauernd.

$Al(OH)_3 + 3\,HCl \rightarrow AlCl_3 + 3\,H_2O$

Es ruft keine reaktive Hypersekretion hervor (geringe Säurebindungskapazität). Aluminiumchlorid kann nicht resorbiert werden. Es hat leicht adstringierende Wirkung, die eine Obstipation begünstigt. Da Aluminium mit Phosphat unlösliche Komplexe bildet, ist die Phosphatresorption gestört → Phosphatverarmung möglich.

Die Resorption von Tetrazyklinen und Alkaloiden wird durch Komplexbildung mit Aluminium behindert. Gallensäuren werden von Aluminium gebunden.

Spezifische Nebenwirkungen

- Reine Aluminiumpräparate führen zur Bildung unlöslicher Salze und durch Kontraktionshemmung der Darmmuskulatur sowie Bindung von Gallensäuren zu Obstipation. Durch Zusatz von Magnesium kann die Obstipation verhindert werden.
- Mundtrockenheit und schlechter Geschmack.

Aluminiumenzephalopathie (hauptsächlich bei Niereninsuffizienz und hoher Dosierung der aluminiumhaltigen Antazida) → Dysarthrie, Apraxie, flapping tremor, Myoklonie, fokale Herdanfälle, Demenz.

Phosphatverlustsyndrom

- **akute Symptome:** Appetitverlust, Abmagerung, Abgeschlagenheit, Schwäche.
- **chronische Symptome:** Frakturen, Osteomalazie, Nephrokalzinose, Nephrolithiasis.

Aluminiumintoxikation

Entgegen früherer Annahmen werden Al-Ionen doch in meßbaren Konzentrationen aus den verwendeten Aluminiumhydroxidverbindungen resorbiert. So kann es bei langfristiger hochdosierter Therapie zu erhöhten Aluminiumspiegeln kommen → Störungen des Kalzium- und Phosphathaushaltes → Osteomalazie und bei hochgradiger Niereninsuffizienz Enzephalopathie.

16.4.2 Magnesiumhaltige Antazida

Z.B. Andursil®, Gastropulgit®, Kompensan S®, Maalox 70®, Maaloxan®, Tepilta® u.v.m.

Magnesiumoxid und **Magnesiumhydroxid** wirken schnell.

$MgO + 2\,HCl \rightarrow MgCl_2 + H_2O$

Die Wirkung von **Magnesiumtrisilikat** tritt langsam ein und dauert wie beim Magnesiumoxid und -hydroxid lange an.

$Mg_2Si_3O_8 + 4\,HCl \rightarrow 2\,MgCl_2 + 3\,SiO_2 + 2\,H_2O$

Spezifische Nebenwirkungen

Magnesiumhaltige Präparate führen zu einer relativ starken **kompensatorischen Hyperazidität**. **Osmotische Diarrhoe** durch Bildung wasserlöslicher, aber schwer resorbierbarer Mg-Salze führt zu Flüssigkeits- und Elektrolytverlust.

Hypermagnesiämie (hauptsächlich bei Niereninsuffizienz) durch Resorption von $MgCl_2$, das zu etwa 15–30 % im Magen entsteht. → Hemmung der Acetylcholinfreisetzung an der neuromuskulären Endplatte und den sympathischen Ganglien → Muskelschwäche, reduzierte Sehnenreflexe, RR-Abfall, Herzrhythmusstörungen, Kammerflimmern, aufsteigende Lähmung, Atemdepression, Koma.

Bei Langzeittherapie Gefahr der Bildung von Silikatsteinen.

Hydrotalcit

Hydrotalcit (Magnesium-Aluminium-hydroxid-carbonat-hydrat) = Talcid® bindet schnell und nachhaltig überschüssige Säure im Magen. Außerdem hemmt Hydrotalcit nachhaltig Pepsin und

Gallensäure, die Ursache von Magenbeschwerden sein können.

Eine reaktive Säureüberproduktion oder Aufstoßen treten nicht auf. Nebenwirkungen sind breiige Stühle und erhöhte Stuhlfrequenz.

Die Resorption von Tetrazyklinen und Fe-Verbindungen wird beeinträchtigt.

16.4.3 Kalziumcarbonathaltige Antazida

Z.B. Acidonorm®, Gaviscon® flüssig, Neutrilac®, Rabro®, Solugastril®, Trigastril®, Ultilac® u.v.m.

Kalziumcarbonat wirkt schnell und führt zu einer starken kompensatorischen Hyperazidität. Es wirkt länger als $NaHCO_3$.

$CaCO_3 + 2\ HCl \rightarrow CaCl_2 + H_2O + CO_2$

Spezifische Nebenwirkungen

- ▲ **Reaktive Hypersekretion:** Vor allem Ca^{2+}-haltige Antazida können zu einer reaktiven Magensafthypersekretion führen. Als Ursache wird dabei einerseits ein direkt aktivierender Effekt der Ca^{2+}-Ionen auf die Säuresekretion an der Parietalzelle diskutiert, andererseits ist auch die Steigerung der Gastrinproduktion für die reaktive Säureproduktion im Magen verantwortlich.
- ▲ **Kreideähnlicher Geschmack**
- ▲ **Hyperkalzämiesyndrom** durch Resorption von ~ 10 % des gebildeten $CaCl_2$. Tritt bei ~ 1/4 der Patienten auf → Appetit ↓, Meteorismus, Obstipation, Polyurie, Urämie, Anorexie und Herzrhythmusstörungen.

Milch-Alkali-Syndrom

Bei Alkalisierung und gleichzeitiger Ca^{2+}-Belastung (milchhaltige Nahrung, Vit. D-Behandlung) wird die Nebenschilddrüse supprimiert → Phosphatretention und verminderte Phosphatsekretion → erhöhte Ca^{2+}-Ablagerungen im Organismus.

Durch vermehrte Ca^{2+}-Ausscheidung über die Nieren mit Ausbildung einer Niereninsuffizienz → ZNS-Symptome (Übelkeit, Erbrechen, Schwindel, Verwirrtheitszustände), Nephrokalzinose, pathologische Verkalkungen, Polyurie, Polydipsie, Konjunktivitis, Juckreiz, Asthenie und Muskelschmerz.

16.4.4 Natriumhydrogencarbonat-haltige Antazida

Z.B. Bullrich-Salz in Cundaron®, Gaviscon®, Mabigastrin®, Nervogastrol® u.v.m.

Natriumbicarbonat wirkt sofort durch folgende Reaktion:

$NaHCO_3 + HCl \rightarrow NaCl + H_2O + CO_2$

Das entstandene CO_2 führt zu einer unerwünschten **Blähung des Magens**. Es kann bei hoher Dosierung zu Alkalisierung des Magens kommen, was eine **reaktive Hyperazidität** zur Folge hat. Die Wirkungsdauer ist kurz. Unerwünscht ist die Natriumresorption, die zu einer **Natriumüberladung** und einer **Alkalose** führen kann. Das bei der obigen Reaktion entstandene CO_2 wird abgeatmet.

16.4.5 Wismut

Kolloidales Bismut-Subcitrat (Telen®), Wismutnitrat, Wismutsalicylat.

Durch das „Wiederentdecken" des gramnegativen, stäbchenförmigen Keimes **Helicobacter pylori** und dessen Nachweis bei ~ 95 % der Patienten mit Ulcus duodeni und ~ 70 % der Patienten mit Ulcus ventriculi und chronischer Typ-B-Gastritis brach zu Ende der 80iger Jahre eine heftige Diskussion über den Sinn der bisherigen Therapie mit Antazida und säureblockierenden Substanzen aus, da der Keim eine ursächliche Rolle bei der Ulkusentstehung besitzt.

Eine konsequente Wismuttherapie kann nach 4 Wochen bei ~ 70 % der Behandelten zum Verschwinden von Helicobacter pylori führen; die zusätzliche Gabe von Amoxicillin erhöht diese Rate erheblich und führt auch nach einem Jahr noch zur Keimfreiheit bei ~ 80–85 % der Patienten. Die Säureneutralisation mit Antazida bzw. die Säureblockade mit H_2-Blockern beeinflußt das Vorkommen von Helicobacter jedoch nicht. Dies war die Ursache der Diskussion, die besonders Patienten mit rezidivierenden Ulzera betraf.

Inzwischen ist die Diskussion wieder abgeebbt. Wismut, Antazida und Säureblocker haben ihren Platz in der Therapie gastrointestinaler Läsionen. Wismut senkt zwar die Rezidivhäufigkeit von Ulcera duodeni bei helicobacterpositiven Patienten innerhalb eines Jahres stärker als die anderen Pharmaka, führt aber zu einem geringeren analgetischen Effekt und benötigt mehr Zeit zum Abheilen.

Die bakterizide Wismutwirkung beruht auf dem Einbau des Wismutkations in die Zellwand von Helicobacter pylori. Zusätzlich wirkt Wismut schleimhautprotektiv durch Bindung an den Ulkusgrund, Stimulation des Epithelwachstums, der Mukusproduktion, Bicarbonatsekretion und Prostaglandinbiosynthese. Pepsin wird inaktiviert und Gallensalze werden gebunden.

Wismut wird 2–3 x täglich als Tablette verabreicht. Eine Kombination mit Amoxicillin, H_2-Blockern oder Omeprazol ist möglich.

Indikationen

Helicobacterpositive Duodenal- und Magenulzera, erosive und chronische Gastritiden.

Unerwünschte Wirkungen

Selten, hauptsächlich bei Niereninsuffizienz, können Enzephalopathien auftreten. Der Stuhl wird schwarz verfärbt.

16.4.6 Sucralfat (Ulcogant®)

Sucralfat ist ein basisches, wasserlösliches Aluminium-Saccharose-Sulfat, das bei Ulcera ventriculi et duodeni zur Akutbehandlung und Rezidivprophylaxe sowie bei Refluxösophagitis eingesetzt wird.

Es bildet im sauren Milieu mit Proteinen einen schützenden Schleimhautüberzug → beschleunigte Heilung von Duodenalulzera. Zusätzlich adsorbiert Sucralfat Pepsin und Gallensäure, die beide schleimhautschädigend wirken.

Unerwünschte Wirkungen

Obstipation, selten Mundtrockenheit, Übelkeit, Schwindel und Kopfschmerzen; sehr selten allergische Reaktionen (Urtikaria), die wahrscheinlich hauptsächlich durch die beigefügten Konservierungsstoffe (Methyl- und Propyl-4–OH-benzoat) bedingt sind. Die Magenentleerung kann verlangsamt werden, es kann eine Hypophosphatämie entstehen. Bei Dialysepatienten und schwerer Niereninsuffizienz kann es zum Anstieg der Aluminiumkonzentration im Blut kommen → Aluminiumenzephalopathie.

Wechselwirkungen

Die Wirkung oraler Antikoagulantien wird verstärkt; die Resorption folgender Substanzen vermindert: Tetrazykline, Phenytoin, Digoxin, Cimetidin, Cheno- und Ursodesoxycholsäure.

16.4.7 Misoprostol (Cytotec®)

Misoprostol ist ein Prostaglandin E_1-Analogon.

Es findet in der Ulkustherapie (Ulcus ventriculi et duodeni) Verwendung, besonders bei gleichzeitiger Therapie mit nicht steroidalen Antirheumatika.

Wirkungsweise

Durch direkten Angriff an der Parietalzelle des Magens wird sowohl die basale als auch die maximale gastrale Säuresekretion (stimuliert durch Histamin und Pentagastrin) reduziert. Zusätzlich besteht ein eindeutig geklärter zytoprotektiver Mechanismus, der zu einer erhöhten Schleimbelegung der Magenwand und gesteigerten Bicarbonatsekretion im Duodenum führt.

Pharmakokinetik

Misoprostol wird nach peroraler Gabe gut resorbiert und erreicht nach ~ 30 min maximale Plasmaspiegel. Die Plasmaproteinbindung beträgt fast 90 %. Der Metabolismus läuft über fettsäureoxidierende Stoffwechselwege. ~ 75 % werden renal und ~ 15 % mit den Faeces ausgeschieden.

Unerwünschte Wirkungen

Kopfschmerzen, Benommenheit, vorübergehende Übelkeit, gastrointestinale Beschwerden und Diarrhoe können auftreten.

Bei Überdosierung beobachtet man Krämpfe, Tremor, Sedierung, Dyspnoe, Bauchschmerzen, Diarrhoe, Palpitationen, Hypotonie und Bradykardie.

Kontraindikationen

Schwangerschaft und Stillperiode. Bei Schwangeren kann Wehentätigkeit auftreten. Frühgeburten sind durch das Präparat theoretisch auslösbar. Bei Frauen im gebärfähigen Alter auf suffiziente Kontrazeption achten; Vorsicht bei Patienten mit KHK, die durch Hypotonie gefährdet sind.

16.4.8 Carbenoxolon (Biogastrone®)

Carbenoxolon ist ein Bestandteil der Lakritzenwurzel.

Wirkungsweise

Es wirkt steigernd auf die Schleimproduktion und hemmt den Prostaglandinabbau, worüber zumindest teilweise der schützende Effekt auf die Magenschleimhaut erklärbar ist. Carbenoxolon hat eine geringe antipeptische Wirkung, jedoch keinen hemmenden Effekt auf die Säurebildung.

Die Ulkusheilung wird beschleunigt, der Ulkusschmerz kaum beeinflußt.

Unerwünschte Wirkungen

Durch die Ähnlichkeit mit Aldosteron kommt es zu Na^+- und H_2O-Retention (→ Gewichtszunahme) und gesteigerter Kaliumausscheidung (→ Muskelschwäche).

Hypertonie kann auftreten; die Aktivität der Kreatinin-Kinase kann ansteigen. Vorsicht bei alten Patienten mit bestehenden Herz- und Nierenschäden. Carbenoxolon soll nicht zur Dauertherapie eingesetzt werden.

16.5 Laxantien

Laxantien dienen der Beschleunigung der Darmpassage und sollen den Patienten möglichst bald und schonend abführen lassen. Bei chronischer Obstipation sollten sie wegen ihrer mannigfaltigen Nebenwirkungen nicht verwendet werden.

Laxantien führen zu enteralen Elektrolytverlusten (Na^+, Ca^{2+} und besonders K^+). Es kann zu Eiweißverlusten, Darmatonie und Gewöhnung kommen (Defäkationen sind ohne Laxantieneinnahme kaum noch möglich). Diese Symptome werden unter dem Begriff des **„Abführmittel- oder Laxantien-Darmes“** zusammengefaßt.

> Bei chronischem Abusus kann sich ein sekundärer Hyperaldosteronismus durch den Natrium-Verlust entwickeln → zusätzliche renale Kaliumverluste, therapieresistente Hypotonie (**Pseudo-Bartter-Syndrom**).

16.5.1 Antiabsorptive und hydragoge Laxantien

Diphenylmethane: Bisacodyl (Dulcolax®), Phenolphthalein

> Diese Pharmaka entfalten ihre Wirkung nach etwa 8–12 h im Dickdarm. Voraussetzung für die Wirkung der Diphenylmethane ist eine hydrolytisch enzymatische Umwandlung im Magen-Darm-Trakt: Resorption im Dünndarm → Konjugation von Diphenol mit Glukuronsäure und Schwefelsäure in der Leber → Ausscheidung des Konjugationsproduktes in den Darm → mikrobielle Spaltung im Dickdarm → Wirkungsentfaltung im Dickdarm. Bisacodyl unterliegt einem enterohepatischen Kreislauf.

Phenolphthalein kann sehr selten zu hämorrhagischen Enteritiden, Kollaps und Dyspnoe führen; auch allergische Reaktionen sind beschrieben.

Bisacodyl verursacht gelegentlich Magenbeschwerden.

Die **Oxyphenisatinderivate** können zu schweren Leberschäden führen. Sie rufen die Symptome einer chronischen Hepatitis hervor, die nach Absetzen der Substanz reversibel sind.

Rizinusöl

Rizinusöl (Oleum ricini) besteht aus dem Triglyzerid der Ricinolsäure. Das Triglyzerid selbst wirkt nicht abführend, es muß im Dünndarm erst hydrolytisch gespalten werden.

Dabei wird die direkt dünndarmreizende Rizinolsäure frei. Es kommt nach spätestens 4 h zur Defäkation. Während der Wirkungsentfaltung von Rizinolsäure im Dünndarm können Bauchschmerzen auftreten (therapeutischer Effekt).

Anthrachinone

Bei den Anthrachinonderivaten (Folia Sennae, Rhizoma Rei, Aloe, Cascara sagrada und Cortex frangulae) handelt es sich um Glykoside. Cortex frangulae ist als Pursennid® im Handel. Nach der Zuckerabspaltung im Dünndarm entfalten sogenannte **Emodine** (= Anthrachinone ohne Zucker) im Dickdarm ihre Wirkung. Sie steigern die Flüssigkeitssekretion und hemmen die Resorption.

Sie wirken teils vom Darmlumen, teils von der Gefäßseite her, da die Substanzen resorbiert werden. Die resorbierten Anthrachinone werden über die Niere ausgeschieden.

Zwischen Einnahme und Wirkungsentfaltung liegt eine lange Latenzzeit (~ 10 h), da die Anthrachinone erst im Dickdarm wirken.

Während der Schwangerschaft sind sie kontraindiziert, da sie zu Uteruskontraktionen führen. Anthrachinonderivate können in die Muttermilch übergehen → Diarrhoe beim Säugling.

Durch ein Reduktionsprodukt des Anthrachinons kommt es zu einer bräunlichen Pigmentierung der Darmschleimhaut. Ekzeme der Analregion, Hämaturie und Albuminurie sind beobachtet worden. Nach langer Anwendung degenerieren die Nervenendigungen des Plexus myentericus in der Darmwand.

Hydragoge Laxantien können bei lange dauernder Anwendung zu Alkalose führen.

16.5.2 Osmotisch wirksame Abführmittel

Die schwer resorbierbaren Alkohole **Mannit** und **Sorbit** wirken osmotisch laxierend. Sie verursachen eine dünnflüssige Darmentleerung.

Die osmotisch wirksamen Laxantien werden zum Teil auch als salinische Laxantien bezeichnet, da ihre Wirkung auf der Bindung salzhaltiger Flüssigkeit im Darmlumen beruht.

Natriumsulfat und Magnesiumsulfat

Die SO_4^{2-}–Ionen können im Darm nicht resorbiert werden. Da der Darminhalt etwa isoton mit der Gewebsflüssigkeit sein soll, muß eine relativ große Wassermenge im Darmlumen zurückbleiben. Um einen schnellen Effekt zu erzielen, sollte man die osmotisch wirksamen Abführmittel mit viel Flüssigkeit geben. Tut man dies nicht, dauert es länger bis die Wirkung eintritt, da das Wasser erst vom Organismus in das Darmlumen ausgeschieden werden muß.

Die Wirkung erfolgt dadurch, daß durch das im Darmlumen vorhandene große Volumen die Peristaltik angeregt wird. Normalerweise bestehen außer den üblichen Elektrolytverlusten keine Nebenwirkungen, jedoch kann es bei Niereninsuffizienz und Myasthenia gravis pseudoparalytica durch Resorption von Mg^{2+}-Ionen zu Störungen der neuromuskulären Übertragung kommen. Wegen der besonders bei Kindern und Nierenkranken durch Mg-Resorption auftretenden neurologischen Störungen wird $MgSO_4^-$ kaum noch verwendet.

Laktulose (Bifiteral®, Lactofalk®, Lactuflor®)

Laktulose ist ein Disaccharid aus 4β-D-Galaktosid-D-Fruktose, das im Darm kaum resorbiert wird. Laktulose gelangt unverändert in den Dickdarm, wo sie von Darmbakterien zu Milch- und Essigsäure abgebaut wird. Hierdurch wird die Darmtätigkeit angeregt und vermehrt Wasser im Darmlumen zurückgehalten. Laktulose erniedrigt den pH-Wert des Darmes. → Verringerung der Reabsorption von Ammoniak aus dem Kolon durch erhöhte Ionisierung zu NH_4^+.

Indikationen

Schwere Leberfunktionsstörungen zur Vorbeugung der portokavalen Enzephalopathie, chronische Obstipation und als Sanierungsversuch bei Dauerausscheidern von Salmonellen.

Unerwünschte Wirkungen

Diarrhoe, Meteorismus und Flatulenz, selten abdominelle Krämpfe und sehr selten Pneumatosis coli.

Kontraindikation: Laktoseintoleranz!

Lactilol (Importal®) ist ein der Laktulose verwandter, kaum resorbierbarer Zucker mit vergleichbarem Wirkprinzip und Nebenwirkungen.

16.5.3 Quellmittel

Carboxymethylzellulose (Agar-Agar, Leinsamen)

Diese Stoffe sollen mit Flüssigkeit eingenommen werden, da sie ihre Wirkung durch Quellung (Volumenvergrößerung) entfalten. Sie führen zu gesteigerter Peristaltik, Dehnung der Darmwand und reflektorischer Stuhlentleerung.

Nimmt man nicht genügend Flüssigkeit ein, kann durch Verkleisterung des Darmes ein mechanischer Ileus entstehen. Ansonsten sind die Nebenwirkungen und Gefahren relativ gering.

16.5.4 Gleitmittel

Paraffinum liquidum (Paraffinöl) ist wie Glyzerin und Mineralöl ein nicht oder schwer resorbierbares Gleitmittel. Es besteht aus aliphatischen Kohlenwasserstoffen und „ölt“ den Darminhalt ein. Neben diesem „Schmiereffekt“ wird die Defäkation reflektorisch durch Kontakt der Schleimhaut mit hyperosmolaren Lösungen ausgelöst.

Indikation: Vergiftung mit organischen Lösungsmitteln. Die Lösungsmittel lösen sich in Paraffinöl, wodurch ihre Resorption verzögert wird. Man muß jedoch gleichzeitig ein salinisches Abführmittel geben, um das aufgenommene Gift möglichst schnell auszuscheiden.

Paraffinöl sollte lediglich kurzfristig angewendet werden. Bei längerer Verwendung von Paraffinöl wird die Resorption fettlöslicher Vitamine gestört. Ein weiterer unerwünschter Effekt besteht darin, daß Paraffinölpartikel durch pinozytotische Vorgänge resorbiert werden und es zur Bildung von Fremdkörpergranulomen kommen kann.

16.6 Antidiarrhoika

16.6.1 Typische Wirkstoffe

Die früher bei starken Diarrhöen eingesetzte Tinctura opii wird heute immer mehr durch Phenylpiperidinabkömmlinge wie Diphenoxylat (Reasec®), **Difenoxin** (Lyspafena®) und **Loperamid** (Imodium®) ersetzt.

16.6.2 Wirkungen

Die Wirkung auf die Darmmotorik wird über Opiatrezeptoren vermittelt und entspricht der des Morphins.

Bei den Phenylpiperidinabkömmlingen handelt es sich um Opioide mit bevorzugt antidiarrhoischer Wirkung. Es kommt zu einer Tonussteigerung mit segmentalen Einschnürungen am Darm und zu einer Hemmung der propulsiven Motorik. Dadurch wird der Darminhalt nicht weiterbefördert. Durch die längere Verweildauer im Darm wird die Flüssigkeits- und Elektrolytresorption erhöht → Eindickung des Darminhaltes, Obstipation.

In therapeutischer Dosierung treten praktisch keine Nebenwirkungen auf. Sehr selten sind bei Überdosierung Benommenheit, Reizbarkeit, Verhaltensstörungen, Dystonie, Bradykardie, Atemdepression, Nausea, trockener Mund, Bauchschmerzen und Schwindel.

Kontraindiziert bei Säuglingen und Kleinkindern.

16.6.3 Pharmakokinetik

Loperamid hat eine Halbwertzeit von 7–15 h, die beiden anderen Substanzen von ~ 4 h.

Da Diphenoxylat und Difenoxin noch ein gewisses Suchtpotential besitzen, ist als Zusatz gegen Mißbrauch Atropin beigefügt. Bei Loperamid besteht ein so geringes Suchtpotential, daß Zusätze nicht notwendig sind.

Perenterol®

Perenterol enthält Saccharomyces boulardei, einen Hefepilz, der in einer Dosierung von 600-800 mg /Tag zur Behandlung akuter Diarrhoen, Sommer- und Reisediarrhoen, Enterocolitiden und Durchfällen bei Antibiotika und nach Chemotherapie eingesetzt werden kann.

Unerwünschte Wirkungen

In Einzelfällen wurden Überempfindlichkeitsreaktionen wie Juckreiz, Urtikaria, Exantheme und Quincke-Ödeme beschrieben. Vorteil des Präparates ist die rasche Wirksamkeit sowie eine geringe Toxizität, die auch den Einsatz bei Kleinkindern und Säuglingen erlaubt (Dosis auf 300 mg /Tag reduzieren).

16.7 Therapie von M. Crohn und Colitis ulcerosa

16.7.1 Salazosulfapyridin = Sulfasalazin (Azulfidine®, Colo-Pleon®)

Wirkungsweise

Salazosulfapyridin ist eine nicht antibiotisch wirksame Diazoverbindung aus Salicylsäure und Sulfapyridin. Der wirksame Bestandteil der Verbindung ist die 5–Aminosalicylsäure. Das Sulfapyridin dient als Trägermolekül. Wahrscheinlich hemmt die Substanz die Leukotriensynthese und neutralisiert entzündungsfördernde freie Radikale in der Kolonschleimhaut → lokale antiinflammatorische Wirkung.

Pharmakokinetik

Salazosulfapyridin wird im proximalen Magen-Darm-Trakt resorbiert und großteils biliär erneut in den Darm sezerniert. Hier spalten Darmbakterien die 5–Aminosalicylsäure vom Sulfapyridin ab, welches erneut resorbiert und hauptsächlich renal eliminiert wird.

Indikation

Rezidivprophylaxe und Behandlung akuter Schübe bei M. Crohn und Colitis ulcerosa.

Unerwünschte Wirkungen

Bei Dauertherapie und besonders bei Langsamacetylierern können allergische Blutbildveränderungen auftreten.

Ab und zu beobachtet man Übelkeit, Erbrechen, Diarrhoe, cholestatische Hepatose, allergische Hautreaktionen, Purpura, Photodermatosen, Arzneimittelfieber, Kopf- und Gelenkschmerzen, Oligospermie und Infertilität. Zusätzlich können Nebenwirkungen von Sulfonamiden und Acetylsalicylsäure auftreten (☞ 19.1.2, 27.9.4).

Kontraindikationen

Schwere Leber- und Nierenerkrankungen, Ulcera ventriculi et duodeni, erhöhte Blutungsneigung und Allergie gegen ASS oder Sulfonamide. Strenge Indikationsstellung in der Schwangerschaft.

Azulfidine® RA

Sulfasalazin wird in einer speziellen Galenik als magensaftresistentes Dragee bei der Behandlung der rheumatischen Arthritis (PCP) als lang wirksames Antirheumatikum eingesetzt.

16.7.2 Mesalazin = 5–Aminosalicylsäure (Asacolitin®)

Durch eine besondere Galenik kann die 5–Aminosalicylsäure auch ohne Sulfapyridin gegeben werden. Die Wirkstofffreisetzung erfolgt erst im terminalen Ileum oder Kolon.

Salofalk®, Claversal®

Diese Präparate bestehen ähnlich wie das Mesalazin aus 5-ASA, die im Tablettenkern komprimiert, durch Natriumbicarbonat abgepuffert und mit Eudragit L umgeben sind. Da sich Eudragit erst bei einem pH 6 auflöst, wird die 5-ASA erst im mittleren und unteren Dünndarm freigesetzt und dort etwa zur Hälfte resorbiert. Ungefähr 50 % der Dosis gelangen ins Colon.

Unerwünschte Wirkungen

Sie sind selten, in der Regel dosisabhängig und ähnlich denen von ASS.

Allergische Exantheme, Bronchospasmen, akute Pankreatitiden, interstitielle Nephritiden, arzneimittelinduzierter Lupus erythematodes und Methämoglobinämie sind möglich.

Olsalazine (Dipentum®)

Durch Kopplung zweier 5-ASA Moleküle als Dimer konnte auf das Sulfonamid verzichtet werden. Olsalazine gelangt zu 97 % unverändert in das Zökum und wird dort durch bakterielle Azoreduktasen in zwei wirksame 5-ASA Moleküle gespalten.

Bei 5–10 % der behandelten Patienten kommt es zu wässrigen Diarrhoen, die dadurch vermieden werden können, daß die Patienten die Substanz zum Essen oder fraktioniert über den Tag einnehmen. In der Regel sistieren die Durchfälle innerhalb von 8–10 Tagen spontan.

Die Ursache der Diarrhoe ist eine durch die Substanz hervorgerufene, konzentrationsabhängige Sekretion von Elektrolyten und Wasser in das Darmlumen.

Pentasa

Hierbei handelt es sich um Mikropellets von 5-ASA mit einer Größe von 1 mm, um deren Kern Äthylzellulose geschichtet wurde. Die Pellets befinden sich in einer Gelantinekapsel, die nicht magensaftresistent ist und somit im Magen aufgelöst wird. Dadurch können die Mikropellets austreten und werden kontinuierlich freigesetzt. Diese galenische Darreichungsform ist besonders zur Behandlung eines M. Crohn im Dünndarm geeignet.

16.7.3 Therapie schwerer Krankheitsverläufe

Bei lokaler Beschränkung der Erkrankung auf den Enddarm können die genannten Substanzen, sowie in schweren Fällen Glukokortikoide, rektal appliziert werden. Schwere Krankheitsverläufe werden mit z.T. hochdosiert gegebenen Glukokortikoiden behandelt, evtl. kombiniert mit parenteraler Ernährung oder Astronautenkost.

16.8 Stoffe zur Anregung der Motilität im Magen-Darm-Trakt

16.8.1 Metoclopramid (Paspertin®)

> Metoclopramid wirkt über die Hemmung von Dopaminrezeptoren in der Area postrema. Es wirkt antiemetisch und steigert durch zentralen Angriff die Magen- und Darmmotorik. → Förderung der Magenentleerung und der Peristaltik im Darm.

Metoclopramid kann i.v., i.m., peroral und als Suppositorium zugeführt werden.

Indikationen

Übelkeit, Erbrechen, Entleerungsstörungen von Magen-Darm-Trakt, Völlegefühl, Druck im Oberbauch, Singultus.

Nebenwirkungen

> Besonders bei Kindern kann ein dyskinetisches Syndrom mit extrapyramidalen Erscheinungen, Krampfzeichen im Kopf-Hals-Schulterbereich und Blickkrämpfen auftreten. Selten kommt es zu Unruhe, Müdigkeit oder Blutdruckabfall.

Bei länger dauernder Therapie wird durch den Ausfall der dopaminerg gesteuerten Hemmung der Prolaktinsekretion eine Hyperprolaktinämie hervorgerufen. → Galaktorrhoe und Zyklusstörungen sind möglich.

16.8.2 Domperidon (Motilium®)

Domperidon ist wie Metoclopramid ein Dopaminantagonist mit gleichem Indikationsgebiet. Domperidon wirkt hauptsächlich an den peripheren Dopaminrezeptoren im Magen-Darm-Trakt, da es nur schwer die Blut-Hirn-Schranke passieren kann. Somit entfallen die zentralen Wirkungen und Nebenwirkungen weitgehend. Die pharmakologischen Wirkungen von Domperidon entsprechen denen des Metoclopramids.

Cisaprid (Alimix®, Propulsin®)

Cisaprid fördert die physiologische Ausschüttung von Acetylcholin am Auerbachplexus. Die Wirkung setzt etwa 30–60 Min. nach der oralen Aufnahme ein. Cisaprid selbst wirkt am M-cholinozeptor nicht.

Im Ösophagus erhöht Cisaprid die Peristaltik und den Tonus des unteren Ösophagussphinkters. Dadurch wird die verzögerte Ösophagusentleerung beschleunigt und der Reflux von Mageninhalt verhindert.

Im Magen und Duodenum werden die propulsiven Kontraktionen beschleunigt und die antroduodenale Koordination verbessert. Dadurch wird die Magenentleerung beschleunigt und der pathologische Reflux von Galle- und Pankreasflüssigkeit in den Magen verhindert.

Im restlichen Darm fördert Cisaprid die propulsive Aktivität und beschleunigt die Magen-Darm-Passage in Dünn- und Dickdarm. Die Säuresekretion des Magens wird nicht beeinflußt. In therapeutischen Dosen besteht keine Wirkung auf psychomotorisch Funktionen, Blutdruck, Atemfrequenz und Temperatur.

Der Prolaktinspiegel wird wegen fehlender dopaminantagonistischer Eigenschaften praktisch nicht beeinflußt.

Pharmakokinetik

Nach oraler Gabe wird Cisaprid vollständig und rasch resobiert. Es existiert ein hoher first pass-Effekt, so daß nur 40–50 % des Arzneimittels systemisch verfügbar sind. Die Eliminationshalbwertzeit beträgt etwa 10 h.

Cisaprid wird hauptsächlich in der Leber durch oxidative N-Desalkylierung und aromatische Hydroxilierung verstoffwechselt. Die Ausscheidung erfolgt in Form von Metaboliten zu etwa jeweils 50 % über Stuhl und Urin. Die Plasmaproteinbindung von Cisaprid beträgt etwa 97,5 %.

Indikationen

Gastrointestinale Motilitätsstörungen wie Refluxkrankheit, Erhaltungstherapie bei leichter bis mittelschwerer Refluxösophagitis, Gastroparese, Reizmagen, intestinale Pseudoobstruktion.

Unerwünschte Wirkungen

Selten abdominale Krämpfe, vermehrte Darmgeräusche und Diarrhoen, leichte Kopfschmerzen und Benommenheit.

Allergische Reaktionen, insbesondere Hautausschläge und Urtikaria wurden beobachtet. In Einzelfällen wurden reversible Leberfunktionsstörungen mit oder ohne Cholestase, Gynäkomastie und Galaktorrhoe sowie zentralnervöse Effekte mit zentralen Krampfanfällen, extrapyramidale Effekte und eine dosisabhängige Beeinflussung der Miktionshäufigkeit beschrieben.

Kontraindikationen

Starke gastrointestinale Blutungen, mechanische Obstruktion, Magen- und Darmperforationen.

Nicht gleichzeitig mit Antimykotika (Ketoconazol, Itraconazol oder Micronazol) geben. Vorsicht in Schwangerschaft und Stillzeit, sowie bei Patienten mit bekannter Epilepsie.

Wechselwirkungen

Cisaprid wird in der Leber über das Cytochrom P $_{450}$Enzymsystem abgebaut. Substanzen, die das Cytochrom P $_{450}$ Enzymsystem stark hemmen, wie beispielsweise die erwähnten Antimykotika, sollten nicht zusammen mit Cisaprid gegeben werden. Bei gleichzeitiger Gabe solcher Substanzen kann es zu starken Plasmaspiegelanstiegen von Cisaprid kommen, wobei im EKG QT-Verlängerungen beobachtet werden.

Gleichzeitige Einnahme von H_2-Blockern kann die Plasmaspiegel von Cisaprid erhöhten, die der H_2-Blocker erniedrigen.

Bei Antiepileptikaeinnahme sollte eine Kontrolle der Plasmaspiegel erfolgen. Gleichzeitig eingenommene Antikoagulantien können in ihrer Wirkung verstärkt werden, so daß die Gerinnungswerte häufiger kontrolliert werden sollten.

Der sedative Effekt von Benzodiazepin und Alkohol kann vorübergehend verstärkt werden.

Die Wirkung von Cisaprid auf die gastrointestinale Motilität kann durch Anticholinergika antagonisiert werden.

Mittel zur Bekämpfung starker Blutungen des oberen Gastrointestinaltraktes

Somatostatin

Somatostatin (Aminopan®, Stilamin®)hemmt die Sekretion von STH; wahrscheinlich ist es der physiologische Gegenspieler von STH.

Somatostatin hemmt die Ausschüttung von ACTH, TSH, Insulin, Glukagon, Gastrin, Sekretin, Pankreozymin, Pepsin und Renin. Da es die histamin-pentagastrininduzierte HCI-Produktion des Magens hemmt, wird Somatostatin zur Therapie schwerer Blutungen des oberen Gastrointestinaltraktes eingesetzt.

17 Eingriffe in das zentrale Nervensystem

17.1 Anästhetika

17.1.1 Inhalationsanästhetika

Inhalationsnarkotika werden, wie der Name sagt, über die Lunge zugeführt. Sie gelangen über die Alveolen ins Blut und von dort ins Gehirn.

Bei der Inhalationsnarkose spielen drei Kompartimente für die Verteilung des Narkotikums eine Rolle: das Atemgas, das Blut und das ZNS.

Nach einer gewissen Narkosedauer stellt sich ein bestimmtes Gleichgewicht der Konzentrationsverhältnisse in den verschiedenen Kompartimenten ein.

■ Pharmakokinetik

Unter dem **Löslichkeitskoeffizienten** versteht man den Quotienten aus Konzentration im Blut: Konzentration im Atemgas.

Unter dem **Verteilungskoeffizienten** versteht man den Quotienten aus Konzentration im ZNS: Konzentration im Blut.

Je größer der **Verteilungskoeffizient** ist, d.h. je lipidlöslicher ein Narkotikum ist, desto schneller beginnt der Narkoseeintritt, desto schneller endet aber auch die Wirkung.

Auch der **Löslichkeitskoeffizient** spielt für die Schnelligkeit des Narkoseeintritts und des Abflutens der Narkosewirkung eine Rolle. Je kleiner der Löslichkeitskoeffizient ist, desto schneller wirkt die Narkose und desto schneller flaut sie auch wieder ab.

Für die Anästhesie ist es günstig, wenn die **Narkosetiefe** schnell geändert werden kann. Für die **Steuerbarkeit der Narkose** ist es günstig, wenn der Verteilungskoeffizient groß und der Löslichkeitskoeffizient klein ist.

Unter dem **MAC-Wert** versteht man die minimale alveoläre Narkotikumkonzentration, bei der die Hälfte der Patienten für einen definierten Schmerzreiz unempfindlich ist.

Die **Narkosebreite** (der Abstand zwischen der letalen Konzentration und der Konzentration, die für die Aufrechterhaltung einer guten Narkosetiefe nötig ist) ist bei den meisten Inhalationsnarkotika gering.

Von einer guten Narkose fordert man:
Gute Analgesie, vollständige Bewußtlosigkeit des Patienten und gute Muskelrelaxation. Da viele Inhalationsnarkotika nicht alle Bedingungen erfüllen, werden sie mit Muskelrelaxantien kombiniert.

■ Narkosestadien

Die **Narkosestadien** sind von **Guedel** definiert worden. Am besten kann man die einzelnen Narkosestadien bei der Äthernarkose voneinander trennen.

- ▲ **Stadium 1 (Rausch)**: alle Reflexe sind erhalten, die Pupille ist eng. Atmung und Puls sind regelmäßig, der Blutdruck unbeeinflußt, Muskeltonus erhalten, es besteht gute Analgesie.
- ▲ **Stadium 2 (Exzitation)**: Unruhe, weite, auf Licht reagierende Pupille, starke Reflexe, unregelmäßiges Atmen, Erbrechen möglich, Kreislauffunktionen stabil.
- ▲ **Stadium 3 (Toleranz)**: Muskeltonus herabgesetzt, Reflexe gehen zurück, Pupille wieder eng. Atmung und Puls regelmäßig.
- ▲ **Stadium 4 (Asphyxiestadium)**: Muskeltonus völlig aufgehoben, weite, lichtstarre Pupille, Ateminsuffizienz, blasse, kaltschweißige Haut.

Die Narkosewirkung beginnt am Großhirn. Als nächstes fallen die Funktionen des Rückenmarks aus und zuletzt wird die Medulla oblongata betroffen.

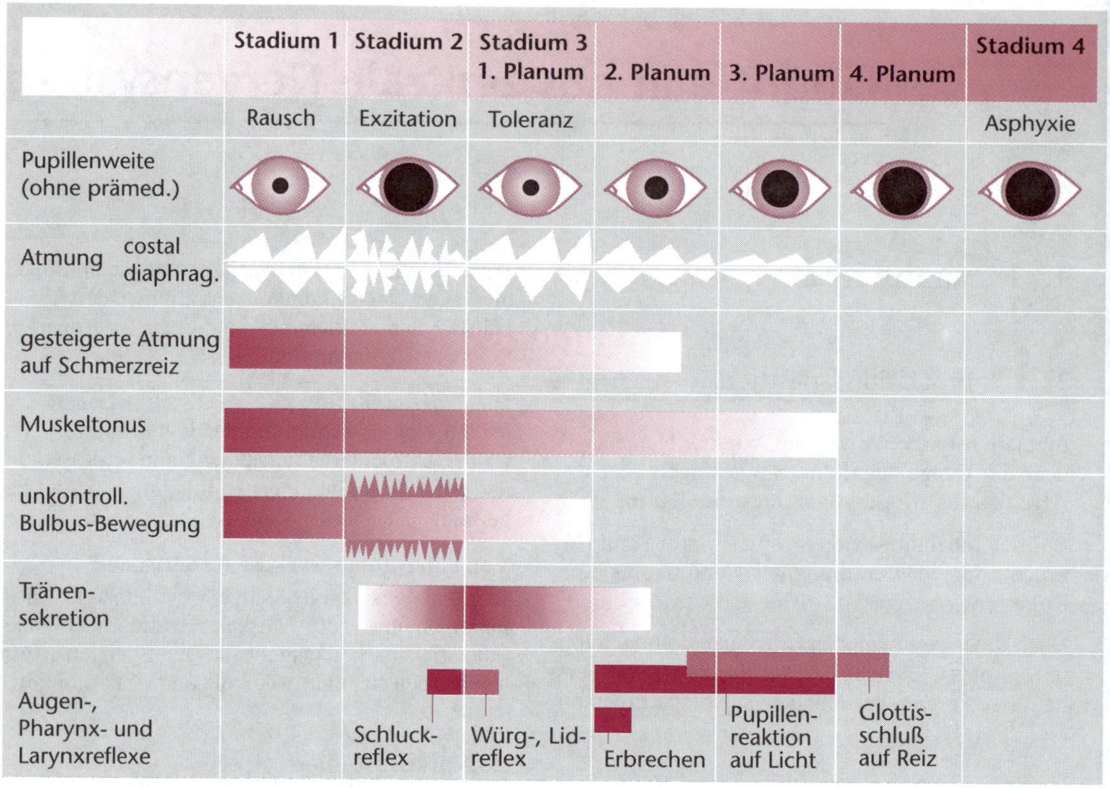

Abb. 17.1: Narkosestadien nach Guedel

Will man die durch ein Inhalationsnarkotikum hervorgerufene Narkose möglichst schnell beenden, muß man den Patienten mit Luft hyperventilieren.

Wirkungsmechanismus

Ein einheitlicher **Wirkungsmechanismus der Narkotika**, wie beispielsweise die Blockade bestimmter Rezeptoren, ließ sich bisher nicht finden. Man nimmt an, daß der Narkotikawirkung eine physikalisch-chemische Veränderung der Neuronenmembran zugrundeliegt. Man postuliert, daß die stark lipidlöslichen Narkotika in die lipophile Nervenzellmembran eingelagert werden und dort eine Verschiebung des Verhältnisses der stabilen Gel-Formation zur flüssigeren Sol-Formation bewirken. Dies verursacht eine Membranauflockerung, bei der die normalerweise parallel angeordneten Fettsäureketten verschoben werden. Dadurch wird der membranständige schnelle Natriumkanal blockiert. → Unterbrechung der Nervenleitung.

Halogenierte Kohlenwasserstoffe

Halothan (Fluothan®)

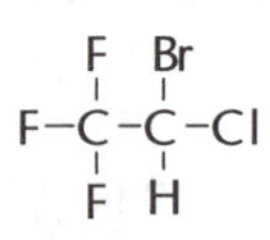

Formel 17.1: Halothan

Halothan ist chemisch gesehen 1–Trifluor–2–Monobrom-Monochlor-Ethan. Es ist weder brennbar noch explosiv. Bei Zimmertemperatur liegt es als Flüssigkeit vor.

Zur Erreichung eines Narkosestadiums ist ein Partialdruck in der Atemluft zwischen 0,5 % und 1 % nötig. (≙ 3,8–7,6 Torr).

Unter Lichteinfluß werden aus der Verbindung Brom und flüchtige Säuren freigesetzt.

Pharmakokinetik

Halothan hat einen **MAC-Wert** von 0,77 Vol %, der **Löslichkeitskoeffizient** beträgt 2,3, der **Verteilungskoeffizient** etwa 330. Um narkotisch wirksam zu sein, muß Halothan verdampft werden.

Aus diesen Daten geht hervor, daß Halothan schnell narkotische Konzentrationen erreicht.

Löslichkeit im Blut: Halothan > Enfluran > Stickoxydul.

Die Narkose ist gut steuerbar. Halothan sollte immer im geschlossenen System mit einem Atemgerät zugeführt werden. Die Narkosestadien sind nicht klar voneinander abgrenzbar. Nach wenigen Atemzügen ist das Toleranzstadium erreicht. Die Narkosebreite liegt zwischen 0,5 und 1,5 Vol % in der Atemluft.

Zu 80–90 % wird Halothan nach Abbruch der Narkose über die Lungen abgeatmet. Der Rest wird in der Leber metabolisiert, dabei kann durch Oxidation Trifluoressigsäure entstehen.

Der zweite Metabolit, der in der Leber entsteht, ist ein toxisches Carben und für die Leberschädigung bei wiederholter Anwendung verantwortlich.

Wirkungen

Gute Bewußtlosigkeit, schlechte Muskelrelaxation → Kombination mit Muskelrelaxantien, schlechte Analgesie → Kombination mit Stickoxydul.

Unerwünschte Wirkungen

Da durch Halothan das Atemminutenvolumen herabgesetzt wird, muß immer künstlich beatmet werden. Durch Beeinflussung des Surfactant-Faktors kann es unter länger dauernden Halothannarkosen zu Atelektasen kommen.

Durch Lähmung der glatten Muskulatur kommt es zur Bronchiolenerweiterung.

Am **Herzen** wirkt Halothan negativ inotrop, außerdem führt es durch Anheben des zentralen Parasympathotonus zu einer Bradykardie.

Weil Halothan die Empfindlichkeit des Herzens gegenüber Katecholaminen erhöht, sind β_1-sympathomimetische Substanzen während einer Halothannarkose streng kontraindiziert. Es könnte zu schweren Herzrhythmusstörungen kommen.

An den **Gefäßen** addieren sich mehrere Wirkungen von Halothan. Zu der oben erwähnten Bradykardie und der negativen Inotropie kommt eine direkt relaxierende Wirkung auf die Gefäßmuskulatur und eine Senkung des zentralen Sympathotonus. → Blutdrucksenkung während der Narkose.

Halothan ruft **keine** Reizerscheinungen an den Schleimhäuten hervor. Das beim Halothanabbau entstehende Carben ist lebertoxisch und kann bei kurz aufeinanderfolgenden Halothannarkosen zu Leberinsuffizienz führen. Alternativ wird eine allergisch bedingte Leberzellstörung diskutiert.

Aufgrund der Lebertoxizität darf man innerhalb eines Vierteljahres eine Halothannarkose nicht wiederholen. Man sollte auf ein anderes Narkotikum ausweichen.

Maligne Hyperthermie

Selten kann es zum Auftreten einer **malignen Hyperthermie** bei Personen mit genetisch bedingten Ca^{2+}-Transportstörungen im Sarkoplasma kommen (Häufigkeit ~ 1:50000).

Es kommt zur Kontraktur von Skelettmuskeln, Temperaturanstieg, Azidose, Hyperkaliämie und Schock. Die Temperatur steigt als Folge der Wärmeproduktion bei der muskulären Überaktivität sehr rasch an und erreicht in kurzer Zeit ~ 43 °C.

Therapie: Narkoseabbruch, kontrollierte Beatmung, Eispackungen, Korrektur der Azidose, evtl. Gabe von **Dantrolen**, einem an der Muskelfaser angreifenden Muskelrelaxans.

Chloroform

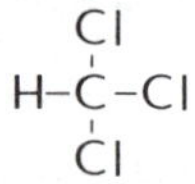

Formel 17.2: Chloroform

Chloroform ist wegen seiner geringen Narkosebreite (1–1,5 Vol % in der Atemluft), seiner lähmenden Wirkung auf das Atemzentrum und seiner Herz- und Lebertoxizität heute nicht mehr in Gebrauch.

Chlorethyl

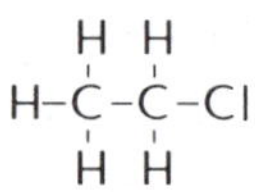

Formel 17.3: Chlorethyl

Chlorethyl, das lediglich ein Narkosestadium 1 hervorruft, sollte wegen der vielen vorgekommenen Todesfälle durch Herzstillstand auch nicht mehr bei kleinen chirurgischen Eingriffen verwendet werden.

Äthernarkotika

Diethyläther

Diethyläther ist chemisch gesehen C_2H_5–O–C_2H_5. Er ist brennbar und explosiv.

Da Äther schwerer als Luft ist, befinden sich die höchsten Konzentrationen am Fußboden. Äther muß in dunklen Behältern aufbewahrt werden, da unter Lichteinfluß schleimhautreizende Peroxide gebildet werden.

Der **MAC-Wert** von Äther beträgt ~ 2 Vol %, der **Löslichkeitskoeffizient** 12 und der **Verteilungskoeffizient** 3.

Pharmakokinetik

Äther wird in einer Konzentration von 3–4 Vol % in der Atemluft zugeführt.

Da er relativ gut wasserlöslich ist, flutet die Äthernarkose langsamer an als die Halothan- und Stickoxydulnarkose. Äther durchläuft die Narkosestadien in klassischer Weise (☞ Tab. 17.1). Die Ausscheidung erfolgt durch Abatmen über die Lungen.

Wirkungen

Äther führt zu einer guten Bewußtlosigkeit, wirkt gut relaxierend und gut analgetisch.

Bis zum Toleranzstadium bleibt die Atmung unbeeinflußt. Erst bei Überschreiten der Konzentration, die das Toleranzstadium unterhält, wirkt er atemdepressiv. Das Herz wird gegenüber den Katecholaminen nicht sensibilisiert. Außer vereinzelt auftretenden harmlosen Extrasystolen hat Äther keine negativen Effekte auf das Herz.

Am Kreislaufsystem wird der Blutdruck nicht beeinflußt, erst bei sehr tiefer Narkose sinkt er ab. Die Hautgefäße werden erweitert.

Durch die schleimhautreizende Wirkung des Äthers wird die Sekretion im Respirationstrakt gesteigert.

Da Äther ungiftig ist und narkotisch gute Qualitäten besitzt, ist er trotz seiner Explosivität und der unangenehmen Erscheinungen beim Aufwachen (Stadium 2 der Narkose) noch nicht endgültig aus dem OP verdrängt.

Methoxyfluran (Pentrane®)

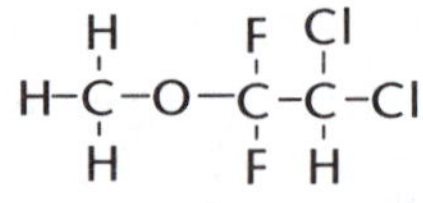

Formel 17.4: Methoxyfluran

Methoxyfluran ist ein halogenierter Äther, der nicht brennbar ist.

Da die Substanz nephrotoxisch wirkt und das Erwachen aus der Narkose 1–2 h dauert, wird Methoxyfluran nicht mehr eingesetzt.

Enfluran (Ethrane®)

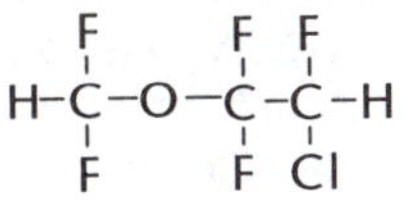

Formel 17.5: Enfluran

Der seit 1974 im Handel befindliche halogenierte Äther Enfluran ist chemisch dem Methoxyfluran sehr verwandt, zeigt aber dem Halothan vergleichbare narkotische Eigenschaften. Enfluran ist eine nicht brennbare, farblose Flüssigkeit.

Pharmakokinetik

Für die Narkoseeinleitung sind Konzentrationen von 2–3 Vol % notwendig, für Narkosen bei größeren Eingriffen in Kombination mit Stickoxydul/O_2-Gemischen reichen 1,5 Vol % für eine gute Narkose.

Enfluran wird zu < 3 % metabolisiert und hauptsächlich über die Lungen unverändert abgeatmet. Wegen der kurzen Verweildauer fallen keine wesentlichen toxischen Metabolite an. → Bisher wurden keine nephro- und hepatotoxischen Wirkungen beobachtet.

Unerwünschte Wirkungen

Enfluran kann die zerebrale Krampfbereitschaft erhöhen → tonisch-klonische Krämpfe, daher Vorsicht bei prädisponierten Patienten.

Wie Halothan ruft es eine Atemdepression hervor → Beatmung notwendig.

Enfluran senkt den Blutdruck, wirkt negativ inotrop, läßt jedoch die Herzfrequenz unbeeinflußt. Die katecholaminsensibilisierende Wirkung ist im Vergleich zu Halothan schwach ausgeprägt. Enfluran und Isofluran verstärken die Tubocurarinwirkung.

Isofluran (Forene®)

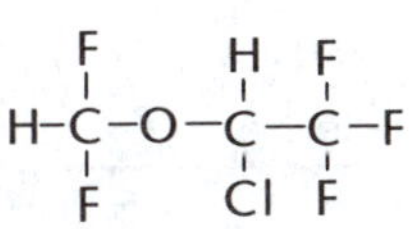

Formel 17.6: Isofluran

Isofluran, ein Isomer des Enfluran mit ähnlichen physikalischen Eigenschaften, ist erst seit den achtziger Jahren im Handel.

Die narkotische Wirkung ist stärker als bei Enfluran. Wegen der schlechten Löslichkeit von Isofluran im Blut flutet die Narkose sehr schnell an. Nach Narkoseende wird Isofluran rasch abgeatmet, so daß die Patienten meist innerhalb von 10 min nach Narkoseende erwachen.

Die Metabolisierungsrate liegt noch unter der des Enflurans. Die Nebenwirkungen sind dem Enfluran vergleichbar, wobei die zerebrale krampfsteigernde Wirkung nicht beobachtet wurde.

Stickoxydul = Lachgas

Chemisch handelt es sich um N_2O, eine inerte Substanz. Stickoxydul kann einen Brand unterhalten, ist aber nicht explosiv. Unter Normalbedingungen liegt es im gasförmigen Zustand vor. Zur Narkoseverwendung wird es unter hohem Druck verflüssigt.

> Stickoxydul hat einen **MAC-Wert** von 80 Vol %, einen **Löslichkeitskoeffizienten** von 0,5 und einen **Verteilungskoeffizienten** von 3.

Pharmakokinetik

Bei alleiniger Anwendung von Stickoxydul wird Bewußtlosigkeit erst ab einer Konzentration von 80 Vol % erreicht. Weil sich mit Stickoxydul kein tiefes Toleranzstadium erreichen läßt, und da zur Vermeidung von Hypoxien ein O_2-Anteil von 25 Vol % nicht unterschritten werden darf, wird es in der Regel mit einem anderen Narkotikum kombiniert → z.B. 29 Vol % O_2, 70 Vol % N_2O und 1 Vol % Halothan.

> Der Wirkungseintritt erfolgt schnell, da Lachgas im Blut praktisch nicht löslich ist. Die Narkose ist gut steuerbar. Stickoxydul wird unverändert abgeatmet, es führt zu keinen Schädigungen.

> Nach Absetzen der Stickoxydulnarkose sollte man zur Vermeidung einer Hypoxie etwa 5 min lang mit reinem Sauerstoff beatmen, da durch die schnelle Rückdiffusion von N_2O der O_2-Partialdruck in den Lungenalveolen sinkt.

Wirkungen

Stickoxydul ist gut analgetisch wirksam, sogar in Konzentrationen, die noch nicht narkotisch wirksam sind.

Es wirkt kaum muskelrelaxierend, die herbeigeführte Bewußtlosigkeit ist schlecht. Solange eine genügende Sauerstoffzufuhr gewährleistet ist, beeinträchtigt N_2O das Atemsystem nicht. Am Herzen werden selten Rhythmusstörungen beobachtet.

Sonst bestehen keine unerwünschten Wirkungen.

Nach dem Absetzen der Narkose läßt die Wirkung schnell nach.

Tab. 17.1: Physikalisch-chemische und pharmakologische Eigenschaften der gebräuchlichsten Inhalationsanästhetika

	Brennbarkeit	Löslichkeitskoeff.	Verteilungskoeffizient	MAC-Wert
Halothan	–	2,3	330	0,77
Diäthyläther	+	12	3	~ 2
Enfluran	–	1,8	120	1,68
Isofluran	–	1,4	?	1,15
Stickoxydul	–	0,5	3	80

17.1.2 Injektionsanästhetika

Die Injektionsanästhetika haben gegenüber den Inhalationsnarkotika den entscheidenden Nachteil, daß die Narkose schlecht steuerbar ist. Injektionsnarkotika werden nicht über die Lungen abgeatmet, sondern durch andere Prozesse z.T. erst nach Umwandlungen ausgeschieden.

Der Vorteil der Injektionsnarkotika liegt in ihrer schnellen Anflutung im Gehirn. Damit wird das bei allen Inhalationsnarkotika zu Beginn der Narkose auftretende Exzitationsstadium übersprungen. Verantwortlich für den raschen Narkosebeginn ist die hohe Lipidlöslichkeit der Substanzen → rasche Passage der Blut-Hirn-Schranke.

Für das schnelle Abfluten der Narkose ist keine Verstoffwechslung der Substanzen, sondern eine Umverteilung in andere, schlechter als das ZNS durchblutete Gewebe verantwortlich. Dadurch sinken die anfänglich sehr hohen Wirkstoffkonzentrationen im ZNS schnell wieder unter narkotisch wirksame Konzentrationen.

Barbiturate

Verwendung finden vornehmlich drei kurzwirksame Präparate: Hexobarbital (Evipan-Na+®), **Thiopental-Na+** (Trapanal®) und **Methohexital** (Brevimytal®).

Pharmakokinetik

Da die Lösung instabil ist, muß sie jeweils direkt vor Gebrauch aus Trockenampullen hergestellt werden. Injiziert werden die stark basischen (pH-Wert > 10) Na-Salze der genannten Barbiturate.

Bei paravenöser Injektion können lokale Gewebeschädigungen auftreten. Bei versehentlicher intraarterieller Injektion kann es zu Nekrosen und zum Verlust der betroffenen Extremität kommen. Die lokale gewebsschädigende Wirkung von Thiopental ist größer als die von Hexobarbital.

Durch die große Lipidlöslichkeit der Barbiturate tritt die Wirkung sofort ein und hält je nach Dosis bei Hexobarbital zwischen 10 und 30 min an.

Tab. 17.2 Pharmakologische Eigenschaften von kurzwirksamen Barbituratnarkotika

Wirkstoff	Plasmaeiweißbindung	Halbwertzeit	Clearance	Richtdosis für Erwachsene
Hexobarbital	50 %	4 h	260 ml/min	~ 400 mg
Thiopental	85 %	6 h	240 ml/min	~ 250 mg
Methohexital	~ 90 %	1–2 h	830 ml/min	~ 60 mg

Die Narkose läßt aber ebenso schnell wieder nach, da Barbiturate umverteilt werden.

Die nach kurzer Zeit im Gehirn angesammelte Menge wird allmählich mit der schlechter durchbluteten Muskulatur ins Gleichgewicht gesetzt.

Dadurch wird eine große Menge der injizierten Barbiturate aus dem Gehirn abtransportiert und die Konzentration im Gehirn sinkt unter narkotisch wirksame Konzentrationen.

Das Fettgewebe spielt für die **Rückverteilung** im Vergleich zur Muskulatur eine geringere Rolle, da es schlecht durchblutet ist. Es kann aber große Mengen von Barbituraten binden. Deshalb ist die Narkosedauer bei einer Zweitinjektion oft erheblich länger, was nicht immer ungefährlich ist.

Die Rück- oder Umverteilung der kurzwirksamen Barbiturate spielt für das Abflauen der Narkose die größte Rolle.

Die Barbiturate werden in der Leber durch Monooxigenasen hydroxyliert. Die Metabolite und die z.T. unveränderten Substanzen werden hauptsächlich über die Niere ausgeschieden.

Wirkungen

Die Bewußtlosigkeit nach Barbituratnarkose ist gut. Die Barbiturate wirken schlecht muskelrelaxierend und schlecht analgetisch. Sie führen sogar zu einer Hyperalgesie, wodurch die motorische und vegetative Reflexbereitschaft erhöht werden. Deshalb sollte eine reine Barbituratnarkose nur für kurze Eingriffe angewandt werden, sonst nur in Kombination mit anderen Anästhetika.

Am Herzen wirken die verwendeten Barbiturate negativ inotrop, wahrscheinlich durch Behinderung der elektromechanischen Kopplung. Sie führen zu einem Blutdruckabfall.

In narkotischer Dosis reduzieren die Barbiturate die Atemfrequenz und Atemtiefe, in höherer Konzentration wird das Atemzentrum völlig gelähmt. An zentralen Wirkungen rufen die Barbiturate eine Erhöhung der parasympathischen Erregbarkeit hervor. Beim An- und Abfluten der Narkose wird das subjektiv unangenehme Erregungsstadium durchlaufen.

Pentobarbital wirkt ähnlich wie Hexobarbital, nur länger.

Propanidid (Epontol®)

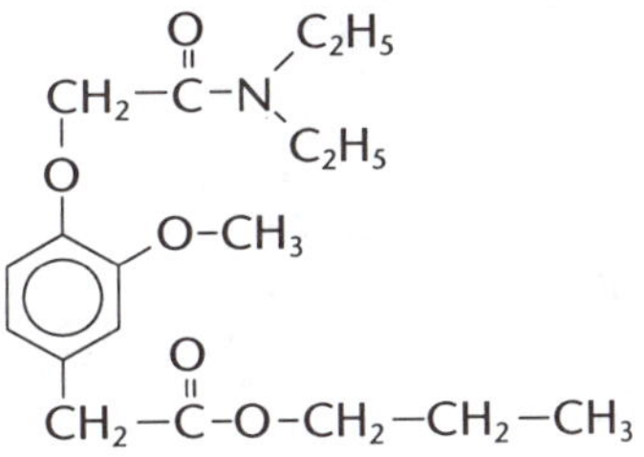

Formel 17.7: Propanidid

Propanidid ist ein Phenylessigsäurederivat. Dieses Injektionsanästhetikum eignet sich lediglich für kurze chirurgische Eingriffe, da der Patient schon etwa 10 min nach der Zufuhr wieder wach ist.

Propanidid wird in der Leber durch hydrolytische Spaltung von Esterasen vollständig inaktiviert. Es eignet sich zur Kurznarkose, da der Patient nach 1/2 Stunde wieder völlig erholt ist.

Wirkungen

Gute Bewußtlosigkeit, schlechte Analgesie, keine Muskelrelaxation, teilweise wurden sogar Muskelzuckungen beobachtet. Es kommt nicht zu den unangenehmen Erlebnissen während der Einschlaf- und Aufwachphase.

Am Herzen beobachtet man Tachykardie, der Blutdruck sinkt ab. Die Atmung nimmt zu Beginn zu, später kommt es zu Hypoventilation und zentraler Atemdepression.

Es können, vielleicht durch eine relativ starke Histaminausschüttung bedingt, eine Vielzahl vegetativer Nebenwirkungen auftreten, die von Erbrechen über einen Laryngospasmus bis zu Schweißausbrüchen reichen. Es sind ungeklärte Todesfälle vorgekommen.

Ketamin (Ketanest®)

Das Cyclohexanon Ketamin wird für kurze chirurgische Eingriffe benutzt.

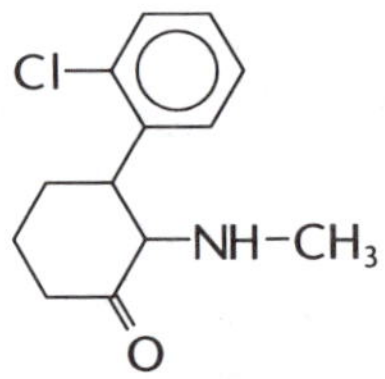

Formel 17.8: Ketamin

Pharmakokinetik

Ketamin wirkt sehr schnell, es wird sogar oral resorbiert, und wirkt auch nach intramuskulärer Injektion. Die Wirkung klingt schnell ab, die entscheidende Rolle für das Wirkungsende spielt die Rückverteilung in die Muskulatur und das Fettgewebe. Direkt nach i.v.-Injektion setzt eine etwa 30 min anhaltende Analgesie ein, die von einer ~ 10minütigen Bewußtlosigkeit begleitet wird. Danach tritt eine sog. Nachphase (Teilnahmslosigkeit, Dösen) von ~ 30 min Dauer auf.

Ketamin ist 5–10fach besser lipidlöslich als Thiopental. Ketamin wird in der Leber metabolisiert. Etwa 20 % der Metabolite werden renal ausgeschieden.

Wirkungen

Die Bewußtlosigkeit und Analgesie sind gut, wobei die Analgesie länger andauert. Die Muskelrelaxation ist schlecht.

Die protektiven Reflexe (Lidschlag-, Pharyngeal-, Schluck-, Hustenreflex) werden nicht beeinträchtigt. Am Herzen bewirkt Ketamin eine Tachykardie durch indirekt sympathomimetischen Effekt (Kontraindikation: Herzinsuffizienz).

Der Blutdruck steigt relativ stark an (Kontraindikation: Hypertonie). Die Atmung wird meist nur gering beeinflußt, am ZNS wirkt Ketamin erregend.

In der Nachphase besteht eine retrograde Amnesie.

Die Patienten klagen über unangenehme Erinnerungen, die während der Aufwachphase aufgetreten sind. Die Injektion von Diazepam 5 min vor Narkosebeginn senkt die Häufigkeit dieser Halluzinationen deutlich. Durch Neuroleptika sind diese Nebenwirkungen zu beseitigen.

Da die psychomotorischen Funktionen über Stunden beeinträchtigt werden, ist das Autofahren für 24 h nach Ketaminnarkose untersagt.

Kontraindikationen: Hypertonie und Herzinsuffizienz.

Etomidat (Hypnomidate®)

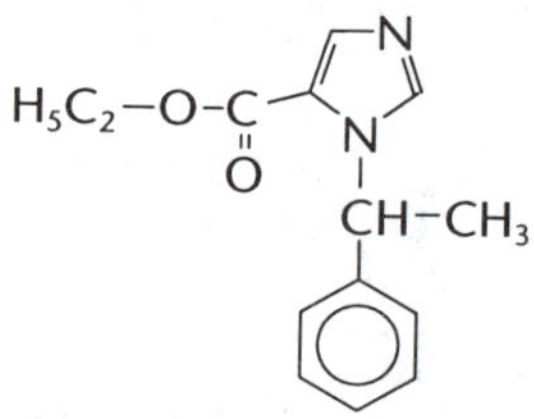

Formel 17.9: Etomidat

Etomidat hat eine sehr kurze Wirkungsdauer. Die sofort nach i.v.-Injektion einsetzende Narkose dauert ~ 4–8 min. Es besteht keine Muskelrelaxation. Die Halbwertzeit beträgt 2 min, der Abbau erfolgt in der Leber.

Myoklonie und Dyskinesien sowie Husten und Singultus können während der Narkose auftreten. Kurzfristige Anstiege von Herzfrequenz und Blutdruck sind beschrieben.

Benzodiazepine

Injizierbare Benzodiazepine wie **Diazepam** (Valium®), **Flunitrazepam** (Rohypnol®), **Lormetazepam** (Noctamid®) und **Midazolam** (Dormicum®) werden bei der Narkoseeinleitung, bei Neuroleptanalgesie, zur Prämedikation, bei Intensivpatienten und zu diagnostischen Eingriffen eingesetzt.

Man profitiert bei ihrem Einsatz von folgenden Wirkungen: Anxiolyse, Sedation, Muskelrelaxation und antikonvulsiver Effekt ☞ 17.2.8.

Neuroleptanalgesie (NLA)

Bei der Neuroleptanalgesie werden Substanzen eingesetzt, die psychische Indifferenz und Reflexlosigkeit auslösen.

Man kombiniert ein **Analgetikum** aus der **Morphinreihe** (Fentanyl®) mit einem **Neuroleptikum** aus der **Butyrophenongruppe** (Droperidol), daher kommt auch die Namensgebung. Das Präparat heißt Thalamonal®. Zweck der Neuroleptanalgesie ist, den Patienten in einen Zustand der totalen Analgesie und Indifferenz gegen äußere Reize zu versetzen. Bei höherer Dosierung erreicht man Bewußtlosigkeit.

Die Neuroleptanalgesie eignet sich besonders für Operationen bei Patienten mit schlechtem AZ, hohem Alter, Leberschäden und bei allen Patienten mit Narkoseproblemen. In der Regel wird die NLA zur Erzielung der Bewußtlosigkeit mit Stickoxydul kombiniert.

Da es bei der Neuroleptanalgesie immer zu einer Atemlähmung kommt, muß intubiert und künstlich beatmet werden (assistierte oder kontrollierte Beatmung). Vorteile der NLA sind geringe Toxizität, hohe Sicherheit (keine Herstellung von Atemgasgemischen nötig, keine Explosionsgefahr), gute Steuerbarkeit, stabile Kreislaufsituation und lange postoperative Schmerzfreiheit.

Es gibt drei Formen der Neuroleptanalgesie:

- ▲ NLA ohne andere Narkose
- ▲ NLA mit Einleitung durch kurzwirkende Narkotika
- ▲ NLA als Dauertropfinfusionen nach Einleitung mit einem Barbiturat.

Prämedikation

Ziele der Prämedikation

- ▲ Sedation des Patienten mit Analgesie, z.B. durch Morphin.
- ▲ Verringerung der Nebenwirkungen von Narkotika (z.B. antihistamine Wirkung, antiemetische Wirkung, Hemmung der Schleimsekretion).
- ▲ Reduktion der Narkotikamengen.

Verwendet werden:

Morphin und Derivate, Atropin, Scopolamin, Promethazin, Chlorpromazin, Tranquilizer und Sedativa.

17.2 Hypnotika, Sedativa und Tranquillantien

Hypnotika

Hypnotika führen am ZNS einen schlafähnlichen Zustand herbei, der durch äußere Reize aufgehoben werden kann. In niedriger Dosierung wirken Hypnotika als Sedativa, daher besteht zwischen beiden Wirkstoffgruppen bezüglich ihrer Wirkung lediglich ein quantitativer Unterschied.

Sedativa

Sedativa sind Substanzen, die unspezifisch im ZNS viele Funktionen dämpfen, wie z.B. die geistige Leistungsfähigkeit (Aufmerksamkeit, Konzentrationsvermögen, Reaktionsschnelligkeit, Denk- und Kombinationsfähigkeit), Emotionen, Sensomotorik, Vegetativum. Der Unterschied gegenüber den Tranquilizern besteht darin, daß die Sedativa weit unspezifischer wirken. Die Tranquilizer sollen die emotionellen Reaktionen (Wut und Angst) dämpfen, die geistige Leistungsfähigkeit jedoch möglichst unberührt lassen.

Tranquillantien (Tranquilizer, Ataraktika)

Tranquilizer sollen Angst- und Spannungszustände lösen und auf Zwangsvorstellungen dämpfend wirken. Sie können keine Psychosen beseitigen. Ein idealer Tranquilizer sollte weder die geistige Leistungsfähigkeit noch sensomotorische Funktionen beeinträchtigen. Tranquilizer rufen keine Narkose hervor. Sie verstärken die Wirkung von γ-Aminobuttersäure (GABA). Andererseits verstärkt die Bindung von GABA am Rezeptor die Affinität von Benzodiazepinen zu ihrem eigenen Rezeptor.

Typische Wirkstoffe

- ▲ *Benzodiazepine:* Diazepam
- ▲ *Barbiturate:* Phenobarbital
- ▲ *Piperidinderivate:* Gluthetimid, Methyprylon
- ▲ *Halogenierte Kohlenwasserstoffe:* Chloralhydrat
- ▲ *Thiazolderivate:* Clomethiazol
- ▲ *H_1-Rezeptorblocker:* Phenothiazine, z.B. Promethazin
- ▲ *Dicarbamate:* Meprobamat
- ▲ *Monoureide:* Bromisoval
- ▲ *Chinazolone:* Methaqualon
- ▲ *Aldehyde:* Paraldehyd
- ▲ *Alkohole:* Ethanol.

Wirkungsmechanismus

Hauptangriffsort der Hypnotika ist das „Wach-Zentrum" im ascendierenden Teil der Formatio reticularis und das limbische System.

Die **Barbiturate** und ähnlich wirkende Substanzen wirken in niedriger Dosierung hauptsächlich auf die Formatio reticularis, während sie in höherer Dosierung relativ unspezifisch die Impulsübertragung auf kortikale Hirnanteile, die Hirnrinde selbst und andere zerebrale Zentren hemmen.

Die Barbituratwirkung beruht auf einer Hemmung der Transmitterfreisetzung (präsynaptischer Effekt) und einer Empfindlichkeitsabnahme des Rezeptors (postsynaptischer Effekt). Am empfindlichsten reagieren die Neuronen der Formatio reticularis, des Thalamus und aufsteigender Hirnrindenbahnen.

Zusätzlich diskutiert man für die Barbiturate einen Wirkeffekt über das GABA-System (γ-Aminobuttersäure, ein neuronaler Transmitter). Barbiturate verstärken den hemmenden Effekt von GABA.

Die **Tranquillantien** wirken generell dämpfend auf die Formatio reticularis und auf das limbische System. Heute sind die Benzodiazepine, die ursprünglich nur als Tranquilizer im Handel waren, die am häufigsten verordneten Sedativa. Dabei wird scheinbar spezifischer als bei den Hypnotika die vom limbischen System ausgehende emotionsbedingte Aktivierung des Wach-Systems gehemmt → indirekt schlaffördernde Wirkung. Die Wirkung der Benzodiazepine wird über spezifische, im Groß- und Kleinhirn und im limbischen System lokalisierte Rezeptoren übermittelt.

Diese spezifischen Bindungsstellen gehören zu einem Komplex aus GABA-, Benzodiazepin- und Chlorionophorrezeptor. Durch Ankopplung der Benzodiazepine an diesen Komplex wird die Affinität des GABA-Rezeptors gegenüber freigesetzter GABA gesteigert. → Förderung der GABA-bedingten neuronalen Hemmung.

Elektrophysiologisch liegt dieser Wirkung eine Öffnung der Cl^--Kanäle der Zelle zugrunde → Cl^- strömt in Zelle → zelluläre Erregbarkeit ↓ durch Hyperpolarisation.

Man unterscheidet zwei Formen der Hemmung von Neuronen im ZNS:

- ▲ **Postsynaptische Hemmung:** Transmitter im Gehirn = GABA, im Rückenmark = Glycin. Das inhibitorische Neuron wird aktiviert. → Freisetzung des inhibitorischen Transmitterstoffes. → Bindung an postsynaptische Membran. → Verminderung der Erregbarkeit des postsynaptischen Rezeptors durch Hyperpolarisation.

  Glycin wird durch Strychnin am Rezeptor antagonisiert. Dadurch entfällt der hemmende Effekt auf die motorischen α-Motoneurone → schmerzhafte Muskelkrämpfe.

- ▲ **Präsynaptische Hemmung:** Transmitter im ZNS ist GABA. Das inhibitorische Neuron wird aktiviert. → Freisetzung des inhibitorischen Transmitterstoffes. → Depolarisation des zugehörigen exzitatorischen Neurons ohne daß ein Aktionspotential entsteht. Trifft jetzt ein exzitatorischer Reiz auf das vordepolarisierte Neuron, fällt das entstehende Aktionspotential schwächer aus. → Ausschüttung einer geringeren Menge von Transmitterstoff.

Wirkungen

Je nach Dosierung wirken die Hypnotika sedativ, hypnotisch oder narkotisch. Der physiologische Schlaf wird in zwei Phasen unterteilt, den **orthodoxen (nREM-) Schlaf** und den **paradoxen (REM-) Schlaf**.

Der orthodoxe Schlaf ist der sogenannte Tiefschlaf. Die Phasen des orthodoxen Schlafs dauern in der

Regel 90 Minuten, sie werden gegen Morgen immer kürzer und seltener.

Der paradoxe Schlaf oder rapid eye movement (REM-)Schlaf ist auf Grund des EEG-Befundes vom orthodoxen Schlaf zu unterscheiden. Während der paradoxen Schlafphasen, die ungefähr 20 min dauern, treten schnelle Augenbewegungen auf. Die paradoxen Schlafphasen sind durch heftige Träume charakterisiert. Sie wechseln sich mit den nREM-Phasen ab und werden gegen Morgen immer häufiger, da die Dauer der nREM-Phasen abnimmt.

Dieser physiologische Schlafablauf ist für die Erholung des Organismus notwendig.

Die Hypnotika greifen in diesen Schlafablauf ein, da sie unspezifisch dämpfend auf die Aktivät der Neurone der Formatio reticularis wirken. So unterdrücken sie die REM-Phasen des Schlafes. Dadurch wird der Schlafablauf gestört, der Schlaf ist weniger erholsam, und es resultieren Leistungsstörungen des Gehirns am nächsten Tag.

Setzt man die Hypnotika nach einer längeren Einnahmeperiode ab, kommt es nachfolgend zu einer Phase gesteigerter Traumtätigkeit (Zunahme der REM-Phasen). Es können subjektiv sehr unangenehme Alpträume auftreten. Dies bezeichnet man als **Rebound-Phänomen**.

Durch die unspezifische Dämpfung der Neurone im Formatio reticularis-Gebiet kommt es zu einer generellen Minderung geistiger Leistungsfähigkeit, wobei besonders die Konfliktwahrnehmung und Konfliktverarbeitung beeinträchtigt sind.
Einige Hypnotika können in der Epilepsiebehandlung als Antikonvulsiva benutzt werden (☞ 17.7).

Da die **Tranquillantien** schlafinduzierend und schlaffördernd wirken, werden sie auch zur Therapie von Schlafstörungen gegeben. Besonders geeignet sind hier die Substanzen Nitrazepam, Flurazepam, Triazolam und Flunitrazepam, da diese eine relativ kurze Halbwertzeit besitzen.

Die Benzodiazepine verlängern ebenso wie die Barbiturate die Phasen des nREM-Schlafs auf Kosten des REM-Schlafs. Die Tiefschlafphase (Stadium 4) wird verkürzt. Tranquilizer wirken nicht antipsychotisch.

Die Tranquillantien wirken hemmend auf die im Rückenmark vorkommenden fördernden Interneurone, die den Muskeltonus erhöhen.

Dies wird bei der Verwendung von Tranquillantien in der Therapie des Tetanus und bei der Herabsetzung von Spannungszuständen der Muskulatur genutzt.

Diazepam und Nitrazepam haben antikonvulsive Eigenschaften, wobei Diazepam das Mittel der Wahl beim Status epilepticus ist.

Nitrazepam wird zur Therapie von Petit mal-Zuständen mit gutem Erfolg eingesetzt.

Pharmakokinetik

Generell läßt sich sagen, daß eine zunehmende Lipidlöslichkeit die Resorption, den Wirkungseintritt und die Passage ins ZNS beschleunigt, die Plasmaeiweißbindung und Metabolisierungsrate erhöht und die Halbwertzeit und Wirkungsdauer verkürzt. Schnell wirkende Präparate sind zur Therapie von Einschlafstörungen, mittellang wirkende zur Therapie von Durchschlafstörungen geeignet.

Unerwünschte Wirkungen

Alle zentral wirksamen Substanzen führen zur Wirkungsverstärkung anderer zentral wirksamer Stoffe. Die hypnotische Wirkung von Alkohol, Morphinen, Antihistaminika, Scopolamin, Tranquilizern, Neuroleptika und Thymoleptika wird durch Hypnotika verstärkt.

Das Atemzentrum wird gedämpft → Reduktion des AMV.

Durch die Hemmung der aktivierenden Neurone der Formatio reticularis kommt es zu einer Senkung des Muskeltonus und einer Verminderung der Reflexe. Es wird keine Muskelrelaxation herbeigeführt.

Durch hemmende Einflüsse auf das Vasomotorenzentrum sinkt der Blutdruck. Hypnotika wirken gering negativ inotrop.

Die Temperaturregulation wird verschlechtert, da das Regelzentrum im Hypothalamus gedämpft wird.

Zentrales Nervensystem

Die Hypnotika haben keine analgetischen Wirkungen, Barbiturate können sogar eine Hyperalgesie hervorrufen. Bei alten Menschen und kleinen Kindern können nach Hypnotikagabe paradoxe Wirkungen auftreten. Diese äußern sich durch Erregungszustände.

Suchtentwicklung

Alle Hypnotika führen mit der Zeit zu psychischer Gewöhnung. Die Barbituratsucht wird durch die zentral erregende Wirkung und Stimmungsaufheiterung ausgelöst.

Die chronische Einnahme von Sedativa und Tranquillantien entsteht meist aus dem Wunsch, die erzielten Pharmakaeffekte auf lange Sicht zu erhalten und Angst, depressive Verstimmungszustände und Schlafstörungen zu bekämpfen. Durch regelmäßige Einnahme entsteht **Gewöhnung** → Zwang zur Dosissteigerung, um dieselbe Wirkung zu erreichen. Im Stadium der Gewöhnung können die Substanzen ihre Wirkungsqualität verändern und erregend bzw. euphorisierend wirken. Bei Abhängigen kommt es zu Konzentrationsstörungen, intellektueller Nivellierung, vegetativen Dysfunktionen, Tremor und Ataxien.

Es entwickelt sich eine **psychische und physische Abhängigkeit**. Es besteht Kreuztoleranz zwischen Barbituraten und Meprobamat.

Die Entzugserscheinungen ähneln denen der Alkoholsucht.

Akute Überdosierung

Bei der Vergiftung mit Hypnotika (Ausnahme Methaqualon) kommt es zu ähnlichen Symptomen wie bei der Barbituratvergiftung ☞ 17.2.1.

17.2.1 Barbitursäurederivate

Hexobarbital (Evipan®), **Pentobarbital** (Nembutal®, Neodorm®), **Cyclobarbital** (Phanodorm®), **Phenobarbital** (Luminal®, Phaenemal®).

Man teilt die Barbiturate in kurzwirkende, mittel- und langwirkende Substanzen ein.

Kurzwirkende Barbiturate

Einsatz als Einschlafmittel, Injektionsnarkotikum*.

	$T_{1/2}$	Wirkdauer
Hexobarbital	~ 4 h	2–3 h
Thiopental*	~ 6h	sehr kurz
Heptabarbital	5–8 h	3–5 h

Mittellang-wirkende Barbiturate

Einsatz als Durchschlafmittel.

	$T_{1/2}$	Wirkdauer
Pentobarbital	15–48 h	4–8 h
Cyclobarbital	~ 8–9 h	6–8 h

Langwirkende Barbiturate

Einsatz als Tagessedativa.

Barbital (Veronal®) ist wegen seiner langen Wirkdauer als Schlafmittel obsolet.

	$T_{1/2}$	Wirkdauer
Phenobarbital	3 Tage	10–18 h
Barbital	4 Tage	12–24 h

Die Barbiturate sind Abkömmlinge der Barbitursäure. Die Barbitursäurederivate werden in nichtdissoziierter Form in Magen und Dünndarm durch Diffusion resorbiert. Die Resorptionsquote der Barbiturate nach oraler Gabe beträgt nahezu 100 %. Es ist jedoch auch die rektale Applikation als Zäpfchen möglich.

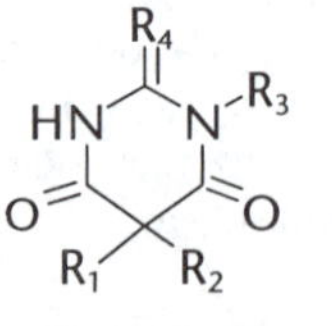

Formel 17.10: Grundgerüst der Barbiturate
R_1 ist ein 6er Ring oder eine aliphatische Kette.
R_2 ist meist eine CH_3– oder C_2H_5–Gruppe.
R_3 ist entweder ein H oder eine CH_3-Gruppe.
R_4 ist meist ein O, bei Thiopental ein S.

Pharmakokinetik

Die Resorption der Barbiturate erfolgt sehr schnell.

Die Geschwindigkeit des Wirkeintrittes hängt von der Lipidlöslichkeit und der Höhe der Plasmaeiweißbindung ab. Durch Einführung aliphatischer Gruppen wird die **Lipidlöslichkeit** verbessert → schnellerer Wirkungseintritt, kürzere Wirkdauer.

Bei **Thiopental** (☞ 17.1.2), einem schwefelsubstituierten Barbiturat, erfolgt der Wirkungseintritt aufgrund hoher Lipidlöslichkeit sehr schnell, jedoch fällt die Wirkung durch das Umverteilungsphänomen bedingt schnell wieder ab.

Phenobarbital ist wesentlich schlechter lipidlöslich als Thiopental → die Passage der Blut-Liquor-Schranke dauert länger, deshalb tritt die Wirkung bei i.v.-Gabe etwa nach 15 min ein.

Man kann die **Verteilung** mancher Barbiturate durch Verschiebung des Blut-pH-Wertes beeinflussen. Als Beispiel sei Phenobarbital angeführt, das bei einer alkalotischen Stoffwechsellage vermehrt aus dem ZNS ins Blut diffundiert.

In der Leber werden die Barbiturate durch Einwirken der mikrosomalen Oxidasen des endoplasmatischen Retikulum abgebaut.

Bevorzugt wird die Hydroxylierung des Restes 3. Ist der Rest 3 aliphatischer Natur, ist die Hydroxylierung schwierig. Begünstigt wird die Hydroxylierung durch eine CH_3–Gruppierung als Rest 1. Die entstandenen Hydroxylierungsprodukte sind biologisch nicht mehr aktiv und werden durch Kopplung mit Glukuronsäure nierengängig gemacht.

Weitere Möglichkeiten, die Barbiturate abzubauen, sind N-Desalkylierung, Ringsprengung und Desulfurierung bei den Thiobarbituraten.

Die **Ausscheidung** der Barbiturate und ihrer glukuronidierten Abbauprodukte erfolgt über die Niere.

Bei den nichtglukuronidierten Barbituraten kann man die Ausscheidung durch Alkalisieren des Harns steigern, da die sauren Barbitursäurederivate dann in ihrer ionisierten Form vorliegen und damit tubulär schlecht rückresorbierbar sind.

Bei längerer regelmäßiger Barbituratzufuhr werden die Barbiturate schneller abgebaut als am Anfang der Medikation. Ursache ist die Aktivitätszunahme der mikrosomalen Oxidasen (**Enzyminduktion**), die für den Barbituratabbau verantwortlich sind. Es entsteht eine **Toleranzentwicklung** gegenüber Barbituraten (Barbituratgewöhnung), die zu einer Dosissteigerung führt. Da die induzierten Enzyme nicht spezifisch für den Barbituratabbau sind, werden auch andere Pharmaka beschleunigt abgebaut (☞ Kap. 1).

Beschleunigt wird vor allem die Glukuronidierung in der Leber. Phenobarbital erhöht den Cytochrom P450–Gehalt im endoplasmatischen Retikulum der Leber. Die Reaktionsgleichung der mikrosomalen (mischfunktionellen) Oxidasen mittels Cytochrom P450 lautet

$$XH + NADPH + H^+ + O_2 \rightarrow XOH + NADP^+ + H_2O$$

Indikationen

Ein- und Durchschlafstörungen, die durch psychische Anspannung hervorgerufen werden, Sedation bei Unruhezuständen, Narkose, bei Vergiftungen mit konvulsiv wirkenden Substanzen als Antidot, bei Überdosierungen von Lokalanästhetika und als Antiepileptika ☞ 17.7.

Spezielle Barbituratnebenwirkungen

Allergische Reaktionen (Ödeme, Exantheme, Blutbildveränderung). Durch Enzyminduktion der δ-Aminolaevulinsäuresynthetase ist die Porphyrie eine Kontraindikation für die Barbituratgabe. Die Sicherheit hormoneller Kontrazeptiva ist nicht mehr gewährleistet. Die Magen-Darm-Motilität wird reduziert. In der Schwangerschaft sollte die Barbituratmedikation vermieden werden oder zumindest sollten bei Einzelgaben 60–200 mg nicht überschritten werden (je nach Präparat).

Bei hochdosierter Therapie in der Schwangerschaft wurden vermehrt Lippen-Kiefer-Gaumenspalten, Herzfehler und Mikrozephalie beobachtet. Bei Einnahme kurz vor der Geburt kann beim Kind eine Atemdepression ausgelöst werden. Als Nebenwirkungen beim Foeten unter Barbiturattherapie in der Schwangerschaft beobachtet man paradoxe Reaktionen, Ataxie, Nystagmen, Megaloblastenanämie und Agranulozytose.

Die **Hypnotikavergiftung** ist die häufigste Vergiftung. Sie geschieht vornehmlich in suizidaler Absicht, selten versehentlich.

Barbituratvergiftung

An Symptomen steht die Bewußtlosigkeit mit zentraler Atemlähmung im Vordergrund. Ist die Vergiftung schwerwiegend, kann es zusätzlich zu Kreislaufversagen mit Schockentwicklung kommen. Die Körpertemperatur sinkt durch Ausschaltung des Wärmezentrums im Hypothalamus ab, die Nierenfunktion wird verringert und eine Bronchopneumonie kann entstehen. Am Auge besteht Mydriasis mit lichtstarren Pupillen.

Sterben die Patienten, tritt der Tod meist nach 12 h bis 4 Tagen ein. Die Todesursachen sind vorwiegend Gewebsanoxie, Bronchopneumonie oder terminale Herz- und Kreislaufinsuffizienz mit Nierenversagen. Je später der Vergiftete gefunden wird, je mehr Barbiturat er eingenommen hat, je älter und je schwächer er ist, desto schlechter wird seine Überlebenschance.

Therapie

Die Therapie der Barbituratvergiftung besteht vornehmlich in künstlicher Beatmung, um die Sauerstoffversorgung zu garantieren. Um die Aspirationsgefahr zu senken, sollte man gleich intubieren. Bei bestehendem oder drohendem Schock muß man Plasma, Plasmaexpander oder große Mengen von 0,9%iger NaCl-Lösung (evtl. mit Kaliumzusatz) zur Diuresesteigerung infundieren. Liegt die Vergiftung noch nicht lange zurück, ist eine Magenspülung indiziert. Ist das Barbiturat schon resorbiert, versucht man, die Ausscheidung mit Mannitol, Furosemid oder Etacrynsäure zu beschleunigen.

Bei Herzinsuffizienz gibt man Herzglykoside.

> Um die Ausscheidungsfähigkeit der Barbiturate zu verbessern, infundiert man Natriumbicarbonat. Durch die erfolgende Alkalisierung des Harns werden die Barbiturate besser wasserlöslich und können schlechter die Membranen passieren → tubuläre Rückresorption sinkt → Barbituratausscheidung steigt.

Die früher zur Atemstimulation verwendeten Analeptika Bemegrid und Pentetrazol sind heute fast völlig durch die künstliche Beatmung ersetzt worden.

> Prinzipiell können Patienten mit Barbituratvergiftungen über Aktivkohle oder Austauscherharze hämodialysiert oder hämoperfundiert werden. Von beiden Verfahren ist die Hämoperfusion besser geeignet, möglichst große Giftmengen zu eliminieren. Der Einsatz dieser Methoden ist vor allem bei schweren Intoxikationen mittellang und lang wirkender Barbiturate indiziert.

Die Plasmahalbwertzeit lang wirkender Barbiturate kann auf 1/10 der Zeit verkürzt werden, die Komadauer wird um den Faktor 4–25 verkürzt.

17.2.2 Chloralhydrat (Chloraldurat®)

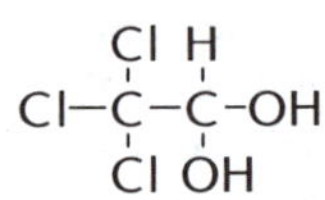

Formel 17.11: Chloralhydrat

Chloralhydrat reduziert den REM- und nREM-Schlaf nicht. Es wird nach oraler Zufuhr gut resorbiert. Es kann ohne Bedenken in der Schwangerschaft und Stillzeit gegeben werden. Beim Säugling kommt es allenfalls nach dem Stillen zu einer leichten Sedation. Man verwendet es gern bei Kindern. Die Substanz ist ölig und schmeckt stark bitter.

Chloralhydrat wird im Körper zu Trichloräthanol umgewandelt, das wahrscheinlich für die Wirkung verantwortlich ist. Als weiterer Metabolit entsteht Trichloracetat.

Die glukuronidierten Abbauprodukte werden renal eliminiert.

Indikation: Schlafstörungen

Unerwünschte Wirkungen, Kontraindikationen
Weil Chloralhydrat zu Leberfunktionsstörungen führen soll, darf es bei Leberkranken nicht verwendet werden. Nicht bei Ulcera ventriculi et duodeni sowie Niereninsuffizienz geben. Es sensibilisiert das Herz gegen die Katecholamine → Herzkrankheiten stellen eine Kontraindikation

dar. Chloralhydrat wirkt schleimhautreizend. Die Vergiftung ähnelt der Barbituratvergiftung.

17.2.3 Methaqualon (Chinazolinderivat)

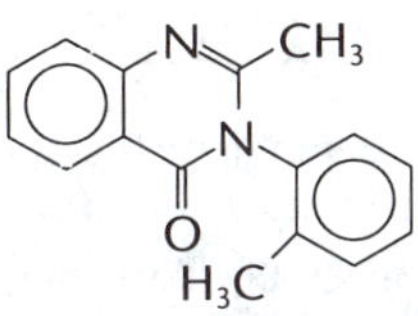

Formel 17.12: Methaqualon

Es führt zu einer geringeren Unterdrückung des rem-Schlafes als die Barbiturate. Da es in manchen Fällen zu zentraler Erregung führt, wurde es als Suchtmittel gebraucht. Bei längerer Zufuhr kann Methaqualon zu Störungen des Nervensystems führen. Diese entwickeln sich über Parästhesien und motorische Störungen zu Polyneuropathien. Nach plötzlichem Absetzen bei längerer Anwendung können bei Süchtigen ein Delirium tremens oder Krampfanfälle auftreten.
Methaqualon fällt seit 1982 unter die Btm-Verordnung. Bei der Methaqualonvergiftung kommt es zu Erregungen, Krämpfen und Erbrechen. Bei schweren Vergiftungen ist die Hämoperfusion Therapie der Wahl, wobei die Letalität höher als bei Barbituratvergiftungen ist.

Die Klinik der **Methaqualonvergiftung** unterscheidet sich etwas von den Symptomen der Barbituratvergiftung. Die Bewußtlosigkeit ist mit motorischen Krämpfen und Erregungsbildern kombiniert. Meist kommt es zum Erbrechen.

17.2.4 Piperidinderivate

Die **Piperidinderivate Gluthetimid** (Doriden®) und **Methyprylon** (Nodular®) wirken im wesentlichen wie Barbiturate. Mittlerweile sind die Substanzen nicht mehr im Handel. Die Piperidindione haben keine Vorteile gegenüber den Barbituraten und sind ihnen in Vergiftungssymptomatik und Suchttendenz vergleichbar.

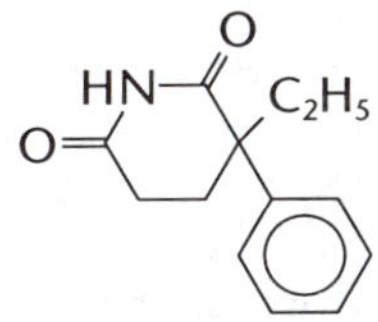

Formel 17.13: Gluthetimid

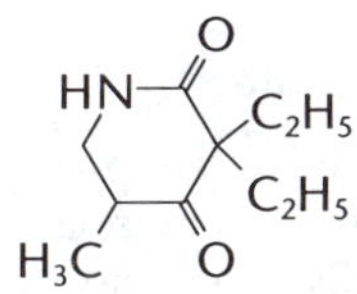

Formel 17.14: Methyprylon

Methaqualon und Methyprylon zeigen keine schädlichen Auswirkungen auf den Foeten und können abgesehen von der möglichen Suchtgefahr gelegentlich in der Schwangerschaft gegeben werden.

Das **Thalidomid** (Contergan®), das wegen seiner teratogenen Wirkung während der Schwangerschaft (Entstehung von Phokomelien) 1961 aus dem Handel genommen wurde, gehört zur Gruppe der Piperidindione. Es war wegen seiner ungeheuer großen therapeutischen Breite (praktisch keine Suizide möglich) ein sehr gutes Schlafmittel.

17.2.5 Monoureide (Bromharnstoffderivate)

Die Monoureide sind wie die Barbiturate Harnstoffderivate, wobei aber nur eine Aminogruppe mit einer Carbonsäure kondensiert ist. Alle Verbindungen enthalten ein Bromatom.

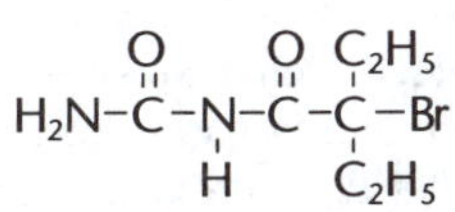

Formel 17.15: Carbromal

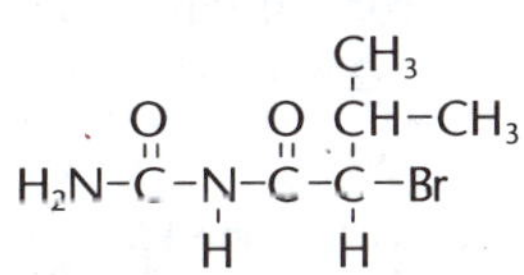

Formel 17.16: Bromisoval

Carbromal (Adalin®), **Bromisoval** (Bromural®) und **Acecarbromal** (Abasin®) sind nach peroraler Zufuhr gut resorbierbar. Sie wirken bei leichten Erregungszuständen sowie bei Schlafstörungen. Sie werden in der Leber hydrolytisch gespalten, wobei Brom freigesetzt werden kann. Bei rasch aufeinanderfolgender Zufuhr kann Bromismus (besonders gefährlich bei Fällen von Gewöhnung) mit seinen ganzen Erscheinungen auftreten.

Die Bromionen werden im Extrazellulärraum wie Chlorid verteilt. Sie werden in der Niere genau wie Chlorid ausgeschieden, jedoch wesentlich besser rückresorbiert → erhebliche Kumulationsneigung. Die Halbwertzeit von Bromionen beträgt etwa 12 Tage. NaCl-reiche Kost steigert die renale Bromausscheidung.

Vergiftung

Bei **Vergiftung** mit **bromhaltigen Sedativa** steht die Bromwirkung im Vordergrund (die Brom-blutspiegel liegen meist über 20 mmol/l). Die Sedation geht bei der Vergiftung in Erregbarkeit über → maniforme Verhaltensweise, Tremor, positiver Babinskireflex → delirante Zustände → Koma → Tod.

An der Haut entsteht die Bromakne, im Magen-Darm-Trakt kommt es zu hämorrhagischen Diarrhoen.

Manchmal entsteht eine Schocklunge. Die Letalität der Bromvergiftungen ist mit 4–6 % hoch. Oft sind Tablettenreste bei hohen Einnahmedosen als röntgendichte Schatten auf der Abdomenleeraufnahme im Magen sichtbar.

> Da Brom wie Chlor in der Henleschen Schleife rückresorbiert wird, verabreicht man große Mengen Kochsalz, da Chloridionen das Bromid verdrängen und somit mehr Bromid ausgeschieden wird. Zusätzlich verabreicht man Natriumthiosulfat. Ansonsten führt man dieselbe Behandlung wie bei Barbituratvergiftungen durch.

An möglichen Spätfolgen der Vergiftung können zurückbleiben: Leberschäden, Gehirnschäden durch zentrale Anoxie.

Bromismus

Akne, Schnupfen, Dermatitis und Konjunktivitis, Depressionen, Störungen im Gastrointestinaltrakt, petechiale Haut- und Schleimhautblutungen.

17.2.6 H_1-Antihistaminika

Bekanntester Vertreter der sedierenden Antihistaminika ist das Phenothiazinderivat **Promethazin** (Atosil®). Wegen seiner guten Verträglichkeit wird Promethazin gerne bei Kindern eingesetzt. Weitere stark sedierend wirkende Antihistaminika sind **Diphenhydramin** (Sekundal®, Dolestan®) und **Doxylamin** (Mereprine®), ☞ 15.1.

17.2.7 Clomethiazol (Distraneurin®)

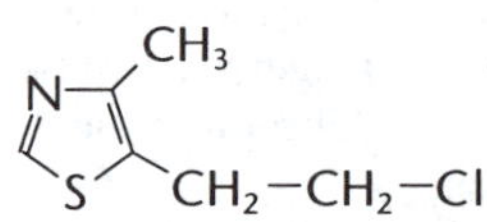

Formel 17.17: Clomethiazol

Clomethiazol wirkt zentral sedierend, hypnotisch und antikonvulsiv. Wegen der atemdepressiven Wirkung und der großen Suchtgefahr sollte das Präparat nicht als Schlafmittel eingesetzt werden.

> Clomethiazol kann i.v. und oral gegeben werden (gute Resorption). Im Organismus erfolgt eine schnelle Umwandlung zu Methylthiazolessigsäure. Schneller Wirkungseintritt, rasche renale Elimination.

Indikation

> Therapie und Prophylaxe des Alkoholdelirs, bei Delirien im Rahmen von Medikamentensucht, Rauschmitteln, unter Behandlung mit Antidepressiva, Anticholinergika und Neuroleptika. Zur Sedation von Patienten, bei denen paradoxe Reaktionen auf Tranquilizer oder Barbiturate befürchtet werden müssen (z.B. Zerebralsklerotiker und Kleinkinder). Bei akuten Manien kann ein Therapieversuch unternommen werden.

Die Infusionstherapie (meist zu Beginn der Behandlung von Delirien) sollte wegen der Gefahr von Atemdepression und Schock auf Intensivstationen durchgeführt werden.

Unerwünschte Wirkungen

Atemdepression, RR-Abfall bis zum Schock bei schneller i.v.-Gabe, Niesreiz, Tränen der Augen, Herabsetzung des Reaktionsvermögens, gegenseitige Wirkungsverstärkung anderer zentral wirksamer Substanzen; Magenschmerzen, Sodbrennen.

Clomethiazol ist kein Mittel zur längeren Behandlung des Alkoholentzuges, da es selbst eine Abhängigkeit vom Alkohol-Barbiturattyp verursacht.

→ Nicht länger als 10–14 Tage geben, Dosis ausschleichen. In der Klinik wird das Präparat häufig kurzzeitig als Adjuvans bei der Entzugstherapie eingesetzt, jedoch nicht länger als 14 Tage! Nicht bei Patienten unter 18 Jahren und bei Clomethiazolüberempfindlichkeit geben.

17.2.8 Benzodiazepine und Meprobamat

Früher wurden die Benzodiazepine hauptsächlich in ihrer Eigenschaft als Tranquilizer eingesetzt.

Alle Benzodiazepine wirken angstlösend und sedativ hypnotisch.

Seitdem jedoch Präparate mit kurzer Halbwertzeit im Handel sind, sind diese Benzodiazepinderivate Schlafmittel der 1. Wahl und haben die Barbiturate deutlich zurückgedrängt.

Typische Substanzen

- ▲ **Diazepam** (Valium®), **Oxazepam** (Adumbran®), **Nitrazepam** (Mogadan®), **Flurazepam** (Dalmadorm®), **Chlordiazepoxid** (Librium®), **Clobazam** (Frisium®).
- ▲ Von neueren Präparaten wirken **Lorazepam** (Tavor®), und **Bromazepam** (Lexotanil®) stärker anxiolytisch und weniger hypnotisch, während **Triazolam** (Halcion®), **Flunitrazepam** (Rohypnol®), **Lormetazepam** (Noctamid®), **Clotiazepam** (Trecalmo®) und **Temazepam** (Planum®) stärker sedieren.
- ▲ **Meprobamat** (Miltaun®).

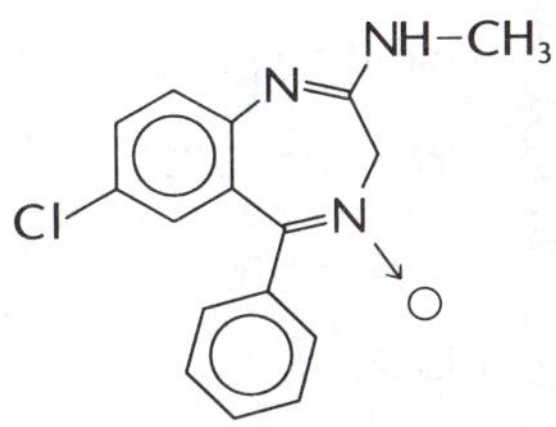

Formel 17.18: Chlordiazepoxid

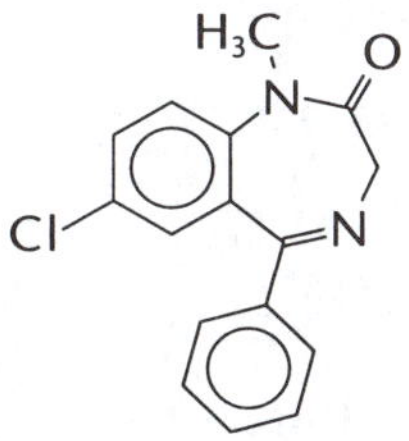

Formel 17.19: Diazepam

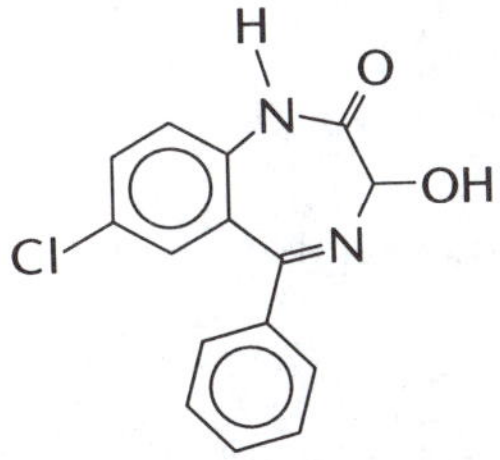

Formel 17.20: Oxazepam

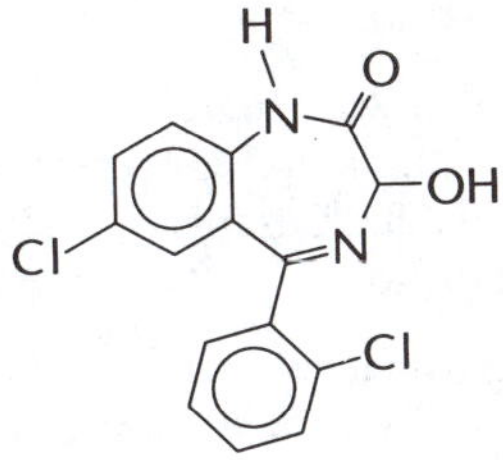

Formel 17.21: Lorazepam

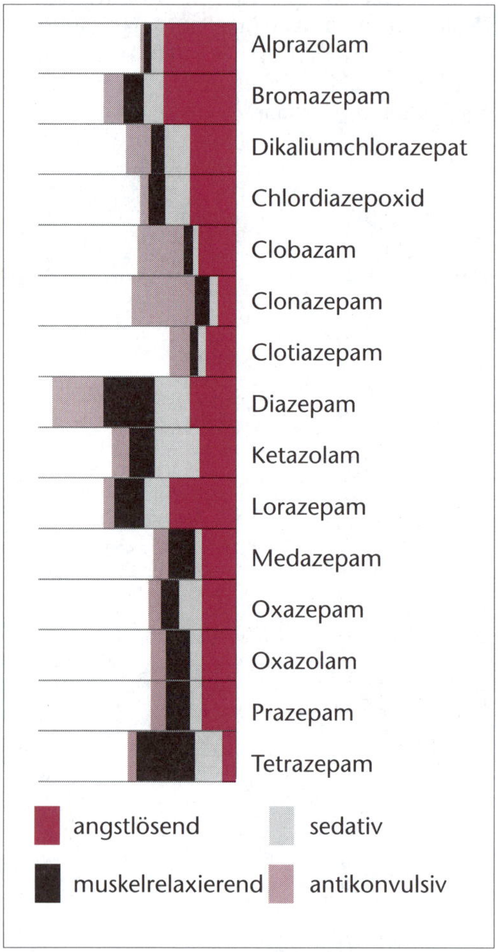

Abb. 17.2: Wirkprofil verschiedener Tranquilizer

Pharmakokinetik

Die Benzodiazepine werden wie Meprobamat gut oral resorbiert. Die als Schlafmittel eingesetzten Substanzen wie Triazolam, Flunitrazepam etc. sind innerhalb 1 h vollständig resorbiert.

Sie werden im endoplasmatischen Retikulum der Leber oxidiert und teils auch am Stickstoff demethyliert, und sowohl frei als auch glukuronidiert renal ausgeschieden.

Da sie z.T. sehr lange Halbwertzeiten haben, wirken sie oft am nächsten Morgen noch sedativ und dämpfend auf die Leistungsfähigkeit. Bei wiederholter Gabe neigen sie zu Kumulation. Bei Leberschäden wird die Wirkung erheblich verlängert.

Primär kurz wirksame Präparate können im Körper zu lange wirkenden Metaboliten umgebaut werden → lange Wirkung trotz kurzer Halbwertzeit der Primärsubstanz.

Das beim Diazepamabbau entstehende Desmethyldiazepam ist ein wirksamer Metabolit mit einer sehr langen Halbwertzeit (~ 4 Tage). Weiterhin entstehen Temazepam und Oxazepam beim Diazepamabbau.

Meprobamat wird in der Leber hydroxyliert und teilweise frei, teilweise glukuronidiert über die Niere ausgeschieden. Die Wirkungsdauer ist kürzer als die der Benzodiazepine.

Langwirkende Benzodiazepine sind für ältere Personen wegen der langen Halbwertzeiten und der Kumulationsgefahr nicht geeignet.

Indikationen

Kurzwirksame Benzodiazepine sind Schlafmittel der 1. Wahl.

Die Tranquillantien werden zur Therapie von Angstzuständen und zur Begleittherapie neurotischer Angstzustände verwendet.

Durch ihren günstigen Einfluß auf vegetative Spannungszustände werden die Tranquilizer zur Sedation erregter und nervöser Patienten gegeben.

Auch bei sog. Horrortrips durch Halluzinogenmißbrauch sind Benzodiazepine indiziert.

Benzodiazepine werden zur Prämedikation, als Antikonvulsiva und zur zentralen Muskelrelaxation eingesetzt.

Unerwünschte Wirkungen

Zentrale Wirkungen

Wie alle zentral wirksamen Pharmaka verstärken die Tranquillantien die Wirkung anderer zentral wirksamer Pharmaka.

Da schon geringste Mengen Alkohol die Wirkung der Tranquillantien deutlich erhöhen

Tab. 17.3: Halbwertzeiten verschiedener Benzodiazepine

	Generika	Handelsname	Bei jüngeren Patienten	Bei älteren Patienten	Klinische Anwendung
Lang wirkende Benzodiazepine	Flurazepam	Dalmadorm®	74,07 h	160,0 h	Durchschlafmittel und Sedativa
	Diazepam	Valium®	20–43,9 h	35–98,5 h	
	Flunitrazepam	Rohypnol®	31,0 h	24,0 h	
	Nitrazepam	Mogadan®	33,0 h	32,5 h	
	Clobazam	Frisium®	M 16,6 h F 30,7 h	M 47,7 h F 48,6 h	
Kurz wirkende Benzodiazepine	Oxazepam	Adumbran®	5,1 h	5,6 h	Durchschlafmittel
	Brotizolam	Lendormin®	4,4–6,9 h	6,0–9,3 h	
	Lormetazepam	Noctamid®	10,6 h	11,5 h	
	Temazepam	Remestan® Planum®	M 12,8 h F 16,2 h	M 11,9 h F 17,2 h	
Sehr kurz wirkende Benzodiazepine	Midazolam	Dormicum®	1,5–4,0 h	1,5–4,0 h	Einschlafmittel
	Triazolam	Halcion®	M 3,0 h F 2,7 h	M 4,6 h F 3,2 h	
	M = Mann, F = Frau				

und verlängern und die geistige Leistungsfähigkeit stark sinkt, ist es nicht mehr möglich, ein Kraftfahrzeug zu fahren. → Alkoholismus ist Kontraindikation für Tranquillantien; bei Tranquillantientherapie: kein Alkoholgenuß!

Die Tranquillantien beeinflussen die geistige Leistungsfähigkeit, es treten Müdigkeit, Benommenheit, Leistungs- und Reaktionsrückgang, zerebellare Ataxie und Schwindel auf. Da die erregenden Interneurone von den Benzodiazepinen gehemmt werden, sinkt der Muskeltonus ab. → Myasthenia gravis pseudoparalytica ist eine Kontraindikation.

Die Gabe kurzwirksamer Benzodiazepine (z.B. Midazolam) zur Prämedikation kann in der Aufwachphase nach kurzen operativen Eingriffen zu Amnesien führen.

Wie die Hypnotika können auch die Tranquilizer bei alten Menschen, besonders bei Arteriosklerosepatienten, zu paradoxen Reaktionen mit Erregungszuständen führen.

Vergiftung

Die Tranquillantien haben im Vergleich zu Sedativa (Bromcarbamide) und Hypnotika (Barbiturate) eine wesentlich größere therapeutische Breite. Man findet deshalb tödliche Vergiftungen mit Tranquillantien relativ selten, obwohl die Tranquillantieneinnahme in suizidaler Absicht sehr häufig vorkommt.

Bei der Benzodiazepinvergiftung treten Symptome auf, die der Barbituratvergiftung ähnlich sind. Allerdings ist der atemdepressive Effekt der Benzodiazepine deutlich geringer. Im Vordergrund der Symptomatik steht ein durch pathologischen Schlaf gekennzeichnetes organisches Psychosyndrom.

Abhängigkeitsentwicklung

Bei längerer Anwendungsdauer kann sich Toleranz und eine psychische Abhängigkeit entwickeln.

Der Grund für die Abhängigkeitsentwicklung ist wahrscheinlich die schlafverbessernde Wirkung und die durch die Tranquillantien hervorgerufene Kritiklosigkeit gegenüber Problemen. In seltenen Fällen ist nach Tranquillantienabusus eine körperliche Abhängigkeit mit Entzugssymptomen beobachtet worden.

Periphere Wirkungen

Durch eine mild anticholinerge Wirkungskomponente der Benzodiazepine können Miktionsstörungen (Vorsicht bei Prostatahypertrophie), Obstipation, Libidoverlust und Erhöhung des Augeninnendrucks (Vorsicht bei Glaukom!) auftreten.

Zusätzlich beobachtet man Appetitzunahme → Gewicht ↑ und Menstruationsstörungen.

Bei **Triazolam** sind als Nebenwirkungen zusätzlich zu den oben genannten Angst, Depressionen, Verwirrtheit und Gedächtnisstörungen erwähnt. Kontraindikationen sind Depression sowie Schwangerschaft und Stillzeit.

Kontraindikationen

Nicht bei Leber- und Niereninsuffizienz geben!

Schwangerschaft
In der Schwangerschaft sollte Diazepam höchstens kurzfristig und unter strengster Indikationsstellung gegeben werden. Das Auftreten von Mißbildungen im ersten Trimenon nach Diazepamgabe ist nicht eindeutig geklärt. In der Diskussion sind ein vermehrtes Auftreten von Lippen-Kiefer-Gaumenspalten, Herzdefekten, Fingermißbildungen und inguinalen Hernien. Da Benzodiazepine die Plazentaschranke passieren können, können bei perinataler Benzodiazepintherapie der Mutter beim Feten Atemstörungen und Muskelrelaxierung auftreten.

17.2.9 Benzodiazepinantagonist: Flumazenil (Anexate®)

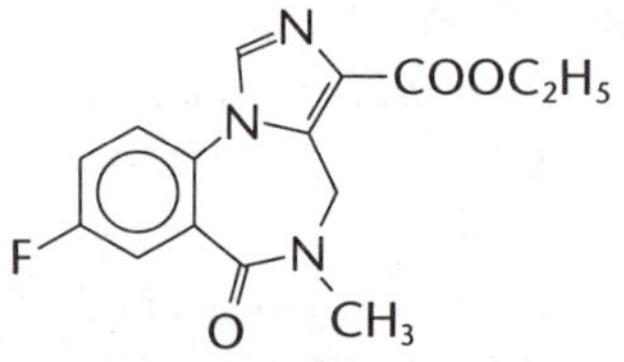

Formel 17.22: Flumazenil

> Flumazenil ist ein kompetitiver, selektiver Benzodiazepinantagonist ohne nennenswerte intrinsische Aktivität im therapeutischen Bereich.

Durch die Verdrängung des Benzodiazepins vom Rezeptor wird dessen Wirkung aufgehoben. In sehr hohen Dosen besteht ein partieller Antagonismus. Die Substanz ist parenteral applizierbar und hat eine Halbwertzeit von ~ 1 h.

Indikationen

Flumazenil wird zur Aufhebung der zentral dämpfenden Wirkung von Benzodiazepinen nach Narkosen, bei der Entwöhnung von Langzeitbeatmungspatienten mit Benzodiazepinüberhang und zur Differentialdiagnose bei komatösen Zuständen eingesetzt. Dies ist möglich, da selektiv der Benzodiazepineffekt aufgehoben wird, während die Wirkung von Barbituraten, Methaqualon, Meprobamat, Ketamin und Neuroleptika unbeeinflußt bleibt.

Nebenwirkungen

An Nebenwirkungen kann bei zu schneller Injektion mit dem plötzlichen Erwachen ein Entzugssyndrom mit Unruhe- und Erregungszuständen auftreten. Übelkeit, Erbrechen, Herzklopfen und Blutdruckschwankungen sind beschrieben.

17.2.10 Cyclopyrrolone

Cyclopyrrolonderivate sind eine neue Klasse von Hypnotika, die strukturell weder mit Benzodiazepinen noch mit Barbituraten verwandt sind. Erster im Handel befindlicher Vertreter dieser Substanzklasse ist das **Zopiclon** (Ximovan®).

Wirkungsweise

Zopiclon interagiert mit dem GABA-Rezeptorkomplex, jedoch an einer anderen Bindungsstelle als die Benzodiazepine. Es resultieren Konformationsänderungen des Rezeptors, die sich von denen bisher bekannter Hypnotika unterscheiden. Die Wirkung des Neurotransmitters GABA wird durch Membranhyperpolarisation moduliert. → Verstärkung der GABA-Hemmwirkung im ZNS → Sedierung. An periphere Rezeptorkomplexe bindet GABA nicht. Der normale Schlafablauf wird kaum beeinträchtigt. Die Tiefschlafphasen werden etwas verlängert, die REM-Phasen bleiben nach bisherigen Erkenntnissen unbeeinflußt.

■ **Pharmakokinetik**

Zopiclon wird schnell aus dem Magen-Darm-Trakt resorbiert; die Wirkung setzt innerhalb von 30 min. ein, die Bioverfügbarkeit beträgt 80 %. Die Eliminationshalbwertzeit beträgt ~ 5 h.

■ **Indikation**

Symptomatische Therapie von Ein- und Durchschlafstörungen.

■ **Unerwünschte Wirkungen**

Bitterer metallischer Geschmack durch Ausscheidung des Wirkstoffes in den Speichel, Mundtrockenheit, Schläfrigkeit, Benommenheit, Schwindel, Muskelschwäche und Gangunsicherheit. Atemdepression möglich, depressive Verstimmungen. Wegen möglicher Toleranzentwicklung soll Zopiclon ausschleichend abgesetzt werden. Obwohl bisher keine Abhängigkeit beobachtet wurde, läßt die Toleranzentwicklung darauf schließen, daß Abhängigkeitsentwicklung möglich ist. Aufgrund der kurzen Halbwertzeit ist ein Hangover am nächsten Morgen praktisch nicht zu beobachten.

■ **Wechselwirkungen**

Gegenseitige Wirkungsverstärkung anderer zentral dämpfender Substanzen.

■ **Kontraindikationen**

Myasthenia gravis pseudoparalytica, schwere respiratorische Insuffizienz, dekompensierte Herzinsuffizienz, schwere Leberfunktionsstörungen. Schwangerschaft, Stillzeit, jugendliches Alter.

17.3 Neuroleptika

Neuroleptika besitzen verschiedene klinische Basiswirkungen, die bei den einzelnen Wirksubstanzen zum Teil sehr unterschiedlich ausgeprägt sind. Somit ergeben sich für die verschiedenen Neuroleptika spezifische klinische Wirkprofile, die mit den entsprechenden Rezeptorbindungsprofilen korrelieren.

Inzwischen weiß man, daß Neuroleptika Dopaminrezeptoren, Noradrenalin-, Serotonin-, Acetylcholin- und Histaminrezeptoren in unterschiedlicher Affinität blockieren können.

Das Gesamtwirkungsspektrum der Neuroleptika setzt sich aus folgenden Wirkungskomponenten zusammen:

- ▲ antipsychotische (antiautistische, antihalluzinatorische, antiparanoische) Wirkung
- ▲ psychomotorisch dämpfende Wirkung
- ▲ antimanische Wirkung
- ▲ sedierende, schlafinduzierende Wirkung
- ▲ affektiv dämpfende Wirkung
- ▲ antidepressive, anxiolytische Wirkung
- ▲ vegetativ dämpfende, antiemetische Wirkung
- ▲ schmerzdistanzierende Wirkung
- ▲ aktivierende Wirkung.

Auch in hohen Dosen besitzen die Neuroleptika keine narkotische Wirkung. Ebenfalls besteht keine antikonvulsive Wirkung.

Die therapeutische Breite der Neuroleptika ist wesentlich größer als die der Barbiturate.

17.3.1 Typische Wirkstoffe

■ **Einteilung nach der chemischen Struktur**

Nach der chemischen Struktur werden die Neuroleptika schwerpunktmäßig in die **trizyklischen Phenothiazine** mit verschiedenen Substituenten, die **Thioxanthene**, die **Butyrophenone** und **Diphenylbutylpiperidine** eingeteilt.

Phenothiazinderivate

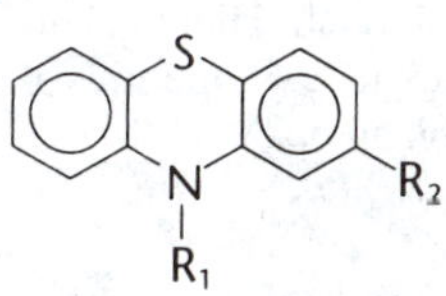

Formel 17.23: Phenothiazingerüst

Zentrales Nervensystem

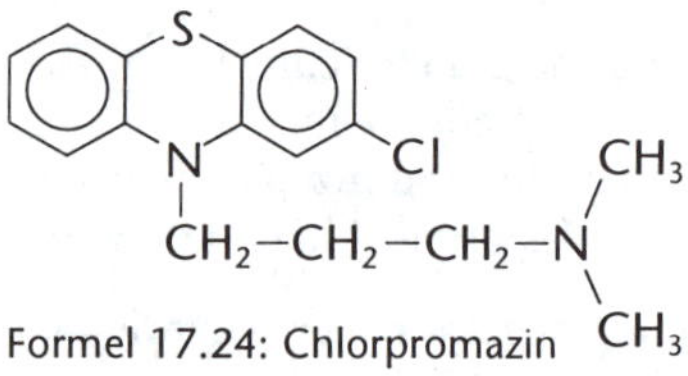

Formel 17.24: Chlorpromazin

Aliphatischer Substituent

- ▲ **Chlorpromazin** (Megaphen®)
- ▲ **Promethazin** (Atosil®)
- ▲ **Triflupromazin** (Psyquil®).

Piperazin-Alkyl-Substituent

- ▲ **Trifluoperazin** (Jatroneural®)
- ▲ **Perazin** (Taxilan®)
- ▲ **Perphenazin** (Decentan®)
- ▲ **Fluphenazin** (Dapotum®, Omca®).

Piperidyl-Alkyl-Substituent

- ▲ **Thioridazin** (Melleril®)
- ▲ **Periciazin** (Aolept®)
- ▲ **Pecazin**.

Phenothiazinderivate werden nicht nur als Neuroleptika eingesetzt. Ohne Substituent am Ring sind sie als **Anthelmintika** wirksam, mit einem chemisch andersartigen Substituenten ist das Phenothiazin ein **Antiparkinsonmittel**, und Promethazin ist ein stark sedierend wirkendes **Antihistaminikum**.

Thioxanthene

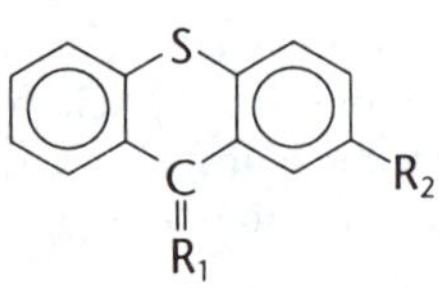

Formel 17.25: Thioxanthengerüst

Die **Neuroleptika** mit **Thioxanthengrundgerüst** sind den Phenothiazinen sehr ähnlich. Hierzu zählt z.B. das **Chlorprothixen** (Truxal®), **Clopenthixol** (Ciatyl®) und **Thiothixen** (Orbinamon®).

Butyrophenonderivate und Diphenylpiperidine

Eine weitere Gruppe mit einem etwas differierenden Wirkungsspektrum sind die **Butyrophenonderivate** und strukturverwandte Verbindungen, die **Diphenylbutylpiperidin-Derivate Haloperidol** (Haldol-Janssen®), **Trifluoperidol** (Triperidol®), **Benperidol** (Glianimon®), **Floropipamid** (Dipiperon®), **Fluanison** (Sedalande®), **Fluspirilen** (Imap®), **Pimozid** (Orap®).

Das ebenfalls neuroleptisch wirkende **Reserpin** (Serpasil®) wird heute kaum noch klinisch eingesetzt, da die für die neuroleptische Wirkung notwendige Dosis sehr hoch liegt und deshalb viele Nebenwirkungen auftreten.

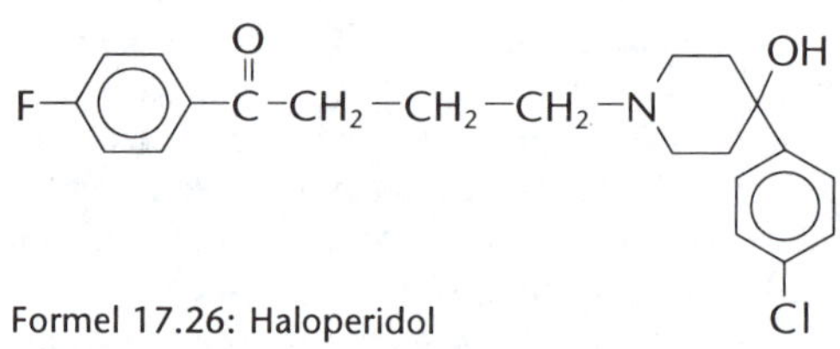

Formel 17.26: Haloperidol

■ Einteilung nach klinischen Kriterien

Praxisorientierter ist die Klassifikation der Neuroleptika nach klinischen Wirksamkeitskriterien, die in erster Linie auf der antipsychotischen und psychomotorisch dämpfenden, sedierenden und schlafanstoßenden Wirkung beruht.

Gruppe 1

Hochpotente Neuroleptika mit ausgeprägt antipsychotischer und psychomotorisch dämpfender Wirkung; keine oder nur gering sedierende, schlafinduzierende und vegetativ beruhigende Wirkung: Benperidol (Glianimon®), Bromperidol (Impromin®), Fluxpentixol (Fluanxol®), Fluophenazin (Dapotum®, Lyogen®), Fluspirilen (Imap®), Haloperidol (Haldol®-Janssen), Perphenazin (Decentan®), Pimozid (Orap®), Trifluperidol (Triperidol®).

Gruppe 2

Mittelpotente Neuroleptika mit mittelstarker antipsychotischer und guter psychomotorisch dämpfender Wirkung. Ausgeprägt sedierende, schlafinduzierende und vegetativ beruhigende Wirkung: Chlorpromazin (Megaphen®), Clopenthixol (Ciatyl®), Clozapin (Leponex®), Perazin (Taxilan®), Periciazin (Aolept®), Sulpirid (Dogmatil®, Meresa®), Zuclopenthixol (Sedanxol®).

Gruppe 3

Schwachpotente Neuroleptika mit milder bis sehr geringer antipsychotischer Wirkung und gut ausgeprägter sedierender, schlafinduzierende und vegetativ beruhigender Wirkung: Chlorprothixen (Truxal®, Taractan®), Levomepromazin (Neurocil®), Melperon (Eunerpan®), Pipamperon (Dipiperon®), Promazin (Protactyl®), Promethazin (Atosil®), Thioridazin (Melleril®).

Gruppe 4

Depotneuroleptika sind für die Langzeittherapie chronisch schizophrener Psychosen geeignet: Clopenthixoldecanoat (Ciatyl® Depot), Fluxpentixoldecanoat (Fluanxol® Depot), Fluphenazindecanoat (Dapotum® D, Lyogen® Depot), Fluspirilen (Imap®), Haloperidoldecanoat (Haldol®-Janssen-Decanoat), Perphenazinoenanthat (Decentan®-Depot).

Eine weitere Gruppe neuroleptisch wirksamer Medikamente sind die **Benzamide**, deren bekanntester Vertreter das **Sulpirid** (Dogmatil®, Meresa®, Neogama®) ist.

17.3.2 Wirkungsmechanismus

Es ist heute bekannt, daß **psychotische Krankheitsbilder** in hohem Maß mit einer exzessiven Freisetzung des Neurotransmitters **Dopamin** in zentralen Synapsen und einer Überstimulation postsynaptischer Dopaminrezeptoren einhergehen.

Die antipsychotische Wirkung der Neuroleptika beruht folglich auf einer spezifischen Dopaminrezeptorblockade, in erster Linie der **D_2–Rezeptoren** im **limbischen System**. Dadurch wird die Dopamineffektivität hinsichtlich der Transmitterfunktion reduziert. Durch die Rezeptorblockade kommt es im Gehirn zur Dopa-Akkumulation.

Werden die Dopaminrezeptoren im Striatum blockiert, treten extrapyramidal-motorische Störungen auf, die durch Anticholinergika beseitigt werden können.

Die Früh- und Spätdyskinesien sowie die Störungen von Libido und Potenz werden durch Blockade der Dopaminrezeptoren hervorgerufen.

Mit Ausnahme der Blockade von Serotoninrezeptoren führen die hemmenden Eigenschaften der Neuroleptika auf andere Neurotransmitterrezeptoren weniger zu einer effizienteren Therapie, sondern vor allem zu klinisch relevanten Begleiteffekten und unerwünschten Wirkungen. Je effektiver und je stärker die antipsychotische Wirkung eines Neuroleptikums ist, desto ausgeprägter ist seine selektive D_2–Rezeptorblockade.

Wirkungen der einzelnen Substanzen auf die Dopaminrezeptoren

- **Phenothiazine** (Perphenazin und Fluphenazin) haben eine etwas höhere Affinität zu D_2– als zu D_1–Rezeptoren.
- **Butyrophenone** und **Pimozid** blockieren D_2–Rezeptoren wesentlich stärker als D_1–Rezeptoren. Bei Bromperidol ist die Affinität zu den Dopaminrezeptoren im limbischen System wesentlich höher als zu denen im nigrostriatalen System, so daß bei diesem Präparat extrapyramidalmotorische Nebenwirkungen seltener auftreten.
- **Benzamine**, wie Sulpirid blockieren praktisch nur D_2-Rezeptoren.
- **Thioxanthene** wirken in etwa gleich stark auf D_1- und D_2-Rezeptoren.

Ob die Blockade der D_1-Rezeptoren und die damit verbundene Hemmung der Adenylatzyklase zu nachteiligen Wirkungen in Hinblick auf die Hormonausschüttung, Erinnerungsbildung, Gedächtnis und Lernen führen, ist derzeit noch nicht ganz geklärt.

Serotoninrezeptoren

Durch selektive Serotonin-2–Antagonisten kann eine anxiolytische, entspannende, stimmungsaufhellende und beruhigende Wirkung erzielt werden. Dies kann man bei psychotischen Minussymptomen (Apathie, Autismus) therapeutisch nutzen. In der klinischen Erprobung sind Kombinationen von S_2–Rezeptorantagonisten mit selektiven D_2–Antagonisten (beispielsweise Haloperidol).

Alpha-1-adrenerge Rezeptoren

Durch Blockade von Alpha-1–Noradrenalinrezeptoren können verschiedene Neuroleptika zu kardiovaskulären Nebenwirkungen (Hypotension, Schwindel und Reflextachykardien) sowie zu Sedation und sexuellen Störungen führen.

Histaminrezeptoren

Antihistaminerge Wirkungen der Neuroleptika können zu Übersedierung, Somnolenz, Hypotension und Gewichtsabnahme führen.

Acetylcholinrezeptoren

Neuroleptika mit Wirkung auf Acetylcholinrezeptoren können zu Obstipation, Mundtrockenheit, Sehstörungen, Harnverhalten, Gedächtnisstörung und Sprachhemmung führen. Die antipsychotische Wirkung kann reduziert oder sogar umgekehrt werden.

17.3.3 Wirkungen

Die **Phenothiazine** unterscheiden sich je nach Substituent in ihrer Wirkungsqualität. Die aliphatisch substituierten Phenothiazine wirken stark sedativ, die piperazinylalkylsubstituierten (☞ 17.3.1) besonders antipsychotisch.

Sie haben ebenso wie die Antidepressiva einen in drei Stufen aufteilbaren Wirkungsverlauf:

- ▲ In der Anfangsphase der Therapie stehen die Sedation und psychomotorische Dämpfung mit vegetativer Instabilität im Vordergrund.
- ▲ Nach etwa einer Woche Therapiedauer treten in der 2. Phase die ersten extrapyramidalen Nebenwirkungen auf; ein Parkinsonoid kann besonders nach Chlorpromazin auftreten. Die vegetativen Begleiteffekte lassen nach, während die Antriebsverminderung anhält.
- ▲ Nach etwa 2–4 Wochen werden die Patienten emotional ausgeglichen. Die psychotischen Eindrücke, Wahnideen und Ängste lassen nach, der Patient zeigt Krankheitseinsicht.

Durch zentralen Angriff an der Area postrema in der Medulla wirken die Phenothiazine antiemetisch.

Neuroleptika blockieren die dopamin- und muscarinartigen (Acetylcholin) Rezeptoren. Im peripheren autonomen Nervensystem wirken sie wie α-Blocker und können somit eine Adrenalinumkehr hervorrufen.

Psychische und physische Abhängigkeit wird nicht induziert.
Auch in hohen Dosen können Neuroleptika keine Narkose hervorrufen.

Haloperidol

Haloperidol wirkt stark antipsychotisch (hauptsächlich antidopaminerg) und wird in der Psychiatrie zur Therapie von manischen Zuständen und zur Beseitigung des Katatoniestadiums der Schizophrenie verwendet. Neben Dopaminrezeptoren blockiert Haloperidol auch Acetylcholin- und Katecholaminrezeptoren.

Weitere Indikationen für Haloperidol sind Chorea Huntington, Singultusanfälle und die Delirtherapie bei chronischen Alkoholikern nach operativen Eingriffen.

Haloperidol wirkt sehr gut antiemetisch und sediert geringgradig.

An unerwünschten Nebenwirkungen ist die Auslösung eines starken Parkinsonismus zu erwähnen (extrapyramidal-motorische Störungen), ansonsten ☞ 17.3.5.

Droperidol

Der andere Butyrophenonabkömmling, das **Droperidol**, wird hauptsächlich in Kombination mit Fentanyl zur **Neuroleptanalgesie** verwendet ☞ 17.1.2.

Eine weitere Verwendung findet Droperidol in Kombination mit Opiatanalgetika bei der Therapie stärkster Schmerzzustände. Diese Kombination hat den Vorteil, daß durch das Neuroleptikum der Opiatbedarf gesenkt und die Übelkeit bei der Opiattherapie reduziert wird.

17.3.4 Pharmakokinetik

Die Phenothiazine werden oral gut resorbiert und in der Leber metabolisiert. Lediglich die piperazinylalkylsubstituierten Phenothiazine neigen zur Kumulation.

Die Plasmaeiweißbindung der Phenothiazine und Thioxanthene ist sehr hoch (~ 90 %). Die Halbwertzeit liegt zwischen 6 und 30 h. Der Abbau erfolgt in Darm und Leber durch Desalkylierung, Oxidation des N- und S-Atoms und des Ringes bzw. der Seitenkette.

17.3.5 Unerwünschte Wirkungen

Je stärker die Substanz zentral anticholinerg wirkt, desto schwächer ist der **Parkinsonismus**. Er entsteht durch eine Hemmung der γ-Motoneurone. Es kommt zu charakteristischem Tremor und **Dyskinesien**.

An zentral unerwünschten Wirkungen beobachtet man bei den Phenothiazinen **erhöhte Krampfbereitschaft** der Epileptiker, Turbulenzreaktionen bei Therapiebeginn und die übliche Interferenz mit anderen zentral wirksamen Pharmaka.

Im Hypothalamus wird das Wärmezentrum bei der Temperaturregulierung behindert, zu Therapiebeginn sinkt die Körpertemperatur oft ab.

Zusätzlich wird das „Freßzentrum" stimuliert → Gewichtszunahme.

Durch Einwirken auf die Produktion glandotroper Hormone kommt es zu **Störungen der Sexualfunktionen:** Zyklusstörungen der Frau, Prolaktin-Ausschüttung ↑ → Galaktorrhoe, Libidoverminderung bei beiden Geschlechtern, Gynäkomastie.

Infolge einer **Photosensibilisierung** kann es zu bräunlicher Hautpigmentierung kommen. Durch **antiadrenerge Wirkung** wird der sympathische Tonus herabgesetzt.

Chlorpromazin wirkt antihistaminerg, antiadrenerg (sehr stark), antidopaminerg und anticholinerg. Es kommt zu Hypotonie und reflektorisch zu Tachykardie.

Phenothiazine erhöhen die Thromboseneigung (Thrombophlebitis). Sie können Leberschäden hervorrufen (cholestatischer Ikterus).

Am Auge kann der Innendruck durch Phenothiazinderivate, die atropinartige Wirkung besitzen (Promethazin), erhöht werden.

Viele Phenothiazine sind als Antihistaminika therapeutisch verwendbar. Sie verstärken die Alkoholwirkung.

Selten können Phenothiazine zu einer Leukopenie, Agranulozytose und Panzytopenie führen. Am Herzen wirken sie direkt toxisch auf das Arbeitsmyokard und das Reizleitungssystem.

Neuroleptikavergiftung

Es kommt zu Delirium, Koma, Atemdepressionen oder -lähmung, Arrhythmien, Tachykardie, RR-Abfall und zerebralen Krämpfen.

Die Therapie ist schwierig und beschränkt sich auf symptomatische Maßnahmen: Antikonvulsiva (Diazepam), Antiparkinsonmittel (Biperiden) und evtl. Beatmung.

17.3.6 Interaktionen

Neuroleptika verlängern und verstärken die Wirkung von Narkotika, Tranquilizern und Alkohol. Die Wirkung morphinartiger Analgetika wird verstärkt. Die zentrale Amphetamin- und Apomorphinwirkung wird gehemmt.

Der zentral blutdrucksenkende Effekt von α-Methyldopa und Clonidin wird durch Neuroleptika und Antidepressiva abgeschwächt.

Durch die peripher sympatholytische Wirkung der Neuroleptika kommt es zur Verstärkung orthostatischer Regulationsstörungen, insbesondere unter α- und β-Blockertherapie. Orale Kontrazeptiva können den Abbau von Neuroleptika hemmen.

17.4 Antidepressiva

Antidepressiva sind Substanzen, die in der Psychiatrie zur Therapie von endogenen Depressionen und Melancholien verwendet werden.

Als Ursache von Depressionen gilt ein Mangel adrenerger Substanzen (Katecholamine, 5–OH-Tryptamin) an spezifischen Rezeptoren im Gehirn. Darüber hinaus sind auch noch andere Faktoren an der Aufrechterhaltung der zerebralen Homöostase beteiligt, z.B. Histamin, Glukokortikoide, cholinerge Substanzen.

Man unterteilt ihre Wirkung in drei Komponenten:

- ▲ Die **thymeretische** und **thymoanaleptische** Wirkung führt zu Antriebssteigerung. Sie löst die bestehenden Hemmungen und den Stupor mancher Depressiver auf.
- ▲ Die **thymoleptische** Wirkung ist für die Lösung der Depressionen und die Hebung der Stimmung verantwortlich.
- ▲ Die **anxiolytische** Wirkung löst die Angstzustände.

Je nach Patient bedient man sich verschiedener Medikamente, bei denen die drei oben genannten Wirkungskomponenten unterschiedlich ausgeprägt sind.

17.4.1 Typische Wirkstoffe

Trizyklische Antidepressiva

Die trizyklischen Antidepressiva vom Typ des Imipramins unterscheiden sich hinsichtlich der Stärke ihrer Wirkungen (bezogen auf die oben beschriebenen Wirkkomponenten).

Amitriptylin (Laroxyl®, Saroten®) wirkt mehr psychomotorisch dämpfend, ebenso **Doxepin** (Aponal®).

Imipramin (Tofranil®) wirkt vorwiegend antidepressiv, ebenso **Clomipramin** (Anafranil®), **Noxiptilin** (Agedal®).

Desipramin (Pertofran®) wirkt vorwiegend antriebssteigernd, ebenso **Nortriptylin** (Acetexa®).

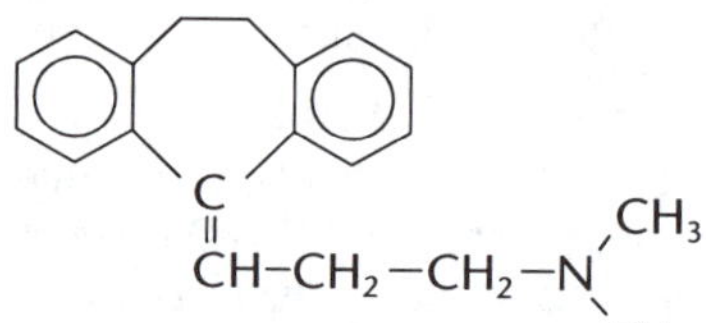

Formel 17.27: Amitriptylin

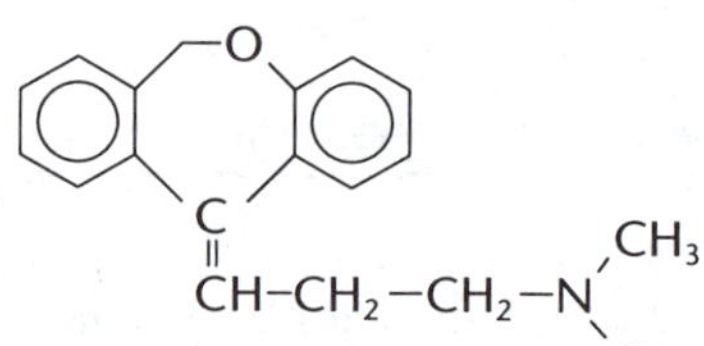

Formel 17.28: Doxepin

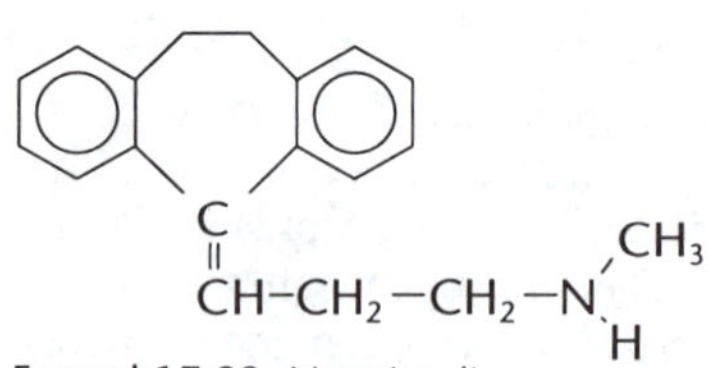

Formel 17.29: Nortriptylin

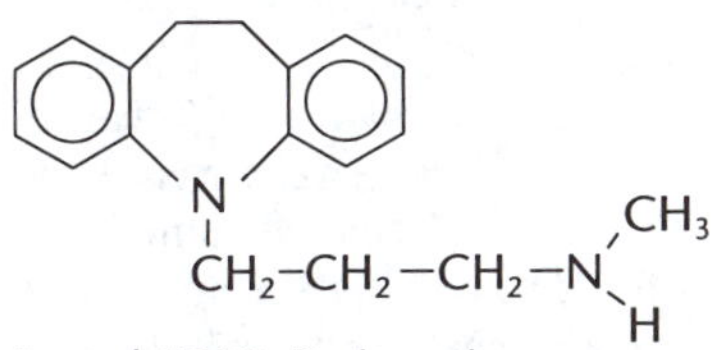

Formel 17.30: Desipramin

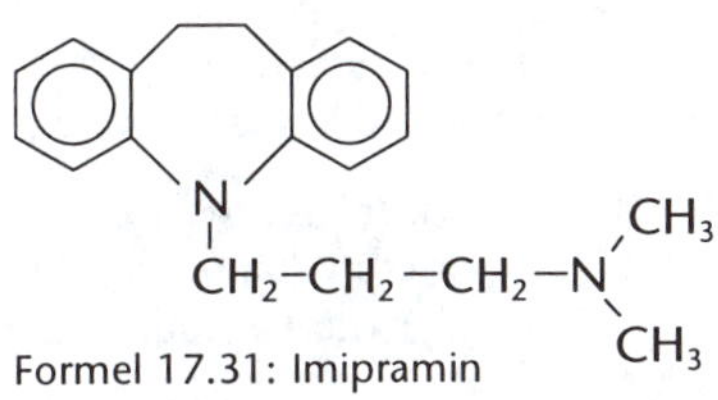

Formel 17.31: Imipramin

Amitriptylin, Doxepin, Imipramin, Noxiptilin und Clomipramin wirken hauptsächlich durch die Hemmung der Wiederaufnahme von Serotonin aus dem synaptischen Spalt → mehr anxiolytisch sedierender Effekt.

Desipramin und Nortriptylin hemmen die Wiederaufnahme von Noradrenalin → antriebssteigernde Wirkung, Steigerung der Psychomotorik.

Tetrazyklische Antidepressiva

Maprotilin (Ludiomil®) war die erste tetrazyklische Verbindung, die als Antidepressivum eingesetzt wurde. Es hat strukturell starke Ähnlichkeit mit dem Tranquilizer **Benzoctamin**. Maprotilin ähnelt pharmakologisch den trizyklischen Antidepressiva: Es wirkt sedativ-aggressivitätshemmend und ist deshalb ein Antidepressivum mit Tranquilizereigenschaften.

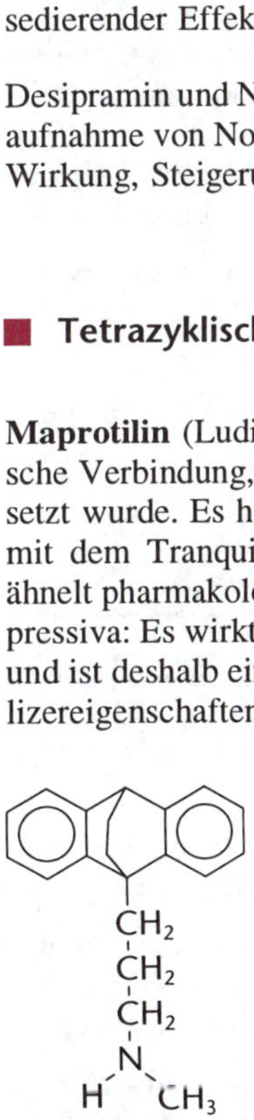

Formel 17.32: Maprotilin

Das **Mianserin** (Tolvin®) wirkt am stärksten antiserotinerg von allen Antidepressiva. Es hat keine anticholinerge Wirkung und zeigt keinen Reserpin-Antagonismus. Das Wirkungsspektrum entspricht dem des Amitriptylins, allerdings werden weniger Nebenwirkungen beobachtet.

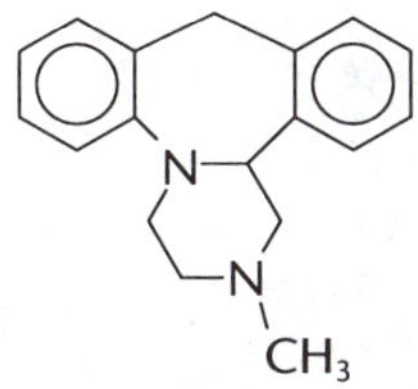

Formel 17.33: Mianserin

Andere Verbindungen

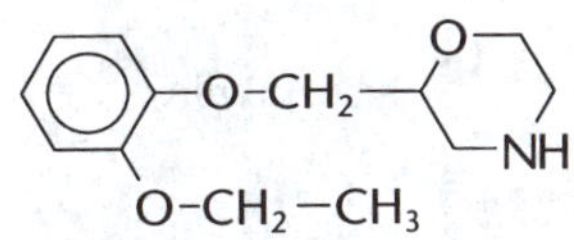

Formel 17.34: Viloxazin

Viloxazin (Vivalan®) ist eine dizyklische Verbindung mit antriebssteigernder, stimmungsaufhellender Wirkung.

17.4.2 Wirkungsmechanismus

Die Wirkung der Antidepressiva beruht auf einer Hemmung der Serotonin- und/oder Katecholaminrückresorption in die präsynaptische Zelle. Dadurch wird die Katecholaminkonzentration im synaptischen Spalt erhöht. → Katecholamine können länger wirken.

Dieser Wirkungsmechanismus ist ähnlich dem des Kokains ☞ 17.8.3.

Neben diesem Wirkungsmechanismus wirken die trizyklischen Antidepressiva durch Blockade von D_2-Dopaminrezeptoren, α_1-antiadrenerge und anticholinerge Mechanismen.

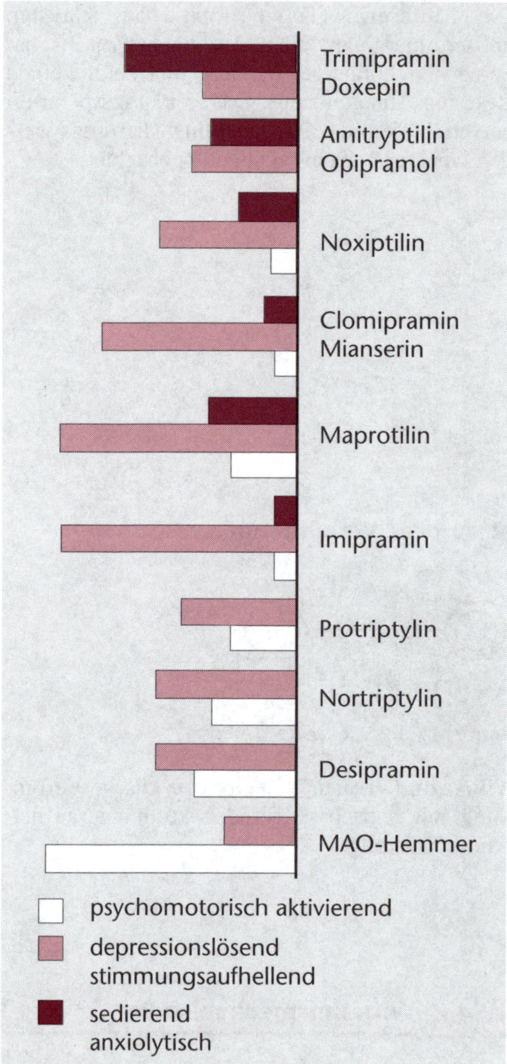

Abb. 17.3: Schematisierter Vergleich der Wirkungsprofile verschiedener Antidepressiva nach Kielholz.

17.4.3 Wirkungen

Wie oben beschrieben, unterscheiden sich die einzelnen Substanzen in ihrer Hauptwirkungskomponente. Meistens verläuft der Einfluß auf den Patienten durch die trizyklischen Antidepressiva in **drei Phasen:** Während der ersten Behandlungstage ist der Patient gedämpft.

- Diese Sedation schlägt etwa nach 8 Tagen in die Phase des gesteigerten Antriebs um. Während dieser Phase ist der Patient stark suizidgefährdet, da zwar sein Antrieb und seine Lebhaftigkeit gesteigert sind, die depressive Grundstimmung aber noch vorhanden ist. Die Patienten müssen in dieser Phase gut beobachtet werden.
- In der dritten Phase, etwa nach 14 Tagen, beginnt die stimmungsaufhellende Wirkung.

Da die Wirkungsqualitäten zwischen den einzelnen Pharmaka z.T. deutlich differieren, kann man die einzelnen Substanzen nach der Stärke ihrer Wirkqualitäten einordnen.

17.4.4 Pharmakokinetik

Die Antidepressiva werden nach peroraler Zufuhr gut resorbiert, haben eine HWZ von ~ 9–90 h und werden in der Leber oxidiert und demethyliert. Danach werden sie renal als Glukuronide ausgeschieden. Die Ausscheidungsgeschwindigkeit hängt hauptsächlich von der Leberleistung ab.

Durch Demethylierung von Imipramin entsteht Desipramin, ein ebenfalls wirksames trizyklisches Antidepressivum.

Beim Abbau von Amitriptylin entsteht Nortriptylin.

17.4.5 Unerwünschte Wirkungen

Bei Epileptikern können Krampfanfälle ausgelöst werden, bei Schizophrenen kann die depressive Phase in eine paranoid-halluzinatorische Phase umschlagen.

Es können Delirium, Kopfschmerzen und parkinsonähnlicher Tremor entstehen.

Am Herzen können die trizyklischen Antidepressiva bei Langzeittherapie Muskelschäden und Schäden am Reizleitungssystem hervorrufen.

Am Kreislaufsystem treten orthostatische Beschwerden auf. Durch die anticholinerge Wirkung entstehen atropinartige Nebenwirkungen:

Tachykardie, Mundtrockenheit, Mydriasis (Achtung Glaukom!), Obstipation und Miktionsstörungen (Achtung Prostatahypertrophie!).

Zusätzlich treten epigastrische Beschwerden, Leberstörungen und allergische Erscheinungsbilder auf. Die Schweißsekretion ist trotz der atropinartigen Wirkung erhöht.

Vergiftungen mit trizyklischen Antidepressiva

Obwohl der Personenkreis, der diese Pharmaka einnehmen muß, besonders suizidgefährdet ist und bei Einnahme der trizyklischen Antidepressiva die suizidale Tendenz gesteigert wird, werden relativ selten Vergiftungen mit Antidepressiva beobachtet. Um eine Vergiftung hervorzurufen, werden sehr große Mengen an Antidepressiva benötigt, weil diese eine sehr große therapeutische Breite haben. Dies wissen die meisten Patienten, deshalb vergiften sie sich mit anderen Pharmaka.

Kommt es trotzdem einmal zu einer Vergiftung, beobachtet man Krampfneigung, Hyperthermie und Symptome eines gesteigerten Sympathotonus (Arrhythmien, AV-Block, Hypertonie).

Die Therapie besteht in mehrmaligen Injektionen von Cholinesterasehemmern (Physostigmin), Diazepam.

Bei Arrhythmien werden β-Blocker gegeben.

Physostigmin führt durch Hemmung der Cholinesterase zu einer Erhöhung der Acetylcholinkonzentration → vagale Erregungslage steigt → sympathischer Einfluß sinkt oder wird kompensiert.

Trizyklische Antidepressiva lassen sich durch Hämoperfusion über Aktivkohle eliminieren. Auch ist eine Besserung der Symptomatik nach Hämodialyse beschrieben worden, ohne daß der Stoff im Dialysat nachweisbar war (bisher kaum klinische Erfahrungen!). Hämoperfusion und Dialyse sind in der Behandlung von Antidepressivavergiftungen umstritten, da die trizyklischen Antidepressiva eine hohe Plasmaeiweißbindung und Gewebsanreicherung zeigen → schlecht dialysierbar und filtrierbar.

17.4.6 Interaktionen

Wie alle zentral wirksamen Pharmaka verstärken die trizyklischen Antidepressiva die Wirkung anderer zentral wirksamer Pharmaka.

Eine Barbituratnarkose wird verlängert und vertieft. Die adrenergen Wirkungen werden verstärkt. Die antihypertensive Wirkung von Betablockern, Clonidin und α-Methyldopa wird abgeschwächt. Bis auf Mianserin heben die Antidepressiva die Wirkung von Reserpin auf.

Monoaminooxidase (MAO) Hemmstoffe

Tranylcypromin (Jatroson®)

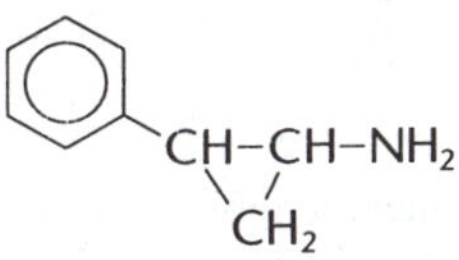

Formel 17.35: Tranylcypromin

MAO-Hemmer wirken stark antriebssteigernd, kaum antidepressiv und nicht anxiolytisch.

Wegen der durch das Wirkungsprofil bedingten großen Suizidgefahr werden sie heute nur noch selten verwendet.

Sie wirken durch Hemmung der Monoaminooxidase indirekt sympathomimetisch. Sie erhöhen die Katecholaminkonzentration am Rezeptor.

Da die Katecholaminwirkung sehr stark erhöht sein kann, kommt es schon bei Zufuhr tyraminhaltiger Nahrung (Käse, Rotwein) zu Wirkungsverstärkung und Blutdruckkrisen (**Tyramin** ist ein indirektes Sympathomimetikum).

Eine Wirkungsverstärkung wird bei allen Sympathomimetika beobachtet. Ebenso wird die Wirkung durch andere zentral wirksame Pharmaka verstärkt.

MAO-Hemmer sind hepatotoxisch.

Reversible Inhibitoren der Monoaminooxidase (A-Typ) RIMA

Ein neues Therapieprinzip zur Behandlung endogener Depressionen steht mit der Entwicklung reversibler MAO-Hemmer Typ A zur Verfügung. Die erste Substanz, das **Moclobemid** (Aurorix®) wurde 1991 in Deutschland eingeführt.

Wirkmechanismus

Moclobemid hemmt im Gegensatz zu den herkömmlichen MAO-Hemmern die Monoaminooxidase reversibel. Außerdem hemmt es selektiv die Monoaminooxidase A. Dadurch kann das indirekte Sympathomimetikum Tyramin, das in Käse und Rotwein enthalten ist und unter herkömmlicher MAO-Hemmertherapie zu Blutdruckkrisen führt, durch die nicht blockierte Monoaminooxidase Typ B abgebaut werden. Zudem kann Moclobemid als reversibler MAO-Hemmer durch hohe Konzentrationen von Substrat vom Enzym kompetitiv verdrängt werden. Unter Moclobemid tritt keine Sedierung auf.

Indikationen

Uni- und bipolare Depressionen, symptomatische Depressionen z.B. bei M. Alzheimer.

Unerwünschte Wirkungen

Übelkeit und Lichtblitze sind beschrieben, bei massiven Überdosierungen (in suizidaler Absicht) wurden EKG-Veränderungen beobachtet (QT-Verlängerung, T-Wellen-Verbreiterung).

Wechselwirkungen

Bei gleichzeitiger Therapie mit Cimetidin kommt es zu gegenseitiger Beeinflussung der Metabolisierung.

17.5 Lithium

Lithiumacetat (Quilonium®), **Lithiumcarbonat** (Hypnorex®), **Lithiumsulfat** (Lithium-Duriles®).

Lithium ist ein einwertiges Metall, welches in der Natur nur als Salz gebunden im Meer, in Mineralien, Mineralwasser und tierischen wie pflanzlichen Geweben vorkommt.

17.5.1 Wirkungsmechanismus

Der genaue Wirkungsmechanismus von Lithium ist noch nicht bekannt. In letzter Zeit wird ein Eingriff in den Phosphoinositolstoffwechsel diskutiert. Lithium ersetzt Natrium in der Nervenzelle. Da Li^+ wesentlich langsamer als Na^+ durch die Na^+-Pumpe aus der Zelle wieder hinaustransportiert werden kann, wird auch weniger K^+ im Austausch in die Zelle transportiert → intrazellulärer K^+-Mangel, wodurch das Ruhepotential der Zelle gesenkt und die Erregung erschwert wird.

Weiterhin werden die Katecholamine aufgrund der Lithiumwirkung bedingt abgebaut. Lithium hemmt die Adenylatzyklase.

17.5.2 Wirkungen

Lithiumsalze werden prophylaktisch bei rezidivierenden manischen und/oder depressiven Phasen im Rahmen endogener Depressionen, schizoaffektiver Psychosen und vereinzelt bei depressiven Phasen nicht psychotischer Genese eingesetzt. In Kombination mit Neuroleptika kann Lithium auch zur Therapie chronisch hypomanischer und manischer Zustände eingesetzt werden.

Lithium wirkt nicht bei Schizophrenien, sondern nur bei zyklischen Psychosen mit manisch-depressivem Erscheinungsbild.

Da der prophylaktische Effekt der Lithiumbehandlung erst nach ~ 1/2 Jahr einsetzt, ist es wichtig, frühzeitig mit der Therapie zu beginnen.

17.5.3 Pharmakokinetik

Lithium wird nach oraler Applikation gut resorbiert, beginnt jedoch erst nach einer Woche zu wirken, da es nur langsam ins Zellinnere gelangt. Die Plasmaspiegel sind höher als der Wirkspiegel im Gehirn. Lithium reichert sich in Muskel und Knochen an. Die Halbwertzeit beträgt ~ 16–24 h, je nach Na^+-Gehalt der Nahrung.

Lithium wird renal durch glomeruläre Filtration eliminiert und in der Niere wie Na^+ behandelt. 80 % des Li^+ werden tubulär rückresorbiert. Jedoch ist seine Ausscheidung nicht durch Aldosteronantagonisten zu beschleunigen.

Generell besteht bei Saluretikatherapie, Nierenschäden und starkem Schwitzen eine erhöhte Gefahr der Lithiumvergiftung, da die Toxizität von Lithium mit sinkendem Natriumgehalt des Organismus steigt (langsamere Ausscheidung). NaCl-reiche Kost steigert die Lithiumausscheidung.

Der Lithiumplasmaspiegel zur Prophylaxe liegt zwischen 0,8 und 1,2 mmol/l, der zur Therapie akuter Phasen zwischen 1,0 und 1,4 mmol/l.

17.5.4 Unerwünschte Wirkungen

Parkinsonähnlicher Tremor, Nausea, EKG-Veränderungen.

Durch lithiumbedingte Blockade der vasopressinstimulierbaren Adenylzyklase entsteht ein dem Diabetes insipidus ähnliches Bild mit Polyurie und Polydipsie.

Lithium soll in der Schwangerschaft nicht eingesetzt werden.

Da die therapeutische Breite von Lithium äußerst gering ist, muß der Lithiumspiegel engmaschig kontrolliert werden (einmal wöchentlich). Bei Konzentrationen über 1,6 mval/l können Vergiftungssymptome auftreten. Die Natriumzufuhr sollte relativ konstant gehalten werden. Bei ~ 10 % der Patienten entwickelt sich bei längerer Therapie eine euthyreote Struma oder ein Myxödem.

Lithiumvergiftung

Symptome: Erbrechen, Diarrhoe, grobschlägiger Tremor, Krampfanfälle, Konfusionen, Ataxie, Rigor, Diabetes insipidus und Herzrhythmusstörungen. Die **Therapie** der Lithiumvergiftung besteht in forcierter Diurese, um die Lithiumausscheidung zu erhöhen oder in Dialyse bei bestehender Niereninsuffizienz. Sonst symptomatische Therapie.

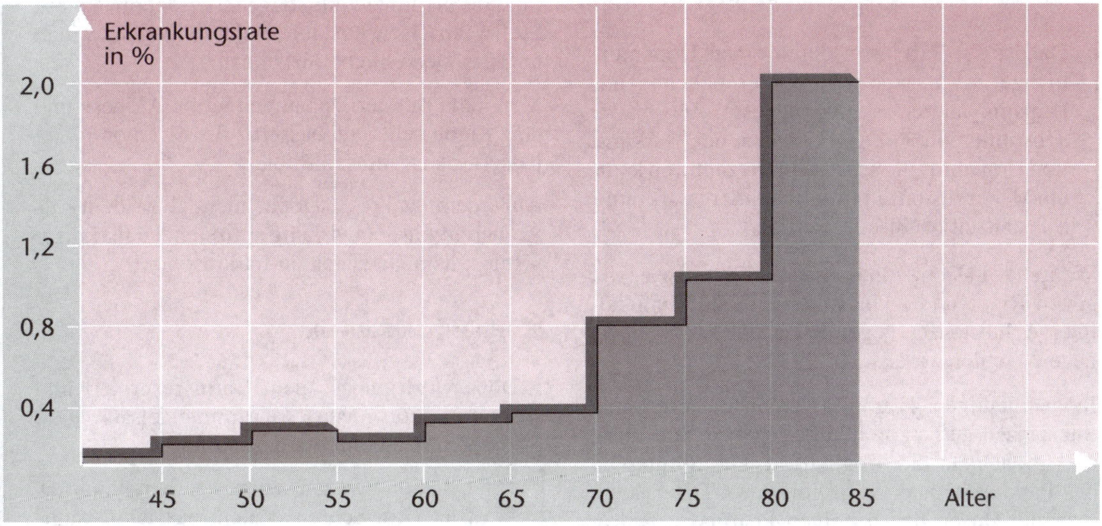

Abb. 17.4: Häufigkeit des M. Parkinson bezogen auf Altersgruppen

17.6 Antiparkinsonmittel

Die Kardinalsymptome des Morbus Parkinson sind **Rigor, Akinese und Tremor**.

Diesem Symptomkomplex liegt ein Dopaminmangel der Neuronenverbände der Substantia nigra zugrunde.

Diese Neuronen schicken ihre Dendriten in die Kerngebiete des extrapyramidalen Systems, in das Corpus striatum und in den Nucleus ruber. Sie hemmen dort cholinerge Neurone. Durch die Degeneration der nigro-striatalen dopaminergen Neurone kommt es zu einem Dopaminmangel.

Ist der Dopamingehalt in der Substantia nigra zu gering, können gewisse extrapyramidale Kerngebiete nicht mehr gehemmt werden. → Durch erhöhte α-Motoneurontätigkeit entsteht der Rigor, durch erniedrigte γ-Motoneurontätigkeit die Akinese.

Ursachen eines M. Parkinson sind Arteriosklerose, Hirninfarkte, Virusenzephalitiden, Tumoren und Vergiftungen (CO und Mangan). Ein arzneiinduziertes Parkinsonsyndrom kann unter Therapie mit Phenothiazinen, Butyrophenonderivaten, Reserpin und α-Methyldopa auftreten.

Möglichkeiten pharmakologischer Intervention beim M. Parkinson

Da der M. Parkinson durch einen Dopaminmangel verursacht wird, ist es naheliegend, Dopamin durch medikamentöse Zufuhr zu substituieren (☞ 17.6.1). Neben der Wirkung von Dopamin auf die Dopaminrezeptoren kann ein M. Parkinson durch anticholinerg wirksame Substanzen beeinflußt werden.

Während L-Dopa und Amantadin vorwiegend gegen Rigor und Akinese wirken, sind anticholinerge Substanzen gegen Rigor und (schwächer) gegen Tremor wirksam ☞ 17.6.3.

In der heutigen Therapie werden die einzelnen Substanzen gerne kombiniert gegeben. Auf diese Weise hat man die Möglichkeit, alle Symptome des Parkinsonismus zu beeinflussen. Dabei kann man die Dosen der einzelnen Pharmaka niedrig halten.

Manche Antihistaminika, wie z.B. das Profenamine (Dibutil®) können aufgrund ihrer anticholinergen Wirkung zur Parkinson-Therapie verwendet werden.

17.6.1 L-Dihydroxyphenylalanin = L-Dopa (Larodopa®)

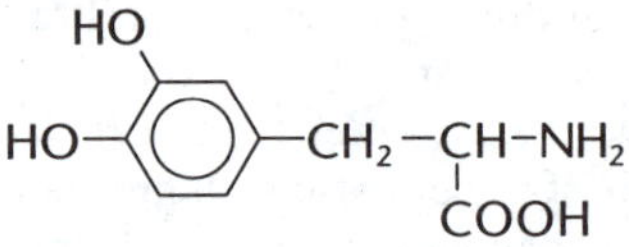

Formel 17.36: L-Dopa

Die Ursache für den Morbus Parkinson ist ein Dopaminmangel der Stammganglien.

L-Dopa führt zu einer Erhöhung des Dopamingehaltes in der Substantia nigra, woraufhin diese wieder ihre Hemmfunktionen auf das Extrapyramidalsystem ausüben kann.

Die Therapie mit L-Dopa ist nur sinnvoll, wenn die dopaminergen Neuronen noch nicht völlig zerstört sind, da sie das Dopa zum zentral wirksamen Dopamin decarboxylieren müssen.

Teilweise wird das entstandene Dopamin weiter zu Noradrenalin umgewandelt.

Sind die Neurone völlig degeneriert, können diese Stoffwechselschritte nicht mehr vollzogen werden und das Dopa bleibt wirkungslos.

Man kann mit der Dopatherapie die Akinese und den Rigor sehr gut bessern, der Tremor bleibt jedoch relativ unbeeinflußt.

Außerdem wirkt L-Dopa nicht bei dem als Arzneimittelnebenwirkung auftretenden Parkinsonismus, dem sogenannten Parkinsonoid.

Pharmakokinetik

L-Dopa wird gut aus dem Darm resorbiert und schnell in Form von Vanillinmandelsäure und ähnlichen Metaboliten renal eliminiert.

Da Dopamin wegen seiner starken Polarität die Blut-Hirn-Schranke nicht passieren kann, gibt man die Vorstufe, das L-Dopa. Es kann im Gegensatz zu Dopamin gut ins ZNS penetrieren.

Ein großer Teil des peroral zugeführten L-Dopa wird bei der Passage durch die Leber bereits decarboxyliert, wodurch erhebliche periphere Nebenwirkungen entstehen. Um diese Nebenwirkungen zu verringern, und um die Dosis zu senken, gibt man neuerdings das L-Dopa in Kombination mit **Dopa-Decarboxylasehemmstoffen**, die nicht ins ZNS gelangen können.

Verwendet werden **Benserazid** und **Carbidopa**. Sie verhindern in der Leber die Decarboxylierung von Levodopa zu Dopamin. Beide können nicht ins ZNS vordringen.

Kombinationspräparate: L-Dopa + Benserazid (Madopar®), L-Dopa + Carbidopa (Nacom®, Striaton®).

Unerwünschte Wirkungen

Am ZNS beobachtet man ab und zu psychotische Erscheinungsbilder und psychische Veränderungen. Es entsteht Nausea und Erbrechen.

Am motorischen System kommt es zu Dyskinesien und Adiadochokinese.

Peripher steht die Wirkung auf das Herz im Vordergrund. L-Dopa, das peripher zu Dopamin umgewandelt wird, stimuliert am Herz die β_1–Rezeptoren und führt damit zu Tachykardie und Herzrhythmusstörungen.

Es verstärkt die Wirkungen von β-Sympathomimetika.

Da die α-Rezeptoren der Gefäße gering stimuliert sind, kann es zu orthostatischen Regulationsstörungen kommen. Am Gastrointestinaltrakt ruft L-Dopa eine Vasodilatation des gesamten Splanchnikusgebietes hervor. Vereinzelt werden Leberschäden beobachtet.

Es kann zu allergischen Reaktionen mit nachfolgenden Knochenmarksschädigungen kommen. Vorsicht bei Glaukom, da durch L-Dopa der Augeninnendruck erhöht wird.

Da Vitamin B_6 den Dopa-Abbau beschleunigt, schwächt es sowohl Wirkungen wie Nebenwirkungen der Dopa-Therapie ab.

17.6.2 Dopaminagonist: Bromocriptin

Bromocriptin (Pravidel®), ist ein Mutterkornderivat, das als Prolaktinantagonist bisher hauptsächlich in der Gynäkologie bei Galaktorrhoe zum primären und sekundären Abstillen, bei Mastitis und prolaktinbedingter Infertilität eingesetzt wurde.

Neben der direkten Hemmung der Prolaktinfreisetzung in der Hypophyse zeigt Bromocriptin eine starke dopaminerge Wirkung. → Direkte Stimulation der Dopaminrezeptoren im extrapyramidalen System. Man vermutet, daß Bromocriptin auch direkt im Hypothalamus wirksam wird. Es hemmt ebenfalls die Freisetzung von Somatotropin bei Akromegalie.

Bromocriptin wird erfolgreich beim M. Parkinson eingesetzt. Bei Kombination mit Levodopa wird dessen Effekt gesteigert → Dosisreduktion von Levodopa.

Bromocriptin ist nach oraler Gabe gut resorbierbar und zeigt gute Wirkung auf Rigor, Tremor und Akinese.

Unerwünschte Wirkungen

Übelkeit, Erbrechen, Schwindel, Müdigkeit, Obstipation, Verwirrtheit, Unruhe, Sehstörungen, Mundtrockenheit, Ödeme, Dyskinesie, Halluzinationen, selten RR ↓, Bradykardie, Angina pectoris, akrale Durchblutungsstörungen.

Die meisten NW sind nur bei hohen Dosen zu Therapiebeginn nachweisbar → Dosisreduktion. Vorsicht bei Herz-Kreislauferkrankungen, Ulzera und psychischen Störungen!

17.6.3 Vorwiegend anticholinerg wirkende Substanzen

Typische Wirkstoffe

Scopolamin, Atropin, Biperiden (Akineton®); **Trihexyphenidyl** (Artane®), **Metixen** (Tremarit®), **Bornaprin** (Sormodren®).

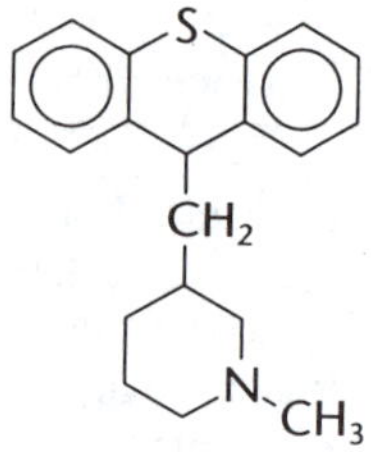

Formel 17.37: Metixen

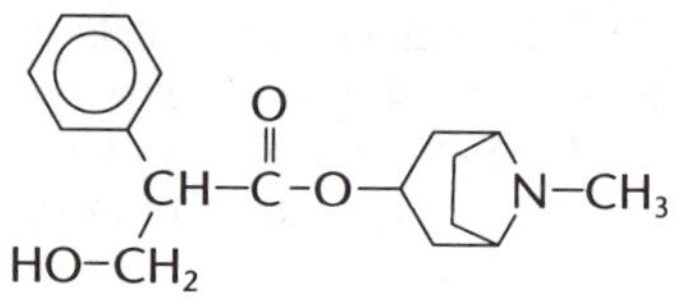

Formel 17.38: Atropin

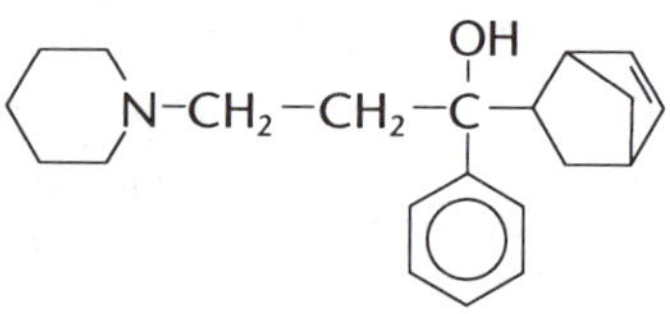

Formel 17.39: Biperiden

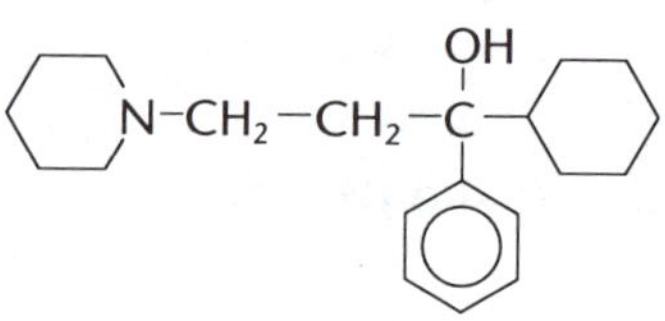

Formel 17.40: Trihexyphenidyl

Wirkungsmechanismus

Eine durch Dopaminverarmung im Extrapyramidalsystem aufgetretene Störung kann auch durch Hemmung der cholinergen Neurone in den Basalganglien therapiert werden.

Durch Parasympatholytika werden die striatalen m-Cholinrezeptoren gehemmt.

Von der Verwendung von Scopolamin und Atropin ist man heute abgekommen, da bei den für die Parkinson-Therapie notwendigen hohen Dosen die Nebenwirkungen zu ausgeprägt waren. Heute verwendet man das peripher weniger parasympatholytisch wirksame Trihexyphenidyl, das auf Rigor und Akinese sehr günstig einwirkt. Der Tremor wird befriedigend beeinflußt.

Biperiden ist gegen Rigor und Akinese genauso wirksam, jedoch wirkt es daneben gut gegen Tremor. Biperiden wirkt auch beim durch Arzneimittelnebenwirkungen hervorgerufenen Parkinsonoid.

Auch Metixen beeinflußt den Tremor günstig und kann bei Alterstremor eingesetzt werden.

Unerwünschte Wirkungen

Obwohl die neuen Substanzen dieser Gruppe geringere Nebenwirkungen als Atropin zeigen, trifft man bei allen parasympatholytische Nebenwirkungen an.

- **ZNS:** Erregung, Schlafstörungen, antiemetische Wirkung.
- **Herz und Kreislauf:** Tachykardie, Rhythmusstörungen, Dilatation der Hautgefäße.
- **Auge:** Mydriasis, Augeninnendruck ↑.
- **Bronchien:** mäßige Bronchodilatation.
- **Gastrointestinaltrakt:** Tonusabnahme, Motilitätssenkung → Obstipation.
- **Drüsen:** Mundtrockenheit, Schweißproduktion ↓, Magensaftsekretion ↓.

17.6.4 Amantadin (Symmetrel®, PK-Merz®)

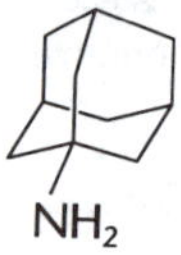

Formel 17.41: Amantadin

Amantadin wurde primär in der Therapie und Prophylaxe der **A_2-Virus-Influenza** eingesetzt. Der antivirale Mechanismus beruht auf einer Verhinderung der Viruspenetration und der Freisetzung der Nukleinsäure bereits eingedrungener Viren, wobei ein Membranprotein des Influenzavirus, das sogenannte M_2 als Ionenkanal wirkt und durch Gabe von Amantadin blockiert wird.

Als Zufallsergebnis wurde 1969 festgestellt, daß die Substanz durch M. Parkinson ausgelöste Störungen günstig beeinflussen kann, indem es eine gleichmäßig anhaltende Wirkung auf die klassischen Symptome zeigt und außerdem zu einer Zunahme der psychomotorischen Aktivität und Wachheit führt.

Wirkungsmechanismus

Amantadin wirkt antagonistisch am **NMDA** (N-Methyl-D-Aspartat)-**Rezeptor**, einem Subtyp des **Glutamatrezeptors**. Amantadin wirkt als Glutamatantagonist. Die Antiparkinsonwirkung von Amantadin kann als funktionell dopaminomimetisch angesehen werden.

Die Wirkung erfolgt über zwei Angriffspunkte.

Zum einen wird die glutamaterge Neurotransmission im Striatum durch nicht kompetitive Blockade des NMDA-Rezeptors gehemmt und somit die pathologisch erhöhte Acetylcholinausschüttung vermindert. Weiterhin wird die beim M. Parkinson durch Glutamat pathologisch erhöhte Aktivierung von Neuronen der Substantia nigra durch Hemmung des NMDA-Rezeptors verhindert. Hierbei wird ein durch die glutamaterge Aktivierung induzierter zytotoxischer Kalziumeinstrom, der zur Degeneration dopaminerger Neurone führt, verhindert. Amantadin wirkt somit neuroprotektiv und verlangsamt die fortschreitende Degeneration dopaminerger Neurone. Die Nutzung körpereigenen oder therapeutisch in Form von L-Dopa zugeführten Dopamins kann verbessert werden.

Pharmakokinetik

Amantadin wird sowohl parenteral als auch oral resorbiert. Die Halbwertzeit beträgt etwa 12–15 h. Die Elimination erfolgt nahezu unverändert renal. Nach peroraler Gabe setzt die Wirkung innerhalb von 24–28 h ein. Die therapeutische Breite ist größer als bei den anderen eingesetzten Antiparkinsonmitteln.

Indikationen

Als **Monotherapie** bei leichter bis mittelschwerer Symptomatik des M. Parkinson ohne wesentliche Beeinträchtigung der Motorik.

Als **Kombinationstherapie** mit L-Dopa oder anderen Antiparkinsonmitteln bei fortgeschrittenen Erkrankungsfällen, wobei die Dosis von L-Dopa oder anderen Parkinsonmitteln in der Kombinationsbehandlung reduziert werden kann.

In schweren Fällen, bei akinetischen Krisen, kann die Infusion von Amantadin zu einer deutlichen Besserung der Klinik führen. Auch in Fällen, bei denen die orale Gabe zu keiner klinischen Verbesserung geführt hatte, kann unter Infusionstherapie eine wirkungslos gewordene orale Therapie wieder effizient gemacht werden.

Unerwünschte Wirkungen

Gelegentlich Mundtrockenheit, Übelkeit, Erbrechen und Diarrhoen, selten Prostatahypertrophie, Harnretention und Pollakisurie.

Die Anfallsneigung bei Epileptikern kann steigen.

Selten können Bluthochdruck, Hautausschläge, Unruhe und Schlaflosigkeit auftreten. Sehr selten kommt es zu motorischer oder psychischer Unruhe. Hauptsächlich in Kombination mit anderen Antiparkisonmitteln und bei hohen Dosen können paranoidähnliche exogene Psychosen auftreten.

Unerwünschte Wirkungen von Parasympatholytika und Dopa werden verstärkt.

Intoxikation

Bei Vergiftungen können Psychosen, Koma, Ataxie, Harnretention und Störungen des Säure-Basen-Gleichgewichts sowie kardiale Arrhythmien auftreten.

Die **Therapie** bei der Vergiftung besteht in der Gabe von Physostigmin, Substitution von reichlich Flüssigkeit und symptomatischen Maßnahmen. Da Amantadin bei saurem Urin besser ausgeschieden wird, sollte der Urin angesäuert werden.

Wechselwirkungen

Die gleichzeitige Gabe von Diuretika (Triamteren-Hydrochlorothiazid) kann die Plasmaclearance von Amantadin reduzieren und zu toxischen Plasmakonzentrationen führen. Bei der Kombinationstherapie mit anderen Antiparkinsonmitteln kann eine Dosisreduktion notwendig werden, da anderenfalls die unerwünschten Wirkungen sämtliche Medikamente verstärkt werden können.

17.6.5 Selegilin = L-Deprenil (Movergan®)

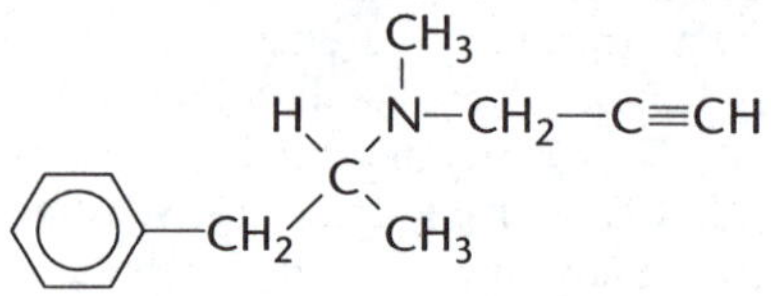

Formel 17.42: Selegilin

Selegilin ist ein **Hemmstoff der Monoaminooxidase B**, die Dopamin abbaut und die Dopaminaufnahme in die Speichergranula hemmt.

Die Substanz wird nach oraler Gabe resorbiert.

Indikation

Bei nachlassender Wirkung unter Therapie mit L-Dopa zur Kombinationsbehandlung, bzw. L-Dopa und Dopa-Decarboxylasehemmern bei M. Parkinson.

Unerwünschte Wirkungen

Selegilin wird normalerweise stets kombiniert mit L-Dopa verabreicht, so daß die Zuordnung der unerwünschten Wirkungen zur Substanz schwierig ist. Beobachtet wurden Dyskinesien, selten Dyspnoe, Müdigkeit, Benommenheit, Halluzinationen, Schlafstörungen, Erregungszustände, Verwirrtheit, Kopfschmerz, Miktionsstörungen, Ödeme, Hyperglykämien.

Kontraindikationen

Hypertonie, Engwinkelglaukom, Prostataadenom mit Restharn, Angina pectoris, Antidepressivatherapie, schwere Demenz.

Wechselwirkungen

Wirkungen zentral dämpfender Medikamente, von Alkohol, Amantadin und Anticholinergika werden verstärkt.

17.7 Antiepileptika

Pathophysiologie

Die der **Epilepsie** zugrundeliegenden pathophysiologischen Prozesse sind auch heute noch nicht endgültig verstanden.

Ein epileptischer Anfall wird durch extreme **Synchronisation der Neuronenaktivität** ausgelöst. Entstehungsort ist eine Gruppe von Neuronen mit sehr instabilem Membranpotential. Diese Zellen können beispielsweise durch Alkalose oder Verschiebung der Ionenkonzentrationen zwischen Intra- und Extrazellularraum zum Schrittmacher eines epileptischen Anfalls werden.

Man diskutiert einen plötzlichen Ca^{2+}-Strom ins Zellinnere, der eine Depolarisation der Nervenzellmembran auslöst → umschriebene oder generalisierte anfallsartige Funktionsstörung des Gehirns mit der bekannten Anfallssymptomatik.

Besonders wichtig in der **Pathogenese zerebraler Krampfanfälle** ist der Gradient von intra- zu extrazellulärem Natrium. Absinken des extrazellulären Natriums (z.B. bei langanhaltendem Fieber) erhöht, Anstieg des extrazellulären Natriums (Therapie mit Kortison oder Carboanhydrasehemmern) senkt die zerebrale Krampfbereitschaft.

Zusätzlich wird ein **Defizit von GABA**, dem inhibitorischen Neurotransmitter des ZNS vermutet. Dies ist der therapeutische Ansatz von Benzodiazepinen, Valproat und Phenobarbital.

Phenytoin und Carbamazepin wirken über einen membranstabilisierenden Effekt (Bindung an den Na^+-Kanal) und Ca^{2+}-antagonistische Effekte.

Therapieprinzipien

Etwa 1 % der Bevölkerung entwickelt eine Epilepsie. Ein erster generalisierter tonisch-klonischer Anfall ist noch keine Indikation für eine antikonvulsive Therapie. Wiederholt sich ein Anfall jedoch innerhalb von 6 Monaten, oder tritt ein primärer Petit mal-Anfall auf, ist eine Behandlung dringend indiziert.

Die Behandlung sollte entgegen früherer Ansicht möglichst als Monotherapie durchgeführt werden. Erst wenn eindeutig pharmabedingte Nebenwir-

Tab. 17.4: Pharmakokinetische Daten der Antikonvulsiva

	Resorption	Plasmaeiweiß-bindung	$T_{1/2}$ in h	Wirkungseintritt nach i.v.-Gabe	Therapeutische Konzentration
Phenobarbital	~ 95 % (langsam)	50 %	70–100	15–30 min	15–30 ng/ml
Phenytoin	100 % (langsam)	90 %	8–70	1–3 min	10–20 ng/ml
Primidon	~ 80–90 % (rasch)	30 %	4–20	10–20 min	8–10 ng/ml
Ethosuximid	100 % (rasch)	5–10 %	35–60		40–100 ng/ml
Carbamazepin		75 %	10–30		8–12 ng/ml
Valproat	100 % (rasch)	90 %	10–15		40–100 ng/ml
Clonazepam		80 %	20–40	sofort	0,05–0,1 ng/ml

kungen und toxische Effekte auftreten, ist die Kombinationstherapie indiziert. Nachteilig bei der Polytherapie sind die schwer beurteilbaren Wechselwirkungen der einzelnen Substanzen.

Medikamente, die die Krampfschwelle senken können und deshalb bei Epilepsie nur mit großer Vorsicht eingesetzt werden dürfen:

Antidepressiva, Neuroleptika, Narkotika, Lokalanästhetika (Novocain), Antiparkinsonmittel (Biperiden), Antibiotika (Penicilline, Cephalosporine), Tuberkulostatika (INH), Anthelmintika (Piperazin), Euphyllin, Strophanthin, Interferon, Analgetika (Pethidin), Thyroxin, Alkohol, Pentetrazol und Nicethamid.

Grand-mal-Status

Beim lebensbedrohlichen **Grand mal-Status** behandelt man wie folgt:

Bolusinjektion von Glukoselösung; Kontrolle von Herz-Kreislauf-Funktionen, bei alkoholtoxischer Genese hochdosierte Gabe von Vit. B_1. Medikamentös gibt man wegen der sofort einsetzenden Wirkung Diazepam (20–40 mg) oder Clonazepam (1–2 mg).

Tab. 17.5: Einsatz von Antiepileptika je nach Anfallstyp

	1. Wahl	2. Wahl
Grand mal-Anfall	Carbamazepin, Phenobarbital, Phenytoin, Primidon	Clonazepam, Valproat
Aufwach Grand mal	Valproat	
Petit mal, Absencen	Valproat, Ethosuximid	Clonazepam, Nitrazepam
Blitz-Nick-Salaam-Krämpfe	Clonazepam, Diazepam, Nitrazepam	ACTH, Dexamethason
Myoklonisch-astatische Anfälle	Clonazepam, Valproat	Ethosuximid, ACTH, Dexamethason, Trimethadion
Photosensible Epilepsien	Valproat	Clonazepam

17.7.1 Phenobarbital (Luminal®, Phaenemal®)

Zur Therapie des Grand mal, zur Pyknolepsiebehandlung und bei Fokalepilepsien ist Phenobarbital geeignet. Da es aufgrund seiner geringen Lipidlöslichkeit erst nach etwa 15 min im ZNS wirksam wird, ist es im Status epilepticus nicht geeignet.

Bei der Kombinationstherapie mit Phenytoin kann dessen Abbau durch Enzyminduktion beschleunigt werden. Valproat erhöht die Plasmakonzentration von Phenobarbital. (Näheres zu Phenobarbital ☞ 17.2.1).

In subhypnotischer Dosierung hemmen die Barbiturate die Freisetzung von Transmittern aus den Neuronen → Verminderung der erregenden Impulsübertragung → zeitliche und räumliche Bahnung der Erregung ↓↓.

Höher konzentriert hemmen die Barbiturate die Erregbarkeit der Nervenzellmembran. Zusätzlich binden die Barbiturate an einen Rezeptorkomplex, an dem GABA wirkt, und verstärken dadurch die hemmende Wirkung von GABA.

17.7.2 Phenytoin (Epanutin®, Phenhydan®, Zentropil®)

Phenytoin, das auch antifibrillatorisch wirksam ist, ist beim Grand mal, bei Fokalepilepsien und bei der Therapie des Status epilepticus indiziert. Es besitzt erregende Eigenschaften, deshalb ist eine Kombinationstherapie mit sedierend wirkenden Pharmaka günstig.

Wirkung

Phenytoin hemmt die membranständige schnelle Natriumpumpe und damit den Natriumtransport. Dadurch sinkt die Erregbarkeit der Zelle (Membranstabilisierung).

Die posttetanische Potenzierung wird ebenfalls durch Beeinflussung transmembranöser Ionenströme unterdrückt. Phenytoin steigert hemmende Einflüsse auf die Neuronenaktivität → Unterdrückung der Krampfaktivität.

Unerwünschte Wirkungen

Folsäuremangel durch Hemmung der Folsäureresorption → Megaloblastenanämie.

Ca^{2+}-Mangel durch Resorptionsbehinderung → Osteomalazie. Schlaflosigkeit, Ataxie, Tremor, Nystagmus, Doppelbilder, Koordinationsstörungen, Gingivahyperplasie, Hirsutismus, Exantheme.

Wechselwirkungen

Carbamazepin verringert die Plasmakonzentration von Phenytoin und umgekehrt. Valproat, Chloramphenicol, Sulfonamide, Cumarinderivate, Disulfiram, PAS, INH und Benzodiazepine erhöhen die Plasmakonzentration von Phenytoin durch Hemmung des Phenytoinabbaus.

Phenytoin führt zur Enzyminduktion ☞ 7.2.3. Unter anderem werden in der Leber die mischfunktionellen Oxidasen induziert, die daraufhin Steroidgerüste beschleunigt abbauen → Vitamin D ↓ → Ca-Resorption ↓ → teomalazie.

17.7.3 Primidon (Liskantin®, Mylepsin®)

Primidon wirkt bei Grand mal und bei myoklonischem Petit mal der Jugendlichen. Es wird z.T. zu Phenobarbital und Phenylethylmalonamid umgewandelt, wobei die Wirkung wahrscheinlich nicht auf der Umwandlung zu Phenobarbital beruht, da sich das Wirkungsspektrum beider Substanzen unterscheidet.

Unerwünschte Wirkungen

Nausea, Exantheme, Megaloblastenanämie, Leukopenie, Müdigkeit, Benommenheit, zerebellare Ataxie, starke Retardierung. Die Wirksamkeit hormoneller Kontrazeptiva wird reduziert.

17.7.4 Succinimide, Ethosuximid (Petnidan®, Pyknolepsinum®, Suxinutin®)

Sie wirken beim pyknoleptischen und myoklonischen Petit mal. Aufgrund der langen Halbwertzeit von 60 Stunden neigen die Succinimide zur Kumulation.

An Nebenwirkungen bestehen Nausea, Kopfschmerz, Exantheme und Benommenheit. Bei Dauertherapie werden oft Blutbildveränderungen (Leukopenie), Appetitmangel und psychotische Veränderungen beobachtet.

17.7.5 Carbamazepin (Tegretal®, Timonil®)

Carbamazepin ist von den trizyklischen Antidepressiva abgeleitet und darf deshalb nicht zusammen mit MAO-Hemmern gegeben werden. Es ist bei psychomotorischen Anfällen, zur Unterstützungstherapie des Grand mal und bei Trigeminusneuralgie indiziert.

Wirkungsweise

Carbamazepin unterdrückt die posttetanische Potenzierung von Neuronenverbänden. Außerdem werden neuronal hemmende Mechanismen aktiviert, die für die Wirkung bei Trigeminusneuralgie verantwortlich sind.

An **unerwünschten Wirkungen** beobachtet man Benommenheit, Schläfrigkeit, Doppelbilder und sonstige ZNS-Symptome wie Nausea oder Ataxie. Leukopenie, allergische Reaktionen und Leberschäden können auftreten. Es reduziert die Sicherheit hormoneller Kontrazeptiva.

> Bei gleichzeitiger Phenytoingabe wird der Plasmaspiegel von Carbamazepin gesenkt → Induktion des oxidativen Stoffwechsels → schnellere Elimination.

17.7.6 Valproat (Convulex®, Ergenyl®, Leptilan®)

Valproat erhöht wahrscheinlich den GABA-Transmitterpool im ZNS. Es ist Mittel der Wahl bei photosensiblen Epilepsien, myoklonisch-astatischen Anfällen, Absencen und Aufwach-Epilepsien.

Unerwünschte Wirkungen

Gelegentlich werden passagerer Haarausfall, Parästhesien, Tremor, Schläfrigkeit und Tinnitus beobachtet. Selten sind Kopfschmerzen, Spastizität, Ataxie und Verwirrungszustände. Auch Übelkeit, Appetit- und Gewichtszu- oder abnahme, Hypersalivation und Diarrhoen wurden beschrieben. In Einzelfällen wurden Pankreaserkankungen berichtet. Tödliche Lebererkrankungen sind selten, treten jedoch insbesondere bei Kindern unter Kombinationstherapie mit anderen Antiepileptika auf. Periphere Ödeme, Blutgerinnungsstörungen und Blutbildveränderungen sowie ein arzneimittelbedingter Lupus erythematodes sind weitere seltene Nebenwirkungen.

Kontraindikationen

Familiäre Lebererkrankungen, Leber- oder Pankreasfunktionsstörungen in der Eigenanamnese oder unter Valproinsäuretherapie in der Familie.

Wechselwirkungen

Abschwächung der Wirkung durch gleichzeitige Gabe von Carbamazepin, Phenobarbital und Phenytoin. Die gleichzeitige Gabe von Acetylsalicylsäure und Valproinsäure ist insbesondere bei Kleinkindern und Säuglingen kontraindiziert.

17.7.7 Benzodiazepinderivate

- ▲ **Diazepam** (Valium®, Diazepam®, Neurolytril®)
- ▲ **Nitrazepam** (Mogadan®, Somnibel®, Eatan®)
- ▲ **Clonazepam** (Rivotril®).

Nitrazepam ist geeignet zur Behandlung des myoklonischen und Propulsiv-Petit mal der Kleinkinder, Diazepam und Clonazepam sind Mittel der

Wahl beim Status epilepticus (☞ s.o). Die Wirkungsweise erfolgt ebenfalls durch Bindung am GABA-Rezeptorkomplex und Verstärkung der GABA-vermittelten Hemmung.

17.7.8 Antiepileptika der 2. Wahl

Oxazolidinderivate

Die Oxazolinderivate verlängern die synaptische Erholungszeit der Neuronen. → Die Erregbarkeit wird vermindert. **Paramethadion, Trimethadion** (Tridion®) werden nach Therapieversagen der Succinimide bei Petit mal verwendet.

An Nebenwirkungen wird neben Kopfschmerz, Benommenheit, Photophobie und Hemeralopie (Nachtblindheit) eine allergische Blutbildveränderung beobachtet. Unter der Therapie können Grand mal-Anfälle auftreten. Die Substanzen werden rasch resorbiert und in der Leber metabolisiert.

Sulfonamidderivate

Sulfonamidderivate wie z.B. **Sultiam** (Ospolot®) sind bei Grand mal, Fokalepilepsien und psychomotorischen Anfällen und als Unterstützungstherapie des Grand mal indiziert. Alleine gegeben besteht keine antikonvulsive Wirkung. Neben der Wirkung auf den Säure-Basen-Haushalt durch Beeinflussung der Carboanhydrase wird eine krampfhemmende Wirkung diskutiert.

ACTH und Dexamethason

Sie können alleine oder in Kombination mit Benzodiazepinen zur Therapie von Blitz-Nick-Salaam-Krämpfen eingesetzt werden.

17.8 Zentral wirkende Substanzen mit Abhängigkeitspotential

17.8.1 Klassifizierung

Tab. 17.6 Klassifizierung der Substanzen mit Abhängigkeitspotential (WHO)

Dependenztyp	phys. Abhängigkeit	psych. Abhängigkeit	Toleranz
Morphintyp	+++	+++	+++
Alkoholtyp	+++	+ +	+ +
Barbiturattyp + zentral dämpfende Pharmaka	+ +	+ +	+ +
Kokaintyp	+	+++	(+)
Amphetamintyp	(+)	+ +	+++
Cannabistyp	O	+	(+)
Halluzinogentyp (LSD, Mescalin)	O	+	+++
Kattyp	O	+	(+)

Die Alkoholabhängigkeit ist der Barbituratabhängigkeit ähnlich.

17.8.2 Definitionen

Psychische Abhängigkeit

Ein starkes, unwiderstehliches Verlangen, ein Pharmakon oder einen Stoff zu verwenden, um sich positive Gefühle zu verschaffen oder unangenehme Stimmungen zu vermeiden.

Psychische Abhängigkeit kann sich bei wiederholter Einnahme bestimmter Stoffe entwickeln. Diese Stoffe müssen weder Toleranz noch körperliche Abhängigkeit hervorrufen. Typische Beispiele sind Koffein und Tabak.

Körperliche oder physische Abhängigkeit (Sucht)

Ein Zwang, die Substanz, die einen Zustand der Euphorie und des Entrücktseins hervorruft, einzunehmen. Nach abruptem Absetzen eines längere Zeit gegebenen Pharmakons oder nach Gabe eines spezifischen Antagonisten treten Entzugssymptome auf. Die körperliche Abhängigkeit hängt eng mit der Toleranz zusammen, wobei jedoch Toleranz nicht in jedem Fall mit körperlicher Abhängigkeit einhergeht (z.B. bei LSD).

Toleranz

Unter Toleranz versteht man die Fähigkeit des Organismus, auf die Wirkung eines Pharmakons kompensatorisch zu reagieren, so daß nach wiederholter Zufuhr der Effekt nachläßt und nur durch Dosissteigerung wieder erzielt werden kann.

Bei der Gewöhnung an Pharmaka mit Suchtpotential spielt eine metabolisch bedingte Toleranz (z.B. erhöhte Eliminationsgeschwindigkeit der Substanz) eine untergeordnete Rolle. Die hier vorliegenden Toleranz ist als funktionell zu bezeichnen und wird wahrscheinlich nicht durch Prozesse am Rezeptor, sondern durch nachgeordnete Stoffwechselschritte (z.B. Beeinflussung der Adenylatzyklase) bedingt. Einzelne Wirkqualitäten bestimmter Pharmaka werden stärker von der Toleranz betroffen als andere.

Bei der **Kreuztoleranz** wird der Wirkungsverlust eines Pharmakons durch vorherige wiederholte Gabe einer ähnlich wirkenden Substanz ausgelöst (beispielsweise geringerer sedativer Effekt von Tranquilizern bei Alkoholikern).

Entzugs-(Abstinenz-)Syndrom

Die Intensität des Entzugssyndroms ist je nach Dosis, Dauer und Häufigkeit der Substanzgabe unterschiedlich. Es besteht hauptsächlich in vegetativen Reaktionen, die den eigentlichen Substanzwirkungen entgegengesetzt sind. Abstinenzerscheinungen werden nach Entzug von Alkohol, Opioiden und zentral dämpfenden Pharmaka beobachtet.

Dieser **Absetzeffekt** tritt nicht nur bei abhängigkeitserzeugenden Pharmaka auf, sondern läßt sich auch nach plötzlicher Beendigung einer regelrechten Arzneitherapie, beispielsweise mit Antikonvulsiva oder Neuroleptika auslösen.

Reboundphänomen

Ein überschießendes Ansprechen bestimmter Rezeptoren auf ihre physiologischen Transmitterstoffe nach plötzlichem Absetzen von rezeptorblockenden Medikamenten (z.B. Beta-Blocker, Clonidin). Diese Reaktionen sind in gewisser Weise mit dem Abstinenzsyndrom bei Drogenabhängigen zu vergleichen.

Sucht oder Drogenabhängigkeit

Darunter versteht man die Folgen der chronischen Einnahme von Substanzen mit Abhängigkeitspotential. Hier kommt es zur Störung intellektueller Funktionen, Verlust an Realitätsorientierung und moralischer Maßstäbe. Extreme Verwahrlosung kann zu einer für die Abhängigen aussichtslosen Situation führen. Folgen der Drogenabhängigkeit äußern sich nicht nur in der Schädigung der eigenen Person, sondern auch in einer Schädigung der Gesellschaft (Beschaffungskriminalität in der Rauschgiftszene).

Unter **Polytoxikomanie** versteht man, daß von Alkohol- oder Morphinabhängigen häufig andere Stoffe, z.B. Barbiturate als Ersatzmittel zur Suchtbefriedigung eingenommen werden.

17.8.3 Kokain

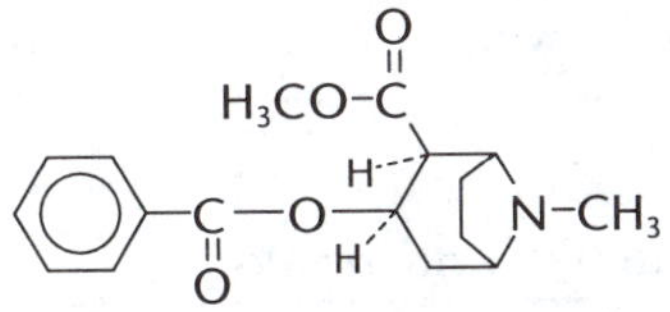

Formel 17.43: Kokain

Kokain, das als Oberflächenanästhetikum etwa gleich wirksam wie Procain ist, führt als einziges Lokalanästhetikum zu einer Vasokonstriktion.

Es verzögert die Rückdiffusion der Katecholamine aus dem synaptischen Spalt in die präsynaptischen Speicher. Der sympathische Effekt wird verstärkt → Blutdruck- und Pulsanstieg. Durch den sympathomimetischen Effekt ist Adrenalinzusatz zu Kokain verboten. Es könnte zu einer Toxizitätssteigerung führen.

Auf demselben Mechanismus beruht die zentrale Wirkung des Kokains. Es ruft bei niedriger Dosierung Halluzinationen, Euphorie und Antriebssteigerung hervor. Nach Wirkungsende treten oft Depressionen auf. Diese Wirkungen führen zur Kokainsucht („Kokainschnupfer").

Die Toleranzentwicklung ist bei Kokain geringer als bei den Opiaten.

Vergiftungssymptome

Es treten Exzitationen auf, die in Apathie, Krämpfe und Atemlähmungen übergehen. Die Therapie besteht in Beatmung und Hypnotikagabe.

Durch seine suchterzeugende Wirkung ist Kokain als Lokalanästhetikum heute obsolet. Es wird lediglich in der Ophthalmologie verwendet, wenn zusätzlich zur Anästhesie Mydriasis erwünscht ist.

Durch den weltweit rapide ansteigenden Absatz der früheren „Nobeldroge" Kokain in großen Mengen stellt die Kokainsucht heute ein sehr ernstes Problem in der Rauschgiftkriminalität dar. Das Kokain der Drogenszene ist pulverisiert und wird geschnupft.

Es stammt hauptsächlich aus den Andenstaaten, wo es von der einheimischen Bevölkerung in geringen Dosen (Kauen der Blätter oder Genuß als Tee) zur Leistungssteigerung bei Arbeit in großen Höhen benutzt wird.

17.8.4 Amphetamin und Analoga

Amphetamin, Methamphetamin (Pervitin®), **Fenetyllin** (Captagon®), **Methylphenidat** (Ritalin®).

Amphetamin (☞ 3.1.5) besitzt eine strukturelle Ähnlichkeit mit den Katecholaminen und ist ein zentral wirksames Sympathomimetikum. Die Wirkung beruht hauptsächlich auf einer Freisetzung von Noradrenalin, Adrenalin und Dopamin. Außerdem wird die Wiederaufnahme der Katecholamine in ihre präsynaptischen Speicher und der enzymatische Abbau im synaptischen Spalt durch Hemmung der Monoaminooxidase gehemmt.

Wirkungen

Durch einmalige oder gelegentliche Einnahme kann Müdigkeit beseitigt werden, wobei die subjektive Einschätzung die objektiv meßbaren Ergebnisse überschreitet. Die lokomotorische Aktivität wird verstärkt, die Substanzen wirken stimulierend. Ihren Einsatz als **Dopingmittel** verdanken die Amphetaminabkömmlinge der Tatsache, daß man seine eigene Leistungsgrenze unter dieser Medikation nicht mehr erkennen kann. Die Nahrungsaufnahme wird vermindert, deshalb Einsatz als **Appetitzügler** (☞ 3.1.5). An den übrigen Organen führen die Amphetaminanaloga zu sympathomimetischen Wirkungen wie z.B. Anstieg von Pulsfrequenz und Blutdruck ☞ 3.1.5.

Die Amphetaminanaloga können zu starker **psychischer Abhängigkeit** führen. Die Abhängigen neigen zu starker Dosissteigerung, da die euphorisierenden Wirkungen einer starken **Toleranzentwicklung** unterliegen. Bei Absetzen nach übersteigerter Dosierung und längerem Gebrauch kommt es zu einem 12–24–stündigen Schlaf mit später auftretender Dysphorie und Hungergefühlen. Trotz der starken Toleranzentwicklung bei Amphetaminabusus kommt es zu keinem typischen Entzugssyndrom. Unter chronischer Anwendung der Amphetaminanaloga können sich paranoide Psychosen entwickeln.

Pharmakokinetik

Amphetamin und seine Derivate werden aufgrund der guten Lipidlöslichkeit im Dünndarm nahezu vollständig resorbiert und können die Blut-Hirn-Schranke passieren.

Da Amphetamin am Phenylring keine OH-Gruppe besitzt, wird es durch die Katechol-amin-O-Methyltransferase (COMT) nicht inaktiviert.

Amphetamin wird teilweise unverändert, teilweise nach Hydroxilierung und Konjugation in der Leber renal eliminiert. Der pK_a-Wert des Amphetamins beträgt 9,9. Dies bedeutet, daß die Substanz bei alkalischem Urin sehr gut rückresorbiert wird und bei saurem Urin sehr gut über die Niere ausgeschieden werden kann. Die Wirkungsdauer kann also durch Alkalisierung des Harns deutlich verlängert, durch Ansäuern des Harns (Ammoniumchlorid) deutlich verkürzt werden. Voraussetzung für die Wirkung im ZNS ist die Lipophilie der Substanzen.

17.8.5 Cannabis

Cannabis wird aus einem harzigen Sekret der weiblichen Pflanze des indischen Hanfes gewonnen. Das Sekret besteht aus etwa 30 verschiedenen Cannabinoiden, deren wichtigste das Δ^9–Tetrahydrocannabinol (Δ^9–THC), das Cannabidiol und das Cannabinol sind. Cannabidiol besitzt keine psychischen Wirkungen, hemmt jedoch mikrosomale Enzyme und verlängert daher die Wirkung von THC und anderen zentral wirkenden Pharmaka.

Die psychotrope Wirkung wird hauptsächlich durch das Δ^9– und das Δ^8–THC hervorgerufen.

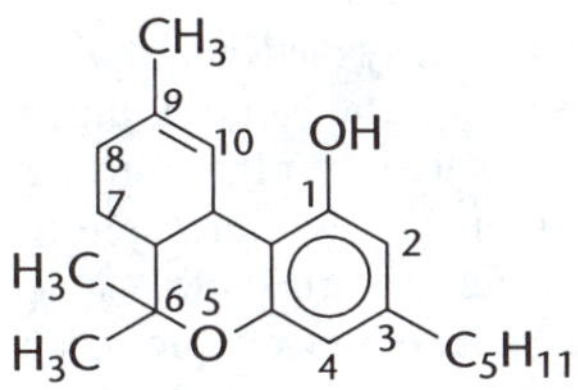

Formel 17.44: Δ^9–Tetrahydrocannabinol

Marihuana wird aus getrockneten Blättern und Blüten der Hanfpflanze gewonnen.

Die Cannabinoide werden in der Regel als Rauch inhaliert.

■ Wirkungen

Es entsteht eine sedative Wirkung, manchmal mit dem Gefühl der Entspannung und des Abrückens von der Realität bis hin zu als angenehm empfundener Apathie und milder Euphorie. Die Denkabläufe werden subjektiv als phantasievoll und beglückend erlebt. Die Wirkung auf das Stimmungsbild und die zerebralen Funktionen ist jedoch individuell sehr unterschiedlich, so daß manchmal auch ängstliche Unruhe, aggressive Gereiztheit oder dysphorische Stimmung auftreten können. Im Cannabisrausch werden akustische und optische Sinneswahrnehmungen intensiver erlebt (Farben). Das Zeiterleben wird verlangsamt wahrgenommen.

Am Vegetativum kommt es zu einer Steigerung von sympathischen und auch parasympathischen Wirkungen. Herzfrequenz und auch Konjunktivaldurchblutung nehmen zu. Hungergefühl tritt auf; bei längerer Zufuhr sinkt aber die Nahrungsaufnahme. Hypothermie, Mundtrockenheit und Blutdrucksteigerungen sowie Blutdrucksenkungen wurden beobachtet. Die Cannabinoide erhöhen die Toxizität von Narkotika und Morphin, vermindern jedoch die von Amphetaminanaloga.

Prinzipiell können die Cannabinoide eine pharmakokinetisch und pharmakodynamisch bedingte Toleranz auslösen, wobei diese jedoch normalerweise wegen der in der Regel zu gering aufgenommenen Menge nicht entsteht. Deshalb wird keine Dosissteigerung benötigt. Die Cannabisraucher sind häufig durch das soziale Erleben der Gemeinschaft in ihrem Drogenrausch geprägt, was zu einer gewissen psychischen Anhängigkeit von der Droge führt. Unter bestimmten Bedingungen kann es durch Cannabisgenuß zur Bahnung des Gebrauchs härterer Drogen kommen.

17.8.6 Halluzinogene

Die Halluzinogene rufen sehr ähnliche Effekte hervor, benötigen jedoch teilweise sehr unterschiedliche Dosierungen zum Erreichen der entsprechenden Symptome. Bei **LSD** führen schon 0,5–1,5 µg/kgKG zu Veränderungen des Bewußtseins, bei **Dimethoxymethylamphetamin** und **Dimethyltryptamin** liegt die entsprechende Dosis bei 50–150 µg/kgKG und bei **Mescalin** bei 2–6 mg/kgKG (4000fache Dosis).

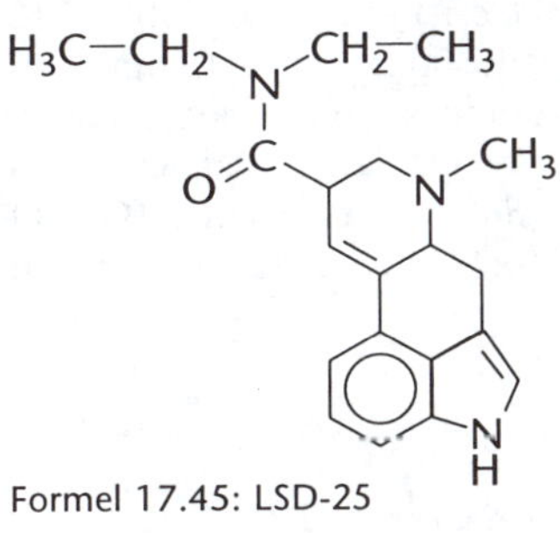

Formel 17.45: LSD-25

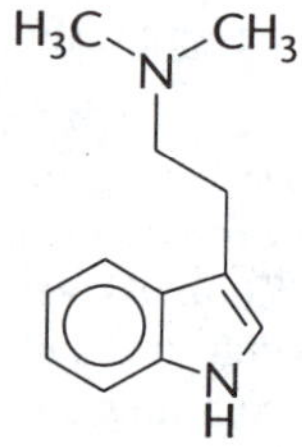

Formel 17.46: Dimethyltryptamin (DMT)

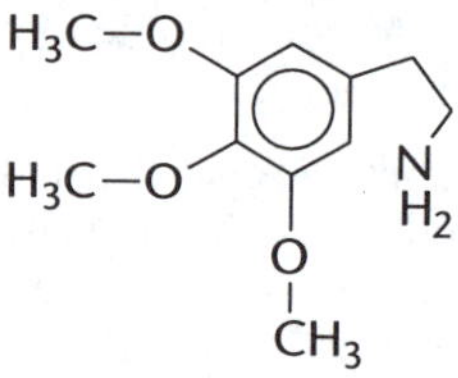

Formel 17.47: Mescalin

Wirkungen

Die Wirkungen werden durch Reaktion mit zentralen Serotoninrezeptoren hervorgerufen.

Auch peripher werden die Serotoninrezeptoren blockiert, so daß es am Darm zu einer Aufhebung der Kontraktion der glatten Darmmuskulatur kommt.

Beim Menschen beginnt die Wirkung mit **vegetativen Symptomen** wie Schwächegefühl, Tremor, Schwindel und Parästhesien, Pulsanstieg und geringem Anstieg der Körpertemperatur. Die Pupillen sind weitgestellt, die Reflexerregbarkeit erhöht und gelegentlich können Schweißausbrüche und vermehrter Tränenfluß beobachtet werden.

Zentral ist ein abrupter Wechsel zwischen euphorischer und dysphorischer Stimmungslage in der Anfangsphase charakteristisch. Etwa nach 1–2 Stunden treten visuelle Illusionen auf, zum Teil als Synästhesien (farbiges Sehen von Tönen), daneben Fixierung auf magische Gedanken und zum Teil krankhafte Selbstüberschätzung (Gefühl der Unverletzlichkeit, Vorstellung, fliegen zu können). Durch diese Gefühle werden häufig Unfälle verursacht.

Andere Komplikationen sind Panikreaktionen oder psychotische Zustände, die oft zu Suizidversuchen führen. Die Wirkungen ingesamt sind sehr unterschiedlich ausgeprägt und abhängig von Umgebung, Persönlichkeit, Erwartung und Umständen.

Gegenüber Halluzinogenen entwickelt sich schnell eine Toleranz, die jedoch genauso schnell wieder verschwindet.

Ecstasy

Ecstasy (3,4-Methylendioxymethamphetamin, MDMA) gehört in die Gruppe der Halluzinogene. Wie diese Verbindungen verändert Ecstasy das Gleichgewicht zwischen Ausschüttung und Abbau von Serotonin am Serotoninrezeptor.

Im Tierversuch blockiert Ecstasy die Rückführung des Serotonins ins präsynaptische Neuron, indem es die Bindungsstellen des Transportproteins besetzt. Als Folge davon bleibt zuviel Serotonin im synaptischen Spalt, Serotonin wird nicht wieder aufgenommen und die Reserven erschöpfen sich.

Die **Wirkung** von Ecstasy ist sehr stark von Person und Umgebung abhängig. Es besteht eine auffällige Toleranzentwicklung, so daß die benötigten Dosen rasch größer werden, wobei nach mehrwöchiger Abstinenz die ursprüngliche Sensitivität wieder erreicht wird. Die vegetativen Begleitwirkungen sind ähnlich denen der Halluzinogene.

Während in den USA die Droge allgemein in Ruhe eingenommen wird, wird Ecstasy in Europa hauptsächlich bei nächtlichen Tanzfesten konsumiert, bei denen sich die betreffenden Personen oft bis zur Erschöpfung verausgaben. Die Droge erhöht die Körpertemperatur und begünstigt das Entstehen einer Exsikkose. Diese Wirkungen werden durch intensive Bewegungen verstärkt, was zum Kollaps und nachfolgend zum Tode führen kann.

18 Agonisten und Antagonisten an Opioidrezeptoren

18.1 Endogene Opioide und ihre Rezeptoren

Im Körper existieren spezielle Bindungsstellen für Opiate, die **Opiatrezeptoren**. Dies erklärt die spezifischen Wirkungen von Morphin und morphinähnlichen Analgetika. In den letzten Jahren konnten morphinartig wirkende Substanzen, die **Endorphine**, nachgewiesen werden.

Es existieren mehrere Opiatrezeptoren (μ, κ, δ), deren Unterscheidung derzeit nur von theoretischem Interesse ist.

Morphin wirkt vor allem über die Aktivierung des μ-Rezeptors, wobei drei unterschiedliche Wirkmechanismen von Bedeutung sind.

- ▲ 1. Hemmung der Freisetzung exzitatorischer Transmitter über Opiatrezeptoren auf primär afferente Nervenfasern
- ▲ 2. Direkte postsynaptische Hemmwirkung auf aktive Neuronen
- ▲ 3. Blockade sensorischer Neuronen im Rückenmark und Hirnstamm.

Inzwischen wurden hoch selektive Agonisten für die Kappaopiatrezeptoren untersucht, die jedoch wegen ihrer stark sedativen Wirkung keine Vorteile im Vergleich zum Morphin haben.

Erste klinische Erfahrungen mit neuen Agonisten am δ-Rezeptor weisen auf eine gute analgetische Wirksamkeit hin.

Auch die Glutamatwirkung auf NMDA-Rezeptoren ist wahrscheinlich an der Schmerzübertragung ins Gehirn beteiligt, z.B. kann Ketamin, ein NMDA-Rezeptoragonist einen analgetischen Effekt hervorrufen. Eine neue Substanzklasse sind **NK1-Rezeptorantagonisten,** die die Substanz P blockieren und zusätzlich zur analgetischen eine antiemetische Wirkung entfalten.

Tab. 18.1: Verteilung von Opiatrezeptoren und Endorphinen und ihre Wirkung

Vorkommen	Wirkung
Substantia gelatinosa in Rückenmark und Hirnstamm	Hemmung der Leitung afferenter Schmerzreize
Periaquäduktales Gewebe, Medulla oblongata, thalamische Kerngebiete	Aktivierung von Neuronen, die die afferenten Schmerzreize unterdrücken
Limbisches System, Nucleus caudatus, Locus coeruleus, Nucleus amygdalae	Kontrolle des emotionalen Verhaltens, Euphorie, Dysphorie
Hypothalamus	Neuroendokrine Steuerung, Kontrolle vegetativer Funktionen
Darm	Regulierung der Darmmotilität
Sphinkteren an Magen-Darm- und Harntrakt	Tonuszunahme
Auge	Miosis

Die körpereigenen Opioide lassen sich auf 3 Vorstufen zurückführen:

- ▲ **Pro-Opiomelanocortin** ist Vorstufe des **β-Endorphins** und des **ACTH**.
- ▲ **Pro-Enkephalin** ist Vorstufe von **Met**(hionin)-**Enkephalin** und **Leu**(cin)-**Enkephalin**.
- ▲ **Pro-Dynorphin** ist Vorstufe von **Dynorphin A** und **Dynorphin B**.

Endorphine sind Peptide, die sowohl im ZNS als auch im peripheren Gewebe gebildet werden. Hauptbildungsorte sind Areale mit hoher Opiatrezeptordichte (☞ Tab. 18.1). Ihre Wirkung entfalten die Endorphine am Ort ihrer Entstehung im Sinne von Neurotransmitterstoffen. Ihre Halbwertzeit im Blut ist sehr kurz. Endorphine sind in den Endigungen endorphinerger Neurone vorhanden → Freisetzung bei Erregung dieser Nerven → Wirkung als inhibitorischer Transmitter.

Unter Streßsituationen (auch bei körperlicher Anstrengung) werden vermehrt Endorphine und ACTH freigesetzt. Das freigesetzte β-Endorphin, das als einziges Endorphin hormonähnliche Wirkung besitzt, kann auch auf hämatogenem Weg ins ZNS gelangen und seine Wirkung entfalten.

Durch die β-Endorphinwirkung läßt sich die verminderte Schmerzwahrnehmung bei Streßsituationen erklären. Die β-Endorphinwirkung erklärt auch das gewisse Suchtpotential, das bei Langstreckenjoggern auftritt und deren „Hochgefühle" beim Langstreckenlauf verursacht.

18.2 Agonisten an Opioidrezeptoren mit analgetischer und antitussiver Wirkung

18.2.1 Typische Wirkstoffe

Morphin

Morphin ist ein Phenanthrenderivat, in das ein Piperidin- und Tetrahydrofuranring eingebaut sind. Im Gegensatz zu den Isochinolinderivaten des Opiums ist beim Morphin ein Teil der Ringsysteme hydriert. Wichtig für die Wirkung aller morphinartig wirkenden Analgetika ist folgende Struktur:

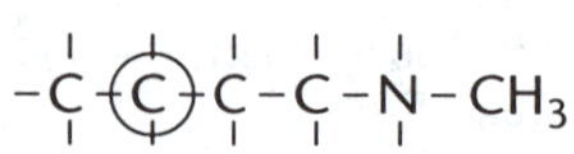

Formel 18.1: Struktur morphinartiger Analgetika

Das markierte C-Atom muß asymmetrisch substituiert sein. Diese Gruppierung scheint auch die Suchterzeugung hervorzurufen.

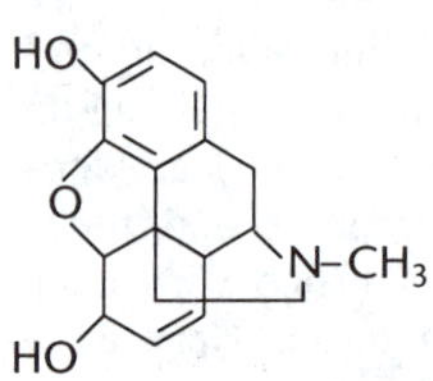

Formel 18.2: Morphin

Morphin ist wie fast alle Opiumalkaloide in der basischen Form wasserunlöslich, in der dissoziierten Form aber gut wasserlöslich.

Rohopium wird aus Schlafmohn (Papaver somniferum) gewonnen und enthält ein Gemisch von ca. 25 Alkaloiden.

Die sechs wichtigsten Alkaloide der Trockenmasse von Rohopium sind 10 % **Morphin**, 5–6 % **Narkotin**, 0,8 % **Papaverin**, 0,5 % **Codein**, 0,5 % **Narcein** und etwa 0,2 % **Thebain**.

Andere natürliche Opioide und Opiumalkaloide

Codein

Codein ist ein an der phenolischen OH-Gruppe mit einer CH_3–Gruppe substituiertes Morphin. Durch diesen pharmakologischen Schritt wird die analgetische, suchterzeugende und euphorisierende Wirkung stark gemindert, die antitussive Wirkung jedoch nur wenig gegenüber Morphin verringert. → Äquianalgetische Codeindosen wirken stärker antitussiv als Morphin.

Codein dient in der Medizin als **Antitussivum** und ist in vielen Hustensäften und Tabletten enthalten (Paracodin®, Optipect®). In manchen analgetischen Mischpräparaten wird Codein als Wirkungsverstärker der antipyretisch wirksamen Analgetika zugesetzt.

In diesen Darreichungsformen unterliegt Codein nicht der Betäubungsmittelverordnung.

Codein wird nach oraler Gabe gut resorbiert. Im Organismus entsteht durch Demethylierung aus einem geringen Teil Morphin.

Deshalb kann intravenös gegebenes Codein bei Morphinisten den gewünschten Effekt erzielen. Bei der oralen Applikation von Codein als Antitussivum entsteht äußerst selten (praktisch nie) Sucht. An Nebenwirkungen beobachtet man nach Codeingabe Obstipation, Übelkeit und in großen Dosen Atemdepression.

Die Codeinwirkung kann durch Naloxon aufgehoben werden.

Noscapin (Capval®)

Noscapin ist chemisch gesehen Narkotin. Es wirkt gut antitussiv und weder analgetisch noch atemdepressiv. Noscapin führt nicht zu Euphorie und bleibt auch am Darm wirkungslos. Es erzeugt keine Sucht!

Halbsynthetische Opiumalkaloide

Oxycodon (Eucodal®) und Hydrocodon (Dicodid®)

Sie haben sowohl gute analgetische wie antitussive Eigenschaften. Beide sind aber relativ suchterzeugend und bringen somit keine Verbesserung gegenüber Morphin als Analgetikum oder Codein als Antitussivum.

Heroin

Heroin ist ein an beiden OH-Gruppen acetyliertes Morphinderivat.

Es wird in der deutschen Medizin nicht verwendet, da seine suchterzeugende Wirkung stärker als die des Morphins ist.

Weil Heroin sehr stark wirksam und auch besser liquorgängig als Morphin ist, braucht man zur Suchtbefriedigung nur geringe Mengen.

Ein Morphinist kann durch beliebige Morphinderivate seine Sucht befriedigen. Die Heroinsucht dagegen ist nicht mit jedem Morphinderivat zu stillen.

Synthetische morphinartig wirkende Substanzen

Pethidin (Dolantin®)

Pethidin wird zur Schmerzbekämpfung oft eingesetzt. Es wird vollsynthetisch hergestellt, hat eine einfachere Struktur als Morphin und ist etwa 10x schwächer wirksam.

Durch eine periphere Parasympatholyse wirkt Pethidin nicht so stark tonussteigernd wie Morphin. → Die Obstipation ist schwächer als bei Morphin und am Auge entsteht keine Miosis. Auch Pethidin wirkt atemdepressorisch und kann eine physische Abhängigkeit auslösen.

Seine toxischen Wirkungen sind durch Morphinantagonisten (Nalorphin) hemmbar.

Der Muskeltonus der Blutgefäße sinkt → Gefahr des orthostatischen Kollaps. Pethidin unterdrückt das Kältezittern und damit die auxiliäre Wärmeproduktion.

Pethidin wird nach oraler Gabe besser resorbiert und wirkt kürzer als Morphin. Es wird in der Leber hydrolysiert und am Stickstoff demethyliert. Bei der MAO-Hemmertherapie kann der Stoffwechsel von Pethidin behindert werden. → Es kommt zu starker Atemdepression, Delirium und Krampfzuständen.

Indikationen
Starke Schmerzzustände, Narkoseprämedikation, zur Unterkühlung bei kardiochirurgischen Eingriffen.

Levomethadon (Polamidon®)

Levomethadon hat ein ähnliches Wirkungsspektrum wie Morphin, jedoch ist die euphorisierende Wirkung geringer ausgeprägt. Die analgetische Wirkung ist stärker als beim Morphin.

Da als Nebenwirkungen oft Übelkeit und Erbrechen auftreten, gibt man dem Polamidon gern eine parasympatholytische Substanz bei. Levomethadon ist nach oraler Gabe sehr gut resorbierbar. Es hat eine längere Halbwertzeit als Morphin (~ 55 h).

Dies begünstigt den Einsatz von Levomethadon bei chronischen Schmerzzuständen von Tumorpatienten.

In den USA, den Niederlanden und seit dem Jahr 1988 auch in einigen deutschen Bundesländern versucht man, Heroinsüchtige durch den Staat koordiniert mit Methadon zu behandeln. Da die Sucht dadurch nicht geheilt wird (Methadon hat ebenfalls Suchtpotential), wird das Programm von vielen Seiten kritisiert.

Insgesamt gesehen hat es meiner Ansicht nach jedoch mehrere Vorteile:

- Es werden Todesfälle durch Überdosierung auf dem Schwarzmarkt besorgter Drogen vermieden.
- Die Kriminalität der Süchtigen (Wegfallen der Drogenbeschaffungskosten) wird vermindert.
- Durch langsame Dosisreduktion kann versucht werden, die Sucht zu überwinden.
- Durch die orale Gabe wird die Übertragung einer „Fixer-Hepatitis" oder AIDS-Infektion über infiziertes Spritzbesteck vermieden.

Tilidin (Valoron N®)

Tilidin ist ein Cyclohexenderivat, das keine antitussive Wirkung zeigt.

Tilidin hat eine gute analgetische Wirkung, jedoch wirkt es auch euphorisierend und damit suchterzeugend. Nach oraler Gabe ist es gut resorbierbar. Tilidin ist als Reinsubstanz nicht mehr im Handel. Es wurde im Valoron N® mit dem Morphinantagonisten Naloxon kombiniert. Deshalb fällt es nicht unter die Btm-VV. Naloxon löst bei Abhängigen Entzugserscheinungen aus.

Tramadol (Tramal®)

Tramadol wirkt insgesamt etwa 4fach schwächer als Morphin. Nach oraler Zufuhr wird die Substanz zu etwa 90 % resorbiert. Die analgetische Wirkung beginnt nach etwa 30 min und hält 3–7 h an. Die Substanz fällt nicht unter die Btm-VV.

Piritramid (Dipidolor®)

Piritramid hat strukturelle Ähnlichkeit mit Methadon. Die Substanz liegt nur zur parenteralen Anwendung vor und ist in ihrer Wirkung dem Morphin vergleichbar. Piritramid fällt unter die Btm-VV.

Fentanyl

Fentanyl hat chemisch keine Ähnlichkeit mit Morphin. Es wirkt stark analgetisch, hat aber nur eine Wirkdauer von 20–30 min und ist deshalb gut steuerbar. Deshalb wird Fentanyl in Kombination mit Droperidol in der **Neuroleptanalgesie** verwendet (☞ 17.1.2, 17.3.3). Die Atemdepression ist nach Fentanyl stark ausgeprägt, jedoch durch Naloxon hemmbar.

18.2.2 Wirkungsmechanismus

Morphin und seine Analoga binden an die Opiatrezeptoren und imitieren dort die normalerweise durch endogene Opioide vermittelte Hemmung der Erregungsübertragung. Dies geschieht sowohl an den zentralen als auch an den peripheren Opiatrezeptoren.

Da die Morphinwirkungen nach systemischer Gabe an den verschiedenen Stellen des schmerzleitenden und schmerzempfänglichen Systems gleichzeitig auftreten und sich addieren, sind die Morphinderivate die stärksten Analgetika. Zusätzlich wird die Schmerzwahrnehmung durch die Morphine im Sinne einer frontalen Lobotomie (Wesensveränderung mit Nivellierung und Kritiklosigkeit) verändert.

18.2.3 Wirkungen und unerwünschte Wirkungen

Zentrale Wirkungen

Die Hauptwirkung des Morphins besteht in einer sehr guten **Analgesie**, wobei sowohl die Reaktion auf den tatsächlich vorhandenen Schmerz abgeschwächt als auch der objektive Schmerz verringert wird.

In therapeutischen Dosen tritt leichte Sedation auf, die bei höherer Dosierung in Bewußtlosigkeit übergehen kann.

Die Stimmungslage des Patienten wird verbessert. Zu einer gewissen **Kritiklosigkeit** kommt psychische Verlangsamung und **Euphorie**. Selten wird einmal das Gegenteil, eine **dysphorische Stimmungslage** beobachtet.

Am Atemzentrum in der Medulla oblongata bewirkt Morphin eine Abnahme der Empfindlichkeit der Chemorezeptoren gegenüber CO_2. Dadurch wird die **atemdepressive Wirkung** (AMV ↓) des Morphins hervorgerufen.

Da Schmerzen das Atemzentrum stimulieren, tritt der atemdepressorische Effekt von Morphin bei Schmerzpatienten fast nicht auf.

Durch Hemmung des Hustenzentrums wirken Morphin und seine Derivate **antitussiv**. Morphin hemmt das Brechzentrum, stimuliert aber die Triggerzone in der Area postrema. Diese Stimulation führt zu Beginn zu Nausea und Erbrechen. Nachdem aber die antiemetische Wirkung des Morphins voll eingetreten ist, läßt sich Erbrechen auch durch Reize nicht mehr auslösen.

Bei **Apomorphin** fehlt die hemmende Wirkung auf das Brechzentrum → Verwendung als Brechmittel.

Periphere Wirkungen

Morphin verursacht im Magen-Darm-Trakt eine **Abnahme der Motilität** (Massenbewegungen und Peristaltik ↓) → Obstipation. Der Tonus im Magen-Darm-Trakt nimmt aber generell und besonders an den Sphinkteren zu. Wegen der starken Tonuszunahme des Sphinkter oddi sollte Morphin nicht bei Gallenkoliken gegeben werden, oder nur in Kombination mit Spasmolytika. An Ureter und Harnblase steigt der Tonus der Sphinkteren ebenfalls stark an → Miktionsstörungen. Achtung bei Prostatahypertrophie!

Morphin führt aber nicht zu einer Zunahme des Gefäßmuskeltonus → Blutdruck wird nicht erhöht. Der Gefäßtonus nimmt sogar ab. Dies hat beim liegenden Patienten keine Konsequenzen, kann aber im Stehen zu einem orthostatischen Kollaps führen.

Am Auge führt Morphin zu einer starken **Miosis** durch Kontraktion des Musculus sphincter iridis → Miosis (diagnostischer Hinweis auf die Morphinvergiftung).

Durch zentrale Vaguserregung kann es nach Morphingaben zu einer geringen **Bradykardie** kommen.

Morphin führt zu einer nicht über Opiatrezeptoren vermittelten **Histaminausschüttung**, die eine **Bronchokonstriktion** und evtl. einen leichten Blutdruckabfall auslöst.

Kontraindikation für Morphin ist Asthma bronchiale.

Indikationen

Indikationen für die Gabe von Morphin und ähnlich wirkenden Derivaten sind starke Schmerzzustände, die mit anderen Analgetika nicht mehr beherrschbar sind. Wegen der Suchtgefahr und der Gewöhnung muß bei der Gabe von Morphin sehr vorsichtig verfahren werden. Bei Patienten, die nicht todgeweiht sind, sollte man Morphin nicht länger als 14 Tage lang geben. Bei inkurablen Karzinompatienten mit stärksten Schmerzen kann man die Morphinderivate bedenkenlos verwenden, um ihnen unerträgliche Schmerzzustände zu nehmen. Gewöhnung und Suchtentstehung spielen hier keine Rolle. Die Beseitigung der Schmerzen steht im Vordergrund der therapeutischen Bemühungen, um dem Patienten die verbleibende Zeitspanne erträglich zu gestalten.

Opiathaltige Analgetika werden bei der Prämedikation der Narkose eingesetzt. Dadurch werden prä- und postoperative Schmerzen gedämpft und Narkosemittel kann eingespart werden.

18.2.4 Pharmakokinetik

Morphin wird nach oraler Gabe resorbiert. Je saurer der pH-Wert im Magen ist, desto schlechter wird Morphin resorbiert, da es in saurem Milieu gut wasserlöslich (= schlecht membrangängig) ist. Die Morphineffekte nach oraler Gabe sind schwächer als nach parenteraler Applikation, weil Morphin in der Darmschleimhaut (first pass-Effekt) und in der Leber schnell metabolisiert (Konjugation) wird, so daß nur geringe Morphinkonzentrationen im Plasma gefunden werden.

Da die Bioverfügbarkeit nach oraler Gabe etwa bei 35 % liegt, muß Morphin bei oraler Gabe ~ dreimal höher als bei parenteraler Zufuhr dosiert werden. Nach s.c.- und i.m.-Injektionen gelangt Morphin rasch in die Blutbahn.

Die maximale analgetische Wirkung wird bei einer normalen therapeutischen Dosis von 10 mg bei i.v.-Gabe nach 20–30 min und bei s.c.- oder i.m.-Injektion nach 60–90 min erreicht. Nach oraler Gabe ist das Wirkungsmaximum etwa nach einer Stunde erreicht.

Die Wirkungsdauer einer therapeutischen Dosis beträgt nach i.v.-Gabe ~ 2–3 h, nach s.c.- oder i.m.-Injektion 4–5 h und nach oraler Gabe bis zu 8 h.

Morphin und andere Derivate sind plazentagängig und führen deshalb beim Neonatus zu einer Atemdepression, wenn man sie der Mutter unter der Geburt gibt. Morphin kann auch die Blut-Liquor-Schranke passieren.

Der Hauptteil des Morphins wird im endoplasmatischen Retikulum der Leber an der vorhandenen phenolischen Hydroxylgruppe glukuronidiert. Es wird renal ausgeschieden. Die restlichen 10 % werden am Stickstoffatom demethyliert. Ein geringer Teil wird auch über die Galle in die Faeces ausgeschieden.

18.2.5 Opiatabhängigkeit

Bei langdauernder Zufuhr von Morphinderivaten kommt es zu psychischer und physischer Abhängigkeit.

Die Abhängigkeit wird durch die euphorisierende Wirkung hervorgerufen.

Nach Abklingen der euphorisierenden Wirkung beobachtet man beim Süchtigen den Morphinhunger und Entzugssymptome. Der Morphinsüchtige leidet oft an Appetitmangel → Abmagerung, Anämie → körperliche Leistungsfähigkeit ↓ und frühzeitiger Alterung, da der Körper durch die permanente Vergiftung geschädigt wird.

Der Morphinist neigt zu körperlicher Unreinheit und kriminellen Aktionen, da die ethischen Werte des Süchtigen stark sinken, das Intelligenzniveau aber erhalten bleibt. Der Opiatsüchtige versucht unter allen Umständen, den wichtigen Stoff zu erhalten. Hat er kein Geld, greift er auf kriminelle Maßnahmen zurück.

Die Zahl der Morphinisten war früher unter Pharmakologen, Ärzten, Apothekern und dem im Krankenhaus tätigen Personal besonders hoch, da diese Berufsgruppen leichter an Opiate herankamen. Sie fallen auch nicht durch kriminelle Akte auf, da die Beschaffung der Suchtmittel weniger schwer ist.

Weil Morphin zur körperlichen Abhängigkeit führt, kommt es beim Absetzen der Droge zu folgenden Abstinenzerscheinungen:

Morphinhunger, Dysphorie → Depression, Unruhe, Tränenfluß, Reizbarkeit, Schnupfen, Erbrechen, Diarrhoe, Tachypnoe, Gähnen, Schlaflosigkeit, Tremor, Schweißausbrüche, Tenesmen, spontane Ejakulationen, Halluzinationen und paranoide Erscheinungsbilder, Blutdruckanstieg, Krämpfe, Kollaps.

Ein solcher Zustand endet oft mit dem Tode des Betroffenen. Morphin führt wie viele Pharmaka zu einer Gewöhnung = Toleranzentwicklung, ☞ Kap. 1.

Die Ursache muß in bestimmten Enzyminduktionen und zellulären Regulationsmechanismen liegen; genaueres ist noch nicht bekannt.

Der Toleranzentwicklung unterliegen aber nicht alle Morphinwirkungen, außerdem ist die Toleranzentwicklung bei den einzelnen Wirkungen verschieden stark. Die analgetische Wirkung nimmt ab, die Euphorie nimmt stark ab und geht in einen apathischen Zustand über, die emetische und antitussive Wirkung läßt nach, die Atemdepression nimmt nur gering ab. Die Wirkung auf die glatte Muskulatur unterliegt nicht der Toleranzentwicklung.

Eine Therapie der Morphinsucht kann, wenn überhaupt, nur in geschlossenen psychiatrischen Anstalten oder Entziehungsheimen erfolgen. Auch bei einem Therapieerfolg sollte der Entwöhnte noch einige Zeit weiter ambulant in psychotherapeutischer Behandlung bleiben.

18.2.6 Vergiftungen durch Morphin und Derivate

Meistens beobachtet man Morphinvergiftungen bei Rauschgiftsüchtigen, die aus Versehen zuviel gespritzt haben oder über die Wirkstoffmenge in ihrer Spritze nicht genau informiert waren.

Da Morphinisten mehrere Morphinderivate verwenden, sind folgende Hauptvertreter hier genannt: Morphin, Heroin, Pethidin, Levomethadon, Pentazocin.

Die Vergiftungsbilder verlaufen alle gleich. Man beobachtet zentrale Atemlähmung mit abgeflachter Atmung. → Es entsteht Zyanose. Der Patient ist stuporös oder gar komatös. Die Haut ist feucht, es besteht Salivation und Tränenfluß. Am Herzen beobachtet man Bradykardie, am Darm spastische Obstipation.

Ein relativ sicheres Diagnostikum für die Morphinvergiftung ist die fast bis zum Tode anhaltende Miosis. Erst im Finalstadium der Vergiftung entsteht Mydriasis. Lediglich Pethidin ruft keine so ausgeprägte Miosis hervor.

Therapie

Die **Therapie** der Morphinvergiftung besteht in künstlicher Beatmung und symptomatischer Aufrechterhaltung der restlichen Körperfunktionen.

Als spezifische Antidote stehen die Morphinantagonisten zur Verfügung.

Nalorphin und **Levallorphan**, die beide noch eine gewisse morphinähnliche intrinsic activity besitzen, werden heute kaum noch gegeben. Hauptantidot ist **Naloxon**, das keine intrinsic activity mehr hat.

Diese Substanzen verdrängen Morphin von den Rezeptoren am Atemzentrum und heben damit die atemdepressorische Wirkung des Morphins auf. Die Spontanatmung des Patienten wird verbessert.

Beachtet werden muß, daß die Wirkungsdauer der Morphinantagonisten kürzer ist als die der Morphinderivate. → Die Vergiftungssymptome können wieder auftreten.

Da die Morphinantagonisten bei Süchtigen Entzugssymptome auslösen können, müssen sie hier vorsichtig dosiert werden.

18.3 Agonisten und Antagonisten an Opioidrezeptoren

18.3.1 Partielle Opioidagonisten mit analgetischer Wirkung

Typische Wirkstoffe

- ▲ **Pentazocin** (Fortral®)
- ▲ **Buprenorphin** (Temgesic®)

18.3.2 Wirkungsmechanismus

Pentazocin hat eine relativ hohe intrinsic activity, jedoch auch morphinantagonistische Eigenschaften.

Es wirkt gut analgetisch und löst eine deutlich geringere Atemdepression als Morphin aus. Man verwendet Pentazocin wegen seiner eigenen atemdepressorischen Wirkung nicht als Morphinantagonist. Pentazocin fällt unter die Btm-Verordnung.

Buprenorphin, ein Thebainverwandter, ist ein synthetisch hergestelltes morphinartiges Schmerzmittel, welches seit 1984 unter die Btm-VV fällt. Wie Pentazocin kann man Buprenorphin wegen morphinagonistischen und -antagonistischen Eigenschaften als partiellen Opioidrezeptoragonisten bezeichnen.

18.3.3 Wirkungen

Beide Substanzen werden bei der Behandlung starker und stärkster Schmerzen eingesetzt. **Pentazocin** hat im Vergleich zu Morphin eine relativ höhere analgetische Wirksamkeit, ist jedoch insgesamt etwas schwächer wirksam als Morphin. Das linksdrehende Pentazocinisomere ist doppelt so stark analgetisch wirksam wie das Razemat. Übelkeit, Erbrechen und Obstipation sind deutlich geringer, die Atemdepression geringer als bei Morphin. Blutdruck und Herzfrequenz sollen im Gegensatz zu Morphin durch Pentazocin-Gabe ansteigen, was jedoch teilweise bestritten wird.

Buprenorphin ist etwa 30 x stärker analgetisch wirksam als Morphin. Obstipation wird kaum hervorgerufen, die atemdepressive Wirkung ist aufgrund der langen Halbwertzeit relativ stark.

Beide Substanzen können bei Opioidabhängigen Entzugssyndrome auslösen.

18.3.4 Pharmakokinetik

Pentazocin kann sowohl oral, rektal oder als s.c.- oder i.m.-Injektion appliziert werden. Die Halbwertzeit beträgt etwa 2–3 h.

Buprenorphin kann als Sublingualtablette und als Injektion verabreicht werden. Die Wirkung nach sublingualer Gabe tritt innerhalb von 30 min ein und hält 6–8 h an. Buprenorphin wird in der Leber verstoffwechselt. Die Ausscheidung erfolgt zu 2/3 unverändert im Stuhl und zu 1/3 in konjugierter Form über die Nieren.

18.3.5 Unerwünschte Wirkungen

Pentazocin löst eher eine dysphorische Stimmungslage aus; deshalb ist es weniger suchtauslösend als Morphin.

An weiteren unerwünschten Wirkungen von Pentazocin beobachtet man:

Nausea, Erbrechen, Tachykardie, Blutdruckanstieg. Die Tonuserhöhung im Gastrointestinaltrakt ist geringer als bei Morphin.

Das Suchtpotential von **Buprenorphin** ist bei einer schwach euphorisierenden Wirkung nicht sehr ausgeprägt.

Weitere unerwünschte Wirkungen von Buprenorphin sind Sedation, Stimmungsaufhellung, Benommenheit, Verwirrtheit, Schwindel, Atemdepression, Schweißausbrüche, Übelkeit, Erbrechen.

Wechselwirkungen: Wirkungsverlängerung bei Lebererkrankungen, Wirkungsverstärkung von Alkohol, zentral wirksamen und atemdepressorischen Pharmaka.

Kontraindikationen: Überempfindlichkeit gegen Buprenorphin, Therapie mit MAO-Hemmern, schwere respiratorische Störungen. Vorsicht bei Asthma bronchiale und Lungenemphysem!

18.4 Partielle Opioidantagonisten ohne analgetische Wirkung

Die Opioidantagonisten verdrängen Morphin und morphinähnliche Derivate kompetitiv vom Rezeptor.

Nalorphin (Lethidone®) und **Levallorphan** (Lorfan®) haben noch eine deutliche intrinsische Aktivität; d.h., sie wirken bei einem Menschen, der nicht mit Morphin in Berührung gekommen ist, atemdepressiv, analgetisch, etc. Bei der Morphinintoxikation wirken sie dagegen atemstimulierend, weil sie das wesentlich stärker atemdepressorisch wirksame Morphin vom Rezeptor verdrängen.

Man verwendet die Morphinantagonisten zur Therapie der Morphinvergiftung. Levallorphan kann Halluzinationen und Dysphorie auslösen.

Da beide Substanzen kürzer wirksam sind als Morphin, muß man in etwa viertelstündlichem Abstand die Substanz nachinjizieren, um Morphin wirksam zu verdrängen.

Bei Vergiftungen mit Pentazocin muß man Naloxon geben, weil hier Nalorphin und Levallorphan nicht wirken.

18.5 Antagonisten an Opioidrezeptoren

18.5.1 Typische Wirkstoffe

- ▲ **Naloxon** (Narcanti®)
- ▲ **Naltrexon** (Nemexin®)

18.5.2 Wirkungsmechanismus

Naloxon und **Naltrexon** sind eng verwandte Substanzen, die selbst keine intrinsic activity mehr besitzen. Naloxon und Naltrexon verdrängen Morphin und seine Derivate kompetitiv vom Morphinrezeptor.

18.5.3 Wirkungen

Beide Substanzen haben keine atemdepressorische Wirkung und lösen weder Dysphorie noch Halluzinationen aus. Sie haben die partiellen Opioidantagonisten bei der Behandlung der Morphinvergiftung mehr und mehr verdrängt.

Bei einer Pentazocinvergiftung kann man **Naloxon** geben, da Naloxon die atemdepressorische Wirkung antagonisiert und auch die Halluzinationen und Dysphorie beseitigen kann.

Gibt man einem Morphinsüchtigen Morphinantagonisten, reagiert er mit Entzugserscheinungen.

18.5.4 Pharmakokinetik

Naloxon muß parenteral appliziert werden, da es nach oraler Gabe durch first pass-Metabolismus präsystemisch inaktiviert wird. Naloxon hat eine kürzere Wirkungsdauer als Morphin. Die Halbwertzeit beträgt 1–1,5 h.

19 Cyclooxygenasehemmstoffe und antirheumatische Basistherapeutika

19.1 Cyclooxygenasehemmstoffe

Neben einem weniger bedeutsamen zentralen Wirkungsmechanismus ist der Hauptmechanismus bei diesem Analgetikatyp die periphere Schmerzbeseitigung.

Die antipyretisch wirksamen Analgetika hemmen die zelluläre Prostaglandinbiosynthese im endoplasmatischen Retikulum und können durch die Hemmung der Cyclooxygenase zu einer gesteigerten Freisetzung von Leukotrienen führen. Prostaglandine spielen eine entscheidende Rolle bei der Schmerzentstehung, ☞ 15.5.

19.1.1 Typische Wirkstoffe

Die in der folgenden Liste genannten Analgetika haben teilweise eine sehr starke antiphlogistische Wirkung, so daß die Substanzen auch als Antiphlogistika bzw. nicht steroidale Antirheumatika bezeichnet und zur Therapie rheumatischer Erkrankungen verwendet werden können.

Die nicht steroidalen Antirheumatika werden in folgende Gruppen aufgeteilt

- ▲ **Salicylate** und Verbindungen: z.B. Acetylsalicylsäure (Aspirin®), Benorilat (Benortan®)
- ▲ **Pyrazolone** und Verbindungen: z.B. Phenylbutazon (Butazolidin®), Oxyphenbutazon (Tanderil®), Bumadizon (Eumotol®). Die Indikationsstellung für diese Gruppe wurde 1984 weitgehend beschränkt.
- ▲ **Anthranilsäurederivate:** z.B. Flufenaminsäure (Arlef®), Mefenaminsäure (Parkemed®) und Nifluminsäure (Actol®)
- ▲ **Arylessigsäurederivate:** z.B. Diclofenac (Voltaren®), Fenbufen (Lederfen®), Indometacin (Amuno®), Lonazolac (Irritren®)
- ▲ **Arylpropionsäurederivate:** z.B. Ibuprofen (Brufen®), Ketoprofen (Alrheumun®), Naproxen (Proxen®), Tiaprofen (Surgam®)
- ▲ **Oxicamderivate:** z.B. Piroxicam (Felden®), Isoxicam (Pacyl®)
- ▲ **Quinazolinonderivate:** Proquazon (Biarison®).

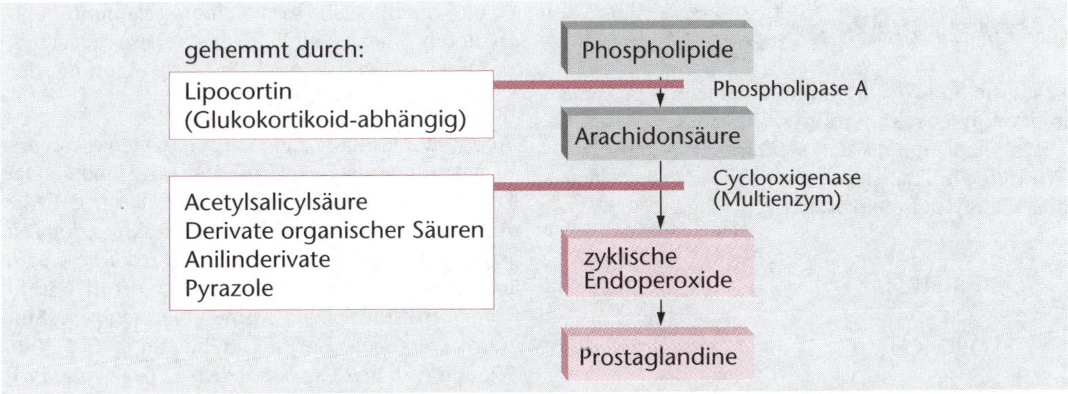

Abb. 19.1: Wirkungsweise der Analgetika mit Hemmung der Prostaglandinsynthese

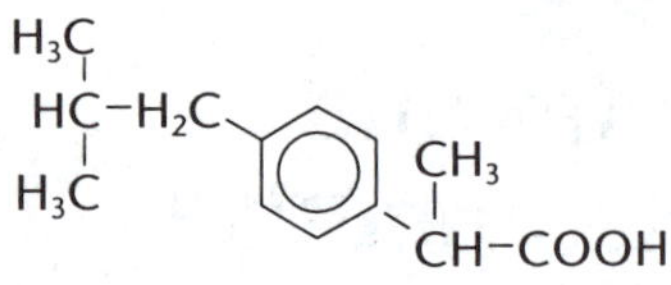

Formel 19.1: Ibuprofen

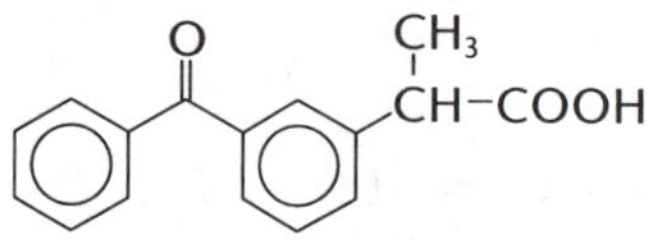

Formel 19.2: Ketoprofen

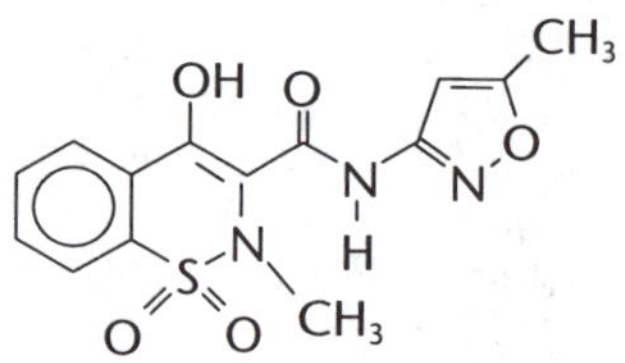

Formel 19.3: Isoxicam

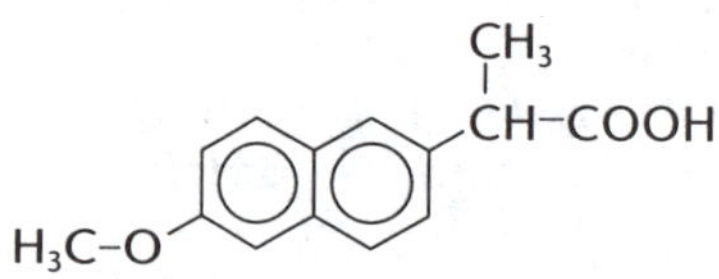

Formel 19.4: Naproxen

19.1.2 Salicylate

Acetylsalicylsäure (Aspirin®, Colfarit®)

Auch die Salicylsäure hat noch eine analgetische und antipyretische Wirkung. Wegen der besseren Verträglichkeit und der stärkeren analgetischen Wirkung wird meistens Acetylsalicylsäure gegenüber Salicylsäure bevorzugt.

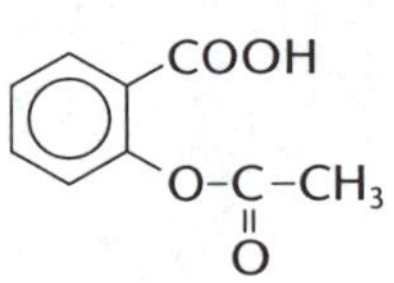

Formel 19.5: Acetylsalicylsäure

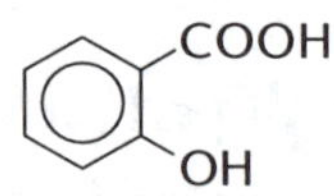

Formel 19.6: Salicylsäure

Wirkungen

Acetylsalicylsäure (Aspirin®) dient zur Behandlung von Schmerzzuständen und zur fiebersenkenden Therapie. In der Rheumatherapie wird sie heute praktisch nicht mehr verwendet, da die Dosierung zur Erreichung antiphlogistischer Wirkungen im Vergleich zu den analgetisch und antipyretisch wirksamen Dosen zu hoch ist. Es treten deshalb zu starke Nebenwirkungen auf.

Über den Wirkungsmechanismus der Beseitigung peripherer Schmerzzustände s.o.

Außer diesen Wirkungen hat Acetylsalicylsäure auch eine hemmende Wirkung auf die Thrombozytenaggregation. Diese Wirkung wird schon mit sehr geringen Plasmaspiegeln erreicht (wesentlich geringer als bei allen anderen Wirkungen). Man vermutet, daß die Acetylsalicylsäure den Übergang von der Thrombozyten-Scheibenform in die für die Bildung eines Thrombus wichtige Kugelform hemmt.

Für diese Metamorphose sind Thromboxan A_2 und Prostaglandine verantwortlich.

Acetylsalicylsäure hemmt die Cyclooxygenase durch Acetylierung irreversibel. Im Gegensatz zu den Thrombozyten können Endothelzellen die durch ASS irreversibel gehemmte Cyclooxygenase durch Neusynthese ersetzen. Dies erklärt, warum die Verlängerung der Blutungszeit relativ lange anhält.

Acetylsalicylsäure zur Thrombozytenaggregationshemmung ist als Colfarit® im Handel. Der Unterschied zum Aspirin besteht darin, daß die Acetylsalicylsäure im Colfarit® mikroverkapselt ist, damit weniger pro Zeiteinheit resorbiert wird und weniger Nebenwirkungen hervorruft (geringerer Wirkstoffspiegel). Eine amerikanische Studie hat ergeben, daß die Behandlung mit 300–325 mg ASS pro Tag oder jeden 2. Tag nach Myokardinfarkt die Rezidivquote deutlich senkt. Morbidität und Mortalität an Herzkreislauferkrankungen sinken deutlich ab. Neuere Studien zeigen, daß bereits 100 mg ASS/Tag protektiv wirken.

Salicylsäure wird in der Dermatologie gerne Salben, Cremes und Pasten zugegeben, da sie keratolytisch wirkt und damit die Resorption anderer Pharmaka verbessert.

Indikationen

Bei Schmerzzuständen, zur Fiebersenkung, z.T. als antiphlogistisch wirksame Substanz bei Entzündungsprozessen.

Als Thrombozytenaggregationshemmer bei Z.n. Myokardinfarkt und zur Verbesserung der zerebralen Durchblutung.

Pharmakokinetik

Die Salicylate werden im Magen und oberen Dünndarm durch passive Diffusion sehr gut resorbiert.

Da das undissoziierte Molekül besser resorbiert wird, ist die Resorptionsquote bei Vorliegen saurer pH-Werte höher als bei basischem pH-Wert. Auch über die Haut werden Salicylsäurederivate gut resorbiert. Die Salicylate sind plazentagängig, deshalb Vorsicht in der Schwangerschaft!

Acetylsalicylsäure passiert die Blut-Hirn-Schranke; bei Azidose ist diese Passage begünstigt, da das Molekül dann weniger dissoziiert vorliegt.

In der Leber werden die Acetylsalicylsäure und die Methylsalicylsäure hydrolytisch zu Salicylsäure und entsprechenden Substituenten gespalten.

In der Folgereaktion wird die OH-Gruppe des aromatischen Ringes mit Glycin konjugiert. Außerdem entstehen Glukuronide, wobei die Glukuronsäure entweder an die COOH-Gruppe oder die OH-Gruppe des Ringes angehängt wird.

Die Halbwertzeit und die Plasmaeiweißbindung sind konzentrationsabhängig, da die Kopplungsreaktion mit Glycin eine Sättigungskinetik zeigt. Die Ausscheidung der Salicylate erfolgt über die Niere. Salicylsäure wird tubulär sezerniert.

Bei saurem Urin-pH werden nur etwa 10 % der Salicylate ausgeschieden, da der gut lipidlösliche undissoziierte Anteil tubulär rückresorbiert wird.

Ist der Urin-pH alkalisch, liegt die Salicylsäure dissoziiert vor, kann also die Tubulusmembran schlecht passieren und wird bis zu 90 % ausgeschieden. Die Ausscheidung der Salicylate ist vom Urin-pH abhängig. Sie läßt sich durch Diuretika und Bicarbonatinfusionen erhöhen.

Unerwünschte Wirkungen

An der **Magenschleimhaut** verursacht Acetylsalicylsäure diffuse Blutungen. Man vermutet, daß durch Hemmung der Prostaglandinbiosynthese die Schutzwirkung der Prostaglandine auf die Magenschleimhaut aufgehoben wird. Acetylsalicylsäure erhöht geringfügig die Harnsäureausscheidung, wirkt also schwach urikosurisch.

An den Lungen kann Acetylsalicylsäure durch verstärkte Leukotrienfreisetzung einen **Bronchospasmus** auslösen. Selten kann Acetylsalicylsäure sensibilisierend wirken und Allergien verursachen. Nach hohen Dosen von Salicylaten kommt es zu einer **Verminderung des Prothrombingehaltes** im Blut, weil die Salicylate antagonistisch zu Vitamin K wirken und die Prothrombinbiosynthese in der Leber behindern. Am Ohr beobachtet man Ohrensausen, Schwerhörigkeit und Schwindel. Durch direkten Angriff an der Triggerzone können **Nausea** und **Erbrechen** auftreten.

Da die Salicylate an Plasmaeiweiß gebunden werden, kann es zu Verdrängung anderer Pharmaka kommen, wodurch deren Wirkung verstärkt wird: Antikoagulantien, Sulfonylharnstoffderivate, Sulfonamide.

Kontraindikationen

Man sollte Salicylate bei folgenden Krankheiten nicht geben: Ulcus ventriculi, Ulcus duodeni, Thrombozytopenie, Nieren- und Leberschäden, allergisches Asthma, Innenohrschäden.

Acetylsalicylsäure verursacht bei Einnahme in der Schwangerschaft keine Mißbildungen, sollte aber wegen der guten Plazentapassage zurückhaltend gegeben werden. Bei langer Anwendung kann die Schwangerschaft verlängert und die Geburt verzögert werden. Die Feten sind wachstumsretardiert. Eine fraglich erhöhte Totgeburtsrate hängt evtl. mit einem verfrühten Schluß des Ductus arteriosus Botalli durch die Prostaglandinsynthesehemmung zusammen.

Salicylatvergiftung

Bei der Acetylsalicylsäurevergiftung beobachtet man folgende Symptome: Schwindel, Nausea, Erbrechen, Krämpfe, Hyperventilation und evtl. petechiale Blutungen.

Die Hyperventilation wird durch Angriff der sauren Acetylsalicylsäure am medullären Atemzentrum ausgelöst. Das Atemzentrum kann Acetylsalicylsäure nicht von CO_2 unterscheiden → gesteigerte und vertiefte Atmung → Abatmung von CO_2 → respiratorische Alkalose.

Durch Kompensationsmechanismus des Körpers und durch die Acetylsalicylsäure selbst kommt es zu einer metabolischen Azidose mit vermindertem Bicarbonatspiegel. Wird in diesem Stadium nicht eingegriffen, gerät der Patient nach Durchlaufen eines Exzitationsstadiums in tiefe Bewußtlosigkeit mit finaler Atemlähmung → Tod.

Therapie

Die Therapie besteht in künstlicher Beatmung mit etwa 5–10 % CO_2-Zusatz, um die respiratorische Alkalose zu kompensieren. Zusätzlich infundiert man Bicarbonat. Dadurch wird das Standardbicarbonat erhöht und die metabolische Azidose bekämpft.

Ein weiterer Effekt des Bicarbonats besteht in der Erzeugung eines alkalischen Urin-pH-Wertes. Die Acetylsalicylsäure wird besser wasserlöslich, kann schlechter tubulär rückresorbiert werden und wird vermehrt renal eliminiert. Die Urinmenge erhöht man durch Diuretikagabe → Ausscheidung ↑.

Die Hämodialyse ist die effizienteste Methode zur Detoxikation bei Salicylatvergiftungen, da Salicylsäurederivate sehr gut dialysabel sind.

Bei schweren Vergiftungen (Serumspiegel ab ~ 80 mg/100 ml) und tiefem Koma ist die Hämodialyse absolut indiziert.

19.1.3 Arylessigsäurederivate

Diclofenac (Voltaren®)

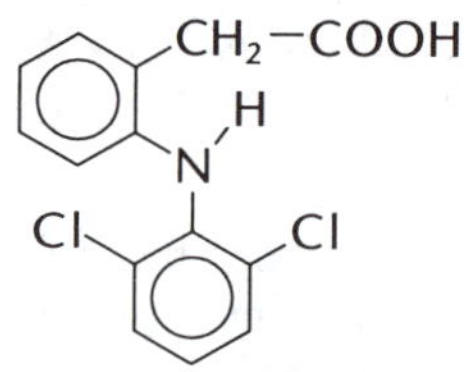

Formel 19.7: Diclofenac

Diclofenac wird nach oraler Gabe gut resorbiert. Auch die rektale (Zäpfchen) und parenterale Applikation ist möglich. Die Halbwertzeit beträgt 1–2 h. Die therapeutische Wirkung wird durch Prostaglandinsynthesehemmung erreicht. Diclofenac wirkt antirheumatisch, entzündungshemmend, schmerzstillend und fiebersenkend.

Indikationen

PCP, M. Bechterew, Arthrosen, Spondylarthrosen, Neuritiden, Neuralgie (Zervikalsyndrom, Lumbago, Ischias), Gichtanfall, Weichteilrheumatismus, entzündliche Schmerzzustände (Gynäkologie und Traumatologie).

Unerwünschte Wirkungen

Oberbauchbeschwerden, Übelkeit, Diarrhoe, Kopfschmerzen, Schwindel, Magen- und Duodenalulzera, allergische Reaktionen (Bronchospasmen, Ausschlag), periphere Ödeme und leichte Transaminasenanstiege werden beobachtet. Bei hochdosierter Dauertherapie kann es zu Knochenmarksschäden kommen. Hämolytische Anämien wurden beobachtet.

Wechselwirkungen

In Kombination mit Lithiumpräparaten kann der Lithiumspiegel ansteigen. Diclofenac soll nicht zusammen mit anderen Pharmaka in einer Spritze aufgezogen werden.

Kontraindikationen

Ulcera ventriculi et duodeni, Schwangerschaft (besonders letztes Trimenon), Diclofenacallergie. Vorsicht bei Nieren- und Lebererkrankungen.

Indometacin (Amuno®)

Amuno® ist zur antiphlogistischen und antirheumatischen Behandlung, sowie zur Therapie des akuten Gichtanfalles geeignet.

Es wirkt über die Hemmung der Prostaglandinbiosynthese. Dabei wird das Enzym Cyclooxygenase gehemmt, ☞ Abb. 19.1.

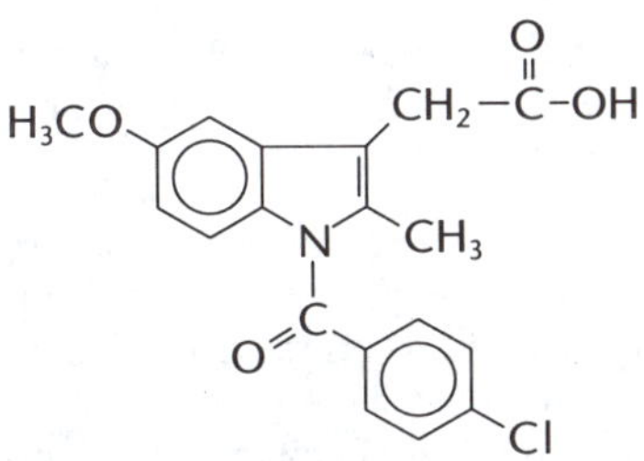

Formel 19.8: Indometacin

Pharmakokinetik

Indometacin wird nach oraler Zufuhr gut resorbiert. Es kann nur minimal die Blut-Liquor-Schranke passieren. Die Plasmaeiweißbindung beträgt etwa 90 %. Indometacin hat eine kürzere Halbwertzeit als Phenylbutazon. Es wird glukuronidiert und tubulär sezerniert. Die tubuläre Sekretion ist durch Probenecid hemmbar.

Unerwünschte Wirkungen

Am Gastrointestinaltrakt können Ulcera ventriculi et duodeni reaktiviert werden, außerdem beobachtet man Appetitlosigkeit, Erbrechen, Salz- und Wasserretention.

Am ZNS können psychotische Symptome auftreten. → Bei bekannten Neurosen, Psychosen, Epilepsien und Parkinsonismus besteht Kontraindikation für Amuno®.

Ansonsten beobachtet man die typischen Nebenwirkungen der Prostaglandinsynthesehemmer, jedoch schwächer ausgeprägt ☞ 19.1.2.

Alle genannten Substanzen zeigen gruppenspezifische, ähnliche Nebenwirkungen, die denen von Acetylsalicylsäure vergleichbar sind. Trotzdem lohnt es sich, bei starken Nebenwirkungen einer Substanz die Therapie zu wechseln und ein anderes Präparat zu verabreichen, da die individuelle Empfindlichkeit gegenüber den einzelnen Substanzen sehr unterschiedlich sein kann.

19.1.4 Oxicame

Von der Vielzahl der neuen Antiphlogistika sei hier ein Oxicamderivat als Vertreter exemplarisch vorgestellt. Die anderen Präparate zeigen ähnliche pharmakokinetische und pharmakodynamische Eigenschaften.

Piroxicam (Felden®)

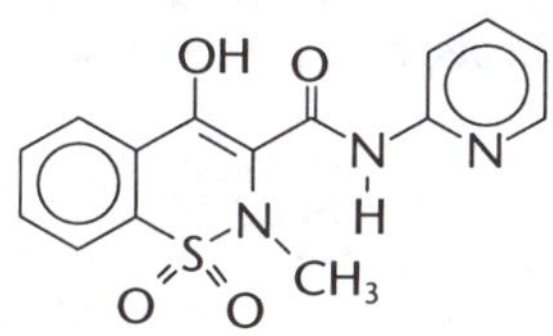

Formel 19.9: Piroxicam

Wirkungsweise

Piroxicam wirkt durch Hemmung der Prostaglandinbiosynthese. → Die Plasmaexsudation sinkt, ebenso die erhöhte Schmerzempfindlichkeit gegenüber Histamin und Bradykinin. Die Granulozyten- und Monozytenzahl wird vermindert. Chemotaxis, Migration und die Freisetzung lysosomaler Enzyme aus den Granulozyten sinken.

Piroxicam wirkt antiproliferativ und hemmt die kollageninduzierte Thrombozytenaggregation. Die Rheumafaktorsynthese und die Bildung toxischer Sauerstoffradikale nehmen ab.

Pharmakokinetik

Piroxicam wird nach oraler und rektaler Gabe fast vollständig resorbiert. Die Halbwertzeit beträgt ~ 36 h, die Plasmaeiweißbindung ~ 98 %.

Die Substanz reichert sich in der Synovia an, ohne den Knorpel zu schädigen. Felden wird zu 95 %

metabolisiert (Hydroxylierung und Glukuronidierung), nur 5 % werden unverändert in Stuhl und Harn ausgeschieden.

Nach bisherigen Untersuchungen kumuliert die Substanz auch bei stark eingeschränkter Nierenfunktion nicht.

Indikation

Entzündliche und schmerzhafte Erkrankungen des Bewegungsapparats, PCP, Arthrosen, M. Bechterew, Ischiasschmerzen, Sehnen-, Sehnenscheiden- und Schleimbeutelentzündungen, akuter Gichtanfall.

Unerwünschte Wirkungen

Magen-Darm-Störungen, Übelkeit, Erbrechen, Ulkusbildung, Reaktivierung alter Ulzera, allergische Hautreaktionen (Ödeme, Rötung, Jucken) bis hin zum allergischen Schock. Haarausfall, Nagelwachstumsstörungen, Kopfschmerz, Müdigkeit, Schwindel, Sehstörungen.

Selten kann es zu Leukopenien, Agranulozytose, Panzytopenie, aplastischer Anämie und Thrombozytopenie kommen. Durch Verzögerung der Thrombozytenaggregation wird die Blutungsdauer verlängert → Vorsicht bei gleichzeitiger Antikoagulantientherapie. Die Transaminasen und die alkalische Phosphatase können ansteigen.

> Durch Na- und H_2O-Retention können Ödeme auftreten und zu RR-Anstieg.

Kontraindikationen

Ulcera ventriculi et duodeni, allgemeine Blutungsneigung, Schwangerschaft und Stillzeit, Kinder, bekannte Allergie. Vorsicht bei Herzinsuffizienz, Hypertonie, Niereninsuffizienz und Ulkusanamnese.

Wechselwirkungen

Gegenseitige Verdrängung aus der Plasmaeiweißbindung anderer stark gebundener Pharmaka. Bei gleichzeitiger Gabe von kaliumsparenden Diuretika kann es zur Hyperkaliämie kommen. Glukokortikoide und Antikoagulantien erhöhen die Gefahr von Magen-Darmblutungen.

19.1.5 Analgetische Mischpräparate

Neben den Analgetika mit antipyretischer Wirkung (Acetylsalicylsäure, Paraaminophenolderivate und Pyrazolderivate) enthalten die Mischpräparate Zusätze mit sedativer (Barbiturate) oder stimulierender Wirkung (Coffein). Man verspricht sich dabei außer der Eigenwirkung der zugesetzten Pharmaka eine Wirkungsverstärkung der Analgetika.

> Aus dem gleichen Grund wird Codein, das selbst eine analgetische Wirkung vom Morphintyp besitzt, zugesetzt.

Unerwünschte Wirkungen

Man beobachtet bei unkontrollierter, häufiger Einnahme Nierenschädigungen, die sogenannte Analgetikanephropathie.

Durch psychisch stimulierende Effekte einzelner Bestandteile der Mischpräparate kann es zur Abhängigkeitsentwicklung kommen. Durch Sensibilisierung können Allergien entstehen. Aufgrund der unterschiedlichen Halbwertzeiten können einige Komponenten der analgetischen Mischpräparate erheblich kumulieren. Ansonsten sind die spezifischen Nebenwirkungen der einzelnen Pharmaka zu beachten.

Da es bei den Mischpräparaten offenbar zu einem im Vergleich zu den Monosubstanzen vermehrten Auftreten schwerwiegender allergischer Nebenwirkungen (Agranulozytose) kam, sind mittlerweile alle analgetischen Mischpräparate mit Pyrazol- und Paraaminophenolderivaten aus dem Handel genommen worden.

Seit Juli 1989 sind coffeinhaltige Analgetika in größeren Packungen wegen zunehmendem Abusus unter Rezeptpflicht gestellt worden.

19.1.6 Anilinderivate

Das Paraaminophenolderivat **Paracetamol** (Ben-u-ron®) ist der einzige wichtige Vertreter der Gruppe, nachdem alle phenacetinhaltigen Präparate in Deutschland im April 1986 aus dem Handel genommen wurden.

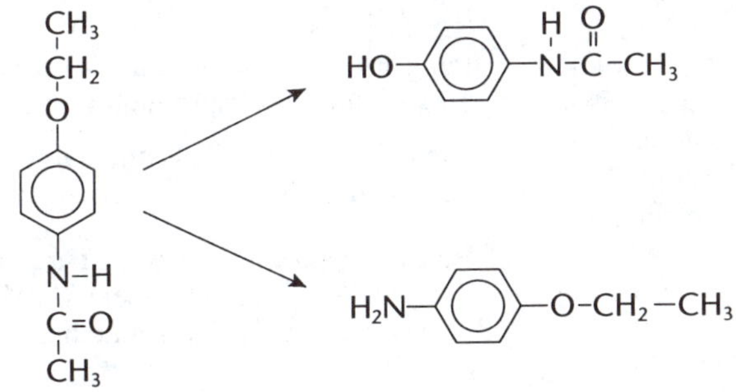

Formel 19.10: Metabolisierung von Phenacetin

Wirkungen

Paracetamol wirkt durch Hemmung der Prostaglandinbiosynthese gut analgetisch und antipyretisch. Da die Prostaglandinsynthesehemmung schwächer als bei den Salicylaten ausgeprägt ist, wirken die Anilinderivate kaum antiphlogistisch (keine Wirkung in therapeutischer Dosis).

Chemische Merkmale und Pharmakokinetik

Paracetamol wird nach peroraler Zufuhr schnell und gut resorbiert.

Aus historischen Gründen wird hier der Metabolismus von **Phenacetin** noch erwähnt, da das beim Phenacetinabbau anfallende p-Phenitidin Ursache der Herausnahme des Phenacetins aus dem Handel war.

Phenacetin wird zum größten Teil in der Leber durch Hydrolyse in Paracetamol und Äthanol gespalten, zu einem wesentlich geringeren Teil entsteht durch hydrolytische Spaltung p-Phenetidin und Acetat. Paracetamol wird in der Leber konjugiert und hauptsächlich als Glukuronid renal ausgeschieden.

Paracetamol hat weniger Nebenwirkungen als Phenacetin, da beim Paracetamolabbau nicht der Methämoglobinbildner p-Phenetidin entsteht.

Unerwünschte Wirkungen

Obwohl Phenacetin im GK nicht mehr aufgelistet ist, halte ich die Erwähnung der Nebenwirkungen für wichtig, da in den letzten Jahren einige Prüfungsfragen dieses Thema betrafen.

Das beim Phenacetinabbau entstehende p-Phenetidin bildet Methämoglobin. Bei Erwachsenen ist dies unwesentlich, bei Kindern jedoch und besonders bei Säuglingen spielt die Met-Hb-Bildung eine große Rolle (Kontraindikation für Phenacetin).

Bei Dauergebrauch von Phenacetin und Paracetamol kann die Lebensdauer von Erythrozyten verkürzt werden → Anämie.

Nach Überdosierung von Phenacetin und Paracetamol können **toxische Lebernekrosen** auftreten.

In der Schweizer Uhrenindustrie wurde von den Beschäftigten die euphorisierende Wirkung der Paraaminophenolderivate erstmals bemerkt. Bei chronischem **Phenacetinabusus** (inzwischen weltweit verbreitet) werden innerhalb einiger Jahre mehrere Kilogramm Phenacetin geschluckt. Häufig ist der Phenacetinabusus bei Frauen, die unter Migräne leiden. Die Folge des Phenacetinabusus ist das Entstehen der sogenannten **Phenacetinniere**, die den pathoanatomischen Veränderungen einer interstitiellen Nephritis mit Papillenspitzennekrosen entspricht. Die Erkrankung führt zur terminalen Niereninsuffizienz → Dialysebehandlung.

Paracetamol führt bei Gabe in der Schwangerschaft nicht zu Mißbildungen, jedoch in hohen Dosen beim Foeten zu Leber- und Nierenschäden, bei der Mutter zu Anämie.

■ Paracetamolvergiftung

Paracetamol wird bei hohen Dosen in der Leber auch über Cytochrom P_{450} abgebaut. Dabei entsteht ein toxischer Metabolit, der mit Glutathion reagiert und nach Umwandlung in ein Mercaptursäurekonjugat über die Niere ausgeschieden wird.

Bei sehr hohen Paracetamolgaben wird ein weiterer, sonst ungenutzter Stoffwechselweg beschritten, wobei es zur Arylierung von Zellproteinen in der Leberzelle kommt. Dosisabhängig entsteht eine Leberzellschädigung bis hin zur Lebernekrose.

Symptome der Vergiftung

Innerhalb einiger Stunden nach Einnahme: Übelkeit, Erbrechen, Schwitzen, Unwohlsein. In den nächsten 1–2 Tagen zunächst Befundbesserung, dann Lebervergrößerung, Transaminasen ↑, Bilirubin ↑, Quick ↓, manchmal akutes Nierenversagen.

Etwa nach 3–5 Tagen entsteht das Vollbild der toxischen Leberschädigung durch Leberzellnekrosen. Durch Tubulusnekrosen kann es zu Nierenversagen kommen. Oft treten Kardiomyopathie und Hirnödem auf.

Die Letaldosis beginnt ab etwa 15 g. Todesursache ist das Leberausfallkoma mit akutem Nierenversagen. Bei Alkoholikern scheinen die Leberschäden nach Paracetamol gehäuft aufzutreten.

Therapie

Innerhalb 4 h nach Einnahme: Magenspülung, Instillierung von Carbo medicinalis oder Colestyramin.

Als **Antidot:** Glutathionsubstitution, N-Acetylcystein (Fluimucil®, Mucolyticum Lappe®) als Glutathionvorstufe.

Da nicht an Plasmaproteine gebundenes, glukuronidiertes Paracetamol und seine Metaboliten dialysabel sind, ist die Hämodialyse zur Elimination sinnvoll, allerdings nur solange die Leber noch fähig ist, Paracetamol zu glukuronidieren (nicht glukuronidiertes Paracetamol ist nicht dialysabel).

Die Indikation für die Hämodialyse besteht immer beim akuten Nierenversagen.

Eine bessere Elimination des Paracetamols gelingt durch Hämoperfusion über Aktivkohle, so daß dieses Verfahren der Hämodialyse vorzuziehen ist.

19.1.7 Pyrazolderivate

Typische Wirkstoffe

Propyphenazon, **Noramidopyrinmethansulfat**. Zu dieser Substanzklasse zählt auch das **Metamizol** (Novalgin®).

Diese Substanzen haben gute analgetische und antipyretische Eigenschaften.

Phenazon- und propyphenazonhaltige Analgetika wurden in den Jahren 1987 und '88 wegen der kanzerogenen Wirkung eines Metaboliten (Dimethylnitrosamin) aus dem Handel genommen.

Übrig geblieben ist von dieser Substanzklasse das **Metamizol** (Novalgin®) als Reinsubstanz. Nach intravenöser Gabe von Metamizol sind ganz selten tödliche Schockzustände beobachtet worden. Metamizolhaltige analgetische Mischpräparate wurden im April 1987 ebenfalls aus dem Handel genommen, da vermutet wurde, daß bei den Mischpräparaten die Zahl der allergischen Agranulozytosen höher als bei der Reinsubstanz liegt.

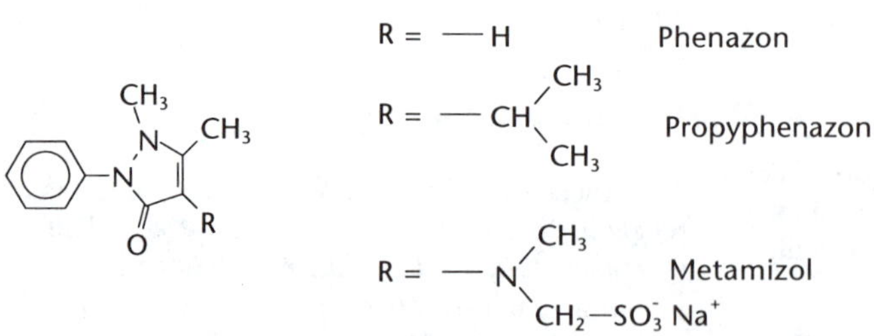

Formel 19.11: Strukturformel der Pyrazole

Phenylbutazon (Butazolidin®)

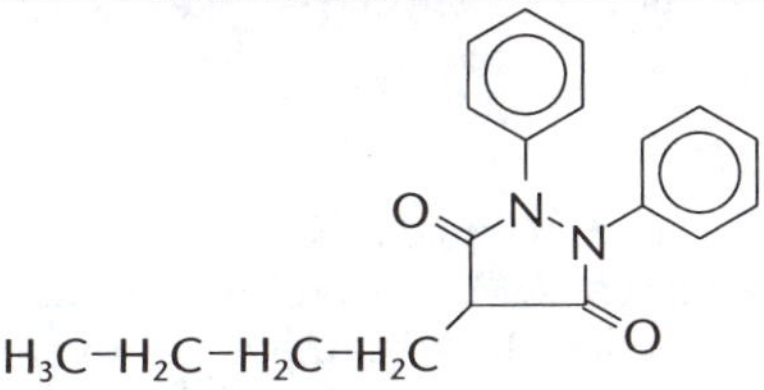

Formel 19.12: Phenylbutazon

Phenylbutazon sollte nicht zur analgetischen, antipyretischen und antirheumatischen Therapie verwendet werden. Es dient lediglich als Antiphlogistikum und wurde in der Traumatologie zur Abschwellung gegeben.

Die Antiphlogistika dieser Wirkstoffgruppe sind seit 1983 erneut in der Diskussion (hauptsächlich wegen der möglichen Agranulozytose). Sie wurden vom BGA einzeln überprüft. Dabei wurde die Indikationsstellung und die Therapiedauer weiter eingeschränkt.

Als **Indikation** für Phenylbutazon gelten noch M. Bechterew und akuter Gichtanfall.

Wirkungen

Der Wirkungsmechanismus der Pyrazolderivate beruht ebenfalls auf der Hemmung der Prostaglandinbiosynthese → analgetische, antipyretische und antiphlogistische Wirkung.

Die analgetische Wirkung beruht auf einer peripheren und zentralen Komponente. Metamizol verhindert beispielsweise die periphere Aktivierung der Schmerzrezeptoren und aktiviert die Hemmung schmerzleitender Reize im Hirnstamm.

Zusätzlich hat es eine spasmolytische Wirkung → Einsatz bei Koliken.

Phenylbutazon hat eine relativ starke urikosurische Wirkung. Das Urikosurikum Sulfinpyrazon (☞ 20.3) ist eine Weiterentwicklung des Phenylbutazons.

Pharmakokinetik

Alle Pyrazolderivate werden nach oraler Gabe gut resorbiert. Noramidopyrinderivate können auch langsam i.v. gegeben werden. Aminophenazon und die Noramidopyrinderivate werden in der Leber am Stickstoffatom demethyliert. Metamizol kann ebenfalls per os und parenteral gegeben werden. Beim Metamizolabbau entsteht unter anderem 4–Aminoantipyrin, das später am Stickstoff acetyliert wird. Phenylbutazon und Oxyphenbutazon, das beim Metabolismus von Phenylbutazon durch Ringhydroxylierung entsteht, besitzen eine hohe Plasmaeiweißbindung (Oxyphenbutazon 95 %). Phenylbutazon wird im Organismus am Ring oxidiert, an Glukuronsäure gekoppelt und über die Niere ausgeschieden.

Phenylbutazon und Oxyphenbutazon werden teilweise in der Niere aktiv über die Tubuluszellen sezerniert.

Oxyphenbutazon und Phenylbutazon kumulieren stark, da sie eine Halbwertzeit von ungefähr 3 Tagen haben. Beide Stoffe haben etwa das gleiche Wirkungsspektrum und dieselben Nebenwirkungen.

Unerwünschte Wirkungen

Nach Gabe der Aminophenazonabkömmlinge werden oft **allergische Reaktionen** wie Asthma und Urtikaria beobachtet. Gefürchtet ist die allergische Agranulozytose, die nach diesen Präparaten bei ca. 6 von 1 000 000 Patienten auftritt. Bei ca. 3 von 1 000 000 Patienten kommt es zu einer aplastischen Anämie. Es kann zu Veränderungen in der Magenschleimhaut kommen.

Aminophenazonderivate führen zu Vasodilatation und Blutdrucksenkung. Bei Kindern können Krämpfe entstehen. Nausea und Erbrechen werden ab und zu beobachtet.

Am Magen-Darm-Trakt führt **Phenylbutazon** zu diffusen Oberbauchbeschwerden und Schleimhautschäden. In der Folge dieser Schleimhautschäden beobachtet man die Reaktivierung alter Ulzera oder das Entstehen neuer Ulzera. → Kontraindikation: Ulcera ventriculi et duodeni.

Phenylbutazon kann zu einer erheblichen Na^+- und Wasserretention führen, da die Nierenfunktion beeinträchtigt wird. Die Ödemeinlagerung verursacht Gewichtszunahme → nicht bei bestehender Herz- und Niereninsuffizienz geben!

Leberschäden können auftreten.

Phenylbutazon kann die gefürchtete **allergische Agranulozytose** hervorrufen. Die weißen Blutkörperchen werden generell vermindert → Leukopenie. Bei intramuskulärer Applikation können lokal Nekrosen entstehen.

Interaktionen

Durch die überaus starke Plasmaeiweißbindung von Phenylbutazon kann jedes andere Pharmakon aus der Plasmaeiweißbindung verdrängt werden → bedrohliche Wirkungssteigerung des verdrängten Pharmakons. Besonders gefährlich ist dies bei Antikoagulantien, Antidiabetika, Penicillinen und Sulfonamiden.

Bei Patienten mit Antikoagulantientherapie kann es nach Phenylbutazongaben zu großen Blutungen kommen, besonders, wenn Phenylbutazon intramuskulär zugeführt wurde (ausgeprägte Muskelblutungen).

Da Phenylbutazon sehr lange am abbauenden Enzymsystem gebunden bleibt, blockiert es das Enzym und hemmt den Abbau anderer Pharmaka (Phenytoin, Sulfonylharnstoffderivate) → Wirkungsverstärkung! Andererseits führt Phenylbutazon zu einer Enzyminduktion und beschleunigt den Abbau einiger Pharmaka (Kortikoide, Digitoxin) → Wirkungsabschwächung!

Da Phenylbutazon auch über die Tubuluszellen der Niere ausgeschieden wird, verdrängt es dort andere Pharmaka, die ebenfalls sezerniert werden (PAS, Sulfonamide und Sulfonylharnstoffe) → Wirkungsverstärkung.

19.1.8 Flupiritin (Katadolon®)

Flupiritin ist ein 1990 eingeführtes Analgetikum, das in seiner Wirkstruktur zwischen den peripher wirkenden Prostaglandinsynthesehemmern und den zentral wirkenden Opiaten und Opioiden steht.

Wirkungsweise

Flupiritin greift an zentralen Rezeptoren auf spinaler und supraspinaler Ebene an, bindet jedoch nicht an Opiat- oder Benzodiazepinrezeptoren. Nach bisherigen Erkenntnissen aktiviert die Substanz absteigende noradrenerge Hemmungsbahnen auf Zwischenhirn- und Rückenmarksebene, wirkt aber auch direkt durch Hemmung efferenter Schmerzimpulse. Flupiritin hat eine schwach relaxierende Wirkung auf die Skelettmuskulatur.

Pharmakokinetik

Bioverfügbarkeit	oral: 90 % rektal: 70 %
Wirkungseintritt	20–30 min
Wirkungsdauer	3–5 h
Halbwertzeit	10 h

Etwa 70 % der Substanz werden renal ausgeschieden, teils als unveränderte Substanz, teils in Form von Metaboliten. Die Verstoffwechselung erfolgt in der Leber, wo hauptsächlich ein acetylierter Metabolit entsteht.

Indikationen

Schmerzen nach Operationen, Verletzungen und Verbrennungen, Tumorschmerzen, vasomotorische Kopfschmerzen, Migräne, Arthroseschmerzen, Neuritiden, Neuralgien, Dysmenorrhoe und Zahnschmerzen.

Unerwünschte Wirkungen

Müdigkeit, Schwindelgefühl, Übelkeit, Magenbeschwerden, Obstipation, Diarrhoe, Schwitzen, Mundtrockenheit, Hautreaktionen und Sehstörun-

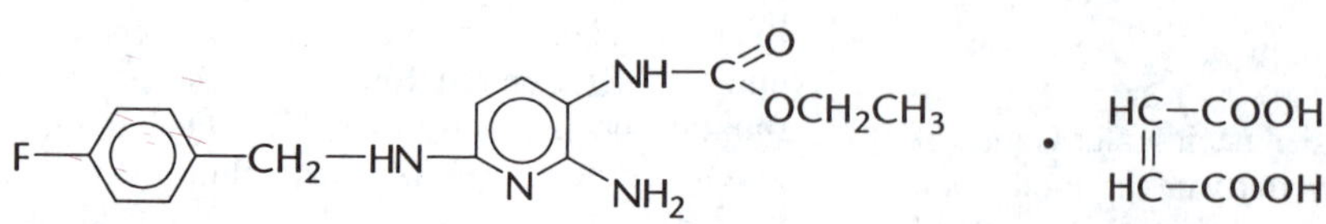

Formel 19.13: Flupiritin

gen. Insgesamt werden Nebenwirkungen selten beobachtet.

Euphorisierende Wirkung und Abhängigkeitsentwicklung wurden bisher nicht beobachtet.

Wechselwirkungen

Verstärkung der sedierenden Wirkung anderer Pharmaka und Alkohol. Verstärkung der gerinnungshemmenden Wirkung von Cumarinderivaten → Quickkontrollen.

Bei gleichzeitiger Gabe von Paracetamol → Leberenzymanstieg möglich.

Kontraindikationen

Hepatische Enzephalopathie, Cholestase und Myasthenia gravis pseudoparalytica. Vorsicht bei Schwangerschaft und Stillzeit (Übertritt in Muttermilch bisher nicht geklärt).

19.2 Antirheumatische Basistherapeutika

■ Typische Wirkstoffe

Die wichtigsten Antirheumatika sind im Kapitel 19.1 erwähnt. Neben diesen Substanzen kann man die Erkrankungen des Bindegewebes auch mit Glukokortikoiden bekämpfen, wobei man jedoch deren erhebliche Nebenwirkungen bei einer Dauertherapie fürchtet. Prinzip des Einsatzes dieser Substanzen ist die Schmerzreduktion durch Unterdrückung des Entzündungsprozesses.

Bei der Behandlung chronisch entzündlicher abakterieller Gelenkveränderungen setzt man sogenannte **Basistherapeutika** ein, deren Gabe aber wegen nicht unerheblicher Nebenwirkungen genau überlegt werden muß. Ihre Wirkung beginnt erst nach einer längeren Latenzzeit. Zum Einsatz kommen folgende Substanzklassen.

19.2.1 Goldverbindungen

Aurothioglucose (Aureotan®), **Aurothiopolypeptid** (Auro-Detoxin®)

Sie werden bei Lupus erythematodes und bei PCP (primär chronische Polyarthritis) eingesetzt. Sie entfalten ihre Wirkung über die Hemmung lysosomaler Enzyme und mesenchymaler Reaktionen. Die Goldverbindungen sind per os nicht resorbierbar. → Sie müssen i.m. gespritzt werden. Seit kurzer Zeit ist ein oralresobierbares Goldpräparat, das Auranofin (Ridaura®) im Handel.

> Die Latenzzeit bis zum Wirkungseintritt dauert Wochen bis Monate.

Wegen hoher Plasmaeiweißbindung und langsamer renaler Elimination kumulieren sie stark.

Unerwünschte Wirkungen

Goldallergie mit Hauterscheinungen (Dermatitis, Stomatitis), Nierenschäden (Glomerulonephritiden), Granulozytopenie, Agranulozytose, Thrombozytopenie.

> **Antidot** bei Vergiftungen ist Dimercaprol.

19.2.2 D-Penicillamin (Metalcaptase®)

D-Penicillin wirkt durch Eingriff in den Kollagenstoffwechsel und über den Abbau pathologischer Makroglobuline (Rheumafaktoren). Es wird nach peroraler Zufuhr gut resorbiert und besitzt eine hohe Plasmaeiweißbindung. Die Elimination erfolgt über die Niere. D-Penicillamin wird bei PCP gegeben, ☞ 30.1.3.

Unerwünschte Wirkungen

Man beobachtet Neuropathien, Leukopenien, die zu einer totalen Agranulozytose führen können, Nierenschäden (perimembranöse Glomerulonephritis) und gastrointestinale Beschwerden. Bei Penicillinallergie darf man D-Penicillamin nicht geben, ☞ 27.1.1.

Antirheumatika

19.2.3 Chloroquin (Resochin®) ☞ 27.13.1

Es wird peroral gut aufgenommen, wird in parenchymatösen Organen gespeichert und führt wegen der langsamen Ausscheidung zur Kumulation. Man gibt Chloroquin zur Malariaprophylaxe und -therapie, sowie zur Langzeittherapie der PCP. Der Wirkungsmechanismus ist nicht bekannt.

Unerwünschte Wirkungen

Retinopathie, Polyneuropathien, Kopfschmerzen, Schwindel, Granulozytopenie und gastrointestinale Symptome. Vergiftung ☞ 27.13.1.

20 Eingriffe in den Harnsäurestoffwechsel, Gichttherapeutika

Bei der Therapie des akuten Gichtanfalls verwendet man heute hauptsächlich Indometacin oder andere NSAR (nicht steroidale Antirheumatika), ☞ 19.1.

20.1 Colchizin (Colchicinum DAB, Acifugan®)

Colchizin, das Gift der Herbstzeitlosen, wird beim akuten Gichtanfall gegeben.

20.1.1 Wirkungsmechanismus

Der akute Gichtanfall entsteht durch die lokale entzündliche Reaktion auf die Harnsäurekristalle.

Diese bedingen eine Leukozytenmobilisation und Leukozytenansammlung. Die Harnsäurekristalle werden von Zellen mit phagozytotischer Aktivität beseitigt. Bei der Phagozytose werden Enzyme frei, die über vasoaktive Substanzen einerseits zu Schmerz, andererseits zu Vasodilatation, verstärkter Durchblutung und erneuter Leukozytenmobilisation bzw. -ansammlung führen. Durch die Zerstörung der Leukozyten werden weitere Harnsäuremoleküle frei, wodurch der Kreislauf von neuem beginnt. Durch das bei der Leukozytenzerstörung freiwerdende Laktat wird der Gewebs-pH-Wert gesenkt, worauf weitere Harnsäurekristalle ausfallen.

Colchizin beeinträchtigt die Funktionstüchtigkeit zellulärer Proteine. Der aus Tubulin bestehende Spindelapparat wird gehemmt.

Dadurch wird die Beweglichkeit der Phagozyten herabgesetzt. Dies wird durch eine Hemmung der Depolymerisierung von Mikrotubuli erreicht. Die Phagozytose von Harnsäurekristallen wird gehemmt, der Gewebe-pH sinkt nicht weiter ab und das Ausfallen neuer Harnsäurekristalle wird verhindert.

Als Mitosegift behindert Colchizin während der Mitose die Spindelbildung. Hierdurch wird auch die Leukozytenvermehrung behindert.

20.1.2 Wirkungen

Colchizin wirkt spezifisch gegen den Schmerz des Gichtanfalles, da es die Voraussetzungen seiner Entstehung beseitigt. Sonst wirkt Colchizin nicht analgetisch. Es beinflußt die Harnsäurewerte des Blutes nicht.

20.1.3 Pharmakokinetik

Colchizin wird nach peroraler Gabe gut resorbiert. In der Leber wird es desacetyliert und über die Galle in den Darm ausgeschieden. Im Darm unterliegt es z.T. dem enterohepatischen Kreislauf. Colchizin kumuliert. Es hat eine hohe Plasmaeiweißbindung.

20.1.4 Unerwünschte Wirkungen

Schon bei therapeutischer Dosierung beobachtet man Nausea und Erbrechen, zusätzlich treten Tenesmen auf. Es kommt zu Resorptionsstörungen und starken Durchfällen.

Bei Überdosierung können die Diarrhoen so schwerwiegend werden, daß der Wasserhaushalt entgleist und durch den schweren Wasserverlust Schocksymptome auftreten. Da Colchizin ein Mitosehemmstoff ist, treten bei langdauernder

Therapie Störungen an den Geweben mit hohem Zellumsatz auf: Epithelien, blutbildende Organe.

Bei Vergiftungen kommt es akut zu Nierenschädigungen, aufsteigender Paralyse und im chronischen Stadium zu Haarausfall, Myopathie und Agranulozytose.

20.2 Allopurinol

20.2.1 Wirkungsmechanismus

Allopurinol (Zyloric®, Urosin®) wirkt über mehrere Mechanismen hemmend auf die Harnsäurebildung (Urikostatikum).

Es wird bevorzugt zur Langzeittherapie der Gicht verwendet.

Durch die chemische Ähnlichkeit mit Hypoxanthin greift Allopurinol in den Purinabbau ein und hemmt als kompetitiver Antagonist die **Xanthinoxidase**. → Die Harnsäurebildung wird vermindert.

Deshalb senkt Allopurinol auch bei fortgeschrittener Niereninsuffizienz den Harnsäurespiegel (im Gegensatz zu den in diesen Fällen nicht indizierten Urikosurika). Daneben wirkt Allopurinol durch Verbrauch von Phosphoribosylphosphat hemmend auf die Purinbiosynthese und wird selbst als falsches Nucleotid aufgebaut. Dabei hemmt es noch zwei für die Purinbiosynthese wichtige Phosphoribosyltransferasen.

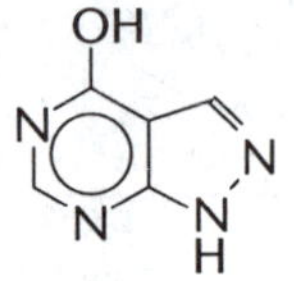

Formel 20.1: Allopurinol

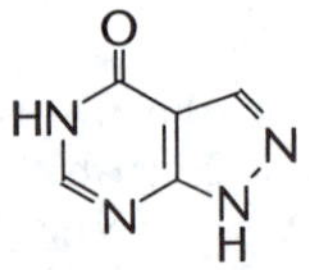

Formel 20.2: Hypoxanthin

20.2.2 Wirkungen

Die Harnsäurebildung wird durch Allopurinol verringert. Im Purinabbau entstehen durch Hemmung der Xanthinoxidase Xanthin und Hypoxanthin, die beide renal besser als Harnsäure ausgeschieden werden.

20.2.3 Pharmakokinetik

Allopurinol wird nach peroraler Gabe gut resorbiert. Es hat eine Plasmahalbwertzeit von etwa 3 h und wird in der Leber oxidiert. Ausgeschieden wird es über die Niere und den Stuhl.

Der größte Teil des Allopurinols wird durch die Xanthinoxidase zu **Oxipurinol** oxidiert, das ebenfalls die Xanthinoxidase hemmt. Oxipurinol hat eine Halbwertzeit von ~ 28 h und wird wie Allopurinol ausgeschieden.

20.2.4 Unerwünschte Wirkungen

In der Initialphase der Allopurinoltherapie kann es selten zu Gichtanfällen kommen. Ebenfalls selten sind gastrointestinale Beschwerden wie Übelkeit, Erbrechen und Diarrhoe.

Sehr selten wird eine wahrscheinlich allergische Vaskulitis beschrieben, wobei es im Rahmen einer generalisierten Unverträglichkeitsreaktion zu irreversiblem Nierenversagen kommen kann (tritt nur bei eingeschränkter Nierenfunktion und nicht angepaßter Allopurinoldosis auf).

Weitere unerwünschte Wirkungen sind allergische Reaktionen, Fieber und Schüttelfrost. In der Schwangerschaft sollte Allopurinol nicht gegeben werden.

20.2.5 Interaktionen

Allopurinol verzögert den Abbau von Purinmetaboliten, z.B. 6–Mercaptopurin und Azathioprin (Imurek®).

Deshalb muß bei gleichzeitiger Gabe beider Medikamente die Imurekdosis auf 1/4 der Normaldosis gesenkt werden!

Unter Beachtung dieser Tatsache sind beide Substanzen in der zytostatischen Therapie lymphatischer Leukämien gut kombinierbar, da es sowieso durch den Zellzerfall zu erhöhten Harnsäurewerten kommt ☞ 28.3.1.

20.3 Urikosurika

Sowohl Allopurinol als auch die Urikosurika wirken nicht beim akuten Gichtanfall. Sie beeinflussen den Schmerz nicht.

20.3.1 Typische Wirkstoffe

Probenecid (Probenecid®), **Benzbromaron** (Uricovac®), **Sulfinpyrazon** (Anturano®).

Die urikosurisch wirksamen Pharmaka eignen sich zur Dauertherapie der Gicht.

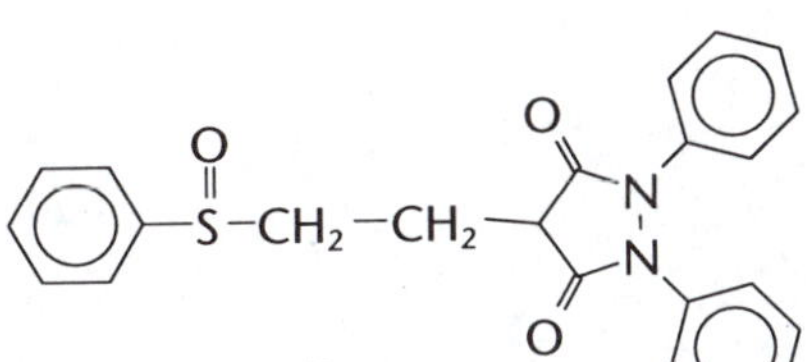

Formel 20.3: Sulfinpyrazon

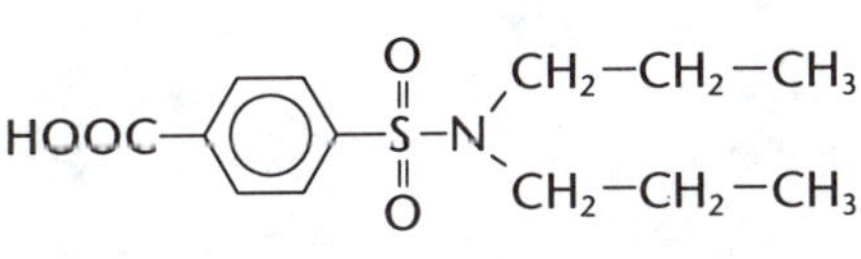

Formel 20.4: Probenecid

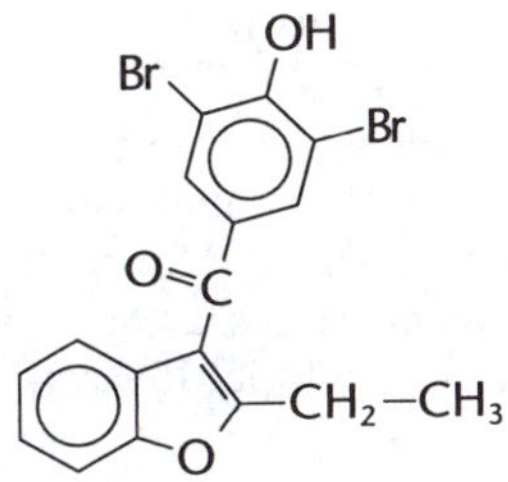

Formel 20.5: Benzbromaron

20.3.2 Wirkungsmechanismus

Die Urikosurika hemmen den transtubulären Transport organischer Säuren. → Sowohl Sekretion als auch Resorption werden beeinträchtigt.

Da Harnsäure tubulär sezerniert und rückresorbiert wird, sinkt der Harnsäurespiegel nach der Urikosurikabehandlung durch Hemmung der Rückresorption. → Die Harnsäureausscheidung im Urin steigt an.

Bei **Probenecid** wird zunächst nur die Harnsäuresekretion gehemmt → Harnsäurespiegel im Blut ↑, doch bei höherer Dosierung wird der Harnsäurespiegel gesenkt, da auch die Rückresorption gehemmt wird.

Bei **Benzbromaron** wird dieser Effekt nicht beobachtet.

20.3.3 Pharmakokinetik

Probenecid wird nach oraler Applikation gut resorbiert. Es hat eine Halbwertzeit von etwa 10 h und wird renal ausgeschieden, wobei ein kleinerer Teil glomerulär filtriert, der größere Teil tubulär sezerniert wird.

Probenecid wird zu einem großen Teil tubulär rückresorbiert. Je saurer der Harn ist, desto mehr Probenecid wird rückresorbiert.

Benzbromaron hat eine Halbwertzeit von 1 1/2 Tagen.

Sulfinpyrazon hat eine Plasmahalbwertzeit von 2–3 h; es besitzt eine hohe Plasmaeiweißbindung.

20.3.4 Unerwünschte Wirkungen

Da die Harnsäureausscheidung stark ansteigt, kann es zur Entstehung von Harnsäurekristallen in den Nierentubuli kommen. → Man muß den Harn alkalisieren, damit Harnsäure wasserlöslich bleibt. Zusätzlich soll viel Flüssigkeit zugeführt werden.

Es können gastrointestinale Symptome wie Diarrhoe, Übelkeit und Schleimhautschäden auftreten. → Achtung bei Ulzera. Allergische Erscheinungen sind beobachtet worden. Bei Therapiebeginn kann ein akuter Gichtanfall ausgelöst werden.

20.3.5 Interaktionen

Gibt man Probenecid zusammen mit Penicillin, wird die Ausscheidung von Penicillin gesenkt, da Probenecid die tubuläre Sekretion von Penicillin behindert (Verdrängung).

Salicylsäure, die über denselben Mechanismus wie die Urikosurika die Harnsäureausscheidung erhöht, hemmt die Wirkung von Probenecid und Sulfinpyrazon, jedoch nicht die von Benzbromaron.

Neben Salicylsäure und Phenylbutazon haben auch Tolbutamid und Röntgenkontrastmittel einen gewissen urikosurischen Effekt.

21 Eingriffe in den Fettstoffwechsel

21.1 Resorptionshemmende Lipidsenker

21.1.1 Typische Wirkstoffe

Colestyramin (Quantalan®), **Colestipol** (Cholestabyl®, Colestid®) und **β-Sitosterin** (Sitosterin Delalande®).

Colestyramin und Colestipol sind nicht resorbierbare basische Anionenaustauscherharze mit komplexer chemischer Grundstruktur.

Colestyramin ist ein Polymer aus Styren und Divinylbenzol, Colestipol ein Polymer aus Tetraethylenpentamin und Epichlorhydrin.

β-Sitosterin ist ein dem Cholesterin strukturell verwandtes Sterin.

21.1.2, 21.1.3 Wirkungsmechanismus und Wirkungen

Colestyramin und **Colestipol** binden im Darm Gallensäuren und unterbrechen dadurch den enterohepatischen Kreislauf → vermehrte Ausscheidung von Gallensäuren und Sterolen über den Stuhl. Durch den erhöhten Gallensäurenverlust wird vermehrt Cholesterin zur Neusynthese verlorengegangener Gallensäuren benötigt. → Der Cholesterinspiegel sinkt.

Durch eine zusätzliche Aktivierung zellulärer LDL-Rezeptoren wird **LDL-Cholesterin** vermehrt aufgenommen und abgebaut. Die LDL-Partikel enthalten weniger Cholesterin und nehmen auch zahlenmäßig ab. Das LDL-Cholesterin sinkt dosisabhängig um ~ 20–30 %. Die Synthese von **HDL** steigt, wobei durch eine Zunahme der Apolipoprotein A_1–Synthese der Apolipoprotein A_1-Anteil gegenüber Apolipoprotein A_2 ebenfalls erhöht wird.

Der Cholesterin/Triglyzeridquotient und der Cholesterin/Proteinquotient nehmen ab.

Zu Behandlungsbeginn kann es durch vermehrte Sekretion triglyzeridreicher VLDL-Partikel aus der Leber zu einem reversiblen Anstieg der Plasmatriglyzeridfraktion kommen. Innerhalb von etwa zwei 2 Wochen erreicht man 90 % der maximalen Wirkung.

β-Sitosterin wirkt durch seine strukturelle Ähnlichkeit zum Cholesterin. Es hemmt an der Darmmukosa die Resorption von aufgenommenem Cholesterin. → Die Serumcholesterinkonzentration sinkt um ~ 10 %.

β-Sitosterin wird auch bei der benignen Prostatahypertrophie zur Verbesserung der Miktion und Blasenfunktion eingesetzt.

Tagesdosierungen
- Colestyramin: 16–24 g
- Colestipol: 20–25 g
- β-Sitosterin: 6 g

Indikation

Hypercholesterinämien und Hyperlipoproteinämien mit vorwiegender Erhöhung der LDL-Cholesterinfraktion.

21.1.4 Unerwünschte Wirkungen

Die Hauptnebenwirkungen der nichtresorbierbaren Polymere **Colestyramin** und **Colestipol** betreffen den Gastrointestinaltrakt:

Etwa 50 % der Patienten klagen über Obstipation, Anorexie, Übelkeit, Meteorismen und Magendruck.

In höherer Dosierung kann eine Steatorrhoe mit Hemmung der Aufnahme fettlöslicher Vitamine (A, D, E, K) auftreten. Selten sind Pruritus und Hautausschläge.

Bei **β-Sitosterin** werden gelegentlich weiche Stühle bis zu Diarrhoen, Appetitlosigkeit und Magenschmerzen beobachtet. Manchmal können bei stärkerer Resorption β-sitosterinhaltige Xanthome auftreten.

21.1.5 Interaktionen

Colestyramin und Colestipol vermindern die Resorption fettlöslicher Pharmaka, z.B. Cumarinderivate, Herzglykoside, Thiazide, Tetrazykline, Schilddrüsenhormone, Eisenpräparate und die Vitamine A, D, E, K und Folsäure.

Neomycin ☞ **27.3.3**

21.2 Synthesehemmende Lipidsenker

21.2.1 Typische Wirkstoffe

Bei den **Cholesterinsynthese- (CSE-) Hemmern** handelt es sich um **Hemmstoffe** der **HMG-CoA-Reduktase**.

- ▲ **Lovastatin** (Mevinacor®)
- ▲ **Simvastatin** (Denan®, Zocor®)
- ▲ **Pravastatin** (Pravasin®, Liprevil®)

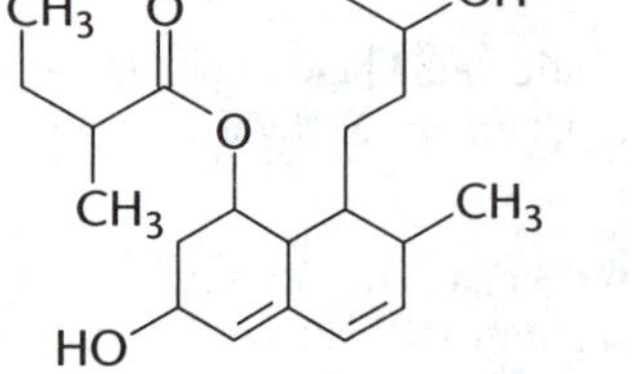

Formel 21.1: Pravastatin

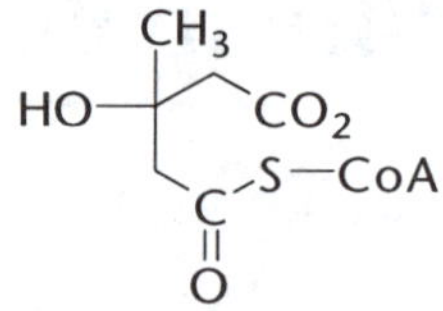

Formel 21.2: HMG-CoA

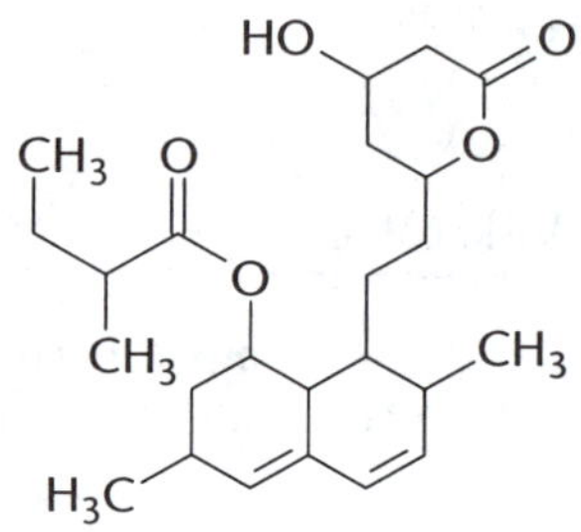

Formel 21.3: Lovastatin

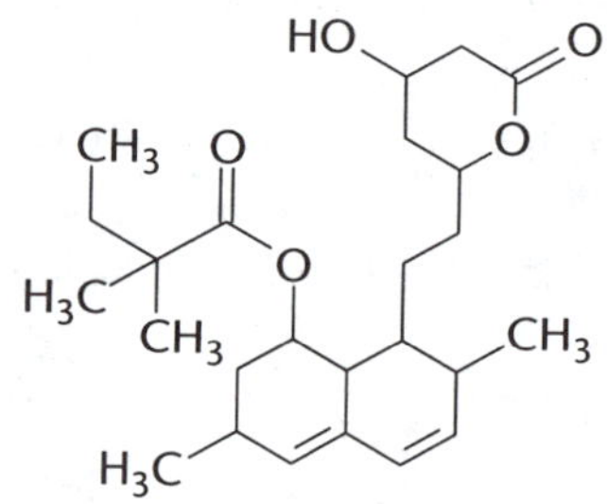

Formel 21.4: Simvastatin

21.2.2 Wirkungsmechanismus und Wirkungen

Die HMG-CoA-Reduktaseinhibitoren hemmen das Schrittmacherenzym der Cholesterinsynthese, die **Hydroxymethylglutaryl-CoA-Reduktase**. Hierdurch wird die Umwandlung von HMG-CoA zu Mevalonat (Mevalonsäure) gehemmt.

Die intrazelluläre Cholesterinkonzentration sinkt. Dies führt zu einem vermehrten Cholesterintransport aus dem Plasma (mittels LDL) in die Zelle. Der vermehrte LDL-Transport bewirkt über eine Geninduktion die Vermehrung des membranständigen Transportsystems, des LDL-Rezeptors → verbesserte Aufnahme von LDL in die Zelle.

Der LDL-senkende Mechanismus beruht sowohl auf einer Abnahme der VLDL-Konzentration als auch auf dem verstärkten LDL-Abbau.

Insgesamt sinken Gesamtcholesterin-, LDL-, VLDL- und Apolipoprotein B-Konzentration, während die HDL- und Apolipoprotein A-Konzentration geringgradig ansteigen. Die Triglyzeridkonzentration sinkt in der Regel geringfügig.

Bei der homozygoten Hypercholesterinämie wirken die CSE-Hemmer nicht so gut; als Ursache diskutiert man fehlende funktionierende LDL-Rezeptoren. Da die Cholesterinsynthese auf der Ebene ihres Schrittmacherenzyms sehr früh gehemmt wird, fallen unter der Therapie keine toxischen Steroide oder Nebenprodukte des Steroidstoffwechsels an.

21.2.3 Pharmakokinetik

Pharmakologische Daten der CSE-Hemmer

	Lovastatin	Simvastatin	Pravastatin
Resorption	~ 30 %	~ 30 %	~ 35 %
Plasmaeiweißbindung	95 %	95 %	45 %
Ausscheidung renal (fäkal)	10 % (83 %)	13 % (80 %)	20 % (71 %)
Tagesdosis	20–40 mg	5–20 mg	10–40 mg

Alle Substanzen werden relativ rasch resorbiert. **Lovastatin** und **Simvastatin** sind Prodrugs, d.h. beide Substanzen werden nach der Resorption rasch in der Leber von der Laktonform zu der β-Hydroxysäure hydrolysiert, die die wirksame Substanz darstellt.

Pravastatin ist hydrophiler als die beiden anderen Substanzen. Im Gegensatz zu den lipophileren Substanzen wird das Pravastatin relativ selektiv in Leber- und Intestinalzellen aufgenommen. Nach bisherigen Beobachtungen birgt dies jedoch weder im Wirkungsprofil noch in der Häufigkeit der Nebenwirkungen entscheidende Vorteile gegenüber den anderen Substanzen.

Indikationen

Erhöhter Cholesterinspiegel, primäre Hypercholesterinämie, kombinierte Hypercholesterin- und Hypertriglyzeridämie mit Betonung der Hypercholesterinämie.

21.2.4 Unerwünschte Wirkungen

Übelkeit, Dyspepsie, Blähungen, Diarrhoe, Obstipation, Magen-Darm-Krämpfe, Kopfschmerzen, Müdigkeit, Schlaflosigkeit, Hautausschlag, Juckreiz, trockene Augen, Mundtrockenheit, Sehstörungen, reversible Transaminasenanstiege. Akutes Nierenversagen nach Rhabdomyolyse kann besonders nach immunsuppressiver Therapie auftreten.

Meist Beginn der Symptomatik mit Myopathie (30 %), CK-Anstieg, Unwohlsein und Fieber. Steigt die CK unter der Therapie deutlich an, sollten CSE-Hemmer abgesetzt werden. Wegen im Tierversuch aufgetretener Linsentrübungen sollen die Patienten regelmäßig in ophthalmologischer Kontrolle bleiben. Selten wurden länger anhaltende und deutliche Transaminasenanstiege beobachtet.

Interaktionen

Bei gleichzeitiger Gabe von CSE-Hemmern und Immunsuppressiva, Erythromycin, Fibraten und Nikotinsäure treten gehäuft Myopathien auf, die in Einzelfällen durch eine Rhabdomyolyse zu Nierenversagen führen können.

Unter gleichzeitiger Therapie mit Cumarinderivaten wird die Prothrombinzeit verlängert. Eine Beeinträchtigung der Wirkung von Pharmaka, die über das Cytochrom-P450-System verstoffwechselt werden, ist unter Therapie mit CSE-Hemmern nicht zu erwarten. Gleichzeitige Einnahme von Colestyramin verstärkt die Wirkung.

Kontraindikationen

Myopathien, aktive Lebererkrankungen, persistierende Transaminasenwerte, Cholestase, Schwangerschaft und Stillzeit sowie Kindesalter.

21.3 Fibrate und Analoga

21.3.1 Typische Wirkstoffe

- ▲ **Clofibrat** (Regelan®)
- ▲ **Bezafibrat** (Cedur®)
- ▲ **Fenofibrat** (Lipanthyl®, Normalip®)
- ▲ **Gemfibrozil** (Gevilon®)
- ▲ **Etofibrat** (Lipo-Merz®)
- ▲ **Etofyllinclofibrat** (Duolip®)

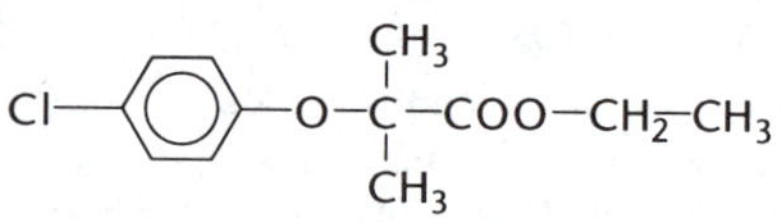

Formel 21.5: Clofibrat

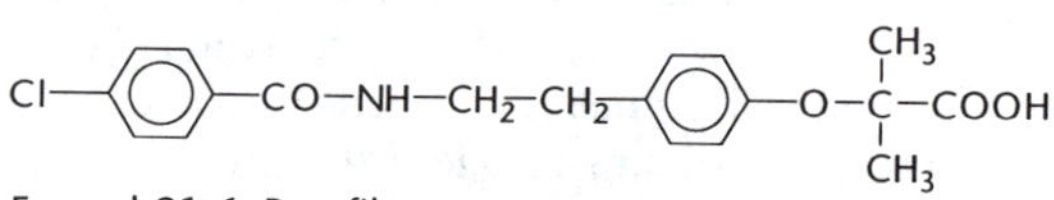

Formel 21.6: Bezafibrat

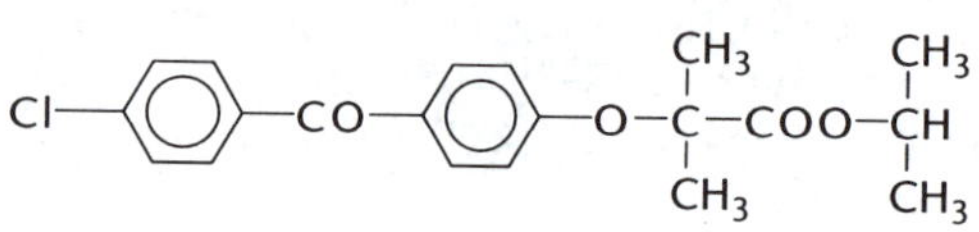

Formel 21.7: Fenofibrat (Procetofen)

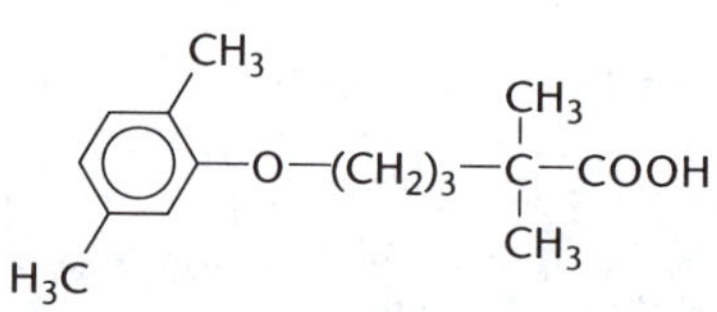

Formel 21.8: Gemfibrozil

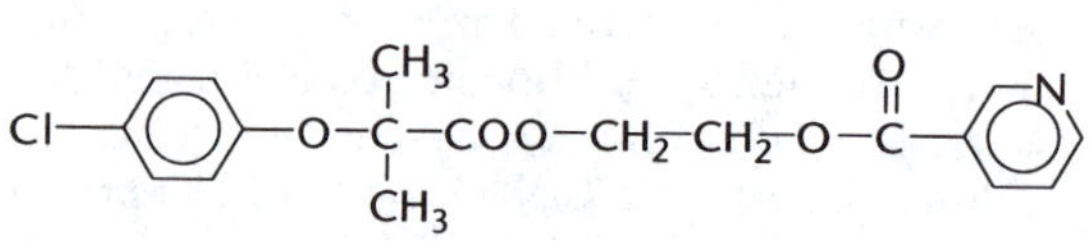

Formel 21.9: Etofibrat

Clofibrat, der 1. Vertreter dieser Stoffklasse ist der Äthylester der Clofibrinsäure. Etofibrat ist ein Doppelester aus Clofibrinsäure und Nikotinsäure mit Ethylenglykol.

Alle Substanzen werden schnell und vollständig nach oraler Zufuhr resorbiert und haben eine hohe Plasmaeiweißbindung. Clofibrat hat eine Halbwertzeit von ~ 12 h, die anderen Substanzen haben eine Halbwertzeit von 2 h und weniger.

Clofibrat wird größtenteils biliär als Glukuronid, die neueren Substanzen werden vorwiegend renal eliminiert.

Die therapeutische Dosierung liegt für **Fenofibrat** bei ~ 300 mg, für **Bezafibrat** bei ~ 600 mg, für **Gemfibrozil** bei 900 mg und für **Clofibrat** bei etwa 1500 mg/Tag.

21.3.2 Wirkungsmechanismus und Wirkungen

Die Aktivität der Lipoproteinlipase wird gesteigert → VLDL werden vermehrt in LDL umgebaut. VLDL werden in der Peripherie vermehrt verbraucht. Die HDL steigen während der Therapie an (günstig). Der Triglyzeridspiegel sinkt relativ rasch. Bezafibrat und Fenofibrat haben eine geringe hemmende Wirkung auf die HMG-CoA-Reduktase, wodurch es zu einer Senkung des Cholesteringehaltes in den Leberzellen kommt. Der Cholesterinspiegel sinkt wesentlich weniger als der Triglyzeridspiegel ab. In seltenen Fällen kann der Cholesterinspiegel auch ansteigen.

Bei Etofibrat wird die Wirkung durch den Nikotinsäureanteil im Molekül synergistisch gesteigert, wobei die Lipolyse im Fettgewebe durch die Nikotinsäure gehemmt wird. Die Proliferation glatter Muskelzellen wird ebenso gehemmt wie die Aggregations- und Adhäsionsneigung der Thrombozyten. Da auch die Plasmaviskosität unter der Therapie sinkt, wird die Neigung zur Thrombenbildung verringert.

■ Indikation

Senkung des Triglyzeridspiegels (Prä-β-Lipoproteine), besonders bei Typ III und IV der Hyperlipidämien.

21.3.3 Unerwünschte Wirkungen

Übelkeit und Diarrhoe treten auf. Weniger häufig sind Hautausschläge, Haarausfall und Potenzstörungen. Selten treten Muskelschmerzen mit einem Anstieg von CPK, GOT und Aldolase auf, wobei diese Enzyme auch ohne gleichzeitige Muskelschmerzen erhöht sein können. Die muskuläre Symptomatik tritt häufig bei Niereninsuffizienz auf, da hier erhöhte Plasmaspiegel der Fibrate vorliegen. → Dosis senken! Unter der Therapie wurde eine vermehrte Gallensteinbildung beobachtet. Bei Etofibrat können zusätzlich die Nebenwirkungen von Nikotinsäure auftreten.

21.3.4 Wechselwirkungen

Durch die hohe Plasmaeiweißbindung der Fibrate können andere Substanzen aus der Plasmaeiweißbindung verdrängt werden; Vorsicht bei gleichzeitiger Therapie mit Cumarinderivaten → verstärkte antikoagulatorische Wirkung → Quickkontrollen!

21.4 Nikotinsäure (Niconacid®), Nikotinylalkohol (Ronicol retard®)

Beide Substanzen werden schnell und vollständig nach peroraler Gabe resorbiert. Nikotinylalkohol wird zum großen Teil in Nikotinsäure umgewandelt. Die Halbwertzeit beträgt etwa 1 h. Die Substanz wird teilweise unverändert, teilweise als Metabolite über die Nieren ausgeschieden.

Die Nikotinylalkohol-Retardpräparate werden zwischen 1 und 1,5 g/Tag dosiert, die Nikotinsäure wird in Dosen von etwa 3 g/Tag gegeben.

21.4.1 Wirkungsmechanismus und Wirkungen

Der Wirkungsmechanismus ist noch nicht ganz geklärt. Die VLDL werden wahrscheinlich durch eine verringerte VLDL-Produktion bei gesenktem Angebot von freien Fettsäuren z.T. erheblich gesenkt. Ursache hierfür ist eine Hemmung der Lipolyse im Fettgewebe, eine verminderte Veresterung von Triglyzeriden in der Leber und eine gesteigerte Lipoproteinlipaseaktivität. Die LDL werden weniger stark gesenkt, die HDL steigen etwas an.

Nikotinsäure kann das Gleichgewicht zwischen Prostazyklin und Thromboxan beeinflussen, so daß die Aggregations- und Adhäsionsneigung der Thrombozyyten vermindert wird und somit einer Thrombenbildung vorgebeugt werden kann.

Indikation

Hypertriglyzeridämie, Lipoproteinämien vom Typ II, III und IV.

21.4.2 Unerwünschte Wirkungen

Flush und manchmal Urtikaria werden beobachtet. Die Hauterscheinungen sind durch geringe Gaben von Acetylsalicylsäure (~ 100 mg) in gewissem Maße zu unterdrücken. Magenbeschwerden, vorübergehende Transaminasenanstiege und eine verschlechterte Glukosetoleranz können bei erhöhten Dosen auftreten. Unter Langzeitgabe von Nikotinsäure kann es zu Hyperurikämie und Gichtanfällen kommen.

22 Eingriffe in Sekretion und Wirkung von Schilddrüsenhormonen

22.1 Schilddrüsenhormone

22.1.1 Verwendete Substanzen

Thyroxin = Tetrajodthyronin (T4), Trijodthyronin (T3)

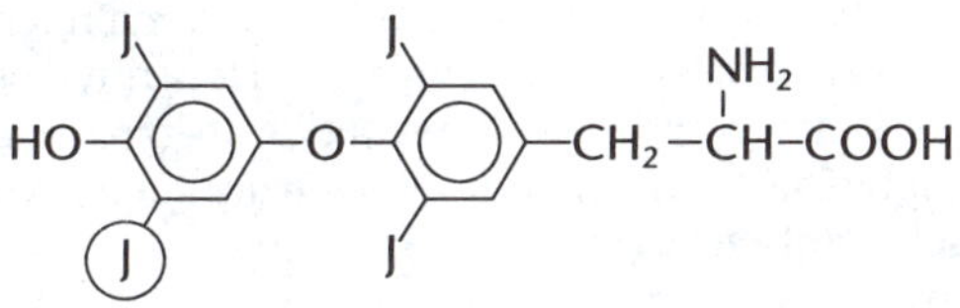

Formel 22.1: T4 (3,3',5,5' Tetrajodthyronin) Der umrandete Jodrest fehlt bei 3,3',5 Trijodthyronin.

Die Schilddrüsenhormone werden in der Glandula thyreoidea gebildet. Die Schilddrüse nimmt etwa 1/3 der täglich aufgenommenen Jodmenge durch aktiven Transport aus dem Blut auf. Dieser Anteil kann durch TSH gesteigert werden.

In der Glandula thyreoidea existieren 2 Jodverteilungsräume:
Ein Pool ist mit dem Jodid des Blutes frei austauschbar, der andere Pool entsteht durch Dejodierung von Di- und Monojodthyronin.

Das aufgenommene Jodid wird in den Epithelien der Schilddrüsenfollikel durch Peroxidase zu elementarem Jod oxidiert. Mit dem J_2 werden Tyrosylreste des Thyreoglobulins jodiert. Dieser Vorgang läuft unter TSH-Einwirkung beschleunigt ab.

Täglich sezerniert die Schilddrüse ~ 100 µg Schilddrüsenhormon, davon ~ 90 % als T4 und 10 % als T3. Der Plasmaspiegel von T4 beträgt ~ 5,5–10 µg/dl, der von T3 80–200 ng/dl. Etwa 0,5 ‰ von T4 und 5 ‰ des T3 zirkulieren frei im Plasma, der Rest ist an thyroxinbindendes Globulin (TBG), an thyroxinbindendes Präalbumin (TBPA) und an Albumin gebunden.

In der Peripherie wird T4 zu T3 und reversem T3 umgewandelt.

TRH = thyreotropin releasing hormone = Tyroliberin

TRH ist ein Tripeptid (PyroGlu-His-Pro-NH_2), das in erster Linie die Ausschüttung von TSH im HVL stimuliert. TRH stimuliert außerdem die Prolaktin- und STH-Sekretion. TRH wird klinisch zur Differentialdiagnose von Schilddrüsenerkrankungen eingesetzt.

Es kann oral, nasal und intravenös gegeben werden.

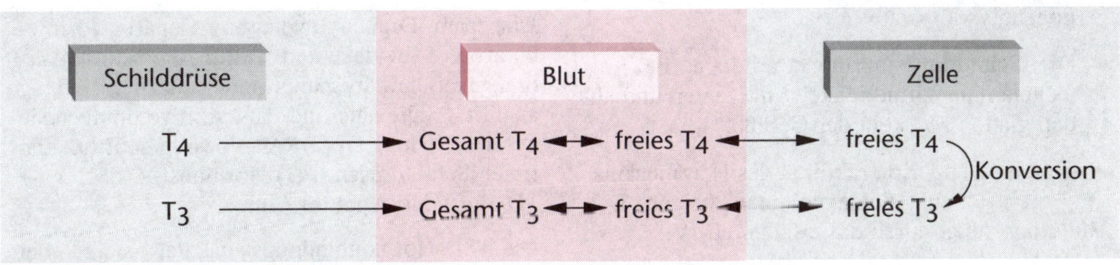

Abb. 22.1: Schilddrüsenhormonkreislauf

22.1.2 Wirkungen

Die Schilddrüsenhormone binden an Rezeptoren des Zellkerns.

Sie wirken in niedrigen Dosen anabol, da sie eine **gesteigerte RNA- und Proteinsynthese** induzieren. In hohen Dosen hemmen sie die Proteinbiosynthese

Dieser Wirkung geht eine **Steigerung des Grundumsatzes** voraus.

Die Wärmeproduktion und der Sauerstoffverbrauch der meisten Gewebe steigen. Da die Proteinbiosynthese steigt, wird auch der Nukleinsäurestoffwechsel beschleunigt.

Die **Translation der m-RNS** an den Ribosomen wird **gesteigert**. Die Aktivität der Enzyme des oxidativen Stoffwechsels steigt. Die **Cholesterinbiosynthese** wird gesteigert, obwohl der **Cholesterinblutspiegel** wegen des erhöhten Cholesterinumsatzes sinkt. T_3 ist wirksamer als T_4. Der Lipidstoffwechsel wird gesteigert, Fett mobilisiert und die Lipidsynthese stimuliert.

Beide Hormone sind für die normale Entwicklung des Foeten unbedingt notwendig (Wachstum, Skelettreife, Gehirnentwicklung, Myelinisierung).

Bei absolutem Schilddrüsenhormonmangel des Foeten entsteht **Kretinismus**.

Schilddrüsenhormone steigern die Erregbarkeit des ZNS und beschleunigen die Muskelkontraktion.

Schilddrüsenhormon fördert die Glukose- und Galaktoseresorption, ebenso wird die Glukoseaufnahme in die Fettzelle verstärkt. Beide Hormone verstärken die Stoffwechselwirkung von Adrenalin und Glukagon (Lipolyse, Glykogenolyse).

Die Schilddrüsenhormone erhöhen die Katecholaminempfindlichkeit am Herzen und an den glatten Muskeln der Gefäße.

→ Herzfrequenz, Kontraktilität des Herzmuskels, O_2-Verbrauch und Schlagvolumen steigen. Der Blutdruck steigt durch das erhöhte HMV.

Ursache der Interaktion mit den Katecholaminen ist eine Aktivitätszunahme der Adenylatzyklase und eine Hemmung der Phosphodiesterase durch Schilddrüsenhormone. Zusätzlich scheint T_3 die Bildung von β-adrenergen Rezeptoren zu steigern.

Schilddrüsenhormone steigern den Kalzium- und Phosphatstoffwechsel und die Aktivität von Osteoblasten und -klasten. T_3 und T_4 hemmen die TSH-Sekretion.

Indikationen

Bei hypothyreoten Kindern gibt man Schilddrüsenhormonesenhormone um die Myelinisierung des ZNS zu gewährleisten.

Eine weitere Indikation ist die Hormonsubstitution nach erfolgter Strumaresektion.

Weiterhin wird Schilddrüsenhormon bei Struma simplex mit erhöhtem TSH-Spiegel verabreicht. Bei thyreostatischer Therapie der Hyperthyreose zur Strumaprophylaxe, Substitutionstherapie nach Thyreoidektomie und Radiojodbehandlung von Schilddrüsenkarzinomen.

22.1.3 Pharmakokinetik

Da die Schilddrüsenhormone nach peroraler Zufuhr gut resorbiert werden (T_3 zu 85 % und T_4 zu 70–85 %, bei gleichzeitiger Nahrungsaufnahme nur ~ 40 %), gibt man sie bei der Hormontherapie nur per os.

Die **Plasmaeiweißbindung** von T_4 beträgt fast 100 %. T_4 wird an das thyroxinbindende Globulin gekoppelt. Aus dieser hohen Plasmaeiweißbindung läßt sich die lange Halbwertzeit von T_4 (bis zu 7 Tage) und das spät eintretende Wirkungsmaximum (3 Tage nach Applikation) erklären.

Diazepam, Diphenylhydantoin, Heparin, Phenylbutazon, Salicylate und Sulfonylharnstoffe verdrängen Schilddrüsenhormone aus der Bindung an TBG, Salicylate und Penicillin verdrängen sie aus der Bindung an TBPA → passagere Erhöhung freien Schilddrüsen (SD)-Hormons → TSH ↓ → SD-Hormonspiegel im Blut ↓.

Die SD-Hormonbindungskapazität steigt bei Schwangerschaft und östrogenhaltigen Kontrazeptiva durch die erhöhte TBG-Produktion sowie nach

Gabe von Clofibrat, 5–Fluoruracil, Methadon und Heroin.

Androgene, Anabolika und Glukokortikoide senken die SD-Hormonbindungskapazität.

Da T3 zu einem wesentlich geringeren Teil plasmaeiweißgebunden ist, setzt die Wirkung früher ein. Die Halbwertzeit beträgt 15–48 h.

Etwa 85 % des T4 werden peripher zu T3 umgewandelt und entfalten als solches ihre Wirkung.

Beide, Trijodthyronin und Tetrajodthyronin, werden an der OH-Gruppe des Ringes glukuronidiert und über Darm und Nieren ausgeschieden.

Da das Glukuronid im Darm hydrolytisch gespalten wird, steht das entstandene freie Hormon für die Rückresorption über den enterohepatischen Kreislauf zur Verfügung.

Ein Teil des T3 und T4 wird in Leber, Gehirn und Muskel oxidativ desaminiert und decarboxyliert.

22.1.4 Unerwünschte Wirkungen

Bei Hyperthyreose oder Schilddrüsenhormonüberdosierung entwickelt sich eine Tachykardie mit Herzrhythmusstörungen. Der Blutdruck steigt bei erhöhtem HMV. SD-Hormone können Angina pectoris-Anfälle auslösen. Da der Grundumsatz steigt, sinkt das Gewicht. Das Leberglykogen nimmt ab. Durch vermehrte Wärmeproduktion schwitzen die Patienten.

Durch die in hohen Dosen auftretende katabole Wirkung der Schilddrüsenhormone wird Muskeleiweiß abgebaut → Muskelschwäche, schnelle Ermüdbarkeit.

Am ZNS äußert sich eine Überdosierung in Erregungserscheinungen und Reizzuständen → Nervosität, Unruhe, Schlaflosigkeit, Tremor, psychische Auffälligkeit.

22.2 Thyreostatika

22.2.1 Therapeutisch verwendete Substanzen

Thiouracilderivate: **Propylthiouracil** (Propycil®), **Thiamazol** (Favistan®, Thyrozol®), **Carbimazol** (Carbimazol Henning®).

Alle Substanzen dieser Gruppe sind vom Thioharnstoff abgeleitet.

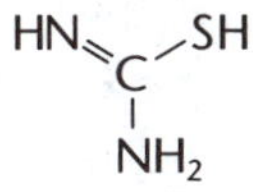

Formel 22.2: Thioharnstoff

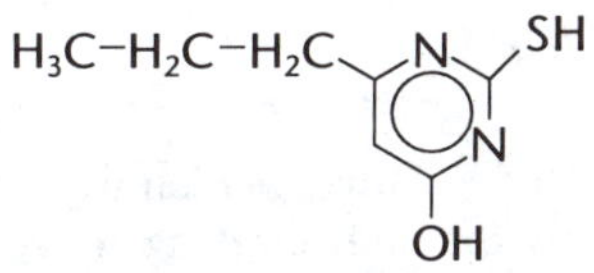

Formel 22.3: Propylthiouracil

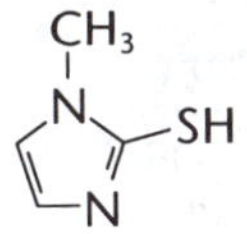

Formel 22.4: Thiamazol

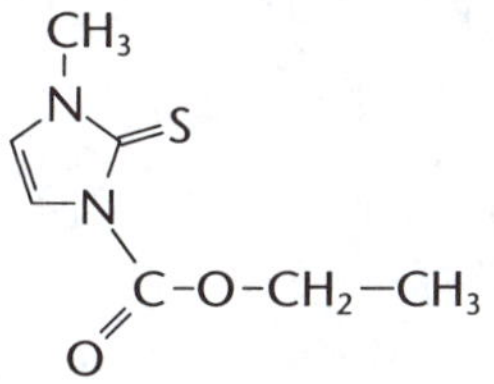

Formel 22.5: Carbimazol

22.2.2 Wirkungsmechanismus und Wirkungen

Die schwefelhaltigen Thyreostatika hemmen die Schilddrüsenhormonproduktion, indem sie die Jodübertragung auf das Thyreoglobulin behindern.

Der Jodtransport in die Schilddrüse bleibt unbeeinflußt. Sie hemmen die Peroxidase, die das Jodid zum elementaren Jod oxidiert und die Kopplung von Jodtyrosinen zu T_3 und T_4 katalysiert. Peripher wird die Dejodierung von T_4 zu T_3 gehemmt.

Die klinische Wirkung der Thyreostatika setzt erst ein, wenn die Hormondepots in der Schilddrüse geleert sind und die peripheren Hormonkonzentrationen abnehmen.

Die **Indikation** für schwefelhaltige Thyreostatika ist bei Hyperthyreosen, Thyreotoxikosen, und zur Unterdrückung autonomer Adenome gegeben. Die Verwendung zur Operationsvorbereitung ist umstritten, da bei längerer Gabe dieser Pharmaka die Schilddrüse evtl. stärker durchblutet wird.

22.2.3 Pharmakokinetik

Die schwefelhaltigen Thyreostatika werden nach oraler Gabe gut resorbiert. Sie sind plazentagängig und sollten deshalb in der Schwangerschaft nicht verordnet werden (Strumaentstehung beim Foet).

Thiamazol ist der aktive Metabolit des Carbimazol.

Carbimazol und Thiamazol sind wirkpotenter als Methyl- und Propylthiouracil. Da Propylthiouracil mit einer Halbwertzeit von ca. 2 h nur etwa 6 h wirkt, muß es viermal täglich gegeben werden. Thiamazol hat eine Halbwertzeit von 6–12 h → 1–2malige tägliche Gabe möglich. Thiamazol kann auch i.v. gegeben werden.

Die Thioharnstoffthyreostatika werden in der Leber glukuronidiert und hauptsächlich renal (weniger über die Galle) ausgeschieden.

22.2.4 Unerwünschte Wirkungen

Durch die Hemmung der T_3– und T_4–Bildung reagiert die Hypophyse mit einer gesteigerten TSH-Produktion. Durch die TSH-Wirkung kann eine Strumabildung in Form einer diffusen Vergrößerung des Drüsenkörpers hervorgerufen werden, die allerdings auch bei einer intrathyreoidalen autonomen Hyperplasie auftritt.

Diese unangenehme Nebenwirkung kann man durch gleichzeitige Gabe von Schilddrüsenhormon beseitigen, da dann der TSH-Spiegel nicht steigt. Gibt man die Thyreostatika ohne gleichzeitige Substitutionstherapie mit Schilddrüsenhormon, entwickelt sich mit der Zeit ein hypothyreoseähnlicher Zustand.

Hierbei ist der Grundumsatz und der Stoffwechsel reduziert.

Man hat nach Gabe der schwefelhaltigen Thyreostatika allergische Agranulozytosen und nicht allergische Granulozytopenien beobachtet.

Weitere allergische Reaktionen sind: Erythem, Urtikaria, Ödeme, Gelenkschwellungen, Fieber, Kopfschmerzen und Schwindel.

Die Exophthalmusbildung wird begünstigt und ein bestehender Exophthalmus wird verstärkt (Kontraindikation).

Auch gastrointestinale Beschwerdebilder und ikterische Zustände sind aufgetreten.

Beim Foetus entwickelt sich eine Hypothyreose, wenn die Mutter während der Schwangerschaft schwefelhaltige Thyreostatika nimmt.

Tab. 22.1 Vergleich verschiedener Thyreostatika

	Thyreostatika	Äquivalenzdosen
1. Wahl	Thiamazol	30 mg
	Carbimazol	40 mg
	Propylthiouracil	300 mg
2. Wahl	Natriumperchlorat	900 mg
3. Wahl	Lugolsche Lösung	

Perchlorat (Irenat®)

Perchlorate hemmen durch kompetitive Verdrängung des Jodids den aktiven Transport von Jod in die Schilddrüse. Da der Wirkungsmechanismus auf der Jodverdrängung beruht, darf bei der Perchlorattherapie nicht gleichzeitig Jod verabreicht werden.

Perchlorate können oral zugeführt werden.

Unerwünschte Wirkungen

Da wie bei den Thyreostatika der Schwefelgruppe die T_3–T_4–Bildung absinkt, entwickelt sich durch reaktive TSH-Erhöhung eine Struma. Um der Strumavergrößerung entgegenzuwirken, sollte man gleichzeitig mit Schilddrüsenhormon substituieren.

Beobachtet wurden Agranulozytosen allergischer Genese und aplastische Anämien. Auch Thrombozytopenien, Magenschleimhautreizungen und ein nephrotisches Syndrom sind beobachtet worden. Die therapeutische Breite von Perchlorat ist gering.

Interaktion

Da Perchlorat in den Jodtransport eingreift, ist der Wirkungsmechanismus durch hohe Jodgaben hemmbar. Deshalb kann unter Perchlorattherapie kein gleichzeitiges „Plummern" (☞ 22.3.1) durch hochdosierte Jodtherapie durchgeführt werden.

22.3 Jodid

22.3.1 Wirkungen

Ursache der blanden Struma ist der alimentäre Jodmangel. Weil in Jodmangelgebieten mit endemischem Kropf der tägliche Jodbedarf von ~ 150 µg nicht gedeckt werden kann, gibt man Jodid zur Prophylaxe der Kropfentstehung. Man kann das Kochsalz durch Kaliumjodidbeigaben jodieren und somit einer drohenden Jodmangelversorgung entgegenwirken.

Führt man Jodid in hohen Dosen zu, wird die TSH-Produktion gehemmt. Die Senkung des TSH-Spiegels ist dafür verantwortlich, daß von der Schilddrüse weniger Jod aufgenommen werden kann. Die Schilddrüsenhormonsynthese wird gehemmt.

Jodid hemmt die Proteasen und damit die Freisetzung von T_3 und T_4 aus Thyreoglobulin. Deshalb verwendet man Jodid bei thyreotoxischen Zuständen und zur Operationsvorbereitung bei Schilddrüsenüberfunktion („Plummern"). Die Jodidtherapie bringt nur wenige Wochen Besserung, bei längerer Anwendung ist sie nutzlos.

22.3.2 Unerwünschte Wirkungen

Jodismus

Jodschnupfen, Konjunktivitis und Bronchitis, dazu allergische Exantheme sind typisch. Jod führt zur Aufweichung von Granulationsgewebe, was bei durchgemachter Tuberkulose zum erneuten Ausbruch führen kann. Bei Mesaortitis luica kann ein Aneurysma der Brustaorta platzen.

Bei der Jodallergie, zu der es nach Jodidgaben, aber auch nach i.v.-Gabe jodhaltiger Röntgenkontrastmittel kommen kann, beobachtet man die Symptome des oben beschriebenen Jodismus. In Einzelfällen können schwere Schockzustände mit evtl. tödlichem Ausgang auftreten.

Anhang: Radiojod (J^{131})

Radiojod wird zur Diagnostik der Schilddrüsenfunktion und zur Therapie jodspeichernder, hoch differenzierter metastasierender Schilddrüsenkarzinome verwendet. Hierbei muß die Schilddrüse total exstirpiert werden. Die Metastasen nehmen das radioaktive Jod auf und zerstören sich selbst durch die radioaktive Strahlung, die das J^{131} abgib

23 Kortikosteroide

23.1 Regulationsmechanismen und Physiologie

Die glandotropen Hormone des Hypophysenvorderlappens unterliegen einer Regulation durch hypothalamische Peptide, die von ihrem Bildungsort, dem Hypothalamus, über das hypothalamisch-hypophysäre Pfortadersystem an ihren Wirkort gelangen. Die meisten dieser hypothalamischen Peptide wirken stimulierend auf die hypophysäre Glandotropinausschüttung; man nennt diese Stoffe **releasing factors**.

23.1.1 CRF = ACTHrf = Kortikotropin releasing factor

CRF stimuliert in der Hypophyse die Produktion von endogenem ACTH. Durch Gabe von synthetischem CRF kann man anhand der ACTH- und Kortisolspiegelveränderungen einen zentralen von einem peripheren M. Cushing unterscheiden. Die CRF-Produktion wird über Neurotransmitter reguliert, die von übergeordneten Hirnteilen freigesetzt werden. Acetylcholin und 5-OH-Tryptamin steigern, GABA und Noradrenalin hemmen die CRF-Freisetzung. Sinkt der Kortikoidplasmaspiegel ab, wird der Hypothalamus zur ACTH-rf-Bildung stimuliert.

23.1.2 Adrenokortikotropes Hormon ACTH

ACTH ist ein aus 39 Aminosäuren bestehendes Polypeptid. Die Aminosäuren 1–24 sind für die Wirkung verantwortlich und bei allen Säugetierspezies gleich, die Aminosäuren 25–39 sind artspezifisch. ACTH wird in den basophilen Zellen des Hypophysenvorderlappens auf einen hypothalamischen Reiz (ACTH-rf) hin gebildet und in den Granula gespeichert. Das Erfolgsorgan von ACTH ist die Nebennierenrinde. ACTH wirkt vornehmlich auf die Zona fasciculata und fast nicht auf die Zona glomerulosa.

Die ACTH-Wirkung auf die Zelle wird durch die Adenylatzyklase und den durch die Aktivierung bedingten intrazellulären cAMP-Anstieg vermittelt.

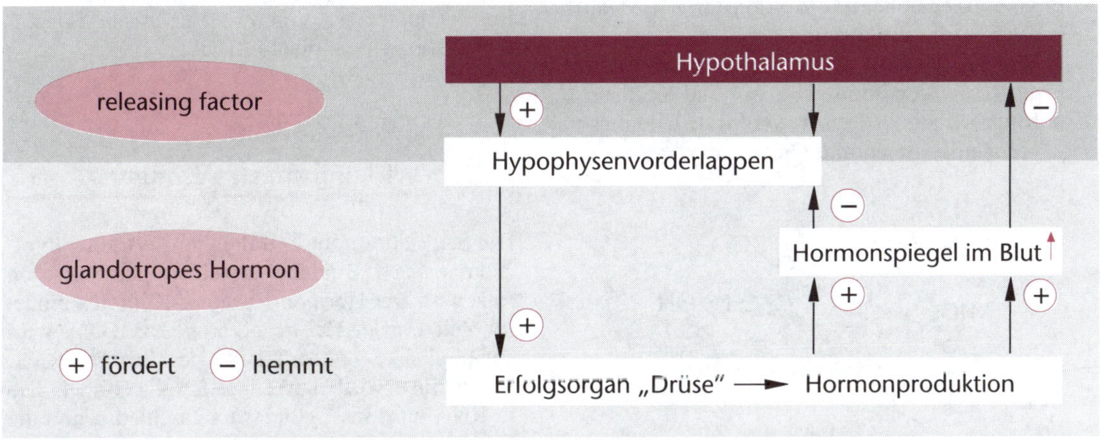

Abb. 23.1: Hormonregelkreis

Wirkungen

ACTH steigert die Membranpermeabilität für Glukose und Cholesterol in der Nebennierenrinde. Durch ACTH wird die Synthese von 5–Pregnenolon, der Steroidhormonvorstufe, stimuliert. ACTH steigert auch die Androgenbildung in der NNR, weniger die Aldosteronbildung. Daneben steigert ACTH die Lipolyse und setzt aus Fettzellen Fettsäuren frei. ACTH wirkt nur bei intakter Nebennierenrinde.

Die Störung des Glukokortikoidregelkreises muß im Hypothalamus oder in der Hypophyse liegen, damit ACTH wirksam sein kann. Bei primärem Morbus Addison (Nebennierenrindendegeneration) ist die Gabe von ACTH zwecklos.

Substituiert man einen Patienten mit ACTH, bleibt im Gegensatz zur Glukokortikoidtherapie die Nebennierenrinde belastungsfähig. Auf Dauer manifestieren sich aber dieselben Nebenwirkungen wie bei Glukokortikoiddauertherapie.

Der Nachteil von ACTH ist, daß es nur parenteral gegeben werden kann.

23.1.3 Kortikosteroide

Alle Steroidhormone werden in der Nebennierenrinde über Cholesterin als Vorstufe synthetisiert.

Die einzelnen Steroidhormone werden in verschiedenen Zonen der Nebennierenrinde gebildet.

- ▲ **Äußere Zone = Zona glomerulosa:** Hier wird das **Mineralokortikoid** Aldosteron und auch das Desoxykortikosteron gebildet.
- ▲ **Mittlere Zone = Zona fasciculata:** Bildung der **Glukokortikoide** Kortisol und Kortison.
- ▲ **Innere Zone = Zona reticularis:** Bildungsort von **Androgenen** und **Östrogenen**.

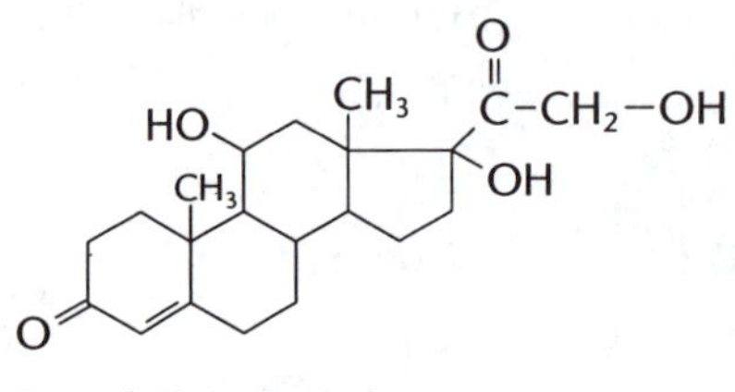

Formel 23.1: Kortisol

Normalerweise bildet der menschliche Organismus etwa 20–40 mg Glukokortikoide und dazu etwa 30 µg Mineralokortikoide pro Tag. Etwa 3/4 davon werden am frühen Morgen zwischen 4 und 8 Uhr sezerniert. Der Plasmaspiegel von Kortisol beträgt etwa 20 µg/dl am Morgen und sinkt im Laufe des Tages auf Werte zwischen 0–5 µg/dl am späten Abend.

Die Steroidhormone der NNR werden im Blut zu ~ 75 % an das Plasmaeiweiß Transcortin und zu 15 % an Albumin gebunden, 10 % zirkulieren frei. Abgebaut werden die Steroide in der Leber durch Reduktion der Ketogruppe am Ring A zu einer Hydroxylgruppe. Außerdem wird Ring A hydroxyliert.

An der neu entstandenen OH-Gruppe werden die Steroide glukuronidiert oder sulfatiert.

Sie werden über Nieren und Darm eliminiert und unterliegen dem enterohepatischen Kreislauf. Therapeutisch kann Kortison peroral gegeben werden, da es im Darm resorbiert wird. Aldosteron muß parenteral appliziert werden.

23.2 Wirkstoffe

Kortisol = **Hydrocortison** (Ficortril®), **Prednisolon** (Decortin-H®), **Dexamethason** (Millicorten®), **Fludrocortison** (Astonin-H®), **Triamcinolon** (Delphicort®, Volon®), **Prednison** (Decortin®), **Methylprednisolon** (Urbason®).

23.2.1 Wirkungsmechanismus

Die Steroidhormone entfalten ihre Wirkung intrazellulär nach Bindung an einen plasmatischen Rezeptor. Der Hormon-Rezeptor-Komplex bindet im Zellkern an Kernrezeptoren. Die DNA wird entspiralisiert, und mit Hilfe des Enzyms RNS-Polymerase wird messenger-RNA gebildet. Die m-RNA wird ins Zytoplasma geschleust, und die Synthese von Proteinen oder Enzymen an Ribosomen eingeleitet.

23.2.2 Wirkungen

Glukokortikoidwirkungen auf den Stoffwechsel

- ▲ Im **Kohlenhydratstoffwechsel** führen die Glukokortikoide zu einer Steigerung der Glukoneogenese in der Leber, zu einer Steigerung der Glykogensynthese in der Leber und im Muskel sowie zu einer Senkung der Nierenschwelle für die Glukoseausscheidung.
- ▲ Im **Eiweißstoffwechsel** wirken die Glukokortikoide katabol.
- ▲ Im **Fettstoffwechsel** wird die Lipolyse gesteigert.

Glukokortikoidwirkungen auf den Wasser- und Elektrolythaushalt

Durch eine gewisse **mineralokortikoide Wirkung** führen einige Glukokortikoide zu einer Na^+-Retention und zu gesteigerter K^+-Ausscheidung. Mit dem Na^+ wird Wasser zurückgehalten, obwohl Kortisol die GFR steigert und die Wasserpermeabilität des distalen Tubulus verringert.

> Glukokortikoide hemmen die intestinale und renale Ca^{2+}-Resorption und die Ca^{2+}-Mobilisation aus dem Knochen.

Da gleichzeitig die Phosphatclearance steigt, führen Glukokortikoide zu einer erhöhten Ca^{2+}- und Phosphatausscheidung.

Glukokortikoidwirkung auf Herz und Kreislauf

Glukokortikoide wirken positiv inotrop. Sie erhöhen die Ansprechbarkeit der kleinen Gefäße für Noradrenalin. → Verbesserung der Mikrozirkulation im Schock.

Glukokortikoidwirkung im ZNS

Steigerung der Erregbarkeit, Unruhe, Schlafstörungen, Euphorie bis Dysphorie, manchmal starke Stimmungsschwankungen bis hin zu einem organischen Psychosyndrom kommen vor.

Antiphlogistische und antirheumatische Wirkung

In **höheren (pharmakologischen) Dosen** wirken die Glukokortikoide antiphlogistisch und antirheumatisch. Glukokortikoide stabilisieren die Zellmembran.

> Je stärker ein Präparat antiphlogistisch wirkt, desto stärker sind auch seine Glukokortikoidwirkungen auf den Stoffwechsel. Ein antiphlogistisch eingesetztes Präparat soll eine möglichst geringe relative Mineralokortikoidwirkung haben.

Bei der **antiphlogistischen Wirkung der Glukokortikoide** wird im Frühstadium der Entzündung die Lysosomenmembran stabilisiert, wodurch die lysosomalen Enzyme schlechter abgegeben werden können. Die Leukozyten- und Mastzelleinwanderung ins Gewebe wird verringert.

Tab. 23.1: Vergleich der Wirkstärke verschiedener Glukokortikoide

	Relative Glukokortikoidwirkung	Relative Mineralokortikoidwirkung	Cushingschwellendosis in mg
Kortison Cortison®	0,8	0,8	40
Kortisol Hydrocortison®, Ficortril®	1	1	30
Deflazacort Calcort®6	3,2	0	10
Prednison Decortin®	4–5	0,8	7,5
Methylprednisolon Decortin-H®	4–5	0,8	7,5
CH_3–Prednisolon Urbason®	5–6	0,8	6
Triamcinolon Delphicort®, Volon®	5–8	0	6
Dexamethason Millicorten®, Fortecortin®	25–30	0	1,5
Betamethason Celestan®, Betnesol®	25–30	0	1

Kortikosteroide

Die Synthese von Prostaglandinen und Thromboxanen wird behindert. Entscheidender Faktor hierbei ist das durch die Glukokortikoide induzierte Lipocortin.

Die antiphlogistische Wirkung der in höheren Dosierungen gegebenen Glukokortikoide kommt durch Hemmung der Phospholipase A_2 zustande. Die Phospholipase A_2 setzt aus Membranlipiden Arachidonsäure, die wichtigste Vorstufe der Prostaglandin- und Leukotriensynthese, frei. Die Freisetzung von Interleukinen wird gehemmt.

Frühwirkung

Bei entzündlichen und allergischen Reaktionen werden von den Zellen Mediatorsubstanzen (Histamin, Serotonin, etc.) freigesetzt. Die von den Mediatorsubstanzen ausgelösten Folgereaktionen des Organismus wie Kapillardilatation, Ödem, Leukozytenmigration und Fibrinablagerung werden durch die Glukokortikoide direkt vermindert.

Spätwirkung

Die Funktion des lymphatischen Gewebes wird durch Glukokortikoide beeinträchtigt. In den T-Lymphozyten wird die Produktion von Mediatoren vermindert. Die Proliferation und die durch T-Lymphozyten vermittelte Toxizität werden gehemmt.

Die Lymphozytenzahl im Blut nimmt durch Umverteilung der Lymphozyten in Milz, Knochenmark und Lymphknoten ab → Lymphopenie.

Neben den Lymphozyten nimmt die Zahl der Monozyten, eosinophilen und basophilen Granulozyten ab, während die neutrophilen Granulozyten im Blut ansteigen. Die lokale Anhäufung von neutrophilen Granulozyten und Makrophagen im Entzündungsgebiet wird durch Glukokortikoide verhindert. Glukokortikoide verhindern die Kapillar- und Fibroblastenproliferation und Kollagenablagerungen im Entzündungsgebiet.

Die Antigen-Antikörper-Reaktion und die Histaminfreisetzung werden durch die Glukokortikoide nicht behindert. Die Glukokortikoidwirkung im Immunsystem beruht auf der Hemmung der durch die Immunreaktion hervorgerufenen entzündlichen Prozesse und nicht auf der Hemmung der Immunreaktion an sich. Die Antikörpersynthese und die Plasmaspiegel der Immunglobuline werden durch Glukokortikoide nicht beeinflußt. Davon unabhängig steigen die Erythrozytenzahl, der Hb-Wert und die Thrombozyten durch Verzögerung ihres Abbaus.

23.2.3 Indikationen

Glukokortikoidtherapie in physiologischer Dosis

Will man mit den Glukokortikoiden keine antiphlogistische Wirkung erzielen, spricht man von physiologischer Dosis. In physiologischer Dosierung gibt man die Glukokortikoide bei der **Substitutionstherapie** des **Morbus Addison**, bei dem die NNR funktionsuntüchtig ist. Zusätzlich muß man die Mineralokortikoide substituieren. Die tägliche Dosis liegt bei etwa 37,5 mg Kortison.

Eine weitere Indikation für die Glukokortikoidtherapie in physiologischen Dosen liegt beim angeborenen Hydroxylasemangel (adrenogenitales Syndrom) vor, bei dem die Glukokortikoidbildung durch den Enzymmangel gestört ist. Durch die Substitutionstherapie mit Glukokortikoiden kann man den ACTH-Spiegel senken und die Androgenbildung in der NNR unterdrücken.

Die **Mineralokortikoidwirkung** beruht auf dem Aldosteronmechanismus. Aldosteron fördert im distalen Tubulus die Natriumrückresorption im Austausch gegen Kalium → Natrium- und Wasserretention, Kaliumverlust, Alkalose.

Glukokortikoidtherapie in höherer Dosierung

- ▲ **Bei entzündlichen Erkrankungen:** akute entzündliche Erkrankungen, rheumatisches Fieber, ultima ratio in der Therapie der PCP, entzündliche Erkrankungen der Haut und der Augen, Kollagenosen, Lupus erythematodes disseminatus, Polymyositis, Dermatomyositis, Wegenersche Granulomatose, Panarteriitis nodosa, Ar-

teriitis temporalis, verschiedene Glomerulonephritiden (minimal change GN).
- ▲ Zur Unterdrückung der Transplantatabstoßung nach Organverpflanzungen.
- ▲ Nephrotisches Syndrom
- ▲ Bei **Lungenerkrankungen** wie M. Boeck, Granulomatose und toxischem Lungenödem.
- ▲ Bei **Infektionskrankheiten** unter Antibiotikaschutz (tuberkulöse Meningitis, exsudative Tbc und septischer Schock).
- ▲ Bei **Lebererkrankungen** wie chronisch aggressive Hepatitis, toxischer Leberzerfall und akute schwere Hepatitis.
- ▲ Bei allergischen Erkrankungen: Zur Therapie des Schocks (nicht beim neurogenen Schock!), gibt man Dosen bis zu 1 g!
- ▲ Bei allergischen Blutbildveränderungen, bei Ödemen (allergische Larynx-, Glottis-, Lungen-, Quincke-Ödeme), beim Hirnödem, bei allergischen Dermatitiden, bei Konjunktivitis, bei Asthma bronchiale und Status asthmaticus, bei Colitis ulcerosa.
- ▲ Bei Erkrankungen aus dem leukämischen Formenkreis und bei metastasierenden Tumorleiden.

23.2.4 Pharmakokinetik

Da im Körper für die Steroidproduktion ein circadianer Rhythmus besteht, wobei die Hauptmenge des endogenen Glukokortikoidbedarfs am frühen Morgen gebildet wird, sollte man bei chronischer Kortisoltherapie morgens die nötige Dosis einnehmen, um möglichst physiologische Verhältnisse zu erreichen. Dadurch kann man die NNR-Atrophie etwas verhindern und man stört den Regelkreis nicht so stark.

Die in der Steroidtherapie verwendeten Glukokortikoide werden alle oral resorbiert.

Sie können jedoch auch per injectionem verabreicht werden. Auch über die Haut werden die Glukokortikoide resorbiert, besonders gut, wenn man einen Occlusionsverband anlegt. Je stärker wirksam ein Glukokortikoid ist, desto stärker unterdrückt es die ACTH-Bildung.

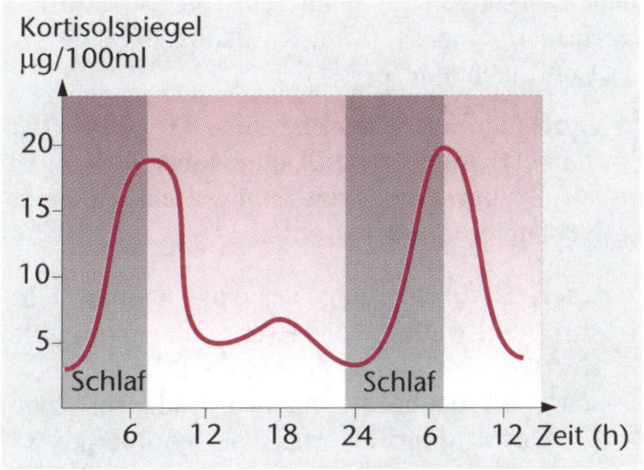

Abb. 23.2: Circadianrhythmus des Kortisolplasmaspiegels beim Gesunden

Äquivalenzdosen

Um die Wirkung der verschiedenen synthetischen Glukokortikoide miteinander zu vergleichen, hat man den Begriff der Äquivalenzdosis bzw. der relativen Glukokortikoid- (und Mineralokortikoid)wirkung bezogen auf Kortisol eingeführt. Vergleicht man Kortisol mit Prednison, hat Prednison eine 4–5fach höhere relative Glukokortikoidwirkung. Die Dosis von Prednison, die eine äquivalente Wirkung zu einer definierten Kortisoldosis hervorruft, ist 4–5fach geringer als die von Kortisol.

Cushing-Schwellendosis

Unter der **Cushing-Schwellendosis** versteht man eine definierte Dosis eines Glukokortikoids, die, über einen längeren Zeitraum gegeben, die Symptome eines Cushing-Syndroms auslöst. Die Cushing-Schwellendosis unterliegt starken individuellen Schwankungen und ist abhängig von Dosis und Behandlungsdauer. Grob geschätzt liegt die Schwelle etwa bei 40 mg Kortisoläquivalent regelmäßig über mehrere Wochen gegeben.

23.2.5 Unerwünschte Wirkungen

Unter einer Substitutionstherapie mit Glukokortikoiden bei M. Addison treten bei der empfohlenen Dosierung von bis zu 40 mg/die Kortisoläquivalent keine Nebenwirkungen auf. Die meisten Kortisonnebenwirkungen treten nur bei relativ hochdosierter Dauertherapie (50 mg Kortisonäquivalent pro Tag und mehr) auf.

Gibt man ein oder zweimal 1 g bei der Schocktherapie, treten kaum Nebenwirkungen auf, insbesondere kommt es nicht zu einer Nebennierenrindenatrophie.

Nach Überschreitung der sogenannten **Cushing-Schwellendosis** (wenn die applizierte Kortikoiddosis eine bestimmte Menge überschreitet), beobachtet man folgende, für einen **M. Cushing** charakteristische Symptome:

Vollmondgesicht, Stammfettsucht, Stiernacken, Appetit- und Gewichtszunahme, Ödeme und Blutdrucksteigerung durch Na^+- und Wasserretention, Hypokaliämie, Hypertriglyzeridämie, Akne, Hautpigmentierungen, Striae, Osteoporose mit Spontanfrakturen, Thrombophlebitis, Hautblutungen, Hypertrichose, Haarausfall auf dem Kopf, Glukosurie, Katarakt, Glaukom.

Durch die Glukokortikoidtherapie wird der **Glukokortikoidregelkreis** gestört, der wie folgt funktioniert:

Sinkt der Plasmacortisolspiegel ab, wird im Hypothalamus die Bildung von ACTH-releasing factor und im HVL direkt die ACTH-Bildung stimuliert. Durch Anstieg des ACTH-Spiegels wird die NNR zur Glukokortikoidbildung veranlaßt.

Bei der Glukokortikoidtherapie wird die ACTH-Ausschüttung aus dem Hypophysenvorderlappen gehemmt, und die NNR erhält keinen Reiz mehr, um Glukokortikoide zu produzieren. → Die NNR atrophiert und ist nach abruptem Absetzen der Glukokortikoidtherapie nicht mehr in der Lage, die lebensnotwendigen Steroidmengen zu produzieren.

Deshalb muß man die Glukokortikoidtherapie langsam unter kontinuierlicher Dosisreduktion (ausschleichend) beenden, sonst kann es zur lebensbedrohlichen Addisonkrise kommen. Die relative NNR-Insuffizienz kann Monate dauern, ist aber in der Regel voll reversibel.

Selten ist ein sog. Kortikoid-Entzugs-Syndrom mit allgemeinem Krankheitsgefühl, Fieber, Gelenk- und Muskelschmerz.

Stoffwechsel

Eiweißstoffwechsel

Da die Proteinsynthese gehemmt wird und im Eiweißstoffwechsel katabole Schritte überwiegen, kommt es unter einer Glukokortikoidtherapie zu **Muskelschwund** (Einschmelzung von Muskeleiweiß), zu **Osteoporose** und **Wachstumshemmung**.

Bei lokaler Anwendung an Haut und Auge kann es zu Atrophien kommen.

Fettstoffwechsel

Da Glukokortikoide die lipolytische Aktivität von ACTH, Adrenalin und Glukagon fördern und zusätzlich selbst lipolytisch wirken, kommt es zu einer generellen **Fetteinschmelzung** im Organismus.

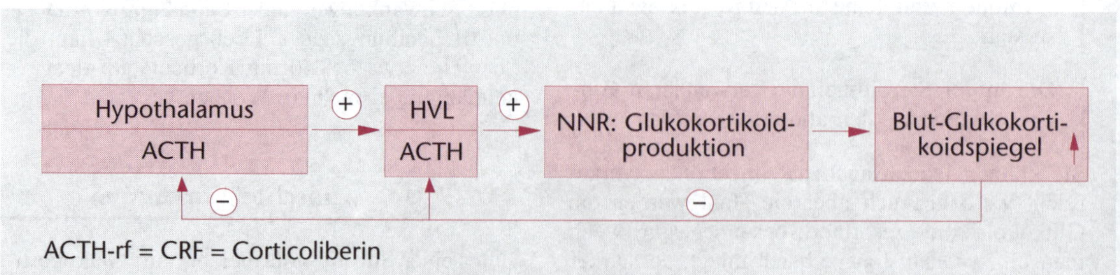

Abb. 23.3: Glukokortikoidregelkreis

Die freien Fettsäuren gelangen ins Blut und werden durch Insulineinwirkung wieder ins Fettgewebe eingebaut.

Der Einbau wird aufgrund unterschiedlicher Insulinempfindlichkeit der einzelnen Fettgewebsareale hauptsächlich am Körperstamm vollzogen. → **Stammfettsucht**, **Mondgesicht** und **Stiernacken.**

Kohlenhydratstoffwechsel

Der **Blutglukosespiegel steigt** an, weil die Glukokortikoide die Glukoneogenese steigern. Die Glykogensynthese nimmt zu. Am Muskel- und Fettgewebe wird die Insulinempfindlichkeit gesenkt. Die Glukoseausscheidung setzt schon bei Konzentrationen unter 200 mg % ein, d.h. die Glukosetoleranz wird vermindert.

Bei der Steroidtherapie entsteht der meist problemlos verlaufende **Steroiddiabetes**. Es handelt sich um eine Blutzuckerspiegelerhöhung, die durch Insulin schlecht beeinflußbar ist.

Knochenstoffwechsel

Der Eiweißgehalt des Knochens wird gesenkt. → Entstehung einer **Osteoporose**.

Zusätzlich wird die Osteoblastentätigkeit gehemmt und die Kalziumbilanz des Körpers negativiert. Dies verschlimmert die Osteoporose.

Behandelt man Kinder mit hohen Steroiddosen, bleiben sie im Wachstum zurück → **Steroidzwerge**.

Mineralstoffwechsel

Durch geringe natriumretinierende Wirkung der Glukokortikoide entsteht mit der Zeit bei den meisten Kortikoiden eine beachtliche **Natrium- und Wasserretention**. Die Kalium- und Kalziumausscheidung nimmt aber zu.

Infektabwehr

Da die Glukokortikoide die Phasen der Entzündungsreaktion hemmen und auch die Zahl der T-Lymphozyten vermindern (Lymphozytopenie),

dürfen Kortikoide niemals bei Vorliegen einer Viruserkrankung verabreicht werden, da sie die schnelle Ausbreitung der Erkrankung unterstützen. Unter Glukokortikoidtherapie können Viruserkrankungen leichter ausbrechen, da die Immunitätslage des Patienten geschwächt wird.

Bei bakteriellen Infektionen kann man unter Antibiotikaschutz eine Glukokortikoidtherapie zur Milderung der Entzündungserscheinungen durchführen.

Stimmungslage

Unter Glukokortikoidtherapie kann sich sowohl eine depressive als auch eine euphorische Stimmungslage entwickeln. Bei Epileptikern wird durch Glukokortikoideinwirkung die Entstehung von Krampfanfällen begünstigt. Bei Schizophreniekranken und Neurotikern muß man mit der Glukokortikoidtherapie äußerst vorsichtig sein, da akute Schübe auftreten können und auch die Suizidalität erhöht ist.

Gastrointestinaltrakt

Zunahme der Säure- und Pepsinproduktion im Magen. Durch die Hemmung der Prostaglandinsynthese wird die Produktion von Schleim als Magenschutzfaktor gehemmt. Dadurch wird die **Ulkusentstehung** begünstigt. Hinzu kommt, daß die Entzündungsreaktionen unterdrückt werden und somit keine Schmerzen entstehen.

Die am meisten gefürchtete Komplikation der Glukokortikoidtherapie ist die Entstehung und Perforation eines Magenulkus. → Strenge Kontraindikation für die Glukokortikoidtherapie ist das Vorhandensein eines Ulcus ventriculi. Bei Glukokortikoidbehandlung muß man mehrmals im Jahr die Patienten auf Ulcus ventriculi untersuchen.

Weitere unerwünschte Wirkungen

- Ein **Diabetes mellitus** wird durch den Steroiddiabetes verschlechtert.
- Durch Natrium- und Wasserretention wird eine bestehende **Hypertonie** verstärkt.
- Die **Thromboseneigung** nimmt zu. Durch gesteigerte Kapillarfragilität kommt es häufiger zu **Purpura** und Ekchymosen.
- Glukokortikoide sollen wegen diskutierter **teratogener Schäden** nicht in der Schwangerschaft gegeben werden.
- Am Auge kann eine **Steroidkatarakt** entstehen, ebenso wird durch Erhöhung des Augeninnendrucks ein bestehendes **Glaukom** verschlimmert.
- Am Muskel, besonders den proximalen Extremitätenmuskeln, kommt es zu **Myopathie**.
- Bei längerfristiger lokaler Hauttherapie **atrophiert die Haut**. Auch **Steroidakne** kann nach längerfristiger lokaler Anwendung auftreten.

23.2.6 Interaktionen

Durch Enzyminduktion beschleunigen Rifampicin, Phenytoin, Phenobarbital und Ephedrin den Glukokortikoidabbau. Gleichzeitige Gabe von Phenothiazinen verstärkt die Resorption von Glukokortikoiden. Orale Kontrazeptiva und Östrogene verzögern den Glukokortikoidabbau → Wirkungsverstärkung.

Glukokortikoide verstärken die Herzglykosidwirkung durch die gesteigerte K^+-Ausscheidung. Auch die durch Saluretika bedingte Hypokaliämie kann durch Glukokortikoide verstärkt werden.

Die antikoagulatorische Wirkung von Cumarinderivaten und die BZ-Senkung durch Sulfonylharnstoffe wird durch Glukokortikoide abgeschwächt. Salicylate verstärken die gastrointestinale Blutungsgefahr.

24 Insulin und orale Antidiabetika

24.1 Diabetes mellitus

Von einem Diabetes mellitus spricht man, wenn der BZ nüchtern über 110 mg/dl und 2 h nach einer standardisierten Glukosebelastung über 180 mg/dl liegt.

Einteilung und Ursachen

Diabetes mellitus Typ I

Insulinmangeldiabetes, jugendlicher Diabetes, juvenile-onset-diabetes (JOD)

- ▲ Virusbedingte komplette Zerstörung der β-Zellen durch Infektion.
- ▲ Auslösung durch Virusinfekt, später Bildung von Antikörpern gegen Inselzellgewebe.
- ▲ Virusbedingte Schädigung der β-Zellen mit Defektheilung.
- ▲ Fragliche genetische Konstellation, um auf Virusinfekte hin einen Diabetes zu entwickeln.

Tab. 24.2: Übersicht über aktuelle Humaninsuline

	Präparatname	Zusammensetzung	Wirkdauer
Altinsuline	H-Insulin Hoechst®	100 % Altinsulin	5–7 h
	Huminsulin normal® Lilly	100 % Altinsulin	5–7 h
	Velasulin® Human Nordisk	100 % Altinsulin	5–7 h
	Actrapid HM® Novo	100 % Altinsulin	5–7 h
	Actrapid HM® Penfill Novo	100 % Altinsulin	5–7 h
	H-Tronin-100–Hoechst® Optipen	100 % Altinsulin	5–7 h
	Der Spritz-Eß-Abstand bei diesen Präparaten sollte 15–20 min betragen		
Mischinsuline	Komb-H-Insulin Hoechst®	50 % Alt-, 50 % NPH-Insulin	10–16 h
	Initard-Human® Nordisk	50 % Alt-, 50 % NPH-Insulin	12–18 h
	Mixtard-Human® Nordisk	30 % Alt-, 70 % NPH-Insulin	14–20 h
	Actraphane HM® Novo	30 % Alt-, 70 % NPH-Insulin	14–20 h
	Depot-H-Insulin Hoechst®	25 % Alt-, 75 % NPH-Insulin	12–18 h
	Huminsulin Profil II® Lilly	20 % Alt-, 80 % NPH-Insulin	14–16 h
	Depot-H 15–Insulin Hoechst®	15 % Alt-, 85 % NPH-Insulin	14–20 h
	Huminsulin Profil I® Lilly	10 % Alt-, 90 % NPH-Insulin	16–18 h
	Der optimale Spritz-Eß-Abstand sollte etwa 30 min betragen		
Verzögerungs-insuline	Basal-H-Insulin Hoechst®	100 % NPH-Insulin	16–22 h
	Huminsulin Basal® Lilly	100 % NPH-Insulin	18–20 h
	Insulatard Human® Nordisk	100 % NPH-Insulin	16–22 h
	Protaphane HM® Novo	100 % NPH-Insulin	bis zu 24 h
	Monotard HM® Novo	30 % amorphes, 70 % kristallines Zinkinsulin	18–22 h
	Ultratard HM® Novo	100 % kristallines Zinkinsulin	bis zu 28 h
	Der optimale Spritz-Eß-Abstand liegt etwa bei 45 min.		

Tab. 24.3: Übersicht über die Insulinwirkung		
	Kohlenhydrat- und Fettstoffwechsel	**Eiweißstoffwechsel**
Leberzelle	Glykolyse ↑ Glukoneogenese ↓ Glykogensynthese ↑ Glykogenabbau ↓ Lipogenese aus Kohlenhydraten ↑ Ketogenese ↓	Aminosäureeinbau in Proteine ↑ Aminosäurefreisetzung ↓ Harnstoffbiosynthese ↓
Muskelzelle	Glukosetransport in Zelle ↑ Glukoseabbau ↑ Glykogensynthese ↑	Aminosäureeinbau in Proteine ↑ Aminosäurefreisetzung ↓
Fettzelle	Glukosetransport in Zelle ↑ Pentosephosphatweg ↑ Lipogenese ↑ Triglyzeridspaltung ↓	Aminosäureeinbau in Proteine ↑
↑ Aktivierung, Steigerung; ↓ Hemmung		

Diabetes mellitus Typ II
Nicht insulinbedürftiger Diabetes, Erwachsenen Diabetes, maturity-onset-diabetes (MOD)

- ▲ exogen durch Hyperalimentation und Bewegungsmangel
- ▲ endogen durch fragliche genetisch determinierte Mastfähigkeit.

24.1.1 Typ-I-Diabetes

Der **Typ I-Diabetes mellitus** tritt meist foudroyant im Rahmen eines Infektes bei Jugendlichen auf. Er ist durch einen, die insulinbildenden β-Zellen des Pankreas zerstörenden Autoimmunprozeß gekennzeichnet. → Die Insulinproduktion kommt zum Erliegen. Der Typ I-Diabetes ist der Insulinmangel-Diabetes. Es resultiert die Unfähigkeit des Organismus, mit der Nahrung aufgenommene Kohlenhydrate zu verstoffwechseln → starker Anstieg des BZ, Polyurie, starker Durst und rasche Gewichtsabnahme. Da der Körper zur Deckung des Energiebedarfs in dieser Situation auf den Abbau von Fettdepots angewiesen ist, fällt im Stoffwechsel sehr viel Acetyl-CoA an, das zu Ketonkörpern umgebaut wird → Ketoazidose, die häufig zum Koma führt.

Therapie

Beim Typ-I-Diabetiker muß das vermindert gebildete Insulin in jedem Fall durch exogene Insulinzufuhr ersetzt werden. Bei der Diäteinhaltung gilt dasselbe wie beim Typ-II-Diabetes mit dem Unterschied, daß Typ-I-Diabetiker meist nicht übergewichtig sind und daher eine Kalorienreduktion nicht notwendig ist.

24.1.2 Typ-II-Diabetes

Beim **Typ II-Diabetes mellitus** handelt es sich meistens um eine Insulinresistenz. Diese ist Folge eines Defektes im muskulären Glukosetransportsystem (Verminderte Aktivität und Insulinempfindlichkeit des **Glukosetransporters 4**). Trotz Insulinanwesenheit kann das insulinabhängige Glukosetransportsystem weniger Glukose in die Muskelzelle transportieren. Wahrscheinlich sind die Insulinbindungsstellen des Rezeptors in der Zellwand defekt, so daß eine höhere Zahl von Insulinbindungen pro Zeiteinheit notwendig wird. Der Körper versucht, dies durch eine gesteigerte Insulinproduktion zu kompensieren → Hyperinsulinämie mit Entwicklung eines **Hyperinsulinämiesyndroms** und einer Insulinmast (Typ II-Diabetiker sind meist übergewichtig).

Die Steigerung der Insulinsekretion führt bis zur Erschöpfung des Pankreas zu einer nahezu euglykämischen Stoffwechselsituation.

Therapie

Therapieziel beim Typ II-Diabetiker muß die Senkung des Insulinbedarfs durch Gewichtsreduktion und konsequente Diabetesdiät sein. Vermehrte körperliche Bewegung verbessert den Glukosetransport in die Zelle und verringert die Insulinresistenz.

Durch die Therapie mit Sulfonylharnstoffen geht man heute noch den entgegengesetzten Weg: Man mobilisiert zu Lasten des Pankreas die letzten Insulinreserven aus der Bauchspeicheldrüse und erkauft sich eine Verbesserung der BZ-Werte durch eine Verstärkung des Hyperinsulinämiesyndroms. → Nach einer Übergangszeit erschöpft sich das Pankreas und die Zufuhr exogener Insuline wird notwendig.

Diese Erkenntnisse haben unter den Diabetologen eine intensive Diskussion über den Einsatz von Sulfonylharnstoffantidiabetika ausgelöst.

Auch das Erreichen möglichst euglykämischer BZ-Werte um jeden Preis (evtl. auf Kosten einer Verstärkung des Hyperinsulinämiesyndroms) wird zunehmend kontrovers diskutiert.

Metabolisches Syndrom

Beim **metabolischen Syndrom** (Syndrom X) bestehen Insulinresistenz, Hyperinsulinämie, Hypertriglyzeridämie (VLDL ↑, HDL ↓) und Hypertonie sowie in der Regel eine Adipositas.

Die Symptome treten meist in chronologischer Folge auf, wobei die Insulinresistenz im Mittelpunkt steht, die durch Stammfettsucht und körperliche Inaktivität verstärkt wird.

Die daraus entstehende Hyperlipidämie führt zu Hypertonie wobei ein Circulus vitiosus entsteht, der lange Zeit unbemerkt verlaufen kann. Erst allmählich kommt es wahrscheinlich bei einer zusätzlichen genetischen Disposition der β-Zellen des Pankreas zur relativen Erschöpfung der Langerhansschen Inseln und zu einer Glukoseintoleranz mit schließlich manifestem **Typ II-Diabetes**.

Man vermutet, daß die zugrundeliegende Insulinresistenz lebenslang besteht und daß auch junge

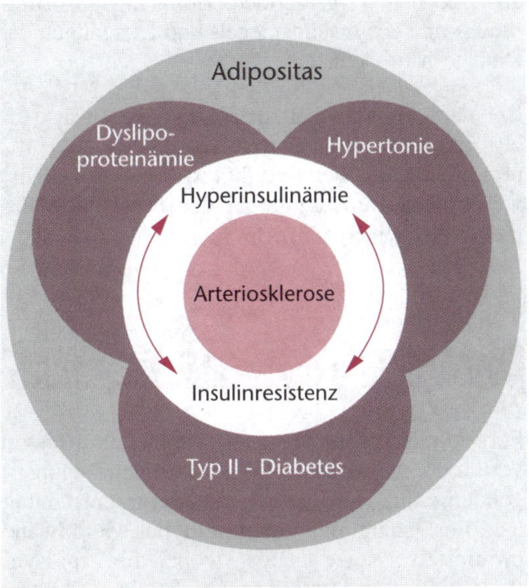

Abb. 24.1: Das metabolische Syndrom

normal gewichtige Nichtdiabetiker eine Verwertungsstörung im oxidativen Glukosestoffwechsel zeigen können. Mit der Zeit kommt es zu einem Ansteigen der Blutdruckwerte und einer Dyslipoproteinämie, wobei sich jedoch nicht bei jedem Patienten ein Diabetes mellitus entwickeln muß.

Über die gestörte Insulinresistenz kommt es durch die in der Abbildung beschriebenen Mechanismen zu insulininduzierten Blutdruckerhöhungen.

Eine Rolle beim metabolischen Syndrom spielt auch die Fettverteilung bei den meist übergewichtigen Typ II Diabetikern.

Man unterscheidet eine **androide** und eine **gynoide Fettsucht**, wobei diese Angaben lediglich das Fettverteilungsmuster beschreiben.

Bei der androiden Fettsucht liegt das Fett vorwiegend im Mesenterium, wodurch eine große Menge freier Fettsäuren in die Leber gelangt und es neben der Insulinresistenz im Skelettmuskel noch zu einer zentralen Insulinresistenz in der Leber kommt. Eine Erhöhung der Umfangsrelation von Taille zu Hüfte (Normalwert der „waist-to-hip-ratio" = 0,85) bedeutet entsprechend der Größe des Quotienten eine Zunahme des abdominalen Fettes.

Diese korreliert gut mit sinkenden HDL-Spiegeln, ansteigenden Triglyzeriden, Erhöhung des Blutdrucks und des Insulinspiegels und letztendlich der Diabeteshäufigkeit.

Bei der gynoiden Fettsucht sinkt die „waist-to-hip-ratio" durch die Fetteinlagerung in der Hüftregion. Dieses Fettverteilungsmuster hat keine wesentliche Bedeutung bei der Entstehung des metabolischen Syndroms.

Arterioskleroseentstehung

Forschungsergebnisse der letzten Jahre lassen vermuten, daß das Insulin selbst einen begünstigenden Effekt auf die Arterioskleroseentstehung hat. Fest steht, daß Insulin in der Gefäßwand proliferative Reize auslöst, wobei die Lipidsynthese und die Synthese extrazellulärer Matrix begünstigt wird.

Auch über die lokale Freisetzung von bestimmten Wachstumsfaktoren durch Insulin werden Monozyten und Makrophagen stimuliert, die bei der Ausbildung von Schaumzellen eine wichtige Funktion übernehmen. Den Schaumzellen wird eine große pathophysiologische Bedeutung bei der Arterioskleroseentstehung zugeschrieben.

Die genauen Zusammenhänge zwischen erhöhten Insulinspiegeln und arteriosklerotischen Veränderungen sind im Rahmen eines multifaktoriellen Geschehens zu sehen und derzeit Gegenstand vieler Forschungsprogramme.

24.2 Insulin

Insulin wird in den β-Zellen der **Langerhansschen Inseln** des Pankreas produziert. Das Molekül besteht aus 2 Ketten: einer A-Kette mit 21 Aminosäuren und einer B-Kette mit 30 Aminosäuren, die über zwei Disulfidbrücken verbunden sind.

Bei der Biosynthese wird **Proinsulin** gebildet. Dies besteht aus einer einzigen Peptidkette mit 83 Aminosäuren.

Vor der Sekretion wird vom biologisch inaktivem Proinsulin ein Peptidstück (C-Peptid) abgespalten, wodurch das im Serum nachweisbare Insulin entsteht.

Humanes Insulin und Schweineinsulin unterscheiden sich durch eine endständige Aminosäure an der B-Kette des Moleküls.

24.2.1 Typische Wirkstoffe

Bis in die frühen achtziger Jahre wurde alles verwendete Insulin aus den Bauchspeicheldrüsen von Schlachttieren gewonnen. Wegen der zur Verfügung stehenden größeren Menge an **Rinderinsulin** war dies billiger und wurde therapeutisch als Mittel der 1. Wahl eingesetzt.

Da sich das Rinderinsulin in mehreren Aminosäuren vom menschlichen Insulin unterscheidet, können allergische Reaktionen auftreten, die zu einem ständigen Wirkungsverlust führen.

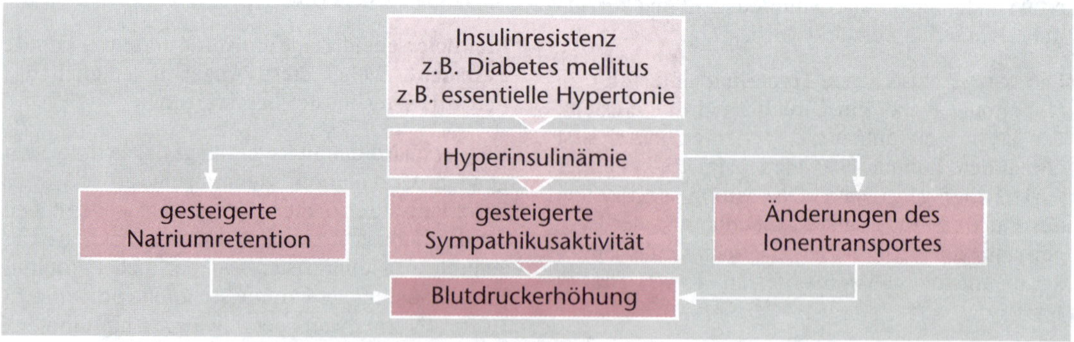

Abb. 24.2: Mechanismen eines insulininduzierten Blutdruckanstiegs

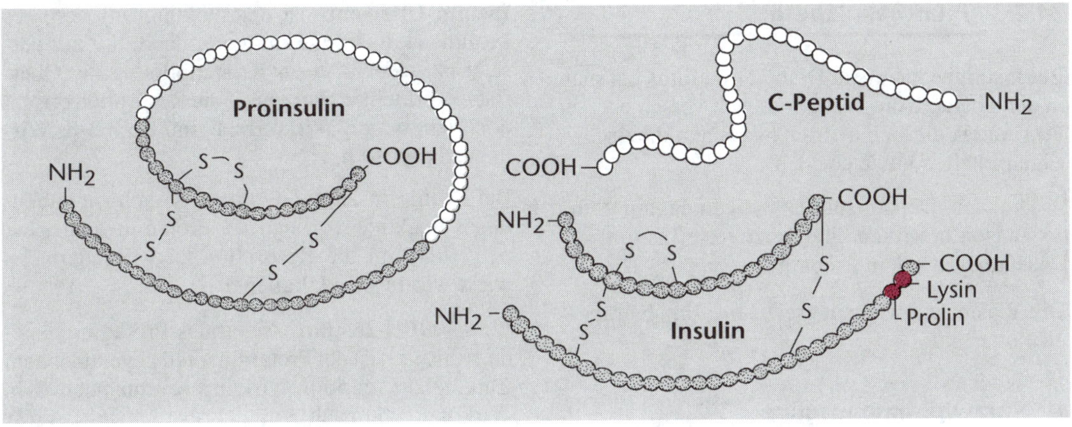

Abb. 24.3: Insulin

In so einem Fall stieg man auf **Schweineinsulin** oder **Schafinsulin** um, das teurer als Rinderinsulin ist.

Heute stellt man die Patienten auf **Humaninsulin** ein, das entweder gentechnologisch aus E. coli-Bakterien oder durch Austausch von Alanin gegen Threonin in Position 30 der B-Kette aus hochgereinigtem Schweineinsulin gewonnen wird.

Human- und Schweineinsulin unterscheiden sich in ihrer Struktur nur durch diese eine Aminosäure.

24.2.2 Wirkungsmechanismus

Die Insulinwirkung an der Zelle wird durch Bindung an einen Insulinrezeptor in der Zellmembran vermittelt. → Der Insulin-Rezeptor-Komplex verschwindet im Zellinneren. Hier wird durch Katalyse des Insulin-Rezeptor-Komplexes die intrazelluläre Phosphorylierung von Enzymen in Gang gesetzt. Weiterhin löst die Bindung von Insulin an den Zellmembranrezeptor die vermehrte Bereitstellung eines glukosetransportierenden Systems in der Zellmembran aus → Glukose kann besser ins Zellinnere transportiert werden.

Stoffwechselwirkung

Insulin ist ein anaboles Hormon, es reguliert bei Nahrungsaufnahme die Nährstoffverteilung in die einzelnen Depots.

An der Leberzelle wird der Glukosedurchsatz gefördert, die Glukoneogenese gehemmt und die Glukosesezernierung aus den Leberzellen durch Aktivitätsänderung wichtiger Schlüsselenzyme behindert. Gleiches gilt für Amino- und Fettsäuren.

Die Folge davon ist, daß die Glukosekonzentration, Aminosäuren- und Fettsäurenkonzentration im Blut sinken.

Intrazellulär stimuliert Insulin die Glukokinase (verwandelt Glukose in Glukose-6–P), die Glykogensynthetase (Glukose-6–P in Glykogen), weiter stimuliert es die Phosphofruktokinase (PFK) und Pyruvatkinase (PK).

Die Schlüsselenzyme der Glukoneogenese und die Glykogenphosphorylase werden inaktiviert. Die Harnstoffbiosynthese wird gehemmt. Die Freisetzung von Aminosäuren wird gehemmt, wobei deren Einbau in Proteine gesteigert wird.

Der Pentosephosphatweg wird ebenso wie die Lipoproteidlipase aktiviert. Die Lipasen werden gehemmt.

Unter Insulineinwirkung wird die Zellwandpermeabilität der Skelettmuskelzelle erhöht → mehr Glukose strömt in die Muskelzelle.

24.2.3 Pharmakokinetik

Bei insulinbedürftigem Diabetes mellitus hat man in der Therapie die Wahl zwischen verschiedenen Präparaten, die sich in ihren pharmakokinetischen Eigenschaften unterscheiden.

> Die den Depotinsulinen beigemengten Substanzen bewirken eine verzögerte Insulinfreisetzung aus dem Präparat.

Die Plasmahalbwertzeit freien Insulins beträgt ~ 10 min.

Kurzwirksame Insuline

Das Insulinpräparat, dessen Wirkung am schnellsten einsetzt, ist das **Alt-Insulin**. Es wird aus Rinder- und Schweinepankreas oder synthetisch (gentechnologisch) hergestellt (humanes Insulin). Alt-Insulin darf intravenös gespritzt werden; bei dieser Applikationsform wirkt es sofort.

Normalerweise sollte es subkutan gespritzt werden. Hier beginnt die Wirkung nach einer halben Stunde und dauert bis zu 10 Stunden an.

Mittellang wirksame Insuline

- **Surfeninsulin** ist eine Lösung aus Surfen mit Alt-Insulin zur intramuskulären oder subkutanen Injektion. Die Wirkung setzt etwa nach 1 h ein und dauert bis zu 16 h.
- Gleich ist die Pharmakokinetik bei **Human-Globulin-Insulin**, bei dem als Depotträger menschliche Globuline beigesetzt sind.
- **Insulin-Semilente** ist ein subkutan injizierbares Insulin, das zur Resorptionsverzögerung mit Zink versetzt ist. Die Wirkung setzt nach etwa 1 h ein und ist nach etwa 16 h beendet.

Lang wirksame Insuline

> Das Wirkungsprinzip der Depotinsuline beruht darauf, daß der dem Insulin zugesetzte Partner die Resorption des Insulins aus dem Depot verzögert, wodurch die Langzeitwirkung garantiert wird.

> Depotinsuline dürfen nicht i.v. gespritzt werden.

Insulin Ultralente ist ein subkutan injizierbares Insulin wie Insulin-Semilente, das mit Zink versetzt ist, jedoch ist zur Kristallbildung die Oberfläche verkleinert worden → die Resorption erfolgt noch langsamer. Wirkungsbeginn nach 3 h, Wirkungsdauer 30 h.

Bei **Protamin-Zink-Insulin**, das auch zur subkutanen Injektion vorliegt, ist Protamin dem Zink beigefügt, um die Resorption zu verhindern. Es wirkt wie Insulin Ultralente.

Beim **NPH-Insulin** (neutrales-Protamin-Hagedorn-Insulin) ist der Protaminanteil gegenüber dem Zink relativ gering. Wirkungsbeginn nach 2 h, Wirkungsende nach 20 h.

Therapiekonzepte

Seit 1982 sind biosynthetisch und gentechnologisch hergestellte **Human-Insuline** im Handel (H-Insulin®, Huminsulin®), verfügbar als Depot- und Altpräparate. Diese sind miteinander mischbar und bleiben mehrere Tage mischungsstabil. Ihre Strukturformel entspricht dem menschlichen Insulin. Allergische Nebenwirkungen beschränken sich bisher auf Hautreaktionen. Die Zahl der verfügbaren Humaninsuline ist inzwischen sehr groß. Es existieren Mischpräparate mit 10–40 % Alt-Insulinanteil und 60–90 % Depotinsulinen.

Diese Präparate sind zur Insulintherapie sehr gut geeignet, da durch diese Alt-Depot-Insulinmischungen die BZ-Spiegel im Tagesprofil nicht mehr so stark schwanken. Die Altkomponente des Insulins verhindert durch die Sofortwirkung die starken postprandialen BZ-Anstiege.

In den letzten Jahren hat sich der Insulinpen, ein federhalterähnliches, sehr bedienerfreundliches Spritzgerät durchgesetzt und die konventionelle Insulinspritze mehr und mehr verdrängt. Die Penfill-Insuline (z.B. Actraphane HM®) sind konzentrierter und lassen sich mit einem solchen Insulinpen einfach applizieren.

Ein neues therapeutisches Konzept ist die **intensivierte konventionelle Insulintherapie**. Die Patienten spritzen dabei abends 40–60 % des Insulinbedarfs in Form eines Ultralentepräparates und injizieren vor den Mahlzeiten jeweils Altinsulin in einer Dosis von 0,5–2 I.E. pro eingenommener Broteinheit.

Dieses Therapiekonzept ist wie die **Insulinpumpsysteme** hauptsächlich für gut geschulte kooperative Diabetiker geeignet.

24.2.4 Unerwünschte Wirkungen

Allergisierung

Da die früher verwendeten Insuline artfremdes Eiweiß darstellten, waren antigene Wirkungen möglich. Daraufhin bildet der Körper Antikörper gegen das Insulin. Diese Antikörper neutralisieren das Insulin und machen es unwirksam. Es resultiert ein ständiger Wirkungsverlust des zugeführten Insulins.

Aus diesem Grund begann man stets die Therapie mit dem billigeren Rinderinsulin und stieg bei etwaiger Allergisierung auf Schweineinsulin um. Heute gehört dies durch die Verfügbarkeit der Humaninsuline schon beinahe der Medizingeschichte an. Die Patienten werden heute von Beginn an auf ein Humaninsulin eingestellt. Patienten mit tierischen Insulinen werden in der Regel auf Humaninsulin umgestellt.

Hypoglykämien

Spritzt man sich zu viel Insulin, oder die gewohnte Menge zu falscher Zeit, oder man spritzt sich trotz Appetitmangels (Nahrungsreduktion bei Enteritis durch Unwohlsein) die gewohnte Dosis, kann es zu **hypoglykämischen Zuständen** kommen.

Dabei beobachtet man Schweißausbrüche, Zittern, Unruhe und Heißhunger, in schweren Fällen Krämpfe und Bewußtlosigkeit. In letzter Zeit wurden vereinzelt Hypoglykämien beobachtet (besonders nach Humaninsulinen), die zunächst symptomlos verliefen und dadurch relativ rasch zu bedrohlichen Zuständen führten. → Die Patienten besonders auf die Hypoglykämiegefahren aufmerksam machen.

Die **Therapie** eines beginnenden hypoglykämischen Zustandes besteht in sofortiger Nahrungszufuhr (viel Glukose). Ist der Zustand ausgeprägter, muß Glukose intravenös infundiert werden.

Beim Insulinspritzen muß man die Injektionsstelle wechseln, da es sonst zu lokalen Atrophieerscheinungen kommen kann.

24.2.5 Interaktionen

Der Insulinbedarf kann vermindert werden durch:

Antihypertonika (α-, β-Rezeptorenblocker, Methyldopa), Zytostatika (Cyclophosphamid, Ifosfamid, Trofosfamid), Antibiotika (Tetracyclin), Analeptika, Anabolika, Lipidsenker (Clofibrat), Abmagerungsmittel (Fenfluramin), MAO-Hemmer, Alkohol (bis 25 %!). Durch körperliche Arbeit kann der Insulinbedarf bis 40 % niedriger sein.

Der Insulinbedarf kann erhöht werden durch:

Diuretika, Kortikoide, Kontrazeptiva, Heparin, Psychopharmaka (Chlorprothixen, Lithiumsalze, trizyklische Antidepressiva), Antiepileptika (Phenytoin), Laxantien (Phenolphthalein), Schilddrüsenhormone, Sympathomimetika, Nikotinsäure, Diazoxid, Antiallergika (Phenothiazine), Wachstumshormon, Glukagon. Durch hohes Fieber kann der Insulinbedarf bis 50 % höher sein!

Reserpin und Salicylsäurederivate können die Insulinwirkung sowohl verstärken als auch abschwächen.

Insulinanalogon, Lispro (Humalog®)

Lispro ist ein synthetisch hergestelltes Humaninsulinanalogon, daß sich vom humanen Insulinmolekül durch die Umstellung von zwei Aminosäuren unterscheidet. In der B-Kette des Insulins (☞ Abb. 24.3) werden Lysin und Prolin vertauscht. Bei Lispro sitzt das Lysin in Position 28 und Prolin in 29, beim humanen Insulin ist dies umgekehrt. Durch diese Manipulation am Molekül wird die sonst übliche starke Assoziation von zwei (Dimerenbildung) bzw. sechs Insulinmolekülen zu Hexameren behindert. Grund hierfür ist die fehlende Ausbildung stabiler Wasserstoffbrückenbindungen. Daher zerfällt der Komplex deutlich schneller, so daß nach der Injektion in das Unterhautfettgewebe eine schnellere Resorption des Insulinanalogons aus dem subcutanen Fettgewebe erfolgt. Die Insulinanalog-Moleküle können direkt in die Kapillaren diffundieren, so daß die Wirkung im Vergleich zum Altinsulin früher einsetzt.

Aus diesem Grund kann Lispro direkt oder ganz kurz vor dem Essen gespritzt werden und die Einhaltung des Spritz-Eß-Abstandes kann verkürzt, bzw. aufgehoben werden.

Neben der schnelleren Aufnahme des Insulinanalogons in die Blutbahn wird es auch schneller wieder eliminiert, so daß im Gegensatz zum Altinsulin nach der Applikation im Abstand von Stunden deutlich weniger Insulinrestaktivität vorhanden ist. Dadurch wird das Hypoglykämierisiko verringert. Wegen des schnelleren Wirkungseintritts steigen die Blutzuckerwerte nach den Mahlzeiten weniger stark an.

Das Präparat ist seit Anfang 1996 in Deutschland im Handel.

Tab. 24.4: Vergleich der Daten von Insulin und Insulinanalogon

	Analog-Insulin (Humalog)	Altinsulin
Klinischer Wirkeintritt	nach ca. 15 min.	nach ca. 30–45 min
Klinisches Wirkmaximum	nach 0,5–1,5 h	nach etwa 2–3 h
Klinische Hauptwirkdauer	2–3 h	4–6 h
Gesamtwirkdauer	bis 2–5 h	bis 6–8 h
Spritz-Eß-Abstand	nicht notwendig	ungefähr 20 min

24.3 Sulfonylharnstoffe

24.3.1 Typische Wirkstoffe

Tolbutamid (Rastinon®, Artosin®, Orinase®), **Chlorpropamid** (Chloronase®, Diabetoral®, Diabinese®), **Glibenclamid** (Euglucon N®)

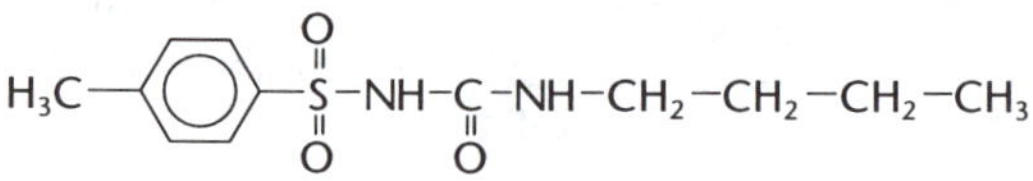

Formel 24.1: Tolbutamid

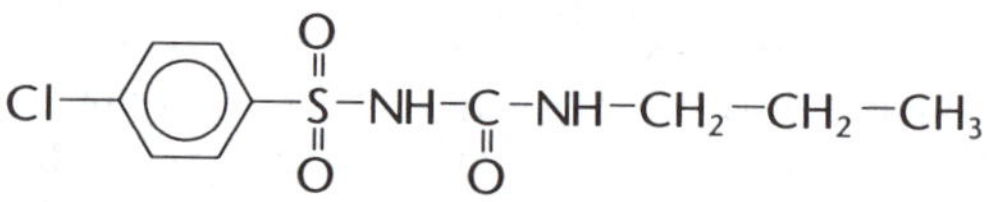

Formel 24.2: Chlorpropamid

Alle blutzuckersenkend wirksamen Sulfonylharnstoffderivate besitzen eine **Sulfonylharnstoffgruppe** im Molekül.

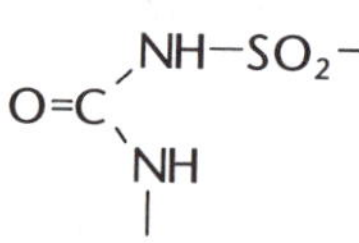

Formel 24.3: Sulfonylharnstoffgruppe

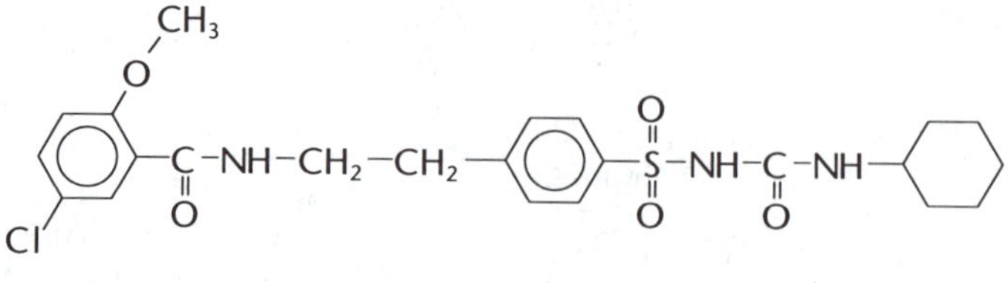

Formel 24.4: Glibenclamid

24.3.2 Wirkungsmechanismus und Wirkungen

Die Sulfonylharnstoffderivate vermindern den Granulagehalt der β-Zellen im Pankreas und erhöhen die Insulinausschüttung des Pankreas. Zusätzlich setzen die Sulfonylharnstoffderivate Insulin aus seiner Plasmaeiweißbindung frei.

Die Sulfonylharnstoffe werden also über die vermehrte Freisetzung von Insulin wirksam.

Zusätzlich nimmt man an, daß durch die Sulfonylharnstoffe die Insulinwirkung verbessert wird, beispielsweise über eine Zunahme der zellulären Insulinrezeptoren.

Die Insulinausschüttung läßt sich nicht beliebig steigern, jedoch bestehen zwischen den einzelnen Substanzen Unterschiede.

Die Blutglukosekonzentration wird befriedigend gesenkt. Die Glukosetoleranz wird verbessert.

Der Wirkungsmechanismus hat die Sulfonylharnstoffantidiabetika in die Diskussion gebracht. Durch die beim Typ-II-Diabetiker in der Regel vorhandene Insulinresistenz bestehen sowieso erhöhte Insulinblutspiegel. Die Sulfonylharnstoffe führen zu einer Absenkung der Blutzuckerwerte auf Kosten eines weiteren Insulinspiegelanstiegs. Langfristig erschöpft sich die Insulinbildungsfähigkeit der Langerhansschen Inseln → Unwirksamkeit der oralen Antidiabetika (**Sekundärversager**). Vergleiche Kap. 24.1.

Indikation

Die Indikation für die Sulfonylharnstoffderivate ergibt sich beim sogenannten Altersdiabetes oder dem nicht insulinbedürftigen Diabetes. Hier besitzt das Pankreas noch die Fähigkeit zur Insulinbildung. Es kann die Insulinabgabe durch Einwirkung der Sulfonylharnstoffe steigern. Primär sollte man versuchen, ob der Blutzuckerspiegel nicht ohne Pharmaka durch alleinige Diäteinhaltung wirksam gesenkt werden kann.

24.3.3 Pharmakokinetik

Sulfonylharnstoffderivate können gut per os gegeben werden, da sie im Dünndarm resorbiert werden. Sie besitzen alle eine hohe Plasmaeiweißbindung.

Ausgeschieden werden die Sulfonylharnstoffe nach Verstoffwechselung in der Leber über die Niere, wobei ein Teil aktiv sezerniert wird.

- ▲ **Tolbutamid** hat sein Wirkungsmaximum nach etwa 4 h und eine Halbwertzeit von etwa 6 h, es wird in der Leber oxidiert und über die Niere ausgeschieden.
- ▲ **Chlorpropamid** wirkt erst nach Erreichen eines bestimmten Wirkstoffspiegels nach 3 bis 4 Tagen; es hat eine Halbwertzeit von etwa 40 h und wird zu 2/3 unverändert und zu 1/3 als Metabolit renal ausgeschieden. Die lange Halbwertzeit begünstigt durch Kumulation des Wirkstoffes ausgeprägte und lange anhaltende Hypoglykämien.
- ▲ **Glibenclamid** ist in seiner Pharmakokinetik dem Tolbutamid vergleichbar. Es wirkt ~ 300fach stärker als Tolbutamid und wird zu einem Viertel oxidiert und über die Nieren ausgeschieden, der restliche Teil wird mit den Faeces eliminiert.

24.3.4 Unerwünschte Wirkungen

Sehr oft kommt es bei der Anwendung der oralen Antidiabetika zu Hypoglykämiezuständen durch Überdosierung, Verdrängung aus der Plasmaeiweißbindung oder verzögerter Elimination.

Es kann während der Therapie zu Inappetenz und gastrointestinalen Symptomen kommen.

Cholestatischer Ikterus, Thrombo- und Leukozytopenien wurden beobachtet. Wahrscheinlich durch Behinderung der Schilddrüsenhormonsynthese kann es selten zu Strumabildung kommen.

Sulfonylharnstoffe können allergische Reaktionen hervorrufen, zudem besteht eine Kreuzallergie mit Sulfonamiden.

Man beobachtet bei den Sulfonylharnstoffen das Entstehen einer Alkoholintoleranz, die wahrscheinlich auf einer Behinderung des Alkoholabbaus beruht – ähnlich dem Antabus-Syndrom. Besonders stark ist diese Alkoholunverträglichkeit nach Chlorpropamid. Bei Alkoholikern nimmt die Glukosetoleranz ab.

Kontraindikationen

Vorsichtig sollte man mit der Verordnung oraler Antidiabetika vom Sulfonylharnstofftyp beim Vorliegen einer Herz-, Nieren-, Leberinsuffizienz sein. Während der Schwangerschaft sollte man keine oralen Antidiabetika einnehmen, sondern auf Insulin umsteigen.

Wechselwirkungen

Durch die hohe Plasmaeiweißbindung der Sulfonylharnstoffe ergeben sich Wechselwirkungen mit anderen Pharmaka. Es kann bei Gabe folgender Pharmaka zu Wirkungsverstärkung kommen:

Anabolika, Allopurinol, β-Blocker, Clofibrat, Antikoagulantien vom Cumarintyp, Sulfonamide, Chloramphenicol, Phenylbutazon, Guanethidin, Salicylate, Probenecid etc. Ebenso kann eine Wirkungsverstärkung auftreten, indem die Sulfonylharnstoffe von dem sie abbauenden Enzymsystem verdrängt werden (z.B. bei Chloramphenicolgabe). Die Ausscheidung wird durch Probenecid gehemmt.

Die Wirkung anderer den Blutzucker senkender Pharmaka (Biguanide, Insuline) und Substanzen (Alkohol) wird verstärkt.

Glimepirid (Amaryl®)

Glimepirid ist ein Sulfonylharnstoffderivat der 3. Generation, welches im Vergleich zu den bisher eingesetzten Sulfonylharnstoffen die Insulinsekretion weniger stark anregt und zudem extrapankreatische Effekte aufweist.

Die durchschnittliche Tagesdosis liegt bei 4 mg, die Substanz muß nur einmal täglich gegeben werden. Die Blutzuckersenkung ist dosisbezogen stärker als unter Glibenclamid.

In Hinblick auf das metabolische Syndrom, welches in letzter Zeit beim Einsatz von Sulfonylharnstoffen heftig diskutiert wurde, führt Glimepirid zu keinem so starken insulinotropen Effekt. Extrapankreatisch bewirkt das Präparat eine Aktivierung bestimmter Enzyme, die zur Glukoseverwertung beitragen. So wird die Phospholipase C und der Glukosetransporter 4 und 1 aktiviert. Im Gegensatz zu den anderen Sulfonylharnstoffen induziert Glimepirid keine vermehrte Glukagonsekretion.

Die Hypoglykämieneigung unter Glimepirid ist geringer als unter Glibenclamid. Durch den geringeren insulinotropen Effekt wird ein günstigerer Einfluß auf das metabolische Syndrom als beim Glibenclamid erwartet, da die oft vorliegende Hyperinsulinämie in Verbindung mit der Insulinresistenz nicht weiter verstärkt wird. Die negativen Auswirkungen wie Fettsucht, Dyslipidämie und Hypertonie und atherogene Veränderungen an den großen Gefäßen sind weniger stark ausgeprägt.

Indikation

Diabetes mellitus des frühen Typ IIa und des späten Typ IIb.

24.4 Biguanide

Das noch im Handel verbliebene Biguanid **Metformin-HCl** (Glukophage®, Mescorit®) erlebt derzeit durch die Hyperinsulinämiediskussion und die in die Kritik geratenen Sulfonylharnstoffe eine Renaissance.

Wegen der vielen gefährlichen Nebenwirkungen, besonders der Laktazidosegefahr wurden die Biguanide im Frühjahr 1978 in den USA aus dem Handel gezogen, in Deutschland wurden 1978 Phenformin (Dipar®) und Buformin (Silubin®) aus dem Handel genommen.

Metformin (Glukophage®, Mescorit®)

Metformin hat eine wesentlich kürzere Halbwertzeit (~ 2 h) und Wirkungsdauer als Phenformin und Buformin; somit ist die Gefahr der Entstehung einer Laktazidose wesentlich geringer.

Die Biguanide verbessern die Glukosetoleranz beim Typ II Diabetiker.

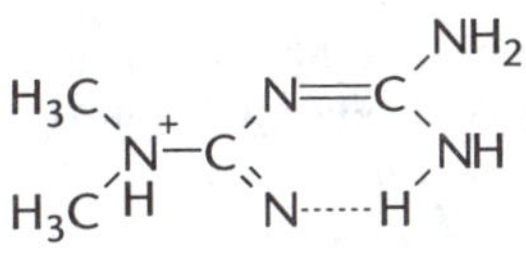

Formel 24.5: Metformin

Wirkungsmechanismus

Die Biguanide hemmen den aktiven Glukosetransport in der Darmzelle. Da diese Wirkung über die Hemmung energiereicher Verbindungen erzielt wird, werden auch andere aktive Transportvorgänge (Aminosäuren, Ionen) behindert → Diarrhoe als Nebenwirkung. Neben der Glukoseresorption aus dem Darm wird die Glukoneogenese behindert und die Insulinwirkung an der Muskelzelle verstärkt.

> Es resultiert ein blutzuckersenkender Effekt. Die Biguanide wirken nicht über eine Verstärkung der Insulinausschüttung → eine Hyperinsulinämie tritt nicht auf.

> Auffallend ist, daß die Biguanide nur nach peroraler Zufuhr wirken. Sie wirken nicht beim Gesunden. Biguanide entfalten ihre Wirkung lediglich nach oraler Zufuhr beim Diabeteskranken, der noch eine Restaktivität an Insulin im Pankreas besitzt.

Unerwünschte Wirkungen

Die Biguanide hemmen in der Leber die Verstoffwechselung von Milchsäure (Laktat), indem sie das aus dem Laktat entstehende Pyruvat am Eintritt ins Mitochondrium hindern. Zusätzlich hemmen sie die Glukoneogenese, bei der ebenfalls Laktat/Pyruvat verbraucht wird.

> Durch die bei der anaeroben Glykolyse anfallende Milchsäure kann es unter der Biguanidtherapie zur plötzlich entstehenden Laktazidose kommen → Koma → Tod.

Im **Gastrointestinaltrakt** treten ausgeprägte Beschwerden auf:

Metallgeschmack, Nausea, Appetitlosigkeit, Erbrechen, Diarrhoe. Außerdem sollen die Biguanide beim sowieso gefäßgefährdeten Diabetiker zu einer erhöhten Rate an Gefäßkomplikationen führen. Bei Niereninsuffizienz besteht Kumulationsgefahr für die Biguanide.

24.5 Glukosidasehemmstoffe

Acarbose (Glucobay®)

Acarbose ist ein mit Hilfe biotechnischer Verfahren aus Actinoplanes-Stämmen gewonnenes Pseudotetrasaccharid, in dem ein Maltosebaustein durch ein Pseudomaltosemolekül ersetzt ist. Das Pseudomaltosemolekül ist für die Hemmwirkung verantwortlich.

Wirkungen

> Acarbose wirkt primär im Intestinaltrakt durch Hemmung der α-Glukosidase (Saccharase).

Acarbose hat eine etwa 10^5 mal höhere Affinität zu Saccharase als deren normales Substrat, das Disaccharid Saccharose. Die Saccharase spaltet Saccharose zu Glukose und Fruktose.

Zusätzlich werden weitere α-Glukosidasen, die Pankreasamylase, Glukoamylase, Dextrinase und Maltase in vitro gehemmt. Durch die Hemmung wird der Abbau der Poly-, Oligo- und Disaccharide im Dünndarm verzögert und die Zuckerresorption behindert. Daraus resultieren ein verminderter postprandialer BZ-Anstieg und verminderte BZ-Spitzenwerte. Das BZ-Tagesprofil wird geglättet, die Schwankungen werden vermindert. Auch die Nüchtern-BZ-Werte und langfristig die HbA_1C-Werte werden gesenkt.

Der HbA_1C-Wert gibt den Anteil an glykolysiertem Hämoglobin an und beträgt normalerweise

4,3 – 6,1 %. Bei hohen BZ-Werten steigt der Wert an und ist damit ein idealer Verlaufsparameter für die BZ-Kontrolle über einen Zeitraum von ~ 4-6 Wochen.

Die Disaccharidasehemmer wirken wie die Biguanide dem Hyperinsulinismus entgegen, da die überschießende postprandiale Insulinausschüttung reduziert wird. Der Insulinbedarf wird verringert. Orale Antidiabetika können niedriger dosiert oder ganz abgesetzt werden.

Unerwünschte Nebenwirkungen

Acarbose wird nicht oder nur minimal (< 1 %) resorbiert und entfaltet keine systemischen Nebenwirkungen. Durch lokale Wirkung im Darm kommt es bei ca. 50 % der Patienten zu Flatulenz und Meteorismus, selten zu Bauchschmerzen und Durchfällen.

Die unerwünschten Wirkungen lassen oft während der Therapie nach oder verschwinden ganz.

Indikationen

Hauptindikation für die Acarbose ist der mit Sulfonylharnstoffen schlecht eingestellte Diabetes mellitus mit hohen postprandialen Blutzuckerwerten und die Monotherapie beim diätetisch allein nicht einstellbaren Typ II-Diabetiker. Weitere Indikationen stellen das Dumpingsyndrom und die reaktive Hypoglykämie dar.

24.6 Quell- oder Ballaststoffe

Quell- und Ballaststoffe wie **Pektin** oder **Guar** (Glukotard®), ein Polygalaktomannan aus der indischen Guarbohne senken den postprandialen Blutzuckeranstieg und vermindern die Insulinfreisetzung.

Der Wirkungsmechanismus ist noch nicht ganz geklärt. Man vermutet eine verzögerte Kohlenhydratresorption, weil die Ballaststoffe den Zugang menschlicher Enzyme zu den Nahrungsstoffen behindern. Auch soll die Freisetzung gastroenteropankreatischer Hormone gesenkt werden → Glykogensynthese ↑, Glukoseverwertung peripher verbessert, Insulinfreisetzung ↓.

Eingesetzt werden die Präparate beim unter Sulfonylharnstoff nicht optimal eingestellten Diabetiker, der sich gegen die Insulintherapie wehrt. Die Guarpräparate sind unter Diabetologen umstritten, und werden daher eher zurückhaltend eingesetzt.

Unerwünschte Wirkungen

Meteorismus, Zunahme von Stuhlvolumen und -frequenz, manchmal Übelkeit, Verminderung der Resorption von Ca, Mg, Fe, Cu und Zn.

24.7 Glukagon

Glukagon wird in den α-Zellen des Pankreas und in den argyrophilen Zellen der Magen- und Darmschleimhaut produziert. Es ist ein Polypeptidhormon mit einer Kettenlänge von 29 AS (MW 3485), dessen Struktur bekannt ist.

Wirkung

Glukagon ist der Antagonist des Insulins. Durch Steigerung der Glukoneogenese in der Leberzelle und gleichzeitige Glykogenolyse erhöht es den Blutzuckerspiegel. Im Fettgewebe stimuliert Glukagon die Lipolyse. Beide Wirkungen werden durch cAMP ins Zellinnere übermittelt. Glukagon selbst bindet an der Zellmembran und stimuliert die Adenylatzyklase.

Indikationen

Man gibt Glukagon zur Behandlung bei einer Überdosis von β-Sympatholytika und zur Therapie hypoglykämischer Zustände.

Am Herzen entfaltet Glukagon eine positiv inotrope Wirkung. Man kann es bei Bradykardie und Rhythmusstörungen anwenden. Es kann auch intraoperativ zur Herzstabilisierung bei Halothannarkosen gegeben werden.

25 Eingriffe in Sekretion und Wirkung von Sexualhormonen

25.1 Gonadotropin releasing hormone (GnRH) und Analoga

GnRH = LH-RH
= Gonadorelin, Gonadoliberin

GnRH ist ein im Hypothalamus gebildetes Dekapeptid, welches über das hypothalamisch-hypophysäre Pfortadersystem in die Hypophyse gelangt und dort Synthese und Ausschüttung von FSH und LH stimuliert.

Struktur: Pyroglu-His-Trp-Ser-Tyr-Gly-Leu-Arg-Pro-Gly-NH_2

GnRH hat eine Halbwertzeit von 4 min, wird hydrolytisch gespalten und renal eliminiert. Durch Veränderungen der Aminosäuren in Position 6 und 10 konnten Halbwertzeit und Wirkungsstärke erhöht werden.

Physiologisch wird GnRH nicht kontinuierlich sondern stoßweise sezerniert.

Typische Wirkstoffe

Kryptocur®, Buserelin®, Zolvadex®, Suprefact®.

Bei all diesen Präparaten handelt es sich um GnRH-Analoga, die bei verschiedenen Indikationen eingesetzt werden.

Wirkungen und Indikationen

Bei der Therapie von **Fertilitätsstörungen** imitiert man die physiologische, stoßweise stattfindende GnRH-Zufuhr durch den Einsatz von Infusionspumpen. Intervallartige Applikation (alle 60–90 min.) stimuliert die Ovarialfunktion und führt zur Provokation eines Eisprungs. Die unter Gonadotropintherapie häufig beobachteten ovariellen Überstimulationen und Mehrlingsschwangerschaften treten bei GnRH-Therapie selten auf.

Bei kontinuierlicher Gabe von GnRH und entsprechenden Analoga kommt es zu einer **down-regulation** (Abnahme) der hypophysären Rezeptoren → Gonadotropinsynthese und -sekretion ↓. → Die Bildung von Sexualhormonen in den Gonaden wird eingestellt.

Auf dieser Grundlage wird das **Buserelin**, ein länger wirksames GnRH-Analogon in der Therapie von Prostata- und hormonsensiblen Mammakarzinomen, bei Endometriose und Mastodynie eingesetzt. Als Nebeneffekt der Dauertherapie kommt es zu einer Ovulationshemmung. Die nasale GnRH-Gabe (Kryptocur®) hat sich bei der Therapie des Kryptorchismus bewährt.

Der GnRH-Test wird zur diagnostischen Unterscheidung des hypogonadotropen Hypogonadismus eingesetzt. Durch die GnRH-Gabe kann die hypophysäre Ausschüttung von LH überprüft werden. Ebenso dient dieser Test zur Diagnostik von Gonadenagenesien und -dysgenesien.

25.2 Gonadotrope Hormone

Da die Gonadotropine sehr komplexe Moleküle aus 200–300 Aminosäuren und verschieden hohen Anteilen von Zucker darstellen, liegt eine synthetische Herstellung noch in weiter Ferne. Die Substanzen lassen sich bisher nur aus Harn und Hypophysen isolieren.

Die Bildung der Geschlechtshormone Testosteron, Östrogen und Progesteron in den Keimdrüsen erfolgt durch den Reiz der Gonadotropine. FSH stimuliert bei der Frau die Bildung von Östrogen, ICSH beim Mann die Bildung von Testosteron (FSH = Follikel stimulierendes Hormon, ICSH =

interstitial cell stimulating hormone). Beide Gonadotropine werden im Hypophysenvorderlappen auf Reiz eines hypothalamischen Gonadotropin releasing factors gebildet.

> Hohe Serumspiegel an Geschlechtshormonen senken die Bildung des releasing factors und der Gonadotropine → Regulation der Hormonbildung über negative Rückkopplung.

Follikelstimulierendes Hormon = FSH

FSH ist ein Glykoproteid. Es ist artspezifisch, wasserlöslich und hat ein Molekulargewicht von 40.000. Es wird auf den Reiz hypothalamischen FSH-releasing factors hin in den chromophoben Zellen des Hypophysenvorderlappens synthetisiert.

FSH stimuliert **bei der Frau** das Follikelwachstum und die Follikelreifung; im Ovar regt es die Östrogenbildung an. FSH ist für den Eisprung verantwortlich.

Beim Mann fördert es die Spermiogenese.

Besteht ein FSH-Mangel, tritt bei der Frau Amenorrhoe auf, beim Mann ist die Spermiogenese gehemmt.

Luteinisierungshormon = LH = ICSH (interstitielle Zellen stimulierendes Hormon)

LH wird ebenfalls in den chromophoben Zellen des Hypophysenvorderlappens gebildet.

Bei der Frau stimuliert LH mit FSH zusammen die Eireifung und Östrogenbildung, es induziert den Follikelsprung und die Bildung des Gelbkörpers.

Beim Mann stimuliert ICSH = LH in den Leydigschen Zwischenzellen die Testosteron- und Östrogenproduktion. Die Wirkung wird über die Adenylatzyklase ins Zellinnere vermittelt.

Bei LH-Mangel tritt bei der Frau Amenorrhö und beim Mann Testosteronmangel auf.

LH und FSH stehen nur sehr begrenzt zur Verfügung, deshalb wird zur Sterilitätsbehandlung meist HMG eingesetzt.

Menopausen-Gonadotropin = HMG

HMG ist ein Gemisch aus FSH und LH, das von Frauen, die sich in der Postmenopause befinden, gebildet wird. Da Frauen in der Postmenopause sehr hohe FSH-Spiegel haben, gewinnt man das HMG aus ihrem Harn, um es klinisch zur Sterilitätsbehandlung einzusetzen.

Choriongonadotropin = HCG

Es ist ein Glykoproteid, das hauptsächlich in den ersten Schwangerschaftsmonaten von der Plazenta gebildet wird. Es hat vornehmlich LH-Aktivität und nur wenig FSH-Aktivität. HCG ist das luteotrope Hormon der Schwangerschaft. HCG wird zur Ovulationsauslösung und zur Kryptorchismustherapie eingesetzt.

Stutenserumgonadotropin = PMS

PMS ist in der Wirkung dem LH und FSH ähnlich. Es wird aus dem Serum schwangerer Stuten isoliert. Es wird heute kaum noch in der Sterilitätsbehandlung eingesetzt.

FSH, LH, HMG und PMS werden bei Amenorrhöen gegeben, um das Ovar anzuregen. Bei Kryptorchismus gibt man LH oder HCG, um die Testosteronbildung zu steigern. Da es sich bei den Hypophysenvorderlappenhormonen um Eiweißkörper handelt, können sie nicht peroral zugeführt werden, sondern müssen parenteral, meist i.m. appliziert werden.

Besonders nach längerer, wiederholter Gabe von PMS kann Antikörperbildung ausgelöst werden, wodurch das zugeführte Hormon inaktiviert wird. Alle ovulationsauslösenden Präparate können eine Hypertrophie des Ovars auslösen. Rupturieren solche zystisch hypertrophierte Ovarien, können lebensbedrohliche Zustände entstehen.

Luteotropes Hormon = LTH = Prolaktin

LTH wird in den eosinophilen Zellen des HVL gebildet. Es ist ein wasserlösliches Glykoprotein, das auf Reiz des thyreotropin releasing factors ausgeschüttet wird.

Der Hypothalamus bildet zusätzlich den LTH inhibiting factor PIF, der die LTH-Bildung unterdrückt. Fällt es aus, entwickelt sich Galaktorrhoe. LTH bereitet die Brust auf die Milchproduktion vor, außerdem steigert es den Muttertrieb. Es hemmt die Wirkung der anderen Gonadotropine am Ovar (Laktationsamenorrhö, bei Männern: Libidoverlust und Infertilität).

> Die Prolaktinausschüttung wird durch Reserpin und Neuroleptika (z.B. Butyrophenontyp) gesteigert, während Bromocriptin und Lisurid als Dopaminagonisten die Prolaktinausschüttung hemmen.

PIF = prolactin inhibiting factor

PIF hemmt in der Hypophyse die Synthese und Ausschüttung von Prolaktin. PIF konnte als Dopamin identifiziert werden.

Die Dopaminagonisten **Bromocriptin** und **Lisurid** hemmen die Prolaktinsekretion in der Hypophyse. Die Substanzen werden zum Abstillen, beim prämenstruellen Syndrom, bei prolaktinbedingten Fertilitätsstörungen, Galaktorrhoe, Akromegalie, prolaktinbildenden Hypophysentumoren und bei M. Parkinson therapeutisch eingesetzt.

Danazol (Winobanin®)

> Danazol ist ein schwach androgen-anabol wirkendes 17–Ethinyl-Testosteron mit stark antigonadotroper Wirkung.

Danazol ist deshalb zur Therapie der Endometriose und von Mastopathien geeignet. Die Wirkung beruht auf der Hemmung der Gonadotropinsekretion und der daraus resultierenden Unterdrückung der gonadalen Hormonbildung.

25.3 Androgene und deren Antagonisten

25.3.1 Typische androgene Wirkstoffe

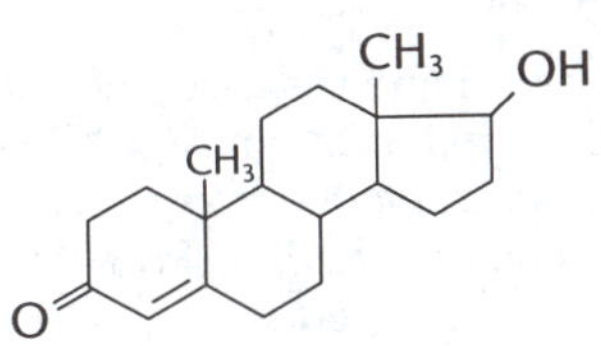

Formel 25.1: Testosteron

Tab. 25.1: Gonadotropine und ihre klinische Relevanz			
Hormon	**Bildungsort**	**Wirkung**	**klinische Relevanz**
Follikelstimulierendes Hormon FSH	HVL	Spermatogenese, Follikelreifung	kaum klinischer Einsatz, wird durch HMG ersetzt
Luteinisierungshormon LH = ICSH	HVL	Regulation der Sexualhormonbildung, Spermatogenese, Follikelreifung	kaum klinischer Einsatz, HCG wird statt LH zur weiblichen Fertilitätsbehandlung eingesetzt
Humanes Menopausengonadotropin HMG	HVL	entspricht einem Gemisch von FSH und LH, vermehrt im Urin von Frauen in der Menopause nachweisbar	Sterilitätsbehandlung von Mann und Frau
Humanes Choriogonadotropin HCG	Plazenta	luteotropes Hormon der Schwangerschaft, LH-Aktivität	Sterilitätsbehandlung der Frau (Ovulationsauslösung) Kryptorchismustherapie, DD männlicher und weiblicher Sterilität (HCG-Test)
Schwangerschaftsstutengonadotropin PMS	Plazenta des Pferdes	luteotropes Hormon des Pferdes	früher zur Sterilitätstherapie bei Mann und Frau eingesetzt

Sexualhormone

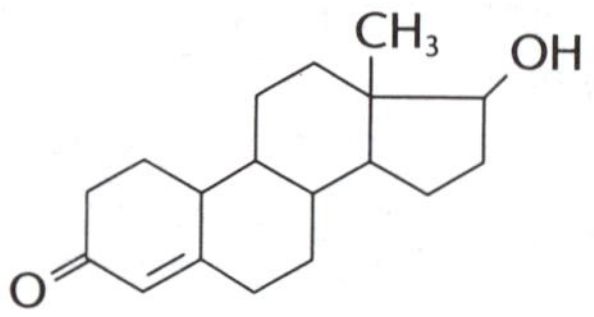

Formel 25.2: 19-Nor-Testosteron

Das Testosteron ist das in den Leydigschen Zwischenzellen gebildete, beim Mann vorkommende Androgen. Die im Handel befindlichen halbsynthetischen Testosteronabkömmlinge **Testosteronundecanoat** (Andriol®) und **Mesterolon** (Proviron®) sind nach oraler Gabe resorbierbar, während die **Testosteronpräparate (Testosteronpropionat** = Testoviron® und **-önanthat** = Testoviron-Depot®) i.m. gespritzt werden müssen.

Anabolika

Anabolika sind leicht abgewandelte Testosteronderivate, die sich vom 19–Nor-Testosteron ableiten. Sie besitzen die anabolen Wirkungsqualitäten des Testosterons, jedoch sind die androgenen Wirkungen abgeschwächt.

Oral zuführbare Substanzen sind **Metenolonacetat** (Primobolan®) und **Stanozolol** (Stromba®). **Nandrolon** (Anadur®), **Nandrolondecanoat** (Deca-Durabolin®) und **Metenolonönanthat** (Primobolan-Depot®) müssen i.m. appliziert werden.

25.3.2 Wirkungsmechanismus

Der Wirkungsmechanismus (☞ 23.2.1) entspricht dem der Glukokortikoide: Bindung an membranständigen Rezeptor → Transport ins Zellinnere zum Zellkern → mRNA-Bildung → Protein- oder Enzymbildung im Zytoplasma.

25.3.3 Wirkungen

Androgene

In der Entwicklungsphase sind die Androgene für die Ausbildung der sekundären männlichen Geschlechtsmerkmale (Bartwuchs, Behaarung, tiefe Stimme) verantwortlich. Auch die stärkere Muskelbildung beim Mann im Vergleich zur Frau beruht auf der Androgenwirkung.

Die Libido ist testosteronabhängig. Samenblasen und Prostata wachsen unter Androgenwirkung. Im Hoden wird die Spermiogenese unterstützt. Die Ausschüttung von GnRH aus dem Hypothalamus und von ICSH aus dem HVL wird unterdrückt. Der Eiweißstoffwechsel wird gefördert, es wird Eiweiß angebaut (positive Stickstoffbilanz bei Mann und Frau). Die anabolen Stoffwechselwege werden aktiviert.

Im Knochen werden vermehrt Kalzium und Phosphat eingebaut. Die Knochenreifung und der Epiphysenschluß werden beschleunigt. Beim Mann wird das Leistungs- und Aktivitätsgefühl gehoben, die Fertilität steigt jedoch nicht.

Indikation für die Therapie mit Testosteronen ist primärer und sekundärer Hypogonadismus, evtl. bei normogonadotroper Oligozoospermie und in den „männlichen Wechseljahren“ bei Androgenmangel.

Anabolika

Anabolika sind Androgene mit sehr gering virilisierender Potenz. Sie fördern das Wachstum des Organismus, der Organe und Organsysteme. Durch den deutlichen Eiweißaufbau wird die Stickstoffbilanz positiviert → Muskelanbau, Erythropoesesteigerung, Anbau von Knochengrundsubstanzen und Retention von Ca^{2+}, PO_4^{2+}, K^+, Kreatinin und Wasser.

Indikationen für Anabolika sind: Osteoporose, Verbesserung der Heilungsvorgänge von Knochenbrüchen und schlechter Allgemeinzustand bei konsumierenden Erkrankungen. Mißbräuchlich werden sie bei Sportlern zum Aufbau von Muskelmasse (Doping) eingesetzt.

25.3.4 Pharmakokinetik

Die Testosteronproduktion des Mannes liegt bei etwa 7 mg täglich. Das Testosteron ist im Blut zu ~ 98 % an ein Transportprotein gebunden. Die Plasmahalbwertzeit beträgt ~ 15 min.

Der Abbau erfolgt in der Leber durch Oxidation an C_{17} zu Androstendion und anderen 17–Ketosteroiden.

Da diese Prozesse in einem **first pass-Effekt** in der Leber ablaufen, ist die orale Gabe umstritten.

Die Ausscheidung der Oxidationsprodukte erfolgt in glukuronidierter Form über die Nieren.

25.3.5 Unerwünschte Wirkungen

Allgemein können die Androgene und Anabolika zu Leberschädigungen führen (cholestatischer Ikterus). Sie können eine bestehende Hypertonie verschlimmern, da sie Na^+- und wasserretinierend wirken.

Beim Mann kann ein bestehendes Prostatakarzinom in seinem Wachstum gefördert werden → Kontraindikation. Die Spermiogenese wird durch Hemmung hypophysärer Hormone gestört.

Bei Frauen und Kindern kann es zu Virilisierungserscheinungen kommen. Wachstumsstillstand bei Kindern ist möglich. Kinder reagieren mit vorzeitiger sexueller Entwicklung (Pubertas praecox). Weibliche Föten können Virilisierungserscheinungen entwickeln → Kontraindikation in der Schwangerschaft. Bei der Frau werden reversible Hypertrichose, Akne, Menstruationsstörungen und Libidosteigerung beobachtet. Das aufgetretene Klitoriswachstum und die sich entwickelnde tiefere Stimme ist irreversibel.

Hinzuzufügen ist, daß die virilisierenden Eigenschaften der Anabolika wesentlich geringer als die der Androgene sind.

25.3.6 Antiandrogene

Antiandrogene behindern die Androgenwirkung durch kompetitiven Antagonismus am Androgenrezeptor. Die Antiandrogene werden bei Erkrankungen eingesetzt, die durch gesteigerten Androgeneinfluß hervorgerufen oder durch Androgene verschlimmert werden.

Die bekanntesten Substanzen sind:

Cyproteronacetat (Androcur®) und **Flutamid** (Fugerel®).

Cyproteronacetat hemmt wegen seiner strukturellen Ähnlichkeit und seiner relativ starken Gestagenwirkung die Gonadotropinausschüttung (→ Spermiogenese ↓), Flutamid als Toluidinabkömmling nicht.

Indikationen für die Therapie mit Antiandrogenen sind Prostatakarzinom, sexuelle Deviation und Hypersexualität beim Mann, Pubertas praecox, Hirsutismus, androgenetische Alopezie, schwere Formen von Akne und Seborrhö.

25.4 Östrogene und deren Antagonisten

Die Östrogene werden auf den Reiz des FSH aus der Hypophyse im Ovar gebildet. Östrogene sind während der Entwicklung für die Ausbildung der weiblichen Erscheinungsform verantwortlich.

25.4.1 Typische östrogene Wirkstoffe

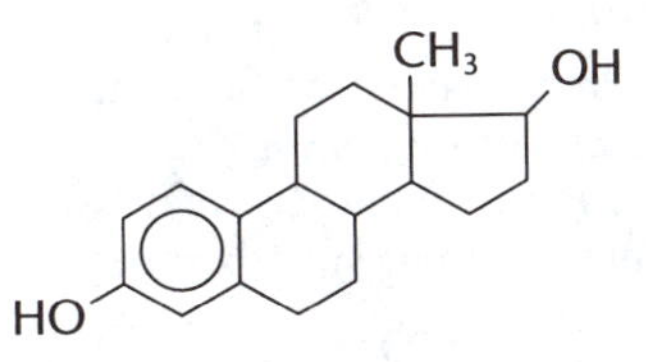

Formel 25.3: Östradiol

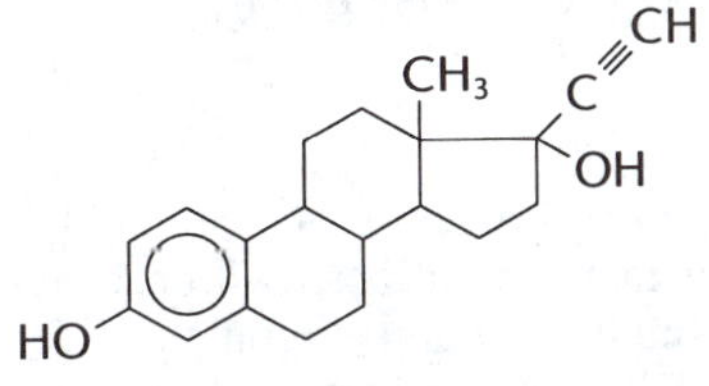

Formel 25.4: Ethinylöstradiol

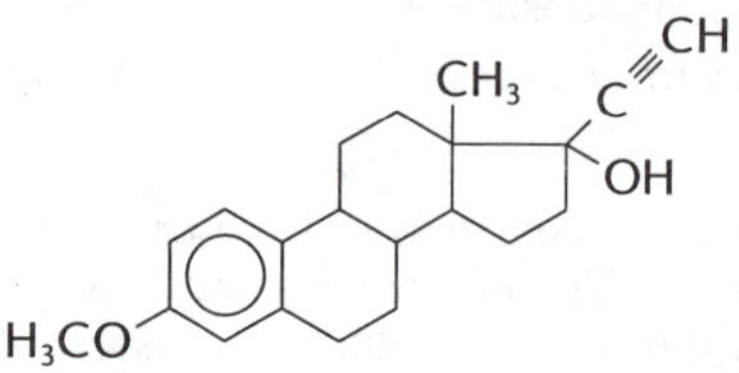

Formel 25.5: Mestranol

Die im Handel befindlichen Östrogenderivate **Ethinylöstradiol** (Progynon C®) und **Mestranol** werden genau wie **Östradiol** (Progynova®) gut nach peroraler Gabe resorbiert, jedoch werden sie im Gegensatz zum Östradiol nicht sofort in der Leber inaktiviert.

Mestranol wird im Organismus zu Ethinylöstradiol umgewandelt.

Auch über die Haut können gewisse Östrogenmengen aufgenommen werden.

Östradiol wird in der Leber zu Östron verstoffwechselt, hydroxyliert und als Glukuronid oder sulfatiert über Galle und Nieren ausgeschieden.

25.4.2 Wirkungsmechanismus und Wirkungen

Östrogene entfalten ihre Wirkung an den Erfolgsorganen häufig im Zusammenspiel mit Gestagenen; so z.B. bei der Aufrechterhaltung einer Schwangerschaft. An Vagina, Uterus und Ovar führen die Östrogene zu Wachstum. Sie stimulieren das Wachstum der Brustdrüsen. Östrogene bereiten den Uterus durch Proliferation der Schleimhaut auf die Nidation des Eis vor. Östrogene stimulieren die Bildung eines dünnflüssigen Zervikalschleimes, der die Spermienpenetration verbessert.

Führt man dem Organismus Östrogene zu, wird durch den erhöhten Östrogenblutspiegel im Hypothalamus die Bildung des FSH-rf gehemmt.

Nachfolgend wird in der Hypophyse die FSH-Bildung gehemmt. Da FSH für die Ausbildung und Entwicklung eines reifen Follikels und für den Follikelsprung verantwortlich ist, wird nach externer Östrogenzufuhr die Follikelreifung und der Eisprung unterdrückt, ☞ 25.6 hormonale Kontrazeption

Im Stoffwechsel hat Östrogen eine eiweißanabole Wirkung, ebenso fördert es den Knochenaufbau durch Ca^{2+}-Einlagerung in den Knochen (Osteoporose der Frau in der Postmenopause durch niedrigen Östrogenspiegel).

Östrogene steigern den Melaningehalt der Haut und führen zu vermehrter Pigmentierung, vor allem an der Linea alba und dem Brustwarzenhof. Die Talgdrüsen werden durch Östrogene gehemmt.

25.4.3 Indikationen

Östrogene sind Bestandteil hormonaler Kontrazeptiva. Bei Klimakteriumsbeschwerden zur Hormonsubstitution, zur Abstillung post partum, bei leichter Harninkontinenz (Grad I) älterer Frauen. Östrogene steigern den Muskeltonus des Harnblasensphinkters.

Östrogengabe kann bei anovulatorischen Zyklen einen Eisprung auslösen.

Hochdosiert gegeben verhindern Östrogene innerhalb der ersten 3 Tage nach Geschlechtsverkehr die Implantation des Eis → Schwangerschaftsverhütung („Pille danach").

Östrogen-Gestagen-Mischpräparate werden immer häufiger in der Postmenopause zur Osteoporoseprophylaxe eingesetzt.

Beim Prostatakarzinom gibt man Östrogene zur Wachstumshemmung.

25.4.4 Unerwünschte Wirkungen

- ▲ An den **Brustdrüsen** kann es zu Spannungsgefühl durch die Größenzunahme kommen. Unter Östrogeneinfluß können kleine Zysten entstehen, die reversibel sind.
- ▲ An **Uterus** und **Vagina** kommt es zu verstärkter Sekretion eines weniger sauren Zervikalschleimes → verstärkte Keimbesiedlung des Genitales möglich (Trichomonaden, Candida, Bakterien).
- ▲ Die Bildung von **Thromben** wird durch Senkung der fibrinolytischen Aktivität in den Venen, durch Abnahme von Antithrombin und durch verstärkte Synthese der Gerinnungsfak-

toren II, VII, IX und X begünstigt (wichtige Nebenwirkung).

- ▲ Außerdem nimmt die Thrombozytenzahl durch direkten Östrogeneinfluß zu.
- ▲ Gleichzeitiger Nikotinabusus erhöht das Thrombose- und damit auch das Lungenembolierisiko.
- ▲ Östrogene retinieren ähnlich wie die Mineralokortikoide Na^+ und Wasser.
- ▲ Wie die Androgene können die Östrogene **Leberschäden**, vor allem einen cholestatischen Ikterus hervorrufen. Die Serumwerte der GOT, GPT und der alkalischen Phosphatase sind erhöht.
- ▲ Die Glukosetoleranz wird herabgesetzt, die Triglyzeride im Blut steigen an. Es kann zu Libidoverminderung, migräneartigen Kopfschmerzen, Übelkeit und Gewichtszunahme kommen.
- ▲ Die Elimination von Ethinylöstradiol wird durch Induktion des oxidativen Stoffwechsels durch andere Pharmaka (z.B. Phenytoin, Rifampicin) erheblich beschleunigt.
- ▲ Bei Männern (Prostatakarzinom-Therapie) kommt es zu Gynäkomastie und Spermatogenesehemmung.

Kontraindikationen

Hormonabhängige Karzinome (Mammakarzinom, Korpuskarzinom), Endometriose, Hyperlipidämie, Leberschäden, Sichelzellanämie, Porphyrie, Thrombosen und Thrombophlebitiden.

Strenge Indikationsstellung bei Hypertonus, Varizen, Diabetes, Epilepsie und Tetanien.

25.4.5 Antiöstrogene

Tamoxifen (Nolvadex®)

Tamoxifen ist ein Stilbenderivat, das seine antiöstrogene Wirkung durch kompetitive Hemmung von Östrogenen am Rezeptor entfaltet. Die Antiöstrogene besitzen noch eine gewisse intrinsische Aktivität, die sie als Partialantagonisten kennzeichnet.

Indikation für Tamoxifen ist das hormonsensible metastasierende Mammakarzinom.

Nebenwirkungen sind Hitzewallungen, Übelkeit, Erbrechen, Pruritus vulvae und Hypokalzämien. Ödeme und Thrombopenien wurden beobachtet.

Clomiphen (Dyneric®) und Cyclofenil (Fertodur®)

Sie haben eine höhere intrinsic activity als Tamoxifen und sind deshalb schwach östrogen wirksam, gehören aber dennoch zu den Antiöstrogenen. Sie werden zeitlich begrenzt zur Ovulationsauslösung bei Kinderwunsch therapeutisch eingesetzt.

25.5 Gestagene und deren Antagonisten

Das natürliche Gestagen ist Progesteron. Es wird auf Anreiz des hypophysären LH im Corpus luteum des Follikels gebildet. Das Corpus luteum menstruationis kann in ein Corpus luteum graviditatis übergehen, wenn eine Schwangerschaft eingetreten ist.

25.5.1 Typische Gestagene

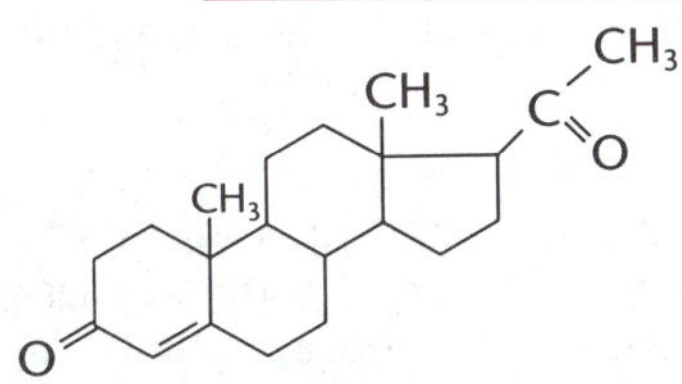

Formel 25.6: Progesteron

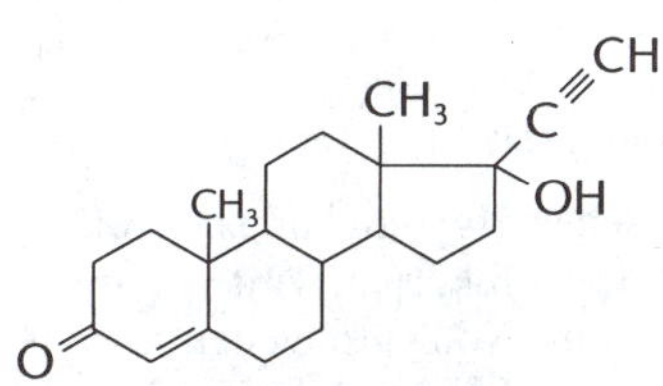

Formel 25.7: Norethisteron
Fehlt in Position 3 das O= entsteht Lynestrenol

An synthetischen Gestagenen sind **Norethisteron, Megestrolacetat, Lynestrenol, D-Norgestrel** auf dem Markt. (Sie sind hier nach steigender Wirkung von links nach rechts aufgezählt).

Beim Progesteronabbau wird der Ring A hydriert und beide Ketogruppen werden zu Alkoholgruppen reduziert. Daraufhin erfolgt die Glukuronidierung und Ausscheidung über die Niere.

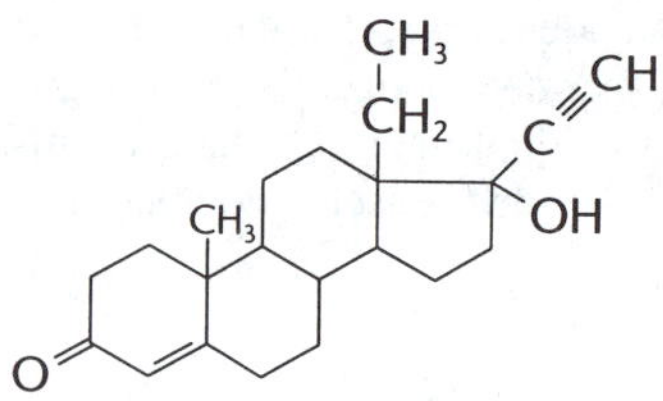

Formel 25.8: Norgestrel

25.5.2 Wirkungsmechanismus und Wirkungen

Gestagene sind im Zusammenhang mit Östrogenen an allen Prozessen, die sich im Verlauf des Menstruationszyklus abspielen, beteiligt.

Das Endometrium wird durch die Gestagenwirkung vom Proliferationsstadium zum Sekretionsstadium umgewandelt. Der Muttermund wird verengt und der Zervixschleim wird zäh. Nach Progesterongabe erhöht sich die Körpertemperatur um etwa 0,5 °C. Progesteron verursacht die Körpertemperaturerhöhung der Frau nach dem Eisprung.

Sinkt während einer Schwangerschaft der Progesteronspiegel stark ab, kommt es zum Abort. Gestagenbehandlung kann den Menstruationstermin hinausschieben. Unter Gestageneinfluß verschiebt sich im Vaginalepithel das Verhältnis von kernlosen zu kernhaltigen Zellen zugunsten letzterer.

Die Uterusmuskulatur wird ruhiggestellt und die Tubenmotilität herabgesetzt.

Der Regelkreis zwischen Hypothalamus (GnRH), Hypophyse (LH) und Gelbkörper wird unterbrochen, da durch die Zufuhr von Gestagenen sowohl die GnRH- als auch die LH-Produktion absinkt. Deshalb werden die Gestagene als Bestandteil der Kontrazeptiva angewendet.

25.5.3 Unerwünschte Wirkungen

Wie bei den Östrogenen wird das Scheidenmilieu durch pH-Verschiebung verändert, so daß es leichter zu Infektionen kommen kann. Die Gestagene können leberschädigend wirken und die Thromboseneigung nimmt zu.

> Sie retinieren Na^+ und Wasser → Gewichtszunahme. Die Gewichtszunahme wird durch Fettansatz verstärkt. Nehmen Frauen während der Gravidität Gestagene und Vorstufen der Gestagene ein, kann es bei weiblichen Föten zu Vermännlichungserscheinungen kommen. Die Gestagene mit geringer androgener Wirkung führen auch bei der Frau zur Virilisierung und zum Eiweißaufbau. In hohen Dosen wirkt Progesteron katabol.

Bei gestagenhaltigen Antikonzeptiva werden Depressionen, Libidoverlust und Abgeschlagenheit beobachtet.

25.5.4 Antigestagene

Antigestagene sind Steroidhormone, die durch Verdrängung des Gestagens (Progesteron) am Rezeptor die gestagene Wirkung kompetitiv hemmen. Durch die antigestagene Wirkung wird die durch das Gelbkörperhormon aufgebaute Uterusschleimhaut geschädigt bzw. abgebaut. Dies hemmt die Nidation des Eis und führt zum Abort eines bereits eingenisteten Eis.

Ein solches Antigestagen ist das **Mifepriston** (RU 486). Dieses als „Abtreibungspille“ in Deutschland heftig diskutierte Pharmakon ist in Frankreich, Schweden und England bereits auf dem Markt, in Deutschland jedoch noch nicht zur Zulassung durch das BGA eingereicht.

Indikationen

Eine Indikation ist der Abbruch einer Frühschwangerschaft.

Grundsätzlich können Antigestagene auch als Kontrazeptiva eingesetzt werden, wobei sie hier über eine Inhibition des mittzyklischen Gonadotropinmaximums, eine verminderte LH-/FSH-Sekretion, eine Störung der Eizellreifung und eine inadäquate Transformation des Endometriums wirken.

Größere Erfahrungen hat man mit dem Einsatz der Antigestagene als „Pille" nach ungeschütztem Geschlechtsverkehr. In den ersten 48 h liegt die Erfolgsrate einer einmaligen Dosis von 400–600 mg bei praktisch 100 % und sinkt dann kurz vor der erwarteten Menstruation auf etwa 80 %. Die Effektivität ist besser und die Nebenwirkungen sind geringer als bei der sonst verwendeten Kombination von Gestagenen und Östrogenen (starke Übelkeit und Erbrechen).

Bei nicht rupturierter Extrauterinschwangerschaft wurde in einigen exemplarischen Fällen mit Antigestagenen eine Degeneration des Feten bewirkt, so daß ein operativer Eingriff vermieden werden konnte.

Bei späten Schwangerschaftsabbrüchen aus medizinischen Gründen beschleunigen die Antigestagene die Zervixreifung. Die Effektivität ist genauso hoch wie bei Prostaglandin E, die Behandlung wird von den Patientinnen jedoch als weniger belastend empfunden.

In vitro zeigen die Antigestagene einen antiproliferativen Effekt auf das Endometrium. Bei Uterus myomatosus können die Antigestagene zu einer deutlichen Besserung führen. All diese Anwendungen sind derzeit offiziell noch nicht zugelassen und befinden sich im Stadium der klinischen Prüfung.

Unerwünschte Wirkungen

Bei einer niedrigen Dosierung mit 2 mg/Tag wurden lediglich Übelkeit und Hitzewallungen beobachtet. Man vermutet, daß Dysmenorrhöen wahrscheinlich positiv beeinflußt werden, während ein prämenstruelles Syndrom eher verstärkt würde.

Eine mögliche Teratogenität ist nicht auszuschließen.

25.6 Grundzüge hormonaler Kontrazeption und Substitution im Klimakterium

Zweck der hormonalen Empfängnisverhütung ist die Auslösung einer zeitlich begrenzten Sterilität.

Wirkungen

- ▲ Unterdrückung der zur Ovulation nötigen glandotropen Hormone, ☞ 25.2.
- ▲ Der Zervixschleim wird chemisch verändert. → Die Spermien kommen schlechter durch den Schleim hindurch (Gestagenwirkung).
- ▲ Die Tubenmotilität wird erhöht.
- ▲ Die Eipassage wird beschleunigt.
- ▲ Enzyme werden gehemmt, die dem Spermium unter normalen Bedingungen die Eipenetration ermöglichen.
- ▲ Die Uterusschleimhaut wird verändert.

Im Klimakterium steht der Rückgang der ovariellen Östrogenproduktion im Vordergrund. → Evtl. ist eine Substitutionstherapie mit Östrogenpräparaten notwendig, um die Störung im hormonellen Gleichgewicht mit den daraus folgenden Beschwerden (vegetative Störungen, Depressionen, Osteoporose, Störung des Scheidenmilieus) zu beseitigen.

25.6.1 Präparate

Einphasenpräparate (Kombinationspräparate)

Einphasenpräparate enthalten 21 wirksame „Pillen", die eine Kombination von Östrogen- und Gestagenderivaten enthalten; zusätzlich kann die Packung 7 weitere, unwirksame Pillen enthalten. Durch die Kombination der beiden Komponenten kann die Einzeldosis reduziert werden. Nach Beendigung der Hormoneinnahme kommt es zur spontanen Abbruchblutung.

Die Einphasenpräparate haben die größte Sicherheit bei der Konzeptionsverhütung. Die Wirkung beruht hauptsächlich auf der Unterdrückung des die Ovulation auslösenden LH-Gipfels in Zyklusmitte. Die neueren Präparate, z.B. Marvelon®, Microgynon®, enthalten normalerweise 50 µg Ethinylöstradiol und ein Gestagenpräparat. Als Gestagenkomponente können auch antiandrogen wirksame Substanzen wie Cyproteronacetat enthalten sein, z.B. in Diane®.

Einnahmerhythmus: Man beginnt am 5. Tag nach Blutungsbeginn und nimmt pro Tag eine Pille. Nachdem die 21 Pillen eingenommen sind, wird eine Woche pausiert. Bei manchen Präparaten werden in dieser Zeit die 7 Placebopillen eingenommen. Dies hat den Vorteil, daß die Einnahme kontinuierlich erfolgt und nach Packungsende eine neue Packung begonnen wird. → Der Zeitpunkt zum Beginn der neuen Packung ist genau vorgegeben.

Sequentialpräparate

Zweiphasenpräparate

Bei den Zweiphasenpräparaten ist der Hormongehalt der einzelnen Pillen nicht identisch. Vom 5.–15. Zyklustag werden Pillen eingenommen, die Östrogen enthalten. Vom 16.–25. Zyklustag beinhalten die Pillen zum größten Teil Gestagene. Zweiphasenpräparate werden bei jungen Mädchen mit instabilem Zyklus verordnet. Die Zykluskontrolle ist bei diesen Präparaten nicht so gut wie bei den Kombinationspräparaten. Da die Ovulationsverhütung auf der Östrogenwirkung beruht, sind die Östrogene relativ hoch dosiert (> 50 µg Ethinylöstradiol (Ovanon®)).

Zweistufenpräparate

Sie enthalten ähnlich den Zweiphasenpräparaten unterschiedliche Bestandteile. In den ersten 7–12 Tagen enthalten die Präparate Östrogen und einen sehr geringen Gestagenanteil. Bei den Pillen der 2. Zyklushälfte ist der Gestagenanteil deutlich höher.

Beispiel: Sequilar®

Dreistufenpräparate

Sie enthalten eine dem normalen Zyklus noch besser angepaßte Hormondosierung. Der Gestagengehalt steigt in drei Phasen, wobei der Gestagenanteil nach 10 Tagen und dann nochmals nach weiteren 5 Tagen erhöht wird. Der Östrogengehalt der Tage 5–10 und 15–25 ist identisch. In der Zeit vom 10.–15. Tag enthalten die Präparate einen erhöhten Östrogenanteil (z.B. Triquilar®, Trinordiol®).

Minipille

Die Minipillen enthalten lediglich Gestagen. Sie wirken über Schleimverdickung und Erschwerung der Nidation, jedoch nicht über eine Ovulationsverhütung. Nur bei ~ 30 % der Frauen wird auch die Ovulation unterdrückt. Auch bei genauer zeitlicher Einnahme ist diese Pille am unsichersten. Die Hormonbelastung ist am geringsten, die Zykluskontrolle dagegen schlechter als bei den anderen Präparaten.

Beispiel: Microlut®.

Depotpräparate

Die Depotpräparate zur Konzeptionsverhütung sind hochdosierte, i.m. applizierbare Gestagenpräparate, deren Resorption aus dem Spritzdepot durch galenische Zubereitung (z.B. Kristallsuspension, Veresterung mit langkettigen Fettsäuren) behindert wird. Die Wirkung dauert etwa 8–12 Wochen an. Die Konzeptionsverhütung ist zunächst bedingt durch initiale Ovulationshemmung, später durch Veränderung des lokalen Milieus (Schleimbildung, Endometrium). Die Sicherheit ist geringer als bei regelmäßig eingenommenen Oralpräparaten, der Zyklusablauf ist unregelmäßig. Häufig treten Schmierblutungen und Amenorrhö nach Absetzen des Präparats auf.

Beispiel: Depot-Clinovir®.

Postkoitalpräparate („Pille danach")

Hierbei handelt es sich um hochdosierte Östrogene (5 mg Ethinylöstradiol), die während 3–4 Tagen nach Verkehr gegeben werden. Sie verhindern die Nidation des befruchteten Eis. Die Nebenwirkungen sind erheblich, häufig treten Übelkeit und Erbrechen auf. Beispiel: Lynoral®. Auch die Gabe hochdosierter Kombinationspräparate während zwei Tagen kann die Nidation des befruchteten Eis verhindern, z.B. Tetragynon®.

25.6.2 Unerwünschte Wirkungen der Antikonzeptiva

☞ 25.4.4, 25.5.3

Die wichtigste Nebenwirkung ist das erhöhte Thromboserisiko der Patientinnen unter antikonzeptiver Therapie, wobei allerdings gesagt werden muß, daß das individuelle Risiko relativ niedrig ist. In der Schwangerschaft besteht generell ein viel höheres Thromboserisiko als unter kontrazeptiver Therapie. Besonders gefährdet sind jedoch Raucherinnen. Auch die Myokardinfarktrate rauchender Patientinnen mit kontrazeptiver Therapie ist erhöht.

Die früher diskutierte steigende Häufigkeit von Mammatumoren unter kontrazeptiver Therapie konnte nicht nachgewiesen werden. Sehr selten traten unter Einnahme der „Pille" Lebertumoren auf, wobei ein kausaler Zusammenhang nicht erwiesen ist. Die Glukosetoleranz wird verschlechtert, der Triglyzeridplasmaspiegel steigt.

Weitere unerwünschte Wirkungen sind: Wasserretention, Ödeme, Appetitzunahme, Übelkeit, Erbrechen, Kopfschmerzen, Zyklusbeschwerden, Kohabitationsbeschwerden, Libidoreduktion, trockene Scheide, Soorkolpitis, Müdigkeit, Nervosität, Depressionen, Brustschmerzen, Hirsutismus, Haarausfall.

Kontraindikationen

Mamma- oder Korpuskarzinom, schwere Leberschäden, schwere Hypertonie.

Hypophysenhinterlappenhormone

Oxytocin und Vasopressin (☞ 11.6) werden im Hypothalamus (Nucleus supraopticus und paraventricularis) gebildet und über Neurosekretion in den Hypophysenhinterlappen ausgeschieden, wo sie gespeichert werden. Für beide Hypophysenhinterlapenhormone existieren keine releasing Faktoren. Beide Substanzen sind synthetisch herstellbar.

Oxytocin (Orasthin®, Oxytocin Horm®)

Oxytocin ist ein Octapeptid folgender Struktur:

Glycinamid - Leu - Pro - Cystin - Tyr - Ile
Asn - Gln

Betrachtet man das Cystin als 2 Aminosäuren (es besteht aus 2 Bausteinen Cystein), kann man Oxytoxin und Vasopressin auch als Nonapeptide bezeichnen (s. IMPP).

Wirkungen

Oxytocin führt am Uterus durch direkte Wirkung zu Kontraktionen, wobei die Empfindlichkeit der Rezeptoren am Uterus durch Oestrogen erhöht wird.

Oxytocin erhöht die Kraft und die Frequenz der Wehen. In höherer Konzentration führt es zu einer Dauerkontration des Uterus. Dies wird in der Gynäkologie bei postpartalen Blutungen eines atonischen Uterus genutzt.

Wegen seiner beschriebenen Wirkung wird Oxytocin per infusionen zur Geburtseinleitung gegeben. Die Empfindlichkeit des Uterus gegenüber Oxytocin ist in der Schwangerschaft minimal und steigt erst bei der Geburt maximal an.

An der Muskulatur der Brustdrüsen bewirkt Oxytocin durch direkte Erregung myoepithelialer Zellen eine Kontraktion, die die Milchsekretion verbessert.

Der Saugreiz an der Mamille, Stimulation der Cervix und Dilatation der Vagina fördern die Oxytocinsekretion.

An der Gefäßen ruft Oxytocin eine leichte Vasodilatation hervor, an der Niere mäßige Antidiurese. Hochdosiert kommt es zu vorübergehendem RR-Abfall mit Tachykardie, während es bei Dauerinfusion eine geringfügige RR-Steigerung auslösen kann. Bei sehr hohen Dosierungen kann es zu einer Uterustetanie mit der Gefahr uteroplazentarer Durchblutungsstörungen oder einer Uterusruptur kommen.

26 Eingriffe in den Kalziumhaushalt und Knochenstoffwechsel

26.1 Kalzium

Der normale Kalziumspiegel im Serum liegt zwischen 2,2 und 2,55 mmol/l.

Therapeutisch eingesetzt wird Kalziumglukonat.

26.1.1 Wirkungen

Am Herzen wirkt Kalzium positiv inotrop, da es die neuromuskuläre Erregungsübertragung verbessert. Kalzium ist für die Muskelkontraktion des Skelettmuskels notwendig. Am Nervensystem hat Ca^{2+} eine Bedeutung bei der Bildung und Weiterleitung von Aktionspotentialen. Es stabilisiert die Membranen. Am Gefäßsystem reduziert Kalzium die Kapillarpermeabilität. Für den Aufbau der anorganischen Knochensubstanz ist Ca^{2+} essentiell.

26.1.2 Physiologie und Pharmakokinetik

90 % des im Körper vorhandenen Ca^{2+} befinden sich als Komplexsalz mit Carbonat und Phosphat im Knochen. Das komplexierte Kalzium steht durch hormonellen Einfluß von Parathormon und Kalzitonin mit dem Kalzium des Plasmas und Interstitiums im Austausch.

45 60 % des plasmatischen Kalziums sind ionisiert, 35–40 % liegen an Plasmaproteine gebunden vor und 5–10 % sind an Komplexe diffusibel gebunden.

Die Konzentration des ionisierten Kalziums hängt von folgenden Einflußgrößen ab:

- ▲ Ca^{2+}-Gesamtkonzentration
- ▲ Proteinkonzentration
- ▲ Konzentration der Chelatkomplexe
- ▲ pH-Wert des Blutes (Alkalose vermindert den Anteil des ionisierten Kalziums, Azidose erhöht ihn).

Die Kalziumresorption nach oraler Zufuhr ist von Vitamin D und Parathormon abhängig. Sie wird durch beide Substanzen gefördert. Durch Bildung unlöslicher Komplexe mit Phosphat und Tetrazyklinen wird die Resorption von Kalzium behindert.

26.1.3 Unerwünschte Wirkungen

Bei zu rascher intravenöser Zufuhr kann Kalzium am Herzen toxische Symptome hervorrufen.

Die Hautgefäße werden erweitert, es entsteht ein unangenehmes Wärmegefühl.

Am Herzen kann es bei Digitalistherapie durch Kalziumzufuhr zu einer bedrohlichen Toxizitätssteigerung der Herzglykoside kommen.

Bei chronischer Überdosierung mit Kalzium entwickelt sich ebenso wie beim Hyperparathyreoidismus eine Hyperkalzämie, manchmal mit Kalzinose.

Durch große Mengen alkalischer Flüssigkeiten (Milch, Milch-Alkali-Syndrom, ☞ 26.1.4) kann die Kalziumresorption erheblich gesteigert werden → Hyperkalzämie.

26.1.4 Hyperkalzämie

Eine **Hyperkalzämie** besteht bei Serumkalziumwerten > 2,6 mmol/l.

Pathogenese

Primärer und sekundärer Hyperparathyreoidismus, Pseudohyperparathyreoidismus bei Malignomen, primären Knochentumoren, Knochenmetastasen bei Tumorerkrankungen; Vitamin D-Intoxikation, iatrogen bei AT 10- und Kalziumtherapie, M. Boeck (Sarkoidose), Milch-Alkali-Syndrom, Hyperthyreose, Akromegalie, NNR-Insuffizienz, M. Paget und Inaktivitätsosteoporose.

Klinik

Apathie, Verwirrtheit, Koma, Herabsetzung der neuromuskulären Erregbarkeit, Hypotonie der Muskulatur, Parästhesien, Konjunktivitis (Augenbrennen), Übelkeit, Erbrechen, Magenbeschwerden (Ulzera), Obstipation, Meteorismus, Polyurie, Polydipsie, Dehydratation, Fieber, Knochenschmerzen, Nierenkoliken bei Nierensteinleiden, Herzrhythmusstörungen, erhöhte Herzglykosidempfindlichkeit.

Lebensgefahr besteht bei Kalziumwerten > 3,75 mmol/l.

Therapie

Bei regelrechter Nierenfunktion ~ 3–6 l 0,9 %ige **NaCl-Lösung**/24 h unter Zusatz von **Furosemid** bis zu 120 mg/h (Vorsicht: auf ZVD und restl. Serumelektrolyte achten) → gesteigerte Diurese und erhöhte Ca^{2+}-Ausscheidung. **Glukokortikoide**, z.B. 100 mg Prednison i.v., parenterale Gabe von **Kalzitonin** (Karil®) sowie orale Gabe von **Kationenaustauschern** (Calcisorb®).

Weitere Therapiemöglichkeiten

- ▲ Neben den beschriebenen Akutmaßnahmen kann das Zytostatikum Mithramycin den Serumkalziumspiegel senken.
- ▲ Phosphate senken die Resorption von Kalzium aus dem Magen-Darm-Trakt.
- ▲ Infusion von 1 l einer 0,1-.molaren anorganischen Phosphatpufferlösung/6–8 h.
- ▲ Evtl. Gabe einer **EDTA**-Lösung „Hameln“, Na-Citrat oder Natriumsulfat, die alle mit Ca^{2+} einen löslichen Komplex bilden.

Bei Fehlschlägen obiger Therapie, bei akuter Lebensbedrohung und bei Niereninsuffizienz ist die **Hämodialyse** oder **Peritonealdialyse** indiziert.

26.1.5 Hypokalzämie

Eine **Hypokalzämie** besteht bei Serumkalziumwerten < 2,1 mmol/l.

Bei Hypalbuminämie wird das Serumkalzium tiefer bestimmt, als es in Wirklichkeit ist.

Pathogenese

Hypoparathyreoidismus, Vitamin D-Mangel, Fettresorptionsstörungen (z.B. bei Pankreasinsuffizienz, Zöliakie, etc.) im Verlauf einer Rachitistherapie, chronische Niereninsuffizienz, akute Pankreatitis, Peritonitis, paraneoplastische Kalzitoninüberproduktion, Oxalat- und Fluorvergiftungen.

> Bei der Hypokalzämie durch Niereninsuffizienz, Vitamin D-Mangel und Hypoparathyreoidismus kommt es zum Krankheitsbild der Rachitis, zur Membraninstabilität und zu Muskelzuckungen (Tetanie).

Bei Niereninsuffizienz kommt es durch verminderte Vit. D-Bildung und sekundären Hyperparathyreoidismus insgesamt zu einer negativen Ca^{2+}-Bilanz des Kalziumstoffwechsels → massive Knochenentkalkung und im Endstadium Hypokalzämie.

Klinik

Psychische Störungen, Schwindel, Migräne, Parästhesien (Kribbeln), Steigerung der neuromuskulären Erregbarkeit, Muskelkrämpfe, Hyperreflexie (Tetanie: Laryngospasmus, Chvostek- und Trousseau-Zeichen, Karpopedalspasmen), Abdominalspasmen, Herzrhythmusstörungen.

Therapie

Bei Hypokalzämie wird Kalzium 10 %ig (20 ml) langsam i.v. gespritzt. Bei schweren Hypokalzämien gibt man Kalzium und substituiert Vit. D (Vigantol forte®).

26.1.6 Interaktionen

EDTA-Natrium (☞ 30.1.3) und Citrat können Kalziumionen binden (Einsatz von Citrat als Hemmstoff der Blutgerinnung in vitro).

Kalziumionen sind notwendig für die elektromechanische Kopplung in Muskelfasern. Die Reizschwelle erregbarer Membranen ist von der extrazellulären Kalziumkonzentration abhängig. Bei Kalziummangel ist die Erregbarkeit erhöht, bei Kalziumüberschuß vermindert.

Hohe Magnesiumkonzentrationen hemmen die neuromuskuläre Erregungsübertragung. Dieser Effekt kann durch i.v.-Gabe von Kalzium sofort aufgehoben werden, da ein funktioneller Antagonismus dieser beiden Ionen besteht.

Bei bestimmten Formen der Hypomagnesiämie kann sich eine Hypokalzämie ausbilden, die durch eine Normalisierung des Magnesiumhaushaltes wieder verschwindet.

Orale Kalziumgabe kann die Magnesiumaufnahme aus dem Darm herabsetzen, da beide Ionen über das gleiche Transportsystem im Darmepithel resorbiert werden.

26.2 Kalzitonin und Parathormon

26.2.1 Kalzitonin

Kalzitonin ist ein Polypeptidhormon aus 32 Aminosäuren. Kalzitonin wird in den parafollikulären Zellen der Schilddrüse gebildet. Zur Therapie steht synthetisches Kalzitonin vom Lachs zur Verfügung (Karil®).

Neben der parenteralen Applikationsform liegt Karil auch als Nasenspray vor. Bei der nasalen Applikation treten praktisch keine Nebenwirkungen mehr auf.

Wirkungen

Kalzitonin senkt den Blutkalziumspiegel. Es verhindert den beschleunigten Knochenumbau. Kalzitonin hemmt die osteoklastäre Resorption und fördert die Ca^{2+}-Einlagerung in Form von Kalziumphosphat ins Osteoid. Kalzitonin hemmt die Sekretion von Magen und Pankreas. Es wird i.v., i.m. oder s.c. gespritzt.

Indikationen

Morbus Paget, postklimakterische Osteoporose und tumorbedingte Knochenschmerzen, Hyperkalzämie, primärer Hyperparathyreoidismus, akute Pankreatitis.

Unerwünschte Wirkungen

Brechreiz, Wärmegefühl im Kopf, Gesichtsrötung (nach i.v.-Gabe häufiger als bei i.m.-Gabe), selten Allergie, Erhöhung der alkalischen Phosphatase und erhöhte Hydroxyprolinausscheidung im Harn.

26.2.2 Parathormon (PTH)

Parathormon ist ein Polypeptid aus 84 AS, das in den Nebenschilddrüsen gebildet wird. Die Parathormonausschüttung wird durch hohe Plasmakalziumspiegel gehemmt und durch niedrige gesteigert.

Wirkungen

- ▲ PTH fördert über die Aktivierung der Adenylatzyklase und cAMP die Kalziumaufnahme in Knochenzellen. Durch Stimulierung der Osteoklasten und Osteoblasten wird der Knochenturnover stimuliert, wobei der knochenresorptive Prozeß überwiegt. Die Osteoklastenzahl nimmt zu.
- ▲ In der Niere fördert PTH die Ca^{2+}- und Mg^{2+}-Rückresorption im distalen Tubulus und hemmt gleichzeitig die Phosphatrückresorption. Weiterhin wird die Ausscheidung von Na^+, K^+, Cl^-, HCO_3^-, SO_4^{2-}, Citrat, AS, H_2O und cAMP gesteigert.

Kalziumhaushalt und Knochenstoffwechsel

▲ PTH stimuliert die Hydroxylase der Niere, die 25–OH-Vit. D_3 zu 1,25–Dihydroxy-Vitamin D_3 oxidiert. Durch die vermehrte Bildung von 1,25–Di-OH-Vit. D_3 wird vermehrt Ca^{2+} und Phosphat im Darm resorbiert.

PTH liegt als PTH vom Rind für die Therapie vor, wird aber nur selten eingesetzt. Als Nebenwirkung kommt es infolge des artfremden Eiweißkörpers zur Antikörperbildung.

Der Parathormonmangel (Hypoparathyreoidismus) wird einfacher, kostengünstiger und effektiver mit Kalziferolen behandelt.

26.3 D-Hormone (Kalziferole)

26.3.1 Typische Wirkstoffe

Da die Kalziferole im Organismus selbst gebildet werden und der Hydroxylierungsschritt in Position 25 nur in der Leber und in der Position 1 nur in der Niere stattfinden kann, ist die frühere Bezeichnung „Vitamin D" eigentlich falsch. Die Zuordnung zu den Hormonen ist logisch sinnvoller.

Provitamin des **Vitamin D_2 (Ergokalziferol)** ist **Ergosterin**, das im Stoffwechsel der Hefe entsteht. Ergokalziferol hat heute kaum noch therapeutische Bedeutung. Provitamin des Vitamin D_3 (**Cholekalziferol**) ist 7–Dehydrocholesterin, das in der Leber aus Cholesterin synthetisiert wird. Aus beiden Provitaminen entstehen durch UV-Licht-katalysierte Sprengung des Ringes B aus dem Sterangerüst in der Haut die Vitamine D_2 und D_3.

Das entstandene Cholekalziferol ist noch nicht die aktive Form. Es wird in der Leber über ein mitochondriales Enzym in Stellung 25 hydroxyliert. 25–OH-Vitamin D_3 wird international als Kalzifediol bezeichnet. Diese Verbindung wirkt schon 2–5fach stärker als Vit. D_3. Das 25–Hydroxycholekalziferol wird über den Blutweg in die Niere transportiert.

Hier wird es mit Hilfe von Cytochrom P450 über eine Hydroxylase in Stellung 1 hydroxyliert. Bei Niereninsuffizienz ist dieser Stoffwechselschritt behindert → renale Osteopathie.

Die Hydroxylierung in der Niere unterliegt der Regulation durch Parathormon. Das entstandene 1a, 25–Dihydroxy-Vitamin D_3 wirkt nochmals etwa 3fach stärker als das 25–OH-Vit. D_3; die internationale Bezeichnung lautet **Kalzitriol**. Kalzitriol ist die eigentlich wirksame Form des Vitamin D_3.

Als Nebenweg kann in der Niere noch 24,25–Dihydroxy-Vitamin D_3 gebildet werden, das wesentlich geringere Stoffwechselwirkungen entfaltet.

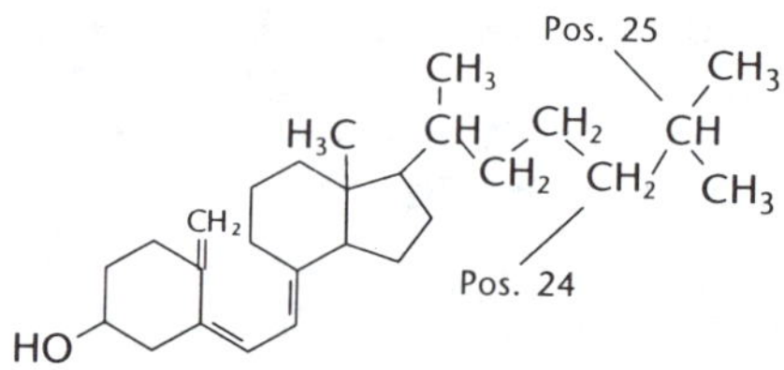

Formel 26.1: Cholecalciferol

26.3.2 Wirkungsmechanismus und Wirkungen

Die Kalziferole wirken auf molekularer Ebene ähnlich wie die Steroidhormone, indem sie die Proteinbildung fördern. Dabei wird das zelluläre Ca^{2+}-Transportsystem beeinflußt.

Kalziferole sind an der Biosynthese eines kalziumbindenden Proteins in der Darmmukosa beteiligt. Sie steigern die Kalziumresorption aus dem Darm. Passiv wird auch die Phosphatresorption verbessert.

Man nimmt an, daß durch Kalziferole in Osteoklasten ein Ca^{2+}-Transportsystem induziert wird, wodurch aus dem Knochen mehr Kalzium freigesetzt wird. Durch diese Wirkung erhöhen Kalziferole den Plasmakalziumspiegel.

In der Niere fördern Kalziferole die Kalziumrückresorption und die Phosphatausscheidung, wenn Parathormon zur Verfügung steht. Parathormon und Kalziferole wirken synergistisch.

Kalzitonin wirkt antagonistisch zu den Kalziferolen.

Die **Indikation** für die Gabe von Kalziferolen besteht in der Therapie und Prophylaxe der Rachitis.

Sowohl Kalziferole als auch Parathormon sind für die alleinige Therapie hypokalzämischer Krämpfe ungeeignet, da die Wirkung zu langsam einsetzt.

26.3.3 Pharmakokinetik

Normalerweise werden Kalziferole gut enteral resorbiert. Dabei ist die Anwesenheit von Galleflüssigkeit notwendig. Im Organismus wird Vitamin D in Leber und Niere gespeichert. Aktiviert wird Vitamin D durch Kalziummangel.

26.3.4 Unerwünschte Wirkungen

Bei Überdosierung von Kalziferolen kann es zu Todesfällen kommen. Bei langdauernder Therapie steigt der Kalziumspiegel an.

Dies kann zu Verkalkungen der Gefäßwände und Kalkeinlagerungen in parenchymatöse Organe führen.

Da auch die Kalzium- und Phosphatausscheidung in der Niere ansteigt, können sich in der Niere kalkhaltige Nierensteine bilden. Es werden gastrointestinale Symptome, Kopfschmerz, Muskelschwäche und Gelenkschmerz beobachtet.

Bei Dauertherapie kann es durch vermehrte Ca^{2+}-Mobilisation aus dem Knochen zu Osteoporose kommen.

1α,25-Dihydroxycholekalziferol (Rocaltrol®)

Rocaltrol ist eine biologisch aktive Form des Vitamin D_3. Es wird nach oraler Gabe gut resorbiert, und bewirkt eine Normalisierung der erniedrigten Blutkalziumspiegel durch vermehrte Kalziumresorption aus dem Darm.

Unter der Therapie gehen die häufig bestehenden Knochen- und Muskelschmerzen zurück.

Indikation

Renale Osteopathie (Knochenveränderungen von Patienten mit chronischer Niereninsuffizienz).

Diese Patienten bilden zu wenig biologisch aktives Vit. D_3.

Unerwünschte Wirkungen

Erhöhte Kalziumblutspiegel mit den Symptomen der Hyperkalzämie, ☞ 26.1.4.

Bei erhöhtem Ca^{2+}- und Phosphatblutspiegel kann es zu Weichteilverkalkungen kommen. Die Kalzium- und Phosphatspiegel müssen unter Therapie engmaschig kontrolliert werden.

Wechselwirkungen

Keine gleichzeitige Gabe anderer Vitamin D-Abkömmlinge. Durch Beeinflussung des Phosphattransports muß die Gabe von Phosphatbindern wie Aluminiumhydroxyd oder Aluminiumcarbonat an Hand der Serumphosphatspiegel evtl. neu eingestellt werden.

Kontraindikationen

Hyperkalzämie, primärer Hyperparathyreoidismus, Vorsicht bei Gravidität!

Dihydrotachysterin (AT 10®)

Dihydrotachysterin ist ein Derivat des Ergokalziferols mit einer über 400 x schwächeren antirachitischen Wirkung als Kalzitriol. Die antitetanische Wirkung des Präparats ist aber sehr gut und tritt rasch ein. Man nimmt an, daß für die Wirksamkeit nur die 25-Hydroxylierung nötig ist, nicht aber die Hydroxylierung in Position 1.

26.4 Fluorid

26.4.1 Wirkungen

Heute ist unbestritten, daß Fluor einen Schutz vor Karies darstellt. Um dieser Krankheit (häufigste chronisch progressive Krankheit von Kindern und Jugendlichen) vorzubeugen, hat man sich in vielen Ländern entschlossen, das Trinkwasser zu fluorieren. Hierbei werden dem Trinkwasser 1 mg/l Fluorid zugesetzt. In Deutschland ist dies aus rechtlichen Gründen nicht möglich. Deshalb wird zur Kariesverhütung bei Kindern die Gabe von Fluoridtabletten (1 mg/Tag) empfohlen. Dabei kann die Karieshäufigkeit um 30–70 % gesenkt werden.

Fluor fördert die Remineralisierung der Zähne und des Schmelzüberzuges.

Wird der Zahnüberzug aufgelockert, können sich Bakterien am Zahn festsetzen und durch ihre toxischen Stoffwechselprodukte die Zerstörung fortsetzen. Die Fluoridionen wirken hemmend auf den Bakterienstoffwechsel.

Wählt man bei der Fluoridtherapie zu hohe Dosen, kann bei Kindern am Zahn Zahnfluorose entstehen, die durch eine Störung der Ameloblasten bedingt ist. Diese Nebenwirkung tritt nur bei Kindern bis zu 10 Jahren (Zahnbildungsalter) auf und äußert sich in einer gesprenkelten Zahnoberfläche, die durch Unterentwicklung des Zahnschmelzes entsteht.

Am Knochen beobachtet man ebenso wie an Zähnen Erwachsener kaum Nebenwirkungen.

Bei Zufuhr hoher Fluoriddosen (> 20 mg/Tag) kann es zu Kortikalisverdickung des Knochens und Gelenkversteifung mit totaler Ankylosierung der Wirbelsäule kommen. Man nennt dieses Krankheitsbild Fluorose.

Andererseits macht man sich die begrenzte Gabe von hochdosiertem Fluorid, z.B. Natriummonofluorphosphat (Tridin®) bis zu Tagesdosen von 60 mg, über einen begrenzten Zeitraum bei der Osteoporosetherapie zunutze.

26.4.2 Pharmakokinetik

Fluorid wird im Darm gut resorbiert und zum größten Teil im Knochen und in den Zähnen abgelagert. Führt man ständig geringe Fluoridkonzentrationen zu, stellt sich ein Gleichgewicht zwischen Skelett und Blutplasma ein. Das Fluorid wird ins Hydroxylapatit des Knochens im Austausch gegen die OH-Gruppe eingelagert. Dadurch entsteht Fluorapatit, das die Festigkeit von Knochen und Zahnschmelz erhöht. Fluorid wird über die Nieren ausgeschieden. Es kommt auch bei höherer Zufuhr nicht zur Fluorkumulation im Organismus.

Zur Kariesprophylaxe soll ab dem sechsten Lebensjahr täglich 1 mg Fluorid aufgenommen werden.

27 Antimikrobiell wirksame Substanzen

Definitionen

Chemotherapeutika

Hierunter versteht man synthetisch hergestellte Substanzen, welche nicht in der Natur vorkommen und Mikroorganismen, Parasiten und Tumorzellen in ihrer Proliferation hemmen oder vernichten.

Antibiotika

Substanzen, die in der Natur vorkommen und chemotherapeutische Wirkung haben. Hauptproduzenten von Antibiotika sind Pilze.

Bakterizidie

Unter der bakteriziden Wirkung eines Chemotherapeutikums versteht man die bakterientötende Wirkung. Hierbei werden sowohl proliferierende als auch ruhende Keime erfaßt und abgetötet.

> Die Keime sind in allen Phasen vergleichbar sensibel.

Bakteriostase

Bakteriostatische Chemotherapeutika wirken nur auf proliferierende Keime, d.h. sie verhindern die Vermehrung der Erreger. Ruhende Bakterien werden nicht beeinflußt.

Resistenz

Die Definition der Resistenz besagt, daß die mittlere Konzentration an Hemmstoff in vitro so groß sein muß, daß sie im Organismus nie erreicht werden kann, um die Erreger zu schädigen. Dieser Erreger kann mit einem Chemotherapeutikum, gegen das er resistent ist, nicht bekämpft werden. Er zeigt keine Reaktion auf die schädigende Potenz des Pharmakons.

Natürliche Resistenz besagt, daß eine Bakterienspezies von sich aus gegen ein Antibiotikum resistent ist. → Das Chemotherapeutikum ist unwirksam gegen diese Spezies.

Primäre Resistenz

Normalerweise sind die Bakterien gegen das Chemotherapeutikum empfindlich. Auf Grund einer Mutation ist jedoch vor Therapiebeginn ein resistenter Stamm entstanden, der unter der Therapie herausselektioniert wird.

Sekundäre Resistenz

Die Resistenz ist während der Therapie aufgetreten, normalerweise ist der Erreger hemmbar.

Infektiöse Resistenz

Bei manchen Bakterien liegt ein DNS-Ring außerhalb des normalen genetischen Materials im Zytoplasma vor. Man nennt diese zytoplasmatischen DNS-Teile **Episomen** oder **Plasmide** und sie enthalten Resistenzfaktoren (z.B. bestimmte Enzyme). Die Episomen oder Plasmide teilen sich schnell und können vom Bakterium auf andere Bakterien übertragen werden. Dies geschieht durch **Konjugation** (Ausbildung eines Sexualpilus). Durch diesen Sexualpilus können die Resistenzeigenschaften auch von einer Spezies auf die andere übertragen werden.

Bei der **Transformation** kann die Information in Form der DNS aus einer abgestorbenen Donorzelle von einem anderen Bakterium aufgenommen werden.

Die Übertragung von Resistenzgenen durch **Phagen** nennt man **Transduktion**.

Einschrittresistenz

Sie ist definiert als sehr schnelle Resistenzentwicklung von Bakterien gegenüber einem Chemotherapeutikum.

> Sie ist durch Mutation oder Resistenzfaktoren bedingt. Einschrittresistenz wird bei Streptomycin beobachtet.

Tab. 27.1: Wirkungsspektrum einiger Antibiotika

	Cycloserin	Rifampicin	Polymyxin B	Neomycin	Lincomycin	Erhytromycin	Bacitracin	Ristotectin	Vancomycin	Fusidinsäure	Gentamycin	Streptomycin	Sulfonamide	Chloramphenicol	Tetracycline	Cephalosporine	Carbenicillin	Ampicillin	Penicillin G
Mycobacterium tuberculosis	(+)	+		(+)						(+)	(+)	+			(+)				
Entamoeba histolytica					(+)	(+)	(+)								(+)				
Treponema pallidum					(+)	(+)	(+)					(+)		(+)	+	+	+		+
Actinomyceten					+	+	(+)	(+)	(+)			(+)	+	+	+	+			+
Clostridien		+			+	+	(+)	(+)	(+)	+	(+)		(+)	(+)	+	+			+
Corynebacterium diphteriae		(+)		(+)	+	+	(+)	(+)	(+)	+	+	(+)	(+)	(+)	+	+			+
Strept. pyogenes		+			+	+	(+)	(+)	(+)	+	(+)	(+)	+	+	+	+			+
Strept. faecalis		(+)			(+)	(+)	(+)	(+)	(+)	(+)	(+)	(+)	(+)	+	+	(+)		(+)	(+)
Diplococcus pneumoniae		+			+	+	(+)	(+)	(+)	(+)	(+)	(+)	+	+	+	+			+
Staphylococcus aureus	(+)	+		+	+	+	+	(+)	+	+	(+)	(+)	(+)	+	+	+			+
Gonokokken		+		+	+	+	(+)	(+)	(+)	+	+	+	+	+	+	+			+
Meningokokken		+		+	+	+	(+)			+	(+)	(+)	+	+	+	+			+
Haemophilus influenzae pertussis		+	(+)	+	+	+	(+)				(+)	(+)	(+)	+	+	+		+	
Brucellen		(+)	(+)	+	(+)	(+)					+	+	(+)	+		+			
E. coli	(+)	(+)	+	+							(+)	+	+	+	+	+		(+)	
Pseudomonas	(+)	(+)	+	(+)							(+)	(+)	(+)	(+)	(+)		+		
Proteus	(+)	(+)		+							(+)	+	+	+		+		+	
Salmonellen		(+)	(+)	(+)							+	(+)	(+)	+	(+)	(+)		+	
Shigellen	(+)	(+)	+	+							+	+	+	+	+	(+)		(+)	
Klebsiellen	(+)	(+)	+	+							(+)	+	(+)	+	+				
Rickettsien					(+)	(+)								+	+				
Chlamydien					(+)	(+)							(+)	+	+				

+ = gute Wirksamkeit (+) = begrenzte Wirksamkeit

Mehrschrittresistenz
Sie entsteht erst nach mehrmaligem Kontakt der Erreger mit dem Chemotherapeutikum. Mehrschrittresistenz liegt beispielsweise bei Penicillin vor.

Kreuzresistenz
Kreuzresistenz liegt vor, wenn Erreger A gegen Chemotherapeutikum 1 resistent ist und man sagen kann, daß er dann auch gegen Chemotherapeutikum 2 resistent ist. Dies gilt auch umgekehrt, d.h. ist Erreger A gegen Chemotherapeutikum 2 resistent, dann ist er auch gegen Chemotherapeutikum 1 resistent.

Partielle Kreuzresistenz
Ist Erreger A gegen Chemotherapeutikum 1 resistent, dann ist er auch gegen Chemotherapeutikum 2 resistent. Jedoch: ist Erreger A gegen Chemotherapeutikum 2 resistent, kann man nicht sagen, ob er gegen Chemotherapeutikum 1 resistent ist.

Persister

Bakterien, die trotz fehlender Resistenz eine richtig durchgeführte Chemotherapie überleben.
Ursachen
- Die Erreger lagen in der zellwandlosen sogenannten **Listerform** vor.
- Sie befanden sich zum Zeitpunkt der Therapie in einer Ruhepause oder waren dem Chemotherapeutikum nicht zugänglich (z.B. intrazelluläre Keime).

27.1 β-Lactam-Antibiotika

27.1.1 Penicilline

Allgemeine Eigenschaften

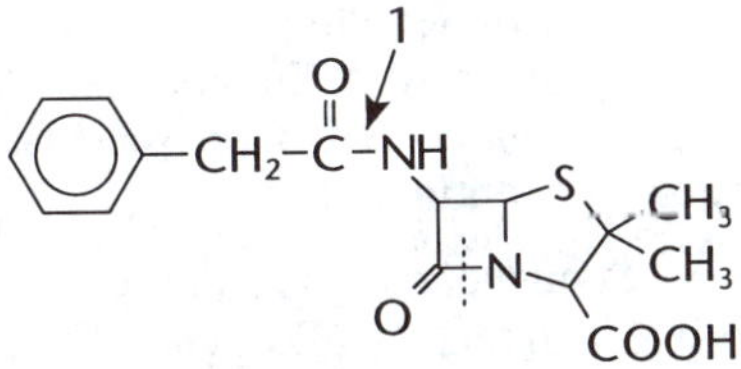

Formel 27.1: Penicillin G

Penicillin ist ein Derivat der 6–Aminopenicillansäure mit einem Thiazolring (5er Ring) und einem β-Lactamring (4er Ring).

Penicillin G ist nicht säurefest, deshalb wird es im sauren Milieu des Magens zerstört.

Durch das Enzym β-Lactamase wird der Lactamring an der gepunkteten Linie gespalten. Die β-Lactamase bezeichnet man auch als Penicillinase.

Die mit 1 gekennzeichnete Amidbindung wird durch Amidasen gespalten. Die links des Pfeils stehende Verbindung, die 6–Aminopenicillansäure, ist Grundsubstanz aller Penicilline. Die Substituenten an der Aminogruppe unterscheiden sich zum Teil erheblich.

Wirkungsmechanismus

Penicillin hemmt eine Transpeptidase, die für die Synthese der Bakterienzellwand aus Muraminsäure, Glycin und N-Acetylglucosamin unbedingt erforderlich ist.

Penicillin hat eine chemische Ähnlichkeit mit Muraminsäure und verdrängt diese kompetitiv vom Enzym. → Penicillin wirkt bakterizid auf proliferierende Keime, da es deren Zellwandsynthese hemmt. → Es entstehen Löcher, die Bakterien nehmen Wasser auf → sie platzen → Lyse und Tod.

Auf ruhende Keime wirkt Penicillin bakteriostatisch. Penicillin wirkt nicht gegen zellwandlose Listerformen. Da die menschlichen Zellen keine Zellwände besitzen, ist Penicillin für den Menschen nicht toxisch.

Weiterhin postuliert man ein Penicillinbindungsprotein in der Bakterienmembran, an das Penicillin bindet. Dort werden evtl. lytische Enzyme der Bakterienwand aktiviert, wodurch die Penicillinwirkung verstärkt wird.

Penicillin G und Penicilline gleichen Spektrums

Pharmakokinetik

Penicillin G (= Benzylpenicillin) wird im Magen fast völlig zerstört und kann daher nicht oral appliziert werden. Es wird in der Regel intramuskulär injiziert.

Da Penicillin G nur eine Halbwertzeit von etwa 30 min hat, muß man sehr oft injizieren, um auf die Dauer therapeutisch wirksame Penicillinblutspiegel zu erreichen.

Die Plasmaeiweißbindung beträgt 50–60 %.

Deshalb hat man die **Depotpenicilline** entwickelt, bei denen Penicillin an eine schwerlösliche Substanz gekoppelt ist, so daß die Resorption aus dem Depot verzögert wird. Damit wird über lange Zeit ein wirksamer Plasmaspiegel von Penicillin aufrechterhalten.

Man darf die Depotpenicilline nicht intravenös spritzen, da Emboliegefahr besteht.

Depotpenicilline sind:

Procain-Penicillin, Benzathin-Penicillin (Tardocillin®: es hat die längste Wirkung) und Clemizol-Penicillin (Megacillin®).

Folgende Kompartimente werden von Penicillin gut erreicht: Niere, Leber, Lunge, Muskel, Prostata, Foetalkreislauf.

Schlecht gelangt Penicillin in den Knochen, das ZNS und die Nerven und in entzündliche Prozesse in präformierten Körperhöhlen (Empyeme, Ergüsse).

Normalerweise passiert nur 1 % der Serumwerte des Penicillins durch die Meningen, bei Meningitis erreicht die Konzentration im Liquor durch die entzündlich bedingte Passageverbesserung jedoch ~ 20 % der Serumwerte.

Penicillin wird großteils unverändert über die Niere ausgeschieden, wobei 80 % tubulär sezerniert und 20 % glomerulär filtriert werden.

Ein Teil des Penicillins wird auch biliär ausgeschieden, wobei in der Gallenblase ~ 3fach höhere Konzentrationen als im Plasma vorliegen.

Man kann die Wirkungsdauer von Penicillinen verlängern, indem man gleichzeitig **Probenecid** (☞ 20.3) gibt, das die tubuläre Sekretion von Penicillin verhindert. Dadurch wird die Halbwertzeit von Penicillin bedeutend verlängert.

Da Penicillin im Organismus nicht verstoffwechselt wird, führt es nicht zur Enzyminduktion in der Leber.

Bei Niereninsuffizienz kann die Elimination von Penicillin ebenfalls wesentlich verzögert sein.

Nur bei Niereninsuffizienz wird ein erheblicher Anteil des Penicillins in der Leber zu Penicilloinsäure und Penicillamin abgebaut.

Penicillin G sollte nicht auf Schleimhäute oder auf die Haut aufgebracht werden, da bei dieser Applikationsart die Sensibilisierungsgefahr besonders groß ist. Man kann Penicillin G i.v., i.m., intralumbal, intraarticulär und in seröse Höhlen spritzen.

Je nach Schwere des Falles gibt man pro Tag bis zu 100 Mio. Einheiten, wobei 1 I.E. 0,6 µg Na^+-Penicillin entspricht.

Die **oral wirksamen Penicilline Penicillin V** (Beromycin®) und **Propicillin** (Baycillin®) sind im Gegensatz zu Penicillin G säurefest, werden also nicht im Magen zerstört.

Da die Resorption aber nicht immer vollständig ist und die Präparate auch weniger wirksam sind als Penicillin G, müssen höhere Dosen gegeben werden; gleiches gilt für die Breitbandpenicilline. Penicillin V hat das gleiche Wirkungsspektrum wie Penicillin G.

Die Allergiegefahr ist bei den Oralpenicillinen niedriger als bei Penicillin G.

Wirkungsspektrum

Das **Wirkungsspektrum** von Penicillin G und den anderen Präparaten dieser Gruppe erstreckt sich vorwiegend auf grampositive Keime, jedoch sind auch einige gramnegative Keime, besonders gramnegative Kokken, empfindlich:

Streptokokken, Staphylokokken (sofern sie nicht Penicillinase bilden, da alle Penicilline dieser Gruppe durch die β-Lactamase zerstörbar sind), Pneumokokken, Meningokokken, Gonokokken, Spirochäten, Clostridien, Leptospiren, Bacillus anthracis, Erysipelothrix, Corynebacterium diphtheriae, schlechter wirksam bei Actinomyces.

Penicillin G ist nicht verwendbar bei gramnegativen Stäbchen.

β-Lactamase resistente Penicilline

Die Isoxazolylpenicilline wie **Oxacillin** (Stapenor®), **Dicloxacillin** (Dichlorstapenor®) und **Flucloxacillin** (Staphylex®) sind oral gut resorbierbar (Oxacillin zu 40 %, Flucloxacillin zu 50 % und Dicloxacillin zu 70 %) und haben ihren wesentlichen Vorteil gegenüber Penicillin G bei der Therapie β-lactamasebildender grampositiver Erreger.

Die Staphylokokken als Hauptpenicillinasebildner stellen die Indikation für diese Gruppe dar.

Ansonsten haben diese Penicilline keinen Vorteil gegenüber Penicillin G, da sie weniger wirksam gegen andere Bakterien sind.

Sie besitzen eine hohe Plasmaeiweißbindung (um 90 %) und müssen deshalb hochdosiert gegeben werden. Die Injektion verursacht Schmerzen. Innerhalb der Medikamente dieser Gruppe besteht Kreuzresistenz, z.T. auch mit Cephalosporinen. Leider besteht heute schon bei vielen Staphylokokkenstämmen Resistenz gegenüber den penicillinasefesten Penicillinen.

Zur Erweiterung des Spektrums kann man penicillinasefeste Penicilline mit Ampicillin kombinieren.

Penicilline mit breiterem Spektrum

Aminopenicilline

Durch die Einführung einer Aminogruppe in die dem Benzolring benachbarte CH_2-Gruppe erhielt man Substanzen mit Wirkung im gramnegativen Bereich.

Tab. 27.2: Gruppierung der Penicilline nach Wirkungsspektren

	Präparat	Wirkungsspektrum	Penicillinase-festigkeit	Säure-festigkeit
Schmalspektrum-penicilline	Penicillin G	Gram +	–	–
	Penicillin V (Beromycin®)	Gram +	–	+ +
	Propicillin (Baycillin®)	Gram +	+	+++
Penicillinasefeste Penicilline	Oxacillin (Stapenor®)	Gram +	+++	+ +
	Cloxacillin (Gelstaph®)	Gram +	+++	+ +
	Dicloxacillin (Stampen®)	Gram +	+++	+++
	Flucloxacillin (Staphylex®)	Gram +	+++	+++
Penicilline mit erweitertem Wirkungsspektrum	Ampicillin (Binotal®)	Gram +, Gram –	(+)	+
	Pivampicillin (Maxifen®)	Gram +, Gram –	+	+++
	Amoxicillin (Clamoxyl®)	Gram +, Gram –	–	+++
Breitband-penicilline	Carbenicillin (Microcillin®)	Vorwiegend Gram –	–	–
	Carindacillin (Carindapen®)	Vorwiegend Gram –	–	–
	Ticarcillin (Aerugipen®)	Vorwiegend Gram –	– –	–
	Temocillin (Temopen®)	Vorwiegend Gram –	+ +	–
	Mezlocillin (Baypen®)	Vorwiegend Gram –	–	–
	Azlocillin (Securopen®)	Vorwiegend Gram –	–	–
	Piperacillin (Pipril®)	Vorwiegend Gram –	–	–
	Apalcillin (Lumota®)	Vorwiegend Gram –	–	–

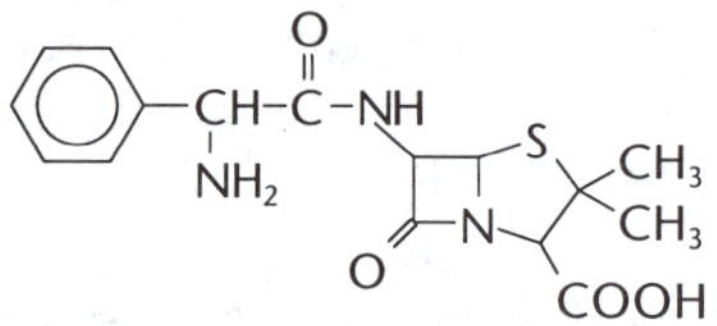

Formel 27.2: Ampicillin

Substanzen dieser Gruppe sind Ampicillin und seine Ester sowie Amoxicillin: sie sind alle säurefest, also oral resorbierbar, jedoch nicht β-lactamasefest.

Ampicillin

Ampicillin (Binotal®) ist säurestabil, wird aber sehr unterschiedlich zu 30–50 % resorbiert, wobei Nahrungsaufnahme die Resorption beeinträchtigt. Durch i.m.-Gabe erreicht man doppelt so hohe Plasmaspiegel. Die Halbwertzeit beträgt ~ 1 h, die Plasmaeiweißbindung 20 %.

Ampicillin wird gleichmäßig im Gewebe verteilt (schlechte Liquorpenetration). Auch die Plazentaschranke wird in ausreichendem Maße passiert. In Niere, Leber und Galle finden sich höhere Wirkstoffkonzentrationen als im Plasma. Ampicillin unterliegt in gewissem Umfang einem enterohepatischen Kreislauf.

Die **Ester des Ampicillins** werden wegen ihrer höheren Lipophilie nach oraler Gabe besser als Ampicillin resorbiert und durch Nahrungsmittel in ihrer Resorption nicht behindert. Nach Resorption der Esterverbindung wird aus der „Prodrug" im Blut durch Esterase Ampicillin freigesetzt. Die Plasmakonzentrationen entsprechen denen nach i.m.-Gabe von Ampicillin.

Die wichtigsten Verbindungen sind das **Pivampicillin** (Maxifen®, Berocillin®) und das noch etwas besser resorbierbare **Bacamicillin** (Penglobe®).

Amoxicillin

Amoxicillin (Clamoxyl®) ist ein am Benzolring hydroxyliertes Ampicillin. Die Resorption nach oraler Gabe erfolgt zu fast 100 % und ist damit wesentlich besser als bei Ampicillin. Die anderen pharmakokinetischen Daten sind denen des Amipicillin vergleichbar.

Je besser die Resorption der Penicilline dieser Gruppe nach oraler Gabe ist, desto geringer sind die gastrointestinalen Nebenwirkungen (Diarrhoe).

Amoxicillin wird durch Kombination mit **Clavulansäure** (Augmentan®, ☞ 27.2.3), einem β-Lactamaseinhibitor, penicillinasefest → Erweiterung des Wirkungsspektrum.

Wirkungsspektrum

Das Wirkungsspektrum der Aminopenicilline erstreckt sich außer auf die von Penicillin G erfaßbaren Keime auf folgende Erreger:

Enterokokken, Escherichia coli, Salmonellen, besonders auch Salmonella typhi, Shigellen, indol-negative Proteusarten, Haemophilus influencae, Actinomyceten.

Viele der empfindlichen Keime haben die Fähigkeit, Resistenz zu entwickeln. Die Penicilline dieser Gruppe sind gegen folgende Keime unwirksam: Pseudomonas, Klebsiellen und die indol-positiven Proteusstämme.

Für grampositive Keime besteht Kreuzresistenz mit Penicillin G, bei gramnegativen Stäbchen besteht Kreuzresistenz mit Carbenicillin.

Carboxylpenicilline

Carbenicillin und Carindacillin

Die **Carboxylpenicilline Carbenicillin** und **Carindacillin** (Microcillin® und Carindapen®) sind beide nach oraler Zufuhr nicht in ausreichenden Mengen resorbierbar. Carbenicillin ist in Deutschland nicht mehr im Handel. Carindacillin erreicht nach oraler Gabe nur sehr niedrige Plasmaspiegel, kumuliert aber im Harn zu hohen therapeutisch wirksamen Konzentrationen → Einsatz bei Harnwegsinfekten mit Pseudomonas aeruginosa, sollte aber heute zugunsten besser wirksamer Präparate nicht mehr eingesetzt werden.

Die Carboxylpenicilline sind nicht penicillinasefest. Das Wirkungsspektrum erstreckt sich vorwiegend auf gramnegative Erreger, auch auf Problemkeime wie Klebsiellen, Pseudomonas aeruginosa, Proteus und Providencia. Als Nebenwirkung ist Thrombozytopenie bekannt.

Ticarcillin und Temocillin

Ticarcillin (Aerugipen®) und **Temocillin** (Temopen®) sind moderne Nachfolgepräparate. Temocillin ist eine β-lactamasefeste Substanz, die allerdings bei grampositiven Keimen nicht wirksam ist. Beide Substanzen sind oral nicht resorbierbar und werden zu > 80 % unverändert renal eliminiert. Die Halbwertzeit von Ticarcillin beträgt ~ 1 h, die von Temocillin 4,5 h, die Plasmaeiweißbindung 45 % und 80 %.

Acylaminopenicilline

Die **Acylaminopenicilline** leiten sich vom Ampicillin ab, wobei am Stickstoff der freien Aminogruppe ein langer Acylrest mit einem N-haltigen Ringsystem substituiert ist. Die Acylaminopenicilline sind weder säure- noch β-lactamasefest.

Azlocillin

Azlocillin (Securopen®) wirkt gegen Pseudomonas aeruginosa, Enterokokken und bestimmte gramnegative Keime etwa 5–10fach stärker als Carbenicillin. Es wird v.a. bei Pseudomonas aeruginosa-Infektionen eingesetzt. Die Halbwertzeit beträgt ~ 1 h, die Plasmaeiweißbindung um 30 % und die Ausscheidung erfolgt vorwiegend unverändert über die Niere.

Mezlocillin

Mezlocillin (Baypen®) hat ein ähnliches Spektrum wie Ampicillin mit Erweiterung um einige gramnegative Keime (Proteus, Serratia, Providencia). Die Wirkung gegen Pseudomonas aeruginosa ist schwächer als bei Azlocillin, während die Wirkung gegen die restlichen Enterobakterien besser ist.

Mezlocillin hat eine stärkere Wirkung als Ampicillin, was evtl. auf eine stärkere Bindung an das Penicillinbindeprotein der Bakterienzellwand zurückzuführen ist.

Die Pharmakokinetik entspricht in etwa der des Azlocillin.

Penicilline neuerer Generation

Piperacillin und Apalcillin

Penicillinpräparate neuerer Generation sind das **Piperacillin** (Pipril®) und das **Apalcillin** (Lumota®), die v.a. bei Infektionen mit Pseudomonas aeruginosa eingesetzt werden (10fach stärker wirksam als Carbenicillin). Sie wirken ebenfalls gut auf gramnegative Keime, darunter auch Problemkeime wie Serratia marcescens. Beide Präparate sind nicht penicillinase- und säurefest und müssen parenteral verabreicht werden.

Piperacillin ist das zur Zeit am stärksten wirksame Breitbandpenicillin.

	T1/2	Plasmaeiweißbindung	renale Ausscheidung
Piperacillin	50	20 %	80 %
Apalcillin	75	85 %	20 %

Unerwünschte Wirkungen

Besonders nach lokaler Applikation auf der Haut kann Penicillin sensibilisierend wirken. Durch Spaltung der Ringstrukturen des Penicillins entstehen **Haptene**, die sich an körpereigenes Eiweiß binden und zum Vollantigen werden. Der Organismus bildet hauptsächlich die mastzellaffinen IgE-Antikörper. Diese reagieren bei wiederholter Penicillinzufuhr mit Penicillin. Daraufhin werden aus den Mastzellen Histamin und die restlichen H-Substanzen freigesetzt.

Es läuft eine allergische Reaktion des Körpers ab, wobei die Ausprägung von einer ungefährlichen Hautreaktion (Urtikaria) bis zum anaphylaktischen Schock reichen kann. Nach bestimmten Pilzinfektionen kann der Körper gegen Penicillin sensibilisiert werden, ohne je mit Penicillin selbst in Berührung gekommen zu sein. Kreuzallergie mit D-Penicillamin ist möglich.

Penicillinallergietypen

Allergisch-anaphylaktische Reaktion
Symptome: Anaphylaxie, Erythem, Urtikaria, Gefäßödeme und Bronchospasmen. Meist sofortiges Auftreten, jedoch immer innerhalb einer Stunde, in der Regel bei Patienten, die vorsensibilisiert

sind. 0,1–0,4 ‰ der Anwendungsfälle, ~ 10 % Letalität.

Zytotoxische Reaktion
Symptome: hämolytische Anämie und generalisierte Purpura. Meist verzögertes Auftreten der Reaktion nach hochdosierter Penicillin G-Gabe.

Zelluläre Reaktion
Symptome: Erythem, Papeln, lokale Induration und Fieber (durch mononukleäre Zellen in antigenhaltigem Gewebe ausgelöst). Auftreten ~ 24–48 h nach Penicillingabe.

Spätreaktion
Nach 4–6 Wochen durch Antigen-Antikörperreaktionen auftretende Serumkrankheit.

Mit Cephalosporinen kann Kreuzallergie bestehen.

Da Penicillin sich in der Wirkung mit Sulfonamiden, Chloramphenicol und Tetrazyklin behindert, sollen diese Substanzen nicht zusammen gegeben werden. Innerhalb der Penicillingruppe besteht fast vollständige Kreuzresistenz.

Die penicillinasefesten Penicilline haben mit großer Sicherheit Kreuzresistenz mit den Cephalosporinen.

Bei sehr hohen Penicillindosen oder bei intralumbaler Anwendung kann man ab und zu zentrale Erregungszustände und Krämpfe auslösen. → Vorsicht bei Epileptikern.

Ampicillin reduziert die Sicherheit hormoneller Kontrazeptiva. Bei Ampicillin tritt sehr häufig ein makulöses Exanthem der Haut auf, bei gleichzeitig bestehender Mononucleose tritt es fast immer auf.

Herxheimer Reaktion

Bei der Lues- und der Typhustherapie mit Ampicillin kann es zur Herxheimer Reaktion kommen. Es handelt sich dabei um ein plötzliches Anfluten von Bakterientoxinen durch massenhaften Bakterienzerfall.

Hoigné-Syndrom

Unter dem Hoigné-Syndrom versteht man ein toxisch-embolisches Geschehen bei i.v.-Gabe von Medikamenten, die nicht zur i.v.-Applikation bestimmt sind (z.B. Depot-Penicilline). Es treten Mikroembolien in Lungen und Gehirn auf. Symptome sind Tachykardie, Angst, Unruhe, optische und akustische Trugwahrnehmungen, Bewußtseinstrübung. In der Regel sind die Symptome relativ rasch und vollständig reversibel; in seltenen Fällen kann es bei schwerem Verlauf zu Todesfällen kommen.

27.1.2 Cephalosporine

Allgemeine Eigenschaften

Die Cephalosporine sind dem Penicillin chemisch verwandt. Sie besitzen ebenfalls den β-Lactamring, zusätzlich aber noch einen Dihydrothiazinring. Sie sind säurestabil, jedoch werden nur einige Präparate oral gegeben (☞ s.u). Sie können gegen β-Lactamasen grampositiver Keime resistent sein, durch β-Lactamasen gramnegativer Erreger werden sie jedoch immer zerstört. Sie passieren die Plazentaschranke.

Die Pharmakokinetik der Cephalosporine ist im wesentlichen gleich wie die der Penicilline. Die meisten werden renal tubulär sezerniert und zu einem geringen Teil glomerulär filtriert. Einige Abkömmlinge (Cephalexin) werden zu einem relativ hohen Prozentsatz auch über die Galle eliminiert.

Die Grundstruktur der Cephalosporine ist die **7–Amino-Cephalosporansäure**.

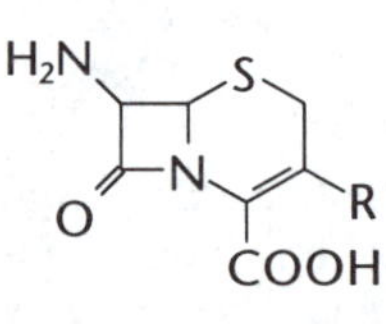

Formel 27.3: Cephalosporine

Wirkungsmechanismus

Der Wirkungsmechanismus beruht wie bei den Penicillinen auf einer Hemmung der Bakterienwandsynthese.

Die Cephalosporine acylieren eine Transpeptidase, so daß diese keine Muraminsäure mehr synthetisieren kann. → Bakterizide Wirkung auf proliferierende Keime, keine Wirkung auf ruhende Keime.

Wirkungsspektrum

Das Wirkungspektrum der Cephalosporine der 1. Generation und der oral applizierbaren Präparate erstreckt sich auf:

Streptokokken, Staphylokokken, Haemophilus influencae, Pneumokokken, Meningokokken, Gonokokken, Bacillus anthracis, Corynebacterium diphtheriae, Erysipelothrix, Clostridien, E. coli, Shigellen, indol-negative Proteusarten, Problemkeime: Klebsiella/Aerobacter.

Neue Cephalosporine aus der 3. Generation wie **Ceftazidim** (Fortum®) und **Cefsulodin** (Pseudocef®) besitzen gute Wirksamkeit gegenüber Pseudosomonas aeruginosa (von denen einige Stämme gegen Aminoglykoside schon resistent sind).

Typische Wirkstoffe

Cephalosporine der 1. Generation

Cefalotin (Cephalotin®) hat eine gute Wirkung gegen Staphylokokken, ist aber ansonsten ein „historisches Präparat".

Cefazolin (Elzogram®) und **Cefazedon** (Refosporin®) haben eine wesentlich stärkere Wirkung als Cefalotin. Beide müssen parenteral verabreicht werden. Bei leichteren bakteriellen Erkrankungen sind beide als sogenannte Basiscephalosporine mit relativ geringer nephrotoxischer Wirkung einsetzbar.

	$T_{1/2}$	Plasmaeiweißbindung	renal eliminierter Anteil
Cefalotin	30 min	70 %	65 %
Cefazolin	2 h	80 %	90 %
Cefazedon	2,5 h	90 %	95 %

Cefradin (Sefril®) ist das einzige Cephalosporin, das sowohl zur oralen als auch zur parenteralen Therapie vorliegt. Es ist säurestabil.

Cephalosporine der 2. Generation

Cefamandol (Mandokef®), **Cefuroxim** (Zinacef®) und **Cefotiam** (Spizef®) haben eine bessere β-Lactamasenstabilität als die Präparate der 1. Generation. Das Wirkungsspektrum entspricht in etwa dem oben erwähnten. Cefamandol erreicht hohe Konzentrationen in der Galle.

	$T_{1/2}$ (min)	Plasmaeiweißbindung	renale Ausscheidung
Cefamandol	50	70 %	90 %
Cefuroxim	70	20 %	90 %
Cefotiam	45	40 %	70 %

Zu den Cephalosporinen der 2. Generation gehören auch die Cephamyxine, die parenteral zugeführt werden müssen:

Cefoxitin (Mefoxitin®) wirkt gut gegen indol-positive Proteusarten und gramnegative Anaerobier (Bacteroides-Spezies). Cefoxitin wirkt auch gegen Serratia und Enterobacter, die Wirkung gegen grampositive Keime ist schwächer als bei den Präparaten der 1. Generation. Resistent sind Enterokokken, Pseudomonas aeruginosa, Mykoplasmen und Chlamydien.

	$T_{1/2}$	Plasmaeiweißbindung	renal eliminierter Anteil
Cefoxitin	45 min	50 %	90 %
Cefotetan	3 h	90 %	70 %

Das **Cefotetan** (Apatef®) hat eine lange Halbwertzeit und kann deshalb 1 x täglich gegeben werden.

Die Aktivität gegen gramnegative Keime ist stärker, gegen grampositive Keime schwächer als bei Cefoxitin.

Cephalosporine der 3. Generation

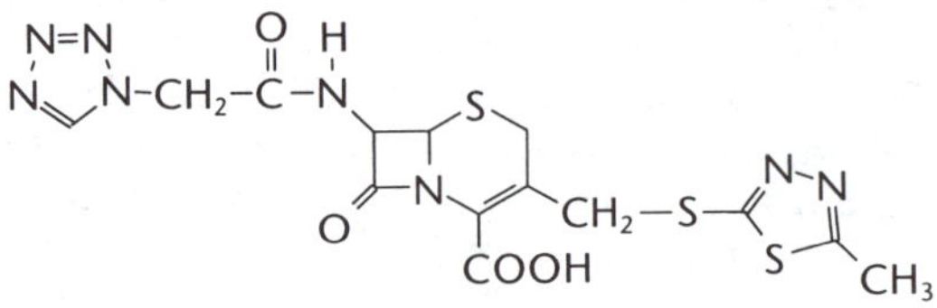

Formel 27.4: Cefazolin

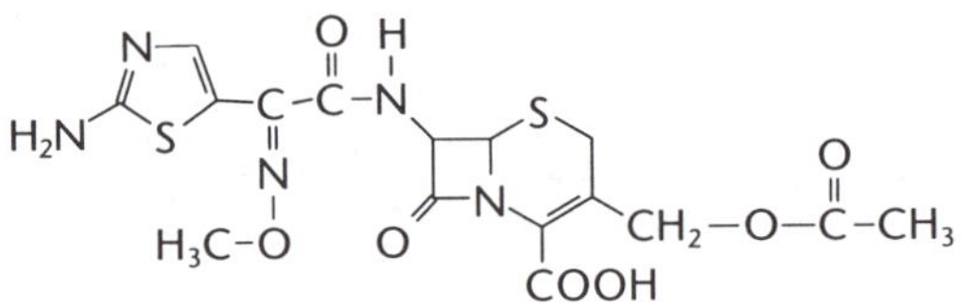

Formel 27.5: Cefotaxim

Die Cephalosporine der 3. Generation sind sehr β-lactamasestabil und haben ein deutlich breiteres Wirkungsspektrum als die Präparate der 1. und 2. Generation, auch gegen Pseudomonas aeruginosa. Dieser Erweiterung des Spektrums steht jedoch eine deutlich schwächere Wirkung gegen Staphylokokken gegenüber.

Das derzeit wichtigste Präparat mit hoher β-Lacatamasestabilität ist das **Cefotaxim** (Claforan®)

Wirkungsspektrum

Neben den bereits erwähnten Keimen sind indolpositive Proteusarten, Serratia, Bacteroides fragilis und ~ 50 % der Pseudomonas aeruginosa-Stämme sensibel. Cefotaxim hat eine sehr hohe intrinsic activity (10-20fach höher als ältere Cephalosporine) und zusätzlich eine hohe Affinität zu den Rezeptoren in der Bakterienzelle → starke antibakterielle Wirkung.

Ceftizoxim (Ceftix®), **Cefmenoxim** (Tacef®), **Ceftriaxon** (Rocephin®) und **Cefoperazon** (Cefobis®) entsprechen in ihrem Wirkungsspektrum weitgehend dem Cefotaxim.

Cefmenoxim wirkt sehr gut bei Serratia marcescens, Providencia und besser als Cefotaxim gegen Staphylokokken.

Ceftriaxon kann aufgrund der langen Halbwertzeit 1 x täglich gegeben werden.

Cefoperazon ist gegen Pseudomonas aeruginosa stärker als Cefotaxim wirksam, erreicht aber nicht dessen Wirkung gegen andere Keime. Da es in der Gallenflüssigkeit sehr hohe Konzentrationen erreicht, ist es Mittel der Wahl bei Cholecystitiden. Die Ausscheidung erfolgt hauptsächlich biliär.

Ceftazidim (Fortum®) hat die beste Wirkung gegen Pseudomonaden, wobei 90 % aller Stämme erfaßt werden. Es ist das Cephalosporin mit dem breitesten Wirkungsspektrum.

Latamoxef (Moxalactam®) besitzt als Cephamycinabkömmling eine hohe β-Lactamaseresistenz und Hemmwirkung auf Bakterienenzyme. Bei gramnegativen Keimen ist es dem Cefotaximwirkungsspektrum vergleichbar, bei grampositiven Keimen wirkt es schlechter, bei Pseudomonas und Bacteroides stärker.

	$T_{1/2}$	Plasmaeiweißbindung	renal eliminierter Anteil
Cefotaxim	1 h	50 %	50 %
Ceftizoxim	~ 1 h	30 %	80 %
Cefmenoxim	~ 1 h	60 %	80 %
Ceftriaxon	6–8 h	95 %	~ 50 %
Cefoperazon	~ 2 h	90 %	25 %
Ceftazidin	~ 2 h	10 %	70 %
Latamoxef	~ 2 h	40 %	75 %

Cefsulodin (Pseudocef®) hat ein enges Wirkungsspektrum mit einer ausgezeichneten Wirkung gegen Pseudomonas aeruginosa. Allerdings entwickeln sich schnell cefsulodinresistente Pseudomonasstämme. → Indikation sind nur nachgewiesene Pseudomonasinfektionen.

Die oral einsetzbaren Cephalosporine sind **Cefaclor** (Panoral®), **Cefadroxil** (Bidocef®), **Cefradin** (Sefril®) und **Cefalexin** (Ceporexin®, Oracef®). Alle Präparate werden nach oraler Gabe gut resorbiert.

Cefaclor hat das breiteste Wirkungsspektrum der Oralcephalosporine. Es wird im Serum schnell inaktiviert.

Die Wirkungsspektren von Cefadroxil, Cefradin und Cefalexin entsprechen denen des Cefalotins.

Durch die Einführung eines Acetoxyethylrestes an Cefuroxim (Cephalosporin der 1. Generation) entstand ein oral resorbierbares Präparat: **Cefuroxim-Axetil** (Elobact®, Zinnat®). Im Plasma erscheint Cefuroxim. Die Bioverfügbarkeit beträgt 50–60 %.

Ceftibuten (Keimax®)

Ceftibuten (Keimax®) ist ein oral einsetzbares Cephalosporin der 3. Generation mit einem Wirkspektrum gegen Streptokokken, Hämophilus influencae (β-Lactamase positiv und negativ), Hämophilus parainfluencae, Moraxella catarrhalis, E.coli, Klebsiellen, indol-positive Proteusstämme, Providencia, Proteus mirabilis, Enterobacter-Species, Salmonellen und Shigellen.

Keine Wirkung wird bei Staphylokokken, Enterokokken, Aktinetobacter, Listerien sowie Pseudomonas-Species erreicht.

Die Substanz wird nach oraler Verabreichung zu 84 % resorbiert und hat eine Plasma-Eiweißbindung von etwa 64 %. Die Halbwertzeit beträgt 2,5 h. Die Ausscheidung erfolgt vorwiegend renal als unveränderte Substanz. Deshalb muß die Dosierung bei Niereninsuffizienz reduziert werden.

Die orale Bioverfügbarkeit beträgt 84 % und wird durch gleichzeitige Aufnahme von Speisen um ca. 20 % reduziert → Einnahme vor oder etwa 1–2 h nach den Mahlzeiten.

Indikation

Bronchitiden, Infektion der Nieren- und Harnwege, bei Kindern Infektion im HNO-Bereich, inclusive Tonsillitis, Laryngitis und Otitis media.

	$T_{1/2}$	Plasma-eiweiß-bindung	renal eliminierter Anteil
Cefaclor	1 h	20 %	60 %
Cefadroxil	~ 2 h	20 %	85 %
Cefradin	~45 min	10 %	90 %
Cefalexin	1 h	10 %	95 %
Cefuroxim-Axetil	~ 1 h	20 %	95 %

Indikation

Die Indikation für Cephalosporine sind schwere und mittelschwere Infektionen aller Organe, Sepsen und vor allem im Krankenhaus erworbene Infektionen mit Problemkeimen. Oralcephalosporine sind auch heute noch Mittel der 2. Wahl nach Versagen billigerer Antibiotika (Sulfonamide oder Penicilline).

Zur Therapie akuter Exazerbationen bei chronisch obstruktiver Lungenerkrankung werden die Cephalosporine wegen zunehmender Resistenzentwicklung gegen Tetrazykline und Cotrimoxazol inzwischen auch als Mittel der 1. Wahl eingesetzt.

Unerwünschte Wirkungen

Es kann zu allergischen Reaktionen kommen, die wie bei Penicillin verlaufen. Kreuzallergie mit Penicillin ist möglich.

Es kommt vor, daß gegen penicillinasefeste Penicilline resistente Keime auch gegen Cephalosporine resistent sind. Es können gastrointestinale Beschwerden, neurologische Erscheinungen und Blutungen auftreten. Selten werden Granulozyto- und Thrombozytopenie beobachtet.

Cephalosporine wirken in hoher Dosierung nephrotoxisch (besonders bei schon eingeschränkter Nierenfunktion). Manchmal treten erhöhte Transaminasen und ein Anstieg der alkalischen Phosphatase auf. Nach i.v.-Gabe werden Thrombophlebitiden beobachtet. I.m.-Gabe kann sehr schmerzhaft sein.

Die N-Methylthiotetrazolsubstituierten Präparate (Cefamandol, Cefoperazon, Latamoxef) können zu einer cumarinähnlichen Hemmung des hepatischen Vitamin K-Stoffwechsels führen. Dies kann als Erklärung für die unter der Therapie auftretenden Gerinnungsstörungen gesehen werden. Es besteht Alkoholunverträglichkeit.

27.2 Monobactame, Carbapeneme und β-Lactamase-Inhibitoren

27.2.1 Monobactame

Monobactame haben lediglich einen β-Lactamring. Sie werden von Bakterien, z.B. von Chromobacterium violaceum gebildet.

Aztreonam (Azaktam®) ist ein Monobactam, das ein auf gramnegative Keime beschränktes Wirkungsspektrum besitzt. Grampositive Keime werden nicht erfaßt. Die Substanz muß parenteral gegeben werden, die Halbwertzeit beträgt 1,5–2 h, die Plasmaeiweißbindung liegt um 30–50 %. Ausgeschieden wird Aztreonam hauptsächlich renal.

Nebenwirkungen sind selten. Aztreonam kann bei Penicillin- und Cephalosporinallergie eingesetzt werden.

27.2.2 Peneme

Der wichtigste Vertreter der Carbapeneme ist das **Imipenem** (Zienam®). Es hat eine ähnliche Ringstruktur wie die Clavulansäure.

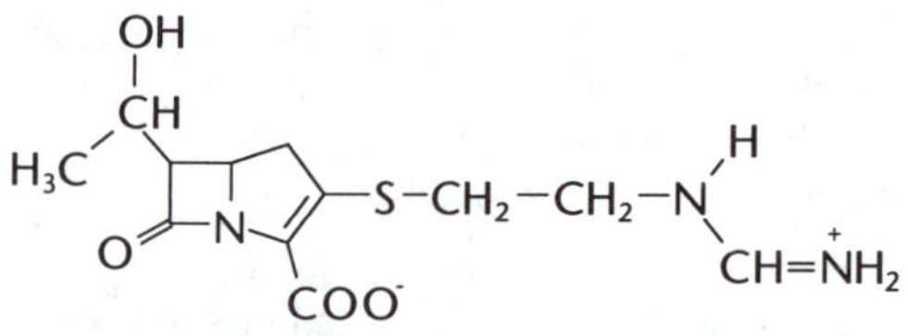

Formel 27.6: Imipenem

Imipenem muß parenteral gegeben werden, die Halbwertzeit beträgt ~ 1 h, die Plasmaeiweißbindung liegt bei 25 %. Die renale Ausscheidung beträgt ~ 20 %.

Da Imipenem durch Dipeptidasen der Niere abgebaut wird, wird dem Präparat ein kompetitiver Hemmstoff der Dipeptidasen, das **Cilastatin** beigegeben. Dadurch wird die Wirkung von Imipenem verlängert. Cilastatin hat selbst keine antimikrobielle Wirkung.

Cilastatin setzt die renale Toxizität des Imipenems herab.

Wirkungsspektrum

Imipenem hat das breiteste Wirkungsspektrum aller Antibiotika. Es hat eine hohe β-Lactamasefestigkeit. Das Spektrum erstreckt sich auf grampositive aerobe und anaerobe Keime sowie gramnegative Keime, z.B. Enterokokken, Pseudomonas aeruginosa und Bacteroides fragilis.

Indikationen

Indikation für die Gabe von Imipenem sind schwere und schwerste Infektionen des Bauchraumes, der Knochen und Gelenke sowie Sepsen mit noch unbekanntem Keim oder bei Versagen von Penicillinen und Cephalosporinen.

Unerwünschte Wirkungen

Übelkeit, Erbrechen, Diarrhoe, selten lokal Thrombophlebitis, allergische Reaktionen, Eosinophilie und ZNS-Nebenwirkungen wie Krämpfe, Verwirrtheitszustände und Myokloni.

27.2.3 Hemmstoffe der β-Lactamase

Durch die Entdeckung der **Clavulansäure** und des **Sulbactams** ist eine irreversible Hemmung der β-Lactamase gelungen. Die Substanzen binden kovalent an die β-Lactamasen → Verlust der enzymatischen Aktivität. Dabei wird die Clavulansäure selbst zerstört. Sie hat selbst kaum antibakterielle Wirkung, so daß die Kombination mit einem Antibiotikum nötig ist. Das bekannteste Präparat ist das oral resorbierbare Augmentan® (Clavulansäure + Amoxicillin im Verhältnis von 1:4).

Die Pharmakokinetik der Clavulansäure entspricht in etwa der der beigefügten Penicilline. Die Halbwertzeit beträgt ~ 75 min, die Plasmaeiweißbindung ~ 20 % und die renale Elimination ~ 35–40 %.

Allgemein müssen die β-Lactamasehemmer die wichtigsten β-Lactamasen (von Staphylococcus aureus, Enterobakterien und Bacillus fragilis) hemmen, ähnliche Pharmakokinetik zeigen wie das Begleitantibiotikum und möglichst wenig toxisch sein.

Betabactyl® ist eine Kombination von Clavulansäure und Ticarcillin, einem weiteren Breitspektrumpenicillin, im Verhältnis 1:5. Hauptindikationen für das Präparat sind Infektionen des Abdomens und des kleinen Beckens mit β-lactamasebildenden Staphylokokken, Enterobakterien und Anaerobiern, besonders Bacteroides fragilis.

Unerwünschte Wirkungen der Clavulansäure: Übelkeit, Diarrhoe.

27.3 Aminoglykoside

Sie bestehen aus einem Aminozucker, an den glykosidisch weitere Zuckermoleküle gebunden sind. Durch Sulfatierung wird die Wasserlöslichkeit erhöht.

Typische Wirkstoffe

Gentamicin (Refobacin®), **Streptomycin** (Streptothenat®), **Neomycin** (im Nebacetin®), **Tobramycin** (Gernebcin®), **Amikacin** (Biklin®), **Kanamycin** (Kanamycin®), **Spectinomycin** (Stanilo®), **Sisomicin** (Extramycin®), **Netilmicin** (Certomycin®), **Paromycin** (Humatin®).

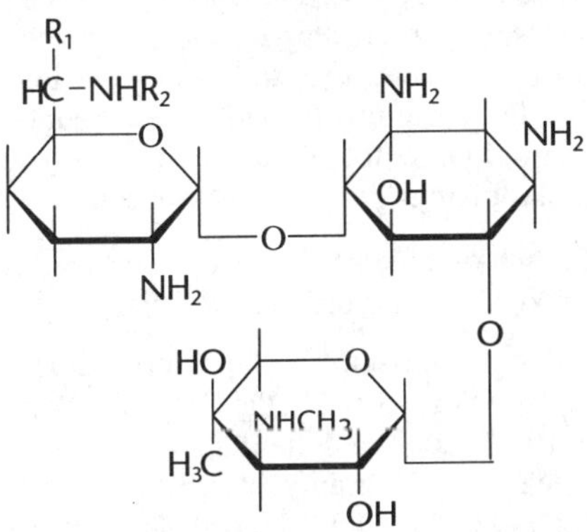

Formel 27.7: Gentamicin C

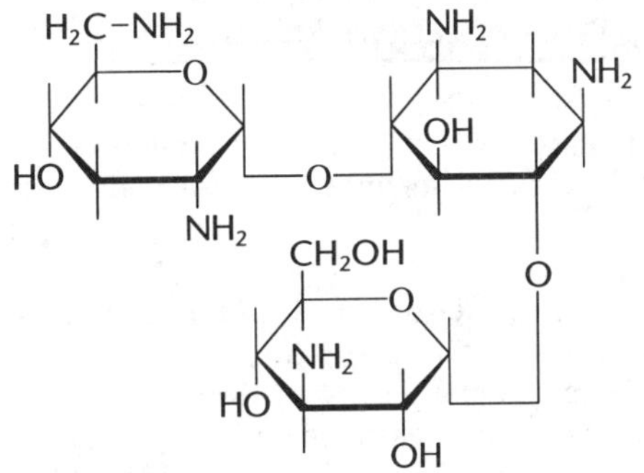

Formel 27.8: Tobramycin

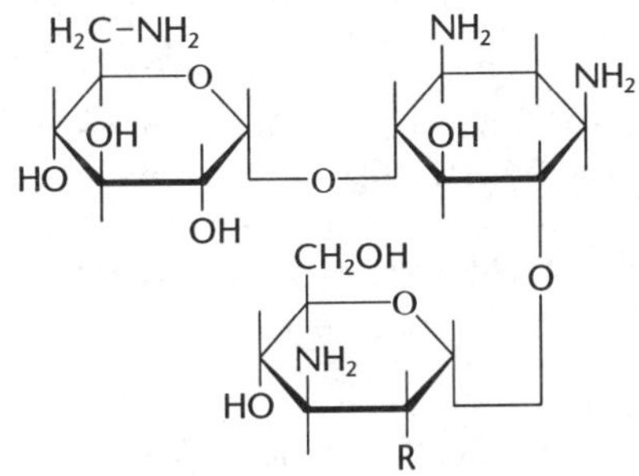

Formel 27.9 Kanamycin

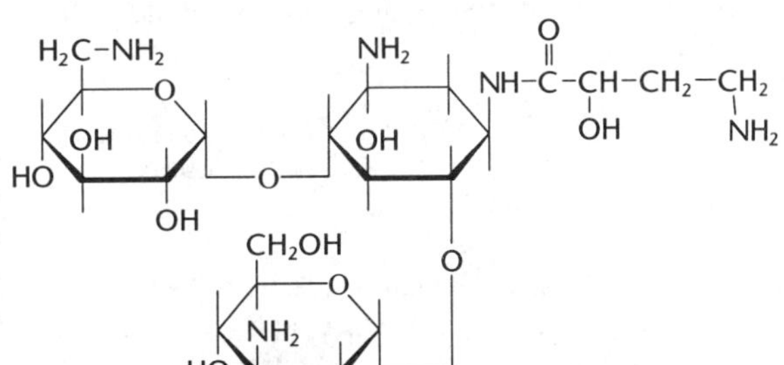

Formel 27.10: Amikacin

27.3.1 Wirkungsspektrum und Resistenzentwicklung

Das Wirkungsspektrum der neueren Aminoglykosidantibiotika (Gentamicin) umfaßt folgende Keime:

Staphylokokken, Neisserien, E. coli, Klebsiellenspezies, Enterobacterspezies, Spezies von Citrobacter, Serratia, indol-positive und -negative Proteus, Providencia, Pseudomonas aeruginosa, Brucellen, Pasteurellen, Bordetellen, Haemophilus, Yersinia pestis, Yersinia enterocolitica, Listerien, Bacillus anthracis, Francisella tularensis und Acinetobacter.

Tobramycin wirkt stärker bei Pseudomonas aeruginosa, Amikacin besser bei Providenciaspezies und bei Enterobacter-, Klebsiellen- und Serratia-Stämmen mit Resistenz gegen die anderen Aminoglykoside.

Resistenzentwicklung spielt bei der Aminoglykosidtherapie eine wichtige Rolle. So kann beispielsweise durch eine Punktmutation an einem ribosomalen Bindungsprotein die Bindungsfähigkeit von Streptomycin aufgehoben werden → Einschrittresistenz.

Eine weitere Möglichkeit der Resistenzbildung ist die Verminderung der Permeabilität der Bakterienmembran für Aminoglykoside.

Der wichtigste Mechanismus von Resistenzbildung beruht aber auf der Inaktivierung der Aminoglykoside durch bakterielle Enzyme. Die durch Plasmide weitergegebene Resistenz der Mikroorganismen ist durch drei Enzyme bedingt:

- ▲ **Adenyltransferasen** übertragen Nucleotide auf OH-Gruppen der Aminozucker.
- ▲ **Acetyltransferasen** acetylieren Aminogruppen.
- ▲ **Phosphortransferasen** übertragen Phosphatgruppen auf OH-Gruppen der Aminozucker.

Die durch die obigen Enzyme abgewandelten Aminoglykoside können nicht mehr an Ribosomen binden und werden unwirksam.

27.3.2 Wirkungsmechanismus

Die Aminoglykosidantibiotika wirken sowohl bakterizid als auch bakteriostatisch.

Sie entfalten ihre Wirkung durch Interaktion mit der 30 S-Untereinheit des Ribosoms. Dadurch entstehen Fehler bei der Translation. Weil an die m-RNS nicht mehr die richtigen t-RNS-Moleküle ankoppeln, werden Proteine mit falscher Aminosäuresequenz gebildet. Man nennt diese Proteine Nonsens-Proteine.

Über eine zweiten Wirkungsmechanismus schädigen die Aminoglykosidantibiotika die Bakterienmembran. Das Wirkungsspektrum und auch die Indikation für die Aminoglykoside sind streng begrenzt.

27.3.3 Einzelne Wirkstoffe

Gentamicin (Refobacin®) wird hauptsächlich zur Bekämpfung von Problemkeimen wie Pseudomonas aeruginosa, Klebsiellen, Aerobacter, indol-positive Proteusarten und bei penicillinasebildenden Keimen als Reservemittel gegeben.

Streptomycin wird vereinzelt noch in der tuberkulostatischen Therapie angewendet, ansonsten bei Brucellen, Pseudomonas mallei und Pasteurellen.

Neuere Aminoglykoside sind **Tobramycin** (Gernebcin®) und **Amikacin** (Biklin®).

Das **Wirkungsspektrum** umfaßt folgende Keime:

Staphylokokken, Neisserien, E. coli, Klebsiellen-Spezies, Enterobacter-Spezies, Spezies von Citrobacter, Serratia, indol-positive und -negative Proteusarten, Providencia, Pseudomonas aeruginosa, Brucellen, Yersinia pestis, Francisella tularensis und Acinetobacter.

Tobramycin wirkt stärker bei Pseudomonas aeruginosa, Amikacin besser bei Providenciaspezies.

Beide Substanzen müssen i.v. appliziert werden; die Halbwertzeit liegt ~ bei 2 h, die Eiweißbindung ist kleiner 10 %. Die Ausscheidung erfolgt vorwiegend renal (bei Tobramycin zu 90 %, bei Amikacin zu 98 %). Die Liquorgängigkeit ist mäßig (~ 25 % der Serumkonzentration). Die

Substanzen sind etwas weniger toxisch als ältere Präparate, im Prinzip gelten aber die gleichen Nebenwirkungen.

Kanamycin wird ebenfalls in der Tuberkulostasetherapie, sowie bei gramnegativen Erregern als Reservemittel gegeben.

Die schwerlöslichen Derivate **Neomycin** und **Paromycin** sind nicht resorbierbar und werden zur Darmsterilisation verwendet.

Paromycin dient nach peroraler Gabe zur Keimreduktion im Darm.

Neomycin findet in der lokalen antibiotischen Therapie in Kombination mit Bacitracin als Nebacetin®-Spray oder -Salbe Verwendung. Neomycin bildet im Darm mit Gallensäuren unlösbare Komplexe (ähnlich den Anionenaustauscherharzen). Dies bewirkt eine Senkung des LDL-Cholesterins.

Spectinomycin dient als Reservemittel zur Therapie der Gonorrhoe, wenn die Erreger resistent gegen Penicillin sind.

27.3.4 Indikationen

Insgesamt besteht die Indikation für die Gabe der neueren Aminoglykoside bei der Initialtherapie schwerer lebensbedrohlicher Infektionen mit unbekannten Keimen, bei Infektionen mit gramnegativen Keimen, bei schweren Knochen-, Gelenk- und Weichteilinfektionen.

Bei Endocarditiden durch Streptokokken und Enterokokken hat sich die Kombinationsbehandlung mit β-Lactamantibiotika (v.a. Penicillinen) bewährt. Die Ergebnisse der Kombinationstherapie sind besser als die der Monotherapie. Man diskutiert einen synergistischen Effekt im Sinne einer verbesserten Aminoglykosidpenetration in die Bakterienzelle.

27.3.5 Pharmakokinetik

Da alle Aminoglykosidantibiotika sehr schlecht resorbierbar sind, sollten sie nur zur Darmsterilisation peroral angewendet werden. Normalerweise werden sie parenteral verabreicht. Die Aminoglykosidantibiotika gelangen kaum ins Zellinnere. Sie liegen nach parenteraler Gabe im wesentlichen im Extrazellulärraum vor.

Intrazellulär liegende Erreger werden damit nicht erfaßt.

Mit Ausnahme des Streptomycins (35 % Plasmaeiweißbindung) werden die Aminoglykoside unter physiologischen Bedingungen nicht an Plasmaeiweiß gebunden.

Die Plasmahalbwertzeit beträgt ~ 2–3 h.

Die Blut-Hirn-Schranke kann nur schwer passiert werden, deshalb gelangen sie praktisch nur bei Meningitis ins ZNS, da hier die Durchlässigkeit erhöht ist.

Aminoglykosidantibiotika sind plazentagängig und werden auch in die Muttermilch ausgeschieden. Sie sollten deshalb nicht während Schwangerschaft und Laktation gegeben werden.

Die Aminoglykosidantibiotika werden glomerulär filtriert und unverändert renal eliminiert. Sie sind in Niere und Blase in antibiotisch wirksamer Konzentration vorhanden. → Indikation bei Nieren- und Blaseninfekten. Die Aminoglykosidpharmakonzentration sollte bei Neugeborenen, bei Maximaldosierungen im Rahmen der Therapie lebensbedrohlicher Infektionen und bei Langzeittherapie kontrolliert werden, um toxische Wirkspiegel zu vermeiden.

Wichtig ist die Plasmaspiegelkontrolle vor allem bei eingeschränkter Nierenfunktion, da in diesem Falle die Aminoglykoside stark kumulieren können.

Bei Niereninsuffizienz müssen die Aminoglykoside daher sehr vorsichtig dosiert werden.

Die Aminoglykoside reichern sich v.a. in der Nierenrinde stark an.

27.3.6 Unerwünschte Wirkungen

Die Aminoglykoside sind ototoxisch. Gentamicin und Streptomycin wirken in erster Linie schädigend auf das Gleichgewichtsorgan. Ihre schädigende Wirkung auf den Nervus vestibularis ist prinzipiell reversibel.

Wegen der Ototoxizität v.a. bei Foeten sollen Aminoglykosidantibiotika nicht in der Schwangerschaft verordnet werden.

Kanamycin schädigt das Hörvermögen durch Toxizität auf den Nervus cochlearis. Die Cochlearisschäden sind irreversibel und neigen zur Progression. Man sollte wegen dieser schwerwiegenden Komplikation Überdosierungen vermeiden.

Aminoglykosidantibiotika können an den proximalen Nierentubuli reversible Schädigungen hervorrufen.

Allergie und neurologische Störungen sind beobachtet worden.

Granulozytopenie, Thrombozytopenie und aplastische Anämie, sowie ein Anstieg der Transaminasen können auftreten.

27.3.7 Interaktionen

Aminoglykoside können die neuromuskuläre Transmission sowohl an der prä- als auch an der postsynaptischen Membran blockieren. → Wirkungsverstärkung von Muskelrelaxantien und Hypnotika. Sie führen bei Myasthenia gravis pseudoparalytica zur Verschlechterung der Symptome (Antidot sind Kalziumionen).

Aminoglykoside dürfen nicht mit Penicillinen oder Cephalosporinen in einer Infusionslösung gemischt werden, da es zu einer chemisch-physikalisch bedingten Inaktivierung der Präparate kommt.

Schleifendiuretika und Cephalosporine können die Nephro- und Ototoxizität der Aminoglykoside erhöhen.

27.4 Chinolone (Gyrasehemmstoffe)

Das Grundgerüst der neueren Gyrasehemmer ist die Chinoloncarbonsäure.

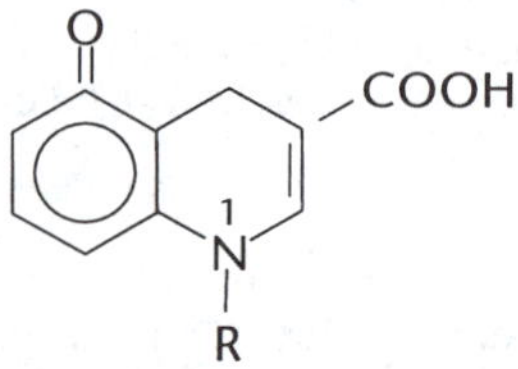

Formel 27.11: Grundgerüst der 4-Chinolone

Die Gyrasehemmer **Norfloxacin** (Barazan®), **Ofloxacin** (Tarivid®), **Enoxacin** (Gyramid®), und **Ciprofloxacin** (Ciprobay®) sind 4-Chinolone, weiterentwickelte Verwandte der Nalidixinsäure und Pipemidsäure.

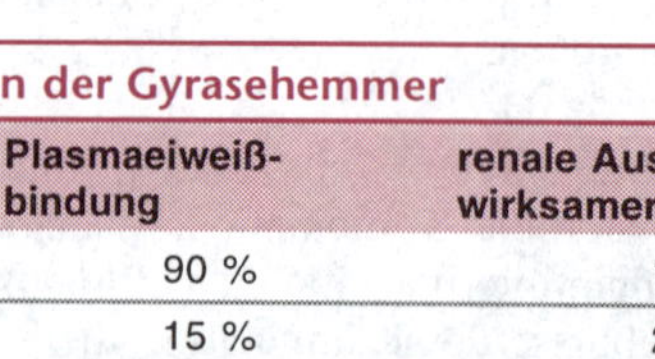

Formel 27.12: Norfloxacin

Pharmakokinetische Daten der Gyrasehemmer

	$T_{1/2}$	Resorptionsquote	Plasmaeiweißbindung	renale Ausscheidung in wirksamer Form
Nalidixinsäure	1,5–2 h	80–90 %	90 %	15–20 %
Norfloxacin	4–6 h	~ 40 %	15 %	20–35 %
Enoxacin	4–5 h	~ 90 %	40 %	~ 50 %
Ofloxacin	4–6 h	~ 95 %	~ 5 %	90–95 %
Ciprofloxacin	3–4 h	75–80 %	20–30 %	~ 50 %

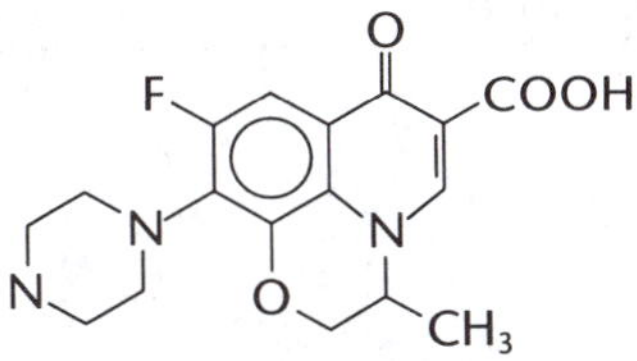

Formel 27.13: Ofloxacin

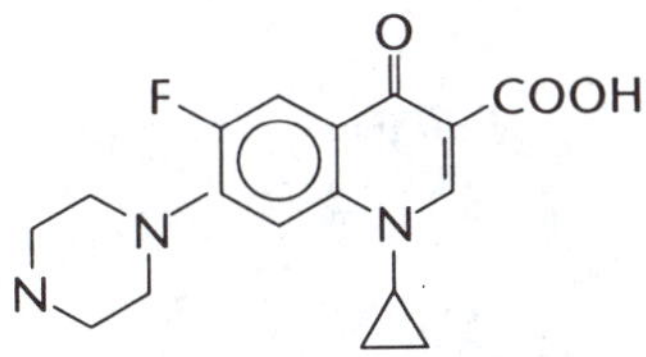

Formel 27.14: Ciprofloxacin

27.4.1 Wirkungsweise und Wirkungsspektrum

Wirkungsweise

Die Gyrasehemmer hemmen die bakterielle DNS-Gyrase, die bei Bakterien die Länge der DNS-Helix durch Superspiralisierung verkürzt, damit das DNS-Molekül in die Bakterienhülle paßt. Durch die Wirkung der Gyrasehemmer paßt die DNS nicht mehr in die Bakterienhülle → Die Hülle platzt. Die neuen Gyrasehemmer wirken bakterizid sowohl auf das ruhende als auch auf das wachsende Bakterium.

Ein der Gyrase ähnliches menschliches Enzym wird durch die Gyrasehemmer nicht beeinflußt.

Wirkungsspektrum der neueren Gyrasehemmer

Das Wirkungsspektrum erstreckt sich auf grampositive und gramnegative Keime, auf Aerobier und Anaerobier:

Staphylokokken (S. aureus, S. epidermidis), Streptokokken, Neisserien (N. gonhorrhoeae, N. meningitidis), Acinetobacter, Salmonellen, Shigellen, E. coli, Klebsiellen, indol-negative und -positive Proteusarten, Citrobacter, Enterobacter, Hafnia, Pseudomonas aeruginosa, Legionella, Aeromonas, Vibrionen, Campylobacter, Yersinia enterocolitica, Haemophilus influencae, Chlamydien, Mykoplasmen, z.T. Bacteroides und Serratia.

27.4.2 Pharmakokinetik

Ofloxacin wird zu ~ 95 % nach oraler Gabe resorbiert. Der maximale Serumspiegel ist nach 30–60 min. erreicht. Die Plasmaeliminationshalbwertzeit liegt bei ~ 6 h. Die Plasmaeiweißbindung ist niedrig (~ 5 %). Ofloxacin wird kaum metabolisiert und hauptsächlich in unveränderter Form renal eliminiert (> 90 %).

Die Dosierung liegt zwischen 200 und 400 mg/Tag, verteilt auf zwei Einzelgaben. Bei Kreatininwerten zwischen 2 und 5 mg/dl wird die Dosis halbiert, bei Werten über 5 mg /dl auf 1/4 reduziert. Schon bei geringer Nierenfunktionsstörung kann es zur Kumulation kommen → Vorsicht bei alten Menschen. Die Resorption aller Chinolone kann durch Antazida herabgesetzt werden.

Ciprofloxacin wird zu 75–80 % resorbiert, hat eine Plasmaproteinbindung von 20–30 % und eine Eliminationshalbwertzeit von 3–5 h. Der Hauptteil wird renal eliminiert (glomeruläre Filtration und tubuläre Sekretion, – durch Probenecid hemmbar), wobei insgesamt 80–90 % nicht metabolisiert werden.

Ofloxacin und Ciprofloxacin können sowohl oral als auch parenteral appliziert werden.

Die Gyrasehemmer sind plazentagänig.

Indikationen

Infektionen der Nieren, der harnleitenden Organe, Gonorrhoe, Atemwegsinfektionen, Infektion von Haut und Weichteilen, Osteomyelitiden, Typhus und bakteriellen Enteritiden.

Norfloxacin findet Anwendung als Harnwegschemotherapeutikum, während Ofloxacin, Enoxacin und Ciprofloxacin zur Behandlung systemischer Infektionen eingesetzt werden.

27.4.3 Unerwünschte Wirkungen

Insgesamt selten sind: allergische Erscheinungen (Hautreaktionen); selten Petechien, kleine Papeln im Sinne einer allergischen Vaskulitis; sehr selten Gesichtsödeme, Glottisödem, Tachykardie und Schockzustände. Die Hauterscheinungen scheinen unter starker Sonneneinwirkung häufiger aufzutreten (phototoxische Komponente).

Gelenk- und Muskelschmerzen, Magenbeschwerden, Appetitlosigkeit, Nausea, Erbrechen und Diarrhoen werden beobachtet.

Gelegentlich treten zentralnervöse Störungen wie Kopfschmerz, Schlaflosigkeit, Schwindel, Parästhesien, Sehstörungen, Geschmacks- und Geruchsstörungen sowie eine Beeinträchtigung des Reaktionsvermögens auf.

In Einzelfällen (besonders bei alten Patienten und Vorschäden) sind psychotische Reaktionen (Unruhe, Angst- und Erregungszustände, Verwirrtheit) und Krampfanfälle aufgetreten. Man vermutet, daß diese Nebenwirkungen auf einer Störung der γ-Aminobuttersäure-Rezeptoren beruhen.

Alle Nebenwirkungen sind nach Absetzen des Medikaments voll reversibel.

Im Tierversuch sind nach Applikation von Chinolonen Gelenkknorpelschäden aufgetreten. Ob dies auf den Menschen übertragbar ist, ist nicht sicher. Trotzdem sollte man im Kindesalter die Chinolone nicht einsetzen.

Nach Gabe von Ciprofloxacin wurde bisher bei einem Patienten eine allergische Vaskulitis beschrieben. Nach oraler Ciprofloxacintherapie traten bei einigen Patienten falsch positive Urintests für Glukoseausscheidung auf, die evtl. durch einen Metaboliten verursacht wurden.

Wechselwirkungen

Chinolone verlängern die Halbwertzeit von Theophyllinpräparaten.

Kontraindikationen

Schwangerschaft und Stillzeit, nicht vor Abschluß des Wachstums (Knorpelschäden!), Allergie gegen Gyrasehemmer. Strenge Indikationsstellung bei zerebralen Vorschäden.

27.4.4 Nalidixinsäure

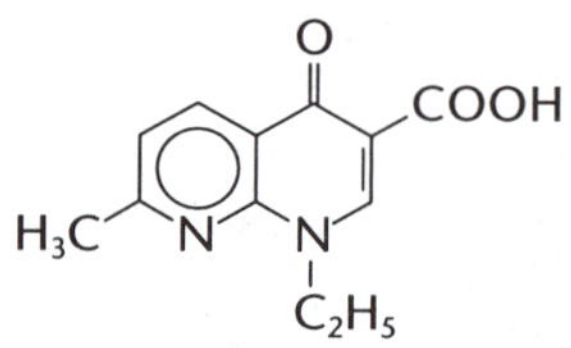

Formel 27.15: Nalidixinsäure

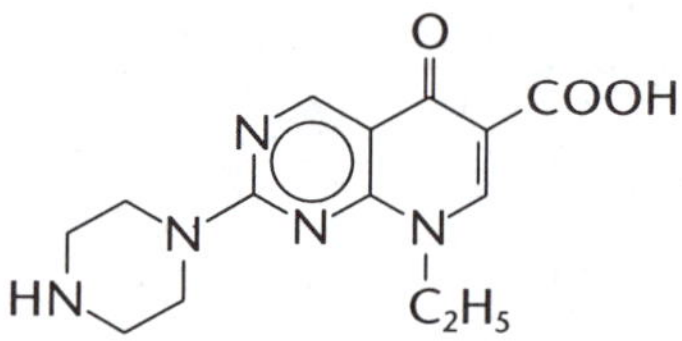

Formel 27.16: Pipemidsäure

Nalidixinsäure (Nogram®) gehört wie die **Pipemidsäure** (Deblaston®) zu den älteren Gyrasehemmern, deren Indikation auf Harnwegsinfekte beschränkt ist. Nalidixinsäure ist ein Naphthyridinderivat, während Pipemidsäure ein Pyridonpyrimidinderivat ist.

Nalidixinsäure wirkt bakterizid auf sich vermehrende Erreger. Sie wird nach peroraler Gabe gut resorbiert, und hat eine hohe Plasmaeiweißbindung (bis zu 90 %).

Nalidixinsäure wird zum Teil in der Leber metabolisiert und in freier Form ausgeschieden, zum anderen Teil als antibakteriell wirksames Abbauprodukt in den Harn ausgeschieden. In Plasma und Gewebe kommt es zu keiner chemotherapeutischen Wirkung.

Indikationen

Harnwegsinfekte mit Gonokokken, Brucellen, E. coli, Klebsiellen, Aerobacter, Proteus, Salmonellen, Shigellen.

Unerwünschte Wirkungen

Nalidixinsäure verursacht Störungen in der Hämatopoese, die evtl. Teil einer allergischen Reaktion sein können. Am Magen-Darm-Trakt beobachtet man Nausea, Erbrechen und Diarrhoen.

Am peripheren Nervensystem kommt es zu Polyneuropathie, während am ZNS multiple Störungen auftreten können.

Nicht verwenden soll man Nalidixinsäure in der Gravidität und bei Leber- und Nierenschäden.

27.5 Tetrazykline

Die Tetrazykline haben folgende Grundstruktur, die sich vom Naphtacen ableitet. Beim Minocyclin ist die CH_3-Gruppe des 2. Ringes durch ein H-Atom ersetzt.

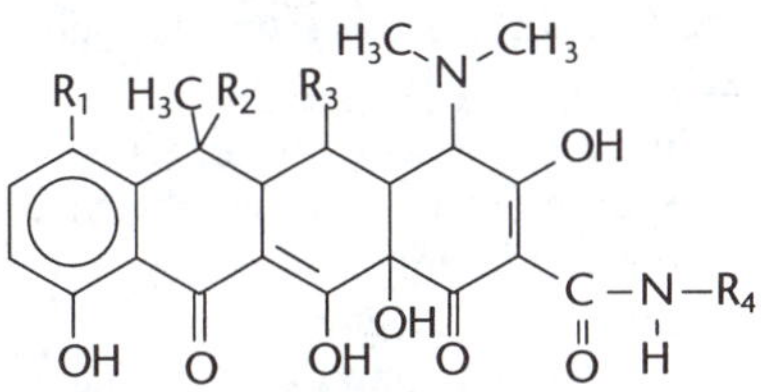

Formel 27.17: Tetrazykline

Typische Wirkstoffe:
Tetracyclin, **Doxycyclin** (Vibramycin®), **Minocyclin** (Klinomycin®), **Demethylchlortetracyclin** (Ledermycin®), **Rolitetracyclin** (Reverin®), etc.

27.5.1 Wirkungsspektrum und Wirkungsmechanismus

Wirkungsspektrum

- **Grampositive Keime:** Staphylokokken, Streptokokken, Corynebacterium, Listeria monocytogenes, Clostridien (außer C. difficile), Nocardien, Actinomyces und Propionibacterium.
- **Gramnegative Keime:** Neisserien, E. coli, Citrobacter, Enterobacter, Klebsiellen, Salmonellen, Shigellen, Brucellen, Haemophilus influencae, Bacteroides, Fusobacterium, Vibrio cholerae, Yersinien, Treponemen, Leptospiren.
- Weiterhin wirken Tetrazykline gegen Mykobakterien, Mykoplasmen, Chlamydien, Rickettsien und Ureaplasma.

Hohe Resistenzquoten sind bei Clostridien, E. coli, Salmonellen, Shigellen, Klebsiellen und Enterokokken bekannt.

Wirkungsmechanismus

> Tetrazykline sind Breitbandantibiotika.

Sie hemmen die Proteinbiosynthese. Tetrazyklin lagert sich an die 30 S-Untereinheit des Ribosoms und verhindert die Kettenverlängerung der Proteine, da die Transfer-RNS keine Aminosäuren mehr an die Kopplungsstelle anlagern kann. Tetrazykline wirken auf extrazellulär und intrazellulär gelegene Keime.

> Im Organismus entfalten die Tetrazykline nur bakteriostatische Wirkung, da man die Konzentration nicht so erhöhen kann, daß auch eine bakterizide Wirkung erzielt werden könnte.

Tetrazyklin hemmt auch im Säuger die Proteinbiosynthese (etwa 10^2 x schwächer als im Bakterium), so daß hohe Konzentrationen für den Organismus toxisch sind. Als Breitbandantibiotika sind Tetrazykline gegen eine große Zahl von Keimen wirksam, auch gegen Listerformen. Man sollte Tetrazykline bei Mischinfektionen der Lunge, des Darmes und der Harnwege verabreichen, wenn mit Penicillin keine Besserung erzielt werden kann.

27.5.2 Pharmakokinetik

> Die Tetrazykline werden nach oraler Gabe gut und schnell resorbiert, jedoch bleibt ein großer Teil im Darmlumen zurück, der zu Störungen der Darmbesiedlung führen kann.

Tetrazykline reichern sich gut in Lunge, Milz, Tonsillen, Niere, Prostata, Uterus, Appendix und Muskulatur an.

> Sie passieren die Plazentaschranke und gehen in die Muttermilch über.

Da einige Tetrazykline sehr lipophil sind, passieren sie die Blut-Liquor-Schranke gut. Manche Tetrazyklinabkömmlinge werden in der Leber oxidiert.

Die Ausscheidung der älteren Tetrazykline erfolgt großteils über die Niere und zu einem geringen Teil über die Leber. Sie reichern sich in der Gallenblase an. Die über den Darm ausgeschiedene Menge ist auch nach parenteraler Gabe groß genug, um die Bakterienflora des Darmes zu schädigen.

Die neuen Derivate, z.B. Doxycyclin, werden hauptsächlich über den Darm ausgeschieden, so daß eine Niereninsuffizienz nicht mehr so schnell zur Kumulation führen kann wie bei den älteren Derivaten. Doxycyclin hat eine lange Halbwertzeit, so daß eine einmalige Gabe pro Tag ausreicht, um antibakteriell wirksame Konzentrationen im Plasma aufrechtzuerhalten.

Tetrazykline sind schlecht wasserlöslich und müssen deshalb bis auf Rolitetracyclin zur parenteralen Therapie mit Lösungsmitteln versetzt werden.

Pharmakokinetische Daten der Tetrazykline

Präparat	orale Resorption	Plasmaeiweißbindung	$T_{1/2}$
Demethylchlortetracyclin (Ledermycin®)	65 %	40 %	~13 h
Doxycyclin (Vibramycin®)	> 90 %	~ 90 %	~20 h
Minocyclin (Klinomycin®)	> 90 %	75 %	~15 h
Rolitetracyclin (Reverin®)	–	50 %	~ 8 h
Tetracyclin	80 %	25 %	~ 8 h

27.5.3 Unerwünschte Wirkungen

- ▲ Tetrazykline haben direkt schleimhautschädigende Wirkungen, so daß es an Mundschleimhaut, Vagina und After zu lokaler Reizung kommen kann.

Durch Anhaften von Doxycyclinkapseln an der Ösophagusschleimhaut sind Fälle von Ösophagitis mit Ulzera beschrieben worden → mit viel Flüssigkeit einnehmen.

- ▲ Weil Tetrazykline als Breitbandantibiotika die Körperflora im Mund-Rachen-Raum und besonders im Darm stören, kann es zu Erregerwechsel und pathologischer Keimbesiedlung kommen.

Infektionswandel liegt vor, wenn durch Chemotherapie der ursprüngliche Haupterreger abgetötet wird und ein vorher unbedeutender Begleiterreger, der resistent gegen das Antibiotikum ist, herausselektioniert wird. Er beherrscht fortan das Krankheitsbild.

- ▲ Diarrhoe, Flatulenz, Übelkeit und Erbrechen treten bei bis zu 10 % der Behandelten auf.
- ▲ Am **ZNS** kann es zu intrakraniellem Druckanstieg kommen (Mechanismus nicht klar) → Kopfschmerz, Übelkeit, Erbrechen, Photophobie und Stauungspapille.
- ▲ An der **Leber** kann besonders bei Überdosierung eine fettige Degeneration entstehen, die klinisch zu Transaminasenanstieg, Ikterus, Azotämie, Fieber, verlängerter Prothrombinzeit, Hämatomen und Melaena führen kann.
- ▲ Durch Hemmung der Proteinbiosynthese wirken Tetrazykline katabol und belasten mit den anfallenden Stoffwechselprodukten des Eiweißabbaus die Niere. Dies kann bei Niereninsuffizienz von Bedeutung sein.
- ▲ Unter Tetrazyklintherapie können bei längerem Aufenthalt in der Sonne durch Photosensibilisierung Photodermatosen entstehen.

Kontraindikationen

Weil Tetrazykline eine hohe Affinität zum Knochensystem haben und besonders im Wachstumsalter in Knochen und Zähne eingelagert werden, muß man mit der Verordnung von Tetrazyklinen bei Heranwachsenden vorsichtig sein. Man beobachtet gelbe Zähne durch Tetrazyklineinlagerung.

Nicht verordnen sollte man Tetrazykline bei Kleinkindern und vor allem nicht bei Graviden, da es beim Foeten zur Zunahme des intrakraniellen Druckes kommt.

27.5.4 Interaktionen

- ▲ Antazida behindern die Tetrazyklinresorption.
- ▲ Der Cumarinabbau wird durch Tetrazykline verzögert → verstärkte Cumarinwirkung.
- ▲ Der Tetrazyklinabbau wird durch chronischen Alkoholismus, Barbiturate, Phenytoin und Carbamazepin beschleunigt.
- ▲ Tetrazykline beeinträchtigen den antikonzeptiven Schutz oraler Kontrazeptiva und verstärken die toxische Wirkung von Methotrexat. Eine Methoxyflurannarkose unter Tetrazyklingabe wirkt nephrotoxisch.
- ▲ Eisenhaltige Präparate vermindern die Resorption der Tetrazykline aus dem Magen-Darm-Trakt. Metallionen wie Kalzium, Magnesium, Eisen und Aluminium vermindern die Resorption von Tetrazyklinen durch Bildung unlöslicher Chelatkomplexe. Deshalb sollten Tetrazykline nicht zusammen mit der Nahrung (besonders Milch) eingenommen werden.

27.6 Makrolide und Lincosamide

27.6.1 Erythromycin (Erycin®)

Erythromycin ist ein makrozyklisches Keton. Verwandt sind Oleandromycin, Josamycin und Spiramycin. Erythromycin wurde aus dem Pilz Streptomyces erythreus isoliert und ist das in der Klinik am häufigsten eingesetzte Makrolidantibiotikum.

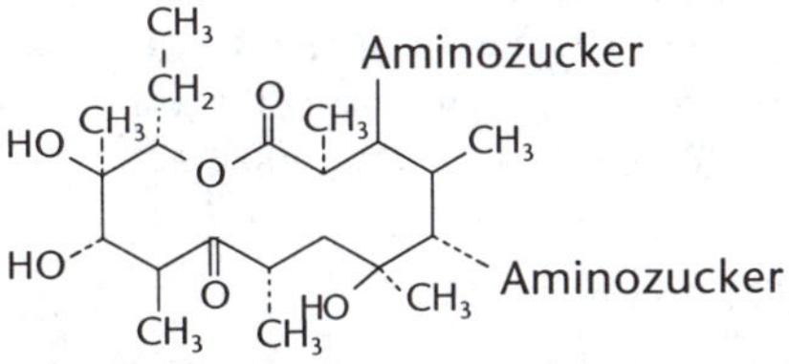

Formel 27.18: Erythromycin

Wirkungsweise, Wirkungsspektrum

Erythromycin bindet an die 50 S-Untereinheiten von Bakterienribosomen und mitochondralen Ribosomen, nicht aber an Säugerribosomen: Es hemmt somit die Proteinbiosynthese.

Da Erythromycin ein ähnliches Erregerspektrum wie Penicillin und Tetrazykline hat, sollte es als Reservemittel bei Penicillinallergie oder bei Penicillinasebildung gegeben werden. Es ist Mittel der Wahl bei Infektionen mit Legionellen, Bordetella pertussis, Corynebacterium diphtheriae und Mykoplasmen.

Neben der Wirkung auf grampositive Keime wirkt es auch auf gramnegative Keime wie Hämophilus.

Resistenzentwicklung gegenüber Erythromycin beruht auf einer Abschwächung der Bindung an das Bakterienribosom; enzymatische Inaktivierung ist nicht bekannt.

Mit den anderen Makroliden besteht Kreuzresistenz, mit Lincomycin und Clindamycin besteht partielle Kreuzresistenz.

Pharmakokinetik

Erythromycin ist nicht säurestabil und muß deshalb in magensaftresistenten Kapseln gegeben werden. Es wird nach oraler Gabe zu 20–50 % resorbiert.

Die Plasmaeiweißbindung beträgt in therapeutischen Konzentrationen ~ 50–60 %. Erythromycin reichert sich abgesehen vom ZNS in allen Geweben, besonders aber in Erythrozyten, Leukozyten und Makrophagen in hohen Konzentrationen an. Es kann auch die Plazentaschranke passieren und in die Muttermilch übertreten.

Der Hauptanteil des Erythromycins wird in der Leber demethyliert und über die Galle ausgeschieden. Ein geringer Anteil wird renal eliminiert.

Unerwünschte Wirkungen

Transaminasenanstiege, Bilirubinanstieg und Fieber werden beobachtet.

Weil Erythromycin einen cholestatischen Ikterus hervorrufen kann, ist es bei Leberschäden kontraindiziert. Am Magen-Darm-Trakt ruft es bei manchen Patienten Erbrechen, Nausea und Bauchschmerz hervor.

Hautreaktionen im Sinne von Überempfindlichkeit sind selten. Ohrensausen und vorübergehende Taubheit können nach hoher Dosierung auftreten.

Interaktionen

Erythromycin hemmt die Cytochrom-P450 abhängigen Oxidasen. Dadurch wird die Elimination verschiedener Wirkstoffe verzögert.

Die Theophyllinhalbwertzeit wird verlängert.

Die Clearance von Ciclosporin wird gehemmt, wodurch nephrotoxische Ciclosporinkonzentrationen auftreten können.

Erhöhte Serumspiegel wurden bei gleichzeitiger Gabe von Erythromycin mit Digoxin, Carbamazepin, Glukokortikoiden und Cumarinderivaten beobachtet.

Wegen Überlagerung der Bindungsstellen an Ribosomen zwischen Erythromycin, Chloramphenicol, Lincomycin und Clindamycin sollten diese Präparate nicht miteinander kombiniert werden.

Erythromycin sollte wegen Inkompatibilitätsreaktionen mit sehr vielen anderen Medikamenten nicht mit anderen Substanzen in Infusionslösungen gemischt werden.

27.6.2 Roxithromycin (Rulid®)

Roxithromycin ist ein säurestabiles Makrolidantibiotikum, ein Ethyloximderivat des Erythromycins. Es wirkt wie Erythromycin über eine Behinderung der Proteinsynthese der Bakterien und über eine Steigerung adhäsiver und chemotaktischer Funktionen der Makrophagen → gesteigerte Phagozytose und Lyse von Bakterien.

Pharmakokinetik

Roxithromycin wird nach oraler Gabe gut resorbiert. Die Dosierung liegt bei 2 x 150 mg. Die Halbwertzeit beträgt etwa 10–12 h, die Plasmaeiweißbindung ~ 95 %. Der Hauptanteil wird biliär über den Darm, geringere Anteile renal und über die Lunge ausgeschieden. In den Geweben werden hohe Konzentrationen erreicht. Etwa 50 % der Substanz werden unverändert ausgeschieden.

Erregerspektrum

Staphylokokken (S. aureus und S. epidermidis), Streptokokken (Gruppe A, B, C), Legionellen, Bramhamella catarrhalis, Campylobacter, Gardnerella vaginalis, Hämophilusarten, Neisseria gonorrhoeae, Neisseria meningitidis, Bordetella (B. pertussis und B. parapertussis). Mycobacterium tuberculosis ist gering empfindlich. Bacillus cereus, Corynebakterien und Listeria monocytogenes sind wie einige Anaerobier (Bacteroidesarten, Propionibacterium, Peptostreptokokken und Actinomyces) empfindlich.

Chlamydien, Mykoplasmen und Ureaplasma sind resistent.

Indikationen

Infektionen des Respirations- und Urogenitaltraktes, Infektionen von Ohr, Nase, Rachen, der Haut und von Weichteilen.

Unerwünschte Wirkungen

- ▲ Generell selten Nebenwirkungen, ab und zu Allgemeinsymptome wie Schwäche und Unwohlsein.
- ▲ **Gastrointestinaltrakt:** Appetitlosigkeit, Obstipation, Diarrhoe, Meteorismus, Bauchschmerzen, Nausea, Erbrechen, Melaena, Pilzbefall des Mundes und der Vagina, Transaminasenanstieg.
- ▲ **Neurologische Erscheinungen:** Benommenheit, Schwindel, Kopfschmerzen, Tinnitus.
- ▲ **Hauterscheinungen:** Urtikaria, Ekzeme.

Kontraindikationen

Schwangerschaft und schwere Leberfunktionsstörungen stellen Kontraindikationen dar.

27.6.3 Clarithromycin (Cyllind®, Klacid®)

Clarithromycin ist ein Methyläther des Erythromycins. Wirkungsmechanismus und Erregerspektrum sind dem Erythromycin und Roxithromycin vergleichbar. Die Resorption ist gut, die absolute Bioverfügbarkeit liegt unabhängig von der Nahrungsaufnahme bei etwa 50–55 %. Die Tagesdosis beträgt 2 x 250 mg.

Indikationen, unerwünschte Wirkungen und Kontraindikationen entsprechen denen des Roxithromycins.

Azithromycin (Zithromax®)

Azithromycin ist ein Makrolidantibiotikum, welches durch Einführung eines Stickstoffatoms in den Laktonring von Erythromycin erhalten wird. Die Substanzen werden als **Azalide** bezeichnet.

Die Substanz wird nach oraler Gabe resorbiert, die Bioverfügbarkeit beträgt etwa 37 %, ist jedoch von gleichzeitiger Nahrungseinnahme abhängig und kann dadurch um etwa 50 % verringert werden → Einnahme 1 h vor oder 1–2 h nach der Mahlzeit.

Die Plasmaeiweißbindung beträgt konzentrationsabhängig zwischen 12 und 52 %. Die Halbwertzeit beträgt zwischen 2 und 4 Tagen. Die Substanz hat eine hohe Gewebsaffinität und reichert sich dort bis zu 50fach höher an als im Plasma. Azithromycin wird zum Teil über die Niere, zum Teil über die Galle ausgeschieden. Die Substanz wird im Körper verstoffwechselt, es sind bisher etwa 20 antimikrobiell inaktive Metabolite bekannt.

Wirkspektrum

- **Grampositiv:** Staphylokokken, Streptokokken, Corynebacterium diphteriae.
- **Gramnegativ:** Hämophilus influencae und parainfluencae, Moraxella catarrhalis, Akinetobacter, Yersinien, Legionellen, Bordetella pertussis und parapertussis, Shigellen, Pasteurellen, Vibrio cholerae und parahaemolyticus, Plesiomonas shigelloides.

Die Aktivität gegen E. Coli, Salmonella enteritidis und Salmonella thyphi, Enterobacter-Spezies, Aeromonas und Klebsiellen ist unterschiedlich und sollte per Empfindlichkeitstestung geprüft werden.

- **Anaerobier:** Bacteroides fragilis, Bacteroides-Spezies, Clostridien, Peptokokkus und Peptostreptokokkus, Fusobakterien und Probionibacterium.
- **Sexuell übertragbare Erreger:** Chlamydia trachomatis, Treponema pallidum, Neisseria gonorrhoeae und Haemophilus ducreyi.
- **Andere Erreger:** Borrelia burgdorferi, Chlamydia pneumoniae, Toxoplasma gondii, Mycoplasma pneumoniae und hominis, Ureaplasma urealyticum, Pneumocystis carinii, Mycobacterium avium, Campylobacter-Spezies, sowie Listeria monocytogenes.

Es besteht eine Kreuzresistenz mit Erythromycin resistenten grampositiven Stämmen inklusive Streptococcus faecalis, Enterokokken und den meisten methicillinresistenten Staphylokokken.

Nicht sensibel sind in der Regel Proteus, Serratia und Morganella-Spezies sowie Pseudomonas aeruginosa.

Indikationen

Infektionen der oberen Atemwege, inklusive Sinusitis, Pharyngitis, Tonsillitis, Infektionen der unteren Atemwege inklusive Bronchitis und Pneumonie, Otitis media, Haut- und Weichteilinfektionen, Genitalinfektionen mit den oben erwähnten sensiblen Erregern.

Die Dosierungsempfehlung beträgt bei einer 3-Tages-Therapie täglich 500 mg Azithromycin in einer Einmalgabe, bei der alternativen 5-Tages-Therapie, die bei Pneumonien angewandt werden sollte, am ersten Tag 500 mg, dann jeweils 1 x 250 mg.

Bei sexuell übertragenen Erkrankungen 1 x 1 g.

Unerwünschte Wirkungen

Abdominelle Beschwerden, Stuhlunregelmäßigkeiten, Übelkeit, Erbrechen, Flatulenz, das Auftreten einer pseudomembranösen Colitis ist möglich.

Reversibler Transaminasenanstieg, selten Neutropenien, allergische Reaktionen mit Hautrötungen, Juckreiz und schweren allergischen Reaktionen bis hin zur Anaphylaxie.

Wechselwirkungen

Gleichzeitige Gabe von Antazida behindert die Resorption von Azithromycin.

Bei gleichzeitiger Gabe von nicht hydrierten Mutterkornalkaloiden können Durchblutungsstörungen an den Akren nicht ausgeschlossen werden.

Interaktionen mit Triazolam, Ciclosporin und Digoxin sind möglich, jedoch bisher noch nicht beobachtet worden.

Kontraindikationen

Schwere Lebererkrankungen, wegen fehlender Erfahrungen nicht bei Schwangeren und Stillenden, Vorsicht bei höhergradiger Niereninsuffizienz.

27.6.4 Lincosamide

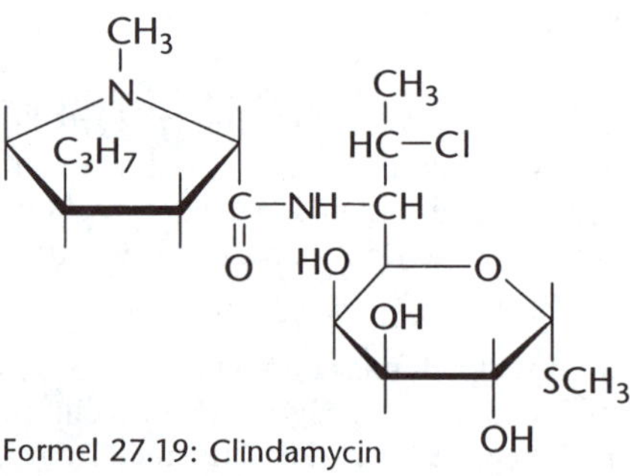

Formel 27.19: Clindamycin

Lincomycin (Albiotic®) wurde aus dem Pilz Streptomyces lincolnensis gewonnen. Beim halbsynthetischen **Clindamycin** (Sobelin®) wurde eine OH-Gruppe des Lincomycins gegen ein Cl⁻ ausgetauscht.

Wirkungsweise

Lincosamide wirken durch Behinderung der Proteinbiosynthese auf der Stufe der Kettenverlängerung bakteriostatisch. Die Wirkungsweise und auch die Bindungsstellen an der 50 S-Untereinheit des Ribosoms sind ähnlich wie bei Chloramphenicol und den Makrolidantibiotika. Bei einigen Streptokokken und Staphylococcus aureus können die Lincosamide in hohen Konzentrationen auch bakterizid wirken.

Wirkungsspektrum

Staphylokokken, an- und aerobe Streptokokken, Mykoplasmen, Corynebacterium diphtheriae, Bacteroides, Fusobakterien und Clostridien. Clindamycin ist etwa zweifach stärker als Lincomycin.

Die Resistenzlage ist sehr günstig und entwickelt sich im Rahmen von Mehrschrittresistenz langsam. Partielle Parallelresistenz besteht zu Erythromycin, wobei erythromycinresistente Keime oft auf Lincosamide ansprechen.

Pharmakokinetik

Clindamycin wird zu ~ 80 % resorbiert, Lincomycin zu < 40 %, das zudem noch durch gleichzeitige Nahrungsaufnahme in der Resorption behindert wird.

Die Plasmaeiweißbindung ist konzentrationsabhängig und bei Clindamycin größer als bei Lincomycin. Beide Substanzen erreichen die Knochen und Knorpel gut, werden in die Muttermilch ausgeschieden und passieren die Plazentaschranke. Die ZNS-Konzentrationen sind unbefriedigend. Die $T_{1/2}$ von Lincomycin beträgt ~ 4–5 h, die von Clindamycin nur ~ 3 h. Beide Stoffe werden hauptsächlich in aktiver Form renal eliminiert.

Indikationen

Die Lincosamide sind hauptsächlich indiziert bei Knorpel- und Knocheninfektionen, bei gegen anderen Antibiotika resistenten Staphylokokkenstämmen und insgesamt als Reservemittel bei schweren Infektionen.

Unerwünschte Wirkungen

Gastrointestinale Erscheinungen wie Übelkeit, Erbrechen, Diarrhoe, Bauchschmerzen treten auf. Selten ist die oft schwerwiegend verlaufende pseudomembranöse Enterocolitis, die auch nach Ende der antibiotischen Therapie auftreten kann.

Die Transaminasen können ansteigen, allergische Hautreaktionen sind beobachtet worden. Thrombozytopenie, Leukopenie und Agranulozytose sind beschrieben. Wie bei den Aminoglykosiden wird die neuromuskuläre Erregungsübertragung behindert.

I.m.-Gabe ist schmerzhaft, bei zu schneller i.v.-Gabe kann es zu Blutdruckabfall und Herzstillstand kommen.

27.7 Glykopeptide

27.7.1 Vancomycin (Vancomycin®)

Vancomycin ist ein hochmolekulares Glykoprotein aus Streptomyces orientalis.

Es blockiert die Zellwandsynthese, führt durch Zellwandschädigung zu Permeabilitätstörungen und hemmt die RNS-Synthese. Im Gegensatz zu den β-Lactamantibiotika bindet Vancomycin an vorgeformte Zellwandbestandteile (= Substrate) und nicht an die an der Synthese beteiligten Enzyme. Dies erklärt, weshalb keine Kreuzresistenz zu den β-Lactamantibiotika und anderen Antibiotika besteht und warum bisher keine Einschrittresistenz gefunden wurde. Für das Bakterium ist es leichter, mit einer Enzymmutation zu leben als mit einer Mutation, die Veränderungen in der Zellwand selbst hervorruft. Auf proliferierende Keime wirkt Vancomycin bakterizid.

Das **Erregerspektrum** entspricht in etwa dem des Penicillin G. Sensibel sind grampositive Keime (Staphylokokken, Streptokokken) und grampositive Anaerobier (z.B. Clostridium difficile).

Pharmakokinetik

Die Resorption nach oraler Gabe ist unzureichend → intravenöse Applikation. Die Serumhalbwertzeit beträgt 6 h, bei hochgradiger Niereninsuffizienz bis 7,5 Tage. Die Ausscheidung erfolgt zu etwa 80 % durch glomeruläre Filtration. Die Substanz ist kaum dialysabel, deshalb sind Dialysepatienten in der Regel mit einer einmaligen Dosis pro Woche ausreichend therapiert. Die Verteilung im Körper ist bis auf die Liquorpassage gut.

Indikation

Hauptsächlich penicillin- und cephalosporinresistente Staphylokokkeninfektionen; Patienten, denen Penicilline und Cephalosporine nicht gegeben werden können.

> Orale Gabe zur Darmsterilisation mit Aminoglykosiden, zur Behandlung von Enterocolitiden (Staphylokokken) und pseudomembranöser Colitis (Clostridium difficile).

Unerwünschte Wirkungen

Beobachtet werden allergische Reaktionen, Fieber, Schüttelfrost, Hautveränderungen, Übelkeit, Schock, Nephro- und Ototoxizität, am Injektionsort können lokal Thrombophlebitiden auftreten. Nach zu schneller Injektion kann es durch Histaminfreisetzung zum sog. „red-man-Syndrom" kommen.

Nicht i.m. spritzen; es können Muskelnekrosen entstehen.

Kontraindikationen: Allergie, Schwangerschaft.

27.7.2 Teicoplanin (Targocid®)

Teicoplanin ist wie Vancomycin ein Glykopeptidantibiotikum. Es wird aus dem Pilz Actinoplanes teichomyceticus gewonnen und besteht aus einem Komplex sechs ähnlich aufgebauter Komponenten aus Heptapeptiden und diversen Zuckeranteilen, die mit unterschiedlichen Fettsäuren substituiert sind → Lipophilie.

Teicoplanin hat denselben Wirkungsmechanismus wie Vancomycin und kann wegen unzureichender Resorption nur i.v. oder i.m. gegeben werden. Die Halbwertzeit beträgt nach Einmalgabe 40 h und nach Mehrfachgabe bis zu 100 h → einmalige Tagesdosis. Die Elimination erfolgt unverändert renal. Die Plasmaeiweißbindung beträgt 70–95 %.

Erregerspektrum sind nur aerobe und anaerobe grampositive Keime, hier jedoch auch methicillin- und oxacillinresistente.

Indikationen

Schwerwiegende Infektionen mit grampositiven Keimen, besonders Endocarditiden, Osteomyelitiden und Sepsen.

Unerwünschte Wirkungen

Allergische Reaktionen (Erytheme, Exantheme, Bronchospasmen, Blutbildveränderungen, anaphylaktische Reaktionen), Schmerzen an der Injektionsstelle, Phlebitiden, Transaminasen- und Kreatininanstieg, evtl. Ototoxizität sowie Übelkeit und Erbrechen werden beobachtet.

27.7.3 Polymyxine

Die Polymyxine sind basische Peptide. Vertreter sind **Polymyxin B** (Polymyxin B®) und **Colistin** (Colistin®). Beide bestehen aus 10 Aminosäuren.

Wirkungsspektrum

Die Polymyxine binden an die Phospholipide der Zellmembran. Dadurch wird die Dichte der Membran verringert und Wasser kann in die Zelle eindringen. → Lyse, Bakterientod (bakterizide Wirkung). Die Polymyxine wirken vorwiegend auf gramnegative Keime, besonders auf die Problemkeime Klebsiella und Aerobacter, Pseudomonas und bei Pyocyaneusinfektionen.

Man sollte die Polymyxine hauptsächlich i.m. geben, da sie schlecht resorbiert werden. Die Ausscheidung erfolgt vorwiegend über die Niere.

Unerwünschte Wirkungen

Die Polymyxine wirken schädigend auf die Niere. Man beobachtet Albuminurie, Hämaturie und Zylinderbildung.

Da Polymyxine auch neurotoxisch wirken, treten folgende zentrale Symptome auf: Sprach- und Sehstörungen, Ataxie.

An den peripheren Nerven beobachtet man Parästhesien, Kribbeln und Taubheitsgefühl. Die neuromuskuläre Übertragung wird behindert, es kann deshalb zu Muskelschwächen kommen.

27.8 Chloramphenicol (Paraxin®)

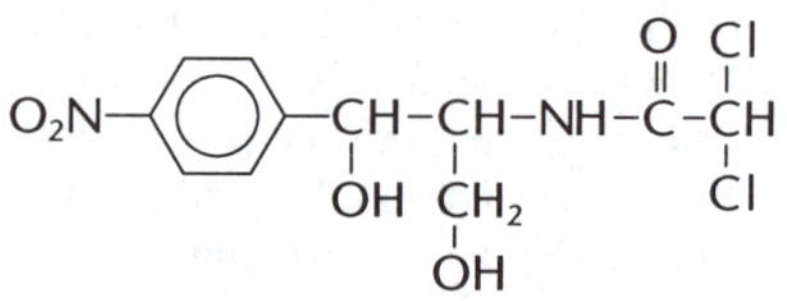

Formel 27.20: Chloramphenicol

27.8.1 Wirkungsweise und Wirkungsspektrum

Chloramphenicol reagiert mit der 50 S-Untereinheit des Ribosoms und verhindert die Ankopplung einer neuen Aminosäure an die Peptidkette. Die noch nicht fertiggestellte Peptidkette wird vom Ribosom abgetrennt. Chloramphenicol ist ein Breitbandantibiotikum und wirkt gegen sehr viele grampositive und gramnegative Keime. Es wirkt bakteriostatisch auf extra- und intrazelluläre Bakterien.

Die Bindungsstelle des Chloramphenicols an der Akzeptorstelle des Ribosoms liegt in enger Nachbarschaft zur Bindungsstelle der Makrolidantibiotika. Dies erklärt die sterisch bedingte gegenseitige kompetitive Hemmung beider Antibiotika.

Die gegen Chloramphenicol resistenten Keime verdanken diese Fähigkeit einer R-Faktor-abhängigen enzymatischen Acetylierung des Chloramphenicols.

Das Wirkungsspektrum des Chloramphenicols ist nahezu identisch mit dem der Tetrazykline, d.h. die meisten grampositiven und gramnegativen Keime werden erfaßt. Chloramphenicol wirkt auch bei Hämophilus-Spezies.

27.8.2 Indikationen

Da von 20.000 bis 100.000 Patienten, die mit Chloramphenicol behandelt werden, ein Patient eine **tödliche Knochenmarksaplasie** entwickelt, soll die Chloramphenicoltherapie heute nach Meinung der Pharmakologen sehr begrenzt werden. Sie ist nur bei Typhus indiziert, wenn Ampicillin und Cotrimoxazol auf Grund des Antibiogrammes nicht den gewünschten Effekt erzielen.

Chloramphenicol wird als Ersatzmittel bei Harnwegsinfektionen und bei Rickettsiosen empfohlen. Nach Ansicht der Kliniker ist Chloramphenicol bei Meningitiden und Hirnabszessen das Mittel der Wahl (sehr gute Liquorgängigkeit). Auch bei Säuglingen mit Meningitis wird es verwendet, obwohl die Gefahr des **Grey-Snydroms** besteht.

27.8.3 Pharmakokinetik

Nach peroraler Applikation wird Chloramphenicol schnell und vollständig resorbiert.

Es wirkt auch bei intrazellulär gelegenen Erregern, da es gut in die Zelle eindringt. Es passiert die Blut-Hirn-Schranke gut.

Weil Chloramphenicol plazentagängig ist, sollte es in der Gravidität nicht gegeben werden. Es wird auch in die Muttermilch ausgeschieden. Die Halbwertzeit beträgt 3–4 h, die Plasmaeiweißbindung ~ 50 %.

In der Leber wird Chloramphenicol an seiner endständigen Hydroxylgruppe zu ~ 90 % glukuronidiert. Dadurch wird Chloramphenicol inaktiviert und gut wasserlöslich. Die Nitrogruppe wird reduziert.

Chloramphenicol wird sowohl in der freien Form (~ 10 %) als auch in der glukuronidierten Form (~ 80 %) über die Niere ausgeschieden. Nur geringe Mengen (< 5 %) werden über die Galle ausgeschieden.

27.8.4 Unerwünschte Wirkungen

Da Chloramphenicol zu einer wahrscheinlich allergischen Knochenmarksaplasie führen kann (1 : 20 000 – 100 000), wird es heute nur bei strenger Indikationsstellung gegeben.

Die Knochenmarksaplasie tritt dosisunabhängig auf und verläuft in > 50 % tödlich.

Die Erythropoese wird dosisabhängig, also wahrscheinlich toxisch bedingt, geschädigt; dies ist aber reversibel. Weitere allergische Erscheinungen wurden selten beobachtet.

Durch Chloramphenicol kann es zu Cholestase und medikamenteninduziertem Ikterus kommen. Selten werden Neuritiden, Übelkeit, Erbrechen und Diarrhoe beobachtet.

Da bei Leberschäden die Glukuronidierungsfähigkeit beeinträchtigt ist, sollte hier Chloramphenicol nicht gegeben werden. Es könnte zur Kumulation kommen. Dasselbe gilt für Gravide und bei Neugeborenen, da bei Foeten und Neugeborenen aufgrund der mangelnden Leberreife eine Glukuronidierungsschwäche besteht.

Dadurch kann ein Grausyndrom = **Grey-Syndrom** entstehen: geblähter Bauch, Erbrechen, Zyanose und Kreislaufkollaps.

Bei Niereninsuffizienz ist ebenfalls Vorsicht geboten, da es zur Chloramphenicolkumulation kommen kann.
Chloramphenicol kann in menschlichen Mitochondrien die Synthese der ATPase, der Cytochromoxidase und der Ferrochelatase, die am Hb-Aufbau beteiligt ist, hemmen.
Bei der Therapie des Typhus abdominalis wird ab und zu eine **Herxheimer-Reaktion** (☞ 27.1.1) beobachtet, wenn man zu abrupt mit der Therapie begonnen hat.

27.8.5 Interaktionen

Chloramphenicol hemmt oxidative, von Cytochrom P_{450} abhängige Stoffwechselschritte durch Enzymblockade.

Chloramphenicol behindert in der Leber die Oxidation von Cumarinderivaten, Phenytoin und Sulfonylharnstoffderivaten → Kumulation und Wirkungsverstärkung dieser Substanzen.

Diphenylhydantoin kann den Chloramphenicolblutspiegel sowohl erhöhen als auch senken.

Barbiturate beschleunigen den Chloramphenicolabbau durch Enzyminduktion, Paracetamol verzögert die Glukuronidierung. Die Wirksamkeit oraler Kontrazeptiva kann durch Chloramphenicol herabgesetzt werden.

27.8.6 Thiamphenicol (Urfamycine®)

Beim Thiamphenicol ist die NO_2-Gruppe am Benzolring des Chloramphenicols durch eine CH_3–SO_2-Gruppe ersetzt. Das Erregerspektrum entspricht dem des Chloramphenicols. Auch die Nebenwirkungen sind weitgehend identisch. Lediglich die irreversible Panzytopenie des Chloramphenicols wurde beim Thiamphenicol bisher nicht beobachtet. Die dosisabhängigen reversiblen Störungen der Erythropoese sind beim Thiamphenicol deutlicher ausgeprägt als beim Chloramphenicol → nicht als Langzeittherapie einsetzen.

27.9 Sulfonamide und Diaminopyrimidine

27.9.1 Typische Wirkstoffe

Die Sulfonamide leiten sich in ihrer Struktur vom Sulfanilamid ab. Sie sind am Säureamid-N-substituiert und haben strukturelle Ähnlichkeit mit p-Aminobenzoesäure.

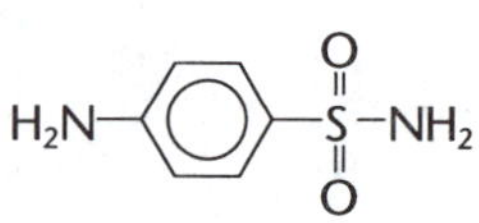

Formel 27.21: Sulfonilamid

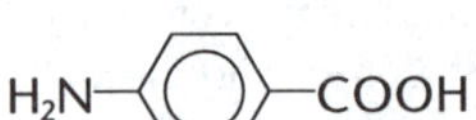

Formel 27.22: p-Aminobenzoesäure

Man teilt die Sulfonamide aufgrund ihrer Halbwertzeiten in drei Klassen ein.

Kurzwirksame Sulfonamide

Sie haben eine Halbwertzeit bis zu 8 Stunden und mit bis zu 15 % eine relativ geringe Plasmaeiweißbindung.

- ▲ **Sulfacarbamid** (Euvernil®)
- ▲ **Sulfisomidin** (Aristamid®-Gel).

Mittellangwirkende Sulfonamide

Sie haben eine Halbwertzeit bis zu 16 Stunden. Der Anteil ihrer Plasmaeiweißbindung liegt meist über 50 %.

- ▲ **Sulfamethoxazol** (z.B. im Bactrim®) und **Sulfamoxol** (im Supristol®) werden nur in Kombination mit Trimethoprim eingesetzt.
- ▲ **Sulfadiazin** (Sulfadiazin®-Heyl).

Langwirkende Sulfonamide

Sie können eine Halbwertzeit von 1,5–3 Tagen haben und besitzen eine Plasmaeiweißbindung um 75 %.

- ▲ **Sulfadimethoxydiazin** (Durenat®)
- ▲ **Sulfadimethoxin** (Madribon®)
- ▲ **Sulfaperin** (Pallidin®)
- ▲ **Sulfalen** (Longum®).

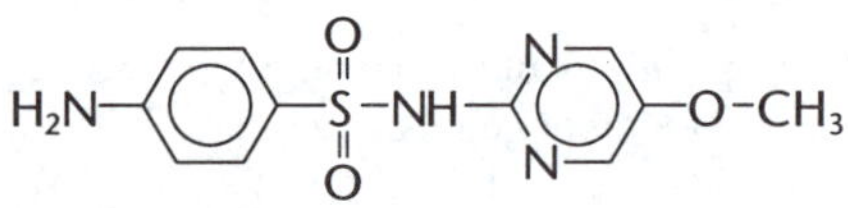

Formel 27.23 Sulfamethoxydiazin

27.9.2 Wirkungsmechanismus und Wirkungsspektrum

Man erkennt schon an der Struktur der Sulfonamide, welchen Wirkungsmechanismus sie im Körper entfalten. Durch ihre chemische Ähnlichkeit zur Paraaminobenzoesäure wirken sie als kompetitive Antagonisten und verdrängen Paraaminobenzoesäure bei der Folsäurebiosynthese im Bakterium. Die bakterielle Folsäuresynthese wird auf der Stufe der Dihydropteroinsäure-Synthetase gehemmt. Dabei entsteht keine „falsche Ersatzsubstanz" wie bei α-Methyl-Dopa, sondern die Reaktion wird generell blockiert. Da Sulfonamide die Folsäurebiosynthese hemmen, schaden sie dem Säugetierorganismus nicht. Dieser synthetisiert die Folsäure nicht, sondern nimmt sie mit der Nahrung auf.

Sulfonamide wirken also nur auf Erreger, die Folsäure selbst synthetisieren. Kann ein Erreger Folsäure aus der Umgebung aufnehmen, oder hat er genügend Folsäure gebildet, ist er gegenüber

Sulfonamiden unempfindlich. Sulfonamide wirken bakteriostatisch auf proliferierende Keime.

Man gibt Sulfonamide heute hauptsächlich bei urologischen und pulmonalen Prozessen, wenn die Erreger empfindlich sind, Penicillinresistenz oder Allergie auf Penicillin besteht.

Wirkungsspektrum

Staphylokokken, Streptokokken, Pneumokokken, Meningokokken, Gonokokken, E. coli, Proteus, Salmonellen, Shigellen, Klebsiellen, Enterobacter, Brucellen, Haemophilus influencae, Aktinomyceten, Nocardien, Chlamydien, Clostridien, Vibrio cholerae und einige Protozoen wie Malariaplasmodien, Toxoplasmen und Pneumocystis carinii.

Bei manchen Keimen, z.B. Proteus, Salmonellen, Shigellen und Klebsiellen muß mit bis zu 70 % Resistenz gerechnet werden.

Innerhalb der Sulfonamide besteht Kreuzresistenz, zu anderen Antibiotika nicht.

Mechanismen der Resistenzentwicklung gegenüber Sulfonamiden:

- ▲ Gesteigerte Produktion von Paraaminobenzoesäure
- ▲ Bildung von Isoenzymen der Dihydropteroinsäuresynthetase → Affinität zu Sulfonamiden ↓
- ▲ Permeabilitätsreduktion der Zellwand für Sulfonamide
- ▲ Sulfonamidinaktivierung.

27.9.3 Pharmakokinetik

Die meisten Sulfonamide werden nach peroraler Gabe zu 70–100 % resorbiert. Es gibt jedoch auch schwerresorbierbare Präparate wie Sulfoguanidin und Formosulfathiazol, die bei Darminfekten und zur Darmsterilisation benutzt werden.

Die Sulfonamide haben eine stark variable Plasmaeiweißbindung (5–100 %). Wegen dieser Eigenschaft und der verschiedenen Pharmakokinetik in der Niere teilt man die Sulfonamide nach ihrer Halbwertzeit in drei Gruppen ein, ☞ 27.9.1.

Die Sulfonamide penetrieren gut in die Gewebe, gelangen aber schlecht in Abszeßhöhlen.

Sie werden teilweise in antibiotisch nicht wirksame Abbauprodukte umgewandelt.

> Die Aminogruppe am Benzolring wird in der Leber acetyliert. Die Verbindung wird damit unwirksam und toxischer, da die acetylierten Sulfonamide wegen ihrer schlechteren Wasserlöslichkeit in den Nieren zu Konkrementbildung führen.

Werden die Sulfonamide am Ring oxidiert und nachfolgend glukuronidiert, entstehen weniger toxische Abbauprodukte, die gut renal ausscheidbar sind. Die Sulfonamide werden renal durch Filtration und in geringerem Maße durch Exkretion ausgeschieden. Da ein Teil unverändert eliminiert wird, werden im Harn noch antibiotisch wirksame Konzentrationen erreicht, so daß sich die Therapie von Harnwegsinfekten geradezu anbietet. Nur ~ 5 % werden über die Galle ausgeschieden.

Einige Sulfonamide können tubulär wieder rückresorbiert werden. Dies hat man sich bei den Langzeitsulfonamiden zunutze gemacht. Bei Niereninsuffizienz kumulieren die Sulfonamide.

Pharmakokinetik einiger Sulfonamide

Substanz	Plasmaproteinbindung	$T_{1/2}$ (h)	unveränderte renale Ausscheidung
Sulfacarbamid	~ 5 %	2–3	60 %
Sulfisomidin	50–75 %	7	75 %
Sulfamethoxazol	65 %	9–11	20 %
Sulfamoxol	75 %	9–11	20 %
Sulfadiazin	60 %	9–13	30 %
Sulfadimethoxydiazin	80 %	~ 40	20 %
Sulfadimethoxin	~ 90 %	~ 40	5 %
Sulfaperin	~ 80 %	~ 40	–
Sulfalen	45–80 %	60–80	–

27.9.4 Unerwünschte Wirkungen

Am Gastrointestinaltrakt kann es zu Übelkeit und Erbrechen kommen. Bei Lebererkrankungen sollte man mit Sulfonamiden vorsichtig sein, da sie die Leber durch ihre Verstoffwechselung belasten.

> An der Niere können die acetylierten Abbauprodukte der Sulfonamide zu Schäden führen.

Die acetylierten Metabolite besitzen eine geringere Wasserlöslichkeit und neigen in den Nierentubuli zum Ausfällen und bilden Konkremente.

Um dieser Nebenwirkung vorzubeugen, gibt man Sulfonamide mit viel Wasser. Man versucht zusätzlich, den Harn zu alkalisieren, da die acetylierten Sulfonamide im alkalischen Milieu besser löslich sind.

Weiter nutzt man einen vorteilhaften Effekt der Sulfonamide aus: Zwei verschiedene Sulfonamide addieren sich zwar in ihrer Wirkung, nicht aber in ihrer Neigung, auszufallen.

Kreuzallergietypen:
- ▲ Die Allergie besteht gegen jegliche Art von Sulfonamiden.
- ▲ Die Allergie besteht gegen die SO_2-NH-R-Gruppe. Es besteht Kreuzallergie mit Benzothiadiazindiurektika und Sulfonylharnstoffderivaten.
- ▲ Es besteht Allergie gegen die Paraaminobenzoesäuregruppe. Kreuzallergie mit Procain und PAS.

Bei manchen Menschen besteht eine Sulfonamidallergie, in deren Rahmen eine Panmyelopathie auftreten kann.

Wegen der hohen Sensibilisierungsgefahr soll man die Sulfonamide nicht lokal anwenden. Die Allergiereaktion kann von Arzneimittelfieber, juckenden Ausschlägen, schweren Allgemeinreaktionen bis hin zur toxischen Epidermiolyse, dem **Lyell-Syndrom** reichen.

Weil Sulfonamide plazentagängig sind, sollen sie in der Schwangerschaft nicht gegeben werden. Sie verdrängen durch ihre teilweise hohe Plasmaeiweißbindung Bilirubin → Kernikterusgefahr.

Wegen ihrer starken Metabolisierung in der Leber stellen sie eine Gefahr für die noch unreife kindliche Leber dar.

Man soll eine Sulfonamidtherapie nicht mit einer Penicillintherapie kombinieren, weil sich beide in ihrer Wirkung behindern. Gleichzeitige Anwendung von Sulfonamiden und Procainabkömmlingen soll vermieden werden, weil bei der Procainspaltung Paraaminobenzoesäure entsteht, die die Sulfonamidwirkung antagonisiert.

Die Sulfonamide behindern den Metabolismus von Phenytoin, Cumarin und Sulfonylharnstoffantidiabetika.

Da manche Sulfonamide eine hohe Plasmaeiweißbindung haben, besteht die Gefahr der gegenseitigen Verdrängung mit anderen plasmaeiweißaffinen Pharmaka, z.B. Phenylbutazon, Sulfonylharnstoffen, Cumarinderivaten, Salicylaten und Barbituraten.

Sulfonamide können zu einer gesteigerten Methämoglobinbildung führen. Dies kann bei erblichem Glukose-6–P-Dehydrogenasemangel zu gefährlichen Met-Hb-Steigerungen führen. Darauf muß v.a. bei Patienten aus südlichen Ländern geachtet werden!

27.9.5 Kombination mit Trimethoprim

Trimethoprim hat als Pyrimidinderivat einen anderen Wirkungsmechanismus als die Sulfonamide.

Es hemmt die Dihydrofolatreduktase und damit die Bildung von Tetrahydrofolsäure, wobei die Wirkung auf das Bakterienenzym ~ 30 000fach stärker als auf das Säugerenzym ist.

Trotzdem ruft Trimethoprim auch Nebenwirkungen im Säugetierorganismus hervor, da dieser Dihydrofolsäure auch reduziert. Ähnlich wie Trimethoprim wirkt das **Tetroxoprim**, das eine vergleichbare Pharmakokinetik zeigt.

Ein weiterer Dihydrofolatreduktasehemmer ist das **Pyrimethamin**, das im Fansidar® mit einem Sulfonamid kombiniert zur Therapie der Malaria eingesetzt wird, ☞ 27.13.1.

Kombiniert man Trimethoprim mit einem Sulfonamid, das eine etwa gleichlange Halbwertzeit hat, erzielt man einen doppelten Hemmeffekt auf die Tetrahydrofolsäurebildung:

- ▲ Die Bindung zwischen Paraaminobenzoesäure und Glutaminsäure wird durch Sulfonamidwirkung verhindert.
- ▲ Dihydrofolat wird durch Trimethoprim kompetitiv von der Dihydrofolatreduktase verdrängt.

Das im Handel befindliche Präparat heißt Cotrimoxazol (Bactrim®, Eusaprim®, Omsat®). Der Partner von Trimethoprim im Cotrimoxazol ist Sulfamethoxazol. Beide Substanzen besitzen eine vergleichbare Halbwertzeit.

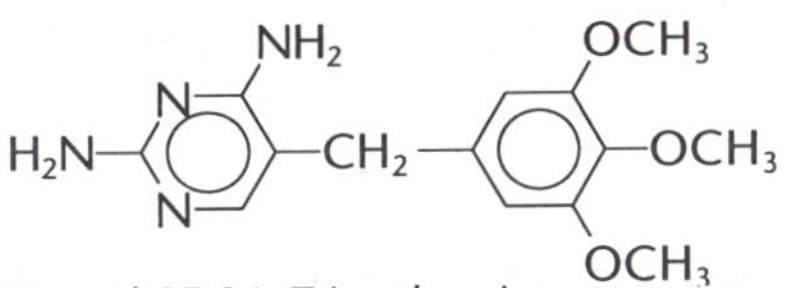

Formel 27.24: Trimethoprim

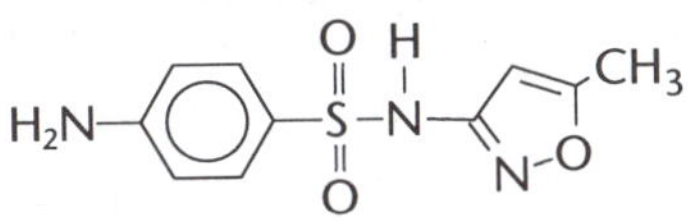

Formel 27.25: Sulfamethoxazol

Neben Sulfamethoxazol werden noch folgende Sulfonamide mit Trimethoprim kombiniert: Sulfadiazin (Triglobe®), Sulfametrol (Lidaprim®) und Sulfamoxol (Supristol®). Tetroxoprim wird mit Sulfadiazin als Sterinor® oder Tibirox® angeboten.

Der Vorteil der Kombination beider Präparate ist eine Erweiterung des Erregerspektrums und eine Verzögerung der Resistenzentwicklung.

Die kombinierte Therapie mit Sulfonamid-Trimethoprim hat sich bei Mischinfektionen der Harn- und Luftwege, sowie bei Typhus abdominalis bewährt, da sowohl grampositive wie gramnegative Keime empfindlich sind. Auch bei Pneumocystis carinii-Infektionen (Therapie und Prophylaxe), z.B. bei Aids-Patienten, ist Cotrimoxazol indiziert.

Unerwünschte Wirkungen

- ▲ Trimethoprim führt zu Störungen in der Hämatopoese (makrozytäre hyperchrome Anämie), da die Teilung der Zellen unterdrückt wird.
  - ▲ Ebenso tritt Leuko- und Thrombozytopenie auf. Selten kann eine Agranulozytose entstehen.
- ▲ Übelkeit, Erbrechen, Diarrhoe, hepatotoxische Reaktionen und selten Nierenschäden werden beobachtet.
- ▲ Am Nervensystem kann es zu einer Neuritis kommen.
- ▲ Überempfindlichkeitsreaktionen können auftreten, insbesondere Exantheme der Haut.

Man soll Trimethoprim nicht in der Gravidität geben, weil die embryonalen Zellteilungsvorgänge gestört werden.

27.10 Nitroimidazole

Metronidazol (Clont®, Flagyl®)

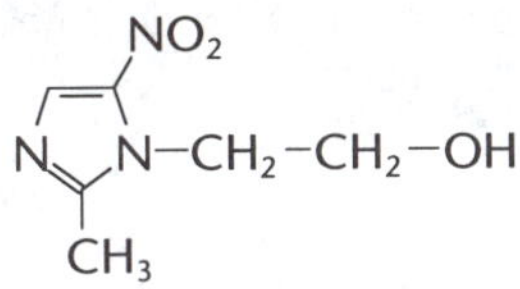

Formel 27.26: Metronidazol

Metronidazol wirkt sehr gut auf Anaerobier (Bacteroides, Fusobakterien, Clostridien), die oft bei Peritonitiden vorkommen.

Als Nitroimidazolpräparat hat es seine Hauptindikation bei Protozoen (Amoeben, Trichomonaden und Lamblien). Die Substanz ist auch oral resorbierbar.

Pharmakokinetik

Metronidazol wird rasch und vollständig resorbiert und besitzt eine gute Lipidlöslichkeit, woraus ein hoher Verteilungsspiegel in allen Geweben resultiert. Ein Großteil der Substanz wird unverändert über den Harn ausgeschieden. Ein Metabolit kann den Harn rot verfärben.

Indikationen

Primäre Infektionen des Magen-Darm-Traktes, besonders nach postoperativen Infektionen, Infektionen im weiblichen Genitaltrakt, alle Infektionen mit Anaerobiern.

Unerwünschte Wirkungen

Beobachtet werden Übelkeit, Erbrechen, Metallgeschmack und Magendruck, seltener Kopfschmerz, Schwindel und Juckreiz.

Ganz selten kann es bei hoher Dosierung zu Granulozytopenien kommen. Unverträglichkeitsreaktionen mit Alkohol (**Antabus-Syn-**

drom, ☞ 30.6.1). Vorsicht in Schwangerschaft und Stillzeit! Im Tierversuch wirkt Metronidazol mutagen und kanzerogen.

Harnwegs-Chemotherapeutika

Nitrofurantoin (Furadantin®)

Es wirkt teils bakteriostatisch, teils bakterizid auf Erreger, wobei der Wirkungsmechanismus nicht genau bekannt ist (Hemmung von Enzymen im Glukose- und Pyruvatstoffwechsel?).

Indikationen

Harnwegsinfekte mit Streptokokken, Staphylokokken, Pneumokokken, Meningokokken, Gonokokken, E. coli, Klebsiellen, Aerobacter, Proteus, Salmonellen und Shigellen. Hauptsächlich zur Rezidivprophylaxe chronisch obstruktiver Harnwegsinfektionen.

Pharmakokinetik

Nitrofurantoin wird nach peroraler Applikation gut resorbiert und zu etwa 50 % metabolisiert. Der Rest wird unverändert in den Harn ausgeschieden.

Die Halbwertzeit beträgt etwa 20 min, die Plasmaeiweißbindung ~ 75 %. Im Urin erreicht Nitrofurantoin eine höhere Konzentration als im Plasma, wo keine antibakteriell wirksamen Konzentrationen vorliegen. Die antimikrobielle Wirkung ist nur im ableitenden Harnwegssystem vorhanden.

Unerwünschte Wirkungen

Es wurden allergische Reaktionen beobachtet. Bei Glukose-6-Phosphat-Dehydrogenasemangel steigt das Methämoglobin stark an. Im Magen-Darm-Bereich kommt es zu Nausea, Erbrechen, Diarrhoen. Toxische Leberschäden und Lungenschäden bis hin zur Lungenfibrose sind beschrieben worden.

Über Parästhesien und Polyneuropathien entwickeln sich teils irreversible Muskellähmungen durch Totalparese.

Gefährdet sind Personen mit schon bestehenden Neuropathien, Leber- und Nierenschäden, Anämien, Vitamin B-Mangel, Glukose-6-Phosphat-Dehydrogenasemangel und Alkoholiker. In der Schwangerschaft sollte Nitrofurantoin nicht gegeben werden (teratogene Wirkung?).

27.11 Antimikrobielle Wirkstoffe gegen Mykobakterien

Typische Wirkstoffe

Isoniazid (Isozid®), **Rifampicin** (Rifa®, Rimactan®), **Pyrazinamid** (Pyrafat®, Pyrazinamid® „Lederle"), **Streptomycin** (Streptothenat®), **Ethambutol** (Myambutol®, Eponom®).

27.11.1 Isoniazid (Neoteben®, Isozid®)

INH ist das meistverwendete Mittel bei der Tuberkulosebehandlung. INH verdrängt NAD^+ und bindet selbst Wasserstoff, der in der Atmungskette nicht mehr weiter übertragen werden kann. INH wirkt bakterizid auf wachsende Keime. Die Resistenzentwicklung kann unter der Therapie schnell erfolgen, jedoch besitzen die wenigsten Keime natürliche Resistenz.

INH wird nach peroraler Gabe gut resorbiert und passiert gut die Blut-Hirn-Schranke. Es wirkt auch auf intrazellulär liegende Mykobakterien.

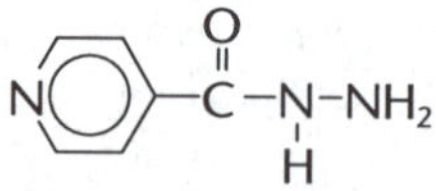

Formel 27.27: Isoniazid

Isoniazid wird in der Leber entweder hydrolytisch zu Isonikotinsäure gespalten oder acetyliert.

Bei der INH-Acetylierung gibt es genetische Varianten. Man unterscheidet Personen, die INH schnell inaktivieren (HWZ = 1 h) und solche, bei denen die Inaktivierung etwa 2 1/2 h dauert (sogenannte „Langsaminaktivierer“). Isoniazid verdrängt verschiedene andere Pharmaka vom Acetylierungssystem.

Langsaminaktivierer acetylieren auch Dihydralazin verlangsamt.

Wechselwirkungen bestehen mit Sulfonamiden und Dihydralazin.

Unerwünschte Wirkungen

Im ZNS ruft INH psychotische Symptome hervor und provoziert bei Epileptikern die Krampfentstehung. INH soll nicht mit Propyphenazon zusammen gegeben werden, da dadurch die krampfauslösende Wirkung deutlich gesteigert wird.

Peripher ruft es Polyneuritis hervor.

Diese Wirkungen beruhen auf der Reaktion von INH mit Pyridoxalphosphat, einem wichtigen Coenzym des Aminosäurestoffwechsels.

Pyridoxalphosphat wird dadurch inaktiviert, und es entsteht ein Vitamin B6-Mangel, der durch zusätzliche Vitamingaben behoben werden kann, ohne daß die tuberkulostatische Therapie darunter leidet.

INH stört die Leberfunktion und sollte deshalb bei Leberschäden nicht angewendet werden. INH erhöht die Wirkung von Alkohol (Achtung beim Autofahren). Auch Alkoholintoleranz wurde beobachtet.

Alkohol schwächt die INH-Wirkung durch Beschleunigung des INH-Abbaus ab.

27.11.2 Rifampicin (Rifa®, Rimactan®)

Rifampicin gehört zur Gruppe der makrozyklischen Antibiotika. Es wirkt durch Hemmung der DNS-abhängigen RNS-Polymerase, so daß weniger m-RNS gebildet werden kann.

Rifampicin wirkt bakterizid auf proliferierende Keime. Gegen Rifampicin können die Mykobakterien schnell resistent werden (Einschrittresistenz).

Hauptsächliche **Indikation** für Rifampicin ist die Tuberkulose.

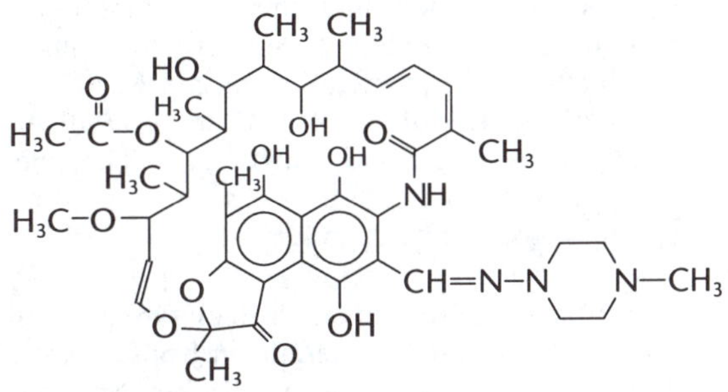

Formel 27.28: Rifampicin

Erregerspektrum

Erfaßt werden Mykobakterien (M. tuberculosis, bovis, leprae), Staphylokokken, Streptokokken, Enterokokken, Neisserien, Legionella, Haemophilus, E. coli*, Klebsiellen*, Providencia*, Proteus*, Vibrio cholerae, Campylobacter, Anaerobier und Chlamydien (* = viele resistente Stämme).

Pharmakokinetik

Rifampicin wird nach oraler Gabe gut resorbiert. Es passiert die Blut-Hirn-Schranke und dringt auch in Zellen ein. Da es über die Galle ausgeschieden wird, liegt es dort in hoher Konzentration vor. Rifampicin wird unverändert und in desacetylierter Form ausgeschieden, wobei die unveränderte Verbindung dem enterohepatischen Kreislauf unterliegt. Ist die Plasmakonzentration von Rifampicin sehr hoch, wird es auch über die Nieren eliminiert.

Unerwünschte Wirkungen

Beobachtet werden allergische Reaktionen, die als Symptomkomplex auftreten können: sogenanntes **Flu-Syndrom** mit grippeartigen Erscheinungen (Temperatur ↑, Schüttelfrost), Hautveränderungen (Erytheme, Exantheme, Urtikaria), Abdominalbeschwerden, Asthma bronchiale und selten akutes Nierenversagen.

Blutbildveränderungen (Leuko- und Thrombozytopenie, Eosinophilie), Hämolyse, interstitielle Nephritis (allergisch), Übelkeit, Erbrechen, Meteorismus und Diarrhoe sind bekannt.

Bei bis zu 20 % der Behandelten treten Leberenzymerhöhungen und Leberfunktionsstörungen auf. Selten entsteht eine Arzneimittelhepatitis. Rifampicin hemmt die Ausscheidung des Bilirubins. → Meist kurzzeitiger Ikterus, der sich unter fortgeführter Therapie durch eine gesteigerte Ausscheidung (Enzyminduktion) zurückbildet.

Menstruationsstörungen durch Beeinflussung des Steroidstoffwechsels. Selten treten Kopfschmerz, Schwindel und Sehstörungen auf. Urin, Speichel und Tränen können rötlich-braun gefärbt sein.

Wechselwirkungen

Rifampicin wird über das fremdstoffmetabolisierende Cytochrom P_{450}-System abgebaut.

Rifampicin führt zu einer starken Enzyminduktion → schnellerer Abbau anderer Pharmaka, z.B. von Herzglykosiden, Chinidin, Sulfonylharnstoffantidiabetika, Antikoagulantien vom Cumarintyp, Chinidin, Barbituraten, Levomethadon, Glukokortikoiden und Sexualhormonen. Die kontrazeptive Wirkung von Hormonpräparaten ist unter gleichzeitiger Rifampicintherapie stark beeinträchtigt. Es traten schon ungewollte Schwangerschaften ein. Chloramphenicol, Disulfiram und Probenecid vermindern die biliäre Rifampicinausscheidung.

Barbiturate und Benzodiazepine induzieren die Desacetylierungsreaktion von Rifampicin → Rifampicinspiegel ↓.

Kontraindikationen

Im 1. Trimenon der Schwangerschaft, bei schweren Leberschäden, Rifampicinallergie, schwerwiegenden Gerinnungsstörungen sollte Rifampicin nicht eingesetzt werden.

27.11.3 Pyrazinamid (Pyrafat®, Pyrazinamid® „Lederle")

Pyrazinamid wirkt gegen Mycobacterium tuberculosis, nicht aber gegen bovine Stämme. Seine Besonderheit ist die starke Wirkung in saurem Milieu auf persistierende, langsam wachsende und ruhende Keime (Persister) sowohl intra- als auch extrazellulär.

Pyrazinamid wird nach peroraler Gabe resorbiert. Die Dosierung beträgt 25–35 mg/kg täglich oder 40–60 mg/kgKG 3 x pro Woche.

Indikation: Mehrfachkombinationsbehandlung der Tuberkulose.

Unerwünschte Wirkungen: Beobachtet werden gastrointestinale Störungen, Beeinträchtigung der Hämatopoese, Leberschäden, Hyperurikämie und Photosensibilisierung. In Schwangerschaft und Stillzeit strenge Indikationsstellung.

Kontraindikationen: Gicht, höhergradige Einschränkung der Nierenfunktion.

Wechselwirkungen: Die Harnsäureausscheidung wird vermindert (Urikosurika) und die blutzuckersenkende Wirkung von Sulfonylharnstoffantidiabetika wird verstärkt.

27.11.4 Streptomycin, ☞ 27.3

Streptomycin wirkt in vitro bakterizid gegen M. tuberculosis und M. bovis. In vivo wirkt es nur unter speziellen Bedingungen auf extrazellulär liegende, proliferierende Keime im neutralen und alkalischen Milieu.

Auf langsam wachsende Keime in verkäsenden und nekrotischen Herden wirkt Streptomycin nicht. Klinische Untersuchungen haben jedoch gezeigt, daß die bakterizide Wirkung der Kurzzeitchemotherapie in der Initialphase (INH, Rifampicin, Pyrazinamid + Streptomycin) durch die Anwendung der Vierfachkombination erhöht werden konnte (Tuberkelbazillen verschwinden schneller aus dem Sputum, geringeres Rezidivrisiko). Ob diese Verbesserung mehr durch das Pyrazinamid oder Streptomycin bedingt ist, ist bis heute nicht geklärt.

Bei Streptomycin entwickelt sich schnell eine Einschritt-Resistenz, wobei auch durch Dosiserhöhung die antibiotische Wirkung nicht mehr erreicht wird.

Bei der Therapie wird Streptomycinsulfat in einer Dosierung von 0,75 g/Tag tief i.m. appliziert.

27.11.5 Ethambutol (Myambutol®)

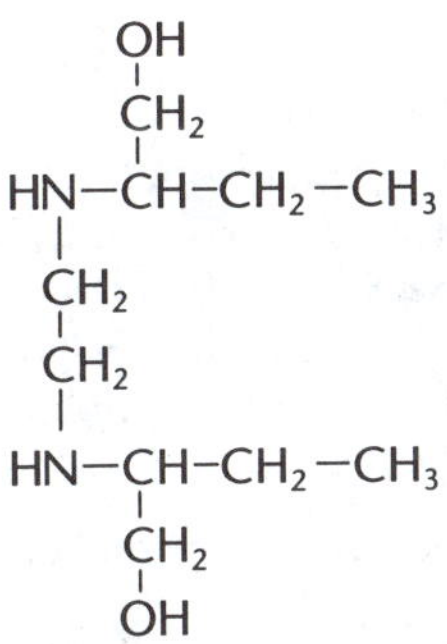

Formel 27.29: Ethambutol

Ethambutol wirkt bakteriostatisch und wird in der tuberkulostatischen Therapie als Mittel zur Verzögerung von Resistenzentwicklung gegeben.

Ethambutol wird nach peroraler Gabe gut resorbiert, passiert aber schlecht die Blut-Hirn-Schranke. Die Halbwertzeit beträgt ~ 4 h. Da Ethambutol den Nervus opticus schädigen kann, muß man regelmäßig ophthalmologische Kontrollen durchführen (Visusverschlechterung, Rot-Grün-Sehstörung, Gesichtsfeldverkleinerung). Kumulationsgefahr bei Niereninsuffizienz.

Am peripheren Nervensystem wurden polyneuritisartige Beschwerden festgestellt. Entstehung einer Allergie ist möglich. Gastrointestinale Störungen werden beobachtet.

27.11.6 Paraaminosalicylsäure (PAS)

PAS wirkt wie die Sulfonamide durch Behinderung der Folsäurebiosynthese.

Man benutzt es heute in der Tuberkulostasetherapie als Alternative zu Ethambutol zur Verzögerung der Resistenzentwicklung.

PAS kann nach oraler Gabe gut resorbiert werden, wird jedoch häufig parenteral gegeben. Die Passage durch die Blut-Hirn-Schranke ist unterschiedlich gut. PAS wird in der Leber acetyliert und mit Glycin konjugiert. Ausgeschieden wird PAS über die Niere. In seiner unveränderten Form wird es tubulär rückresorbiert. Bei alkalischer Harnreaktion ist PAS besser wasserlöslich und kann daher nicht so gut rückresorbiert werden. Wie bei den Sulfonamiden besteht die Gefahr, daß acetyliertes PAS bei saurem Urin-pH zu Konkrementen führt.

Unerwünschte Wirkungen

Gastrointestinalsymptome (Übelkeit, Erbrechen) sowie allergische Reaktionen werden beobachtet. Bei Leberschäden sollte man PAS nicht geben. Es hemmt wie die Salicylate die Prothrombinbildung und auch die Thrombozytenaggregation. Eine Hemmung der Schilddrüsenfunktion wird diskutiert.

27.11.7 Kombinationstherapie

Die Chemotherapie der Tuberkulose wird mit einer **Dreierkombination** von Tuberkulostatika begonnen und als Zweierkombination weitergeführt.

Da bei einer Tuberkelinfektion immer einige Bakterien resistent sind, die bei einer Monotherapie herausselektioniert würden, beginnt man die Therapie mit einer Dreierkombination. Es wurde noch nie Resistenz gegen drei Antibiotika gefunden. Neuerdings wird die Kurzzeit-Chemotherapie (6- und 9-Monatsregime) durchgeführt, die, bestätigt durch klinische Prüfungen, gleich gute Ergebnisse wie die früheren Langzeittherapien bringt (Veröffentlichungen von 1987).

Vorteile der Kurzzeitkombinationstherapie sind:

- ▲ Wirksamere und einfachere Behandlung (höhere Compliance der Patienten)
- ▲ Sicherere Behandlung
- ▲ Weniger Nebenwirkungen → bessere Verträglichkeit.

Die **6-Monats-Therapie** beginnt mit einer Dreier- oder Viererkombination von INH, Rifampicin, Pyrazinamid evtl. ergänzt durch Streptomycin oder Ethambutol über 2–3 Monate. Die restlichen 3–4 Monate wird mit INH und Rifampicin behandelt (entweder täglich oder intermittierend 2 x pro Woche).

Bei der **9–Monats-Therapie** beginnt man mit INH, Rifampicin und Streptomycin oder Ethambutol über 2–3 Monate und behandelt weitere 6 Monate allein mit INH und Rifampicin.

Kombinationen der 1. Wahl

- ▲ INH – Rifampicin – Pyrazinamid
- ▲ INH – Rifampicin – Ethambutol
- ▲ INH – Rifampicin – Streptomycin.

PAS dient als Ersatz für Ethambutol.

27.12 Antimykotika

Die für den Menschen pathogenen Pilze werden nicht nach biologischen, sondern nach klinisch-therapeutischen Gesichtspunkten eingeteilt. Hierbei unterscheidet man **Hefen, Fadenpilze**, zu denen die **Dermatophyten** zählen, **Schimmelpilze** und die außereuropäisch vorkommenden **Systemmykosen**.

Mykosen durch hefeähnliche Pilze

Sproßpilze ist der biologische Überbegriff für Hefen, hefeähnliche Pilze und Blastomyzeten.

Hefen im engeren Sinne bilden Askosporen. Hierzu zählen **Saccharomyzeten** und **Endomyzeten.**

Hefeähnliche Pilze bilden keine Askosporen (Fungi imperfecti). Hefeähnliche Pilze sind:

- ▲ **Candidagattungen** (C. albicans, tropicalis etc.)
- ▲ **Torulopsis**
- ▲ **Cryptococcus**.

Die Hauptbedeutung kommt Candida albicans zu, der im Darmtrakt als fakultativ pathogener Keim vorkommt und an den Körperöffnungen sowie im intertriginösen Raum und bei Abwehrschwäche auch systemisch zu entsprechenden Krankheitsbildern führen kann.

Bei Cryptococcus kommt es primär zu einer pulmonalen Infektion mit manchmal meningealer Beteiligung. Ein Hautbefall wird selten beobachtet.

Mykosen durch Fadenpilze

Trichophyton, Microsporum, Epidermophyton sind die obligat pathogenen Erreger von Hautmykosen (Dermatomykosen). Neben der Epidermis werden häufig auch Hautanhangsgebilde (Nägel und Haare) befallen, was insbesondere bei Trichophyton bis in tiefste Hautschichten reichen kann.

Die zu der Gattung der Fadenpilze gezählten **Aspergillen** (Aspergillus fumigatus, niger, etc.) befallen hauptsächlich Lungen, Nasennebenhöhlen und den Gehörgang.

Schimmelpilze

Die Schimmelpilze leben in der Regel saprophytär und sind nur bei allgemeiner oder lokaler Abwehrschwäche des Organismus pathogen. Hierzu zählen die Zytomyzeten, die Mucormykosen hervorrufen. Nach einigen Klassifizierungen werden auch die Aspergillen zu den Schimmelpilzen gerechnet.

Systemmykosen

Histoplasmose, Coccidiomykose und **Blastomykosen** werden durch obligat pathogene Pilze hervorgerufen. Sie führen immer zu einer systemischen Ausbreitung mit Organbefall.

Typische antimykotische Wirkstoffe

Wirkstoffgruppe	Wirkstoff	systemisch anwendbar	lokal anwendbar
Azolderivate	Miconazol (Daktar®)	+	+
	Ketoconazol (Nizoral®)	+	
	Fluconazol (Fungata®)	+	
	Clotrimazol (Canesten®)		+
	Isoconazol (Travogen®)		+
	Bifonazol (Mycospor®)		+
Polyenderivate	Amphotericin B (Amphotericin B®)	+	+
	Nystatin (Moronal®)		+
	Pimaricin (Natamycin®)		+
Einzelsubstanzen	Flucytosin (Ancotil®)	+	
	Griseofulvin (Likuden®)	+	
Allylamine	Terbinafin (Lamisil®)	+	+
	Naftifin (Exoderil®)		+
Andere	Ciclopiroxolamin (Batrafen®)		+
	Tolnaftat (Tonoftal®)		+

27.12.1 Azolderivate

Wirkungsmechanismus

Durch die Wirkung der Azolantimykotika reichert sich das 24–Methylendihydrolanosterol in der Pilzzelle an, was zu Membrandefekten und dadurch zum Verlust niedrigmolekularer Substanzen aus der Pilzzelle führt. Zweitens kommt es durch Wirkung der Azolderivate zu einem intrazellulären Anstieg reaktiver Peroxide, die in der Pilzzelle zu Zersetzungsprozessen und zur Hemmung von Enzymen des oxidativen Stoffwechsels führen.

Clotrimazol (Canesten®)

Clotrimazol wirkt fungistatisch und fungizid gegen Hefen (Candida) und Fadenpilze. Die Wirkung beruht auf der Synthesehemmung membranspezifischer Steroide. Weil Clotrimazol bei systemischer Anwendung viele Nebenwirkungen hat (Gastrointestinalbeschwerden, Leberschäden), ist es nur zur lokalen Gabe im Handel.

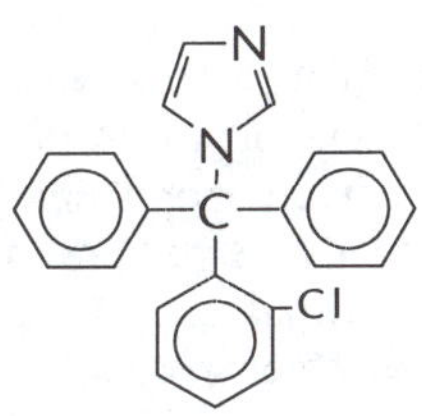

Formel 27.30: Clotrimazol

Miconazol (Daktar®)

Miconazol wird lokal zur Therapie von Sproßpilzen (Candida), Schimmelpilzen und Dermatophyten verwendet. Zusätzlich sind Aktinomyzeten, Staph. aureus, Corynebacterium diphtheriae, Streptococcus faecalis und Bacteroides fragilis sensibel.

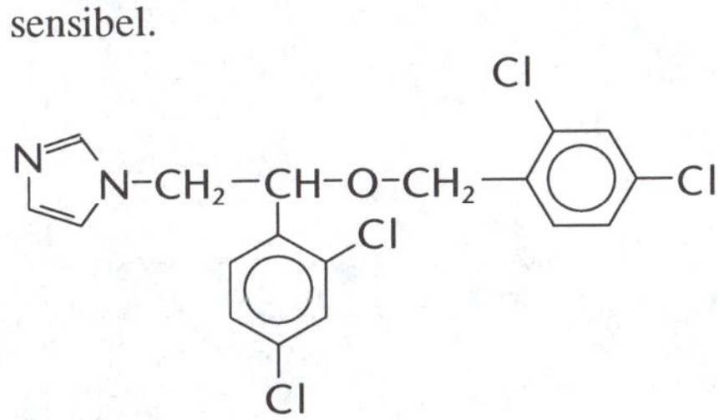

Formel 27.31: Miconazol

Antimikrobielle Substanzen

Pharmakokinetik

Miconazol ist zur i.v.-Injektion bei sämtlichen generalisierten Infektionen oder Organmykosen der obigen Erreger im Handel. Die Resorption nach peroraler Gabe ist mit ~ 20 % unzureichend.

Miconazol hat eine hohe Plasmaeiweißbindung (> 90 %). Etwa 80 % werden in der Leber durch oxidative N-Desalkylierung zu mikrobiologisch inaktiven Metaboliten abgebaut.

Die Wirkstoffanreicherung in Leber, Niere, Nebenniere, Lunge und Auge ist gut.

Die Ausscheidung erfolgt vorwiegend biliär. Miconazol kann die Blut-Hirn-Schranke nicht penetrieren → bei zerebralen Pilzinfektionen intrathekale Gabe.

Ein Teil des Miconazols wird auch direkt ins Intestinum sezerniert.

Unerwünschte Wirkungen

Allergische Reaktionen bis zum Auftreten eines anaphylaktischen Schocks, pektanginöse Beschwerden, Nausea, Erbrechen, Thrombophlebitiden sind beschrieben. Bei rascher i.v.-Gabe können Tachykardien auftreten. Hyponatriämie, Anämie und akute Psychosen sind beobachtet worden.

Miconazol darf nicht mit anderen Antimykotika in einer Lösung gespritzt werden. Die Wirkung von Cumarinderivaten, Sulfonylharnstoffderivaten und von Antiepileptika kann verstärkt werden.

Ob ein Teil der beobachteten unerwünschten Wirkungen durch den Lösungsvermittler (eine Cremophor-Rizinusöl-Verbindung) ausgelöst wird, ist nicht ganz geklärt. Bei länger andauernder Gabe führt der Lösungsvermittler zu einer Hyperlipidämie mit pathologischem Lipoproteinmuster und einer Veränderung der Fließeigenschaften des Blutes und der Erythrozytenaggregationsfähigkeit.

Ketoconazol (Nizoral®)

Ketoconazol ist ein Imidazolantimykotikum mit breiter Wirkung gegen Pilze.

Wirkungsspektrum

Es umfaßt Hefen, Dermatophyten, Coccidioides, Paracoccidioides und Histoplasma; außerdem wirkt Ketoconazol gegen Plasmodien und Leishmanien. Der Wirkungsmechanismus entspricht dem von Miconazol.

Indikationen

Mykosen von Haut, Haaren und Schleimhäuten durch Dermatophyten, Hefepilze und andere Pilze, die durch lokale Maßnahmen nicht gebessert werden.

Organ- und Systemmykosen mit Ausnahme des Aspergilloms und bei Abwehrschwäche zur Prophylaxe von Pilzinfektionen.

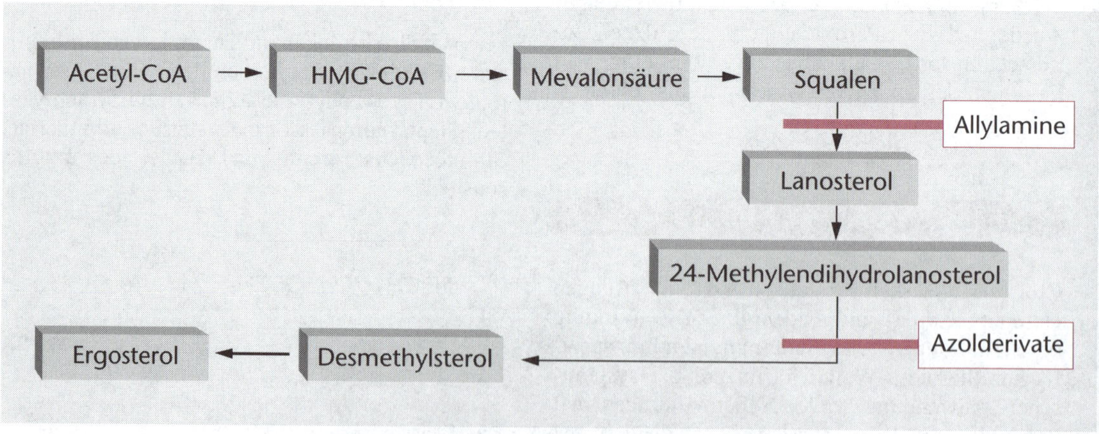

Abb. 27.1: Wirkungsmechanismus der Azolderivate

Pharmakokinetik

Ketoconazol wird nach oraler Gabe gut resorbiert, wobei die Resorption bei saurem Magen-pH besser ist (Antazida und H_2-Blocker verschlechtern die Resorption). Die Plasmaeiweißbindung beträgt ~ 85 %.

Ketoconazol reichert sich als aktive Substanz in den Haaren und dem subkutanen Bindegewebe an. Die Ausscheidung erfolgt in zwei Phasen, in einer schnellen Phase mit einer Halbwertzeit von 1,8–3,3 h und einer langsamen Phase mit einer Halbwertzeit von 8–12 h. Die Dosierung ist unabhängig von der Nierenfunktion.

Ketoconazol wird in der Leber metabolisiert und hauptsächlich biliär in den Darm ausgeschieden.

Unerwünschte Wirkungen

Es treten Juckreiz, Übelkeit, Diarrhoe und transitorischer Transaminasenanstieg auf. Selten auch Hepatitis, Haarausfall, Schläfrigkeit, Kopf- und Muskelschmerzen. Da alle Imidazolderivate die Steroidbiosynthese hemmen, kommt es bei Männern gelegentlich zu Gynäkomastie (Testosteronmangel).

Bei gleichzeitiger Ciclosporingabe muß der Ciclosporinspiegel engmaschig kontrolliert und evtl. die Ciclosporindosis reduziert werden.

In der Schwangerschaft ist die Gabe kontraindiziert. Strenge Indikationsstellung bei Lebererkrankungen.

Bei gleichzeitiger Gabe von Rifampicin können die Ketoconazolspiegel erniedrigt sein. Bei Diabetikern muß bei Therapiebeginn mit Ketoconazol der Blutzucker häufiger kontrolliert werden.

Fluconazol (Fluctin®, Fungata®)

Fluconazol ist ein neues Antimykotikum aus der Gruppe der Triazole. Es kann sowohl oral als auch lokal appliziert werden. Fluconazol wird vollständig resorbiert und verteilt sich in alle Gewebe. Auch im Liquor werden hohe Konzentrationen erreicht.

Durch die lange Halbwertzeit ist eine einmalige Applikation pro Tag ausreichend. Wegen der hohen Plasma- und Gewebespiegel, die bis zu 72 h nach Einnahme weit über der mittleren Hemmkonzentration (MHK) von Candida albicans liegen, kann Fluconazol bei der Therapie von Vaginalmykosen als orale Einmalgabe eingesetzt werden.

Unerwünschte Wirkungen

Generell sind unerwünschte Wirkungen selten. Es werden Übelkeit, Bauchschmerzen, Diarrhoen, Blähungen, Hautausschlag, Kopfschmerzen und periphere Nervenstörungen beobachtet. Transitorische Transaminasenerhöhungen sind beschrieben.

Kontraindikationen

Schwangerschaft, Stillzeit, Alter unter 16 Jahren und schwere Leberfunktionsstörungen.

Wechselwirkungen ☞ Ketoconazol

27.12.2 Polyenantimykotika

Nystatin (Moronal®)

Nystatin wirkt lokal auf der Haut und Schleimhaut, besonders gegen Sproßpilze (Candida albicans). Nystatin wird nach oraler Gabe kaum resorbiert.

Amphotericin B

Amphotericin B wird sowohl lokal als auch systemisch bei Pilzinfektion mit Aspergillen, Candida, Histoplasma, Coccidien, Cryptococcus neoformans und Blastomyceten gegeben.

Pharmakokinetik

Amphotericin wird schlecht resorbiert und sollte deshalb intravenös gegeben werden. Es passiert schlecht die Blut-Liquor-Schranke. Die Halbwertzeit beträgt ~ 20 h, die Plasmaeiweißbindung ~ 95 %. Über den Stoffwechsel von Amphotericin B liegen keine sicheren Kenntnisse vor. Innerhalb eines Tages werden nur ~ 5 % renal ausgeschieden. Noch Wochen nach Therapieende kann Amphotericin im Organismus nachgewiesen werden.

Wirkungsmechanismus

Amphotericin wirkt durch Permeabilitätsschädigung der Zellmembran fungistatisch.

Die Polyene binden sich an Membransterole der Pilzzelle und bilden mit diesen Komplexe. Dadurch werden die Phospholipidbindungen der Membransterole der Pilze gelockert, und es kommt zu einer Porenbildung in der Membran. Über diese Poren treten zytoplasmatische Bestandteile aus der Zelle aus, hauptsächlich Kalium und Magnesium.

Indikation

Einsatz bei schweren Systemmykosen mit oben genannten Pilzen und in der lokalen Darreichungsform (Ampho-Moronal®) bei Pilzinfektionen von Haut, Schleimhäuten und Darm.

Unerwünschte Wirkungen

Beschrieben sind Nausea, Erbrechen, Fieber, Schüttelfrost, Muskel-, Gelenk- und Kopfschmerz, Neuropathie, Hypokaliämie, Hb ↓. Besonders gefährlich ist die toxische Wirkung auf die Niere. Es kann zu irreversiblem Funktionsausfall kommen. Leberschäden und allergische Reaktionen sind selten. An der Injektionsstelle kann sich eine Thrombophlebitis entwickeln.

Wechselwirkungen

Durch die Hypokaliämie kann die Herzglykosidwirkung und die muskelrelaxierende Wirkung von curareartigen Muskelrelaxantien verstärkt werden.

Gelöstes Amphotericin B ist photoinstabil und kann in physiologischer NaCl-Lösung präzipitieren.

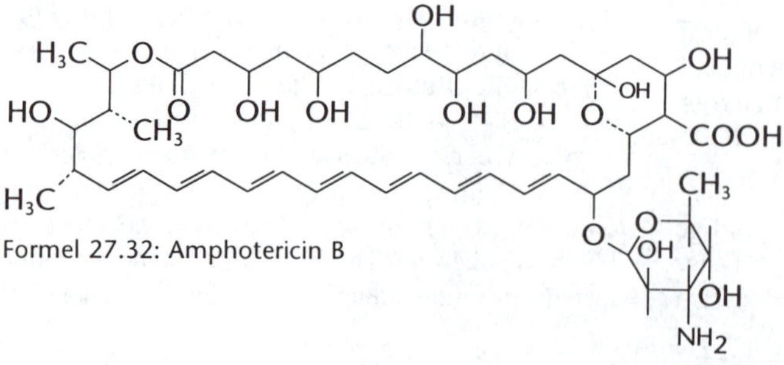

Formel 27.32: Amphotericin B

27.12.3 Flucytosin (5–Fluorcytosin = Ancotil®)

Das **Wirkungsspektrum** von Flucytosin erstreckt sich auf Candidaspezies, Cryptococcus und einige Aspergillen. Flucytosin wird über eine Cytosinpermease in die Zelle transportiert. Pilze, die keine Cytosinpermease besitzen, sind resistent. In der Zelle wird Flucytosin in 5–Fluoruracil umgewandelt.

Flucytosin wird häufig in Kombination mit Amphotericin B eingesetzt, da sowohl primäre als auch sekundäre Resistenzen gegen 5–Flucytosin unter Candidaarten häufig sind.

Der **Wirkungsmechanismus** beruht auf dem Einbau von 5–Fluoruracil anstelle von Uracil in die RNS → Störung der Proteinbiosynthese. Die DNS-Biosynthese der Pilzzelle wird ebenfalls gehemmt.

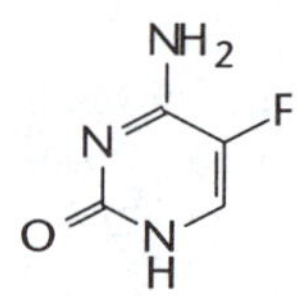

Formel 27.33: Flucytosin

Pharmakokinetik

Flucytosin wird zu ~ 90 % nach oraler Gabe resorbiert, die Plasmaeiweißbindung beträgt 5 %, die Halbwertzeit ~ 3–6 h.

Gewebe werden gut erreicht, die Blut-Hirn-Schranke wird gut penetriert.

Flucytosin wird fast nicht verstoffwechselt und zu ~ 95 % durch glomeruläre Filtration renal eliminiert. → Kumulation bei Niereninsuffizienz.

Unerwünschte Wirkungen

Übelkeit, Erbrechen, Diarrhoe, allergische Reaktionen mit Exanthemen, transitorischer Transaminasenanstieg, Leuko- und Thrombozytopenien (wahrscheinlich durch toxische Knochenmarkschädigung) werden beobachtet.

Cytarabin hebt die antimykotische Wirkung von Flucytosin auf.

27.12.5 Griseofulvin (Likuden®)

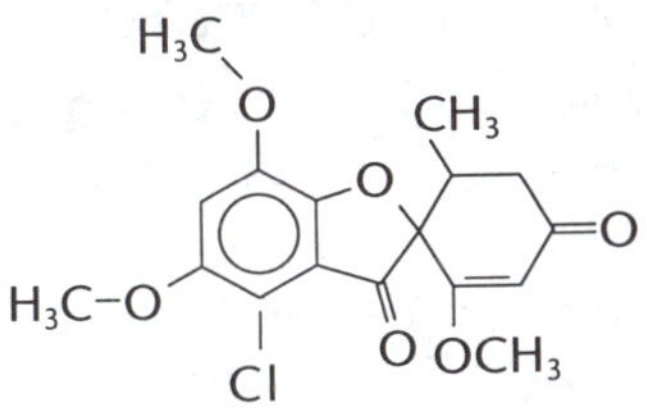

Formel 27.34: Griseofulvin

Griseofulvin ist bei Fadenpilzerkrankungen der Haut mit Epidermophyton, Trichophyton und Microsporon indiziert. Es wird nach oraler Gabe stark abhängig von der zugeführten Nahrung aus dem Darm resorbiert. Fett begünstigt, Phenobarbital hemmt die Resorption. Die Halbwertzeit beträgt ~ 20 h. Die Ausscheidung erfolgt zu ~ 75 % renal, der Rest mit dem Stuhl.

Wirkungsweise

Griseofulvin hemmt in den Pilzzellen die Proteinsynthese in der Transkriptionsphase.

Durch eine Komplexierung mit RNA kommt es zur RNA-Synthesehemmung und Chitinbildungsstörung in der Zellwand mit einem sogenannten Curling-Effekt der Hyphen → Wachstumsfehlsteuerung der Pilze mit vermehrter Seitenverzweigung. Der Wirkungsmechanismus erklärt, warum Griseofulvin nur fungistatisch und nicht fungizid wirkt.

Unerwünschte Wirkungen

Beobachtet werden Neuritis, Kopfschmerz, psychotische Symptome, Schwindel, Sehstörungen, Allergie sowie gesteigerte Porphyrin-Biosynthese und Leberschäden bei bestehender Vorschädigung. Daneben treten Übelkeit, Diarrhoe, Photosensibilisierung, Albuminurie und Zylindrurie auf. Leukopenie und Monozytose sind möglich.

Wechselwirkungen

Über eine Aktivierung von Cytochrom P450 kommt es zu Wechselwirkungen mit Barbituraten und Antikoagulantien vom Cumarintyp. Unter Griseofulvin kann es zu einer Steigerung der Alkoholwirkung bzw. zu Alkoholunverträglichkeit kommen.

Kreuzallergien mit Penicillinen sind möglich.

Kontraindikationen

Kontraindikationen bestehen in Schwangerschaft und Stillperiode, im Kleinkindalter und bei schweren Leberschäden.

27.12.5 Allylaminantimykotika

Terbinafin (Lamisil®), Naftifin (Exoderil®)

Naftifin ist bei Dermatophyten zur lokalen Applikation auf der Haut anwendbar.

Terbinafin ist sowohl lokal als auch systemisch einsetzbar und wirkt fungizid gegen Dermatophyten, Schimmelpilze und einige dimorphe Pilze. Gegen Hefen und Pityrosporenpilze wirkt Terbinafin nach oraler Gabe nicht. Es kommt zu einer Störung der Ergosterolsynthese der Pilzmembran auf der Höhe von Squalen, ☞ Abb. 27.2.

Pharmakokinetik

Terbinafin wird zu 80 % nach oraler Gabe resorbiert. Die Plasmaproteinbindung ist sehr hoch. Die Eliminationshalbwertzeit beträgt 17 h, die Ausscheidung erfolgt hauptsächlich renal in Form unwirksamer Abbauprodukte.

Unerwünschte Wirkungen

Selten sind allergische Hautreaktionen, Kopfschmerzen, Völlegefühl, Appetitlosigkeit, Übelkeit und Diarrhoe beobachtet worden.

Wechselwirkungen

Rifampicin beschleunigt die Plasmaclearance von Terbinafin. Da Terbinafin über das Cytochrom P450–System abgebaut wird, können Wechselwirkungen mit anderen Medikamenten, die über dieses System verstoffwechselt werden, auftreten (z.B. Ciclosporin, Cimetidin, Tolbutamid, orale Kontrazeptiva etc.).

27.13 Antiprotozoenmittel

27.13.1 Malaria

Da die Malariaerreger im erkrankten Organismus in verschiedenen Erscheinungsformen vorliegen und diese gegen unterschiedliche Medikamente empfindlich sind, muß man die Therapie mit mehreren Mitteln beginnen.

- ▲ Gegen die *Gewebsschizonten* (präerythrozytäre Formen) gibt man Pyrimethamin, Sulfonamide und Sulfone, Chlorproguanil und Cycloguanilpamoat.
- ▲ Gegen die *erythrozytären Schizonten* verwendet man Chloroquin, Amodiaquin und Chinin.
- ▲ Gegen die *Gameten und die sekundären Gewebsschizonten* wirkt Primaquin.

Da in den letzten Jahren die verschiedenen Malariaerreger regional sehr unterschiedliche Resistenzen gegen einzelne Pharmaka entwickelt haben, sollte man vor Beginn einer entsprechenden Reise stets die aktuellen Prophylaxe- und Therapieempfehlungen der WHO berücksichtigen.

Chloroquin (Resochin®)

Chloroquin ist ein **4–Aminochinolinderivat** mit Wirkung auf die Blutschizonten aller 4 Malariaerreger.

Der Wirkungsmechanismus beruht auf einer Komplexbildung mit der DNS → Hemmung der Nukleinsäuresynthese, Blockierung der Transkription und der Proteinbiosynthese. Zusätzlich besteht eine gewisse gametozide Wirkung (Ausnahme Pl. falciparum).

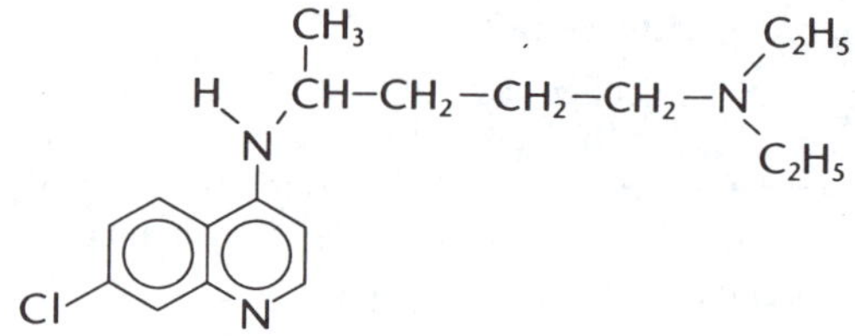

Formel 27.35: Chloroquin

Pharmakokinetik

Es wird gut aus dem Magen-Darm-Trakt resorbiert. Die Plasmaeiweißbindung beträgt ~ 50 %, die Halbwertzeit etwa 1 Woche.

In Leber, Niere, Milz, Lunge, Gehirn und Blutkörperchen reichert sich die Substanz an → höhere Konzentrationen als im Plasma.

Zur **Malariaprophylaxe** nimmt man Chloroquin (500 mg pro Woche) oder Chinin peroral. Man soll die Einnahme etwa 1 Woche vor Aufenthalt in der malariaverseuchten Gegend beginnen und erst 1 Monat nach Verlassen des Malariagebietes mit der Prophylaxe aufhören.

In **therapeutischer Dosierung** zur oralen Behandlung der Malaria wird Chloroquin in einer Dosierung von 1 g Chloroquindiphosphat ($\hat{=}$ 600 mg Chloroquinbase) initial und jeweils 500 mg Chloroquindiphosphat nach 6, 24 und 48 h gegeben. Bei der parenteralen Therapie schwerer Malaria tropica-Fälle gibt man 0,4 g Chloroquinbase i.m. und injiziert nach 4, 24 und 48 h je 0,2 g Chloroquinbase nach.

In den letzten Jahren haben sich – ausgehend von Südostasien und Südamerika – weltweit zahlreiche chloroquinresistente Stämme entwickelt, so daß man teilweise wieder auf Chinin zurückgreifen muß.

Unerwünschte Wirkungen

- ▲ **Auge:** Keratopathie (reversible Hornhauttrübung), Akkommodationsstörungen, Flimmerskotome, Netzhautveränderungen (Retinopathie). Frühestes Symptom einer Retinopathie ist ein beeinträchtigtes Farbsehen.
- ▲ **Magen-Darm-Trakt:** Übelkeit, Erbrechen und Durchfälle.
- ▲ **Neurotoxische Reaktionen:** Schwindel, Kopfschmerzen, Benommenheit, Unruhe, zum Teil

Psychosen und Krampfanfälle. Auch Neuromyopathien mit schleichend progressiver Muskelschwäche wurden beobachtet. Parästhesien, Tinnitus und Gehörschaden.

- ▲ **Haut:** Exantheme, Juckreiz, Pigmentstörungen und Haarausfall.
- ▲ **Blutbildendes System:** Sehr selten kann es zu Agranulozytose, Thrombozytopenien und aplastischen Anämien kommen. Bei Glukose-6–Phosphat-Dehydrogenase-Mangel beobachtet man intravasale Hämolysen.
- ▲ Im **EKG** kommt es zu T-Wellen-Veränderungen (Absenkung).

Bei **akuten Intoxikationen** stehen die in hohen Dosen auftretenden kardiotoxischen Effekte mit gleichlaufenden EKG-Veränderungen im Vordergrund. Es kann zu akuten Todesfällen kommen. Bei schweren Fällen werden die Patienten beatmet und hämodialysiert. Gleichzeitige Gabe von Diazepam verbessert die Hämodynamik und Diurese. Die Gabe von Adrenalin kann die Chloroquinwirkung durch die positiv inotrope Wirkung am Myokard antagonisieren.

Kontraindikationen

Schwangerschaft, Myastenie, Augen- und Lebererkrankungen sowie Glukose-6–Phosphat-Dehydrogenasemangel stellen Kontraindikationen dar.

Chloroquin sollte nicht mit MAO-Hemmern und hepatotoxischen Stoffen zusammen gegeben werden.

Chinin (Chininum sulfuricum „Buchler", Chininum dihydrochloricum „Buchler")

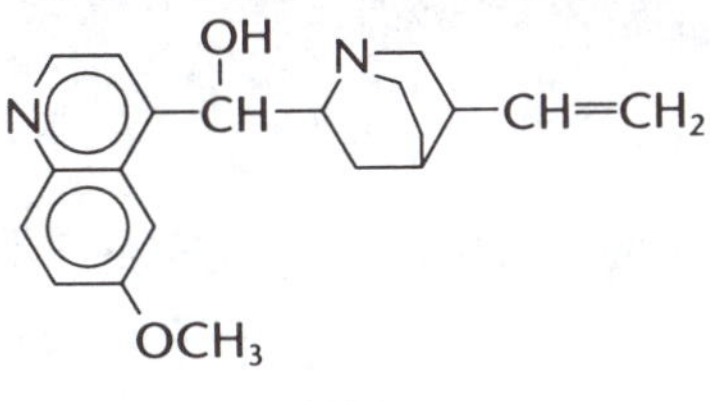

Formel 27.36: Chinin

Chinin, ein **Chinolinderivat**, ist ein Alkaloid aus der Rinde des Chinabaumes. Chinin ist das linksdrehende Stereoisomer von Chinidin. Es ist das älteste Malariamittel und wurde bis zu seiner Verdrängung in den 60er Jahren durch Chloroquin als Haupttherapeutikum bei Malaria eingesetzt.

Mittlerweile gibt es viele Chloroquin-resistente Stämme von Plasmodium falciparum, so daß Chinin eine gewisse Renaissance erfährt. Die Dosierung liegt bei 10 mg/kgKG. Häufig wird Chinin mit anderen Mitteln kombiniert, z.B. in Fansidar® oder mit Doxycyclin .

Wirkungsmechanismus

Chinin hemmt durch Komplexbildung mit der DNS die Nukleinsäurebiosynthese der Plasmodien (☞ s.o.). Dadurch wirkt Chinin auf die Blutschizonten aller Malariaerreger und hat eine schwache gametozide Wirkung (außer bei Pl. falciparum).

Daneben zeigt Chinin eine analgetische, antipyretische und geringe lokalanästhetische Wirkung. Eine schwache curareähnliche Wirkung an der neuromuskulären Endplatte der Skelettmuskulatur erklärt die Wirksamkeit bei Wadenkrämpfen und Muskelspasmen. Am Uterus zeigt es eine schwache oxytozinähnliche Wirkung.

Pharmakokinetik

Chinin wird schnell nach oraler Gabe resorbiert und erreicht maximale Blutspiegel nach 1–3 h. Die Plasmaeiweißbindung beträgt 70 %. In der dihydrochlorierten Form ist es auch i.v. applizierbar. Etwa 10 % werden in wirksamer Form renal ausgeschieden.

Indikation

Malaria tropica (Plasmodium falciparum), insbesondere bei chloroquinresistenten Stämmen.

Unerwünschte Wirkungen

Beobachtet werden Bauchschmerzen, Übelkeit, lokale Reizerscheinungen, Hautreaktionen, intravasale Hämolyse, Leuko- und Thrombozytopenie. Neurotoxische Wirkungen mit Betonung an Auge (Visus ↓, Gesichtsfeldminderung, Doppeltsehen, Farbstörungen, Mydriasis) und Ohr (Schwerhörigkeit, Schwindel, Ohrensausen), Kopfschmerz, Verwirrtheit und Somnolenz werden beschrieben.

Hypertonie, Kreislaufschock, Herzrhythmusstörungen und QRS-Verbreiterung treten auf ☞ 7.2.2.

Kontraindikationen

Seh- und Hörstörungen, Schwangerschaft, hämolytische Anämie stellen Kontraindikationen dar.

Primaquin (Plasmochin®, Primaquin Bayer®)

Primaquin ist ein 8–Amino-Chinolin-Derivat, das bei allen Malariaformen, vor allem Malaria tertiana und tropica wirkt. Es ist gegen alle Gewebsschizonten und auch gegen Gametozyten wirksam.

Wirkungsmechanismus

Wie bei Chloroquin und Chinin findet eine Komplexbindung an der doppelsträngigen Plasmodien-DNS statt, wodurch es zu einer Blockierung der DNS-Replikation, der Transkription und der Proteinbiosynsthese kommt.

Pharmakokinetik

Gute Resorption aus dem Magen-Darm-Trakt, schlechte Gewebegängigkeit. Die Plasmahalbwertzeit beträgt etwa 24 h.

Indikation

Meist kombiniert mit Chloroquin zur Rezidivprophylaxe, vor allem bei Malaria tertiana und tropica.

Unerwünschte Wirkungen

Gastrointestinale Symptome, Methämoglobinbildung und intravasale Hämolyse (besonders bei Glukose-6–Phosphat-Dehydrogenasemangel) treten auf.

Pyrimethamin (Daraprim®)

Pyrimethamin ist ein Diaminopyrimidinderivat, das gegen alle Plasmodienformen wirkt. Gewebsschizonten und Gametozyten werden abgetötet.

Wirkungsmechanismus

Der Wirkungsmechanismus beruht auf der Hemmung der Dihydrofolsäurereduktase. Die Kombination mit einem Sulfonamid ist sinnvoll, weil durch den sulfonamidbedingten Eingriff in den Folsäurestoffwechsel der Erreger eine Wirkungsverstärkung erreicht werden kann (☞ folgender Abschnitt: Pyrimethamin-Sulfadoxin).

Pharmakokinetik

Die Resorption nach oraler Zufuhr erfolgt vollständig, die Plasmaeiweißbindung beträgt 80 %. Die Gewebegängigkeit ist gut, die Plasmahalbwertzeit beträgt 4 Tage.

Der Hauptteil der Substanz wird unverändert renal ausgeschieden.

Indikation

Therapie der Malaria tropica bei Chloroquinresistenz, Malariaprophylaxe und Therapie der Toxoplasmose.

Die **prophylaktische Dosis** von Pyrimethamin beträgt 25 mg/Woche als Einmalgabe, die therapeutische Dosis liegt bei 75 mg 1x pro Woche.

Unerwünschte Wirkungen

Beobachtet werden gastrointestinale Störungen, Leberfunktionsstörungen, Blutbildungsstörungen und neurotoxische Störungen (Tremor, Krämpfe). Auch Haarausfall wird beobachtet.

Kontraindikationen

Schwangerschaft und Blutbildungsstörungen.

Pyrimethamin-Sulfadoxin (Fansidar®)

Fansidar® ist ein Kombinationspräparat aus 500 mg Sulfadoxin und 25 mg Pyrimethamin pro Tablette.

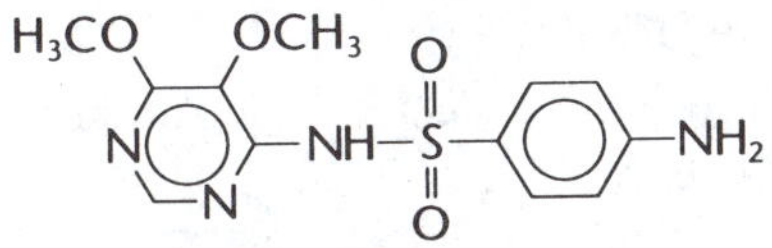

Formel 27.37: Sulfadoxin

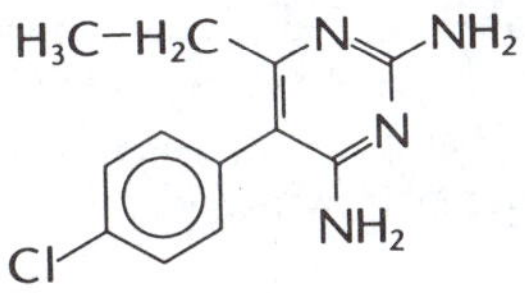

Formel 27.38: Pyrimethamin

Wirkungsweise

Sulfadoxin ist ein kompetitiver Antagonist der Paraaminobenzoesäure. Pyrimethamin hemmt die Protozoen-Dihydrofolsäurereduktase. Durch diesen Eingriff in den Protozoenstoffwechsel wird die DNS- und RNS-Synthese der Plasmodien behindert.

Pharmakokinetik

Die Resorption erfolgt langsam im Dünndarm. Die Substanzen werden im Gewebe und in Körperflüssigkeiten verteilt. Die Plasmaeiweißbindung beträgt bei Pyrimethamin ~ 90 % und bei Sulfadoxin ~ 95 %.

Indikation

Prophylaxe und Therapie der Malaria, insbesondere der M. tropica (Plasmodium falciparum). Prophylaktisch gibt man bei Erwachsenen 1 Tbl./Woche mit Beginn am Abreisetag bis 6 Wochen nach Rückkehr aus dem Infektionsgebiet.

Bei Erkrankungen gibt man 1 x 3 Tbl. bei Erwachsenen. In unkomplizierten Fällen ist damit die Therapie abgeschlossen. In schweren Fällen gibt man zusätzlich Chinin oder 8-Aminochinoline.

Unerwünschte Wirkungen

Beobachtet werden Appetitlosigkeit, Nausea, Erbrechen, Diarrhoe, Schwindel und Kopfschmerz. Allergische Reaktionen unterschiedlichen Schweregrades können auftreten. Exantheme, Juckreiz, Photosensibilisierung, Erythema exsudativum multiforme, Lyell-Syndrom, Stevens-Johnson-Syndrom wurden beschrieben.

Selten treten Krampfanfälle, Ataxie, Halluzinationen und Depressionen auf. Hepatische Cholestase und Hepatitiden sind beobachtet worden. Fieber, Halsschmerzen, grippeartige Beschwerden und Abgeschlagenheit sind möglich. Es kann zu einer Knochenmarksschädigung mit Thrombozytopenie und Anämie bis hin zur Agranulozytose kommen. Allergische Lungenreaktionen mit Husten, Fieber, Atemnot und Pleuraergüssen können auftreten.

Wechselwirkungen

Die Kombinationstherapie mit anderen Malariamitteln ist möglich. Eine Kombination mit Sulfonamiden und Trimethoprimanaloga sowie Hexamethylentetramin ist ungünstig. Gleichzeitige Gabe von Procain, Procainamid, Benzocain, Tetracain sollte vermieden werden.

Wirkungsverstärkung von Cumarinderivaten ist möglich, bei gleichzeitiger Alkoholzufuhr können Unverträglichkeitsreaktionen auftreten.

Kontraindikationen

Nicht bei Sulfonamidallergie und möglichst nicht bei Früh- und Neugeborenen geben. Vorsicht in der Schwangerschaft, in der Frühschwangerschaft nicht zur Prophylaxe geben. Relative Kontraindikationen sind Nieren- und Leberinsuffizienz, Blutbildveränderungen und Anamnese eines Erythema exsudativum multiforme.

Bei Vergiftungen Therapie mit Magenspülung, Kontaktlaxantien, forcierte Diurese, Alkalisierung und evtl. Hämodialyse.

Mefloquin-hydrochlorid (Lariam®)

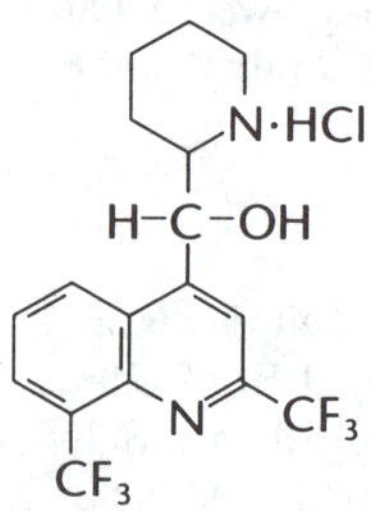

Formel 27.39: Mefloquin-hydrochlorid

Die Substanz sollte zur Therapie bei Malariaformen eingesetzt werden, die gegen die anderen Substanzen resistent sind. Mefloquin tötet die ungeschlechtlichen Blutformen der Malariaerreger (Plasmodium falciparum, vivax, malariae, ovale) ab. Es wirkt bei Resistenz gegen Chloroquin, Aminochinoline, Pyrimethamin und Pyrimethamin-Sulfonamidkombinationen.

Pharmakokinetik

Die Resorption nach oraler Gabe ist gut, die Plasmaeiweißbindung beträgt ~ 98 %. Im Erythrozyten erreicht Mefloquin eine doppelt so hohe Konzentration wie im Plasma. Die Ausscheidung erfolgt wahrscheinlich über die Galle und den Stuhl; nur ein geringer Teil wird unverändert renal ausgeschieden. Die Eliminationshalbwertzeit beträgt ~ 21 Tage.

Indikation

Therapie und Prophylaxe der Malaria, besonders bei Plasmodium falciparum-Stämmen, die gegen andere Mittel resistent sind, und zur Prophylaxe in Gebieten mit multiresistenten Stämmen.

Therapeutische Dosis bei Erwachsenen: 750 mg (3 Tbl.) initial, nach 8 h erneut 500 mg und nach 8 h nochmals 250 mg.

Zur *Prophylaxe* nehmen Erwachsene 1 x wöchentlich 250 mg (1 Tbl.).

Unerwünschte Wirkungen

Es treten Schwindel, Übelkeit, Erbrechen, Diarrhoe, Bauchschmerzen und Appetitlosigkeit, selten Kopfschmerz, Bradykardie, Exantheme, Schwächegefühl und temporärer Transaminasenanstieg auf. Angst, Unruhe und Verwirrungszustände, Ab- oder Zunahme von Leuko- und Thrombozyten wurden beobachtet.

Wegen der chinidinartigen Wirkung von Mefloquin können AV-Block oder Extrasystolen auftreten. Haarausfall, Sehstörungen und Muskelschmerzen sind beschrieben.

Wechselwirkungen: Vorsicht bei gleichzeitiger Gabe von Chinin.

Kontraindikationen

Kein Einsatz bei Krampfanfällen.

Die prophylaktische Gabe ist bei Leber- und Niereninsuffizienz sowie in der Schwangerschaft kontrainidiziert. Eine Therapie während der Schwangerschaft sollte nur bei zwingender Indikation durchgeführt werden.

Halofantrin (Halfan®)

Halofantrin (-hydrochlorid) ist ein Phenanthrenaminoalkoholabkömmling zur Behandlung aller Formen der Malaria. Zur Malariaprophylaxe ist Halofantrin wegen seiner kurzen Halbwertzeit nicht zugelassen.

Wirkungsmechanismus

Halofantrin wirkt auf das erythrozytäre Stadium der Plasmodien. Blutschizonten aller Plasmodienarten werden abgetötet, Leberformen von Plasmodium vivax und ovale. Der Wirkungsmechanismus ist noch nicht ganz geklärt, scheint jedoch ähnlich wie bei Chinidin und Chloroquin zu sein. Plasmodien bilden beim Hämoglobinabbau Ferriprotoporphyrin IX, das mit den genannten Substanzen Komplexe bildet. Diese Komplexe schädigen die Zellmembran der Schizonten und führen zur Lyse des Erregers.

Pharmakokinetik

Halofantrin wird nach oraler Gabe langsam resorbiert. Die Resorption unterliegt starken inter- und intraindividuellen Schwankungen. Die Gabe 2 h nach fettreichen Mahlzeiten erhöht die Bioverfügbarkeit von Halofantrin deutlich, während 1 h nach kohlenhydratreichen Mahlzeiten die Bioverfügbarkeit absinkt. Die Plasmaproteinbindung beim Menschen ist nicht bekannt. Die Eliminationshalbwertzeit beträgt 24–28 h, die des bisher einzigen bekannten nahezu gleichwertig wirksamen Metaboliten (N-Desbutylhalofantrin) ~ 50 h. Die Ausscheidung erfolgt hauptsächlich über den Darm.

Indikationen

Einsatz bei allen Formen akuter Malariaerkrankungen mit gesicherter Diagnose, insbesondere bei Malaria tropica (Plasmodium falciparum). Halofantrin wirkt jedoch auch gegen Plasmodium vivax und ovale. Bei dringendem Verdacht auf eine Malariaerkrankung und bei Befall mit Erregern, die gegen andere Malariamittel resistent sind. Um bei Infektionen mit Plasmodium vivax und ovale hepatische Formen zu eliminieren, sollte der Halofantrintherapie eine Behandlung mit 8–Aminochinolinderivaten angeschlossen werden.

Zur Halofantrintherapie bei Erwachsenen werden 3 x 500 mg in 6stündlichem Abstand gegeben, die Therapiedauer beträgt 1 Tag.

Unerwünschte Wirkungen

Übelkeit, Kopfschmerzen, Schwindel, Bauchschmerzen, Diarrhoe, Hautrötungen, Jucken, kurzfristige fragliche Transaminasenanstiege zu Therapiebeginn (evtl. auch Folge der Malaria) sind aufgetreten. Eine Photosensibilisierung ist möglich.

Halofantrin hat einen chinidinartigen proarrhythmischen Effekt. → Vorsicht bei VES, AV-Blockierungen und unklaren Synkopen.

Wechselwirkungen

Wegen des Metabolismus sind Interaktionen mit anderen Arzneistoffen nicht auszuschließen, jedoch bisher noch nicht bekannt. Wegen möglicher Resorptionsbehinderung von Halofantrin bei gleichzeitiger Gabe von Antazida und H_2-Rezeptorantagonisten sollten diese Wirkstoffe nicht miteinander gegeben werden.

Kontraindikationen

Kein Einsatz in der Schwangerschaft, es sei denn, es besteht eine zwingende Behandlungsindikation für die Mutter (Nutzen-Risiko-Abschätzung). Stillende Mütter sollten abstillen.

Nicht anwenden bei angeborenen oder erworbenen QT-Verlängerung im EKG.

27.13.2 Leishmaniosen

Die Therapie der durch Leishmanien hervorgerufenen drei Hauptkrankheitsbilder Kala Azar, Orientbeule und Espundia besteht in der Gabe von **Antimonpräparaten** wie **Stilbogluconat-Natrium** oder ersatzweise Amphotericin B und Pentamidin.

Unerwünschte Wirkungen

Starke lokale Reizung, Magen-Darmbeschwerden, Leberschäden und Kreislaufstörungen bis hin zum Schock sind beschrieben. Die Nebenwirkungen sind z.T. erheblich und zwingen zu Therapiepausen.

27.13.3 Trichomonadeninfektionen

Trichomonadeninfektionen betreffen hauptsächlich die Vagina und die männliche Harnröhre. Das Mittel der Wahl ist Metronidazol, ☞ 27.10.

27.13.4 Trypanosomenerkrankungen

Trypanosomenerkrankungen sind Anthropozoonosen (Trypanosoma gambiense und rhodiense), die durch den Stich von Tse-Tse-Fliegen in die Haut des Menschen übertragen werden. Es kommt zu den Krankheitsbildern der **Schlaf-** und **Chagaskrankheit**. Von einem in der Haut gelegenen Primäreffekt (Schanker) kommt es über hämatogene Aussaat zum Befall lymphatischer Organe (Lymphdrüsenschwellung und Fieber) und Befall des ZNS (Meningoenzephalitis) mit Schlafanfällen.

Suramin (Germanin®)

Suramin ist ein mit 6 Sulfonat-Gruppen belegtes elektronegatives Molekül mit schlechter Resorbierbarkeit und hoher Plasmaeiweißbindung. Deshalb muß die Substanz intravenös gegeben werden.

Therapeutisch werden Einzeldosen von 1 g als 10 %ige Lösung alle 3 Tage gegeben. Zur Prophylaxe ist eine Einmalgabe alle 3 Monate ausreichend.

Unerwünschte Wirkungen

Häufig, jedoch meist weniger schwerwiegend sind: Kopf- und Gliederschmerzen, Augenreizung, Hautreaktionen, Kreislaufschwäche mit kurz nach der Injektion eintretender Bewußtseinstrübung.

Pentamidin (Lomidin®)

Pentamidin kann im Gegensatz zu Suramin oral gegeben werden. Deshalb ist es günstig zur Prophylaxe der Trypanosomenerkrankungen. Da die Substanz sehr lange im Körper verweilt, reicht die Gabe von 4 mg/kgKG alle 6 Monate aus. Pentamidin kann zur Therapie der ausgebrochenen Erkrankung mit Suramin kombiniert werden.

Die unerwünschten Wirkungen sind denen des Suramins vergleichbar.

Die durch Trypanosoma cruzi ausgelöste, in Südamerika vorkommende **Chagaskrankheit** wird durch Wanzen übertragen. Mittel der Wahl ist **Nifurtimox** (Lampit®).

27.13.5 Toxoplasmose

Toxoplasmose wird von **Toxoplasma gondii** verursacht und ist ebenfalls eine Anthropozoonose (Wirtstiere Katzen, Hunde, Vögel). Der Krankheitsverlauf ist sehr variabel, da die Infektion häufig blande verläuft und lediglich bei ungünstigen Bedingungen (Immunschwäche, Allgemeinerkrankungen) zu Krankheitsmanifestationen führt. Häufig entwickelt sich dann eine Meningitis oder Enzephalitis sowie ein Befall von Augen und Lymphknoten.

Die Therapie der Wahl besteht in der Gabe von **Cotrimoxazol** (☞ 27.9.5) und bei Sulfonamidunverträglichkeit **Spiramycin**.

Im Spätstadium hat sich die Therapie mit Pyrimethaminsulfonamidkombination (Fansidar®) bewährt, ☞ 27.13.1.

Problematisch ist die Infektion bei Schwangeren, da die Erkrankung transplazentar auf den Foetus übertragen wird, und zu schweren Schädigungen führen kann.

Bei Toxoplasmosefällen in der Schwangerschaft wird ein Übertritt der Erreger auf den Foetus vor der 16. SSW als unwahrscheinlich angesehen. In Deutschland therapiert man mit Sulfonamiden (Durenat®) oder Spiramycin (Rovamycin®), die beide auch vor der 16. SSW eingesetzt werden können. Ab der 17. SSW kann auch Pyrimethamin eingesetzt werden. Man nimmt an, daß unter der Therapie das Risiko einer konnatalen Toxoplasmose um 60–100 % gesenkt werden kann. Auch eine Interruptio ist aus eugenischer Indikation bis zur 22. SSW nach Empfängnis möglich.

27.13.6 Amöbenruhr

Der Krankheitserreger ist Entamoeba histolytica, der durch im Kot ausgeschiedene Zysten mit der Nahrung und Trinkwasser übertragen wird. Im Darm vermehren sich die Zysten und wandeln sich zu einer Minuta- und Magnaform um.

Die Magnaform dringt hauptsächlich ins Dickdarmgewebe ein, führt dort zu Nekrosen und Geschwüren und kann schwere Durchfallserkrankungen verursachen. Durch Anschluß an das Pfortadersystem können Amöben in die Leber einwandern und von dort aus andere Organe befallen, wobei es zu nekrotisierenden Herden und großen Abszessen kommen kann. Eine latente Darmbesiedlung durch Amöben ist in tropischen und subtropischen Ländern häufig. Bei weiteren Erkrankungen kann es zum plötzlichen Ausbruch einer manifesten Amöbenruhr kommen.

Therapie

Neben unspezifischen Maßnahmen wie Flüssigkeits- und Elektrolytsubstitution gibt man zur Therapie vegetativer Vermehrungsstadien im

Darm Antibiotika wie **Tetrazykline** (☞ 27.5) und **Erythromycin** (☞ 27.6.1). Auch das halogenierte Hydroxychinolin **Clioquinol** (Entero-Vioform®) ist wirksam. Clioquinol wird durch die als **SMON** (subakute Myelo-optico-Neuropathie) bezeichnete Nebenwirkung, deren Genese nicht ganz klar ist, seit einigen Jahren nur bei strengster Indikationsstellung eingesetzt. Die neurotoxischen Schäden können bis zur Optikusatrophie führen. Die Erwachsenendosis ist auf 750 mg/Tag beschränkt, die Therapiedauer ist auf max. 1 Woche begrenzt.

Zur Bekämpfung von Gewebsformen wird Chloroquin und Dehydroemetin eingesetzt.

Die wirksamsten Stoffe für alle Formen sind **Metronidazol** (Clont®, ☞ 27.10) und **Niridazol** (Ambilhar®, ☞ 27.14.3).

27.14 Anthelminthika

Bei den Wurmmitteln (Anthelminthika) unterscheidet man solche mit vermizider Wirkung (Abtötung des Wurms im Organismus) und solche mit vermifuger Wirkung (der Wurm wird ausgeschieden).

Die unter Therapie mit Anthelminthika häufig auftretenden Darmsymptome (Bauchschmerzen, Übelkeit und Diarrhoe) sind als Folge der Wurmabtötung zu sehen und können bei den meisten der genannten Anthelminthika auftreten. Außerdem treten durch die Sensibilisierung des Wirtsorganismus gegen Wurmtoxine v.a. bei der Therapie häufig allergische Reaktionen auf.

27.14.1 Cestoden (Bandwürmer)

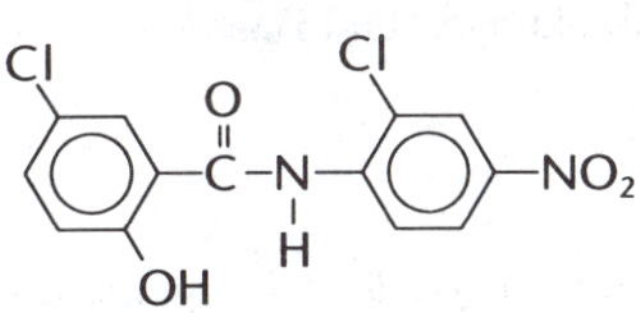

Formel 27.40: Niclosamid

Niclosamid (Yomesan®), **Praziquantel** (Cesol®, Biltricide®) und das auf **Zinnverbindungsbasis** aufgebaute Cestodin® wirken auf Bandwürmer (Cestoden).

Niclosamid wirkt vermizid durch Hemmung der Glukoseaufnahme und der anaeroben Glykolyse des Wurms. Dadurch wird der Wurm geschwächt und kann von Proteasen des Darmes verdaut werden.

Indikation für Niclosamid sind Infektionen mit Taeniagattungen, Diphyllobotrium und Hymenolepis nana.

Da Niclosamid fast nicht resorbiert wird, kommt es nur zu lokalen Nebenwirkungen im Darm: Schmerzen und Übelkeit. Vor Einsatz von Niclosamid gibt man ein Abführmittel zur Darmentleerung.

27.14.2 Nematoden (Fadenwürmer)

Mebendazol (Vermox®)

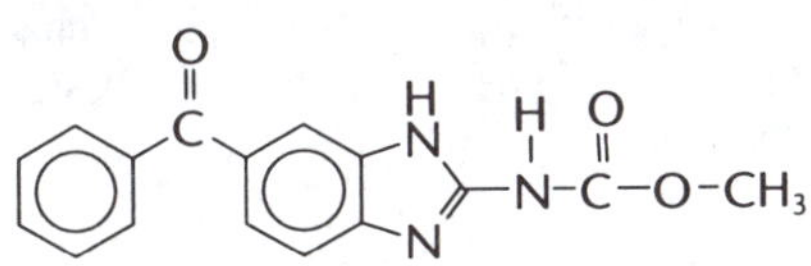

Formel 27.41: Mebendazol

Mebendazol ist ein Breitbandanthelminthikum, das gegen Fadenwürmer (Ascariden, Trichurien, Oxyuren) und Bandwürmer wirkt.

Der Wirkungsmechanismus ähnelt dem von Niclosamid, die Glukoseaufnahme des Wurmes und der Glykogenabbau werden gehemmt. Die Resorption aus dem Darm ist gering. Die resorbierte Menge wird renal ausgeschieden.

Unerwünschte Wirkungen

Beobachtet werden Haarausfall und reversible Neutropenie nach hochdosierter Therapie, Bauchschmerzen und Diarrhoe. Insgesamt treten selten Nebenwirkungen auf. Nicht in der Schwangerschaft und bei Kleinkindern geben.

Thiabendazol (Minzolum®)

Thiabendazol wirkt hauptsächlich bei Nematodeninfektionen. Das Wirkungsspektrum erstreckt sich auf Oxyuris vermicularis, Ascariden, Ancylostoma, Necator, Strongyloiden, Dracunculus, Trichuris trichuria, Trichinella spiralis und Toxocara canis sowie weitere Nematoden.

Die Wirkungsweise ist nicht restlos aufgeklärt, evtl. hängt die Wirkung mit der Hemmung der wurmspezifischen Fumaratreduktase zusammen.

Thiabendazol wird gut nach oraler Gabe resorbiert, in der Leber mit Glukuronsäure oder Sulfat konjugiert und renal ausgeschieden.

Diethylcarbamazin (Hetrazan®)

Diethylcarbamazin wirkt bei Filarien (Wuchereria bancrofti, Brugia malayi), Loa loa und Onchozerkose, tropischen und subtropischen Fadenwurmkerkrankungen.

Wirkungsweise

Durch Lähmung der Würmer und Angriff an der Wurmoberfläche werden die Würmer so geschädigt, daß die körpereigenen Abwehrkräfte besser angreifen können.

Pharmakokinetik

Diethylcarbamazin wird nach oraler Gabe schnell resorbiert, die Halbwertzeit beträgt 8–12 h. Die Elimination erfolgt nach Metabolisierung zu ~ 70 % über die Niere.

Unerwünschte Wirkungen

Übelkeit, Erbrechen, Kopfschmerzen, Schwindel und allergische Reaktionen können auftreten. Selten kommt es zu schwerwiegenden ZNS-Komplikationen, z.B. Encephalitiden.

Piperazin (Vermicompren®, Tasnon®)

Piperazin ist heute ein Anthelminthikum 2. Wahl, das hauptsächlich auf Ascariden und Oxyuren wirkt.

Piperazin blockiert in der Wurmmuskulatur die Acetylcholin-vermittelte neuromuskuläre Übertragung. → Der Wurm wird gelähmt und mit der Peristaltik ausgeschieden.

Die **unerwünschten Wirkungen** von Piperazin bestehen in ZNS-Symptomatik, da piperazinsubstituierte Phenothiazine als Neuroleptika eingesetzt werden. Die Nebenwirkungen sind ähnlich wie bei den Neuroleptika (☞ 17.3.5). Piperazin sollte nicht zusammen mit Neuroleptika verordnet werden, da es zur Wirkungsverstärkung kommt.

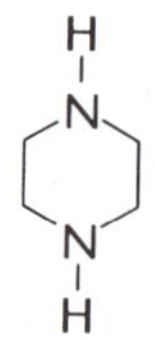

Formel 27.42: Piperazin

27.14.3 Trematoden (Saugwürmer)

Praziquantel (Cesol®, Biltricide®)

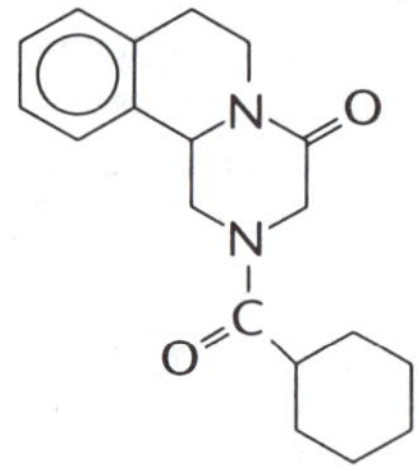

Formel 27.43: Praziquantel

Praziquantel ist Mittel der Wahl zur Behandlung von Saugwurmerkrankungen und Bandwürmern.

Wirkungsweise

Depolarisation an der muskulären Endplatte des Wurmes führt zu spastischer Lähmung der Wurmmuskulatur. → Würmer verlieren ihren Halt und werden weggespült.

Erregerspektrum

Erfaßt werden Schistosomiasis, Clonorchis sinensis, Opisthorchis viverrini, Parogonismus westermani, Taenia saginata et solium, Zystizerkose, Hymenolepis nana und Diphyllobotrium latum.

Pharmakokinetik

Praziquantel wird rasch nach oraler Gabe resorbiert, hat eine Halbwertzeit von ~ 90 min und wird in der Leber hydroxyliert und konjugiert. Danach erfolgt die Ausscheidung der Metabolite über die Niere.

Unerwünschte Wirkungen

Sie sind insgesamt selten. Bauch- und Kopfschmerzen sowie Schwindel können auftreten.

Niridazol (Ambilhar®)

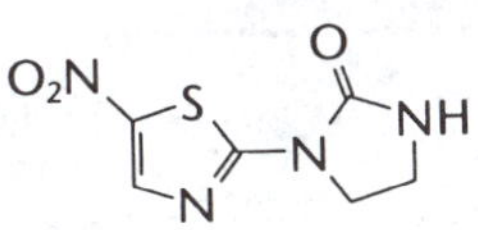

Formel 27.44: Niridazol

Niridazol wirkt gegen Schistosomen, Dracunculus, Amoeben und einige anaerobe Bakterien, ☞ 27.13.6.

Wirkungsweise

Die Wirkungsweise ist nicht ganz klar; nach Reduktion der NO_2-Gruppe des Niridazols erfolgt eine kovalente Bindung an Makromoleküle der Schistosomen. Weiterhin besteht eine entzündungshemmende Wirkung.

Pharmakokinetik

Gute aber langsame Resorption nach oraler Gabe, rasche Metabolisierung in der Leber und Elimination über Niere und Stuhl. Einer der entstehenden Metabolite muß für die Wirkung auf Dracunculus verantwortlich sein.

Unerwünschte Wirkungen

Besonders bei Glukose-6–Phosphat-Dehydrogenasemangel werden hämolytische Anämie, Krämpfe, EKG-Veränderungen und zerebrale Störungen beobachtet. Verfärbung und unangenehmer Geruch des Urins. Nicht über längere Zeit und bei Schwangeren geben, da evtl. eine kanzerogene Wirkung.

27.15 Virustatika

Typische Wirkstoffe

Amantadin (Symmetrel®), **Vidarabin** (Vidarabin®), **Aciclovir** (Zovirax®), **Acido-Thymidin** (Retrovir®), **Interferone**.

27.15.1 Amantadin (Grippin-Merz®)

Amantadin hemmt in der frühen Phase der Virusentwicklung das sogenannte Uncoating. Die Wirkung von Amantadin ist auf Influenzaviren der Gruppe A beschränkt; es wirkt prophylaktisch und in der Frühphase der Erkrankung therapeutisch. Die Anwendung ist v.a. wegen der nicht unerheblichen Nebenwirkungen auf Patienten mit hohem Risiko beschränkt. Nebenwirkungen ☞ 17.6.4.

27.15.2 Vidarabin (Vidarabin®)

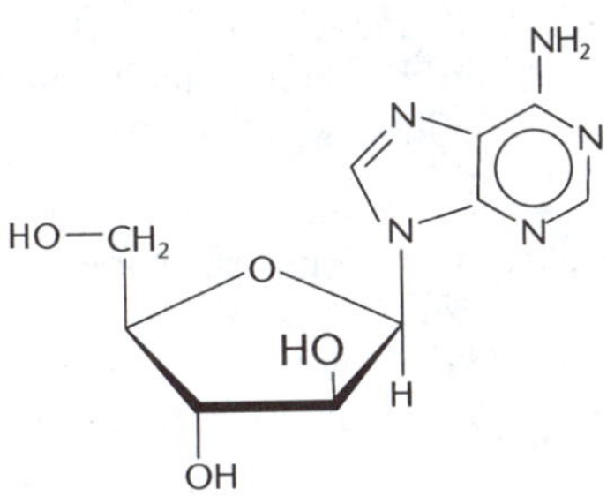

Formel 27.45: Vidarabin

Vidarabin ist ein Arabiofuranosyl-Adenin. Es hemmt die DNA-Polymerase der Viren und wirkt hauptsächlich gegen Herpes-, Varizella-Zoster- und Vaccinia-Viren.

Indikationen

Lokale Herpesinfektionen am Auge und schwere generalisierte Herpesinfektionen mit Encephalitis, wobei jedoch der frühe Therapiebeginn wichtig ist.

Das Aciclovir ist dem Vidarabin überlegen.

Unerwünschte Wirkungen

Erbrechen, Diarrhoe, Schwindel, Hautrötungen und lokale Entzündungen an der Injektionsstelle können auftreten.

27.15.3 Acido-Thymidin = Zidovudin (Retrovir®)

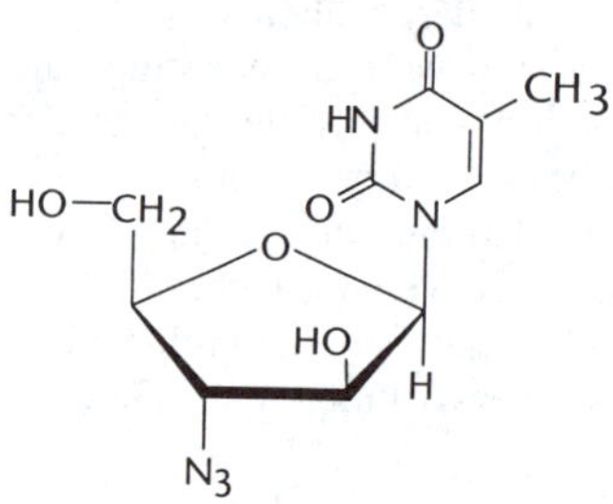

Formel 27.46: Acido-Thymidin

Chemisch gesehen ist Acido-Thymidin 3'-Acido-3' Desoxythymidin. Es hemmt die reverse Transkriptase des HIV_{III}-Virus ($HTLV_{III}$).

Außerdem wird die virale Replikation und der zytopathogene Effekt des HIV-Virus gehemmt. → Die Virusvermehrung wird auch in fortgeschrittenen Stadien der Erkrankung aufgehalten, jedoch erfolgt keine vollständige Erregerbeseitigung oder Heilung.

Derzeit laufen weltweite Studien um festzulegen, ob das Nutzen/Risiko-Verhältnis einer prophylaktischen Zidovudintherapie bei HIV-positiven, symptomlosen Patienten den Einsatz der Substanz schon im Frühstadium der Erkrankung rechtfertigt.

Therapeutische Wirksamkeit bei AIDS-Patienten ist für Zidovudin nachgewiesen.

Zidovudin wird nach oraler Gabe relativ gut resorbiert, hat aber eine sehr kurze Halbwertzeit, so daß es 4–6 x täglich gegeben werden muß.

Unerwünschte Wirkungen

Beobachtet werden Übelkeit, Erbrechen, Bauch- und Kopfschmerzen, Anämie, Neutropenie durch generelle hämatotoxische Wirkung, Fieber, Hautausschläge, Myalgien, Parästhesien, Schlaflosigkeit und Appetitlosigkeit. Hepatotoxizität sowie eine toxisch bedingte mitochondriale Myopathie wurden beschrieben. Durch lokale Schleimhautschädigungen können Ösophagusulzera entstehen.

27.15.4 Aciclovir (Zovirax®)

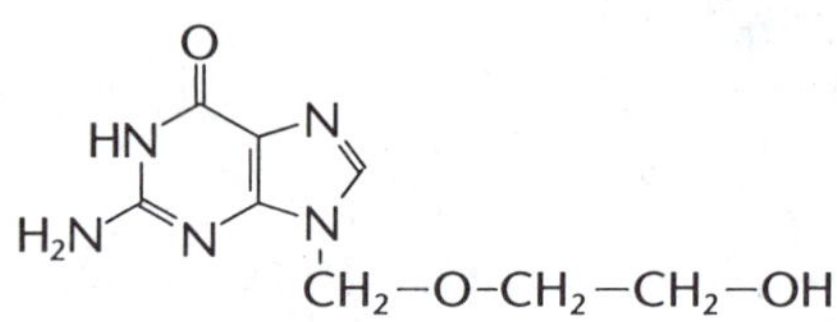

Formel 27.47: Aciclovir

Aciclovir ist ein 9–[(2–OH-ethoxy)-methyl]-Guanin.

Herpes simplex- und Varicella-Zoster-Infektionen können mit Aciclovir mit gutem Erfolg behandelt werden. Aciclovir wird durch eine Phosphorylase aktiviert und als falscher Metabolit ins Herpesvirusgenom eingebaut.

Dort hemmt es die DNA-Polymerase und behindert die Virusreplikation in der Zelle.

Die Aktivität von Aciclovir ist ~ 200 mal höher als die von Vidarabin. Die relative Virusselektivität beruht auf einer ~ 3000fach höheren Affinität von Aciclovir zur Virus- als zur Säuger-DNA-Polymerase.

Gegen Rezidive wirkt das Mittel nicht, da es die Latenzphase der Viren nicht angreift.

Inzwischen scheinen erste gegen Aciclovir resistente Stämme von Herpesviren aufgetreten zu sein.

Pharmakokinetik

Aciclovir wird nach enteraler Gabe gut resorbiert. Im Handel gibt es Aciclovir als Ampullen zur parenteralen Anwendung, als Tablette und als Salbe.

Die Ausscheidung erfolgt über die Niere und kann durch Probenecid verzögert werden.

Unerwünschte Wirkungen

Es werden kurzfristige, reversible Anstiege der Kreatinin- und Harnstoffkonzentration im Serum beobachtet → während der Therapie Werte kontrollieren. Da der Retentionswerteanstieg durch Auskristallisieren der Substanz in der Niere verursacht wird, soll während der Therapie viel Flüssigkeit zugeführt werden. Bei Auftreten der Nebenwirkung Dosisreduktion oder Absetzen der Therapie.

Selten treten Hautausschläge, reversible Fieberschübe, Übelkeit und Erbrechen auf. Bei Dosierungen über 30 mg/kgKG werden manchmal neurologische Erscheinungen wie Somnolenz, Verwirrtheit und Tremor beobachtet. Da keine Erkenntnisse über etwaige Wirkungen auf den Foeten vorliegen, sollte Aciclovir nicht in der Schwangerschaft gegeben werden.

27.15.5 Ganciclovir (Cymeven®)

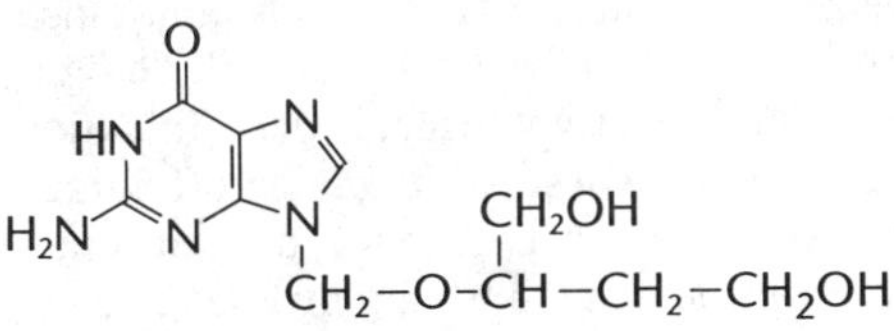

Formel 27.48: Ganciclovir

Ganciclovir ist ein synthetisches Nucleosid-Analogon, das dem Aciclovir chemisch sehr ähnlich ist. Es handelt sich um Dihydroxy-2–propoxymethyl-Guanin.

Wirkungsweise

Ganciclovir wird intrazellulär in das Triphosphat umgewandelt. In virusinfizierten Zellen ist die Aktivität der zellulären Kinasen erhöht, so daß die Wirkstoffkonzentration in diesen Zellen deutlich höher ist. Das aktive Triphosphat wird in die DNA der Zelle eingebaut und hemmt dort die DNA-Reduplikation. Auch in nicht infizierten Zellen wirkt die Substanz reduplikationshemmend.

Pharmakokinetik

Da nur 5 % der Substanz nach oraler Gabe resorbiert werden, muß Ganciclovir i.v. gegeben werden. Die Substanz muß wegen des stark alkalischen pH-Wertes mit Gefahr toxischer Gewebsschäden in große Venen injiziert werden. Die Halbwertzeit beträgt ~ 90–180 min, die Plasmaeiweißbindung 1–2 %. Die Ausscheidung erfolgt vorwiegend unverändert über die Nieren.

Indikationen

Schwerwiegende Infektionen mit Zytomegalieviren (AIDS-, Transplantations- und Karzinompatienten), vor allem bei der CMV-Retinitis. Neben den CMV-Viren erstreckt sich das Wirkungsspektrum auf Herpes simplex-Viren Typ 1+2, EBV und Varicella-Zoster-Viren. Wegen der Toxizität muß das Nutzen/Risikoverhältnis stets berücksichtigt werden!

Unerwünschte Wirkungen

Ganciclovir ist toxischer als die übrigen Virustatika, es ist stark zytotoxisch, teratogen und kanzerogen! Blutbildveränderungen mit Neutropenien < 1000/µl und Thrombozytopenien < 50000/µl treten bei 20–40 % der Patienten auf.

Leber- und Nierenschäden (Transaminasen ↑, Kreatinin ↑), Kopfschmerz, Halluzinationen, Schwindel, Übelkeit, Erbrechen, Diarrhoe und Hauterscheinungen sind relativ häufig.

Herzrhythmusstörungen, Angstzustände, Ataxie, Schwerhörigkeit, Alopezie, Hämatemesis und Hämaturie treten seltener auf.

27.15.6 Interferone

Interferone sind körpereigene Abwehrstoffe, die in tierischen und menschlichen Zellen gebildet werden. Die Interferonbildung setzt eine regelrechte RNS- und Proteinbiosynthese voraus. Die Interferone werden von den Zellen in den Extrazellulärraum abgegeben und hindern die Zelle an der Virusreduplikation. Dies betrifft eine große Zahl von RNS- und DNS-Viren. Interferone wirken in der Regel nur speziesspezifisch.

Sie sind chemisch gesehen kurzkettige **Glykoproteine**, die heute gentechnologisch hergestellt werden können. Therapeutische Bedeutung haben bisher folgende Interferone erreicht:

Alpha-Interferone werden in der Regel in Leukozyten gebildet.

Interferon-Alpha-IIa (Roferon-A®) und Interferon-Alpha-IIb (Intron A®) werden bei Haarzellleukämien (leukämische Retikuloendotheliose), chronisch aktiver Hepatitis B und C und beim Kaposisarkom bei AIDS-Patienten eingesetzt.

Beta-Interferone werden hauptsächlich in den Fibroblasten gebildet.

Interferon-Beta (Fiblaferon®) wird bei schweren unbeherrschbaren Viruserkrankungen, Virusenzephalitiden, generalisertem Herpes zoster und Varizellen sowie bei immunsupprimierten Patienten, bei viralen Innenohrinfekten mit Gehörverlust und bei undifferenziertem Naso-Pharynx-Karzinom therapeutisch eingesetzt.

Gamma-Interferon (Polyferon) wird bei schweren Verlaufsformen der chronischen Polyarthritis mit ungenügendem Ansprechen auf nichtsteroidale Antiphlogistika eingesetzt.

Die Halbwertzeit der Interferone liegt nach parenteraler Gabe bei etwa 2–4 h, wobei die antivirale Aktivität in den Geweben länger anhält.

Gute Therapieerfolge werden bei der Haarzellenleukämie (80 % Responder) und bei der chronischen Hepatitis B und C (2–3 mal höhere Elimination der Virus-DNS) erreicht.

Unerwünschte Wirkungen

Die Nebenwirkungen der verschiedenen Interferone sind in etwa vergleichbar und von der Dosis und der Anwendungsdauer abhängig. Häufig sind grippeähnliche Beschwerden (Besserung auf Indometacin oder Paracetamol). Als Langzeitfolge wurden Müdigkeit, Abgeschlagenheit, Myalgien und neurologische Veränderungen wie Verwirrtheitszustände, Persönlichkeitsveränderungen, Angstzustände, depressive Verstimmungen bis hin zu Depressionen beschrieben. Autoantikörper können auftreten und Autoimmunerkrankungen induziert oder reaktiviert werden. Bakterielle Infektionen können teilweise verspätet erkannt werden.

Häufig kommt es zu einer Leuko- und Thrombozytopenie. Im allgemeinen sind die Nebenwirkungen reversibel. Selten kommt es zu einer Autoimmunthyreoiditis, die zu einer bleibenden Hypothyreose führen kann.

Kontraindikationen

Eine strenge Indikationsstellung sollte erfolgen bei Psychosen, Epilepsien, Autoimmunerkrankungen, Leberzirrhose, Schwangerschaft, Blutungsneigung, Immunsuppression, Thrombozytenzahl < 70/nl und Leukozytenzahl < 2/nl.

Multiple Sklerose

Die multiple Sklerose ist die häufigste neurologische Erkrankung in Europa. In Deutschland sind über 100 000 Menschen betroffen. Die genaue Ursache der Erkrankung ist bis heute unbekannt.

Man geht davon aus, daß es sich um einen autoimmunologischen Prozeß handelt, der möglicherweise durch eine vorausgegangene Infektion angestoßen wird. Dies führt zu herdförmigen Demyelinisierungen der Axone, die zu einer Unterbrechung der Erregungsleitung und damit zu Funktionsstörungen der zentral-nervösen Bahnen führen.

Auf zellulärer Ebene spielen sich komplizierte immunpathologische Reaktionen ab, wobei Interferone sowohl hemmende als auch fördernde Funktionen übernehmen. Man weiß heute, daß γ–Interferon die Blut-Hirn-Schranke durchlässiger macht und die Sekretion myelinzerstörender Proteasen aus Makrophagen und die Expression von Klasse-II-Antigenen verstärkt. Im akuten Schub können erhöhte Konzentrationen an γ–Interferon und Tumornekrosefaktor-α im Liquor nachgewiesen werden.

β–Interferon mildert die negativen Effekte von im Organismus gebildeten γ–Interferonen und spielt möglicherweise als partieller Gegenspieler des γ–Interferons eine Rolle. Aus diesem Wissen leitet sich die Indikation für den Einsatz von β–Interferon bei der Behandlung der multiplen Sklerose ab.

Es existieren drei **β–Interferone**:

- ▲ 1. **Natürliches Interferon** (Frone®) welches aus humanen diploiden Bindegewebszellen gewonnen wird und aus 166 Aminosäuren mit natürlicher Sekundärstruktur und vorhandenen Zuckerseitenketten besteht.
- ▲ 2. Ein zweites Präparat ist das **CHO-β–Interferon** (Rebif®), welches aus rekombinierten Säugetierzellen (CHO-Zelle = chinese-hamster-ovary cell) gewonnen wird. Die Struktur ist identisch mit natürlichem Interferon.
- ▲ 3. Das dritte Präparat ist **E. coli-β–Interferon** (Betaseron®), welches aus rekombinierten E. coli-Bakterien gentechnologisch gewonnen wird. Dieses Interferon besteht aus 165 Aminosäuren, ist in seiner Struktur nicht 100 %ig identisch mit natürlichem Interferon, da die Aminosäure 1 (Methionin) fehlt und in Position 17 Cystein durch Serin ersetzt ist. Dadurch ist die Sekundärstruktur verändert und zusätzlich sind die Zuckerketten des natürlichen β–Interferons nicht vorhanden. Das Molekulargewicht der natürlichen Interferone beträgt etwa 23 000, das des E. coli-β–Interferons 18 500 Dalton.

Wirkungsweise

- ▲ 1. Die γ–Interferonsynthese aus peripheren Monozyten wird gehemmt.
- ▲ 2. Die Synthese von Tumornekrosefaktor-α aus T-Helferzellen wird verringert.
- ▲ 3. Die Expression von Klasse II-Antigenen an der Oberfläche menschlicher Astrozyten und Gliazellen wird vermindert.

Zusätzlich hat β–Interferon einen stimulierenden Einfluß auf T_8-Supressorzellen die überschießende Immunreaktionen verhindern, ein Kontrollmechanismus der bei Patienten mit aktiver multipler Sklerose offenbar nicht mehr regelrecht ablaufen kann.

Pharmakokinetik

Das natürliche Interferon und das CHO-β–Interferon haben aufgrund ihrer Kohlenhydratanteile dieselben pharmakokinetischen Eigenschaften wie humanes β-Interferon. Sie bleiben nach subcutaner oder intramuskulärer Injektion länger im Gewebsdepot und werden langsam freigesetzt. Maximale Serumkonzentrationen werden nach 24 h erreicht. Die spezifische Aktivität ist 10 mal höher als die der aus E. coli gewonnenen β–Interferone.

Die Antikörperbildung erreicht bei dem CHO-β-Interferon ungefähr 20 %, beim E. coli-β–Interferon etwa 40 %. Durch diese neutralisierenden Antikörper wird die Wirkung des Interferons aufgehoben. Ein Parameter für die biologische Aktivität zugeführten β-Interferons ist das Enzym 2-5-Oligoadenyl-Synthetase oder die Bestimmung von β_2-Mikroglobulin.

β-Interferon muß jeden zweiten Tag subcutan injiziert werden.

Indikation

β–Interferone werden bei multipler Seklrose mit recht gutem Erfolg eingesetzt. Sie reduzieren die Schubrate und können bei Vergleichsuntersuchungen kernspintomographisch erfaßbare ZNS-Läsionen im Vergleich zur Placebogruppe vermindern.

Unerwünschte Wirkungen

Grippeähnliche Symptome mit Fieber, Schüttelfrost, Muskelschmerzen, Unwohlsein, Schweißausbrüchen können auftreten. Lokalreaktionen an der Injektionsstelle wie Rötungen, Entzündungen, Schmerzen, Überempfindlichkeit und Nekrose wurden beschrieben.

Absinken der Leukozytenzahlen, Transaminasenerhöhung und Menstruationsbeschwerden sind möglich.

Besonders schwerwiegend sind depressive Verstimmungen, Angstzustände, emotionale Labilität,

Depersonalisation und Selbstmordversuche, sowie Verwirrtheit.

Es gibt Untersuchungen, die darauf hinweisen, daß die unerwünschten Wirkungen im Sinne von Depressionen und Suizidversuchen bei den aus E. coli gewonnenen Interferonen häufiger sind. Als Ursache werden die fehlenden Glykosidseitenketten diskutiert.

27.16 Desinfektionsmittel

Sie werden zur Bekämpfung von Keimen außerhalb des Organismus verwendet.

Oxidantien

Kaliumpermanganat wird in verdünnter Lösung zur Desinfektion verwendet. Wasserstoffperoxid wird in 3 %iger Lösung zur Wundreinigung benutzt.

Alkohole

Alkohole wirken durch Proteinfällung und Membranzerstörung. Man verwendet 50–70 %igen Alkohol (Äthanol, Propanol, Isopropylalkohol) vornehmlich zur Hände- und Hautdesinfektion.

Aldehyde

Formalin und Glutaraldehyd reagieren mit Eiweiß durch Bindung an NH_2-, OH-, COOH- und SH-Gruppen. Da nicht nur Bakterieneiweiße geschädigt werden, werden die Aldehyde zur Flächen- und Raumdesinfektion sowie zur Desinfektion von Instrumenten benutzt.

Borsäure

Borsäure sollte wegen der Vergiftungsgefahr nicht mehr verwendet werden.

Detergentien

Detergentien sind sogenannte Invertseifen, die einen 4-bindigen Stickstoff mit positiver Partialladung besitzen. Die Invertseifen werden zur Händedesinfektion verwendet. Inaktiviert werden sie durch Normalseifen, Metallionen und Proteine.

Schwermetallsalze

Silbernitrat wird stark verdünnt zur Spülungsbehandlung und in höherer Konzentration zur Ätzung verwendet. Die anorganischen Quecksilbersalze (Sublimat) werden zur Händedesinfektion gebraucht, sind aber heute wegen der hohen Toxizität des Quecksilbers bei oraler Aufnahme verlassen worden. Heute werden nur noch die schwächer wirksamen organischen Quecksilbersalze verwendet.

Phenol und Derivate

Sie wirken wie die Alkohole proteinfällend. Mit Phenol kann man Wäsche und Flächen desinfizieren.

Kresole

Kresole sind besser desinfizierend als Phenol und weniger toxisch. Sie können neben der Wundspülung und Händedesinfektion in allen Bereichen angewendet werden. Chlorierte Kresole sind noch wirksamer als einfache Kresole.

Chlorgas, Chlorkalk, Chloramin T

Sie wirken durch Freisetzung elementaren Sauerstoffs und der unterchlorigen Säure. Chlorgas wird zur Trinkwasserdesinfektion verwendet. Chloramin T wird zur Händedesinfektion, zur Spülungsbehandlung und zur Flächendesinfektion benutzt. Chlorkalk dient zur Flächendesinfektion von Ställen in der Veterinärmedizin.

Jodtinktur

Jodtinktur wird zur Hautdesinfektion verwendet. Bei wiederholter Anwendung besteht Allergiegefahr.

28 Eingriffe in das Tumorwachstum

28.1 Allgemeine Wirkungen

Tumorzellen unterliegen nicht der Wachstumsregulation normaler Körperzellen. Nur ein Teil der Tumorzellen befindet sich in der Wachstumsphase. Die nicht proliferierenden Zellen befinden sich in der G_0-Phase, aus der sie nur schwierig wieder in das Proliferationsstadium zurückkehren können (**Recruitment**).

Die Wachstumsgeschwindigkeit eines Gewebes hängt in erster Linie von der Zahl der Zellen in der Wachstumsphase und nur in zweiter Linie von der Dauer des Zellzyklus ab.

Phasen des Zellzyklus	
G_0-Phase	Ruhephase nicht proliferierender Zellen
G_1-Phase	Wachstumsphase 1 (zeitlich sehr variabel, Dauer: ca. 10–80 h)
S-Phase	DNA-Synthese-Phase (Dauer: ca. 6–10 h)
G_2-Phase	Wachstumsphase 2 (Dauer: ca. 1–2 h)
M-Phase	Mitosephase (Dauer: ca. 1 h)

Zellen in der G_0- und G_1–Phase sind gegenüber Zytostatika relativ unempfindlich. Da sich bei langsam wachsenden Tumoren viele Zellen in der G_0- und G_1–Phase befinden, ist die Zytostatikatherapie uneffektiv.

Zellen, die sich in den anderen Phasen des Zellzyklus befinden, sind sensibel. Bei schnell wachsenden Tumoren befinden sich relativ viele Zellen in den gegenüber der Zytostatikawirkung sensiblen Phasen. Da sich nicht alle Tumorzellen im gleichen Rhythmus teilen, kann die Zytostatikawirkung durch Synchronisation der Zellzyklen verbessert werden.

Je kleiner der Tumor, desto größer ist der Anteil sich teilender Tumorzellen. Aus diesem Grund ist die Zytostatikatherapie nach Tumorverkleinerungs- oder Tumorentfernungsoperationen sowie nach Bestrahlungstherapie besonders erfolgversprechend.

Allgemeine Problematik der Zytostatikatherapie

Ziel der Tumortherapie ist die vollständige Eliminierung aller Tumorzellen, was aber in den seltensten Fällen gelingt. Von einer totalen Remission spricht man schon, wenn 99 % der Tumorzellen vernichtet sind. Dies bedeutet jedoch, daß noch Tumorgewebe im Körper vorhanden ist und die Tumorkrankheit immer wieder ausbrechen kann.

Problematisch in der zytostatischen Therapie ist, daß sich Tumorzellen zu wenig von gesunden Zellen unterscheiden. Tumorzellen sind gegenüber den Zytostatika meist etwas anfälliger als normale Zellen.

Bei der Tumortherapie nutzt man die schnelle Teilungsrate des Tumorgewebes und versucht, auf diesem Wege die Tumorausbreitung einzudämmen. Da diese Therapie die Gewebsproliferation aber unspezifisch hemmt, werden als Nebenwirkung alle Wechselgewebe mit hohem turnover geschädigt. Daneben wird durch die Unterdrückung der Proteinbiosynthese die Antikörpersynthese unterdrückt → Abwehrschwäche.

> Die meisten Zytostatika führen zu einer Immunsuppression (vgl. unerwünschte Nebenwirkungen).

Da die Zytostatika meist in den Nukleinsäurestoffwechsel eingreifen, können sie mutagen und teratogen wirken. Es können wichtige Zellinformation abgeändert werden oder verlorengehen → Entartung der Zellen oder Beeinträchtigung ihrer normalen Funktion. Bei den Tumorzellen beobachtet man Resistenzentwicklung gegen Zytostatika. Man nimmt an, daß bestimmte DNS-Reparaturenzyme aktiviert werden, die die Wirkung der

Zytostatika an der DNS (Einbau falscher Substanzen, Brückenbildung zwischen Basen) antagonisieren.

Bei der zytostatischen Therapie kombiniert man heute gern die verschiedenen Tumorhemmstoffe miteinander und fügt zusätzlich Kortison zur Therapie hinzu, um den Tumor massiv in die Remission zu zwingen. Der Erfolg der zytostatischen Therapie ist aber, abgesehen von guten Erfolgen bei leukämischen Erkrankungen v.a. im Kindesalter, immer noch wenig ermutigend.

Unerwünschte Wirkungen

Bei der Anwendung von Zytostatika treten gruppenspezifische Nebenwirkungen auf.

Früh auftretende unerwünschte Wirkungen
Erbrechen, Übelkeit, allergische Erscheinungen, Krankheitsgefühl, Schwitzen, Fieber.

Mit Latenzzeit auftretende Reaktionen

- ▲ Knochenmarksdepression mit Erythrozyto-, Leukozyto- und Thrombozytopenie. Die Halbwertzeit der Erythrozyten wird verkürzt und ihr Volumen verändert.
- ▲ Durch die Beeinflussung der Leukozytenzahl und -funktion kommt es indirekt zu einer immunsuppressiven Wirkung mit Ausbildung einer Abwehrschwäche → vermehrtes Auftreten von bakteriellen, viralen und Pilzinfektionen.
- ▲ Meist tritt ein reversibler Haarausfall auf.
- ▲ Es kann zu Melaninablagerungen in der Haut kommen.
- ▲ Durch Schädigung der Schleimhaut, v.a. im Magen-Darm-Trakt kommt es zu Bauchschmerzen, Resorptionsstörungen und profusen Durchfällen.
- ▲ Ovulation und Spermatogenese werden teils irreversibel geschädigt.
- ▲ Durch hepatotoxische Wirkungen kann es zu einem fibrotischen bis zirrhotischen Umbau des Leberparenchyms kommen.
- ▲ Alle Zytostatika wirken selbst mutagen, teratogen und kanzerogen. Eine Schwangerschaft während einer zytostatischen Behandlung muß unbedingt vermieden werden.
- ▲ Durch erhöhten Zellzerfall steigt der Harnsäurespiegel an. Die Hyperurikämie kann bis zur akuten Harnsäurenephropathie mit Nierenversagen führen.

28.2 Alkylantien

28.2.1 Typische Wirkstoffe

Cyclophosphamid (Endoxan®), **Busulfan** (Myleran®), **Melphalan** (Alkeran®), **Chlorambucil** (Leukeran®), **Thiotepa** (Thiotepa® Lederle), **Cisplatin** (Cisplatin®, Platinex®).

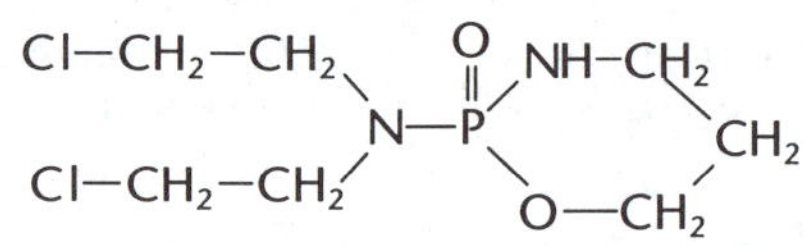

Formel 28.1: Cyclophosphamid

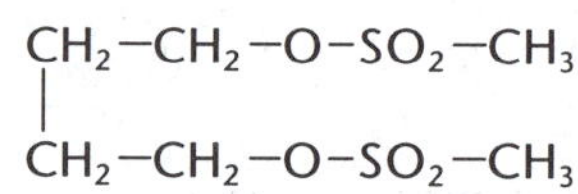

Formel 28.2: Busulfan

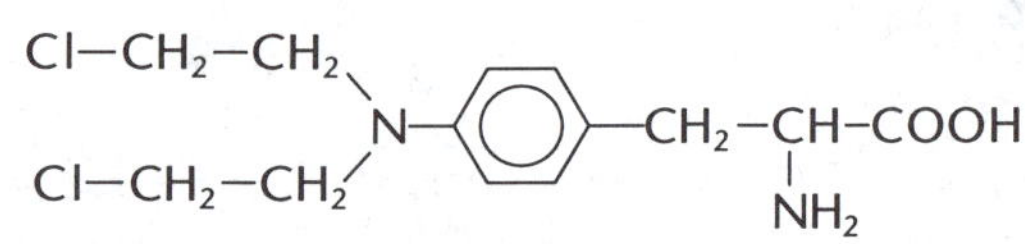

Formel 28.3: Melphalan

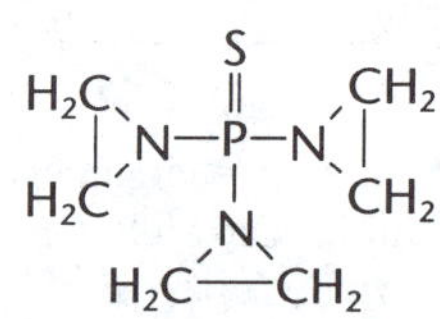

Formel 28.4: Thiotepa

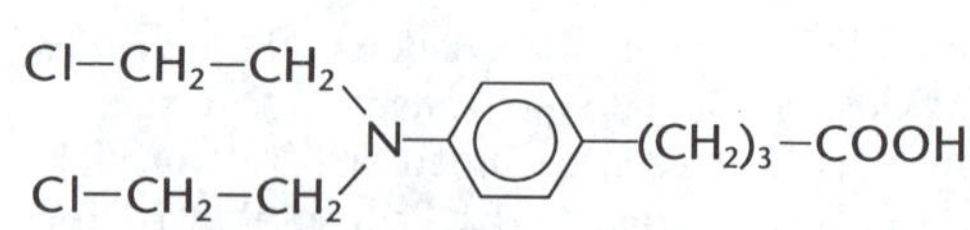

Formel 28.5: Chlorambucil

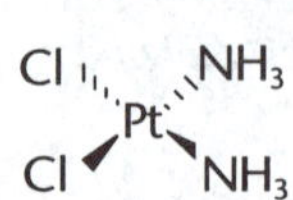

Formel 28.6: Cisplatin

28.2.2 Wirkungsmechanismus und Wirkungen

Die alkylierenden Substanzen transferieren Alkylreste auf SH-, NH_2-, COOH- und Phosphatgruppen.

In der DNS übertragen die alkylierenden Substanzen einen Alkylrest auf einen Stickstoff des Guanins. Guanin wird als Adenin abgelesen und mit Thymin statt mit Cytosin gekoppelt.

Es entsteht ein falsches Basenpaar. Daneben kann der Reduplikationsmechanismus behindert werden, indem der 5er-Ring des Guanins durch Alkylanlagerung gesprengt wird, oder zwei Guaninreste durch Ausbildung einer Alkylbrücke miteinander verbunden werden. Natürlich können auch RNS-Moleküle und Proteine alkyliert werden, wodurch sie ihre biochemischen Eigenschaften verlieren.

Die Alkylantien und die Antibiotika schädigen die Tumorzellen in allen Phasen des Zellzyklus. Wegen der unspezifischen Wirkung dieser Stoffe werden gesunde Zellen rasch proliferierender Gewebe ebenso geschädigt.

Die Alkylantien hemmen die Zellvermehrung und wirken auch zytotoxisch.

Cisplatin

Cisplatin entspricht in seinem Wirkungsmechanismus demjenigen der bifunktionellen Alkylantien. Die Ammoniakgruppen werden durch H_2O ersetzt, daraufhin werden die Chlormoleküle durch Nukleophile substituiert. In der DNA reagieren Guaningruppen am $N_{(7)}$ und es kommt hauptsächlich zwischen Guaningruppen oder zwischen Guanin und Proteinen zur Verknüpfung mit benachbarten Strängen (Cross-Linking). Dadurch wird die Zellteilung gehemmt.

28.2.3 Pharmakokinetik

Man kann Alkylantien sowohl peroral als auch parenteral applizieren. Bei Cyclophosphamid entsteht die wirksame Form erst durch Metabolismus in der Leber.

Bei peripheren Tumoren kann man die Zytostatikabehandlung in besonders hohen Dosierungen mittels eines Extrakorporalkreislaufes durchführen. Man kann somit lediglich die befallene Extremität durchspülen und die bei so hohen Dosen schweren Nebenwirkungen reduzieren.

Cyclophosphamid wird im Körper zu toxischen Abbauprodukten (Acrolein und 4–OH-Cyclophosphamid) abgebaut. Diese Substanzen führen in den ableitenden Harnwegen zu massiven Schleimhautschädigungen.

Cisplatin muß wegen geringer oraler Bioverfügbarkeit parenteral gegeben werden. Die Plasmaproteinbindung ist hoch.

28.2.4 Unerwünschte Wirkungen

An spezifischen Nebenwirkungen führt Cyclophosphamid zu einer massiven hämorrhagischen Zystitis, wobei als Spätschaden die Entwicklung von Blasenkarzinomen beobachtet wurde.

Um die toxische Wirkung auf den ableitenden Harntrakt zu verhindern, kann man **Mesna** (2-Merkaptoethansulfonat) geben.

Mesna reagiert nach intrakorporaler Umwandlung mit den toxischen Abbauprodukten von Cyclophosphamid und kann deren Schädlichkeit vermindern.

Cisplatin wirkt über entstehende Platinkomplexe schädigend auf das Gehör.

Ansonsten treten die unter 28.1 genannten unspezifischen Zytostatikanebenwirkungen auf.

28.3 Antimetabolite

Mitosehemmstoffe und Antimetabolite wirken phasenspezifisch. Antimetabolite verdrängen notwendige Stoffe. → Die Synthese bestimmter Substanzen wird gehemmt, oder es werden falsche Substanzen aufgebaut. Die Antimetabolite verhindern die Bereitstellung von Vorstufen zur DNS-Synthese.

28.3.1 Folsäure-Antagonisten

Aminopterin, Methotrexat (Methotrexat®)

Wirkungsmechanismus, Wirkungen

Das Aminopterin unterscheidet sich von der Folsäure dadurch, daß am Ring 1 in Stellung 4 eine Amino- statt einer Hydroxylgruppe steht. Methotrexat ist chemisch gesehen ein mit einer Methylgruppe substituiertes Aminopterin. Beide Substanzen verdrängen aufgrund ihrer Strukturähnlichkeit die Dihydrofolsäure von der Dihydrofolatreduktase und hemmen gleichzeitig das Enzym. Die Affinität von Methotrexat zur Dihydrofolatreduktase ist 10^5 x höher als die von Dihydrofolsäure. Die Aminopterinwirkung kann durch Folsäuregaben aufgehoben werden. Da Tetrahydrofolsäure zur RNS- und DNS-Synthese und zur Proteinbiosynthese nötig ist, werden diese Stoffwechselwege gehemmt und das Zellwachstum eingeschränkt.

Pharmakokinetik

Die Folsäureantagonisten können die Blut-Hirn-Schranke kaum passieren → gegen intrazerebrale Tumoren wirkungslos. Aminopterin und Methotrexat dürfen nicht zur antimikrobiellen Chemotherapie verwendet werden.

Da Methotrexat hauptsächlich renal ausgeschieden wird, muß es bei Niereninsuffizienz niedriger dosiert werden.

Tumorzellen können gegenüber Methotrexat Resistenz entwickeln durch

- ▲ verminderte Aufnahme in die Tumorzelle
- ▲ vermehrte Bildung von Dihydrofolatreduktase
- ▲ Bildung einer Dihydrofolatreduktase, die durch Methotrexat weniger hemmbar ist.

Unerwünschte Wirkungen (☞ 28.1)

Häufig werden Knochenmarksdepression, Immunsystemunterdrückung, Alopezie und Stomatitiden sowie Gastroenteritiden durch Darmepithelschäden und Tetrahydrofolsäuremangel beobachtet.

Kontraindikation: Schwangerschaft.

28.3.2 Purin-Antagonisten

6–Mercaptopurin, Azathioprin (Imurek®).

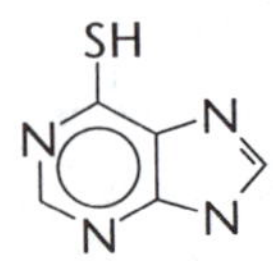

Formel 28.8: 6-Mercaptopurin

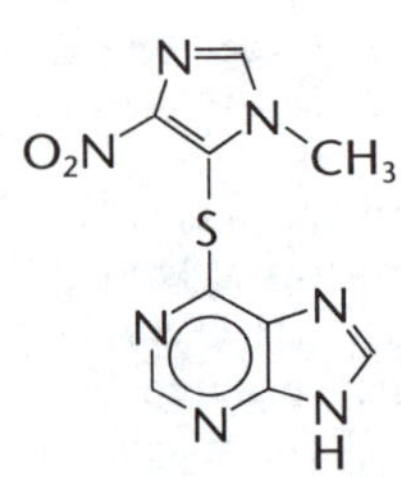

Formel 28.9: Azathioprin

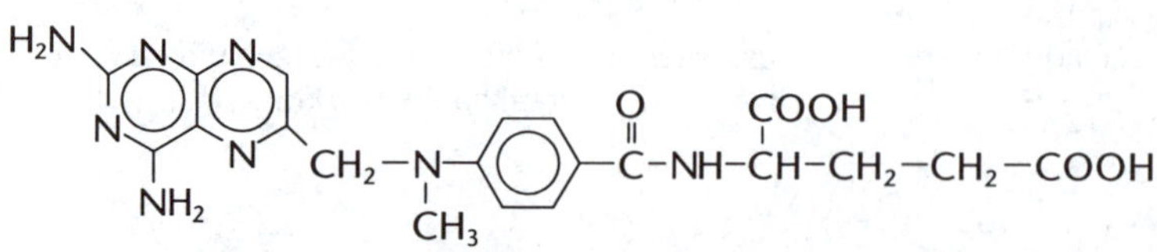

Formel 28.7: Methotrexat

Wirkungsmechanismus

Die beiden Substanzen werden aufgrund ihrer Ähnlichkeit mit den Purinbasen im Organismus zu Nukleotiden aufgebaut. Diese Nukleotide unterdrücken in der Zelle die Synthese der zelleigenen Nukleotide Adenosin-Phosphat und Guanosin-Phosphat. Sie hemmen aber auch die Bildung der Purinbasen Adenin und Guanin. → Der DNS- und RNS-Stoffwechsel wird unterdrückt.

Mercaptopurin und Azathioprin werden im Körper in die wirksame Form, das Thioinosin verstoffwechselt. Die dabei entstehende Thioinosinsäure hemmt aufgrund ihrer Strukturähnlichkeit mit der Inosinsäure Enzyme, die Inosinsäure in Xanthinsäure und Adenylsuccinat umwandeln.

Man gibt die Purinantagonisten hauptsächlich bei Leukämie. Azathioprin (Imurek®) wird neben seiner Wirkung als Zytostatikum zur Immunsuppression bei Organtransplantationen eingesetzt. Es hemmt die Lymphozytenproliferation und die Abstoßungsreaktion nach Transplantationen.

Unerwünschte Wirkungen

Knochenmarksdepression, gastroenteritische Erscheinungsbilder, Leberschäden und Alopezie sind häufige Nebenwirkungen.

Interaktionen

Allopurinol hemmt die Xanthinoxidase und damit die Verstoffwechselung von 6–Mercaptopurin und Azathioprin zu Mercaptoharnsäure. Dadurch wird die Wirksamkeit beider Substanzen erhöht.

28.3.3 Pyrimidin-Antagonisten

5–Fluoruracil (Fluoro-uracil® Roche), **Cytarabin** (Alexan®, Udicil®)

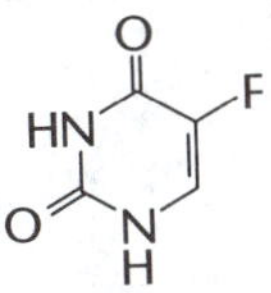

Formel 28.10: 5-Fluoruracil

Wirkungsmechanismus

5–Fluoruracil hat als Nukleotid eine 250 bis 400 mal höhere Affinität zum Enzym Thymidilatsynthetase als das Uracilnukleotid.

Die Thymidilatsynthetase methyliert Uracil zu Thymidin. 5–Fluoruracilnukleotide werden als falsche Basen in die RNA und die fluorierten Thymidinnucleotide in die DNA eingebaut → Störung von DNA- und RNA-Synthese.

Cytarabin wird als Cytosinarabinosid in Cytarabinosidtriphosphat umgewandelt und hemmt die DNA-Synthese. Obwohl auch die DNA-Polymerase kompetitiv gehemmt wird, spielt dies kaum eine Rolle, da die Wirkung durch den direkten Einbau in die DNA in viel niedrigeren Konzentrationen auftritt.

Unerwünschte Wirkungen

Zytostatikanebenwirkungen ☞ 28.1

5–Fluoruracil ist kardiotoxisch und kann pectanginöse Beschwerden hervorrufen. Neurologische Ausfälle können ebenfalls auftreten. Nach hochdosierter **Cytarabintherapie** wurden nicht kardial bedingte Lungenödeme beschrieben. Während der Schwangerschaft darf man die Pyrimidin-Antagonisten nicht geben.

28.4 Naturstoffe

28.4.1 Typische Wirkstoffe

Alkaloide

Vinblastin (Velbe®, Vinblastin® R.P.), **Vincristin** (Vincristin® Bristol) sind beide Vinca rosa-Alkaloide, **Vindesin** (Eldisine®) ist ein halbsynthetisches Präparat auf der Basis der **Vinca rosa-Alkaloide**.

Antibiotika

Daunomycin, **Daunorubicin** (Daunoblastin®, Daunorubicin® R.P.), **Actinomycin D**, **Dactinomycin** (Lyovac-Cosmegen®), **Doxorubicin**, **Adriamycin** (Adriblastin®), **Bleomycin** (Bleomycinum® Mack), **Mitomycin C** (Mitomycin® medac).

28.4.2 Wirkungsmechanismus

Die **Vincaalkaloide** reagieren mit der DNS-abhängigen RNS-Polymerase und hemmen die RNS-Biosynthese. Weiterhin wirken sie als Mitosehemmstoffe, indem sie die Mikrotubulinausbildung in der mitotischen Spindel unterdrücken. Alle Vinca-Alkaloide müssen i.v. injiziert werden.

Die **Antibiotika** hemmen die RNS-Biosynthese. Wahrscheinlich verhindern sie durch Bindung an die DNS deren Reduplikation und auch die RNS-Biosynthese → Hemmung der Proteinbiosynthese. Das Einlagern von Doxorubicin und anderen Stoffen zwischen die Basenpaare der DNS nennt man Interkalation.

Bleomycin und Mitomycin müssen im Körper erst aktiviert werden.

Mitomycin wird zu einem bifunktionellen Alkylans umgewandelt, welches durch Reaktion des Ethylenimin-Ringes mit der Urethanseitenkette DNS-Stränge verknüpft.

28.4.3 Wirkungen

Die Vincaalkaloide hemmen die Zellteilung in der Metaphase. In höheren Konzentrationen zeigen sie auch zytotoxische Effekte. Durch beide Wirkungsweisen wird das Tumorwachstum gehemmt.

Die Antibiotika hemmen das Zellwachstum in proliferierenden Geweben.

28.4.4 Unerwünschte Wirkungen

Alkaloide

Die **Alkaloide** unterdrücken die Bildung der Neurotubuli, die für den Axoplasmastrom der Nervenzellen wichtig sind → periphere Neuropathie, die auch auf das Vegetativum übergreift und zu Obstipation führen kann. Die peripheren Reflexe sind oft erloschen.

Knochenmarksdepression wird beschrieben, jedoch weniger stark ausgeprägt als bei den anderen Substanzen.

Auch zentral nervöse Nebenwirkungen sind beschrieben worden. Nach Vinblastingabe kann ein ADH-Anstieg auftreten.

Antibiotika

Die Antibiotika führen zu Knochenmarksdepression, Immunsuppression, Diarrhoe, Übelkeit, Erbrechen, Gastroenteritiden und Alopezie. Zusätzlich besteht bei **Daunorubicin** und **Doxorubicin** Kardiotoxizität (Tachykardie, ST-Senkungen, Arrhythmien). Die Substanzen selbst wirken kanzerogen und mutagen.

Bleomycin führt zu Schleimhautreaktionen, Dermatitis und besitzt eine toxische Wirkung auf die Lungen.

28.5 Asparaginase

Asparaginase = Colaspase kann u.U. zur Tumortherapie verwendet werden. Asparaginase ist ein Enzym, das Asparagin spaltet. Dadurch werden selektiv die Tumorzellen geschädigt, da sie nicht mehr wie andere Zellen Asparagin aufbauen können. Sie müssen es von außen aufnehmen.

Da die Tumorzellen aber unter der Therapie oft wieder anfangen, Asparagin zu synthetisieren, wird Asparaginase wirkungslos (Resistenzbildung).

28.6 Hormone

Typische Wirkstoffe

Kortikosteroide (☞ 23), Östrogene und Antiöstrogene (☞ 25.4), Antiandrogene (☞ 25.3.6), Gonadorelinanaloga (☞ 25.1).

Wirkungsmechanismus

Die Kortikoide werden wegen ihrer besonders am lymphatischen Gewebe angreifenden katabolen Wirkung in der Tumortherapie eingesetzt.

Bei den Sexualhormonen fand man heraus, daß Androgene das Prostata- und Östrogene das Mammakarzinomwachstum begünstigen. Entsprechend hormonsensible Tumoren lassen sich durch die Entfernung der hormonproduzierenden Drüsen (Hoden, Ovar) im Sinne einer ablativen Therapie günstig beeinflussen.

Bei der additiven Therapie werden gegengeschlechtliche Hormone oder Hormonantagonisten künstlich zugeführt.

Wirkungen

Durch die entsprechende Hormonwirkung wird das Wachstum hormonabhängiger Tumoren beeinflußt. Vollremissionen lassen sich kaum erzielen, allerdings wird das weitere Wachstum sowie das Befinden der Patienten unter der Therapie verbessert.

29 Eingriffe in das Immunsystem

Typische Wirkstoffe

Die hauptsächlich eingesetzten Immunsuppressiva sind Glukokortikoide, z.B. Prednison (☞ 23.2), Azathioprin (Imurek®, ☞ 28.3.2) und Ciclosporin (Sandimmun®).

Ciclosporin (Sandimmun®)

Ciclosporin ist ein aus 11 Aminosäuren bestehendes zyklisches Peptid, das von dem Pilz Tolypocladium inflatum Gams gebildet wird.

Wirkungsmechanismus

Ciclosporin hemmt die humorale Immunantwort gegenüber T-Zell-abhängigen Antigenen reversibel.

Die primäre und sekundäre Immunantwort werden unterdrückt, wobei die Wirkung zum Zeitpunkt der Immunisierung am stärksten ist.

Ciclosporin hemmt auch die zelluläre Immunität. Es verhindert die Abstoßung von Allotransplantaten und die Graft-versus-Host-Reaktion. Die Phagozytosefähigkeit von Granulozyten und Makrophagen wird nicht gehemmt. Die Hämatopoese und rasch proliferierende Gewebe (auch Tumoren) werden nicht beeinflußt.

Wirkungen

Ciclosporin greift in eine frühe Phase der Immunantwort ein und scheint die Freisetzung von Stoffen (Interleukine) zu hemmen, die zur Ausreifung von T-Zellen zu zytotoxischen Zellen notwendig sind.

Pharmakokinetik

Ciclosporin kann intravenös und per os zugeführt werden. Die Resorption aus dem Magen-Darm-Trakt beträgt 37 %. Es existiert ein first pass-Effekt.

9 % der Substanz sind an Plasmaeiweiß gebunden, die Eliminationshalbwertzeit beträgt 24 h. Ciclosporin wird zu 99 % metabolisiert und hauptsächlich über den Darm ausgeschieden. Die Blutkonzentration im Steady-state sollte ungefähr zwischen 200 und 500 ng/ml liegen.

Die therapeutische Breite von Ciclosporin ist relativ gering.

Indikation

Prophylaxe und Therapie von Transplantatabstoßungen (Niere, Herz, Leber, Lunge, Pankreas). Ciclosporin kann alleine oder in Kombination mit Steroiden gegeben werden (derzeit wird hauptsächlich letzteres getan).

Derzeit laufen Studien, die den Ciclosporineinsatz bei frisch manifestiertem Typ I-Diabetes mellitus überprüfen. Hieraus scheint sich abzuzeichnen, daß Ciclosporin bei einem Teil der Patienten eine Remission hervorruft, d.h. es ist eine niedriger dosierte oder keine Insulinbehandlung notwendig. Allerdings muß die Therapie längere Zeit durchgeführt werden.

Unerwünschte Wirkungen

Es können Hirsutismus, Tremor, eingeschränkte Nieren- und Leberfunktion (Kreatinin-, Kalium- und Bilirubinanstieg im Serum) sowie Gingivalhypertrophie, Magen-Darm-Beschwerden, Ödeme und Hypertonie auftreten.

Die Nebenwirkungen sind in der Regel gering bis mäßig ausgeprägt und bei Dosisreduktion rückläufig. Ein vorübergehendes Absinken des Hb-Wertes wurde beobachtet. Selten wurden maligne Lymphome beobachtet.

Kontraindikationen

Bisher keine bekannt, bisher keine Teratogenität nachgewiesen.

30 Giftstoffe und Vergiftungen

Vergiftungsstatistik

Bei den Vergiftungen muß man unterscheiden:

- **Vergiftungen Erwachsener aus suizidaler Absicht:** Es handelt sich meist um Schlaf- oder Schmerzmittelvergiftungen.
- **Vergiftungen Erwachsener ohne suizidale Absicht** (Gewerbevergiftungen), versehentliche Vergiftungen: Hier stehen andere Stoffe im Vordergrund: Abgase (CO_2); in der Industrie Metall-, Säure- und Laugenvergiftungen, im Sommer Vergiftungen mit Insektiziden und Herbiziden, Pilzvergiftungen, iatrogene Medikamentvergiftungen (meist Digitalisüberdosierung).
- **Vergiftungen von Kindern:** Bei Kindern kann jegliche Substanz Grund der Vergiftungen sein, da Kinder oft wahllos Flüssigkeiten (Putzmittel, Alkohol, Säuren, Laugen und Lösungsmittel) trinken, Arzneimittel verzehren und in der Natur giftige Früchte und Pflanzen essen.

Bei den **Massenvergiftungen** handelt es sich in Friedenszeiten meist um akzidentell ausgetretene Industrieschadstoffe (Gase und Abwässer), die sehr verschiedene Substanzen beinhalten können. In Kriegszeiten herrschen die Kampfgase bei den Massenvergiftungen vor.

Heute führen in der Vergiftungsstatistik die Schlafmittelintoxikationen (etwa jede 2. Vergiftung ist eine Schlafmittelvergiftung). An 2. Stelle liegen die Analgetikaintoxikationen und Alkoholvergiftungen. Bei den restlichen Vergiftungen schwankt die Zahl der Fälle stark.

30.1 Grundlagen der Vergiftungsbehandlung

Aufrechterhaltung der Vitalfunktionen, Transport

Im Vordergrund bei der Behandlung von Intoxikationen steht im Falle einer Ateminsuffizienz die **Wiederherstellung der normalen Atemfunktion**. Die Atemwege müssen freigehalten werden, Speisereste oder Fremdkörper müssen entfernt werden, evtl. sind Schleimabsaugung und Bronchialtoilette nötig. Der Patient muß sofort Mund zu Mund, Mund zu Nase oder per Atembeutel beatmet werden. Falls ein Intubationsbesteck vorhanden ist, wird der Patient intubiert. Säure- und Laugenverätzungen stellen bis auf seltene Ausnahmen eine Kontraindikation für die Intubation dar.

Bei Vergiftungen mit Kontaktgiften (E 605) sollte man auf die Mund zu Mund-Beatmung aus Selbstschutz vor Vergiftung verzichten und – sofern vorhanden – unbedingt eine Maskenbeatmung mit Ambu-Beutel durchführen.

Besteht Herzstillstand, wird bis zur **Wiederherstellung selbständiger Herztätigkeit** externe Herzmassage angewandt. Bei Atem- und Kreislaufstillstand erfolgt die kardiopulmonale Reanimation mit Atemspende und Herzmassage im Verhältnis 1:5 (bei zwei Helfern).

Besteht **Kreislaufinsuffizienz** und ist der Schockindex (Pulszahl: syst. Blutdruck) > 1, sollten unverzüglich Plasmaexpander und Adrenalin infundiert werden. Als zusätzliche Maßnahme werden die Beine hochgelagert.

Die oben genannten Maßnahmen müssen während des Transports bis zum Erreichen einer Intensivabteilung fortgeführt werden. Beim Transport ist für einen entsprechenden Wärmeschutz des Vergifteten zu sorgen.

30.1.1 Dekontamination und Verhinderung der Resorption

Hautdekontamination

Bei Kontamination der äußeren Haut wird diese mit großen Mengen Wasser und Seife abgespült. Durch Abtupfen mit dem sehr hygroskopisch wirkenden Polyäthylenglykol 400 wird der Haut Wasser und Gift entzogen.

Augenspülung

Bei Augenverätzungen oder Gifteinwirkungen auf das Auge muß lange mit fließendem Wasser gespült werden. Dabei sollte zur Verbesserung der Spülwirkung das Lid ektropioniert werden. Möglichst lange unter fließendem Wasser spülen, danach Transport zum Augenarzt oder in eine Augenklinik.

Magenspülung

Liegt die Giftaufnahme bei Ingestionsvergiftungen noch nicht länger als 4 h zurück, kann man durch Magenspülungen versuchen, einen Teil des Giftes zu entfernen. Die Magenspülung ist kontraindiziert bei schweren Säure- und Laugenvergiftungen, bei denen durch lokale Einwirkung die Gefahr einer Ösophagus- oder Magenperforation besteht. Bewußtlose oder präkomatöse Patienten müssen vor der Magenspülung intubiert werden.

Indiziert ist die Magenspülung bei jeglicher peroraler Aufnahme giftiger Substanzen innerhalb der 4–Stundengrenze (außer bei Säure- und Laugeningestion) bewußtseinsgetrübter und komatöser Patienten sowie bei vermuteten Vergiftungen mit sehr toxischen Substanzen oder hohen Giftkonzentrationen.

Auch nach künstlich ausgelöstem Erbrechen sollte zur Entfernung noch verbleibender Giftstoffreste eine Magenspülung durchgeführt werden.

Vorgehensweise

Man legt einen möglichst dicken Gummischlauch in den Magen, saugt den Mageninhalt ab und spült so lange mit Flüssigkeit, bis diese keinerlei Färbung oder Trübung mehr zeigt. Bei mittelschweren Vergiftungen spült man mit etwa 10–30 l Wasser, bei schweren Vergiftungen mit bis zu 60 l. Zusätzlich versucht man, den Giftstoff mit Hilfe von Tierkohle oder anderen Stoffen zu binden und damit die Resorption zu behindern. Zu Ende der Magenspülung werden deshalb in der Regel 30–40 g Aktivkohle in einer Aufschwemmung in den Magen-Darm-Trakt instilliert.

Auslösen von Erbrechen

Voraussetzung für das Erbrechen ist ein bewußtseinsklarer Patient.

Kontraindikationen

- ▲ Präkomatöse Patienten
- ▲ Vergiftungen, die mit Herz- und Ateminsuffizienz einhergehen
- ▲ Säure-, Laugen-, Lösungsmittelvergiftungen
- ▲ Vergiftungen mit schaumbildenden Stoffen
- ▲ Patienten mit Krämpfen
- ▲ Schwangere.

Kochsalzerbrechen

Etwa 2 Eßlöffel Kochsalz werden in einem Glas Wasser aufgelöst, wobei der Patient 1–2 Glas dieser Kochsalzlösung möglichst schnell trinken sollte. Zusätzlich kann bei mangelndem Erfolg die Rachenwand gereizt werden, so daß es über den Würgereflex zum Erbrechen kommt. Sollte der Patient nicht erbrechen, muß entweder Apomorphin gegeben oder eine Magenspülung durchgeführt werden, da sonst eine Kochsalzvergiftung droht.

Apomorphin-Erbrechen

Man spritzt etwa 0,1–0,15 mg/kg KG Apomorphin subkutan. Danach läßt man etwa 1–2 Glas Wasser trinken. Zum Erbrechen kommt es etwa 5 min.

nach der Injektion. Da es häufig zu Kreislaufinstabilität kommt, ist anzuraten, dem Vergifteten ein Sympathomimetikum (z.B. Norfenefrin) i.m. zu injizieren.

Radix Ipecacuanha

Das durch Radix Ipecacuanha ausgelöste Erbrechen ist bei Kindern unter 6 Jahren indiziert, denen weder Kochsalz noch Apomorphin gegeben werden sollte. Radix Ipecacuanha ist ein süßer Sirup, der zusammen mit 100–200 ml Saft oder Wasser gegeben wird. Kinder unter 1 1/2 Jahren erhalten 10 ml, bis 4 Jahre 15 ml und ab 4 Jahre 20 ml.

Laxantiengabe

Laxantien können eingesetzt werden, wenn keine Darmatonie vorliegt. Die salinischen Abführmittel wirken nicht so sicher, deshalb gibt man am besten **osmotische Laxantien**, wie z.B. Sorbitlösung (z.B. 250 ml Tutofusin S 40).

Rizinusöl darf bei Vergiftungen mit lipidlöslichen Substanzen nicht gegeben werden, da es die Resorption dieser Stoffe beschleunigen kann.

30.1.2 Beschleunigte Elimination nach erfolgter Resorption

Forcierte Diurese

Ist das Gift schon aus dem Darm resorbiert, wird über eine **forcierte Diurese** versucht, die Ausscheidung über die Niere zu beschleunigen. Voraussetzung für die forcierte Diurese ist eine normale Nierenfunktion.

Man infundiert innerhalb von 24 h 10–12 l einer physikalischen Kochsalzlösung angereichert mit insgesamt 40–80 mmol Kalium oder einer 5 %igen Glukoselösung mit entsprechendem NaCl- und KCl-Zusatz und verabfolgt ein salinisches Diuretikum oder Furosemid bzw. Etacrynsäure.

Bei einigen Vergiftungen (z.B. bei Barbituraten) ist es günstig, den Harn zu alkalisieren, da dann der Giftstoff besser wasserlöslich wird und in der Niere nicht mehr rückresorbiert werden kann. Die Ausscheidung erfolgt schneller.

Hämoperfusion

Die wirkungsvollste Methode zur extrakorporalen Giftelimination stellt die Hämoperfusion dar. Hierbei wird das Blut durch Filter aus Aktivkohle und speziellen Kunststoffharzen (z.B. Amberlit XAD-4) geleitet. Dabei werden auch nicht-dialysable lipophile Stoffe aus dem Blut eliminiert und an die Adsorbentien gebunden. Auch dialysable Gifte werden in der Regel bei der Hämoperfusion besser als bei der Hämodialyse eliminiert.

Als Nebenwirkung kommt es bei der Hämoperfusion durch Thrombozytenabsorption an die Filtermoleküle zu einem Thrombozytenabfall bis zu 50 %.

Hämodialyse

Die Hämodialyse ist bei nierengängigen Giftstoffen indiziert und wird in der Regel nur angewendet, wenn bei dem Vergifteten eine Niereninsuffizienz vorliegt, da die Clearanceraten der Hämoperfusion denen der Hämodialyse überlegen sind. Am bewährtesten ist die Hintereinanderschaltung der Hämoperfusion und Hämodialyse, da hierdurch die Clearance eines dialysablen Giftes gesteigert werden kann.

> Am besten dialysabel sind Stoffe mit einer langen Plasmahalbwertzeit, geringer Plasmaproteinbindung, niedrigem Molekulargewicht und geringem Verteilungsvolumen.

Ein der Hämodialyse in etwa vergleichbares Verfahren mit etwas geringeren Clearanceraten ist die **Peritonealdialyse**. Sie ist lediglich bei niereninsuffizienten Patienten indiziert, wobei die Kombination der Hämoperfusion und Hämodialyse in jedem Fall effektiver als die alleinige Peritonealdialyse ist.

Bei Schadstoffen, die an den Blutkörperchen Veränderungen hervorrufen, kann man einen Blutaustausch vornehmen.

Weitere Verfahren zur Giftelimination sind die **Plasmaseparation** und **Ultrafiltration**, die jedoch der Hämoperfusion an Effektivität unterlegen sind.

Änderung des Urin-pH-Wertes

Durch **Alkalisieren** des Urin-pH werden Barbiturate und Acetylsalicylsäure besser wasserlöslich und daher schlechter rückresorbierbar. Dies erhöht die renale Ausscheidung. Verwendet wird Natriumbicarbonatlösung.

Die mit der Infusion von Ammoniumchlorid mögliche **Azidifizierung** (Ansäuerung des Harns) ist bei Vergiftungen von geringer Bedeutung.

Beeinflussung des enterohepatischen Kreislaufs

Bei Vergiftungen mit Substanzen, die einem **enterohepatischen Kreislauf** unterliegen (z.B. Herzglykoside, Phenprocoumon, trizyklische Antidepressiva), kann dieser Resorptionsmechanismus durch Gabe von **Aktivkohle** oder **Colestyramin** (Quantalan®) unterbrochen werden. Colestyramin bzw. Aktivkohle bilden mit den entsprechenden Substanzen unresorbierbare Komplexe, die über den Darm ausgeschieden werden.

Hyperventilation

Bei Vergiftungen mit leicht flüchtigen Substanzen (chlorierten Kohlenwasserstoffen) ist eine künstliche Hyperventilation zur Giftelimination sinnvoll, da diese Substanzen zum Großteil über die Lungen abgeatmet werden. Eine Hyperventilation erreicht man entweder durch Gabe von CO_2 oder artifizielle Hyperventilation am Respirator mit einem Atemminutenvolumen von etwa 25 l.

30.1.3 Symptombekämpfung mit Antidoten

Ein weiterer Mechanismus, die toxische Wirkung von Giftstoffen zu unterdrücken, ist die Inaktivierung oder Verstärkung der Giftelimination mit Hilfe **systemisch wirkender Antidote**.

Die Vergiftungsbehandlung mit kompetitiven oder funktionellen Antagonisten ist bei den einzelnen Vergiftungen beschrieben.

Tab 30.1 Spezifische Antidote

Vergiftungen	Antidot
Schwermetalle	Chelatbildner
Blausäure (HCN)	Methämoglobinbildner, Kobaltverbindungen, Natriumthiosulfat
Organophosphate	Atropin, Oxime
Morphin und Derivate	Morphinantagonisten
Methämoglobinbildner	Thionin, Methylenblau
Cumarinderivate	Vitamin K, PPSB
Methylalkohol	Äthylalkohol
Schlangenbisse und Insektenstiche	spezifische Antiseren

Dimercaprol (BAL®, Sulfactin®)

Dimercaprol wird als ölige Lösung immer i.m. gespritzt. Nach etwa 4 Stunden ist die Wirkung beendet. Durch seine zwei SH-Gruppen kann es Metallionen komplexieren.

Es ist indiziert als Antidot bei folgenden Vergiftungen: Quecksilber, Arsen, Gold; weniger wirksam bei Antimon, Wismut und Kobalt.

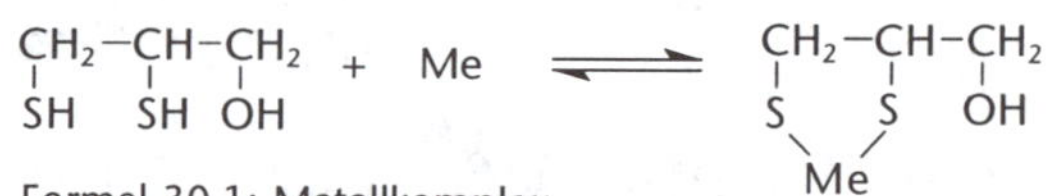

Formel 30.1: Metallkomplex

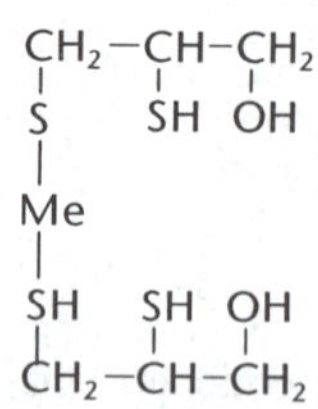

Formel 30.2: Bei Bindung an 2 Dimercaprolmoleküle bildet sich dieser Komplex

Unerwünschte Wirkungen

Es werden Blutdruckanstieg, Herzfrequenzanstieg, Blutzuckersteigerung, Schweißausbrüche, Bauchschmerzen und Schleimhautreizung mit nachfolgender Sekretionszunahme beobachtet.

Kalzium-Natrium-EDTA

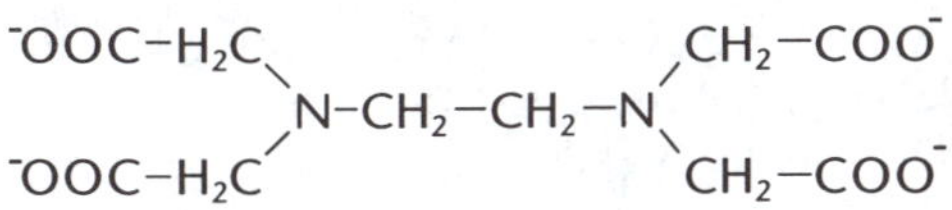

Formel 30.3: Äthylendiamintetraessigsäure

Kalzium-Natrium-EDTA (Äthylendiamintetraessigsäure) muß infundiert werden. Es wird innerhalb einer Stunde über die Niere ausgeschieden.

Der Wirkungsmechanismus beruht auf dem Austausch des zentralen Kalziumions, welches durch das zu bindende Schwermetallion ersetzt wird. Der Komplex kann renal eliminiert werden.

Indikation: Bleivergiftung

Unerwünschte Wirkungen

Bei zu hoher Konzentration nekrotisieren die proximalen Nierentubuli. Es kann Anurie entstehen. Thrombophlebitiden entstehen besonders am Injektionsort.

Zusätzlich beobachtet man Kopfschmerz. Es wirkt negativ inotrop.

D-Penicillamin (Metalcaptase®)

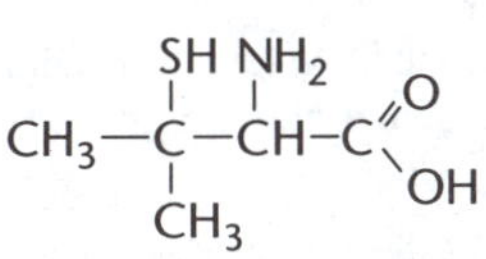

Formel 30.4: D-Penicillamin

D-Penicillamin ist ebenfalls ein Chelatbildner für Schwermetallionen, der bei Kupfer- und Bleivergiftungen indiziert ist (☞ 30.2.1). Daraus ergibt sich auch die Indikation beim M. Wilson.

Unerwünschte Wirkungen

Agranulozytose sowie Nierenschäden und Geschmacksstörungen sind beschrieben worden.

Dithiocarb

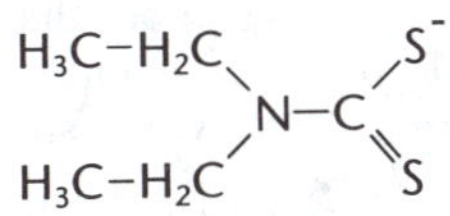

Formel 30.5: Dithiocarb

Dithiocarb führt mit Schwermetallionen ebenfalls zu einer Komplexbildung. Indiziert ist es bei Vergiftungen mit Kupfer, Kobalt, Mangan, Eisen und Zinn. Ein Dithiocarbamatabkömmling, das **Disulfiram**, wird zur Entzugstherapie bei Alkoholikern gegeben.

Dithiocarb wirkt durch Blockade des Alkoholabbaus. → Es kommt zu einer Acetaldehydvergiftung.

Gibt man einem nicht informierten Patienten Disulfiram, so kann es, falls er Alkohol trinkt, zu schweren Durchfällen, Erbrechen und Kreislaufkollaps kommen. Man soll deshalb Disulfiram nie ohne Wissen des Patienten geben.

Desferrioxamin (Desferal®)

Desferrioxamin kann Eisen binden und es sogar aus den körpereigenen Eisenspeichern mobilisieren. Man gibt Desferrioxamin bei der Eisenvergiftung und bei chronischen Störungen des Eisenhaushaltes (Hämochromatose). Desferrioxamin verhindert auch die enterale Eisenresorption.

Berliner Blau

Berliner Blau wird bei Thalliumvergiftungen gegeben, um die Thalliumrückresorption aus dem Darm zu verhindern.

30.2 Schwermetalle und Arsen

Schwermetalle können direkt schädigend auf die Zellen wirken. Am Magen-Darm-Trakt kann es zu Koliken, Diarrhoen und Stomatitiden kommen. Schwermetalle hemmen viele Enzyme und verursachen auf diese Weise Störungen. Einige Metalle entfalten mutagene Wirkungen. Viele Schwermetalle, wie z.B. Strontium, werden im Knochen gespeichert.

30.2.1 Blei

Vergiftungsmöglichkeiten

Die Bleivergiftung ist die häufigste industriell bedingte Schwermetallvergiftung. Man verwendet Bleioxyd (PbO) zur Glasfabrikation, Bleicarbonat und Mennige zur Rostschutzfarbenherstellung, Tetraäthylblei zur Kraftstoffverbesserung. Blei wird in der Druckindustrie als Letterngrundstoff verwendet. In Bleihütten und Akkumulatorenfabriken wird ebenfalls Blei verarbeitet.

Seit 1972 ist die Verwendung von Tetraethylenblei vom Gesetzgeber stark eingeschränkt worden.

Pharmakokinetik, Deponierung

Blei wird relativ gut über die Haut resorbiert und kann auch über Lunge und Magen-Darm-Trakt resorbiert werden.

Die Resorption im Magen-Darm-Trakt ist schlecht, da Blei meist in schwer löslichen Verbindungen vorliegt. Nur etwa 8 % der zugeführten Mengen werden resorbiert. Allerdings kann es bei sehr hohen Dosen zu akuten Vergiftungen kommen.

Die Vergiftung mit Bleiverbindungen erfolgt meist dann, wenn ständig mehr als 1 mg/Tag an Bleiverbindungen über einen langen Zeitraum resorbiert wird.

Bei chronischer Exposition mit geringen Bleiaufnahmen kommt es nach Absättigung der Bleibindungsfähigkeit im Skelett zu Vergiftungserscheinungen. Krankheitszeichen werden ab Bleispiegeln von 1 μg/ml Blut (≙ 0,1 μg/ml Harn) beobachtet.

Als oberer Grenzwert unbedenklicher Bleikonzentrationen gelten 0,6 μg/ml Blut. Der MAK-Wert von Blei in der Atemluft beträgt 0,1 μg/l.

Blei wird im Blut hauptsächlich (bis 90 %) an Erythrozyten gebunden, der Hauptteil aber als Bleiphosphat in die Knochen eingelagert.

Die Halbwertzeit im Knochen wird auf ~ 30 Jahre geschätzt. Bleibt Blei gebunden, ist es gefahrlos, da die giftige Wirkung nur durch die Bleiionen entsteht.

Blei wird aus dem Organismus über Dickdarm und Nieren eliminiert. In den Knochen kann es bis zu mehreren Jahren eingelagert bleiben. Gleiches gilt für die meisten Schwermetalle.

Vergiftungserscheinungen

Typisch ist der schleichende Beginn bei der **chronischen Bleivergiftung**. Kommt es zwischenzeitlich zu einer höheren Bleiaufnahme, können sog. Bleikrisen mit kurzfristigen akuten Vergiftungserscheinungen auftreten.

Die **akute Bleiintoxikation** ist wegen der schlechten Resorbierbarkeit relativ selten und wird lediglich nach Aufnahme sehr hoher Bleidosen beobachtet. Die toxische Bleiwirkung betrifft folgende Organsysteme:

■ Störung der Hämatopoese

Durch die Affinität zum Knochensystem stört Blei besonders typisch die im Knochenmark ablaufende Erythropoese.

Blei hemmt die δ-Aminolaevulinsäuredehydrogenase. → Die renale Ausscheidung von δ-Aminolaevulinsäure im Harn steigt an.

Koproporphyrinogen kann durch Bleiwirkung nicht mehr zu Protoporphyrin decarboxyliert werden. → Die Koproporphyrinausscheidung im Harn steigt an.

Blei hemmt den Eiseneinbau in Protoporphyrin.

Durch diese Unterdrückung der Hämoglobinsynthese kommt es klinisch zu einer Anämie, bei der die Erythrozyten basophile Pünktchen tragen

(„Tüpfelzellen"). Die Erythropoese im Knochenmark ist aber trotzdem gesteigert. Die Anämie ist hypochrom mit einer Anisozytose und Poikilozytose.

Störung der glatten Muskulatur

Der Wirkungsmechanismus ist noch nicht gänzlich geklärt.

Durch Gefäßschäden an der Hirnhaut entsteht die Encephalopathia saturnina und an der Netzhaut die Amblyopia saturnina.

Am Magen-Darm-Trakt kommt es durch direkte Wirkung von Blei an der Muskulatur zu den sogenannten Bleikoliken. Man beobachtet Obstipation. Durch Schleimhautschädigungen können Magen- und Duodenalulcera entstehen.

Durch die direkt erregende Wirkung von Blei werden in der Haut die Gefäße verengt. → Es entsteht die typisch gelbgraue Hautfarbe der Bleivergifteten. Die Bleinephritis wird ebenfalls durch Gefäßverengung hervorgerufen.

Nervenschädigung

Der Wirkungsmechanismus ist ebenfalls unbekannt.

Im ZNS beobachtet man die Bleienzephalopathie mit den Symptomen: Abgeschlagenheit, Müdigkeit, jedoch Schlafstörungen. Blei kann die Krampfneigung erheblich steigern und führt zu delirantem Zustand mit starkem Tremor. Es besteht Alkoholintoleranz.

Am peripheren Nervensystem kann es zu Paresen motorischer Nerven kommen, wobei die Nerven der oberen Extremitäten und besonders der Nervus radialis empfindlich sind.

Weitere Symptome

Da Blei bevorzugt im Skelett gespeichert wird, kann es bei Kindern durch Bleiwirkung zur Schädigung der Epiphysenfugen kommen.

Am Zahnfleisch schlägt sich der sogenannte **Bleisaum** nieder, der durch Reaktion von Blei mit Schwefelwasserstoff (Bildung durch Mundbakterien) entsteht.

Als Spätschäden sind Lähmungen und Parkinsonismus beschrieben.

Diagnose

Die Diagnose einer Bleivergiftung kann man anhand der klinischen Symptome stellen. Urinuntersuchungen (δ-Aminolaevulinsäure und Koproporphyrin, sowie Blei) und Blutuntersuchungen (Bleikonzentration erhöht, getüpfelte Erythrozyten) erhärten die Diagnose.

Therapie

An kausalen Therapiemöglichkeiten nutzt man die Gabe von **Ca-Na_2–EDTA** oder **D-Penicillamin**, die mit Blei einen Chelatkomplex bilden, der renal eliminiert werden kann. Man infundiert dabei bis zu 1 g EDTA pro Tag.

Beide Substanzen beseitigen die Bleienzephalopathie und die sehr schmerzhaften Koliken relativ rasch.
Dimercaprol (BAL®) ist kontraindiziert, da es mit Blei instabile Komplexe bildet, die in den Nieren dissoziieren und zu Schädigungen des Tubulussystems führen können.

Gegen die starken Schmerzen bei Bleikoliken werden Opiate in Kombination mit Atropin eingesetzt. Zur Relaxation der glatten Muskulatur kann Papaverin gegeben werden. Zur Beseitigung der Anämie gibt man Vitamin B_{12} und Folsäure. Die zentralen Erregungszustände werden mit Sedativa bekämpft.

Ionisiertes Blei befindet sich intrazellulär und ist daher nicht dialysabel. Bleikomplexe sind schlecht dialysabel. → Indikation zurückhaltend stellen, z.B. bei Bleiintoxikation mit gleichzeitiger Anurie.

Tetraethylbleivergiftung

Bei der **Tetraethylbleivergiftung**, die oft bei Kfz-Mechanikern beobachtet wird (Arbeit an heißen Motorteilen, Reinigung von Motoren mit Bleibenzin), kommt es nach der Vergiftung akut zu Nausea, Erbrechen, Blutdruckabfall, Temperatursenkung, Delirium und Krämpfen.

Tetraethylblei dringt besser als Blei ins ZNS ein.

Weil die Vergiftung durch Triäthylbleiionen hervorgerufen wird, kann EDTA nicht verwendet werden. Die Therapie ist hier lediglich symptomatisch.

30.2.2 Quecksilber

Pharmakokinetik

Quecksilberdampf wird über die Lunge gut resorbiert. Metallisches Quecksilber ist nach peroraler Einnahme praktisch nicht resorbierbar.

Wasserlösliche organische Quecksilberverbindungen können über Schleimhäute aufgenommen werden. Aus Salben können toxische Quecksilbermengen über die Haut resorbiert werden. Die höchsten Quecksilberkonzentrationen im Körper findet man in den Nierenrinden und in der Nervensubstanz, weniger in der Leber.

Quecksilber wird über die Niere, Darm, die Speichel- und Schweißdrüsen eliminiert.

Vergiftungen

Bei der Quecksilbervergiftung unterscheidet man eine akute und eine chronische Form, wobei die Ausbildung der Symptomatik von der pro Zeiteinheit im Körper angereicherten Quecksilbermenge abhängig ist.

Vergiftungsmöglichkeiten

Quecksilberintoxikationen können in Laboratorien, bei der Amalgamherstellung (Zahnärzte) und in der industriellen Verarbeitung auftreten. Meist entstehen die Intoxikationen beim Erhitzen von Metall oder Amalgam, bei der Vergoldung mit Goldamalgam und der Spiegelherstellung.

Die Gefährlichkeit von Quecksilberthermometern beruht auf der Versprengung feinster Quecksilbertröpfchen beim Zerbrechen im Gewebe, wobei Quecksilber im Körper nur dann toxisch wirkt, wenn es eine große resorptive Oberfläche (große Verteilung) besitzt. Das Verschlucken des Metalls führt kaum zu Intoxikationen.

Früher wurden Quecksilber-I-Salze (Kalomel = Hg_2Cl_2) als Abführmittel benutzt. Dabei traten auch Vergiftungen auf.

Bei den Quecksilber-II-Salzen ist das stark ätzende Sublimat ($HgCl_2$) zu erwähnen, das peroral aufgenommen sehr gut resorbiert wird.

Früher hat man organische Quecksilbersalze als Diuretika benutzt. Sie wurden jedoch wegen zu vieler Intoxikationsfälle aus dem Handel genommen.

Aliphatische Quecksilberverbindungen werden als Fungizide verspritzt. Dabei besteht die Gefahr, daß Quecksilber in die Gewässer gelangt und über die Nahrungskette am Schluß vom Menschen aufgenommen wird. Die zu dieser Gruppe zählenden Methyl- und Ethylquecksilberverbindungen können leicht chronische Vergiftungen hervorrufen, da sie langsam eliminiert werden und gut ins ZNS übergehen.

Akute Quecksilbervergiftung

Durch Verätzung der Magen-Darm-Schleimhaut kommt es zu einer schweren Gastroenteritis, die von massivem Erbrechen begleitet wird → starke Elektrolyt- und Wasserverluste.

An der Niere beobachtet man nach akuter Quecksilbervergiftung zuerst eine polyurische Phase, die später von der anurischen Phase abgelöst wird.

Die Anurie wird durch massive Nekrose der Nierentubuluszellen hervorgerufen.

Am ZNS beobachtet man Krämpfe, Störungen des motorischen und sensorischen Systems, dazu Appetitlosigkeit, Metallgeschmack und Nausea.

Zu Ende der 1. Woche nach akuter Intoxikation entstehen die Stomatitis mercurialis und die Colitis mucomembranacea, wobei große Flüssigkeitsmengen und Schleimhautbestandteile im Rahmen der starken Entzündung im Darm ausgeschieden werden.

Die Ursache hierfür ist, daß das Quecksilber nach Zerstörung der Nieren nun hauptsächlich über die Dickdarmschleimhaut ausgeschieden wird.

Generell wird die Quecksilberwirkung durch Proteindenaturierung und Reaktion des Hg mit SH-Gruppen von Enzymen hervorgerufen.

Chronische Quecksilbervergiftung

Bei der chronischen Quecksilbervergiftung ist das ZNS am stärksten betroffen. Man beobachtet verstärkt Salivation, Stomatitis, Quecksilbersaum am Zahnfleisch und Metallgeschmack, Polyurie, **Erethismus** (Reizbarkeit), **Psellismus** (Stammeln), **Tremor mercurialis** (Intentionstremor und Zitterschrift), Depressionen und Konzentrationsschwäche.

Am Auge kann eine **Mercuria lentis** auftreten, wobei die vordere Linsenkapsel durch HgS braun verfärbt wird → Spaltlampe: Atkinson-Reflex.

Die Nieren- und Darmsymptome der akuten Vergiftung treten hier kaum auf.

Therapie

Akute Sublimatvergiftung
Die Therapie einer akuten Sublimatvergiftung besteht in sofortiger peroraler Gabe hoher Eiweißmengen (Bindung des Hg an die SH-Gruppen) und Kohle.

Quecksilber ist dialysabel, jedoch ist die Dialysierbarkeit durch die Proteinbindung begrenzt. Durch Gabe von BAL® wird ein dialysabler Komplex gebildet. In der Klinik sollte sofort nach Gabe von BAL® hämodialysiert werden.

D-Penicillamin ist weniger toxisch als BAL®, jedoch nicht so wirksam.

Symptomatisch gibt man wegen der starken Schmerzen durch die Verätzung Opiate, gegen die Koliken Spasmolytika. Wegen der hohen Flüssigkeits- und Elektrolytverluste muß eine intensive Infusionstherapie durchgeführt werden. Kortison kann den Verlauf der quecksilberbedingten Kolitis abschwächen.

Chronische Quecksilbervergiftung
Bei der chronischen Quecksilbervergiftung wird der Patient sediert und erhält große Mengen Vitamin B. Um die anorganischen Quecksilberionen zu entfernen, gibt man Dimercaprol (BAL®) oder D-Penicillamin. Beide Substanzen zeichnen sich durch den Gehalt an SH-Gruppen aus, wodurch sie die Hg-Ionen binden und damit die Enzym-SH-Gruppen entlasten. Das an Dimercaprol oder Penicillamin gebundene Quecksilber wird renal ausgeschieden.

Man muß die Therapie etwa 10 Tage lang fortführen, wobei das Zeitintervall zwischen den Einzeldosen größer werden sollte. Dimercaprol sollte bei Vergiftungen mit organischen Quecksilberverbindungen nicht gegeben werden, da es das Eindringen der Quecksilberverbindungen in die Nervenzellen begünstigt.

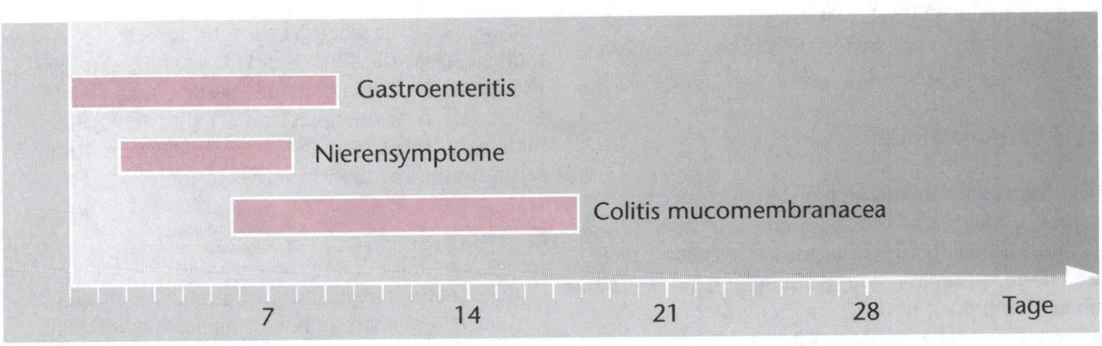

Abb. 30.1: Akute Quecksilbervergiftung

Organische Quecksilbervergiftung

Mersalyl wurde als Diuretikum verwendet. Phenylquecksilberacetat, Quecksilbersalicylat und Thiomersal haben bakterizide Wirkung, Dimethyl- und Diäthylquecksilber dienen als Saatbeizmittel und Fungizide.

Alle Verbindungen sind stark lipophil, reichern sich schnell und stark im ZNS an und haben eine lange Halbwertzeit.

Unpolare organische Quecksilberverbindungen werden gut im Darm und sogar auf der Haut resorbiert. BAL® beschleunigt die Anreicherung in Gehirn und Rückenmark und sollte daher nicht eingesetzt werden. BAL-Sulfonat und -Succinat sind aber bei akuten und chronischen Vergiftungen indiziert und setzen Hg aus organischen Bindungen frei.

Symptome der **akuten Vergiftung** mit organischen Quecksilberverbindungen: Unruhe, Erregung, Tremor, Krämpfe, Lähmungen; Darm- und Nierensymptome sind selten.

Bei der **chronischen Vergiftung** sind die Symptome ähnlich wie bei der Vergiftung mit anorganischen Hg-Verbindungen. Die ZNS-Symptome stehen mehr im Vordergrund. Bei überlebten, schweren Vergiftungen bleiben häufig Lähmungen oder geistige Störungen zurück.

30.2.3 Thallium

Thallium kommt ein- und dreiwertig vor (Thallo- und Thalli-Verbindungen). Toxisch sind die einwertigen Formen, die im Organismus stets entstehen. Thallium (Tl_2SO_4) ist Bestandteil von Rattengiften und wurde früher zur Epilation verwendet.

Pharmakokinetik

Thallium unterscheidet sich im Organismus wegen seiner Ladung und Größe praktisch nicht von Kalium. Deshalb wird Thallium durch die Natrium-Kalium-ATPase wie Kalium behandelt und über Membranen in die Zellen eingeschleust.

In der Niere unterliegt Thallium dem gleichen Rückresorptionsmechanismus wie Kalium.

Es wird gut über den Magen-Darm-Trakt resorbiert, in Niere, Haut und Hautanhangsgebilden gespeichert und langsam renal und auch über den Darm (hier teilweise Rückresorption)ausgeschieden. Die perorale Aufnahme von 1 g Thallium erweist sich als tödlich.

Akute Vergiftung

Das klinische Bild der **akuten Vergiftung** ist sehr charakteristisch.

Die Vergiftungserscheinungen treten wie folgt auf: nach etwa 10–20 h kommt es zu Nausea, Erbrechen und Bauchschmerzen. Die Schmerzen werden durch spastische Kontraktionen des Darmes hervorgerufen.

Nach einem symptomlosen Intervall von 2–3 Tagen beginnt die Obstipation, die nach kurzer Zeit zu einer schweren Gastroenteritis mit Erbrechen und Diarrhoe führt.

Etwa gleichzeitig kommt es zu einer kurzzeitigen Hypertonieentwicklung und Herzrhythmusstörung. Etwas später treten die Schädigungen am Nervensystem auf, v.a. entsteht eine Polyneuritis mit evtl. starken Hyperästhesien. Ist der Nervus opticus von der Neuritis betroffen, kommt es zur Erblindung. Die Sehstörungen beginnen nach etwa einer Woche.

Um die dritte Woche nach der Vergiftung hat die Thalliumenzephalitis ihren Höhepunkt erreicht.

Zu diesem Erscheinungsbild gehören zentrale Motorikstörungen, Lähmungen, Abgeschlagenheit, Delirien und euphorische Verhaltensweisen.

Um den 14. Tag nach Vergiftung erfolgt der zur totalen Alopezie führende Haarausfall. An den Finger- und Zehennägeln erkennt man weiße Querstreifen (Lunulastreifen). Falls der Patient nicht akut im Koma verstirbt, geht die Vergiftung sehr langsam zurück.

Therapie

Die Thalliumvergiftung ist immer noch nicht ganz in den Griff zu bekommen. Man versucht mit Berliner Blau (Eisen-III-Hexozyanoferrat II) die über den Darm ausgeschiedenen Thalliumionen zu binden, um die Rückresorption von Thallium zu verhindern (Unterbrechung des enterohepatischen Kreislaufs).

Liegt die Intoxikation erst kurze Zeit zurück, versucht man, durch Magenspülung das Thallium zu entfernen. Danach verabfolgt man Berliner Blau und ein osmotisch wirksames Laxans. Ausgeschieden wird Thallium zu ~ 55 % über den Darm und zu etwa 45 % über die Nieren.

Thallium ist dialysabel. Deshalb ist bei schweren Thalliumvergiftungen die Hämodialyse zur Detoxikation indiziert.

30.2.4 Weitere Metalle

Aluminium ☞ 16.4

Eisen ☞ 13.1

Gold

Gold (☞ 19.2) wird bei der Therapie chronischer Entzündungen verwendet (PCP, Rheuma). Da es zur Kumulation neigt, kann es bei der Therapie infolge von Überdosierung zu Vergiftungen kommen. Die Halbwertzeit von Gold im Körper beträgt bis zu einigen Jahren. Die Goldvergiftung wird mit Dimercaprol behandelt.

Symptomatik

Am Magen-Darm-Trakt kommt es zu Enteritis und Stomatitis. Durch Leberschädigung kann ein Ikterus entstehen. Agranulozytose und Panmyelophthise sind nicht selten. Gold kann einen reversiblen Lupus erythematodes hervorrufen. Nach langer Goldtherapie kann es zu Ablagerungen von Goldsulfid in der Subkutis kommen. Es entwickelt sich eine therapieresistente bronzeähnliche Hautverfärbung (Auriasis).

Wismut

Wismutvergiftungen sind relativ selten. Wismut kann in Form einiger Salze (Subnitrit, Oxychlorid und Subgallat) über den Magen-Darm-Trakt resorbiert werden.

Wismut ist kaum toxisch. Man beobachtet Wismutenzephalopathien und als Spätfolgen hauptsächlich Nierenschäden und eine Schwarzverfärbung des Stuhles.

Therapeutisch versucht man über induziertes Erbrechen die aufgenommene Dosis möglichst gering zu halten. Als Komplexbildner gibt man Dimercaprol. Eine forcierten Diurese sollte eingeleitet werden.

Cadmium

Cadmium findet Verwendung bei der Farbenherstellung, in der Metallurgie und in Trockenbatterien. Über Mülldeponien oder als Verunreinigung im Dünger gelangt es ins Grundwasser und in die Nahrungskette.

Cadmium wird nach peroraler Gabe nur zu 10–30 % resorbiert, über die Lunge ist die Resorption besser.

Es reichert sich in Leber und Niere an.

Die Halbwertzeit liegt altersabhängig zwischen 12 und 35 Jahren.

Cadmium kann im Tierversuch bei chronischer Inhalation Bronchialkarzinome auslösen und ist daher als kanzerogen einzustufen.

Akute Vergiftung

Der aufgetretene Brechdurchfall ist wegen der schlechten Resorbierbarkeit kaum lebensbedrohlich → kein Antidot geben. Beim Einatmen von Cadmiumoxiddämpfen, die beim Schweißen entstehen, tritt nach ~ 24 h ein toxisches Lungenödem auf. Spätfolge ist eine fibröse Bronchiolitis.

Chronische Vergiftung

Es kommt zu entzündlich-degenerativen Schleimhautveränderungen im Nasen-Rachenraum (Cadmiumschnupfen) und Riechepithelzerstörung. Am Zahnhals bildet sich der gelbe Cadmiumsaum. Weiterhin beobachtet man Nierenschäden (Proteinurie), Knochendefekte, Kachexie und Keimzellschädigungen.

30.2.5 Arsen

Arsenik (As_2O_3) wird sowohl über die Lungen als auch nach peroraler Gabe resorbiert. Arsen wird im Körper in Haut, Leber, Niere, Darm, Milz und Lunge eingelagert. Bei chronischer Arsenexposition findet man Arsen in den Haaren abgelagert. Ausgeschieden wird Arsen großteils über die Nieren, weniger über Stuhl und Schweiß.

Akute Arsenvergiftung

Charakteristisch sind Schock durch Vasodilatation, erhöhte Kapillarpermeabilität und Ödeme. Die Patienten klagen über Nausea und Kopfschmerz. Am Magen-Darm-Trakt entsteht eine schwere Gastroenteritis mit reiswasserähnlichen Stühlen und massivem Wasserverlust.

Chronische Arsenvergiftung

Bei der chronischen Arsenexposition kommt es durch Neuropathie zu Muskelschwäche → Parese und Muskelatrophie. An der Haut entsteht Hyperkeratose und Hyperpigmentierung (Melanose). Weiter beobachtet man Nägelveränderungen, Schleimhautentzündung und Zahnfleischverfärbung.

Bei chronischer Exposition hat Arsen kanzerogene Wirkung. Mit einer Latenz von 15–20 Jahren können lokale Hauttumoren (Basaliome), Leber- und Lungentumoren entstehen.

Arsen reichert sich in keratinhaltigen Geweben (Hautanhangsgebilde) an.

Therapie

Die Therapie der Arsenvergiftung besteht in Magenspülungen und Kohlegabe, wenn die Vergiftung kurze Zeit zurückliegt. Man versucht die Darmpassage zu beschleunigen, um möglichst viel Arsen zu entfernen.

Sind die Vergiftungssymptome schon eingetreten, substituiert man Flüssigkeit und Elektrolyte.

Zur kausalen Therapie gibt man Dimercaprol, wodurch Arsen gebunden und aus dem Körper eliminiert wird.

Zur Arsenelimination besteht bei guter Nierenfunktion keine Indikation zur Hämodialyse; allerdings kann die Dialyse im Rahmen der arsenbedingten Nierenschädigung notwendig werden.

Arsenwasserstoff

Arsenwasserstoff ist ein Gas, das nach Knoblauch riecht. Einige Stunden nach der Exposition treten erste Symptome mit Fieber, Nausea und Kopfschmerz auf.

Es entwickelt sich eine starke Hämolyse → Ikterus und Verfärbung des Urins durch Hämoglobin und seine Abbauprodukte. Durch die massive Hämoglobinurie kann die Niere so stark geschädigt werden, daß sich eine Anurie entwickelt.

Therapeutisch hämodialysiert man, transfundiert Blutkonserven und gibt zur Arsenbindung Dimercaprol.

30.3 Säuren, Laugen und Detergentien

30.3.1 Säuren und Laugen

Säuren wirken proteinfällend. Durch die hervorgerufene Gewebskoagulation wird ein tieferes Eindringen in das Gewebe verhindert. Bei der Inhalation wird die Bronchialschleimhaut stark gereizt. → Es entstehen Bronchospasmen und Schleimhautschäden. Die Schleimhaut des Ösophagus wird besonders betroffen → Verätzungen der Schleimhaut mit Koagulation → Perforationsgefahr geringer als bei Laugen. Auf der Cornea des Auges entsteht bei Säureverätzung selten eine Perforation. Systemisch kann durch Säureresorption selten eine Azidose entstehen.

Laugen führen nicht wie die Säuren zu einer Koagulation sondern zu einer Kolliquation (Verflüssigung) des Gewebes.

Laugenverätzungen sind daher immer bedrohlicher, da das schädliche Agens weiter in die Tiefe vordringt und Perforationen hervorruft.

Sowohl am Auge als auch im Ösophagus kommt es zur Schleimhautschwellung und Kolliquation der Epithelien → große Perforationsgefahr.

Die **Therapie** besteht bei beiden Vergiftungen in Spülung der betroffenen Stelle und Verdünnung der schädlichen Substanz.

Weiterhin kann man versuchen, zugeführte Säuren durch Lauge zu neutralisieren und umgekehrt. Man gibt bei Säurevergiftungen Milch oder Eiweißlösungen, bei Laugen Zitronensaft.

Am **Auge** besteht für die Neutralisationstherapie eine strenge Kontraindikation!

Vorsichtig sollte man mit Magenspülungen sein, da eine erhöhte Perforationsgefahr besteht. Bei Laugenverätzungen ist die Magenspülung kontraindiziert! Oft muß später chirurgisch interveniert werden, da beide Verätzungen zu ausgeprägten Narbenbildungen neigen und es besonders am Ösophagus zu unangenehmen Strikturen kommen kann.

30.3.2 Detergentien

Detergentien (Invertseifen) sind Desinfektionsmittel mit geringer Systemtoxizität. Bei versehentlicher oder suizidal bedingter peroraler Aufnahme kann es zu schweren Vergiftungen kommen. Beim sogenannten Seifenabort wird das weibliche Genitale mit Seifenlösung gespült, um einen Abort zu induzieren.

Symptome der Vergiftung

Bei peroraler Aufnahme kann es zu starker Schaumbildung im Magen kommen → Aspirationsgefahr.

Es treten Hämolyse, Nierenschäden und das sogenannte **DIC-Syndrom** mit schwerem Schock auf. Durch die entstehenden Thromben kann es zur Hirnembolie und Embolien an anderen Orten kommen. Durch Verbrauch der Gerinnungsfaktoren treten im weiteren Verlauf disseminierte Blutungen auf. Die Letalität ist sehr hoch.

Therapie

Die Therapie besteht in der Bekämpfung des Schockzustandes mit Plasmaexpandern, Gerinnungsfaktoren, evtl. Adrenalin und Glukokortikoiden. Man versucht, die Organfunktionen aufrechtzuerhalten.

Wegen der starken Schaumbildung ist die Auslösung von Erbrechen kontraindiziert. Man gibt Antischaummittel.

30.4 Gase und Aerosole

30.4.1 Kohlenmonoxid (CO)

Das geruchlose Kohlenmonoxid entsteht generell bei Verbrennungsvorgängen.

Vergiftungen mit CO kamen früher häufig durch Stadtgas vor, das heute verwendete Erdgas enthält praktisch kein CO mehr. Bei Inhalation von Kraftfahrzeugabgasen, bei industriellen Verfahren, sowie durch Rauchen nimmt der Organismus heute noch CO auf. Suizide durch Einleitung der Autoabgase bei geschlossenen Türen ins Kraftfahrzeug sind immer noch recht häufig.

Wirkungsweise

Kohlenmonoxid wird über die Lungen aufgenommen und unverändert wieder abgeatmet. Die Toxizität des Kohlenmonoxids beruht auf seiner 300 mal stärkeren Affinität zum Hämoglobinmolekül gegenüber O_2. Das mit CO beladene Hb kann keinen Sauerstoff mehr transportieren bzw. ans Gewebe abgeben, da CO das Hb-Molekül sterisch verändert.

Schon die Bindung von CO an eine der vier Hb-Bindungsstellen entzieht das Hb-Molekül dem Sauerstofftransport. Wegen der hohen Bindungsstärke von CO ans Hb-Molekül wird schon bei 1/300 der O_2-Konzentration von CO die Hälfte des Hb abgebunden.

Kohlenmonoxid bindet auch an andere Verbindungen, die eine eisenhaltige Hämgruppe besitzen (Myoglobin, Cytochrom P_{450}). Körperliche Aktivität und Anämien beschleunigen das Erreichen toxischer Blutspiegel.

Symptome der CO-Vergiftung

Die Symptome der akuten CO-Vergiftung werden durch die entstehende Gewebshypoxie bedingt. Über Prodromalsymptome wie Kopfschmerz, Sehstörungen, Nausea und Erbrechen, Schwindel, Ohrensausen bei Hb-CO-Konzentrationen bis ~ 20 % entwickelt sich eine Cheyne-Stokes-Atmung. An der Haut treten typische rote Flecken auf. Bei einer Hb-CO-Blutkonzentration von 20 % sind keine Hypoxiezeichen zu bemerken, wenn nicht vorher schon eine Anämie bestand.

Steigt die Konzentration bis zu etwa 40 % an, treten Bewußtseinseinschränkungen, flache Atmung, rosa Haut und Kreislaufkollaps auf. Bei Hb-CO-Konzentrationen um 60 % tritt Bewußtlosigkeit und Atemlähmung ein; der Tod tritt innerhalb von 10–60 min ein, bei Konzentrationen > 70 % sogar in wenigen Minuten. Der Zigarettenraucher hat durch chronische CO-Zufuhr einen Hb-CO-Spiegel von etwa 10 %.

Die **Spätfolgen** der Kohlenmonoxidvergiftung entstehen durch lokale Hypoxieauswirkungen. Da das ZNS gegenüber Sauerstoffmangel am empfindlichsten ist, sind die meisten Spätschäden am ZNS lokalisiert.

Praktisch kann jede Funktion ausfallen: Seh-, Gehör-, Geruchs-, Geschmacksstörungen, sensorische und motorische Störungen. Einzellähmungen von Muskeln, M. Parkinson, psychotische Syndrome und Folgeenzephalitiden sind beobachtet worden. Am Herzen kann es zu isolierten Zellnekrosen des Arbeitsmyokards oder des Reizleitungssystems kommen.

Therapie

Vor allem muß der Vergiftete aus der Kohlenmonoxidatmosphäre herausgeholt und sofort intensiv mit reinem Sauerstoff beatmet werden. Bei intensiver Sauerstoffbeatmung kann CO wieder aus der Bindung an das Hb verdrängt werden, so daß das Hb-Molekül für den O_2-Transport wieder zur Verfügung steht. Günstig wirkt sich auch die Hyperventilation mit normaler Luft auf die Vergiftung aus.

Ansonsten ist eine symptomatische Therapie durchzuführen, vor allem muß die Herz- und

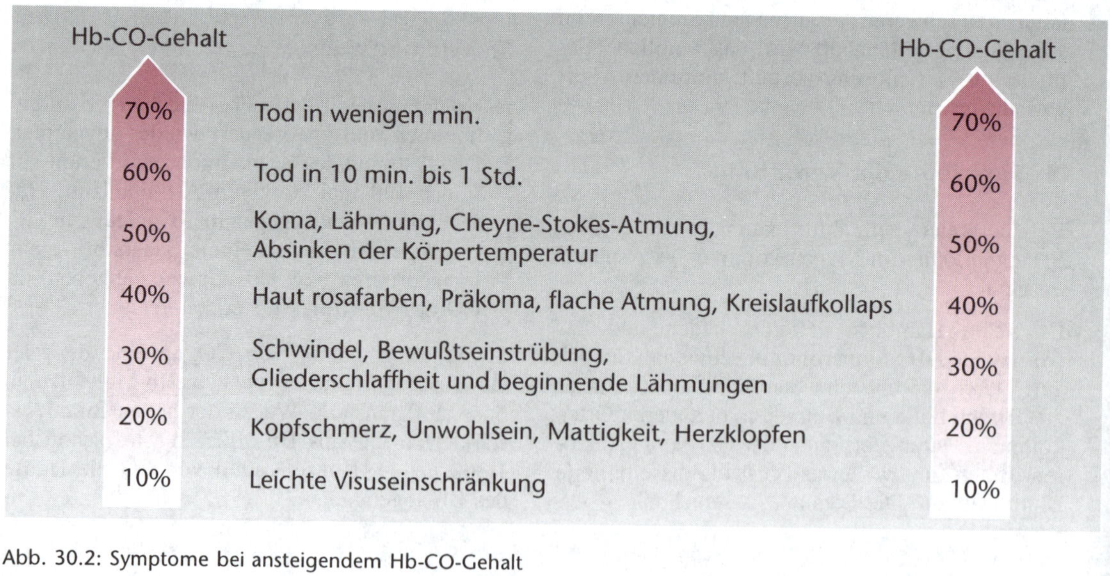

Abb. 30.2: Symptome bei ansteigendem Hb-CO-Gehalt

Nierenfunktion aufrechterhalten werden. Kohlenmonoxid bindet sofort an den Hämoglobinkomplex an und ist deshalb nicht dialysabel.

30.4.2 Blausäure und Cyanide

Cyanide werden zur Galvanisierung und in der Metallindustrie verwendet. Cyanwasserstoff wird über die Lungen gut resorbiert.

Bei der peroralen Aufnahme von Cyaniden entsteht durch Reaktion mit Salzsäuren Blausäure (HCN), die gut resorbiert wird. Die Vergiftung erfolgt nach Inhalation schneller als nach Ingestion, wobei der Tod je nach aufgenommener Giftmenge in einem Intervall von etwa 1–45 min. eintreten kann. Bei Inhalation von Blausäuredampf treten erste Symptome innerhalb weniger Sekunden auf, nach Aufnahme anorganischer Salze, dauert es bis zum Auftreten von Symptomen mehrere Minuten, da die Blausäure durch die Magensalzsäure erst freigesetzt werden muß und über den Pfortaderkreislauf resorbiert wird. Bei Aufnahme von Nitrilen oder Bittermandeln zeigen sich Symptome meist erst nach 20–60 min.

Weitere Möglichkeiten einer Cyanidvergiftung sind: Genuß großer Mengen bitterer Mandeln, Gabe hoher Dosen von Nitroprussid-Na^+ und das Einatmen von Gasen aus Schwelbränden von Kunststoffen.

Wirkungsweise

HCN bindet an dreiwertige Eisenatome. Dreiwertiges Eisen liegt im Organismus in den eisenhaltigen Hämoproteinen der Atmungskette vor. Die Eisenatome der Zytochromoxidase wechseln beim Elektronentransport ihre Wertigkeit (2–wertig → 3–wertig). HCN blockiert das in der dreiwertigen Form vorliegende Atemferment. → Die Zellatmung kommt zum Erliegen.

Durch Hemmung der aeroben Energiegewinnung sinkt die verfügbare Energie rapide ab, da der anaerobe Stoffwechsel nicht genug Energie bereitstellen kann.

Vergiftungssymptome

Über ein Prodromalstadium mit Brennen der Schleimhäute, Kopfschmerzen und Atemnot, Lufthunger und einem warm aufsteigenden Gefühl im Hals entwickelt sich nach transitorischer Hyperpnoe (Sauerstoffmangel) Atemstillstand mit zentralen Krämpfen und Kollaps.

Weil das Hb den gebundenen Sauerstoff nicht mehr an die Atemkette in den Geweben abgeben kann, hat das venöse Blut einen hohen O_2-Gehalt. → Der Vergiftete hat eine hellrote Hautfarbe trotz bestehender Cyanose. Um die Cyanose auszugleichen, versucht das Herz solange wie möglich durch erhöhte Schlagfrequenz O_2 in die Peripherie zu pumpen.

Bei der peroralen Cyanidvergiftung kommt es neben den oben beschriebenen Symptomen zu lokaler Schleimhautverätzung des Magens und zu Erbrechen!

Therapie

Die Therapie der Vergiftung besteht in der Entfernung des Patienten aus der HCN-haltigen Atmosphäre. Sofortige künstliche Beatmung mit Sauerstoff ist indiziert, um die Sauerstoffsättigung des Blutes zu verbessern.

Bei der Cyanidvergiftung führt man therapeutisch eine Methämoglobinbildung von bis zu 30 % durch, um die Zytochromoxidase vom Cyanid zu befreien. Cyanid bindet sich bei genügend hoher Met-Hb-Konzentration an Met-Hb (Cyan-Met-Hb) und gibt die Atmungskettenenzyme wieder frei. Man gibt 4–Dimethylaminophenol oder das weniger wirksame Natriumnitrit. Beide Stoffe oxidieren das 2–wertige Hb-Eisen zur 3–wertigen Form → Methämoglobinbildung.

Kobaltverbindungen in Form von Dikobalt-EDTA oder Hydroxocobalamin werden gegeben, um die Cyanidionen daran zu binden. Kobalt bildet in diesen Verbindungen mit HCN stabile Komplexe und beseitigt Cyanid aus der Blutbahn. Nachteil: Dikobalt-EDTA ist selbst toxisch, Hydroxocobalamin in entsprechenden Dosen sehr teuer.

Natriumthiosulfat bildet durch Katalyse des Enzyms Rhodanase (Thiosulfat-Sulfurtransferase) mit dem Cyanid des Met-Hb das harmlose Rhodanid (SCN^-).

Bei peroraler Vergiftung führt man eine Magenspülung durch und fügt den letzten Spülgängen Kaliumpermanganat bei, um Cyanid zu oxidieren.

30.4.3 Reizgase und chemische Kampfstoffe

Die Schleimhautreizgase kommen in der Hauptsache als Industrieabgase vor. Vergiftungsmöglichkeiten bestehen in der Industrie, im Labor und durch Suizidversuch.

Es handelt sich dabei um folgende Substanzen: **NO_2** und **nitrose Gase**, **Ammoniakdämpfe**, **SO_2**, **Phosgen**, **Chlorwasserstoff** und **Ozon**.

Die Vergiftung erfolgt durch Inhalation der Gase. Sie rufen im Tracheobronchialsystem sowie an den Gesichtsschleimhäuten lokale Reizerscheinungen hervor → Husten, Halsbrennen, Tränen der Augen, Atemnot und Zyanose. Die lokalen Reizerscheinungen sind schnell reversibel, wenn die Vergiftungsquelle beseitigt wird.

Bei Vergiftungen mit nitrosen Gasen, NO_2, Ozon und Phosgen muß der Patient stationär aufgenommen werden, da sich nach einer Latenz von etwa 12 h ein toxisches Lungenödem herausbilden kann. Das Lungenödem wird umso schwerwiegender, je tiefer der Patient während der Giftgasexposition eingeatmet, und je mehr Flüssigkeit er eingenommen hat.

Wegen seiner höheren Lipophilie dringt Phosgen leichter in die tiefen Atemwege ein als Chlorwasserstoffgas und verursacht deshalb häufiger ausgeprägte Lungenödeme. Die Prophylaxe des Lungenödems besteht in Bettruhe, Glukokortikoidgabe, Digitalis, Erzeugung einer gesteigerten Diurese mittels Mannitol und antitussiver Therapie. Besteht schon ein Lungenödem, ist Furosemid oder Etacrynsäure i.v. zu applizieren.

Formaldehyd (HCHO)

Bei langfristig Exponierten kann es zur Sensibilisierung der Bronchien und damit zu Asthmaanfällen kommen. Da Formalindämpfe sehr gut wasserlöslich sind, kommt es in der Regel nur zur Reizung der Augen und der obersten Atemwege.

Im Inhalationsversuch ist Formalin bei Versuchstieren kanzerogen (Nasen- und Nasennebenhöhlenkarzinome). In vitro wirkt Formalin auch mutagen.

Beim Trinken von Formalinlösung entwickeln sich schwerste Schleimhautschäden im Bereich des Magen-Darm-Traktes (Härtung). Nach Resorption entsteht aus Formaldehyd Ameisensäure, die eine schwere Azidose hervorrufen kann.

H_2S (Schwefelwasserstoff)

H_2S-Gas entwickelt sich in Jauchegruben und Sümpfen. Es kommt auch als Industrieabgas vor. Schwefelwasserstoffvergiftungen entstehen bei Inhalation des Gases. Schwefelwasserstoff stinkt zwar, jedoch adaptieren die Geruchsorgane schnell, so daß der Geruch bald nicht mehr wahrgenommen wird. H_2S ist in geringer und in sehr hoher Konzentration von der Nase nicht feststellbar.

H_2S wirkt ähnlich wie HCN. Es bindet an dreiwertige Eisenatome im Körper. Die Erzeugung einer Methämoglobinämie ist bei einer H_2S-Vergiftung nutzlos → symptomatische Therapie.

Ozon

Ozon (O_3) entsteht durch Einwirkung von UV-Strahlung oder elektrischer Energie aus O_2. Ozon und Ozonide können sich durch photochemische Reaktionen in stark verunreinigter Luft bilden und zu Reizerscheinungen an den Augenschleimhäuten führen. Bei empfindlichen und vorerkrankten Personen kann es zu Atemnot und geringerer Belastbarkeit kommen. Bei Ozonwerten über 180 mg/cm^3 sollten besonders von dieser Personengruppe stärkere körperliche Anstrengungen im Freien vermieden werden. Entsprechende Werte werden in der Regel an heißen Sommertagen erreicht.

Phosgen ($COCl_2$)

Phosgen wurde im 1. Weltkrieg als Kampfstoff eingesetzt. Es wird auch als Zwischenprodukt bei organischen Synthesen verwendet und kann aus Tetrachlorkohlenstoff und Trichloräthylen bei Kontakt mit heißen Metalloberflächen entstehen. Phosgen riecht nach faulendem Heu, ist aber bereits in nicht wahrnehmbaren Konzentrationen schädlich.

Schwefeldioxid (SO_2)

SO_2 besitzt eine starke subjektive Reizwirkung und löst oberhalb von einer Konzentration von 10 ml/cm³ Bronchokonstriktionen aus. SO_2 spielt eine bedeutende Rolle bei der Smogentstehung, da es vor allem bei Verbrennungsvorgängen schwefelhaltiger Kohle und Öle, der Erzverarbeitung und Zementherstellung entsteht. Insbesondere bei Inversionswetterlagen und Nebel kann sich in Industriezentren unter Schwermetallkatalyse SO_3 und H_2SO_4 bilden.

30.5 Methämoglobinbildner

Folgende Substanzen wirken **direkt methämoglobinbildend:** Nitrite, Nitrate, Nitrobenzol und Oxidantien wie Natriumchlorat ($NaClO_3$).

Indirekt, d.h. nach metabolischer Umwandlung, führen Anilinderivate zur Met-Hb-Bildung. An Pharmaka seien Phenacetin (Abbau zu p-Phenetidin), Primaquin, Ethoform, Prilocain, Nitrofurantoin und Sulfonamide erwähnt.

Durch die oxidierende Wirkung der erwähnten Substanzen wird das 2–wertige Eisen des Hämoglobins in die 3–wertige Form überführt. → Es entsteht Methämoglobin (Synonyma: Ferri-Hb, Hämiglobin).

Im Erythrozyten entsteht unter physiologischen Bedingungen laufend Met-Hb durch Sauerstoffoxidation. Das Methämoglobin wird durch die erythrozytären Enzyme, die Met-Hb-Reduktase und die Diaphorase ständig reduziert und auf eine Konzentration um 1 % beschränkt. Beide Enzyme benötigen für diese Reduktionsreaktion ständig H_2.

Das Schlüsselenzym für die Bereitstellung von H_2 ist die **Glukose-6–P-Dehydrogenase**, die bei manchen Menschen erblich niedrig konzentriert ist. Diese Personen sind gegenüber manchen Pharmaka besonders empfindlich.

Methämoglobin ist nicht zum physiologischen Sauerstofftransport fähig, da es den Sauerstoff fest bindet → Entstehung einer Zyanose, Atemnot, Braunfärbung des Blutes.

Die **Therapie** der Methämoglobinämie besteht im Versuch, das 3–wertige Eisen wieder zu seiner 2–wertigen Ausgangsform zu reduzieren.

Man verwendet Thionin oder Methylenblau, das bei akuter Methämoglobinämie mehrmals in kurzen Abständen gespritzt werden muß.

Methylenblau und Thionin sind Redoxfarbstoffe, die selbst Hb zu Met-Hb oxidieren. Allerdings werden unter den im Körper herrschenden Bedingungen nur etwa 8 % des Hb durch Methylenblau zu Met-Hb oxidiert, da sich hier ein Redox-Gleichgewicht einstellt. Bei dieser Reaktion wird Wasserstoff freigesetzt, der den körpereigenen Reduktasen für die NADH-abhängige Reduktion von NAD zur Verfügung steht. Hierdurch wird die körpereigene enzymatische Rückbildung hoher

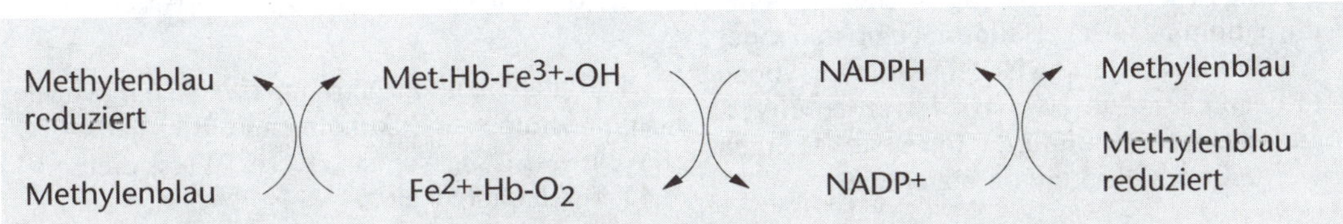

Abb. 30.3: Redoxgleichgewicht von Methylenblau

Met-Hb-Spiegel bis zu einem Redoxgleichgewicht von 8 % beschleunigt.

Bei leichteren Methämoglobinämien verabreicht man Ascorbinsäure. Besteht eine ausgeprägte Methämoglobinämie mit akuter Lebensbedrohung muß man eine Blutaustauschtransfusion vornehmen.

30.6 Alkohole

30.6.1 Äthanol

Äthylalkohol wird täglich in beachtlicher Menge auf der ganzen Welt als Genußmittel konsumiert. Bei exzessiver Alkoholzufuhr kann es zur akuten Alkoholvergiftung kommen. Bei chronischem Alkoholabusus entsteht das klinische Bild des Alkoholikers.

Wesentlich seltener sind gewerbliche Vergiftungen durch Inhalation von Äthanoldämpfen. Vergiftungen bei medizinischer Anwendung (Alkoholumschläge) sind extrem selten, wobei die Inhalation die Resorption über die Haut überwiegt.

Pharmakokinetik

Nach der Zufuhr von Äthanol werden etwa 20 % im Magen, der Rest im Dünndarm resorbiert. Die Resorption erfolgt schnell. Äthanol ist plazentagängig. → In der Schwangerschaft sollte man keinen Alkohol trinken (zumindest < 10 g reinen Alkohols/Tag).

Alkohol wird im Organismus in die Gewebe mit hohem Wassergehalt verteilt. Er verteilt sich nahezu gleichmäßig im Intra- und Extrazellulärraum. Die Einstellung des Verteilungsgleichgewichtes ist abhängig von der Gewebsdurchblutung. Der Hauptmechanismus der Alkoholinaktivierung ist der oxidative Abbau in der Leber. Nur etwa 10 % werden unverändert renal eliminiert. Geringste Mengen werden über die Lungen abgeatmet.

Äthanol wird von der NAD^+-abhängigen Alkoholdehydrogenase zu Acetaldehyd oxidiert.

Mit Hilfe der Aldehyddehydrogenase wird der entstandene Acetaldehyd zu Acetat aufoxidiert. Die Essigsäure wird in den Zitratzyklus eingeschleust. (Erhebliche Kalorienzufuhr durch Alkoholgenuß!). Hier erfolgt der Abbau zu CO_2 und H_2O.

Etwa 1/4 des Alkohols wird durch das mikrosomale (a)ethanol oxidierende System (MEOS) oxydiert. Hierbei ist H_2O_2 der Sauerstofflieferant. Dieses System ist durch regelmäßige Alkoholzufuhr induzierbar. → Man verträgt mehr Alkohol.

Alkoholkonzentration im Blut

Da Alkohol zunächst einmal in die gut durchbluteten Organe eingelagert wird, besteht zu Anfang eine höhere Alkoholkonzentration im Gehirn. Dies wird mit der Zeit durch Umverteilung in weniger gut durchblutete Gewebe ausgeglichen.

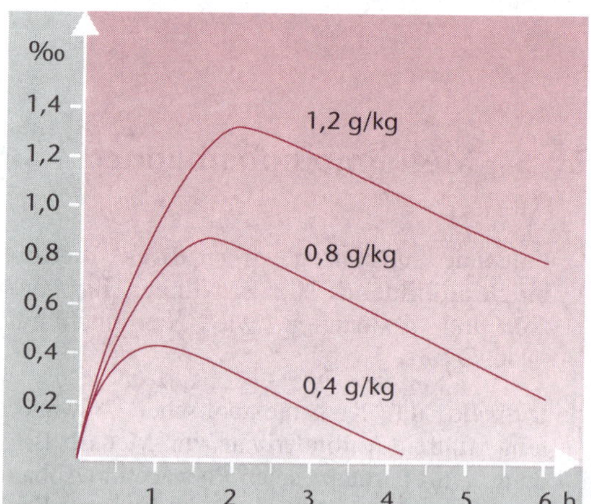

Abb. 30.4: Blutalkoholspiegel in ‰ in Abhängigkeit von aufgenommener Menge und Zeit

Die Blutalkoholkonzentration ist abhängig von der aufgenommenen Alkoholmenge. Bier hat 4–7 %, Wein 5–12 %, Cognac, Korn, Whisky etc. 30–45 % Alkoholgehalt.

Die Blutalkoholkonzentration ist von der aufgenommenen Nahrung, vom Körpergewicht und von der Alkoholeliminationsgeschwindigkeit abhängig. Der Alkoholspiegel, der durch Zufuhr einer bestimmten Trinkmenge erreicht wird, ist schlecht vorherzusagen und unterliegt starken individuellen Schwankungen.

Im allgemeinen kann man sagen, daß ein etwa 70 kg schwerer Mann nach einem Liter Bier oder einem halben Liter Wein einen Blutalkoholspiegel von etwa 0,5 ‰ hat. Bei weiterer Zufuhr steigt der Alkoholspiegel im Blut schneller als es einer linearen Anstiegskurve entspräche. Pro Stunde baut der Mann im Durchschnitt etwa 0,1 g pro kg Körpergewicht, die Frau nur 0,085 g pro kg Körpergewicht ab.

Da die Blutalkoholkonzentration um etwa 0,15 ‰ (0,1–0,2 ‰) pro Stunde abnimmt, läßt sich der Blutalkoholgehalt zum Leidwesen aller äthylisierten Autofahrer zurückrechnen. Der Abbau über die Alkoholdehydrogenase erfolgt linear und dosisunabhängig.

Akute Alkoholvergiftung

Bei Aufnahme (oral oder als Dämpfe) großer Alkoholmengen (> 100 g Alkohol) beobachtet man die Symptome der akuten Alkoholvergiftung: Hyperventilation, Übelkeit und Erbrechen, psychomotorische Erregung, die später in Bewußtlosigkeit übergeht, verminderte Atmung, gerötete, heiße und trockene Haut, Hypothermie, Hypoglykämie, Sehnenreflexe nicht mehr auslösbar, Konjunktivalreflexe erhalten. Ab etwa 2 ‰ beginnt die Narkose.

Die Therapie besteht in künstlicher Beatmung, Magenspülung, Infusionen zur Aufrechterhaltung der Kreislauffunktion. Die Infusionslösung sollte enthalten: Natriumbicarbonat zur Beseitigung der bestehenden Azidose und Fruktose zur Bereitstellung von NAD^+, das beim Fruktoseabbau entsteht. Das NAD wird beim Alkoholabbau von der Alkoholdehydrogenase benötigt (Coenzym).

Äthylalkohol ist sehr gut dialysabel und kann bei Dialyse im Vergleich zur normalen Ausscheidung 4–11 mal schneller eliminiert werden. Die Indikation zur Hämodialyse ist gegeben, wenn im Stadium der tiefen Narkose die Gefahr von Herzstillstand und Atemnot droht, bei starker Hypothermie, bei zusätzlicher Medikamenteneinnahme (z.B. Barbiturate) und rel. bei Blutalkoholspiegeln > 4 ‰. Die Hämodialyse ist der Hämoperfusion mit Aktivkohle überlegen.

Akute Alkoholwirkungen

ZNS

Die **zentrale Symptomatik** ist je nach Höhe des Blutalkoholspiegels verschieden. Alkohol hemmt die Tätigkeit von Neuronenverbänden im ZNS.

Bei Alkoholkonzentrationen bis zu 0,5 ‰ (nicht toxisch) wird generell die Kritikfähigkeit herabgesetzt. Hemmungen und anerzogene Normen werden überwunden. → Euphorische Stimmungslage, Redseligkeit, emotional bestimmte Verhaltensweise, die von Euphorie durch geringe Anlässe schnell in Wutausbrüche umschlagen kann. Die Libido wird gesteigert, wobei jedoch die sexuelle Vollzugsfähigkeit herabgesetzt wird. Die Reflexe sind gesteigert.

Bis zum Erreichen der in Deutschland gesetzlich festgelegten Fahrtauglichkeitsgrenze mit einer Blutalkoholkonzentration von 0,8 ‰ werden folgende Fähigkeiten beeinflußt: Vigilität, Abnahme des Gesichtsfeldes, Sprachstörungen, Gangunsicherheit, verlängerte Reaktionszeit, Koordinationsstörungen.

Bei Konzentrationen bis zu 2 ‰ ist hauptsächlich die hypnotische Komponente des Alkohols wirksam. Vigilanz, Reaktionsgeschwindigkeit, geistige Leistungsfähigkeit, Muskelkoordination, Gleichgewichtssinn und Wahrnehmung von Umweltreizen sind stark herabgesetzt. Schwindel und Übelkeit treten durch direkte Labyrinthreizung auf.

Beträgt die Blutalkoholkonzentration mehr als 2‰, entwickelt sich ein starker Rauschzustand, der bei steigender Alkoholkonzentration in Narkose mit Atemlähmung übergeht → Tod.

Niere

Die **Diurese** wird durch Hemmung der ADH-Freisetzung gesteigert. Der diuretische Effekt von Bier ist stärker als der anderer Alkoholika, so daß neben der alkoholbedingten Hemmung der ADH-Freisetzung noch andere Wirkkomponenten eine Rolle spielen müssen.

Kreislaufsystem

Am **Kreislaufsystem** kommt es zu starker Vasodilatation der Widerstandsgefäße in Haut und Skelettmuskel. Durch die gesteigerte Durchblutung wird die Haut gerötet, trocken und heiß → starke Wärmeabgabe, die zur Auskühlung führen kann. HMV und Blutdruck steigen an, bei hohen Alkoholdosen kann ein neurogener Schock entstehen.

Leber

Die **Leber** wird durch Alkohol bei akuter Intoxikation im Sinne einer reversiblen fettigen Degeneration einzelner Zellverbände geschädigt. Die Ursache der Leberschädigung besteht im Verbrauch von NAD^+ und $NADP^+$ beim Alkoholabbau. Sie fehlen dann für andere Stoffwechselwege: Hemmung des Abbaus von Glycerin-3–P, das in einem Nebenweg zu Glycerin abgebaut wird. Dieses wird zu Fett aufgebaut → gesteigerte Fettsäure- und Triglyzerid-Biosynthese bei gleichzeitiger Hemmung der β-Oxidation. Einbau des Fettes in Leberzellen → Leberverfettung. Weiter werden die Glukoneogenese, die Proteinbiosynthese und die oxidative Aminosäuredesaminierung gehemmt. Dem entstehenden Acetaldehyd wird eine gewisse direkte toxische Wirkung zugeschrieben.

Gastrointestinaltrakt

Im **Gastrointestinum** steigern geringe Alkoholkonzentrationen die Magensaft- und Pepsinproduktion. In hohen Konzentrationen wird die Produktion gehemmt. Alkohol vermindert die Aminosäureresorption im Darm (Hemmung der membranständigen K^+-Na^+-ATPase).

Atmung

Die **Atmung** wird abgesehen von schwersten Rauschzuständen, bei denen es zur Atemlähmung kommt, gesteigert. Durch die Hyperventilation kommt es zur Hypokapnie und Alkalose → Elektrolytverschiebungen und Symptome einer leichten Hyperventilationstetanie (Kribbeln, Krämpfe). Häufig kommt es zu lautem Schnarchen beim Schlaf alkoholisierter Personen. Man diskutiert, daß dabei Acetaldehyd eine ursächliche Rolle spielt.

Chronische Alkoholwirkung

Bei chronischem Alkoholismus kann es zu **psychischer und physischer Dependenz** mit folgenden Symptomen kommen: morgendlicher Brechreiz, Verstimmung, Tremor bis zum Delirium tremens, Angstzustände, Halluzinationen. Ansonsten besteht reduzierter Allgemeinzustand wegen geringer Nahrungsaufnahme, Resorptionsverschlechterung und Stoffwechselstörungen.

Bei chronischem Alkoholabusus besteht ein **Vitamin B-Mangel,** der als Ursache der regelmäßig auftretenden **Polyneuropathie** diskutiert wird. Die entstehende **chronische Gastritis und Enteritis** ist Ursache der verschlechterten Nahrungsresorption beim Alkoholiker. Zusätzlich kann es durch die alkoholische **Kardiomyopathie** zu einer Schädigung des Herzmuskels kommen.

Alkoholgenuß während der Schwangerschaft führt zu einer **Embryopathie,** die nicht sehr spezifisch, aber eindeutig zuzuordnen ist. Alkohol ist die häufigste Ursache teratogener Mißbildungen in Europa.

Bei chronischer exzessiver Alkoholzufuhr geht die Fettleber in eine **Leberzirrhose** mit all ihren Folgen über. Primär ist die alkoholtoxische Lebervergiftung reversibel. Besteht die Leberverfettung jedoch über einen langen Zeitraum, entwickelt sich eine chronische Fettleber, die nach Jahren in eine Fettleberhepatitis übergehen kann. Die Entzündungsprozesse bei der Fettleberhepatitis setzen einen Reparaturmechanismus des Bindegewebes in Gang, der zu einer überschießenden Proliferation des Lebergerüstbindegewebes führt → Zerstörung der Leberstruktur, Verdrängung des Parenchyms und Ausbildung einer Leberzirrhose.

Chronische Alkoholiker haben meist ein **gestörtes Sozialverhalten.** Sie leiden unter psychischen Zwangsvorstellungen (z.B. ist typisch für einen Alkoholiker, daß er glaubt, von seiner Frau betrogen zu werden). Weiter treten das durch Gedächtnisschwund gekennzeichnete **Korsakowsyndrom** und kleinhirnbedingte Symptome wie Tremor, Ataxie, Nystagmen und Gleichgewichtsstörungen auf. Zusätzlich entsteht durch diffuse Blutungen im ZNS das klinische Bild der **Pseudoencephalitis haemorrhagica superior Wernicke**.

In großen Mengen eingenommen wirkt Alkohol kanzerogen; bei Alkoholikern treten vermehrt Mundboden-, Rachen-, Kehlkopf-, Speiseröhren- und Lebertumoren auf. Neuere Untersuchungen aus den USA scheinen aber zu zeigen, daß der Genuß geringer Mengen Alkohol eher zu einer Herabsetzung der Tumorrate führt. Bekannt ist die kardioprotektive Wirkung des Alkohols (besonders bei Rotwein), indem die Entwicklung einer Koronarsklerose vermindert wird.

Die **Therapie des chronischen Alkoholismus** gehört in die Hände des Psychiaters. Die Behandlung des chronischen Alkoholismus ist primär durch Stärkung der Persönlichkeit des Patienten, durch das ärztliche Gespräch und durch eine ausgedehnte Psychotherapie, die auch nach dem Aufenthalt in der geschlossenen Entzugsanstalt fortgesetzt werden sollte, gekennzeichnet. Günstig hat sich die Aufnahme von Süchtigen in einen Verein ehemaliger Alkoholiker auf die Therapie ausgewirkt. Hierbei überwacht ein Patient den anderen; man hilft sich gegenseitig über entstehende Probleme hinweg. Die Entzugstherapie wird im allgemeinen durch Gabe von Psychopharmaka unterstützt.

Interaktionen mit anderen Arzneistoffen

Alkohol verstärkt die Wirkung aller zentral angreifenden Pharmaka (Sedativa, Hypnotika, Tranquilizer, Antiepileptika und Analgetika vom Morphintyp). Alkohol kann zu Enzyminduktion führen. Man sollte Alkohol nicht gleichzeitig mit Sulfonylharnstoffantidiabetika und Metronidazol geben, da diese die Alkoholdehydrogenase hemmen. → Leichter Anstieg der Alkoholkonzentration im Blut.

Alkohol und eine Reihe von Pharmaka verdrängen sich gegenseitig vom abbauenden Enzymsystem, den Monooxigenasen. Hierzu zählen Phenobarbital, Glykodiazin und Phenazonderivate.

Die Kollapsneigung nach Antihypertensiva, z.B. Guanethidin, wird durch Alkohol verstärkt.

Antabus-Syndrom

Antabus® = Disulfiram hemmt die Aldehyddehydrogenase.

Alkohol kann nicht bis zur Essigsäure abgebaut werden. Der Abbau bleibt beim Acetaldehyd stehen. Zusätzlich diskutiert man das Entstehen einer toxischen Verbindung aus Disulfiram und Acetaldehyd.

Es kommt bei Alkoholgenuß kombiniert mit Einnahme von Antabus zu Nausea, Erbrechen, Hautrötung, Hitzegefühl, Hyperpnoe, Kollaps, Blutdruckabfall und Schweißausbruch.

In manchen Fällen wurden Todesfälle beobachtet. Dauergabe von Disulfiram kann eine toxische Polyneuritis verursachen. Deshalb darf Disulfiram nur unter strenger Kontrolle eines Arztes und mit Wissen und Zustimmung des Patienten verwendet werden. Heimliche Gabe von Antabus kann zum Tode führen, wenn der Patient gleichzeitig große Mengen Alkohol trinkt. Dies kann ab und zu bei im Grunde wohlmeinenden Ehepartnern vorkommen. Die Antabustherapie ist aus den genannten Gründen deshalb heute weitgehend verlassen worden.

30.6.2 Methanol

Methanol (Methylalkohol) wird industriell als Lösungsmittel verwendet. Bei der Destillation von Obstschnäpsen können zum Teil toxische Mengen von Methylalkohol entstehen. Vergiftungen entstehen häufig durch Verwechslung, indem Methanol in der Meinung getrunken wird, es sei Äthanol. Methanol wird nach oraler Zufuhr genau wie Äthanol resorbiert, kann aber auch über die Lungen resorbiert werden. Ein geringer Anteil des Methanols wird über die Lunge wieder abgeatmet.

Methanol wird wie Äthylalkohol, aber viel langsamer, oxidativ in der Leber abgebaut. Die Alkoholdehydrogenase oxidiert Methanol zu Formaldehyd, der von der Aldehyddehydrogenase zu Ameisensäure abgebaut wird (metabolische Giftung). Die Ameisensäure kann im Organismus nicht weiter verstoffwechselt werden. Sie wirkt viel stärker toxisch als die Essigsäure.

Symptome

Die Symptome der Methanolvergiftung entwickeln sich etwa 1 Tag post ingestionem. Im Vordergrund steht die toxische Wirkung von Formaldehyd bzw. Ameisensäure auf den N. opticus.

Es kommt zur Neuritis nervi optici mit Degeneration der Nervenfasern, die zur totalen Erblindung führt.

Durch die anfallende Ameisensäure und den Mangel an NAD^+ entwickelt sich eine metabolische Azidose. Am Magen-Darm-Trakt tritt Übelkeit, Erbrechen und Bauchschmerz auf. Zusätzlich besteht ein dem Äthanol entsprechender Rauschzustand.

Therapie

Die Therapie besteht in Magenspülen, Kohlegabe und Infusion von Natriumbicarbonat, um die Azidose zu beseitigen.

Äthanol wird infundiert, um Methanol von dem abbauenden Enzymsystem zu verdrängen.

Der Äthanolspiegel sollte während der Therapie bis zu 1 ‰ betragen. Zur Steigerung der Methanolausscheidung gibt man hohe Folsäuredosen.

Die Dialysebehandlung ist heute die Therapie der Wahl bei der Methanolvergiftung, da neben dem Methanol auch die Abbauprodukte Formaldehyd und Ameisensäure sehr gut dialysabel sind.

Die Dialyse soll so früh wie möglich nach der Intoxikation begonnen werden, da bei schneller und ausreichender Dialysebehandlung die Erblindung verhindert werden kann.

Zur Korrektur der Azidose werden Bicarbonat und Trispufferlösungen infundiert. Dies kann auch im Rahmen der Dialysebehandlung geschehen. Die Mortalität der Methylalkoholvergiftung ist hoch, bereits 30–100 ml können tödlich sein. Todesursache ist in der Regel die Azidose.

30.7 Lösungsmittel

30.7.1 Benzol

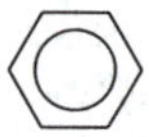

Formel 30.6: Benzol

Benzol dient als Lösungsmittel für lipophile Substanzen, Harze und Gummi. Es ist Bestandteil vieler Reinigungsmittel. Benzolvergiftungen sind in der chemischen Industrie relativ häufig, da Benzol sowohl über die Haut als auch als Dampf über die Lunge resorbiert wird (Resorption auch nach oraler Zufuhr).

Im Körper wird Benzol aufgrund seiner Lipophilie ins Fettgewebe, Knochenmark und ZNS eingelagert. Etwa die Hälfte wird über die Lungen abgeatmet, der Rest wird in der Leber zu Phenol oxidiert und als Glukuronid ausgeschieden.

Wirkungen

Da Benzol nach der Aufnahme zuerst im Gehirn in sehr hohen Konzentrationen anflutet, beginnt die Symptomatik mit unklaren zentralen Beschwerden (Nausea, Kopfschmerz, Schwindel), die dann über ein Krampfstadium zu zentraler Atemlähmung führen können. Halluzinationen, euphorische Zustände und Wahnideen können entstehen.

Die Wirkung von Benzol auf die blutbildenden Organe (Knochenmarkaffinität) beobachtet man bei chronischer Vergiftung infolge hoher Arbeitsplatzkonzentrationen von Benzol.

Die Wirkung scheint von dem beim Benzolabbau entstehenden Phenol auszugehen, das die RNS-Synthese stark unterdrückt. Sowohl die Zellneubildung der roten wie der weißen Reihe als auch die der Thrombozyten ist gestört.

Man vermutet, daß entweder Benzol oder Phenol kanzerogen wirkt, da bei chronischer Benzolvergiftung das spätere Auftreten einer chronischen myeloischen Leukämie erhöht ist.

Therapie

Die Therapie ist rein symptomatisch und besteht in der Aufrechterhaltung von Herz- und Kreislauffunktionen sowie künstlicher Beatmung).

> Nur bei peroraler Aufnahme von Benzol wird eine Magenspülung durchgeführt.

Danach wird peroral Paraffinöl gegeben, um die Resorption herabzusetzen und ein salinisches Abführmittel zur Beschleunigung der Darmpassage verabreicht. Allgemein sediert man die Patienten.

Benzol und Benzin sind dialysabel; es bestehen aber wenig klinische Erfahrungen.

30.7.2 Phenol und chlorierte Derivate

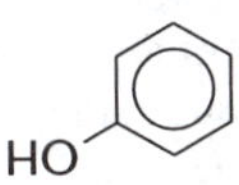

Formel 30.7: Phenol

Phenol und die chlorierten Abkömmlinge Hexachlorophen, 4–Chlorkresol, Chlorhexidin etc. werden als Desinfektionsmittel verwendet.

Phenol wird gut resorbiert (auch über die Haut). Es wirkt proteinfällend → Gewebstoxizität. Die Symptome der Vergiftung mit Phenol und Derivaten sind abhängig von der zugeführten Menge. Wird nicht viel Phenol aufgenommen, steht die nephrotoxische Wirkung mit Albuminurie und Hämaturie im Vordergrund, die durch die nierengängigen Metabolite des Phenols hervorgerufen wird.

Bei hoher Phenoldosis beherrscht die zentrale Situation das Vergiftungsbild: Erregung, Delir, Krämpfe, Bewußtlosigkeit und Atemlähmung führen zum Tode.

Die **Therapie** besteht in ausreichender künstlicher Beatmung und rein symptomatischen Maßnahmen.

30.7.3 Benzine

- ▲ **Benzine** sind Gemische flüssiger Alkane unterschiedlicher Herkunft und Zusammensetzung.
- ▲ **Leichtbenzin** (Kraftstoff) mit einem Siedebereich von 50–100 °C besteht hauptsächlich aus Hexan, Heptan und Oktan und einigen Prozent Aromaten (Verunreinigung).
- ▲ **Testbenzine** sind höhergereinigte Leichtbenzine für Lösungs- und Reinigungszwecke.
- ▲ **Schweröl** hat einen Siedebereich von 100–160 °C und enthält langkettigere Kohlenwasserstoffe als Benzin. Es wird als Heiz- oder Dieselöl verwendet.
- ▲ **Leuchtöl** (Petroleum) besitzt einen Siedebereich von 150–300 °C.

Benzinvergiftungen entstehen als Gewerbevergiftungen beim Einatmen in geschlossenen Räumen sowie bewußt bei Süchtigen, die es zu Rauschzwecken mißbrauchen. Hierzu gehören auch die Lösungsmittelschnüffler. Die orale Benzinaufnahme wird meist bei Kleinkindern beobachtet.

Pharmakokinetik

Aliphatische Kohlenwasserstoffe werden bis zu 12 C-Atomen leicht und zwischen 12 und 16 C-Atomen schwerer resorbiert. Oberhalb von 16 C-Atomen erfolgt keine Resorption mehr.

> Aufgrund der hohen Lipidlöslichkeit reichern sich Benzine rasch im Gehirn und Fettgewebe an. Die Ausscheidung erfolgt hauptsächlich unverändert über die Lunge.

Im Körper wird N-Hexan durch Monooxigenasen dehydrogeniert. Dabei entsteht 2–Hexanol (**metabolische Giftung**). Dem Hexanol wird die neurotoxische Wirkung des Benzins zugeschrieben.

Akute Vergiftung

> Es entwickelt sich ein tiefes Koma mit Atemlähmung und gesenkter Reflextätigkeit.

Bei Durchlaufen des Rauschstadiums treten starke Erregungserscheinungen und tonisch-klonische Krämpfe auf. Nach oraler Aufnahme kann es zu starken Schleimhautreizungen und -blutungen kommen → Erbrechen.

Gelangen Benzintröpfchen in die Bronchien oder wird Benzin in sehr hohen Konzentrationen eingeatmet, kann es zu einer sogenannten Benzinpneumonie kommen, deren Ursache wahrscheinlich eine schwere Gefäßschädigung ist. Im Bereich der Nieren wurden Glomerulopathien beobachtet. Am Knochenmark kann es durch toxische Wirkung zu einer aplastischen Anämie kommen.

Chronische Vergiftung

Chronische Vergiftungen treten in der Regel bei Benzinsüchtigen (psychische Abhängigkeit) auf. Neben Lungenschäden entwickeln sich Schäden am zentralen und peripheren Nervensystem. An zentralen Symptomen beobachtet man Depressionen, Delirien, Gedächtnisschwund und einen Verfall der Persönlichkeit.

Peripher entwickelt sich eine Polyneuropathie.

Therapie

Die Therapie beschränkt sich auf symptomatische Maßnahmen und besteht v.a. in einer Wiederherstellung einer suffizienten Atmung (Sauerstoffbeatmung). Zusätzlich Überwachung der Organfunktionen. Nach peroraler Aufnahme von Benzin wird wie bei Benzol vorgegangen.

30.7.4 Chlorierte Alkane und Alkene

Gesättigte halogenierte aliphatische Kohlenwasserstoffe

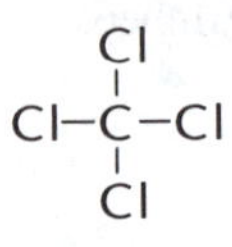

Formel 30.8: Tetrachlorkohlenstoff

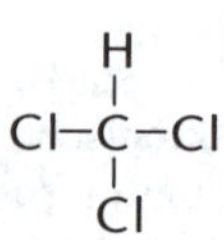

Formel 30.9: Chloroform

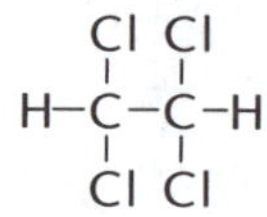

Formel 30.10: Tetrachloräthan

Tetrachlorkohlenstoff, Chloroform, Tetrachloräthan, etc. dienen in der Industrie als Lösungsmittel für Farben und Lacke. Im Haushalt sind sie Bestandteil oder Grundsubstanz von Fleckenwassern. Halothan ist ein Narkosemittel.

Wirkungen

Die **toxische Wirkung** der aliphatischen Kohlenwasserstoffe wird durch mehrere Mechanismen verursacht.

Bildung freier Radikale

Durch Monooxigenasen des ER in der Leberzelle wird z.B. aus Tetrachlorkohlenstoff ein Chloratom abgespalten, wodurch ein instabiles freies Radikal entsteht. Dieses reagiert mit mehrfach ungesättigten Fettsäuren, wodurch ein H-Atom der Fettsäure auf den halogenierten aliphatischen Kohlenwasserstoff übertragen wird und ein Fettsäureradikal mit einer Dien-Konjugation entsteht. Unter Bildung von Peroxiden wird an das radikalische C-Atom ein Sauerstoffatom angelagert. Die Peroxide sind sehr instabil und können durch Reaktionen mit Membranlipiden zu Membranstörungen an allen Zellstrukturen führen. Dadurch werden Zellenzyme freigesetzt und gelangen ins Blut. Durch den Membranschaden wird das Elektrolytgefälle der Zelle zerstört, was zum Zelltod führt.

Kohlenmonoxidbildung

Durch metabolische Umbauprozesse kann vor allem aus Dichlormethan im Stoffwechsel Kohlenmonoxid gebildet werden, wodurch bei entsprechend hohen Konzentrationen zusätzlich Symptome einer CO-Vergiftung auftreten können.

Vergiftung

Die Vergiftung erfolgt selten durch Ingestion, vielmehr durch Inhalation der Dämpfe. Bei sehr hohen Temperaturen (z.B. bei Berühren glühender

Gegenstände) kann aus den chlorierten Kohlenwasserstoffen das Kampfgas Phosgen entstehen.

Phosgen ruft schwere Reizzustände im Tracheobronchialsystem hervor.

Wegen der Lipophilie werden die genannten Substanzen in Fett, Knochenmark und auch im Gehirn angereichert.

Die Ausscheidung erfolgt zu etwa 50 % durch Abatmung über die Lunge.

Sekundäre Leberschäden entstehen durch Enzymzerstörung.

Die Leberschäden können so ausgeprägt sein, daß eine toxische Fettleber mit zentrolobulären Nekrosen entsteht.

Die Zellen des distalen Tubulussystems in der Niere werden durch rückresorbierte chlorierte Kohlenwasserstoffe direkt geschädigt. Zunächst entwickelt sich eine oligurische Phase, die später in eine polyurische Phase übergeht.

Vergiftungen mit Tetrachlorkohlenstoff, Tetrachloräthan und Trichloräthan wirken kaum narkotisch.

Therapie

Tetrachlorkohlenstoff und die anderen halogenierten Kohlenwasserstoffe sind theoretisch gut dialysabel, konnten jedoch nur selten im Dialysat nachgewiesen werden. Die halogenierten Kohlenwasserstoffe lassen sich auch gut durch Hämoperfusion über Aktivkohle oder Ionenaustauschharze eliminieren. Da Tetrachlorkohlenstoff in der Kohlepatrone nachgewiesen werden konnte, wird diesem Verfahren in letzter Zeit bei der Therapie der Vorzug gegeben. Ansonsten symptomatische Therapie wie bei Benzol.

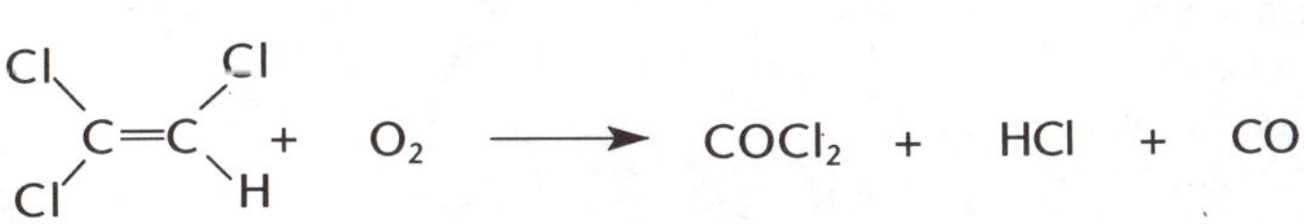

Formel 30.14 Reaktion Trichloräthylen → Phosgen

Halogenierte Äthylene

Zu dieser Gruppe gehören Vinylchlorid (Bestandteil des PVC), Dichloräthylen, Trichloräthylen und Tetrachloräthylen. Die Stoffe werden in der chemischen Industrie durch Polymerisation zu Kunststoffen verarbeitet.

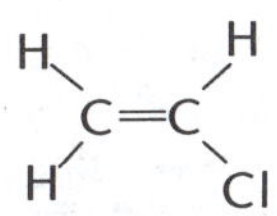

Formel 30.11: Vinylchlorid

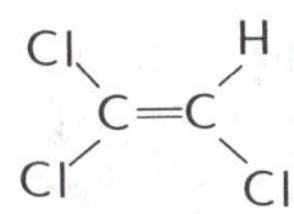

Formel 30.12: Trichloräthylen

Die ungesättigten Verbindungen dieser Gruppe werden im Organismus zu **Epoxiden** oxidiert. Die Epoxide sind durch folgende Struktur gekennzeichnet:

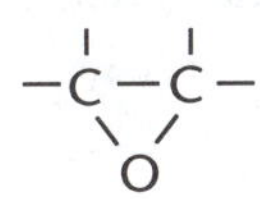

Formel 30.13: Epoxidstruktur

Die Epoxide besitzen mutagene Wirkung. Sie zählen zu den kanzerogenen Substanzen. Bei Arbeitern in der PVC-verarbeitenden Industrie wurde ein vermehrtes Auftreten von Hämangiosarkomen in der Leber festgestellt, ☞ 30.15.1.

Vergiftung

Beim Inhalieren der Dämpfe wird die Substanz in den Organismus aufgenommen. Nach oraler Einnahme von halogenierten Äthylenen gibt man Paraffinöl zur Resorptionsverzögerung.

Durch Magenspülungen versucht man, einen Teil des Giftes zu entfernen. Wie bei den gesättigten chlorierten Kohlenwasserstoffen stehen die zentralen Symptome (Bewußtlosigkeit und Atemlähmung) im Vordergrund der Vergiftung. Die Patienten sterben meist relativ rasch an der Atemlähmung. Nieren- und Leberschäden sind meist nur gering.

Die halogenierten Äthylene reizen die Schleimhäute der Augen und des Tracheobronchialtraktes. Es kann ein Lungenödem entstehen. Allergisierung bei langer Exposition wurde beobachtet. Trichloräthylen führt zu Rauschzuständen und zu psychischer Abhängigkeit (= „Tri-Sucht“).

Als Spätfolgen überlebter Vergiftungen können zentral-nervöse Störungen und Herzmuskelschäden zurückbleiben. Insgesamt führen alle halogenierten Kohlenwasserstoffe zu einer verstärkten kardialen Sensibilisierung gegenüber Sympathikusreizen und können damit arrhythmogen wirken.

Die ungesättigten Kohlenwasserstoffe sind durch Hämofiltration aus dem Körper eliminierbar. Problem hierbei ist die geringe Konzentration im Blut, da der Hauptanteil der Kohlenwasserstoffe im Fettgewebe gebunden ist.

30.8 Halogenierte aromatische Kohlenwasserstoffe

Typische Wirkstoffe sind die **polychlorierten Biphenyle (PCB**, z.B. 2,4,2,4–Tetrachlordiphenyl). Die **polybromierten Diphenyle** sind als Feuerschutzmittel gebräuchlich. **Dibenzofurane** und **Dioxine** entstehen zum Teil bei Verbrennungsvorgängen (z.B. Müllverbrennung) sowie bei der Synthese chemischer Verbindungen.

Bei der Produktion von 2,4,5-Trichlorphenoxyessigsäure (Herbizid, ☞ 30.10.1) entsteht **2,3,7,8-Tetrachlordibenzo-p-Dioxin (TCDD)**. Da die Substanzen sehr beständig sind, reichern sie sich in der Nahrungskette an und können besonders im Fettgewebe (Muttermilch!) so hohe Konzentrationen erreichen, daß beim Stillen eine Gefahr für den Säugling entstehen kann. Die Substanzen sind sowohl im Organismus als auch in der Umwelt sehr lange haltbar und können sich in immer größeren Mengen anreichern.

Auch beim **Zigarettenrauchen** entstehen Dioxine, unter anderem auch TCDD.

Vergiftungen entstehen in der Regel durch fehlgesteuerte Reaktionen in der chemischen Industrie, durch fahrlässige Lagerung bzw. Ausbringung von hochgiftigen Chemieabfällen sowie bei Brandunfällen.

Vergiftungssymptome

Bei lokaler Einwirkung kommt es zur **Chlorakne** (Hautpusteln, die zu starken Hautveränderungen und Mutilierungen führen können). Die Chlorakne ist sehr therapieresistent und kann zum Teil lebenslang anhalten. Durch Leberschädigung werden vermehrt pathologische Porphyrine gebildet, abgelagert und ausgeschieden. Das Cytochrom-P_{450}–Peroxidasesystem und alle fremdstoffmetabolisierenden Enzyme werden aktiviert. TCDD ist die am stärksten aktivierende Substanz.

Bei Dauerwirkung sind die Dioxine teratogen und kanzerogen. TCDD gilt als eine der kanzerogensten Substanzen.

30.9 Insektizide

30.9.1 Chlorierte zyklische Kohlenwasserstoffe

Bei den genannten Substanzen handelt es sich um höchst wirksame Insektizide, die auch für Säuger toxisch sind.

Verwendet werden: Chlorphenotan (DDT), Hexachlorcyclohexan (HCH, Lindan®), Aldrin und Dieldrin.

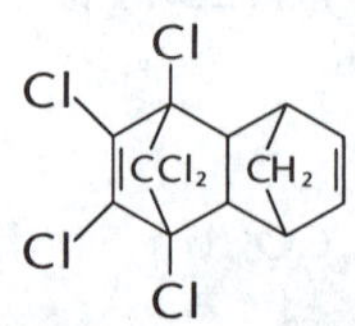

Formel 30.15: Aldrin

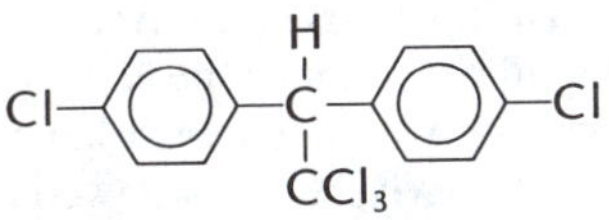

Formel 30.16: DDT

Man kann sich sowohl durch Einatmen als auch durch Ingestion der Substanzen vergiften. Weil die zyklischen Kohlenwasserstoffe sehr lipophil sind, werden sie besonders im Fett (Anreicherung in der Muttermilch) und im Gehirn gespeichert. Sie penetrieren die Plazentaschranke und werden auch schon im Foeten gespeichert. Da die Konzentration über die **Anreicherung in der Nahrungskette** in Tier und Mensch ständig zunahm, sind zumindest einige Vertreter dieser Insektizide in manchen Ländern aus dem Handel genommen worden. Chlorphenotan und Hexachlorcyclohexan unterliegen bei der Anwendung strengen Vorschriften.

Die zyklischen Chlorkohlenwasserstoffe sind sowohl im Organismus als auch in der Umwelt sehr beständig und zeigen daher eine nachhaltige pestizide Wirkung. Da sie früher sehr großflächig (zum Teil auch von Flugzeugen aus verspritzt) eingesetzt wurden, haben sie sich im Boden und in der Atmosphäre angereichert. Die Halbwertzeit in der Umwelt wird auf etwa 12 Jahre geschätzt.

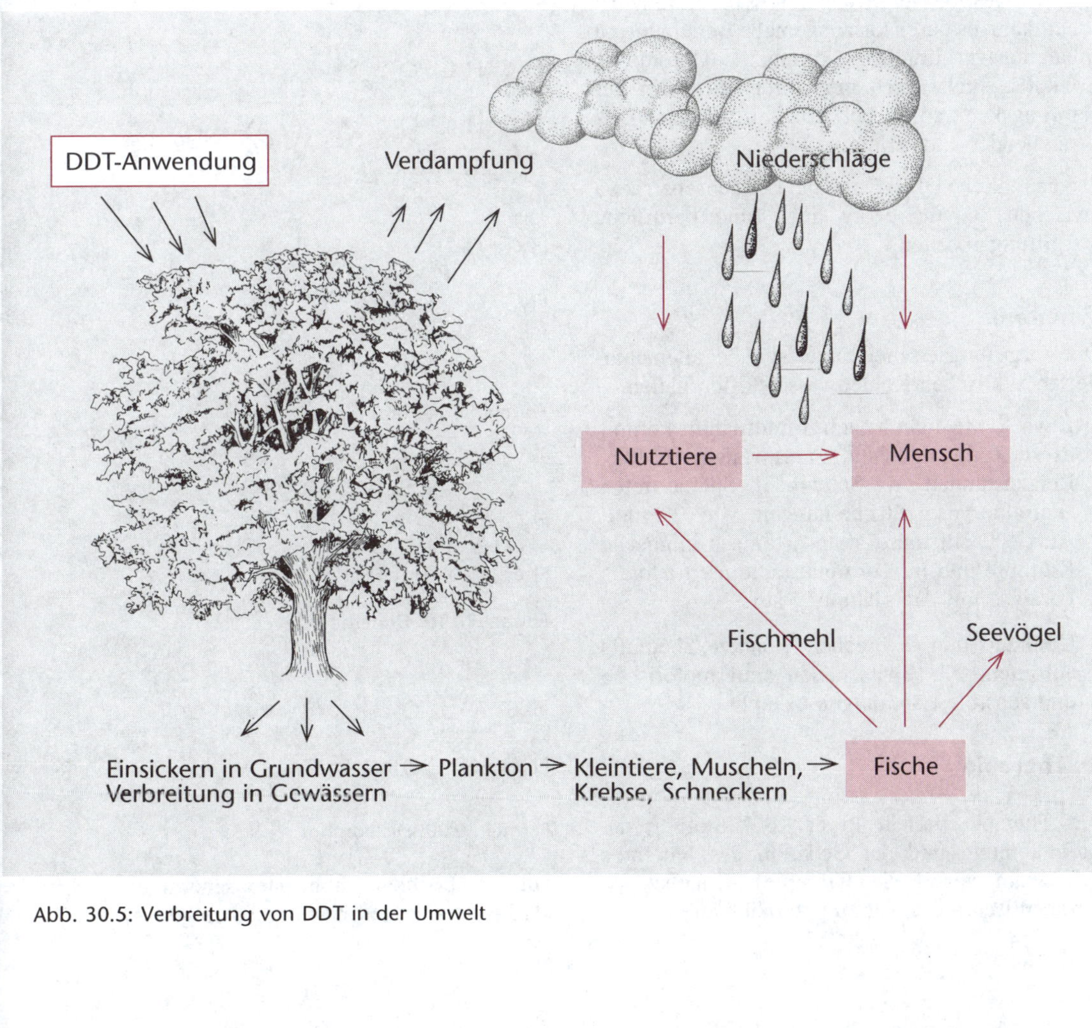

Abb. 30.5: Verbreitung von DDT in der Umwelt

Giftstoffe, Vergiftungen

Wirkungsmechanismus

Die chlorierten zyklischen Kohlenwasserstoffe wirken als Nervengifte und erzeugen in geringen Konzentrationen eine Übererregbarkeit, in höheren Konzentrationen eine Lähmung der Nervenmembranen. Den Mechanismus erklärt man sich über eine Einlagerung des Moleküls in die Lipidmembran der Nervenzelle, wodurch der Natriumeinstrom durch Blockade der Natrium-Kalium-Pumpe behindert wird.

Die chlorierten zyklischen Kohlenwasserstoffe führen zu einer Enzyminduktion im oxidativen Stoffwechsel.

Vergiftungen

Vergiftungen im Rahmen von Suiziden sind in der Regel Ingestionsvergiftungen. In der Landwirtschaft kann es durch unsachgemäße Benutzung zu Inhalationsvergiftungen kommen. Chronische Toxizität spielt durch die Anreicherung in der Nahrungskette sowie bei Arbeitern in der DDT-herstellenden Industrie eine Rolle.

Da die tödliche DDT-Dosis bei Erwachsenen etwa zwischen 10 und 30 g liegt, sind berufliche Vergiftungen selten.

Symptome

Die Vergiftungserscheinungen sind bei allen chlorierten zyklischen Kohlenwasserstoffen gleich.

Etwa 30min. bis 1 h nach Giftaufnahme kommt es zu Zungentaubheit, Parästhesien, Unruhe, Reizzuständen und Schwindel. Später treten zentralnervöse Erscheinungen wie Tremor, Ataxie, Psellismus, Trismus, tonisch-klonische Krämpfe und im Terminalstadium eine totale Paralyse mit Atemlähmung auf.

Übelkeit und Erbrechen können ebenfalls auftreten. Als Spätschäden sind motorische und sensible Lähmungen bekannt.

Therapie

Die Therapie besteht in der Bekämpfung der Atemlähmung und der Sedation des Patienten (Diazepam gegen die Krämpfe). Daneben ist therapeutisch nicht viel zu unternehmen.

Hexachlorcyclohexan ist theoretisch dialysabel, jedoch wegen hoher Lipidlöslichkeit hauptsächlich im Fettgewebe verteilt. → Durch Dialyse kann nur das Diffusionsgefälle zwischen Fettgewebe und Blut vergrößert werden. Insgesamt liegen wenig Erfahrungen vor, auch im Hinblick auf Hämoperfusion mit Aktivkohle.

30.9.2 Organische Phosphorsäureester

☞ 4.3.2

Nitrostigmin, **Parathion (E 605)**, **Fluostigmin**, **Bromophos**, **Dichlorvos** und **Dimethoat** sind **Alkylphosphate**. Alle diese Verbindungen gehören zu den sogenannten irreversiblen Cholinesterasehemmern.

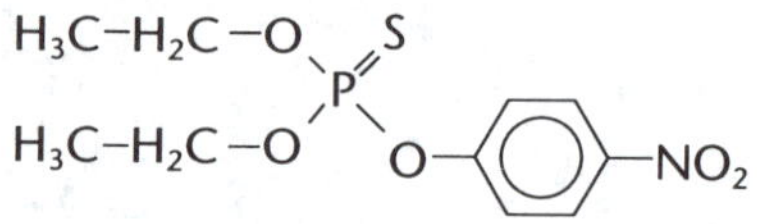

Formel 30.17: Parathion

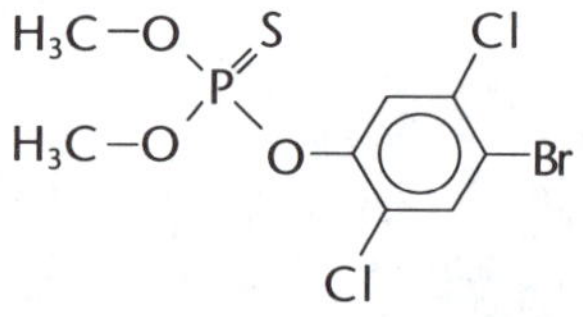

Formel 30.18: Bromophos

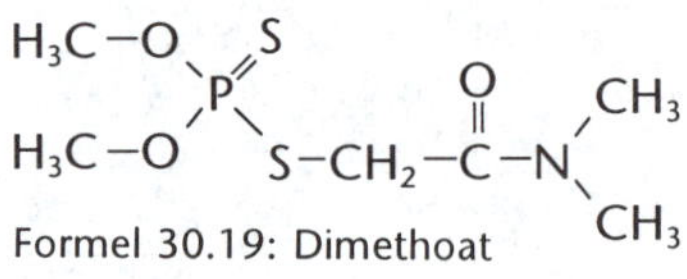

Formel 30.19: Dimethoat

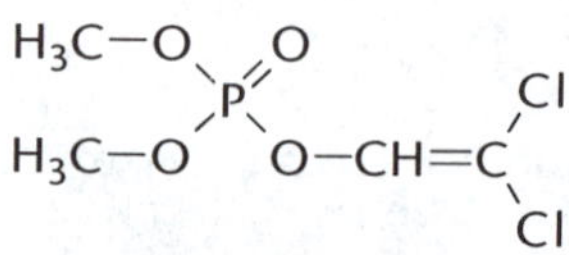

Formel 30.20: Dichlorphos

Die irreversiblen Cholinesterasehemmer werden als Insektizide und Kampfgase eingesetzt.

Vorteile der organischen Phosphorsäureester im Vergleich zu den chlorierten zyklischen Kohlenwasserstoffen sind die biologische Abbaubarkeit und die fehlende Anreicherung in Organismus und Umwelt. Nachteil der Verbindungen ist die hohe Toxizität. Vergiftungen beim gewerblichen Umgang sowie in Tötungs- und Selbstmordabsicht sind häufig, die Letalität ist hoch.

Die Vergiftung mit diesen Substanzen führt zu einer **Überflutung des Organismus mit Acetylcholin.**

Als sogenannte Kontaktgifte werden sie auch bei Berührungen mit der Haut resorbiert, natürlich auch über die Lungen (beim Versprühen von Insektiziden) oder peroral. Die Alkylphosphate können wegen ihrer Lipophilie ins ZNS eindringen. Im Organismus wird die weniger stark wirksame -P=S-Gruppe einiger Alkylphosphate in die stärker wirksame -P=O-Gruppe verwandelt (Giftung).

Die Bindung der Alkylphosphate an der Esterbindungsstelle der Cholinesterase ist irreversibel. Nicht ans Enzym gebundene Alkylphosphate werden hydrolytisch gespalten und inaktiviert. Je schwerwiegender die Vergiftung ist, desto niedriger ist die Aktivität der Cholinesterase.

Manche Alkylphosphate (Malathion) sind für Insekten wesentlich toxischer als für Säuger, da Säuger im Gegensatz zu Insekten ein Enzym besitzen, das zur Entgiftung der Verbindung eine Estergruppierung am Molekül abspalten kann.

Vergiftungssymptomatik

Die **Symptome einer Alkylphosphatvergiftung** treten wenige Minuten nach Aufnahme auf und werden durch körpereigenes Acetylcholin hervorgerufen, da der Acetylcholinabbau durch die Acetylcholinesterase blockiert ist.

Die Vergiftung ruft **muscarinartige** und **nikotinartige Wirkungen** hervor. Durch Acetylcholinüberschuß an der motorischen Endplatte kommt es am Skelettmuskel zu schwachen Muskelzuckungen. Am ZNS kommt es zu Ataxie, Tremor, Krämpfen, Atemlähmung und komatösem Zustand.

Durch die generelle Erregung des Parasympathikus ergibt sich peripher folgendes Vergiftungsbild:

Bradykardie, Blutdruckabfall, Entwicklung eines Lungenödems, Diarrhoen, Harnabgang, gesteigerte Bronchialsekretion bei gleichzeitiger Bronchokonstriktion, Salivation, Tränenfluß und Schweißausbrüche. Am Auge bestehen Miosis durch Erregung des M. sphincter iridis und Akkommodationsstörungen durch Beeinträchtigung des M. ciliaris.

Therapie

Die **Therapie** der Alkylphosphatvergiftung besteht zuerst in der Herstellung einer suffizienten Atemtätigkeit durch künstliche Beatmung. Falls das Alkylphosphat peroral eingenommen wurde, sollte man eine Magenspülung mit Kohlebeigabe durchführen. Die Darmpassage wird durch salinische Laxantien beschleunigt.

Bei Kontaktvergiftungen über die Haut muß der Vergiftete von den kontaminierten Kleidern befreit werden. Danach wird er abgeseift und mit Alkohol abgerieben. Achtung! Man muß aufpassen, daß man sich nicht durch Berührung selbst vergiftet.

Um die Acetylcholinwirkungen zu antagonisieren gibt man hohe Dosen **Atropin**. Die Atropingaben müssen mehrmals täglich wiederholt werden und sind solange durchzuführen, wie die Alkylphosphate noch im Körper sind. Das kann je nach Höhe der aufgenommenen Dosis bis zu mehreren Wochen dauern. Bei der Atropindosierung richtet man sich nach der Weite der Pupillen. Um die zentralen Krämpfe und Erregungszustände zu unterdrücken, gibt man Sedativa (z.B. Benzodiazepine: Diazepam).

Die Entstehung eines Lungenödems wird durch **Furosemidgaben** verhindert. Ein bestehendes Lungenödem wird ebenfalls mit Furosemid behandelt. Die auftretende Azidose wird mit Trispuffern und Bicarbonat bekämpft.

Antidote

Es wird versucht, die Cholinesterase durch die Cholinesterasereaktivatoren **Obidoxim** und **Pralidoxim** von der Alkylphosphatbindung zu befreien.

Die Cholinesterasereaktivatoren binden sich an die von den meisten Alkylphosphaten nicht besetzte anionische Bindungsstelle der Cholinesterase und binden die Alkylphosphate.

Die Verwendung der Reaktivatoren wird dadurch eingeschränkt, daß sie selbst das anionische Zentrum des Enzyms besetzen, schlecht liquorgängig sind und nicht mehr wirken, wenn Alkylreste von dem Alkylphosphat-Acetylcholinesterase-Komplex abgespalten worden sind (Alterung). Zusätzlich wird eine Lebertoxizität der Cholinesterasereaktivatoren diskutiert.

E 605 (Parathion)

Parathion ist wegen der starken Lipophilie und der geringen Wasserlöslichkeit kaum dialysabel. Allerdings lassen sich durch Dialyse die ebenfalls toxischen Metabolite Paraoxon und p-Nitrophenol eliminieren. Durch Hämoperfusion über Aktivkohle lassen sich E 605 und seine Metabolite recht gut eliminieren. Da auch die wenigen bisher gemachten klinischen Erfahrungen die Wirksamkeit der Hämoperfusion bei E 605–Vergiftungen bestätigen, sollte diese Behandlung unbedingt durchgeführt werden.

30.9.3 Carbaminsäureester

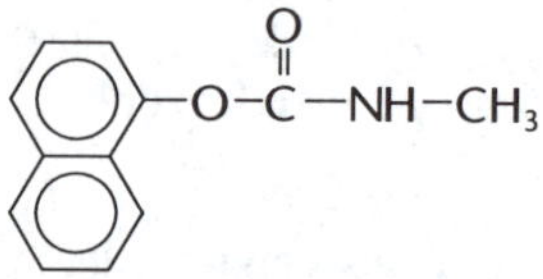

Formel 30.21: Carbaryl

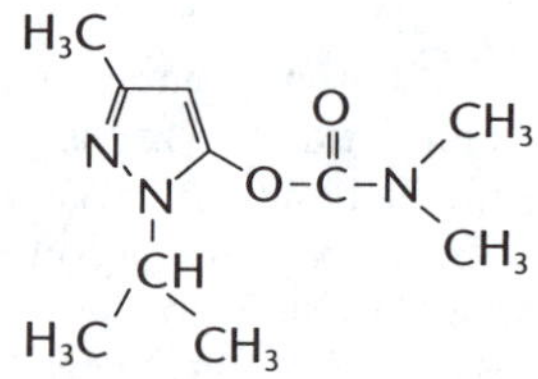

Formel 30.22: Isolan

Carbaryl und Isolan (Insektizid), Physostigmin, Pyridostigmin und Neostigmin sind reversible Cholinesterasehemmstoffe, deren Wirkung nach einiger Zeit von selbst nachläßt. Carbaryl und Isolan werden als Insektizid, Physostigmin lokal beim Glaukom und Neostigmin zur Behandlung von Darmatonien und zur Wirkungsverkürzung der polarisierenden Muskelrelaxantien gegeben. Die Carbaminsäureester binden an die anionische Bindungsstelle und an die Esterbindungsstelle der Cholinesterase.

Vergiftungen

Eine Vergiftung mit Carbaryl entsteht bei unvorsichtigem Hantieren mit Insektiziden oder durch Suizidversuch. Bei den anderen Substanzen wird die Vergiftung meist iatrogen durch Überdosierung verursacht.

Die Symptome entsprechen der Alkylphosphatvergiftung:
Miosis, Akkommodationsstörungen, Salivation, Tränenfluß, Bronchialsekretion bei Bronchokonstriktion, Diarrhoe, Bradykardie und Ateminsuffizienz. Im Unterschied zur Alkylphosphatvergiftung sind die Symptome jedoch von viel kürzerer Dauer und daher Todesfälle selten.

Zentrale Wirkungen werden kaum beobachtet, da die Substanzen die Blut-Liquor-Schranke nur schlecht passieren können.

Die **Therapie** besteht in Atropingabe, evtl. Magenspülung bei enteraler Vergiftung und Herstellung der normalen Atemtätigkeit. Cholinesterasereaktivatoren sind nicht indiziert, da die Hemmung reversibel ist.

30.10 Herbizide

30.10.1 Chlorierte Phenoxycarbonsäuren

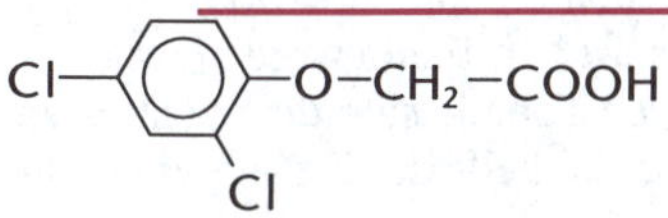

Formel 30.23: 2,4-Dichlorphenoxyessigsäure

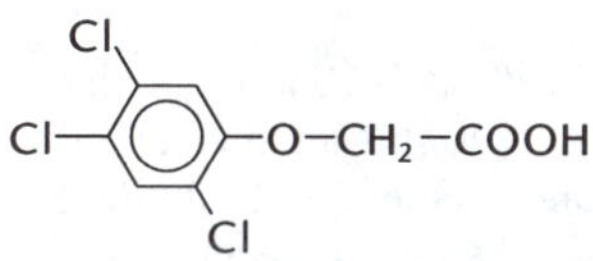

Formel 30.24: 2,4,5-Trichlorphenoxyessigsäure

2,4–Di- und 2,4,5–Trichlorphenoxyessigsäure führen nach Einnahme einiger Gramm zu Vergiftungserscheinungen. Es kommt wie bei den chlorierten zyklischen Kohlenwasserstoffen zu vornehmlich **zentraler Symptomatik:** Nausea, Lähmung der Skelettmuskeln, Atemlähmung und Koma → Tod.

Die **Therapie** besteht in der Beseitigung der Atemlähmung und weiteren rein symptomatischen Maßnahmen.

TCDD = Dioxin

Bei der Produktion von 2,4,5–Trichlorphenoxyessigsäure entsteht als Verunreinigung 2,3,7,8–Tetrachlordibenzo-p-dioxin, das **TCDD = Dioxin,** das in letzter Zeit wohl am häufigsten diskutierte Umweltgift. Es ist in der Umwelt sehr resistent und lange haltbar.

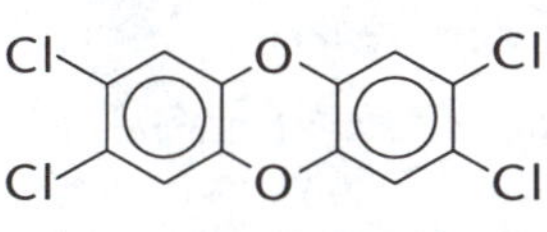

Formel 30.25: TCDD

TCDD ist eine sehr toxische Verbindung, die z.T. zu tödlichen Vergiftungen geführt hat. Symptome der Vergiftung sind chronische Chlorakne und akute Leberdystrophie.

TCDD ist ein Induktor mischfunktioneller Oxigenasen, damit auch von Cytochrom-P450, hat eine starke teratogene Wirkung und ist ein Promotor in der Karzinogenese (☞ 30.15.1). Dioxin reagiert mit einem zytosolischen Rezeptor. Das Immunsystem wird supprimiert.

30.10.2 Bispyridiumvergiftungen

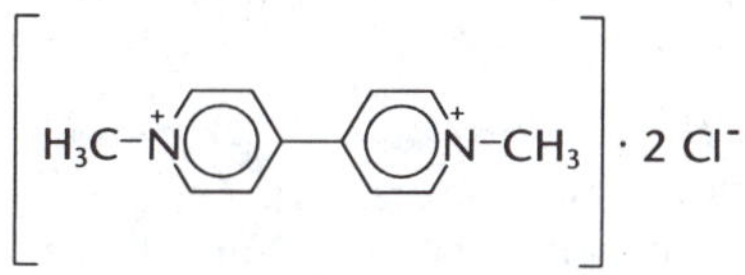

Formel 30.26: Paraquat

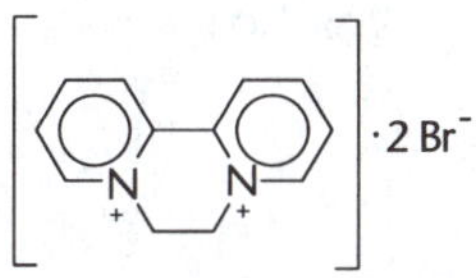

Formel 30.27: Diquat

Die Verbindungen **Paraquat** (Gramoxon®) und **Diquat** (Reglone®) werden als Herbizide eingesetzt. Die **phytotoxische Wirkung** besteht in einer Hemmung der Photosynthese, wobei durch Radikale die NADP-Reduktion verhindert und somit die Energieübertragung blockiert wird.

Die toxische Wirkung der Herbizide beruht wahrscheinlich auf der Bildung toxischer Peroxide. In der Atmungskette des Menschen entstehen durch Reduktion freie Radikal-Ionen, die mit O_2 reagieren und die Ausgangssubstanz (z.B. Paraquat) unter Bildung von O_2–Radikalen binden. O_2–Radikale reagieren weiter zu toxischen Peroxiden. Dieser Prozeß kann in jeder Körperzelle, v.a. aber in den stoffwechselaktiven Zellen ablaufen.

Vergiftungen können bei landwirtschaftlicher Anwendung und bei Suizidversuchen auftreten.

■ Symptomatik

Nach Hautkontakt kommt es nach einigen Stunden zur Bildung schmerzfreier Blasen und Ulzerationen. Am Auge können Hornhautulzera entstehen.

Die toxische Wirkung wird in 3 Phasen eingeteilt:

- ▲ ***1. Phase*** (kurz nach Intoxikation, reversibel): perivaskuläres Ödem im ZNS, lokale Entzündungen mit Nekrosen (v.a. im Gastrointestinaltrakt), Lungenödem, Kopfschmerzen, Erbrechen, lokale Verätzungen, Gastrointestinalbeschwerden.
- ▲ ***2. Phase*** (Dauer bis zu 2 Wochen, evtl. reversibel): Leberzellnekrosen (zentrolobulär), Tubulusnekrosen, Myokardnekrosen, Leberschaden mit Ikterus, Oligo-Anurie, EKG-Veränderungen.
- ▲ ***3. Phase*** (Beginn bis zu 3 Wochen nach Vergiftung, meist irreversibel): Lungenfibrose mit Ausbildung einer Wabenlunge, Lungenblutungen → Erstickung.

Zusätzlich wird im Knochenmark die Erythropoese gehemmt → Anämie.

Therapie

Die Therapie muß sofort einsetzen und soll die Resorption verhindern: ausgiebige Magenspülung, danach Instillierung von Adsorbentien (Kohle, Ca-Montmorrillonite); zusätzlich Laxantien zur Beschleunigung der Darmpassage. Forcierte Diurese oder besser sofortige Hämodialysebehandlung kombiniert mit einer Hämoperfusion über Aktivkohle zur Schadstoffelimination ist sinnvoll.

Ein Beginn der Dialysebehandlung im Stadium der Nierenschädigung ist zu spät, da hier bereits alle Organsysteme zu stark geschädigt sind.

Im Anfangsstadium der Vergiftung ist eine Austauschtransfusion evtl. sinnvoll. Zur antiexsudativen Behandlung und zur Unterdrückung des Fibrosierungsprozesses der Lunge gibt man Glukokortikoide und Cyclophosphamid.

30.11 Tabak

Nikotin ☞ 4.1.1

Der Tabakrauch ist ein Gemisch von Gasen und Aerosolen, in dem mehrere hundert vorkommende Substanzen chemisch identifiziert werden konnten. In der nachstehenden Tabelle sind die wichtigsten toxikologischen Bestandteile des Zigarettenrauchs aufgelistet.

Akute Reizwirkung

Der Tabakrauch enthält Phenole, Säurenaldehyde und Ketone, die eine Reizwirkung auf die Schleimhäute ausüben. Als Folge treten eine Einbuße des Geruchs- und Geschmacksinns, eine chronische Stomatitis, Pharyngitis, Laryngitis und Bronchitis auf. Das respiratorische Flimmerepithel wird gereizt und in seiner Bewegung gehemmt. Durch chronische Exposition wird das Flimmerepithel zerstört und teilweise durch Plattenepithel ersetzt.

Durch die **chronische Reizung** des Respirationstraktes kommt es zur Entwicklung einer chronischen Bronchitis mit morgendlichem Auswurf. Folge der Schleimhautschädigung am Respirationstrakt sind häufigere Infekte, Husten, starke Sekretansammlung und eine Rarefizierung des Lungenparenchyms (Emphysem).

Karzinogenes Risiko

Bisher konnte kein Bestandteil oder keine Stoffgruppe der im Tabakrauch auftretenden Karzinogene als eindeutiger Verursacher der bei Rauchern gehäuft auftretenden Plattenepithelkarzinome der Bronchialschleimhaut identifiziert werden. Andere Lungentumoren treten bei Rauchern im Vergleich zur Normalbevölkerung nicht vermehrt auf.

Als kanzerogen sind folgende Bestandteile des Zigarettenrauchs eingestuft: Polyzyklische Kohlenwasserstoffe (z.B. Benzpyrene), polyzyklische aromatische Kohlenwasserstoffe, N-Nitroso-Verbindungen, Stickstoffoxide, Laktone, Epoxide, Nickelcarbonyl, Arsen, Cadmium, Chromat, Vanadium, Selen, radioaktives Polonium-210 sowie kurzlebige freie Radikale. Zusätzlich werden weitere Karzinogene vermutet. Neben dem additiven Effekt der oben erwähnten Karzinogene wird auch eine kokarzinogene Wirkung von an sich unwirksamen Begleitstoffen (z.B. Phenolen) diskutiert.

Tab. 30.2: Toxikologische wichtige Bestandteile des Zigarettenrauchs
(nach Neurath in: Schievelbein et al., 1968)

Stoff (Partikelphase)	%
Aliphatische Kohlenwasserstoffe	3–5
Aromatische Kohlenwasserstoffe	1
Carboxylverbindungen	8–9
Alkohole (auch Methanol)	5–8
Ester	1
Säuren	ca. 10
Basen	1
Nikotin und -verwandte	6–8
Phenole	1–4
Sterine	0,5–1
Nitrosamine	ca. 1 μg/Zig.
Ca. 90–95 % des Nikotins (in 1 Zigarette 2–3 mg) gehen in den Rauch über, davon ca. 25 % in den Hauptstrom	
Gasphase	
anorganisch	
Kohlenoxid	4,2
Ammoniak	0,03
Stickstoffoxide (NO, NO_2)	0,02
Blausäure	0,16
Schwefelwasserstoff	0,004
organisch	
niedere aliphatische Kohlenwasserstoffe	wechselnd
niedere Ketone	wechselnd
niedere Ester	wechselnd
niedere Alkohole	wechselnd
niedere Aldehyde etc.	wechselnd

Gefäßerkrankungen

Durch große epidemiologische Studien konnte gezeigt werden, daß Zigarettenraucher mit einer doppelt so hohen Inzidenz wie Nichtraucher an Koronarerkrankungen leiden. Die Krankheit tritt bei Rauchern viel früher als bei Nichtrauchern auf und die Herzinfarktletalität ist höher. Der genaue Mechanismus ist bisher unbekannt. Man diskutiert eine nikotinabhängige Vasopressinausschüttung aus der Hypophyse, die zur Gefäßverengung führt (Nikotin alleine erweitert die Gefäße). Weiterhin wird die durch Nikotin erhöhte Konzentration an freien Fettsäuren und Cholesterin im Blut für die Entstehung atheromatöser Veränderungen in der Gefäßwand verantwortlich gemacht.

Wirkungen am Gastrointestinaltrakt

Nikotin steigert die Magensaftsekretion und die Motilität des Magen-Darm-Traktes. Raucher leiden häufiger an Gastritiden, Magen- und Duodenalgeschwüren als Nichtraucher. Nikotin verzögert die Abheilung von Ulzera unter H_2-Blocker-Therapie wohingegen die Abheilung unter Protonenpumpenblockern nicht beeinträchtigt zu werden scheint.

Wirkungen auf den Foeten

Die Foeten rauchender Schwangerer zeigen zu Ende der Schwangerschaft eine erhöhte Herzfrequenz, da Nikotin über die Plazenta auch beim Foeten wirkt. Durch eine Durchblutungsstörung im Plazentargefäßsystem sind die Geburtsgewichte der Foeten von Raucherinnen deutlich niedriger als bei Nichtraucherinnen.

Die Gebärmutter der rauchenden Schwangeren ist erhöht reagibel, wodurch es zu einer Verdopplung der Frühgeburtsrate kommt.

Die Mißbildungsrate der Kinder rauchender Mütter liegt deutlich höher als bei Nichtraucherinnen. Auch das Rauchverhalten des Vaters scheint auf die Mißbildungsrate einen Einfluß zu haben.

Passivrauchen

Eines der heißdiskutiertesten Themen in letzter Zeit sind die Folgen des sogenannten Passivrauchens. Ein nicht zu vernachlässigender Anteil der oben erwähnten Schadstoffe wird nicht mit dem Rauchhauptstrom vom Raucher inhaliert, sondern gelangt über den Nebenstrom in die Umgebung. Neuere Studien konnten nachweisen, daß Angehörige von Rauchern ebenfalls ein im Vergleich zur Normalbevölkerung erhöhtes Bronchialkarzinomrisiko haben. Aufgrund dieser Untersuchungen wurde in letzter Zeit immer häufiger in öffentlich zugänglichen Räumen und Verkehrsmitteln das Rauchen gänzlich untersagt.

30.12 Tierische Gifte

30.12.1 Hautflüglergifte

Die in Deutschland und Mitteleuropa wichtigen Hautflügler mit giftiger Wirkung sind **Biene**, **Wespe** und **Hornisse.** Alle drei Insekten haben einen Stechapparat, der aus einem Stachel und einer Giftblase besteht.

Toxische Wirkstoffe

Neben biogenen Aminen wie **Histamin** (Biene), **Serotonin** (Wespe) enthält das Hornissengift **Acetylcholin**.

Durch die **biogenen Amine** wird ein lokaler Schmerz und Juckreiz hervorgerufen, jedoch keine nennenswerte allgemeine toxische Wirkung.

Das Gift der Biene besteht aus zwei basischen Polypeptiden, dem **Melittin** und dem **Apamin**. Melittin führt zu Hämolyse, Gefäßpermeabilitätssteigerungen und Muskelkontraktion an Herz, Darm und Skelettmuskel.

Es blockiert die neuromuskuläre Übertragung und setzt Histamin frei. Apamin führt im ZNS zu Erregungs- und Hemmungserscheinungen.

Ein weiterer Bestandteil des Bienengiftes ist das **MCD-Peptid**, welches zu einer Mastzelldegranulierung führt. Das dabei austretende Histamin ist an der lokalen Reizwirkung beteiligt. Zusätzlich enthält das Bienengift **Hyaluronidase**, die das Gewebe für die enthaltenen Giftstoffe besser durchgängig macht.

Die in vielen Insektengiften enthaltenen Phospholipasen A und B wirken durch Bildung von Lysophosphatiden hämolysierend.

Im Wespen- und Hornissengift sind anstelle der obigen Peptide **kininähnliche Wirkstoffe** und das Enzym **Phospholipase B** enthalten, welches aus Lysolecithin Fettsäuren freisetzt.

Wirkungen

Insektengifte wirken meist auf das Gefäßsystem und das ZNS. Die Gifte (auch von Hornissen) sind nicht so toxisch, daß bei gesunden Erwachsenen auch nach zahlreichen Stichen Todesfälle zu erwarten wären. Die beschriebenen Todesfälle nach Bienen- oder Wespenstichen sind rein allergisch bedingt. Nach einem früheren Stich ist es in diesen Fällen zur Bildung von Antikörpern gegen einen Giftbestandteil gekommen. Meist handelt es sich um eine IgE-vermittelte **Typ I-Allergie**, wobei Symptome von Schwindel und Hautjucken bis zum anaphylaktischen Schock mit massivem Blutdruckabfall und Bronchokonstriktion auftreten können. Die Symptome treten meist innerhalb der ersten 15 min. nach dem Stich auf und bessern sich danach relativ schnell wieder.

Zur **Therapie** des anaphylaktischen Schocks gibt man Adrenalin. Glukokortikoide wirken meist nicht mehr und können lediglich die später einsetzenden allergischen Reaktionen vom Typ II und III verhindern. Zur lokalen Therapie werden glukokortikoid- oder antihistaminhaltige Externa eingesetzt.

30.12.2 Schlangengifte

Toxische Wirkstoffe

Die Inhaltsstoffe der Schlangengifte sind so vielfältig wie die Zahl der bekannten Giftschlangen. In der Regel enthalten sie **Peptide** oder **Enzyme**. Man kennt inzwischen mehr als 50 **Neurotoxine**, die in der Regel basische Peptide mit Molekulargewichten zwischen 6 000 und 7 000 sind. Die meisten Neurotoxine blockieren selektiv die Nikotinrezeptoren der cholinergen Synapsen und die Bindung von Acetylcholin am Rezeptor, ☞ 5.1 Curare.

Weitere Bestandteile von Schlangengiften sind die Kardiotoxine. Sie erhöhen die Ionenpermeabilität von Zellmembranen, unter anderem die des Herzmuskels und der Muskelzellen, und führen zu einer Degranulierung der Mastzellen.

An Enzymen findet man die **Hyaloronidasen** (verbessern die Giftpermeabilität im Gewebe) und die **Phospholipasen**, die über eine Membranzerstörung neurotoxisch, myotoxisch und hämolytisch wirken können.

Viperngifte enthalten **Proteasen**, die neben einer zu vernachlässigenden unspezifischen Eiweißverdauung zu Störungen des Gerinnungssystems, der Gefäßpermeabilität und zu einer Kininfreisetzung führen können.

Einige Proteasen (Hämorrhagine) zerstören selektiv den Halteapparat der Gefäße. Endothelien, Basalmembran und kollagenes Gewebe reißen ein → Hämatombildung.

Andere Proteasen stören das Gerinnungssystem und führen zu lokaler Fibrinbildung, während es systemisch zu einer Verbrauchskoagulopathie kommt. Einige Gifte aktivieren Faktor X zu Faktor Xa, andere spalten Fibrinogen oder lösen gebildetes Fibrin auf.

Vergiftungssymptome

Die Vergiftungssymptome sind je nach Zusammensetzung des Giftes sehr unterschiedlich. Nach Bissen einiger Schlangenarten, z.B. der Kobra, kommt es zu curareähnlichen Lähmungen, die unbehandelt zum Tode führen können.

Viperngifte rufen ausgeprägte lokale Schädigungen mit starken Schmerzen, Schwellungen und Hämatomen an der Bißstelle hervor. Im weiteren Verlauf kann es zum Kreislaufschock und zu Gerinnungsstörungen kommen, die sich als Thrombosen und als Verbrauchskoagulopathie manifestieren können.

Das Risiko nach einem Schlangenbiß hängt neben der Schlangenart von der injizierten Giftmenge und der Lokalisation des Bisses ab. So sind Bisse durch die heimische Kreuzotter relativ ungiftig, während Bisse tropischer Schlangen häufig innerhalb kürzester Zeit zum Tode führen können.

Therapeutische Maßnahmen

Die schnelle Giftresorption sollte verhindert werden, wobei die Blutzirkulation durch einen starken Druckverband an der gebissenen Extremität herabgesetzt werden sollte.

Die früher häufig propagierte Methode des Ausbrennens der Wunde, tiefer Inzisionen oder das Aussaugen der Bißstelle haben zweifelhaften Nutzen und führen häufig zu zusätzlichen Verstümmelungen. Eine bedeutende Rolle spielt die Gabe von **Antiserum**, das meist als polyvalentes Schlangenantiserum vorliegt.

Die Bestimmung der beißenden Schlange ist sehr wichtig für die Gabe des entsprechenden Antiserums (evtl. Gabe eines monovalenten Serums möglich). Eine möglichst schnelle Gabe des Antiserums ist für die Begrenzung der Gewebszerstörung wichtig. Schlangengiftserum wird immer an Pferden gewonnen, so daß mit allergischen Reaktionen gerechnet werden muß.

Die weitere Therapie ist symptomatisch, wobei bei Atemlähmung die künstliche Beatmung indiziert ist. Infusionstherapie, Schockvermeidung und -bekämpfung, Antibiotikagabe (gegen lokale bakterielle Verunreinigung) sowie Tetanusprophylaxe sind anzuraten. Die lokalen Gewebszerstörungen heilen sehr langsam ab, während die Allgemeinsymptome in der Regel innerhalb weniger Tage reversibel sind.

Amphibiengifte

Kröten sondern Steroide ab, die **Bufotoxine** und **Bufogenine**. Sie haben digitalisähnliche Wirkung. Zudem enthalten die Krötengifte hämolysierende oder agglutinierende, sowie stark lokal reizende Bestandteile.

Fischgifte

Das bekannteste Gift ist das **Tetrodotoxin** des japanischen Kugelfisches, das Lähmungserscheinungen hervorruft. Quallen und andere Spezies besitzen lokal reizende Gifte, die bei Gefahr oder Berührung abgesondert werden.

30.13 Pilzgifte

30.13.1 Gifte des Knollenblätterpilzes

Der **grüne Knollenblätterpilz (Amanita phalloides)**, der **weiße Knollenblätterpilz** und der **Nadelholzschüppling** enthalten Amanitine in für Erwachsene tödlichen Dosen. Sie sind die häufigste Ursache von tödlichen Pilzvergiftungen.

Toxische Wirkstoffe

Insgesamt wurden 13 Toxine aus dem Knollenblätterpilz isoliert. Es handelt sich um atypische Eiweißkörper, die im Nahrungseiweiß nicht vorkommende Aminosäuren enthalten und daher für die Proteasen nicht spaltbar sind. Die toxikologisch wichtigsten Substanzen sind die **Amatoxine** (α-Amanitin, β-Amanitin).

> α-Amanitin, das Hauptgift, ist ein kochfestes zyklisches Oktapeptid. Seine Wirkung setzt viel langsamer als die des Phalloidins ein. α-Amanitin wirkt auf den Nucleolus im Zellkern. → Die DNS-abhängige RNS-Polymerase wird gehemmt.

Die **Phallotoxine**, zu denen **Phalloidin** gehört, sind kochfeste zyklische Heptapeptide. Phalloidin ist die schneller wirkende Komponente des Knollenblätterpilzgiftes. Phalloidin führt an der Leberzelle zur Erhöhung der Zellpermeabilität. → Na^+ dringt in die Zelle ein, während K^+ die Zelle verläßt. Dabei entsteht eine maximale Leberschwellung. Ob Phallotoxine an der Knollenblätterpilzvergiftung mitbeteiligt sind, ist in letzter Zeit umstritten, da nicht sicher ist, ob Phallotoxine resorbiert werden können.

Weitere im Knollenblätterpilz enthaltene Substanzen sind die **Phallolysine**, hochmolekulare, hitzelabile Proteine, die hämolytisch wirken.

Vergiftung

Diagnose

Die Diagnosestellung der Knollenblätterpilzvergiftung erfolgt durch Radioimmunoassay, Sporen- oder Pilzanalyse im Magen-Darm-Inhalt oder den „Zeitungspapiertest“ (Pilz auf Zeitungspapier drücken, auf Druckstelle 20 %ige HCl träufeln → bei Amanitin innerhalb von 10 min. Blaufärbung).

Symptome

Die Symptome der Vergiftung setzen nach einer langen Latenzzeit (8-24 h) ein.

> Zunächst treten gastrointestinale Symptome auf: Diarrhoe, Erbrechen, Wasser- und Elektrolytverlust sowie Bauchschmerzen (gastrointestinale Phase).

> Die folgende hepatorenale Phase führt durch Leberversagen zur metabolischen Azidose.

In der Leber beobachtet man vor allem zentrolobulär liegende Nekroseherde. Zusätzlich werden die Nieren, die Nebennieren, Herz- und Skelettmuskel geschädigt. Es entwickeln sich eine hämorrhagische Diathese, Kreislaufstörungen und Kollaps.

> An der Niere bildet sich manchmal eine interstitielle Nephritis aus, die über Anurie zur Urämie führen kann.

Der Tod ist meist durch das Leberkoma bedingt, da die Leber am schwersten geschädigt wird.

Therapie

Die Therapie der Pilzvergiftung besteht in Magenspülungen und Darmentleerung, zusätzlich verabreicht man Kohle. Diese Maßnahmen sind nur sinnvoll, wenn die Aufnahme der Pilze noch nicht allzu lang zurückliegt.

Im frühen Stadium der Vergiftung ist eine Hämoperfusion über Aktivkohle oder Austauscherharze sinnvoll. Volumenersatz und Elektrolytausgleich müssen bei Diarrhoen durchgeführt werden.

Medikamentös gibt man in letzter Zeit **Silibinin** (Legalon® SIL) als Infusion. Diese Therapie soll bis zum Abklingen der Intoxikationserscheinungen ausgeführt werden. Die früher geübte Leberschutztherapie hat sich nicht bewährt.

30.13.2 Aflatoxine

Aflatoxine, die von dem Fäulniserreger Stachybotris atra und vom Schimmelpilz Aspergillus flavus gebildet werden, entstehen meist bei Schimmelbefall kohlenhydrathaltiger Nahrungsmittel. Die Aflatoxine schädigen die Leber, das hämatopoetische System und die Nieren. Auf subzellulärer Basis hemmen die Aflatoxine die DNS- und RNS-Biosynthese. Der Purinstoffwechsel wird ebenfalls beeinflußt. Die Proteinbiosynthese nimmt ab. Verschiedene Aflatoxine führen über Mutationen im genetischen Material zur Tumorentstehung. Bei Ratten ist der Befund belegt.

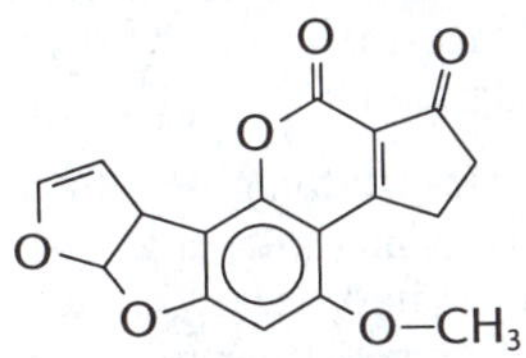

Formel 30.28: Aflatoxin B1

Da feucht-tropisches Klima das Pilzwachstum begünstigt, die Lagerung von Nahrungsmitteln in Afrika sowieso problematisch ist und aus Armutsgründen und mangelndem Gesundheitsbewußtsein häufig verdorbene Lebensmittel verzehrt werden (Aflatoxine), ist die Lebertumorrate unter der Bevölkerung Afrikas signifikant erhöht.

30.13.3 Vergiftungen mit muscarinhaltigen Pilzen

Sie imponieren durch ihren parasympathomimetischen Effekt. Es treten die gleichen Symptome wie bei Vergiftung mit Cholinesterasehemmern auf: Schweißausbrüche, Miosis, Akkommodationsstörungen, Bradykardie, Salivation, etc.

Die **Therapie** besteht in Magenspülung, Schocktherapie und Atropingabe.

30.14 Bakterielle Gifte

30.14.1 Botulinustoxin

Botulinustoxin wird von dem sporenbildenden Bakterium **Clostridium botulinum** gebildet. Das Toxin ist ein Protein, das in den Subtypen A, B und E vorliegt und relativ hitzebeständig ist. Durch Kochen wird das Toxin zerstört. Da Clostridien oft in schlecht zubereiteten Konserven vorkommen, erfolgt die Vergiftung durch Genuß des Konserveninhaltes. Trotz der Proteinzerstörung im Magen wird noch genügend wirksame Substanz resorbiert. Das Toxin ist äußerst giftig. Es genügen 0,00001 μg/kg, um eine Maus zu töten. Beim Menschen genügen 0,1 μg/kg KG nach oraler Aufnahme und 0,0001 μg/kg KG nach Inhalation.

> Botulinustoxin hemmt die Freisetzung von Acetylcholin an der präsynaptischen Membran. → Die cholinerge Erregungsübertragung des Parasympathikus, der sympathischen präganglionären Neurone und der neuromuskulären Endplatte kommt zum Erliegen.

Ja nach aufgenommener Toxinmenge und abhängig von den Resorptionsbedingungen treten nach 4 bis 18 Stunden Lähmungserscheinungen auf.

> Die **Symptome der Vergiftung** sind: Mydriasis, Doppelbilder, Akkommodationsstörungen, Schluckbeschwerden, generelle Muskellähmung und Atemlähmung.

Die **Therapie** besteht in wochenlanger künstlicher Beatmung und Ernährung, Antibiotikatherapie zur Verhinderung tracheobronchialer und urogenitaler Infekte (Beatmung und Dauerkatheter).

Es gibt zwar ein Antitoxin gegen Botulinustoxin, jedoch kann es einmal gebundenes Toxin nicht mehr lösen und wird deshalb meist zu spät verabreicht. Weitere Bindung von Botulinustoxin kann man mit dem Antitoxin verhindern. Die Prognose der Vergiftung ist schlecht.

30.14.2 Tetanustoxin

Tetanustoxin ist ein von dem Anaerobier **Clostridium tetani** gebildetes Ektotoxin. Es handelt sich um ein Protein mit einem Molekulargewicht von 150 000 Dalton. 17 verschiedene Aminosäuren (viel Asparaginsäure, Glutaminsäure und Lysin) konnten bisher nachgewiesen werden. Die Erreger können bei tiefen Verletzungen in tiefe Muskel- und Gewebsschichten gelangen, wo sie sich unter anaeroben Bedingungen vermehren. Das gebildete Toxin gelangt auf dem Blutweg und über die Nerven in das ZNS. Im ZNS bindet sich Tetanustoxin an die hemmenden Interneurone in den Vorderhörnern des Rückenmarks. Die Aktivität der von den Interneuronen gehemmten α- und γ-Motoneurone wird nicht mehr gedämpft.

Symptomatik

Bei der **Vergiftung** entwickeln sich die Lähmungen von oben nach unten. Da durch den oben genannten Mechanismus alle Muskeln maximal angespannt sind, kann es zu Muskelrissen und beim plötzlichen Krampfanfall sogar zu Knochenbrüchen kommen.

Der Patient nimmt aufgrund der verschiedenen Stärke der Muskeln eine ganz bestimmte Haltung ein. Durch Überwiegen der langen Rückenstrecker liegt der Patient maximal gestreckt mit angespannter Gesichtsmuskulatur (Risus sardonicus). Es entwickeln sich Tachykardie und Hypertonus. Der Tod erfolgt durch spastische Atemlähmung.

Therapie

Zur Therapie des Tetanus wird Antitoxin zum Abfangen frei zirkulierenden Tetanustoxins gegeben. Gebundenes Toxin kann nicht mehr gelöst werden. Chirurgisch wird die befallene Stelle ausgeräumt. Der Patient wird mit einem Muskelrelaxans entspannt. Da die künstliche Beatmung durch den langen Verlauf der Vergiftung bis zu einer Dauer von mehreren Wochen durchgeführt werden muß, wird tracheotomiert. Zusätzlich: Infusionsbehandlung, Dauerkatheter und Infektionsschutz mit Antibiotika.

Die **Prophylaxe des Tetanus** besteht in einer Impfung, bei der 3 x Antigen verabreicht wird. Die 2. Impfung erfolgt 4 Wochen nach der 1. Impfung, die 3. Spritze kann zwischen 3 Monaten und einem Jahr nach der 1. Impfung verabfolgt werden. Die Auffrischungsimpfung sollte alle 10 Jahre erfolgen (früher alle 5 Jahre).

30.14.3 Strychnin

Strychnin wird aus dem Samen eines indischen Baumes gewonnen und wirkt wie Tetanustoxin krampfsteigernd auf das Rückenmark. Es verhindert die Wirkung von Glycin, dem Überträgerstoff der postsynaptischen Hemmung im Rückenmark an der subsynaptischen Membran. Strychnin wirkt wesentlich kürzer als Tetanustoxin und wird im Organismus großteils inaktiviert.

Die **Therapie** der Strychninvergiftung besteht in einer symptomatischen Unterdrückung der Krampfaktivität im Rückenmark. Dies erreicht man wegen der kurzen Wirkungsdauer mit einer Barbituratnarkose. In der Regel ist Strychnin nach der Narkose inaktiviert, so daß keine Krämpfe mehr auftreten.

30.14.4 Choleratoxin

Vibrio Cholerae kommt in 4 Biotypen (V. Cholerae, El-Tor, Proteus und Albanensis) vor, wobei die ersten beiden die größte Bedeutung bei der Erkrankung besitzen.

Das Vibrio Cholerae ist ein gramnegatives, gekrümmtes Stäbchen, welches sich nach Passage der Säurebarriere des Magens im leicht alkalischen Milieu des Dünndarms rasch vermehrt. Die Erreger durchdringen die Schleimhaut des Darmes und produzieren neben **Mucinase** und **Neuraminidase** ein spezifisches **Enterotoxin**. Hierbei handelt es sich um ein Protein mit einem Molekulargewicht von 84 000 Dalton, welches aus 2 Peptidketten (Kette A und B) besteht. Kette B wird an bestimmte Ganglioside gebunden. Als spezifischer Rezeptor wurde das GM_1-Gangliosid identifiziert. Vom zellständigen GM_1-Rezeptor spaltet sich die A-Kette ab, dringt in die Zelle ein und aktiviert NAD und Adenylatzyklase, die aus ATP cAMP bildet. cAMP stimuliert in den Mukosazellen die Ausscheidung von Elektrolyten und Wasser.

Durch die Bindung der B-Kette des Enterotoxins wird bei vermehrter Elektrolyt- und Wasserausscheidung die substratunabhängige Natrium-, Chlorid- und Wasserresorption blockiert, was als Ursache der für die Cholera charakteristischen Elektrolyt- und Wasserverluste angesehen wird.

30.15 Chemische Karzinogene (Kanzerogene)

30.15.1 Allgemeine pathobiochemische Gesichtspunkte

Molekulare Grundlagen der Wirkung der Karzinogene

Karzinogene sind Stoffe, die das Risiko eines Auftretens von Tumoren erhöhen. Dazu gehören die Zunahme der Zahl spontan auftretender Tumoren, die Verkürzung der Zeit bis zum Auftreten von Spontantumoren (Latenzzeit), das Auftreten ungewöhnlicher Tumoren bei einer Spezies (verändertes Tumorspektrum) und eine Zunahme der Gesamttumorenzahl.

■ Theorie der Krebsentstehung

Die Transformation normaler in maligne Zellen erfolgt in zwei Schritten, der Initiation und der Promotion.

Initiation

Unter **Initiation** versteht man eine persistierende Zellveränderung, die bei der Zellteilung auf die entstehenden Zellen übertragen werden kann.

Ein **Initiator** ist eine Substanz, die schnell und irreversibel nach einmaliger Dosis benigne und maligne Tumoren verursachen (induzieren) kann, wenn später wiederholt eine Substanz mit Promotoreigenschaften gegeben wird. Gibt man eine Initiatorsubstanz einmalig in einer subkarzinogenen Dosis, entstehen keine Tumoren. Man vermutet, daß wiederholte Gaben eines Initiators die Tumorentstehung begünstigen können.

Initiatoren sind beispielsweise Äthylenoxid, Urethan, 1,2–5,6 Dibenzanthrazen und Benzopyren.

Promotion

Unter **Promotion** versteht man die Selektion und klonale Proliferation initiierter Zellen durch chemische Substanzen oder andere Faktoren.

Ein **Promotor** ist eine Substanz, die nach vorhergegangener Gabe einer subkarzinogenen Dosis eines Initiators benigne und maligne Tumoren hervorruft. Gibt man zuerst wiederholt den Promotor und appliziert danach einen Initiator, bleibt der tumorauslösende Effekt aus.

Promotoren sind z.B. Phenobarbital, Tetrachlorkohlenstoff u.a. Neben chemischen Stoffen können auch Hormone, immunologische und ernährungsbedingte Faktoren, Viren und physikalische Traumen als Promotor und/oder Kokarzinogen wirken.

Die Begriffe **Kokarzinogen** und Promotor sollten nicht synonym verwendet werden. Ein Kokarzinogen ist eine Substanz, die bei gleichzeitiger Gabe mit einem Karzinogen eine signifikant höhere Tumorrate auslöst als bei alleiniger Gabe des Karzinogens. Man muß ausdrücklich betonen, daß nicht alle Kokarzinogene Promotoren sind und umgekehrt.

Unter **kompletten Karzinogenen** versteht man Substanzen, die Initiator- und Promotoraktivität besitzen (z.B. aromatische Kohlenwasserstoffe). Diese können in ausreichender Dosis alleine gegeben den gesamten Prozeß der Tumorentstehung auslösen.

Die Arbeitshypothese zur Karzinogenese von Boutwell besagt, daß die Behandlung mit einem Initiator eine bleibende, vererbbare, jedoch nicht zum Ausdruck kommende Veränderung des Zellgenoms hervorruft.
Nach dieser Hypothese können Promotorsubstanzen als Aktivatoren angesehen werden, die vorhandene Zellgenomveränderungen phänotypisch zum Ausdruck bringen können, beispielsweise den Zellstoffwechsel abändern, damit zu einer Veränderung der Zellmorphologie und schließlich zu einem Tumor führen können.

Progression

Als Progression bezeichnet man den wahrscheinlich mehrstufigen Übergang primär benigner in maligne Tumoren.

Aufgrund molekularbiologischer Forschungsergebnisse weiß man heute, daß das Zellwachstum durch Wachstumsfaktoren (z.B. epidermal growth factor oder platelet derived growth factor, Insulin oder Somatomedine) gesteuert wird. Diese werden an membranständige Rezeptoren gebunden und beeinflussen über das Adenylatzyklasesystem, Proteinkinasen, die Tyrosinkinase und die Prostaglandinsynthese Replikationsprozesse der DNS.

Tumorzellen entziehen sich der normalen Regulation durch eigenständige Produktion der Wachstumsfaktoren oder durch Erhöhung der Rezeptorzahl → höhere Empfindlichkeit.

Onkogene

Onkogene sind genetische Faktoren, die die Transformation normaler Zellen in Tumorzellen verursachen. Dabei kommt es durch Punktmutation bestimmter DNS-Abschnitte, die normalerweise reguläre Zellfunktionen übernehmen, zur Bildung dieser Onkogene. Das bedeutet, daß normalerweise in Zellen den Onkogenen sehr ähnliche Genstrukturen vorhanden sind. Werden diese durch Mutation verändert und verstärkt exprimiert, wird aus einer normalen Zelle eine Tumorzelle.

Wirkungen der Karzinogene

Die kanzerogene Wirkung der Karzinogene beruht nach derzeitiger Annahme auf demselben Mechanismus wie die Wirkung alkylierender Stoffe. Es kommt zu einer Reaktion mit den Stickstoff- oder Sauerstoffatomen der Basen der DNS, falscher Reduplikation der DNS und damit zu einem vererbbaren Defekt im Genom (somatische Mutation). Durch das vermehrte Auftreten von Fehlern bei der DNS-Reduplikation werden die Reparaturenzyme der Zelle überfordert, so daß nicht alle Reduplikationsfehler beseitigt werden können. Es kommt zu Veränderungen der Genstruktur und zu bleibenden Fehlern, die evtl. zur Bildung eines Onkogens führen. Prinzipiell kann die Zelle durch enzymvermittelte Reparaturvorgänge entstandene DNS-Schäden reparieren. Entstehen jedoch zu viele Schäden auf einmal, wird das Reparatursystem überfordert und die Tumorentstehung wird initiiert.

Weiterhin kann es zu einer Interaktion des Karzinogens mit einer spezifischen RNS, einem Protein oder einem Membranteil kommen. Dies bewirkt eine bleibende Zellschädigung (Veränderung der Genomexpression). Man nimmt an, daß diese Veränderungen bevorzugt an Stellen in der DNS auftreten, die für die Entwicklung zur Malignität bedeutend sind, z.B. kann die in der DNS kodierte genetische Information, die für die Kontaktinhibition beim Zellwachstum verantwortlich ist, durch Anlagerung eines Karzinogens abgeändert werden und verlorengehen.

Tab. 30.3: Unterscheidung zwischen Initiatoren, Promotoren und Kokarzinogenen

Initiator	Promotor	Kokarzinogen
alleine karzinogen	nicht alleine karzinogen	kann karzinogen sein
muß vor einem Promotor einwirken	muß nach einem Initiator einwirken	kann zusammen mit einem Karzinogen oder Promotor seine Wirkung entfalten
einmalige und meist subkarzinogene Dosis ist ausreichend	benötigt lange und wiederholte Zufuhr	benötigt lange und wiederholte Zufuhr
Effekt ist irreversibel und additiv	Effekt ist zumindest im Frühstadium reversibel und nicht additiv	Effekt ist manchmal reversibel und scheint nicht additiv zu sein
keine offensichtliche Schwellendosis	wahrscheinlich Schwellendosis	wahrscheinlich Schwellendosis
führt zu kovalenten Bindungen an Makromolekülen (DNS, RNS)	keine kovalenten Bindungen mit Makromolekülen	kovaltente Bindungen sind möglich

Wenn sich derart veränderte Zellen nicht teilen, wirkt sich die Veränderung nicht weiter tragisch aus. Teilt sich die Zelle und vermehrt sich weiter, kann ein Tumor entstehen. Die Vermehrung derart veränderter Zellen kann durch gewisse karzinogene Substanzen begünstigt werden (☞ Promotion).

Komplette Karzinogene können durch ihre gentoxische Wirkung Mutationen verursachen, die zu irreversiblen Zellveränderungen führen.

Für die Annahme, daß komplette Karzinogene die DNS schädigen, sprechen folgende Fakten:

- ▲ Mutagene Wirkung
- ▲ Auslösen von DNS-Reparaturmechanismen
- ▲ Vermehrtes Auftreten von Chromosomenanomalien
- ▲ Angeborene Defekte der DNS-Reparaturmechanismen begünstigen die Tumorentstehung.

Viele der als karzinogen bezeichneten Stoffe werden wahrscheinlich erst durch Metabolismus im Körper zu Karzinogenen. Man macht heute für die Tumorentstehung die Epoxidgruppe verantwortlich, die bei der Oxidation von -C=C-Doppelbindungen entstehen kann.

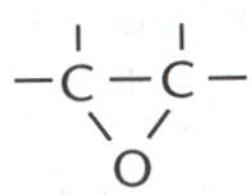

Formel 30.29: Epoxidgruppe

Weiterhin kennt man Karzinogene, die weder selbst noch durch die Bildung von Radikalen tumorerzeugend wirken. Benzpyren stimuliert beispielsweise über die Aktivierung des Arachidonsäurestoffwechsels eine Freisetzung von Sauerstoffradikalen aus Leukozyten. Dieser vermehrt freigesetzte radikalische Sauerstoff ist Ursache der karzinogenen Wirkung. Karzinogene mit Promotoreigenschaften induzieren zelleigene Enzyme (z.B. die Ornithindecarboxylase) oder sie reagieren mit Rezeptoren, die eine Enzyminduktion in der Zelle bewirken oder an die wachstumsfördernde Hormone binden.

Organotropie

Die unterschiedliche Reparaturkapazität der einzelnen Gewebe liefert eine Erklärung für die Organotropie einzelner Karzinogene.

Nachgewiesen ist beim Menschen eine Tumorentstehung durch: Benzidin, β-Naphtylamin und 4–Aminodiphenyl in der Harnblase. Bei den aromatischen Kohlenwasserstoffen entstehen lokal am Ort der Exposition Tumoren. Arsen verursacht Hautkarzinome, Chromat und Nickel Lungenkarzinome. Aflatoxine sind für die Entstehung von Leberkarzinomen verantwortlich.

Karzinogene können über den Plazentarkreislauf aus dem Mutterorganismus auf den Foeten übertragen werden.

30.15.2 Einzelne wichtige Karzinogene

Aromatische Kohlenwasserstoffe

Substanzen: 3,4-Benzpyren, 20-Methylcholanthren; 1,2-5,6-Dibenzanthrazen.

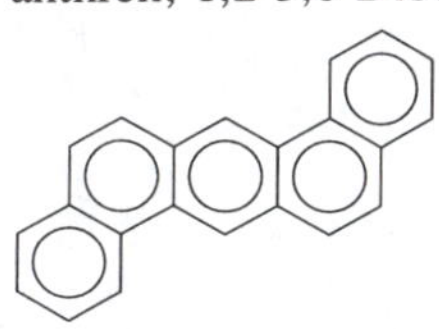

Formel 30.30: 1,2–5,6–Dibenzanthrazen

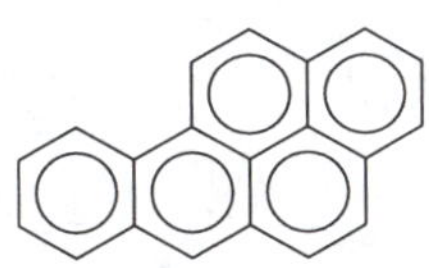

Formel 30.31: Benzpyren

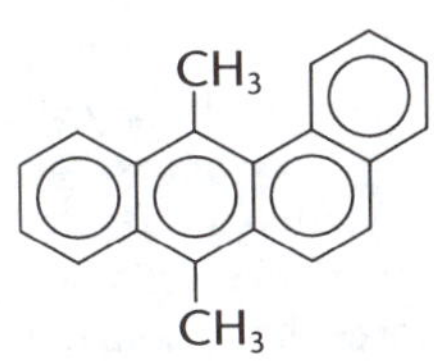

Formel 30.32: 7,12–Dimethylbenzanthrazen

Die aromatischen Kohlenwasserstoffe entstehen bei der unvollständigen Verbrennung von organischen Substanzen (Vorkommen in Steinkohleteer, Ruß, Autoabgasen, Tabakteer). Die kanzerogenen Kohlenwasserstoffe sind lokal und systemisch bei allen bisher getesteten Geweben wirksam. Sie besitzen initiierende Eigenschaften. Die Kohlenwasserstoffe werden im Stoffwechsel zu kanzerogenen Epoxiden umgewandelt, die direkt gentoxisch wirken und sich an DNA binden können. Häufig entstehen auch Radikale, die sehr reaktionsfreudig sind.

Auch bei der Oxidation chlorierter Kohlenwasserstoffe wie Vinylchlorid und Styrol können Epoxide entstehen.

Aromatische Amine

Substanzen: 4-Aminobiphenyl, Benzidin, 2-Naphthylamin, o-Toluidin, 2-4-Diaminoanisol.

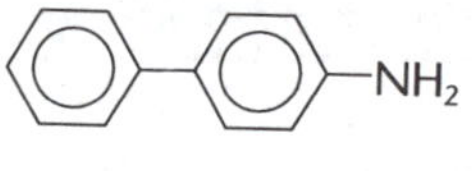

Formel 30.33: 4–Aminobiphenyl

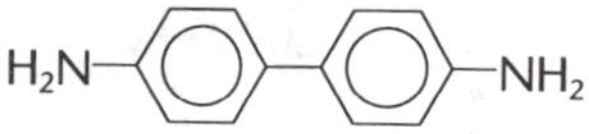

Formel 30.34: Benzidin

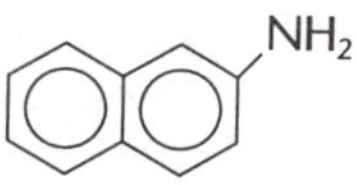

Formel 30.35: 2–Naphthylamin

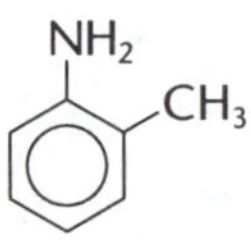

Formel 30.36: o-Toluidin

Die aromatischen Amine kommen in der Natur nicht vor. Sie wirken nur bei bestimmten Spezies und in bestimmten Geweben kanzerogen (organotrope Wirkung). Die kanzerogene Wirkung der Substanz entsteht durch Oxidation am Stickstoffatom. Die aktivierte Substanz reagiert dann mit DNS-Bestandteilen → mutagene Wirkung. Die bekanntesten Stoffe sind 4–Aminobiphenylamin und 2–Naphthylamin, die bei Anilinarbeitern zu Blasenkrebs führen.

Alkylierende Substanzen

Substanzen: Alkylierende Zytostatika, Diazomethan, Stickstoff-Lost, Diepoxybutan, Methanosulfonsäure-methylester.

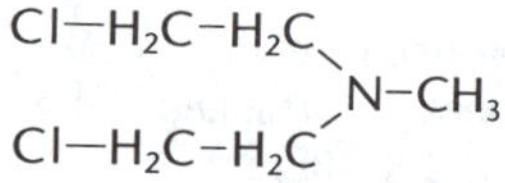

Formel 30.37: Stickstoff-Lost

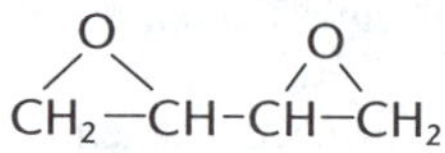

Formel 30.38: Diepoxybutan

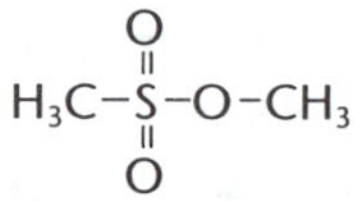

Formel 30.39: Methanosulfonsäure-methylester

Alkylierende Substanzen wirken direkt (ohne Aktivierung) meist lokal mutagen und kanzerogen. Bei Auftragen von alkylierenden Substanzen auf die Haut können Nekrosen, Blasen und in der Folgezeit Tumoren entstehen. Bei Inhalation entsteht durch lokale Reizung ein Lungenödem.

Nitrosamine und Nitrosamide

Substanzen: z.B. Dimethylnitrosamin, Dibutylnitrosamin, N-Nitroso-piperidin, N-Nitroso-N-methyl-harnstoff.

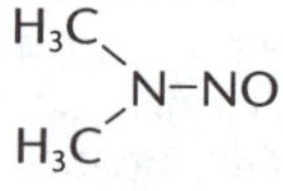

Formel 30.40: Dimethylnitrosamin

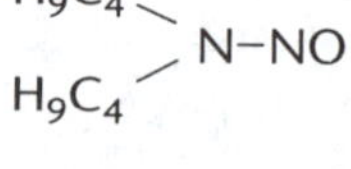

Formel 30.41: Dibutylnitrosamin

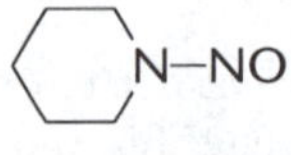

Formel 30.42: N-Nitroso-piperidin

Die Nitrosamine besitzen zwei Alkylsubstituenten, die Nitrosamide einen Alkyl- und einen Acylsubstituenten.

> Man nimmt an, daß die Nitrosamine ihre karzinogene Wirkung nach metabolischer Aktivierung (Oxidation) durch Anlagerung an die DNS entfalten.

Die Stoffe dieser Gruppe besitzen eine starke Organotropie, die durch Art der Applikation und der Dosis beeinflußt werden kann.

Nitrosamine kommen in kleinsten Mengen in gepökelten Speisen vor, können aber auch endogen im Körper gebildet werden. Die Nitrosaminbildung erfolgt durch Einwirken von Nitrit und Säure auf Amine. Somit sind die Grundstoffe der Nitrosaminbildung ubiquitär vorhanden. Inwieweit die geringen Mengen an endogen gebildeten Nitrosaminen für die Krebsentstehung beim Menschen relevant sind, ist nicht geklärt.

Metalle: Nickel, Chrom, Arsen, Beryllium, Cadmium

Metallionen können Punktmutationen an der DNS sowie Schäden an den bei der Zellvermehrung beteiligten Enzymen hervorrufen.

Nickel und Chrom verursachen beim Menschen Lungentumoren, Arsen Haut- und Lungentumoren. Beryllium ruft bei Ratte und Kaninchen Knochen- und Lungentumoren hervor, während Cadmium bei Ratte und Maus Sarkome verursacht.

Asbest

Asbestfasern können beim Menschen Bronchialkarzinome und vor allem Pleuramesotheliome hervorrufen. Bei den Asbeststäuben ist die Partikelgröße für die kanzerogene Wirkung von besonderer Bedeutung.

Pflanzliche und mikrobielle Karzinogene

Aflatoxine (☞ 30.13.2) entstehen beim Schimmeln von Nahrungsmitteln, wobei feucht-warme Witterung die Aflatoxinbildung begünstigt. Die Aflatoxine binden sich an das Guanin der DNS. Sie verursachen Lebertumoren, die in tropischen Ländern wesentlich häufiger sind als in Europa, USA und der GUS.

Cycasin ist ebenfalls kanzerogen und verursacht wie die Aflatoxine Lebertumoren. Tierexperimentell lassen sich durch Cycasin neben Lebertumoren Tumoren von Darm und Niere erzeugen.

Safrol aus dem Sassafasöl und **Aristolochiasäure**, die Bedeutung in der Homöopathie hat, gelten seit einiger Zeit ebenfalls als Kanzerogene.

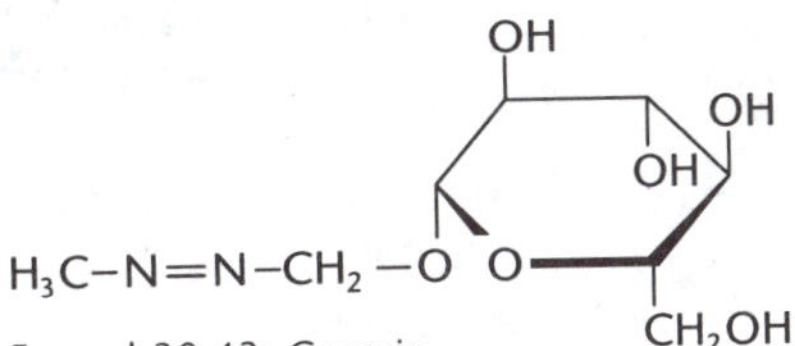

Formel 30.43: Cycasin

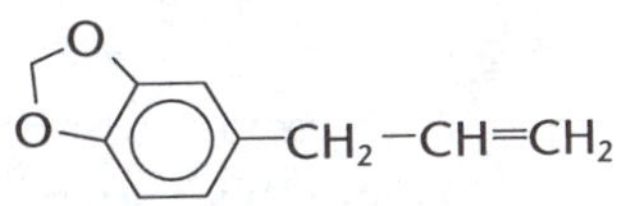

Formel 30.44: Safrol

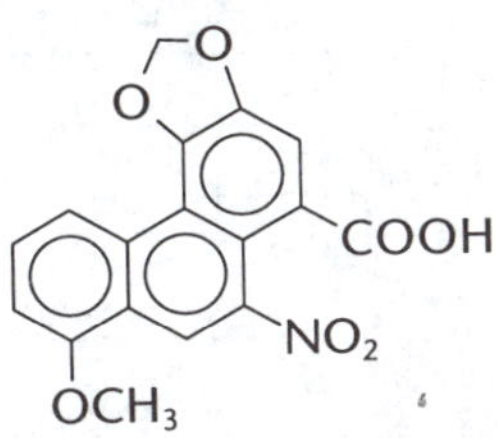

Formel 30.45: Aristolochiasäure

Giftstoffe, Vergiftungen

Pharmaka in Schwangerschaft und Stillzeit

Ein in Klinik und Praxis oft auftretendes Problem stellt die Anwendbarkeit einzelner Pharmaka in Schwangerschaft und Stillzeit dar. Da in den einzelnen Examina auch ab und zu Fragen aus diesem Themenbereich gestellt werden, soll die folgende Tabelle (ohne Anspruch auf Vollständigkeit) einen Überblick über die Verwendbarkeit einiger Substanzen geben.

Substanz	Schwangerschaft bis 4. Mo.	Schwangerschaft nach 4. Mo.	Stillperiode
α-Methyl-Dopa	+	+	+
Anabolika	–	–	–
Androgene	–	–	–
Anthelminthika	(+)	+	+
Antihistaminika (Bonamine)	+	+	+
Antihistaminika (Atosil)	(+)	(+)	(+)
Barbiturate	(+)	(+)	–
Benzodiazepine	(+)	+	+
Biguanide	–	–	–
Cephalosporine	+	+	+
Chinin	(+)	(+)	(+)
Chloramphenicol	(+)	(+)	+/–*
Chloroquin	(+)	(+)	(+)
Clonidin	+	+	+
Clotrimazol	+	+	+
Cumarinderivate	–	–	–
Erythromycin	+	+	(+)
Ethambutol	(+)	+	–
Furosemid	(+)	(+)	(+)
Gentamycin	–	(+)	+
Gestagene	+	+	+
Griseofulvin	(+)	(+)	(+)
Guanethidin	(+)	(+)	(+)
Heparin	+	+	+
Hydantoine	(+)	(+)	–
Hydralazin	+	+	+
Insulin	+	+	+
Kanamycin	–	–	+

+ Substanz kann eingesetzt werden, (+) Vorsicht bei Verwendung der Substanz, – Substanz darf nicht eingesetzt werden, * widersprüchliche Angaben

Substanz	Schwangerschaft bis 4. Mo.	Schwangerschaft nach 4. Mo.	Stillperiode
Kortikosteroide	(+)	(+)	(+)
Meprobamat	(+)	(+)	(+)
Methaqualon	–	(+)	+
Neuroleptika	(+)	(+)	(+)
Nitrofurantoine	(+)	+	+
Nystatin	+	+	+
Östrogene (Steroide)	(+)	(+)	–
Östrogene (Nicht-Steroide)	–	–	–
Paraaminosalicylsäure	+	+	+
Penicilline	+	+	+
Phenacetin	–	–	–
Progesteron	+	+	+
Psychopharmaka	(+)	(+)	(+)
Pyrazole	+	+	+
Pyrimethamin	–	(+)	(+)
Rauwolfia-Derivate	(+)	+	+
Rifampicin	–	+	+
Rizinusöl	(+)	+	(+)
Salicylate	(+)	(+)	–
Schilddrüsenhormone	+	+	+
Spironolacton	(+)	+	+
Streptomycin	–	–	–
Sulfonamide	(+)	(+)	–
Sulfonylharnstoffe	–	–	–
Tetrazykline	–	–	–
Thiaziddiuretika	(+)	(+)	+
Thyreostatika	–	–	–
Tranquilizer	(+)	+	+
Trimethoprim	–	(+)	+
Zytostatika	–	–	–

+ Substanz kann eingesetzt werden, (+) Vorsicht bei Verwendung der Substanz, – Substanz darf nicht eingesetzt werden, * widersprüchliche Angaben

Merkblatt für die Hausapotheke

Der Abdruck erfolgte mit Genehmigung des Deutschen Apotheker Verlages, Postfach 10 10 61, 70009 Stuttgart 1.

Das „Merkblatt für die Hausapotheke" kann dort zum Mengenpreis in größerer Stückzahl bezogen werden.

Beachten Sie bitte folgende Regeln:

1. Bewahren Sie Ihre Hausapotheke an einem kühlen, vor Licht und Feuchtigkeit geschützten Ort auf (z.B. im Schlafzimmer).
2. Halten sie alle Medikamente außerhalb der Reichweite von Kindern.
3. Überprüfen Sie Ihre Hausapotheke zweimal im Jahr. Am besten vor Eintritt der kalten Jahreszeit und vor den Sommerferien.
4. Werfen Sie alle überzähligen alten Flaschen, Tuben und Schächtelchen weg. Achten Sie aber darauf, daß diejenigen Dinge, die Sie für einen Notfall brauchen, komplett vorhanden sind.
5. Beseitigen Sie alle Medikamente, denen das Etikett oder die Gebrauchsanweisung fehlt.
6. Vermerken Sie auf jedem Arzneimittel das Einkaufsdatum.
7. Beachten Sie Aufbewahrungsvorschriften und Haltbarkeitshinweise des Herstellers.
8. Befolgen Sie jede Einnehmevorschrift genauestens.
9. Nehmen Sie kein Arzneimittel, das jemand anderem verschrieben wurde.
10. Verwenden Sie niemals Arzneimittelreste, die von früheren Verschreibungen Ihres Arztes zurückgeblieben sind, aufgrund einer selbsterstellten „Diagnose".
11. Nehmen Sie Medikamente niemals im Dunkeln ein.
12. Bewahren Sie Putz- und Reinigungsmittel, wie Fleckenwasser, Salmiakgeist, Säuren, Terpentinöl u.ä. nicht in Ihrer Hausapotheke auf.
13. Kleben sie Telefonnummer und Adresse Ihres Hausarztes, Ihrer Apotheke und des Deutschen Roten Kreuzes (Krankentransport) auf die Innenseite Ihrer Hausapotheke.
14. In allen Fragen der Anwendung und Aufbewahrung von Medikamenten berät Sie Ihr Apotheker kostenlos.

Ihre Hausapotheke sollte beinhalten

Verbandstoffe

- ▲ Verbandmull
- ▲ Mullbinden
- ▲ Verbandpäckchen
- ▲ Elastische Binden
- ▲ Heftpflaster (Rolle)
- ▲ Wundschnellverbände
- ▲ Brandwunden-Verbandpäckchen

Arzneimittel

- ▲ Salbe bei Insektenstichen
- ▲ Salbe bei Sonnenbrand
- ▲ Desinfektionsmittel bei kleineren Verletzungen
- ▲ Brandgel bei kleineren Verbrennungen
- ▲ Arnikatinktur für Umschläge
- ▲ Schmerztabletten
- ▲ Krampflösende Zäpfchen
- ▲ Kreislaufmittel
- ▲ Hustenmittel
- ▲ Schnupfenmittel
- ▲ Halspastillen
- ▲ Grippetabletten
- ▲ Gurgelmittel
- ▲ Präparat gegen Mundschleimhautentzündung
- ▲ Beruhigungsmittel (z.B. Baldriantropfen oder ähnliches)
- ▲ Mittel gegen Durchfall
- ▲ Mittel gegen Verstopfung
- ▲ Häufig benötigte Tees (z.B. Kamillentee, Pfefferminztee)

Bei Kleinkindern im Haus

- ▲ Mittel beim Zahnen
- ▲ Mittel gegen Blähungen
- ▲ Kleinkinder-Nasentropfen
- ▲ Salbe gegen Wundsein
- ▲ Zäpfchen gegen Fieber

Instrumente

- ▲ Verbandschere
- ▲ Sicherheitsnadeln
- ▲ Splitterpinzette
- ▲ Dreiecktuch
- ▲ Augenklappe
- ▲ Wattestäbchen
- ▲ Mundspatel
- ▲ Wärmflasche
- ▲ Fieberthermometer und Kinderfieberthermometer

Index

A

C

E

I

L

M

N

O

Q

R

T